内科常见病
临床诊疗思维及新进展

主编 张伟明 毕闻远 薛翠芳
　　　吴振亚 李莉娜 茹明芳

天津出版传媒集团
天津科学技术出版社

图书在版编目(CIP)数据

内科常见病临床诊疗思维及新进展 / 张伟明等主编.
天津：天津科学技术出版社，2024. 10. -- ISBN 978-7-5742-2513-8

Ⅰ. R5

中国国家版本馆 CIP 数据核字第 2024Q43C79 号

内科常见病临床诊疗思维及新进展
NEIKE CHANGJIANBING LINCHUANG ZHENLIAO SIWEI JI XINJINZHAN

责任编辑：李　彬
责任印制：兰　毅

出　　版：	天津出版传媒集团
	天津科学技术出版社

地　　址：天津市西康路 35 号
邮　　编：300051
电　　话：（022）23332377
网　　址：www.tjkjcbs.com.cn
发　　行：新华书店经销
印　　刷：北京厚诚则铭印刷科技有限公司

开本 787×1092 1/16　印张 30.25　字数　760 000
2024 年 10 月第 1 版第 1 次印刷
定价：125.00 元

《内科常见病临床诊疗思维及新进展》编委会

主　编

张伟明	江西省肿瘤医院
毕闻远	昆山市中医医院
薛翠芳	山西省中西医结合医院
吴振亚	北京市昌平区中西医结合医院
李莉娜	天津医科大学总医院
茹明芳	新疆医科大学附属肿瘤医院

副主编

唐园园	江苏省中医院
代红蕾	天津市海河医院
温宇梅	首都医科大学附属北京潞河医院
窦红宇	北京市西城区展览路社区卫生服务中心
李　超	医康德源医舍诊所
王　敏	北京市航天中心医院永定路社区卫生服务中心
赵青山	北京市怀柔区杨宋镇社区卫生服务中心

编　委

李银花	航空总医院
高迎霄	北京市通州区宋庄社区卫生服务中心
马　莉	山西省肿瘤医院
戴　鑫	天津医科大学总医院
陈　明	永州市中心医院

前 言

内科学是一门阐述内科疾病的发生、发展规律及防治和护理知识的科学,涉及全身各个组织系统,与外科学一起并称为临床医学的两大支柱学科,是临床各科医务工作者必须精读的学科。作为临床医学各科的基础学科,内科学在临床医学中占有极其重要的位置,其所阐述的内容在临床医学的理论和实践中有其普遍意义。随着医学科学的发展,医疗界对人体各系统、各器官的疾病在病因和病理方面获得了比较明确的认识,并且诊疗方法和技术也在不断改进。顺应这种发展趋势,我们特组织一批经验丰富的临床专家和青年骨干医师编写了本书。

本书系统介绍了内科常见病的临床诊疗思维,具体包括各系统常见疾病如心力衰竭、心律失常、高血压、肾小球肾炎、肾衰竭、糖尿病、贫血、白血病、类风湿关节炎、干燥综合征、自身免疫性肝病等的临床诊疗思维,针对各病种的病因病理、临床表现、诊断和鉴别诊断、治疗等相关内容展开详细的阐述。全书内容系统全面、知识新颖、实用性强,适合广大从事内科工作的临床医师及相关工作者参考阅读。

在本书编写过程中,尽管我们尽心尽力,但由于科学技术发展日新月异,不妥之处在所难免,恳请广大读者批评指正。

编 者

目 录

第一章 心血管系统基本知识 1
    第一节 心血管系统的发生 1
    第二节 心血管系统概述 3
    第三节 心血管系统生理 5

第二章 心力衰竭 8
    第一节 心脏生理 8
    第二节 心力衰竭概述 19
    第三节 慢性心力衰竭 31
    第四节 急性心力衰竭 47
    第五节 难治性心力衰竭 53

第三章 心律失常 56
    第一节 概述 56
    第二节 窦性心律失常 70
    第三节 房性心律失常 72
    第四节 室性心律失常 75
    第五节 房室交界区性心律失常 79

第四章 高血压 83
    第一节 原发性高血压 83
    第二节 继发性高血压 89
    第三节 顽固性高血压 99

第五章 冠状动脉粥样硬化性心脏病 106
    第一节 概述 106
    第二节 动脉粥样硬化 108
    第三节 慢性冠状动脉综合征 112
    第四节 急性冠状动脉综合征 129
    第五节 冠心病的介入治疗 162

第六章 心脏瓣膜病 170
    第一节 心脏瓣膜病概述 170
    第二节 二尖瓣疾病 179
    第三节 主动脉瓣疾病 200
    第四节 右心瓣膜疾病 203

第七章 肾小球肾炎 213
    第一节 急性肾小球肾炎 213

  第二节 慢性肾小球肾炎 223
第八章 泌尿系统感染 240
第九章 肾衰竭 245
  第一节 急性肾衰竭 245
  第二节 慢性肾衰竭 254
第十章 糖尿病 262
  第一节 概述 262
  第二节 糖尿病的规范化治疗 271
  第三节 糖尿病的胰岛素治疗 284
  第四节 妊娠合并糖尿病的个性化治疗 301
  第五节 糖尿病酮症酸中毒的个性化治疗 305
  第六节 高渗性高血糖状态的个性化治疗 308
第十一章 肥胖症 319
第十二章 贫血 331
  第一节 概述 331
  第二节 再生障碍性贫血 337
第十三章 血小板减少症 354
  第一节 原发免疫性血小板减少症 354
  第二节 继发性血小板减少症 360
第十四章 白血病 363
  第一节 急性白血病 363
  第二节 慢性白血病 389
第十五章 类风湿关节炎 402
第十六章 强直性脊柱炎 413
第十七章 干燥综合征 423
第十八章 自身免疫性肝病 428
第十九章 系统性红斑狼疮 435
  第一节 发病机制 435
  第二节 发生发展规律 437
  第三节 治疗现状 442
第二十章 风湿免疫系统疾病常用药物 454
  第一节 非甾体抗炎药 454
  第二节 糖皮质激素 457
  第三节 改变病情抗风湿药 463
参考文献 476

第一章 心血管系统基本知识

第一节 心血管系统的发生

心血管系统由中胚层分化而来,是胚胎发生过程中结构和功能形成最早的系统。 大约在胚胎第 3 周末开始血液循环,使胚胎能有效地获得养料和排出废物。 胚胎早期的心血管左右对称,以后通过合并、扩大、萎缩、退化和新生等过程,演变成为非对称器官。

一、原始心血管系统的建立

1.血岛和血管的形成 胚胎第 15 天左右,卵黄囊壁的胚外中胚层内出现许多血岛,它是间充质细胞密集而成的细胞团。 血岛周边的细胞变扁,分化为内皮细胞,内皮细胞围成的内皮管即原始血管;血岛中央的游离细胞分化成为原始血细胞,即造血干细胞。 内皮管不断向外出芽延伸,与相邻血岛形成的内皮管互相融合通连,逐渐形成一个丛状分布的内皮管网。与此同时,在体蒂和绒毛膜的胚外中胚层、胚体内间充质也以同样方式形成内皮管网。 内皮管网互相沟通,其周围的成分分化为平滑肌和结缔组织而形成血管网。

2.心脏的发生 心脏发生于生心区。 生心区是指位于胚盘头端、口咽膜前方的中胚层,生心区前方的中胚层即原始横膈。 第 8~19 天时,生心区的中胚层细胞密集,形成前后纵行、左右并列的一对长索,称生心板,其背侧出现围心腔。 生心板中央变空,逐渐形成一对心管。由于出现头褶,胚体头端向腹侧卷曲,原来位于口咽膜头侧的心管和围心腔便转到咽的腹侧,位于心管背侧的围心腔转至它的腹侧。 不久,两条心管融合成一条。 其背侧有心背系膜与前肠连接,心背系膜随后退化消失,心管游离在围心腔中,其头、尾两端仍分开,分别与成对的动脉和静脉连接。 心管和其周围的间充质分化形成心内膜、心肌膜和心外膜。

3.原始心血管系统的建立 原始心血管系统左、右对称,其组成包括以下内容。

(1) 心管:1 对,位于前肠腹侧。

(2) 动脉:包括 1 对腹主动脉、6 对弓动脉和 1 对背主动脉。 腹主动脉分别位于前肠的腹侧,尾端与心管头端相接;在两条心管融合时,左右腹主动脉的近心端也合并形成膨大的动脉囊。 6 对弓动脉位分别穿行于相应的鳃弓内,连接背主动脉与腹主动脉,将参与主动脉弓和肺动脉的形成。 背主动脉位于前肠的背侧,继而从咽至尾端的左、右背主动脉合并为一条形成降主动脉,沿途发出许多分支。 分支包括:数对卵黄动脉,分布于卵黄囊;1 对脐动脉,经体蒂分布于绒毛膜;还有许多成对的节间动脉,分布于胚体。

(3) 静脉:前主静脉 1 对,收集胚胎上半身的血液,后主静脉 1 对,收集胚胎下半身的血液,两侧的前、后主静脉分别汇合成左、右总主静脉。 卵黄静脉和脐静脉各 1 对,分别来自卵黄囊和绒毛膜。 总主静脉、卵黄静脉和脐静脉分别开口于同侧心管尾端。

二、心脏的发育

1.心脏外形的改变 两条心管融合为一后,由于心管各部分生长速度不一,出现两个缩窄和三个膨大。 三个膨大从头端起依次为心球、心室和心房。 心球和动脉囊之间的部分,称为动脉干。接着,在心房的尾端又出现一个膨大,称为静脉窦。静脉窦起初位于围心腔的尾侧,它的尾端又分左、右两个角,分别接受同侧的卵黄静脉、脐静脉和总主静脉回流的血液。

左、右两条心管合并时,心管内皮形成心内膜的内皮层。心管周围的间充质形成心肌外套层,之后其分化为心肌膜和心外膜。心管内皮和心肌外套层之间在心脏发育早期存在一层疏松的间充质,即心胶质。内皮下层及心内膜下层的结缔组织即由心胶质形成。

由于心管的发育快于围心腔,心管连续出现两个弯曲,第一个弯曲是心球和心室间的弯曲,使心管呈"U"字形;接着在心室和心房间出现第二个弯曲,心管呈"S"字形。心房移至心球和心室背侧左上方,静脉窦进入围心腔,位于心房背面尾侧。由于心房腹侧有动脉干,背侧有食管,故心房只能向左右扩展,膨出于动脉干的两侧。以后心球的一部分并入心室,心房和心室之间的缩窄逐渐变深,形成一狭窄的通道,称房室管。至第5周末,原来位于心房头端的心室移至心房的尾侧,而心房位于心室的头端,并向左、右侧膨出。至此,心脏已初具成体的外形,但此时心脏内部尚未完全分隔。

随着心脏的进一步发育,静脉窦参与心房的形成,与其相连的脐静脉、左卵黄静脉消失,左总主静脉演变为左房斜静脉和冠状窦,右总主静脉演变为上腔静脉,右卵黄静脉演变为下腔静脉。

2.心脏内部的分隔

(1) 房室管的分隔:第4周末,房室管背侧壁和腹侧壁的正中线上,心内膜组织增生,分别形成背、腹心内膜垫。背、腹心内膜垫向相对方向生长,于第6周初愈合,将房室管分隔成左、右房室孔。其内膜发生皱褶隆起,形成左侧的二尖瓣和右侧的三尖瓣。

(2) 心房的分隔:当心内膜垫发生时,心房背侧正中线上发生一镰状隔膜,称第一房间隔。它向心内膜垫方向生长,与心内膜垫间留有一孔,称第一房间孔。第一房间隔继续生长,与心内膜垫愈合,使第一房间孔封闭。在第一房间孔封闭前,第一房间隔头端又发生一孔,称第二房间孔。第二房间孔形成时,在第一房间隔的右侧又发生一较厚的呈新月形的隔膜,称第二房间隔,它也向心内膜垫方向生长,逐渐盖住了第一房间隔上的第二房间孔。第二房间隔的下缘与心内膜垫融合,但留有卵圆孔。由于第一房间隔较第二房间隔薄且较软,故第一房间隔相当于卵圆孔的瓣膜。心房达到了形态上的完全分隔。在出生前,由于肺循环血量很少,左房的压力低于右房,从下腔静脉进入右心房的血液,从卵圆孔冲开较薄的卵圆孔瓣,经第二房间孔进入左心房,即功能上存在右向左的单向通道。

(3) 心室的分隔:第4周末,心室开始分隔。首先在心室底壁的心肌组织向心内膜垫方向生长,形成一半月形的隔膜,称室间隔肌部。但其游离缘与心内膜垫间留有一孔,为室间孔。胚胎发育至第2个月时,室间孔由左、右动脉球嵴尾端向下延伸的结缔组织以及心内膜垫增生的结缔组织共同形成的薄膜封闭。此结缔组织薄膜成为室间隔膜部。至此,心室被分隔为左心室和右心室。

(4) 动脉干和心球的分隔:动脉干和心球内面局部内膜增生,形成左、右动脉球嵴。这对嵴的位置相对,自动脉干向心室方向呈螺旋形生长,并逐渐在中线融合,形成一螺旋形的隔膜,称主动脉肺动脉隔。此隔膜将动脉干和心球分隔成直径相等的两个管道,即升主动脉和肺动脉干。

第二节 心血管系统概述

心血管系统由心、动脉、毛细血管和静脉组成,血液在血管中循环流动。心血管系统的主要功能是物质运输。血液将消化系统吸收的营养物质和肺吸收的氧运送到全身器官的组织和细胞,同时将组织和细胞的代谢产物、多余的水和二氧化碳运送到肾、肺、皮肤等处排出体外,以保证身体新陈代谢的正常进行。内分泌器官和分散在体内各处的内分泌细胞所分泌的激素及生物活性物质亦由心血管系统输送到相应的靶器官,以实现体液调节。此外,心血管系统对维持人体内酸碱平衡、体温调节,以及实现防卫功能等均具有重要作用。另外,心血管系统还有内分泌功能。心肌细胞、血管平滑肌细胞和内皮细胞等可产生心钠素、肾素、血管紧张素等多种生物活性物质参与机体的功能调节。

一、心血管系统的组成

心血管系统包括心、动脉、毛细血管和静脉。

1. 心 主要是由心肌构成的中空性肌性器官,心腔内充满血液,是血液循环的"动力泵",也兼有重要的内分泌功能。心内部被心间隔分为左、右两半,每半又各分为心房和心室,故心有 4 个腔:左心房、左心室、右心房和右心室。心房和心室通过房室口相通,左、右半心互不相通。运送血液回心房的血管为静脉,经心室发出的血管为动脉。在房室口和动脉口处均有瓣膜,它们颇似泵的阀门,可顺流而开启,逆流而关闭,保证血液定向流动。心在神经和体液的调节下,节律地收缩和舒张,将静脉内的血液回流到心房,然后泵入心室,再由心室射入动脉,如此推动血液循环。

2. 动脉 是运送血液离心的管道。动脉在走行、分布的过程中,逐渐分支,管径越分越细,管壁越分越薄,最终移行为毛细血管。动脉依照管腔大小和管壁构造不同,分为大、中、小 3 种。动脉管壁较静脉壁厚,可分为 3 层:内膜菲薄,腔面为一层光滑扁平的内皮细胞,能减少血流阻力;中膜较厚,含平滑肌、弹性纤维和胶原纤维,大动脉以弹性纤维为主,中、小动脉以平滑肌为主;外膜由疏松结缔组织构成,含胶原纤维和弹性纤维,可防止血管过度扩张。动脉壁的结构与其功能密切相关。大动脉中膜弹性纤维丰富,有较大的弹性,心室射血时,管壁被动扩张,缓冲心搏的压力;心室舒张时,管壁弹性回缩,推动血液继续向前流动。中、小动脉尤其是小动脉的中膜平滑肌可在神经体液调节下收缩或舒张以改变管腔大小,从而影响血流外周阻力的大小和局部的血流量,对正常血压的维持起重要作用。

3. 毛细血管 是血液循环的基本功能单位,为连接动、静脉末梢间的管道。毛细血管管径一般为 7~9μm,管壁主要由一层内皮细胞和基膜构成。毛细血管彼此吻合成网,除角膜、晶状体、毛发、指甲、软骨、牙釉质和被覆上皮外,遍布全身各处。毛细血管数量最多,管壁薄,通透性大,管内血流缓慢,这些结构特点有利于血液与组织液进行物质交换。

4. 静脉 是运送血液回心的管道。小静脉由毛细血管会合而成,在向心回流过程中不断接受属支,逐渐会合成中静脉、大静脉,最后注入心房。静脉管壁也可以分为内膜、中膜和外膜,但其界限常不明显。根据管腔大小和管壁构造不同,静脉也分为大、中、小 3 种。除上腔静脉、下腔静脉、头臂静脉和髂总静脉等大静脉外,其他在教科书中有名称者,多属于中静脉。与相应的动脉比较,静脉管壁薄,管腔大,弹性小,容血量较大,血流速度缓慢。

二、血液循环途径

血液由左心室泵出,经主动脉及其分支到达全身毛细血管,血液在此与周围的组织、细胞进行物质和气体交换,再通过各级静脉,返回右心房,这种周而复始的循环流动,称为血液循环。

1.体循环 又称为大循环,血液由左心室搏出,经主动脉及其各级分支到达毛细血管,最后经上、下腔静脉返回右心房。体循环的路径长,流经范围广,把动脉血输送到全身各器官,对其进行滋养,并将全身各处的代谢产物和二氧化碳运回心。

2.肺循环 又称为小循环,血液由右心室搏出,经肺动脉干及其各级分支到达肺泡毛细血管进行气体交换,再经 4 条肺静脉进入左心房。小循环路径较短,压力较低,只通过肺,主要使静脉血转变成氧饱和的动脉血。

体循环和肺循环同时进行,二者通过左、右房室口相互衔接。两个循环的路径虽然不同,功能各异,但都是血液循环密不可分的组成部分。血液循环路径中任何一部分发生病变,如心瓣膜病、房间隔或室间隔缺损、肺部疾病、血管病变等都会影响血液循环的正常进行。

三、血管吻合及其功能意义

人体的血管除动脉-毛细血管-静脉相连通外,动脉与动脉之间、静脉与静脉之间,甚至动脉与静脉之间,可借血管支(吻合支或交通支)彼此连接,形成血管吻合。

1.动脉间吻合 人体内许多部位或器官的两条动脉干之间存在交通支相连,如脑底动脉之间。在经常活动或易受压的部位,其邻近的多条动脉分支常互相吻合成动脉网,如关节网。在时常改变形态的器官,两动脉末端或其分支可直接吻合形成动脉弓,如掌深弓、掌浅弓、胃小弯动脉弓等。这些吻合都有缩短循环时间和调节血流量的作用。

2.静脉间吻合 除具有和动脉相似的吻合形式外,常在脏器周围或脏器壁内形成静脉丛,以保证在脏器扩大或腔壁受压时血流通畅。静脉吻合远比动脉丰富,吻合形式多样。

3.动-静脉吻合 在体内的许多部位,如指尖、趾端、鼻、唇、外耳皮肤、生殖器勃起组织等处,小动脉和小静脉之间可借血管吻合支直接相连,形成小动-静脉吻合。这种吻合具有缩短循环途径、调节局部血流量和体温的作用。

4.侧支吻合 有的血管主干在行程中发出与其平行的侧副管。发自主干不同高度的侧副管彼此吻合,称侧支吻合。正常状态下侧副管比较细小,但当主干阻塞时,侧副管逐渐增粗,血流可经扩大的侧支吻合到达阻塞以下的血管主干,使血流受阻区的血液循环得到不同程度的代偿恢复。这种通过侧支建立的循环称侧支循环或侧副循环。侧支循环的建立显示了血管的适应能力和可塑性,对于保证器官在病理状态下的血液供应具有重要意义。

体内少数器官内的动脉与相邻动脉之间无吻合,这种动脉称为终动脉,如视网膜中央动脉。终动脉的阻塞可导致供血区的组织缺血甚至坏死。如果某一动脉与邻近动脉虽有吻合,但当该动脉阻塞后,邻近动脉不足以代偿其血液供应,这种动脉称功能性终动脉,如脑、肾和脾内的部分动脉分支。

第三节 心血管系统生理

循环系统是个相对封闭的管道系统,包括起主要作用的心血管系统和起辅助作用的淋巴系统。心血管系统由心脏、血管和存在于心腔与血管内的血液组成,血管部分又由动脉、毛细血管和静脉组成。在整个生命活动过程中,心脏不停地跳动,推动血液在心血管系统内循环流动,称为血液循环。血液循环的主要功能是完成体内的物质运输:运送细胞新陈代谢所需的营养物质和 O_2 到全身,以及运送代谢产物和 CO_2 到排泄器官。此外,由内分泌细胞分泌的各种激素及生物活性物质也通过血液循环运送到相应的靶细胞,实现机体的体液调节;机体内环境理化特性相对稳定以及血液的防卫免疫功能的实现依赖于血液的循环流动。循环功能一旦发生障碍,机体的新陈代谢便不能正常进行,一些重要器官将受到严重损害,甚至危及生命。淋巴系统由淋巴管和淋巴器官组成,外周淋巴管收集部分组织液而形成淋巴液,淋巴液沿淋巴管向心流动汇入静脉血液。循环系统的活动受神经和体液因素的调节,且与呼吸、泌尿、消化、神经和内分泌等多个系统相互协调,从而使机体能很好地适应内、外环境的变化。

一、心脏生理概述

1.心肌细胞的生理特性　心肌细胞属于可兴奋的肌细胞,具有受到刺激产生动作电位(兴奋)和收缩的特性。正常情况下,心肌细胞的节律性兴奋源自窦房结,通过可靠的传导到达全部心肌细胞。兴奋通过兴奋-收缩耦联引发心肌细胞收缩。心脏泵血则有赖于心肌细胞有力而同步的收缩。

根据组织学和生理学特点,可将心肌细胞分为两类:一类是普通的心肌细胞,即工作细胞,包括心房肌和心室肌。另一类是一些特殊分化的心肌细胞,组成心脏的特殊传导系统,包括窦房结、房室结、房室束和浦肯野纤维。特殊传导系统细胞具有自发产生动作电位或兴奋的能力,又称为自律细胞。心肌组织具有可兴奋组织的基本特性,即:①具有在受到刺激后产生动作电位的能力,称为兴奋性;②将动作电位从产生部位扩布到同一细胞的其他部分和相邻其他心肌细胞的能力,称为传导性;③在动作电位的触发下产生收缩反应,称为收缩性;④也具有自己的独特特性,即自发产生动作电位的能力,称为自动节律性。兴奋性、传导性、收缩性和自动节律性是心肌组织的四种生理特性。收缩性是心肌的一种机械特性,而兴奋性、传导性和自动节律性以细胞膜的生物电活动为基础,称为电生理特性。一般而言,心肌工作细胞具有兴奋性、传导性和收缩性,无自动节律性;而自律细胞有兴奋性、传导性和自动节律性,而无收缩性。

心肌细胞动作电位的形状及其形成机制比骨骼肌细胞要复杂,不同类型心肌细胞的动作电位不仅在幅度和持续时间上各不相同,而且形成的离子基础也有差别。心脏各部分在兴奋过程中出现的生物电活动,通过心脏周围的导电组织和体液传导到身体表面,用专门仪器(心电图仪)可以记录到心脏兴奋过程发生的电位变化,称为心电图(electrocardiogram, ECG)。心肌组织的电生理特性及其电活动是形成心电图的基础,疾病情况下的电生理特性及电活动的改变是异常心电图表现的原因。

2.心肌细胞收缩的特点　心脏在血液循环过程中起着泵的作用。心脏泵血依靠心脏收缩和舒张的不断交替活动而得以完成。心脏舒张时容纳从静脉返回的血液,收缩时将血液射入动脉,为血液流动提供能量。心房和心室的有序节律性收缩和舒张引起各自心腔内压力、容积发生周期性变化,各心瓣膜随压力差开启、关闭,使血液按单一方向循环流动。心脏对血液的驱动作用称为泵血功能或泵功能,是心脏的主要功能。

心肌细胞中,产生收缩力的最小单元为肌节。心肌细胞具有收缩能力的结构基础是细胞内的肌原纤维。收缩结构由大约400根肌原纤维纵向排列组成,每根肌原纤维包含大约1500根粗肌丝与3000根细肌丝。在纵向上,肌原纤维以大约2μm的间距划分为肌节,因此平均长为120μm的心肌细胞大约有60个肌节。在电镜下,肌原纤维呈明暗交替的条索状。这些有序的肌原纤维构成了心肌兴奋-收缩耦联的最终效应器。心肌细胞兴奋时,通过兴奋-收缩耦联机制触发其收缩。心肌细胞与骨骼肌细胞同属于横纹肌,它们的收缩机制相似,在细胞质内Ca^{2+}浓度升高时,Ca^{2+}和肌钙蛋白结合,触发粗肌丝上的横桥和细肌丝结合并发生摆动,使肌细胞收缩。但心肌细胞的结构和电生理特性并不完全和骨骼肌相同,所以心肌细胞的收缩有其特点,具体表现为:①"全或无"式的收缩或同步收缩。心房或心室是功能性合胞体,兴奋一经引起,一个细胞的兴奋可以迅速传导到整个心房或整个心室,引起心房或心室肌细胞近于同步收缩,称为"全或无"收缩,即心房和心室的收缩分别是全心房或全心室的收缩。同步收缩力量大,泵血效果好;②不发生强直收缩。心肌细胞的有效不应期特别长,在收缩期和舒张早期,任何刺激都不能使心肌细胞兴奋,只有等有效不应期过后,即舒张早期结束后,接受刺激才能产生兴奋和收缩,因此,心肌不会产生强直收缩。这一特点保证了心肌细胞在收缩后发生舒张,使收缩与舒张交替进行,有利于血液充盈和射血;③心肌细胞收缩依赖外源性Ca^{2+}。心肌细胞的收缩有赖于细胞外Ca^{2+}的内流,流入胞质的Ca^{2+}能触发肌质网终池释放大量Ca^{2+},使胞质内Ca^{2+}浓度升高约100倍,进而引起收缩。这种由少量Ca^{2+}的内流引起细胞内肌质网释放大量Ca^{2+}的过程或机制称为钙诱导钙释放。

二、血管生理概述

血液由心室射出,依次流经动脉、毛细血管和静脉,然后流入心房,再返回到心室,如此循环往复。体循环中的血量约占全身总血量的84%,其中约64%在静脉系统内,约13%在大、中动脉内,约7%在小动脉和毛细血管内;心脏的血量约占全身总血量的7%;肺循环中的血量约占总血量的9%。作为心血管系统的重要组成部分,血管不仅仅是运输血液的管道,而且还参与物质交换、合成和释放各种活性物质,以维持机体内环境的稳态及生命活动的正常进行。

1.血管的功能性分类 从生理功能上,可将体内的血管分为以下几类。①弹性储器血管:主动脉、肺动脉主干及其发出的最大分支,其管壁厚,富含弹性纤维,具有明显的弹性和可扩张性,称为弹性储器血管。当心室收缩射血时,大动脉压升高,一方面推动血液快速向前流动,另一方面使大动脉扩张,暂时储存了一部分血液。当心室舒张时,动脉瓣关闭,扩张的大动脉管壁依其弹性回缩,将在射血期储存的那部分血液继续运向外周,从而维持了血流的连续性,同时避免了心动周期中血压的剧烈波动。大动脉的这种功能称为弹性储器作用;②分配血管:从弹性储器血管以后到分支为小动脉前的动脉管道,即中动脉,可将血液输送分配到机体的各器官组织,称为分配血管;③毛细血管前阻力血管:小动脉和微动脉的管径小,对血流的阻力较大,称为毛细血管前阻力血管,微动脉的管壁富含平滑肌,其舒缩活动可使微动脉口径发生明显变化,从而影响对血流的阻力和所在器官组织的血流量;④毛细血管前括约肌:在真毛细血管的起始部常环绕有平滑肌,称为毛细血管前括约肌。它的舒缩活动可控制毛细血管的开放或关闭,因此可以决定某一时间内毛细血管开放的数量;⑤交换血管:真毛细血管的管壁仅由单层血管内皮细胞组成,其外包绕一薄层基膜,具有较高的通透性,因此成为血管内血液和血管外组织液进行物质交换的场所,故将真毛细血管称为交换血管;⑥毛细血管后阻力血管:微静脉的管径小,对血流也产生一定的阻力,称为毛细血管后阻力血管。微静脉的舒缩可影响毛细血管前阻力与毛细血管后阻力的比值,继而改变毛细血管血压以及体液在血管和组织间隙中的分配;⑦容量血管:与同级动脉相比,体内的静脉数量多、口径大、管壁薄、易扩张,故其容量大。安静状态下,循环血量的60%～70%都储存在静脉中,故将静脉称为容量血管。当静脉的口径发生较小变化时,静脉内容纳的血量就可发生很大的变化,明显影响回心血量。因此,静脉在心血管系统中起着血液储存库的作用;⑧短路血管:小动脉和小静脉之间的直接吻合支,称为短路血管。它们可使小动脉内的血液不经毛细血管而直接流入小静脉。在手指、足趾、耳郭等处的皮肤中有许多短路血管存在,在功能上与体温调节有关。

2.血管的内分泌功能 生理情况下,血管内皮细胞能合成和释放多种生物活性物质,以调节血管的收缩与舒张。其中,缩血管活性物质主要有内皮素、血栓素 A_2 等;舒血管活性物质主要有一氧化氮、前列腺素等。这两类血管活性物质相互制约,保持动态平衡。如果血管内皮细胞受损,其释放的血管活性物质明显减少,将会引发高血压、动脉粥样硬化等疾病。血管平滑肌细胞可合成和分泌肾素、血管紧张素,以调节血管的紧张性和血流量。血管壁中的脂肪细胞、肥大细胞和淋巴细胞等也能分泌多种血管活性物质,以旁分泌、自分泌的形式调节血管的舒缩活动。

第二章 心力衰竭

第一节 心脏生理

一、心脏的泵血功能

心脏的节律性收缩和舒张对血液的驱动作用称为心脏的泵功能或泵血功能。心脏收缩时将血液射入动脉,并通过动脉系统将血液分配到全身各组织;心脏舒张时则通过静脉系统使血液回流到心脏,为下一次射血做准备。

(一) 心脏的泵血过程和机制

1.心动周期 心脏的一次收缩和舒张构成的一个机械活动周期,称为心动周期。在一个心动周期中,心房和心室的机械活动都可分为收缩期和舒张期。由于心室在心脏泵血活动中起主要作用,故心动周期通常是指心室的活动周期。

心动周期的长度与心率成反比关系。如果正常成年人的心率为 75 次/分,则每个心动周期持续约 0.8 秒。如图 2-1 所示,在心房的活动周期中,先是左、右心房收缩,持续约 0.1 秒,继而心房舒张,持续约 0.7 秒。在心室的活动周期中,也是左、右心室先收缩,持续约 0.3 秒,随后心室舒张,持续约 0.5 秒。当心房收缩时,心室仍处于舒张状态;心房收缩结束后不久,心室开始收缩。心室舒张期的前 0.4 秒,心房也处于舒张状态,这一时期称为全心舒张期。在一个心动周期中,心房和心室的活动按一定的次序和时程先后进行,左、右两个心房的活动是同步的,左、右两个心室的活动也是同步的,心房和心室的收缩期都短于各自的舒张期。心率加快时,心动周期缩短,收缩期和舒张期都相应缩短,但舒张期缩短的程度更大。

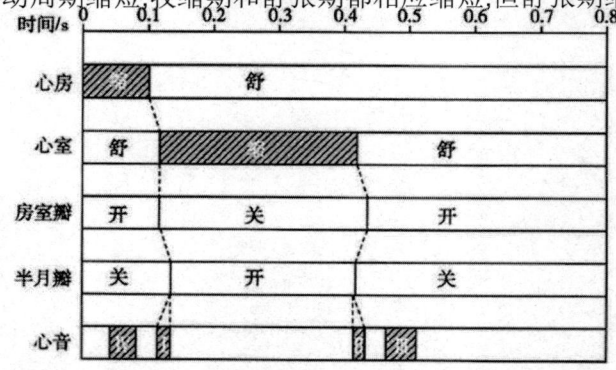

图 2-1 心动周期中心房和心室活动的顺序和时间关系

2.心脏的泵血过程 以左心室为例,说明一个心动周期中心室射血和充盈的过程 (图 2-2)。

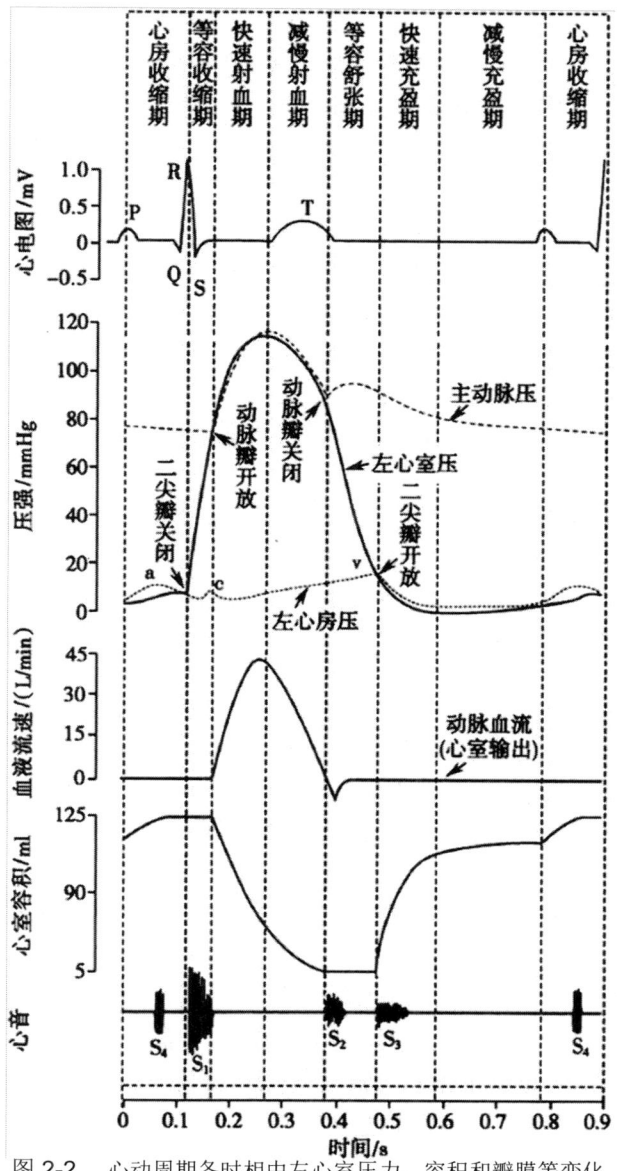

图 2-2　心动周期各时相中左心室压力、容积和瓣膜等变化

Q、R、S、T:表示心电图基本波形;a、c、v:心动周期中三个向上的心房波;S_1、S_2、S_3、S_4:表示第一、二、三、四心音。

(1) 心室收缩期:心室收缩期可分为等容收缩期和射血期,而射血期又可分为快速射血期和减慢射血期。

1) 等容收缩期:心室开始收缩后,心室内的压力迅速升高,当室内压超过房内压时,推动房室瓣关闭,阻止血液倒流入心房。此时室内压尚低于主动脉压,主动脉瓣仍处于关闭状态,心室暂时成为一个封闭的腔。从房室瓣关闭到主动脉瓣开启前的这段时间,持续约 0.05 秒,心室的收缩不能改变心室的容积,故称为等容收缩期。此时心室继续收缩,因而室内压急剧升高,是室内压上升速度最高的时期。在主动脉压升高或心肌收缩力减弱时,等容收缩期将延长。

2) 快速射血期:当心室收缩使室内压升高至超过主动脉压时主动脉瓣开放,这标志着等容收缩期结束,进入射血期。在射血早期,心室射入主动脉的血液量较多,血液流速也很快,射血量约占总射血量的 2/3,持续约 0.1 秒,称为快速射血期。由于心室内的血液很快进入主动脉,故心室容积迅速缩小,但由于心室肌强烈收缩,室内压仍继续上升,并达到峰值,主动脉压也随之进一步升高。

3) 减慢射血期:在射血的后期,由于心室收缩强度减弱,射血的速度逐渐减慢,故称为减慢射血期,持续约 0.15 秒。在减慢射血期,室内压和主动脉压都由峰值逐渐下降。在快速射血期的中期或稍后,乃至整个减慢射血期,室内压已略低于主动脉压,但此时心室内的血液因具有较高的动能,仍可逆压力梯度继续流入主动脉。

(2) 心室舒张期:心室舒张期可分为等容舒张期和心室充盈期,心室充盈期又可分为快速充盈期和减慢充盈期。

1) 等容舒张期:射血后,心室开始舒张,室内压下降,主动脉内的血液向心室方向反流,推动主动脉瓣使之关闭;但此时室内压仍高于房内压,故房室瓣仍处于关闭状态,心室又暂时成为一个封闭的腔。从主动脉瓣关闭至房室瓣开启前的这一段时间内,心室舒张而心室的容积并不改变,故称为等容舒张期,持续 0.06~0.08 秒。此时心室肌继续舒张,室内压急剧下降。

2) 快速充盈期:随着心室肌的舒张,室内压进一步下降,当室内压下降到低于房内压时,心房内的血液冲开房室瓣进入心室,进入心室充盈期。房室瓣开启初期,心室肌很快舒张,室内压明显降低,甚至成为负压,心室对心房和大静脉内的血液可产生"抽吸"作用,血液快速流入心室,使心室容积迅速增大,故这一时期称为快速充盈期,持续约 0.11 秒。此期充盈量约为心室总充盈量的 2/3。

3) 减慢充盈期:随着心室内血液充盈量的增加,房、室间的压力梯度逐渐减小,充盈速度减慢,故称为减慢充盈期,持续约 0.22 秒。

(3) 心房收缩期:在心室舒张期的最后 0.1 秒,心房开始收缩,使心室进一步充盈,此后心室活动进入新一轮周期。心房收缩期间,进入心室的血量约占每个心动周期的心室总回流量的 25%。然而,心房的收缩可使心室舒张末期容积进一步增大,心室肌收缩前的初长度增加,从而使心肌的收缩力加大,提高心室的泵血功能。因此,心房的收缩起着初级泵的作用,有利于心脏射血和静脉回流。

右心室的泵血过程与左心室基本相同,但由于肺动脉压约为主动脉压的 1/6,因此在心动周期中右心室内压的变化幅度要比左心室内压的变动小得多。

3. 心动周期中心房内压力的变化 在心动周期中,从左心房内记录的压力曲线上依次出现 a、c、v 三个较小的正向波(图 2-2)。心房收缩时房内压升高,形成 a 波的升支,随后心房舒张,房内压回降,形成 a 波的降支。当心室收缩时,心室内的血液向上推顶已关闭的房室瓣并使之凸入心房,造成房内压略有升高,形成 c 波的升支;当心室开始射血后,心室容积减小,房室瓣向下移动,使心房容积扩大,房内压降低,遂形成 c 波的降支。此后,由于血液不断从静脉回流入心房,而此时房室瓣仍处于关闭状态,故随着心房内血液量的增加,房内压也持续升高,形成 v 波的升支;当心室舒张、充盈时,房室瓣开放,血液迅速由心房进入心室,房内压很快下降,形成 v 波的降支。心动周期中,心房内压变化的幅度比心室内压变化的幅度小。

4.心音 在心动周期中,心肌收缩、瓣膜启闭、血液流速改变形成的湍流和血流撞击心室壁和大动脉壁引起的振动都可通过周围组织传递到胸壁,用听诊器便可在胸壁的一定部位听到由上述的机械振动所产生的声音,称为心音。若用传感器将这些机械振动转换成电信号,经放大后记录下来,便可得到心音图。

每个心动周期中可产生 4 个心音,分别称为第一(S_1)、第二(S_2)、第三(S_3)和第四心音(S_4)。通常情况下只能听到第一、第二心音;在某些健康青年人和儿童也可听到第三心音;用心音图可记录到 4 个心音(图 2-2)。

(1) 第一心音:第一心音标志着心室收缩的开始,在心尖冲动处(胸壁左侧第 5 肋间锁骨中线)听诊最为清楚,其特点是音调较低,持续时间较长。第一心音是由于房室瓣突然关闭引起心室内血液和室壁的振动,以及心室射血引起的大血管壁和血液湍流所发生的振动而产生的。

(2) 第二心音:第二心音标志着心室舒张期的开始,在主动脉和肺动脉听诊区(胸骨右、左缘第 2 肋间)听诊最为清楚,其特点是频率较高、持续时间较短。第二心音主要是由于主动脉瓣和肺动脉瓣关闭,血流冲击大动脉根部引起血液、管壁及心室壁的振动而引起。

(3) 第三心音:第三心音出现在心室快速充盈期末,是一种低频、低幅的振动,是由于快速充盈期末室壁和乳头肌突然伸展及充盈血流突然减速引起的振动而产生的。在部分健康青年人和儿童偶尔可听到第三心音。

(4) 第四心音:第四心音出现在心室舒张的晚期,为一低频短音,在部分正常老年人和心室舒张末期压力增高的患者中可出现,是由于心房收缩引起心室主动充盈时,血液在心房和心室间来回振动所引起,故也称为心房音。正常心房收缩时一般不产生声音,但异常强烈的心房收缩和在左心室壁顺应性下降时,可产生第四心音。

(二)心脏泵血功能的评价

1.心脏排出血量

(1) 每搏输出量和射血分数:一侧心室一次搏动所射出的血液量,称为每搏输出量(stroke volume,SV),简称搏出量。正常成年人在安静状态下,左心室舒张末期容积约 125mL,搏出量约 70mL(60～80mL)。可见,每次心搏并未将心室内充盈的血液全部射出。搏出量占心室舒张末期容积的百分比,称为射血分数。健康成年人的射血分数为 55%～65%。正常情况下,搏出量与心室舒张末期容积是相适应的,即当心室舒张末期容积增加时,搏出量也相应增加,而射血分数基本保持不变。在心室功能减退、心室异常扩大的患者,其搏出量可能与正常人无明显差异,但心室舒张末期容积增大,因此射血分数明显降低。因此,与搏出量相比,射血分数能更准确地反映心脏的泵血功能,对早期发现心脏泵血功能异常具有重要意义。

(2) 每分排血量和心指数:一侧心室每分钟射出的血液量,称为每分排血量,也称心排血量。左、右两侧心室的心排血量基本相等。心排血量等于心率与搏出量的乘积。一般健康成年男性在安静状态下的心排血量为 4.5～6.0L/min。女性的心排血量比同体重男性低 10% 左右。

以单位体表面积(m^2)计算的心排血量称为心指数(cardiac index,CI)。安静和空腹情况下测定的心指数称为静息心指数,可作为比较不同个体心功能的评价指标。在同一个体的不同年龄段或不同生理情况下,心指数也可发生变化。静息心指数随年龄增长而逐渐下降。如10岁左右的少年静息心指数最高,可达$4L/(min·m^2)$,到80岁时降到约$2L/(min·m^2)$。运动时,心指数随运动强度的增加大致成比例地增高。在妊娠、情绪激动和进食时,心指数均有不同程度的增高。

2. 心做功量

(1) 每搏功:心脏的每搏功简称搏功,是指心室一次收缩射血所做的外功。心脏收缩射血所释放的机械能除主要表现为将一定容积的血液提升到一定的压力水平而增加血液的势能外,还包括使一定容积的血液以较快的流速向前流动而增加的血流动能。人体在安静状态下,血流动能在左心室每搏功中所占的比例很小,约仅1%,故一般可忽略不计。以左心室为例计算如下:

$$每搏功 = 搏出量 \times (射血期左心室内压 - 左心室舒张末期压)$$

由于射血期左心室内压是不断变化的,精确计算每搏功需将整个心动周期中压力与容积的变化进行积分。但在实际应用中,常以平均动脉压代替射血期左心室内压平均值,而以左心房平均压代替左心室舒张末期压,因此,每搏功的计算可变化为下式:

$$每搏功 = 搏出量 \times 13.6 \times 9.807 \times (平均动脉压 - 左心房平均压) \times 1/1000$$

上式中每搏功单位为焦耳(J),搏出量单位为升(L);乘以9.807将力的单位由千克(kg)换算为牛顿(N);13.6为水银的密度值(kg/L);压力单位为mmHg,但需将毫米(mm)转换成米(m),故乘以$1/1000$。若按搏出量为70mL,平均动脉压为92mmHg,平均心房压为6mmHg,则每搏功为0.803J。

(2) 每分功:每分功是指心室每分钟内收缩射血所做的功,亦即心室完成每分排血量所做的机械外功。每分功等于每搏功乘以心率。若按心率为75次/分计算,则每分功为60.2J/min。

当动脉血压升高时,为克服加大的射血阻力,心肌必须增加其收缩强度才能使搏出量保持不变,因而心脏做功量必定增加。可见,与单纯的心排血量相比,用心脏做功量来评价心脏泵血功能将更为全面,尤其是在动脉血压水平不同的个体之间,或在同一个体动脉血压发生改变前后,用心脏做功量来比较心脏泵血功能更准确。

在正常情况下,左、右心室的排血量基本相等,但肺动脉平均压仅为主动脉平均压的1/6左右,故右心室的做功量也只有左心室的1/6左右。

(三) 影响心排血量的因素

心排血量等于搏出量与心率的乘积,因此凡能影响搏出量和心率的因素均可影响心排血量。

1. 搏出量 搏出量的多少取决于心室肌的前负荷、后负荷和心肌收缩能力等。

(1) 心室肌的前负荷与心肌异长自身调节

1) 心室肌的前负荷:心室肌的初长度取决于心室舒张末期的血液充盈量,换言之,心室舒张末期容积相当于心室的前负荷。实验中常用心室舒张末期压力来反映前负荷。因为正常人心室舒张末期的心房内压力与心室内压力几乎相等,且心房内压力的测定更为方便,故又常用心室舒张末期的心房内压力来反映心室的前负荷。

2) 心肌异长自身调节:实验中逐步改变心室舒张末期压力值,并测量相对应的心室搏出量或每搏功,将每个给定的压力值时所获得的相对应的搏出量或每搏功的数据绘制成的曲线,称为心室功能曲线(图2-3)。 心室功能曲线大致可分三段:①左心室舒张末期压在5~15mmHg的范围内为曲线的上升支,随着心室舒张末期压的增大,心室的每搏功也增大。 通常状态下左心室舒张末期压仅5~6mmHg,而左心室舒张末期压为12~15mmHg是心室最适前负荷,说明心室有较大的初长度储备;②左心室舒张末期压在15~20mmHg的范围内,曲线趋于平坦,说明前负荷在其上限范围变动时对每搏功和心室泵血功能的影响不大;③左心室舒张末期压高于20mmHg,曲线平坦甚至轻度下倾,但并不出现明显的降支,说明心室前负荷即使超过20mmHg,每搏功仍不变或仅轻度减少。 只有在发生严重病理变化的心室,心功能曲线才出现降支。

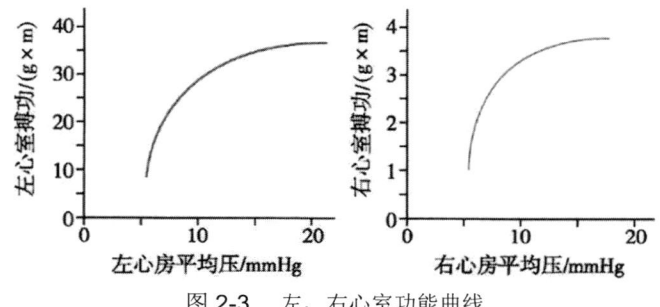

图2-3 左、右心室功能曲线

实验中分别以左、右心房平均压代替左、右心室舒张末期压

从心室功能曲线看,在增加前负荷(初长度)时,心肌收缩力加强,搏出量增多,每搏功增大。 这种通过改变心肌初长度而引起心肌收缩力改变的调节,称为异长自身调节。

异长自身调节的主要生理学意义是对搏出量的微小变化进行精细的调节,使心室射血量与静脉回心血量之间保持平衡,从而使心室舒张末期容积和压力保持在正常范围内。 例如,在体位改变或动脉血压突然升高时,以及在左、右心室搏出量不平衡等情况下,心室的充盈量可发生微小的变化。 这种变化可立即通过异长自身调节来改变搏出量,使搏出量与回心血量之间重新达到平衡状态。 但若循环功能发生幅度较大、持续时间较长的改变,仅靠异长自身调节不足以使心脏的泵血功能满足机体当时的需要,需要通过调节心肌收缩能力来进一步加强心脏的泵血功能。

(2) 心室收缩的后负荷:大动脉血压是心室收缩的后负荷。 在心肌初长度、收缩能力和心率都不变的情况下,如果大动脉血压增高,等容收缩期室内压的峰值将增高,结果使等容收缩期延长而射血期缩短,射血期心室肌缩短的程度和速度都减小,射血速度减慢,搏出量减少;反之,大动脉血压降低,则有利于心室射血。

(3) 心肌收缩能力:心肌不依赖于前负荷和后负荷而能改变其力学活动(包括收缩的强度和速度)的内在特性,称为心肌收缩能力。 在完整的心室,在同样的前负荷条件下,心肌收缩能力增强可使每搏功增加,心脏泵血功能增强。 这种通过改变心肌收缩能力的心脏泵血功能调节,称为等长调节。

2.心率 在一定范围内,心率加快可使心排血量增加。 当心率增快但尚未超过一定限度时,尽管此时心室充盈时间有所缩短,但由于静脉回心血量大部分在快速充盈期内进入心室,因此心室充盈量和搏出量不会明显减少,因而心率的增加可使每分排血量明显增加。但是,如果心率过快,当超过 180 次/分,将使心室舒张期明显缩短,心舒期充盈量明显减少,因此排血量也明显减少,从而导致心排血量下降。如果心率过慢,当低于 40 次/分时,将使心室舒张期过长,此时心室充盈早已接近最大限度,心舒期的延长已不能进一步增加充盈量和搏出量,因此心排血量也减少。

(四) 心脏泵血功能的储备

心排血量可随机体代谢需要而增加的能力,称为心泵功能储备或心力储备。心泵功能储备可用心脏每分钟能射出的最大血量,即心脏的最大排血量来表示。

心泵功能储备的大小主要取决于搏出量和心率能够提高的程度,因而心泵功能储备包括搏出量储备和心率储备两部分。搏出量储备可分为收缩期储备和舒张期储备两部分,前者是通过增强心肌收缩能力和提高射血分数来实现的,而后者则是通过增加舒张末期容积而获得的。安静时,左心室舒张末期容积约 125mL,左心室收缩末期容积约为 55mL,搏出量为 70mL。由于正常心室腔不能过分扩大,一般只能达到 140mL 左右,故舒张期储备仅 15mL 左右,而当心肌作最大限度收缩时,心室收缩末期容积可减小到不足 20mL,因而收缩期储备可达 35~40mL。正常健康成年人安静时的心率为 60~100 次/分。假如搏出量保持不变,使心率在一定范围内加快,当心率达到 160~180 次/分时,心排血量可增加至静息时的 2~2.5 倍,称为心率储备。

二、心血管活动的调节

(一) 神经调节

心血管活动受自主神经系统的调控,副交感神经系统主要调节心脏活动,而交感神经系统对心脏和血管的活动都有重要的调节作用。神经系统对心血管活动的调节是通过各种心血管反射进行的。

1.颈动脉窦和主动脉弓压力感受性反射 当动脉血压突然升高时,可反射性引起心排血量减少和外周阻力减小,血压下降,这一反射称为压力感受性反射或降压反射。

(1) 动脉压力感受器:动脉压力感受器主要是指位于颈动脉窦和主动脉弓血管外膜下的感觉神经末梢。压力感受器并不直接感受血压变化,而是感受血管壁所受到的机械牵张刺激。当动脉血压升高时,动脉管壁被牵张的程度加大,压力感受器的传入冲动便增多。在同一血压水平,颈动脉窦压力感受器通常比主动脉弓压力感受器更敏感。

(2) 传入神经及其中枢联系:颈动脉窦压力感受器的传入神经纤维组成窦神经,加入舌咽神经后进入延髓。主动脉弓压力感受器的传入神经纤维行走于迷走神经干内并随之进入延髓。压力感受器的传入冲动到达延髓孤束核后,不仅与延髓尾端腹外侧区发生联系,引起延髓头端腹外侧区心血管神经元抑制,使交感神经紧张降低,还与迷走神经背核和疑核发生联系,使迷走神经紧张增强。

(3) 反射效应:动脉血压升高时,压力感受器传入冲动增多,引起压力感受性反射增强,导致心迷走紧张加强,心交感紧张和交感缩血管紧张减弱,引起心率减慢,心排血量减少,外周阻力减小,动脉血压下降。而当动脉血压降低时,压力感受器传入冲动减少,压力感受性反射减弱,引起心率加快,心排血量增多,外周阻力增大,血压回升。

(4) 生理意义:压力感受性反射属于典型的负反馈调节,其生理意义主要是在短时间内快速调节动脉血压,维持动脉血压相对稳定,使动脉血压不致发生过分的波动。例如,在急性出血或由平卧位突然改变为直立位时,颈动脉窦内压力降低,通过压力感受性反射,可使动脉血压回升,避免血压过低而引起昏厥和休克等不良反应。压力感受器对快速性血压变化较为敏感,而对缓慢的血压变化不敏感。压力感受性反射在动脉血压的长期调节中不起重要作用。

2.颈动脉体和主动脉体化学感受性反射 在颈总动脉分叉处和主动脉弓区域的颈动脉体和主动脉体化学感受器可感受动脉血中的 O_2 分压降低、CO_2 分压升高和 H^+ 浓度升高等刺激,其传入活动经窦神经和迷走神经上行至延髓孤束核,然后使延髓内呼吸运动神经元和心血管活动神经元的活动改变,称为化学感受性反射。

化学感受性反射的效应主要是调节呼吸,反射性地引起呼吸加深加快;通过呼吸运动的改变,再反射性影响心血管活动。化学感受性反射在平时对心血管活动调节作用并不明显,只有在缺氧、窒息、失血、血压过低和酸中毒等情况下才起调节作用。缺血或缺氧等引起的化学感受性反射可兴奋交感缩血管中枢,使骨骼肌和大部分内脏血管收缩,总外周阻力增大,血压升高。由于心脏和脑的血管无明显收缩或发生轻微舒张,使循环血量得以重新分配,从而保证心、脑等重要器官在危急情况下优先获得血液供应。

3.心肺感受器引起的心血管反射 心肺感受器是指一些位于心房、心室和肺循环大血管壁内的感受器,这些感受器能感受两类刺激,一类是血管壁的机械牵张刺激,另一类是某些化学物质如前列腺素、腺苷和缓激肽等的刺激,其传入神经纤维分别走行于迷走神经或交感神经内。这些感受器的扩张主要依赖于静脉回心血量,能探测循环系统的"充盈度",故又称为容量感觉器。容量感受性反射是典型的心肺感受器反射,主要调节循环血量和细胞外液量。心房壁的牵张感受器又称容量感受器或低压力感受器,当心房压升高尤其是血容量增多引起心房壁受牵张的刺激增强时,容量感受器兴奋,传入冲动经迷走神经传到中枢后,不仅引起交感神经抑制和迷走神经兴奋,使心率减慢、心排血量减少、外周阻力降低和血压下降,还降低血浆血管升压素和醛固酮水平,增加肾的排水和排钠量,降低循环血量和细胞外液量。

心室壁的交感神经传入末梢能感受多种内源性和外源性化学物质如缓激肽、过氧化氢和腺苷等的刺激,还可感受心室扩张引起的机械刺激,经心交感神经传入,反射性引起交感神经活动增强和动脉血压升高,这种心血管反射称为心交感传入反射,属于正反馈调节模式。在心肌缺血时,心交感传入反射增强有利于维持血压。心交感传入反射病理性增强参与慢性心力衰竭和高血压病的交感神经过度激活机制。

(二)体液调节

血液和组织液中的某些化学物质对心肌和血管平滑肌活动的调节,称为心血管活动的体液调节。

1.肾上腺素和去甲肾上腺素 肾上腺素和去甲肾上腺素(norepinephrine,NE;或 noradrenaline,NA)都属于儿茶酚胺类物质。循环血液中的肾上腺素和去甲肾上腺素主要来自肾上腺髓质,其中肾上腺素约占 80%,去甲肾上腺素约占 20%。肾上腺素能神经末梢释放的去甲肾上腺素也有一小部分进入血液循环。

肾上腺素与α和β(包括β_1和β_2)受体结合的能力都很强。在心脏,肾上腺素与β_1受体结合后可产生正性变时和正性变力作用,使心排血量增多。在血管,肾上腺素的作用取决于血管平滑肌上α和β_2受体的分布情况。肾上腺素可引起α受体占优势的皮肤、肾和胃肠道血管平滑肌收缩;在β_2受体占优势的骨骼肌和肝血管,小剂量的肾上腺素常以兴奋β_2受体的效应为主,引起这些部位的血管舒张,大剂量时由于α受体也兴奋,则引起血管收缩。肾上腺素可在不增加或降低外周阻力的情况下增加心排血量。NE主要与血管平滑肌α受体结合,也能与心肌β_1受体结合,而与血管平滑肌β_2受体结合的能力却较弱。静脉注射NE可使全身血管广泛收缩,外周阻力增加,动脉血压升高;而血压升高又使压力感受性反射活动增强,由于压力感受性反射对心脏的效应超过NE对心脏的直接效应,结果导致心率减慢。

2.肾素-血管紧张素-醛固酮系统 肾素是由肾脏近球细胞分泌的一种酸性蛋白酶,可将血浆或组织中的血管紧张素原水解为血管紧张素Ⅰ(angiotensin Ⅰ,Ang Ⅰ)。在血浆或组织(特别是肺循环血管内皮表面)的血管紧张素转换酶(angiotensin converting enzyme, ACE)作用下,生成血管紧张素Ⅱ(angiotensin Ⅱ,Ang Ⅱ);Ang Ⅱ在血浆和组织中可进一步酶解成血管紧张素Ⅲ(angiotensin Ⅲ,Ang Ⅲ);Ang Ⅲ在氨基肽酶的作用下生成血管紧张素Ⅳ(angiotensin Ⅳ,Ang Ⅳ)。Ang Ⅱ和Ang Ⅲ为强缩血管物质和醛固酮分泌的刺激物,参与调节血压和体液平衡、调节红细胞的生成等。

Ang Ⅰ一般不具有生理作用,Ang Ⅱ是血管紧张素中最重要的成员,其生理作用几乎都是通过激动血管紧张素受体(angiotensin receptor,AT receptor)产生的,主要包括:①缩血管作用。Ang Ⅱ可直接使全身微动脉收缩,血压升高;也能使静脉收缩,回心血量增加;②促进交感神经末梢释放递质。Ang Ⅱ可作用于交感缩血管纤维末梢的突触前AT受体,通过突触前调节作用促进其释放去甲肾上腺素;③对中枢神经系统的作用。Ang Ⅱ可作用于中枢神经系统的一些神经元,使中枢对压力感受性反射的敏感性降低,交感缩血管中枢紧张加强;并促进神经垂体释放血管升压素和缩宫素;增强促肾上腺皮质激素释放激素的作用。还能产生或增强渴觉,并引起饮水行为;④促进醛固酮的合成和释放。Ang Ⅱ可刺激肾上腺皮质球状带合成和分泌醛固酮,后者可促进肾小管对Na^+和水的重吸收,参与机体的水盐调节,增加循环血量。

正常状态下,血液中仅含有微量血管紧张素。机体大量失血和腹泻等原因造成体内细胞外液量减少和血压下降时,肾血流量减少,可刺激肾近球细胞分泌大量的肾素,引起血液中血管紧张素增多,从而促使血容量增加和血压回升。由于肾素、血管紧张素和醛固酮三者关系密切,故将其称为肾素-血管紧张素-醛固酮系统(renin-angiotensin-aldosterone system, RAAS)(图2-4)。该系统在机体动脉血压的长期调节中具有重要意义。

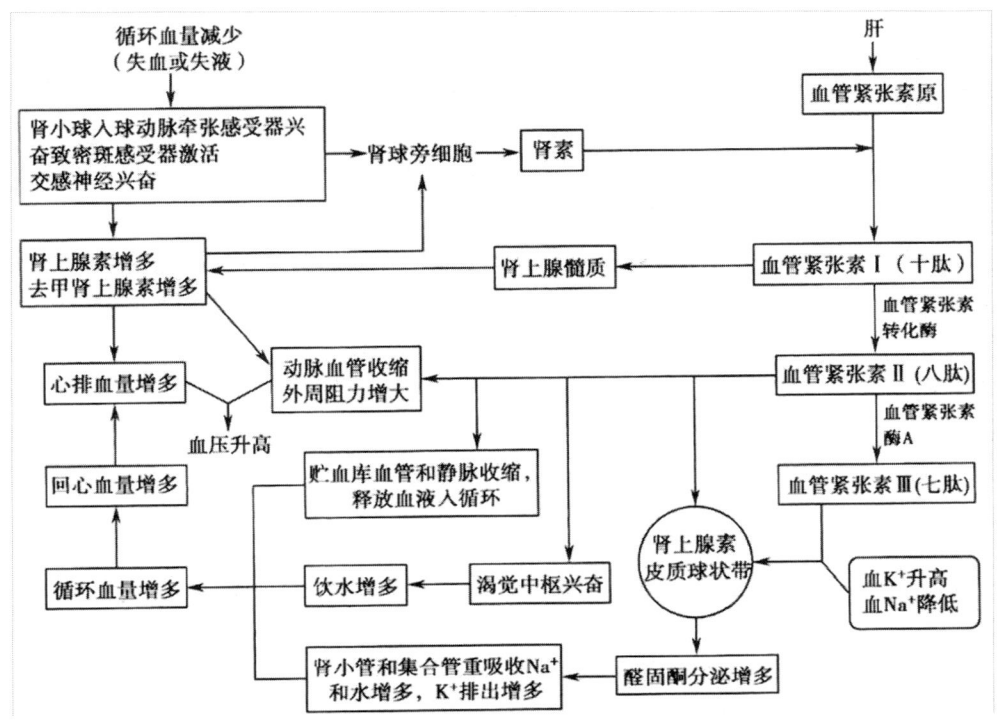

图 2-4　肾素-血管紧张素-醛固酮系统

3.血管升压素　血管升压素(vasopressin,VP)是由下丘脑视上核和室旁核神经元合成的一种 9 肽激素,合成后经下丘脑-垂体束运输到神经垂体储存,当机体活动需要时释放入血液循环,此过程也称为神经内分泌。

VP 与集合管上皮的 V_2 受体结合后可促进水的重吸收,起到抗利尿的作用,故 VP 又称抗利尿激素(antidiuretic hormone,ADH)。 VP 作用于血管平滑肌的受体则引起血管收缩,导致血压升高。 在生理情况下,血浆中 VP 浓度升高时首先出现抗利尿效应,仅当其浓度明显增加时才引起血压升高。 VP 在维持细胞外液量的恒定和动脉血压的稳定中都起着重要的作用。 当血浆渗透压升高,或禁水、脱水及失血等情况导致细胞外液量减少时,VP 释放增加,调节机体细胞外液量,并通过对细胞外液量的调节,实现对动脉血压的长期调节作用。

4.血管内皮生成的血管活性物质　血管内皮细胞是衬于血管内表面的单层细胞组织,能合成与释放多种血管活性物质,主要调节局部血管的舒缩活动。

(1) 血管内皮生成的舒血管物质:血管内皮细胞生成和释放的舒血管物质主要包括一氧化氮(nitric oxide,NO)、前列环素(prostacyclin I_2 ,PGI_2)和内皮超极化因子(endothelium - derived hyperpolarizing factor,EDHF) 等。

内皮舒血管因子(endothelium-derived relaxing factor,EDRF) 就是 NO,具有高度的脂溶性,可扩散至血管平滑肌细胞并激活胞内可溶性鸟苷酸环化酶,使胞内环磷酸鸟苷(cyclic guanosine monophosphate,cGMP) 水平增高,降低胞质内游离 Ca^{2+} 浓度,使血管舒张。 内皮细胞在基础状态下释放的 NO 参与维持血管的正常张力。 NO 还可抑制平滑肌细胞的增生,对维持血管的正常结构与功能具有重要意义。 另外,NO 可抑制血小板黏附,有助于防止血栓形成。缓激肽、5-羟色胺、腺苷三磷酸(adenosine triphosphate,ATP)、乙酰胆碱(acetylcho-line,ACh)、NE、内皮素和花生四烯酸等体液因素,以及血流对内皮产生的剪切应力增加等物理刺激,均可引起 NO 释放。雌激素可通过激活内皮型一氧化氮合酶,促进 NO 合成,从而发挥舒血管作用。

PGI_2 是血管内皮细胞膜花生四烯酸的代谢产物,在前列环素合成酶的作用下生成,其作用是舒张血管和抑制血小板聚集。

内皮细胞还能产生一种通过使血管平滑肌细胞超极化而引起血管舒张的因子,被命名为 EDHF。EDHF 可通过促进 Ca^{2+} 依赖的钾通道开放,引起血管平滑肌超极化,从而使血管舒张。

(2) 血管内皮生成的缩血管物质:内皮素(endothelin,ET)是目前已知的最强烈的缩血管物质,对体内各脏器血管几乎都有收缩作用。ET 的缩血管效应持久,可能参与血压的长期调节。ET 家族中目前已确认的成员有 ET-1、ET-2 和 ET-3。ET-1 具有强大的正性肌力作用,但其强心作用常被其强烈的收缩冠脉、刺激 Ang Ⅱ 和 NE 释放等作用所掩盖。生理情况下,血流对内皮产生的剪切应力可促使 ET 释放。

5.激肽释放酶-激肽系统 激肽释放酶可分解血浆和组织中的蛋白质底物激肽原生成激肽。激肽可引起血管平滑肌舒张,参与对血压和局部组织血流量的调节。人体至少有 3 种激肽:缓激肽、赖氨酸缓激肽和甲二磺酰赖氨酰缓激肽。现已发现的激肽受体分为 $β_1$ 和 $β_2$ 两种亚型。激肽作用于血管内皮细胞上的 $β_2$ 受体,可刺激 NO、PGI_2 和 EDHF 的释放,使血管强烈舒张,但可引起内脏平滑肌收缩。

6.心血管活性多肽

(1) 心房钠尿肽与脑钠肽:心房钠尿肽(atrial natriuretic peptide,ANP) 由心房肌细胞合成。心房充盈和离体的心房壁受牵拉均可引起 ANP 的释放。当血容量增加时,ANP 释放增加,产生利尿利钠作用,从而使血容量恢复正常。脑钠肽(brain natriuretic peptide,BNP) 因首先从猪脑分离出来而得名,又被称为脑利尿钠肽,是继 ANP 后利钠肽系统的又一成员,心室负荷和室壁张力的改变是刺激 BNP 分泌的主要条件。

(2) 肾上腺髓质素:肾上腺髓质素(adrenomedullin,ADM) 是 1993 年从人嗜铬细胞瘤组织中分离出来的一种新型活性多肽。后来发现它存在于机体几乎所有的组织中,其中以肾上腺、肺和心房为最多。血管内皮细胞可能是合成和分泌 ADM 的主要部位。ADM 能使血管舒张,外周阻力降低,具有强而持久的降压作用。在心脏,ADM 可产生正性肌力作用,并通过增加冠脉血流量,抑制炎症反应及氧自由基的生成,提高钙泵活性和加强兴奋-收缩耦联等多种途径,发挥对心脏的保护作用。ADM 还可使肾排钠和排水增多。

(3) 阿片肽:内源性阿片肽(endogenous opioid peptide,EOP) 包括 β-内啡肽、脑啡肽和强啡肽等三大家族。脑内的 β-内啡肽可作用于心血管中枢的有关核团,使交感神经活动抑制,心迷走神经活动加强,降低动脉血压。阿片肽也可作用于血管壁的阿片受体,使血管平滑肌舒张;也可与交感缩血管纤维末梢突触前膜中的阿片受体结合,减少交感缩血管纤维递质的释放。应激、内毒素、失血等强烈刺激可引起 β-内啡肽释放,并可能成为引起循环休克的原因之一。针刺穴位也可引起脑内阿片肽释放,可能是针刺使高血压患者血压下降的机制之一。

(4)降钙素基因相关肽:降钙素基因相关肽(calcitonin gene-related peptide,CGRP) 由 37

个氨基酸残基组成,由感觉神经末梢释放,其受体广泛分布于心肌和血管壁。 CGRP 是目前发现的最强烈的舒血管物质,对心肌具有正性变力和变时作用。 CGRP 还可促进内皮细胞的生长和内皮细胞向受损血管壁的迁移,促进新生血管的生成。

7.前列腺素 前列腺素(prostaglandin,PG)是细胞膜上磷脂中的花生四烯酸的代谢产物。全身各部位的组织细胞几乎都含有生成前列腺素的前体和酶。 PG 是一族活性强、种类多的二十碳不饱和脂肪酸。 PG 参与多种生理功能活动,包括血压调节、水盐代谢等。 其中 PGE_2 主要由肾脏产生,具有舒血管作用,参与血压稳态调节;PGI_2 主要在血管组织合成,有强烈的舒血管作用;$PGF_{2\alpha}$ 则能使静脉收缩。

(三)自身调节

1.代谢性自身调节机制———局部代谢产物学说 器官组织的血流量取决于该器官的代谢水平,代谢水平越高,血流量也越多。 当组织代谢活动增强时,局部组织的代谢产物如 CO_2、腺苷、乳酸、H^+、K^+ 等增多,而 O_2 分压降低,使局部组织的微动脉和毛细血管前括约肌舒张,其结果是局部组织血流量增多而移去代谢产物和改善缺氧,这一效应称为代谢性自身调节。

2.肌源性自身调节机制———肌源学说 血管平滑肌本身经常保持一定的紧张性收缩,称为肌源性活动。 血管平滑肌受牵张刺激时,紧张性活动加强。 当供应某一器官血管的灌注压突然升高时,血管平滑肌受到牵张刺激,血管尤其是毛细血管前阻力血管的肌源性活动增强,血管收缩,使血流阻力增大,以免器官的血流量因灌注压升高而增多。 反之,当器官血管的灌注压突然降低时,阻力血管舒张,局部血流阻力减小,使灌注该器官的血流量不至于明显减少。 肌源性自身调节的意义是在血压发生一定程度的变化时使某些器官的血流量能保持相对稳定。 这种肌源性自身调节机制在肾血管特别明显,在脑、心、肝、肠系膜和骨骼肌的血管也能看到,但皮肤血管一般没有这种表现。

第二节 心力衰竭概述

各种原因所致心脏泵血功能降低,称为心功能不全。 心功能不全早期动用心力储备,心排血量尚能满足代谢的需要,为心功能不全代偿期。 由于心肌原发性或继发性收缩和(或)舒张功能发生障碍,使心排血量绝对或相对下降,以致不能满足机体代谢需要,出现体循环、肺循环淤血的临床病理生理学综合征称为心力衰竭,简称心衰。

一、心力衰竭的病因

心力衰竭的主要病因可以归纳为引起心肌收缩功能障碍、心室前负荷或后负荷过重、心室舒张和充盈受限的疾病(表2-1)。 某些遗传缺陷也是引起心力衰竭的潜在病因,如特发性扩张型心肌病等。

表 2-1　心力衰竭的常见病因

心肌收缩功能障碍	心室前负荷过重	心室后负荷过重	心室舒张和充盈受限
心肌缺血或梗死	二尖瓣关闭不全	高血压	二尖瓣狭窄
心肌炎	主动脉瓣关闭不全	主动脉缩窄	三尖瓣狭窄
药物毒性	三尖瓣关闭不全	主动脉瓣狭窄	左心室肥厚
心肌病	肺动脉瓣关闭不全	肺动脉高压	心室纤维化
	房室间隔缺损	肺源性心脏病	限制型心肌病

1.心肌收缩功能障碍　凡是能影响心肌兴奋-收缩耦联的因素都可以调控心肌的收缩性。心肌缺血或梗死引起心肌能量代谢障碍和结构损伤可引起心肌收缩性降低,这是引起心力衰竭,特别是收缩性心力衰竭最主要的原因。另外,心肌炎和心肌病等导致大量心肌细胞发生变性、凋亡和坏死,使心肌收缩性降低。某些药物如洋地黄等可通过改变心肌收缩性来调节心肌收缩的强度和速度,阿霉素等药物和乙醇可以损害心肌的代谢和结构,抑制心肌的收缩性。

2.心室负荷过重

(1) 心室前负荷过重:左心室前负荷过重主要见于二尖瓣或主动脉瓣关闭不全,导致充盈量增加。右心室前负荷过重主要见于房间隔或室间隔缺损出现左向右分流以及三尖瓣或肺动脉瓣关闭不全。严重贫血、甲状腺功能亢进症等疾病,由于血容量和组织代谢率增加等因素,使回心血量增加,左、右心室的前负荷都增加。

(2) 心室后负荷过重:左心室后负荷过重主要见于高血压、主动脉缩窄和主动脉瓣狭窄等。右心室后负荷增加主要见于肺动脉高压和肺动脉瓣狭窄。慢性阻塞性肺病时肺小血管收缩及动脉壁增厚,导致肺循环阻力增加,久之因右心室后负荷过重引起肺源性心脏病。左心收缩期室壁张力可以准确反映左心室后负荷的大小,但动脉收缩压是反映左心室后负荷更简便的指标。

心室负荷过重时心肌首先发生适应性改变,以承受增高的工作负荷,维持相对正常的心排血量。但长期负荷过重,超过心肌的代偿能力时,会导致心肌的舒缩功能降低。

3.心室舒张和充盈受限　心室充盈受限是指在静脉回心血量无明显减少的情况下,因心脏本身的病变引起的心脏舒张和充盈障碍。例如,肥厚心肌的顺应性减退,扩张能力降低,使心室舒张期充盈障碍。纤维化和限制型心肌病使心肌的伸展能力降低,僵硬度增加,心室扩张受限。急性心包炎时,可因心包腔内大量炎性渗出限制心室的舒张和充盈;慢性缩窄性心包炎时由于大量的瘢痕粘连和钙化使心包伸展受限,心室充盈量减少,造成心排血量降低。缺血、缺氧和心肌炎、心肌病等影响心肌收缩性的因素也同时影响心肌舒张性。

二、心力衰竭代偿过程中的继发损伤

1.短期代偿机制造成心肌的继发损伤　异长自身调节机制、神经内分泌和细胞因子的激活和心肌重塑等机制加重心肌损伤和心功能恶化,又进一步激活神经内分泌、细胞因子等,形成恶性循环。

2.慢性心肌重塑造成心肌的继发损伤　心室重塑是由于一系列复杂的分子和细胞机制

导致心肌结构、功能和表型的变化。这些变化包括心肌细胞肥大、凋亡,收缩蛋白胚胎基因再表达,细胞骨架蛋白的改变,心肌能量代谢异常,心肌细胞外基质的变化等。

3.神经内分泌、自分泌和旁分泌调节造成心肌的继发损伤　心衰时,神经激素的激活不仅对血流动力学有恶化作用,而且有独立于血流动力学的对心肌的直接毒性作用,促进心衰的恶化和发展。

三、心力衰竭的诱发因素

凡是能增加心肌耗氧量、加重心脏的前后负荷或加重心肌舒缩性损伤的因素皆可能成为心力衰竭的诱发因素。常见因素主要有以下几种。

1.感染　感染是心衰的最常见诱因。致病微生物及其产物除可以直接损伤心肌外,感染引起的发热可增加心率,增加心肌耗氧量。特别是呼吸道感染,如果合并支气管痉挛、黏膜充血和水肿等,还可使肺循环阻力增加,加重右心室后负荷。

2.心律失常　尤其是快速性心律失常,由于舒张期缩短,冠脉灌流不足,既减少心肌供血,又降低心室充盈量。心率增快还增加心肌耗氧量。此外,快速性心律失常引起的房、室收缩不协调也可导致心排血量下降。缓慢性心律失常心率过慢时(低于40次/分),也会造成心排血量降低,诱发心力衰竭。

3.心脏前、后负荷增加　高钠饮食,过量或快速输液增加心脏前负荷;情绪激动、血栓脱落等造成心脏后负荷增加也可诱发心力衰竭。妊娠期妇女至临产期可比妊娠前增加20%以上的血容量,加重心脏前负荷。分娩时疼痛和精神紧张,使交感-肾上腺髓质系统兴奋,除增加心率外,还引起外周小血管收缩,加重心脏后负荷。此外,劳累、气温变化、情绪波动、外伤与手术等均可加重心脏负荷,诱发心力衰竭。

4.电解质代谢和酸碱平衡紊乱　低钾血症或高钾血症可干扰心肌兴奋性、传导性、收缩性和自律性。酸中毒可通过干扰心肌Ca^{2+}转运和抑制心肌兴奋-收缩耦联导致心肌的收缩性减弱。

5.药物治疗不当　降压药使用不当引起的血压波动会加重心脏后负荷;钙通道阻滞剂和抗心律失常药等可抑制心肌收缩力。

四、心功能不全时机体的代偿机制

(一)神经-体液代偿调节

在初始的心肌损伤以后,心脏的射血功能减退,会启动一系列的神经-体液代偿机制。其中既有迅速启动的功能性和代谢性代偿,又有缓慢持久的结构性代偿。在心力衰竭的最初阶段,这些适应性变化对于维持心脏的泵血功能、维持血流动力学稳态及重要器官的血液灌注起着十分重要的作用。但是,随着时间的推移,神经-体液机制持续激活又成为加重心肌损伤、降低心脏泵血功能以及促使心力衰竭进展的关键环节。在神经-体液调节机制中,最为重要的是交感神经系统、肾素-血管紧张素-醛固酮系统(RAAS)和促炎细胞因子系统。

1.交感-肾上腺髓质系统激活　心排血量减少时,对颈动脉窦和主动脉弓压力感受器的刺激减弱,进而激活交感-肾上腺髓质系统,使心肌收缩力增强和心率增快,心排血量回升。另外,通过使腹腔内脏等阻力血管收缩,维持动脉血压,保证心和脑的血流灌注。在心功能不全早期或受损较轻时,交感-肾上腺髓质系统激活的代偿调节对增强心脏射血功能及维持血流动力学稳态起着非常重要的作用。但是,长期过度的交感-肾上腺髓质系统激活会造成对机体的不利影响。例如,心率加快和外周血管阻力增加会加重心脏负荷、引起心肌肥大等。另外,腹腔内脏器官持续的供血不足会引起代谢、功能和结构的改变,也会成为心功能不全恶化的重要因素。

2.肾素-血管紧张素-醛固酮系统激活 心排血量减少激活 RAAS。Ang Ⅱ 具有明显的收缩血管的作用,与去甲肾上腺素协同维持血流动力学稳态,保证心、脑等重要器官的血液供应。醛固酮增加可引起水钠潴留,通过维持循环血量保持心排血量正常。但是,RAAS 的过度激活可加重左心室后负荷;水钠潴留可加重心室前负荷。Ang Ⅱ 还可直接促进心肌和非心肌细胞肥大或增生。醛固酮增加也可以作用于心脏成纤维细胞,促进胶原合成和心脏纤维化。总体来说,RAAS 激活在心功能不全代偿及失代偿期的调节作用是弊大于利。

3.钠尿肽类 心房肌主要合成和分泌 ANP,心室肌主要合成和分泌 BNP,血管系统主要合成 C 型钠尿肽。钠尿肽家族具有抑制肾小管重吸收钠的作用;还能抑制醛固酮和血管升压素的分泌,因而可利钠排水,减少心脏的容量负荷。另外,钠尿肽可拮抗 Ang Ⅱ 的缩血管作用并抑制球旁细胞分泌肾素。在生理状态下,循环血中可检测到少量 BNP 和 N 末端脑钠肽原(N-terminal pro-BNP,NT-proBNP)。心脏负荷增加或心室扩大时,心肌细胞受牵拉而合成并释放 BNP / NT-proBNP,血浆 BNP / NT-proBNP 含量升高,并与心功能损伤的严重程度成为正相关。心力衰竭患者血浆中钠尿肽类的含量升高,可能有助于调节交感神经和 RAAS 激活引起的血管收缩和钠潴留。但在慢性心力衰竭患者,肾脏对钠尿肽类激素的反应下调,钠尿肽类激素不能产生与正常人相同的利钠作用。

另外,心功能不全时,内皮素和 NO 等血管活性物质也会改变;促炎因子肿瘤坏死因子 α(tumor necrosis factor α,TNF-α) 和白细胞介素 6(interleukin 6,IL-6) 等的水平增加也会不同程度参与心功能不全的代偿和失代偿过程。

(二) 心脏本身的代偿调节

1.心率加快 在一定的范围内,心率加快可提高心排血量;而且由于舒张期缩短,流向外周的血量减少,可提高舒张压,有利于冠脉的血液灌流,对维持动脉血压,保证重要器官的血流供应有积极意义。当组织对血供的需求增加时,正常的心脏可通过增加搏出量和心率增加心排血量;而损伤的心脏由于搏出量减少且相对固定,心率加快成为决定心排血量的主要因素。心率加快是一种易被快速动员的代偿反应,往往贯穿于心功能不全发生和发展的全过程。但是,心率加快的代偿作用也有一定的局限性:①心率加快增加心肌耗氧量;②心率过快(成人>180 次/ 分) 明显缩短心脏舒张期,不但减少冠脉灌流量,使心肌缺血、缺氧加重,而且缩短心室充盈时间,减少充盈量,心排血量反而降低。

2.心脏紧张源性扩张 当心脏收缩功能受损时,由于搏出量降低,使心室舒张末期容积增加,前负荷增加导致心肌纤维初长度增大,在肌小节长度不超过 2.2μm 的范围内心肌收缩力增强,代偿性增加搏出量,这种伴有心肌收缩力增强的心腔扩大称为紧张源性扩张,有利于将心室内过多的血液及时泵出。心肌肌小节长度的适度增长还可增加心肌对胞质 Ca^{2+} 的敏感性,增强心肌收缩性。紧张源性扩张的代偿是有限的,当左室充盈压过高,肌小节长度超过 2.2μm 时,有效横桥数目反而减少,收缩力下降;超过 3.6μm 时,粗、细肌丝不能重叠而无法完成收缩。

通过增加前负荷而增强心肌收缩力是急性心力衰竭时的一种主要代偿方式。慢性心力衰竭时,长期前负荷过重主要引起肌节过度拉长,收缩力减弱。这种心肌过度拉长并伴有心肌收缩力减弱的心腔扩大称为肌源性扩张,已经不具有代偿意义。过度的心室扩张还会增加心肌耗氧量,加重心肌损伤。

3.心肌收缩性增强　心功能受损时,由于交感-肾上腺髓质系统兴奋,儿茶酚胺增加,通过激活肾上腺素受体,增加胞质 cAMP 浓度,激活蛋白激酶 A。一方面使心肌细胞膜钙通道蛋白磷酸化,增加 Ca^{2+} 内流,胞质 Ca^{2+} 浓度升高发挥正性变力作用。另一方面,增加舒张期肌质网钙泵的磷酸化,促进胞质 Ca^{2+} 再摄取入肌质网,促进心肌舒张。在心功能损害的急性期,心肌收缩性增强对于维持心排血量和血流动力学稳态是十分必要的代偿和适应机制。当慢性心力衰竭时,心肌受体敏感性降低,血浆中虽存在大量儿茶酚胺,但正性变力作用的效果显著减弱。

4.心室重构　心脏由心肌细胞、非心肌细胞(包括成纤维细胞、血管平滑肌细胞、内皮细胞等)及细胞外基质组成。损伤的心脏发生心室重构涉及各种心脏成分的变化,主要表现在心肌肥大,心肌和成纤维细胞的表型改变,胶原间质的数量、类型和分布异常,以及心肌间质和实质两者比例的变化。

(1) 心肌细胞重构

1) 心肌肥大:心肌肥大是指心肌细胞体积增大,在细胞水平上表现为细胞直径增宽,长度增加;在器官水平表现为心室质(重)量增加,心室壁增厚。临床上可用超声心动图等无创性方法检测心室壁厚度,因此心肌肥大又称为心室肥厚。过度的心肌肥大是心力衰竭发生与发展的重要病理基础,是心功能由代偿阶段向失代偿阶段演变的关键步骤。

心肌肥大可由多种原因引起,当部分心肌细胞丧失时,残余心肌可以发生反应性心肌肥大;长期负荷过重可引起超负荷性心肌肥大,按照超负荷原因和心肌反应形式的不同又可将超负荷性心肌肥大分为:①向心性肥大。心脏在长期过度的后负荷作用下,收缩期室壁张力持续增加,心肌肌节呈并联性增生,心肌细胞增粗。其特征是心室壁显著增厚而心腔容积正常或减小,使室壁厚度与心腔半径之比增大,常见于高血压性心脏病及主动脉瓣狭窄;②离心性肥大。心脏在长期过度的前负荷作用下,舒张期室壁张力持续增加,心肌肌节呈串联性增生,心肌细胞增长,心腔容积增大;而心腔增大又使收缩期室壁应力增大,进而刺激肌节并联性增生,使室壁有所增厚。离心性肥大的特征是心腔容积显著增大与室壁轻度增厚并存,室壁厚度与心腔半径之比基本保持正常,常见于二尖瓣或主动脉瓣关闭不全。

无论是向心性肥大还是离心性肥大都是对室壁张力增加产生的适应性变化,是慢性心功能损伤时极为重要的代偿方式。心肌肥大时,室壁增厚,可通过降低心室壁张力而减少心肌的耗氧量,有助于减轻心脏负担。另外,心肌肥大时单位重量心肌的收缩性是降低的,但由于整个心脏的重量增加,所以心脏总的收缩力是增加的,有助于维持心排血量,使心脏在较长一段时间内能满足组织对心排血量的需求而不致发生心力衰竭。但是,心肌肥大的代偿作用也是有一定限度的,过度肥大心肌可发生不同程度的缺血、缺氧、能量代谢障碍和心肌舒缩能力减弱等,使心功能由代偿转变为失代偿。

2) 心肌细胞表型改变:指由于心肌所合成的蛋白质的种类变化所引起的心肌细胞"质"的改变。在引起心肌肥大的机械信号和生物化学信号刺激下,成年心肌细胞的蛋白质合成发生改变,特别是在成年心肌细胞处于静止状态的胚胎期基因的表达重新启动,如 ANP、

BNP 基因和 β-肌球蛋白重链基因等心肌肥大的标志基因表达增加。但是,也有某些功能基因的表达减少,如肌质网钙泵蛋白的含量降低,使舒张期肌质网的钙再摄取受到抑制。

(2) 非心肌细胞及细胞外基质的变化:缺血、缺氧、炎症细胞因子等可引起非心肌细胞的结构和功能变化,如血管内皮细胞损伤和血管平滑肌细胞增生等,使心肌微血管发生纤维增生和管壁增厚,导致冠脉循环的储备能力和供血量降低。

成纤维细胞是细胞外基质的主要来源。心脏损伤时,机械性和多种生物性因素如 Ang Ⅱ、去甲肾上腺素、醛固酮和细胞因子等都可促进成纤维细胞活化,发生心肌成纤维细胞的表型转换,其分泌、增生和迁移能力明显增强,分泌大量不同类型的胶原,同时又合成降解胶原的间质胶原酶和明胶酶等,通过对胶原合成与降解的调控,使胶原网络结构的生物化学组成和空间结构都发生改变,引起细胞外基质的增生与重构。

(三) 心脏以外的代偿

心功能减退时,除心脏本身发生功能和结构的代偿外,机体还会启动心外的多种代偿机制,以适应心排血量的降低。

1.增加血容量　增加血容量是慢性心功能损伤时的主要代偿方式之一,有助于增加静脉回流量及心排血量。血容量增加的机制:①交感神经兴奋。肾血管收缩,肾血流量下降。由于肾小球出球动脉的收缩强于入球动脉的收缩,有助于在肾血流量减少的情况下保持肾小球滤过率,此时滤过分数增大,即局部滤过的血浆量有所增加。由于近曲小管旁毛细血管血压降低而血浆胶体渗透压升高,导致近曲小管重吸收钠水增多,血容量增加;②RAAS 激活。醛固酮促进远曲小管和集合管对钠水的重吸收;③血管升压素释放增多。随着钠的重吸收增加,以及交感神经兴奋和 Ang Ⅱ 的刺激,血管升压素的合成与释放增加,加上淤血的肝脏对血管升压素的灭活减少,使血浆血管升压素水平增高,促进远曲小管和集合管对水的重吸收;④抑制钠水重吸收的激素减少。PGE_2 和 ANP 可促进钠水排出。心力衰竭时 PGE_2 的合成与分泌减少,而血中 ANP 在心力衰竭早期增高,而随着心力衰竭的加重,心房肌合成和分泌 ANP 减少。

2.血流重新分布　心功能减退时,交感-肾上腺髓质系统兴奋。由于不同器官的血管交感神经末梢密度和血管平滑肌细胞受体的含量不同,外周血管发生选择性收缩,引起全身血流重新分布,主要表现为皮肤、骨骼肌与内脏器官的血流量减少,其中以肾血流量减少最明显,而心、脑血流量不变或略增加。血流重新分布的代偿意义是既能防止血压下降,又能保证重要器官的血流量。但是,外周血管长期收缩,也会导致心脏后负荷增大而使心排血量减少,同时该脏器功能减退。

3.对缺氧的代偿反应　心功能减退时,体循环淤血和血流速度减慢可引起循环性缺氧,肺淤血和肺水肿又可引起乏氧性缺氧。缺氧引起的代偿反应主要有以下几方面。

(1) 红细胞增多:缺氧刺激肾间质细胞分泌红细胞生成素增加,后者促进骨髓造血功能,使红细胞和血红蛋白生成增多,以提高血液携氧的能力,改善机体缺氧。但红细胞过多又可使血液黏度增大,加重心脏的负荷。

(2) 组织利用氧的能力增加:心功能减退时,低灌注导致组织细胞的供氧量减少,引起一系列代谢、功能与结构的改变。例如,慢性缺氧时细胞线粒体数量增多,表面积增大,细胞色素氧化酶活性增强等,这些变化可改善细胞的内呼吸功能;细胞内磷酸果糖激酶活性增强可以使细胞从糖酵解中获得一定的能量补充;肌肉中肌红蛋白的含量增多,可改善肌肉组织对氧的储存和利用。通过组织细胞自身代谢、功能与结构的调整,使细胞利用氧的能力增强,以克服供氧不足带来的不利影响。

五、心力衰竭的发生机制

心力衰竭的发生机制十分复杂,迄今尚未完全阐明。目前认为,心力衰竭是多种原因启动机体多种机制共同作用的结果。神经,体液调节失衡在心力衰竭的发生与发展中起着关键作用,心室重构是心力衰竭的分子基础,最终的结果是心肌舒缩功能障碍。

(一)心肌收缩功能降低

心肌收缩能力降低是造成心脏射血功能减退的主要原因,可以由心肌收缩相关的结构成分改变、心肌能量代谢障碍和心肌兴奋-收缩耦联障碍分别或共同引起。

1. 心肌收缩相关的结构成分改变 与心肌收缩相关的心肌结构成分改变主要包括心肌细胞数量减少、肥大心肌不均衡生长和心脏结构的改变。

(1) 心肌细胞数量减少:多种心肌损害(如心肌梗死、心肌炎及心肌病等)可导致心肌细胞变性、萎缩,严重者因心肌细胞死亡而使有效收缩的心肌细胞数量减少,造成原发性心肌收缩力降低。心肌细胞死亡可分为坏死与凋亡两种形式。

1) 心肌细胞坏死:心肌细胞在严重的缺血、缺氧、致病微生物感染、中毒等损伤性因素作用下,可导致溶酶体破裂。大量溶酶体酶特别是蛋白水解酶释放,引起细胞成分自溶,心肌细胞发生坏死,心肌收缩性严重受损。在临床上,引起心肌细胞坏死最常见的原因是急性心肌梗死。一般而言,当梗死面积达左室面积的23%时便可发生急性心力衰竭。

2) 心肌细胞凋亡:凋亡是造成老年心脏心肌细胞数量减少的主要原因。线粒体损伤、细胞内钙超载以及活性氧生成增多可以单独或联合作用,是许多凋亡诱导因素作用的共同通路。细胞凋亡除可以直接引起心肌收缩能力降低外,还可由于心肌肥大与凋亡共存使心肌肥大与后负荷不匹配,使室壁应力增大并进一步刺激重构与凋亡。在心力衰竭时,心肌细胞凋亡又可致室壁变薄,心室进行性扩大。

(2) 肥大心肌的不均衡生长:① 在分子水平上,肥大心肌的表型改变,胚胎期基因如ANP和BNP等过表达;而一些参与细胞代谢和离子转运的蛋白质,如肌质网钙泵蛋白和细胞膜L型钙通道蛋白等表达减少;②在细胞水平上,心肌肥大的初期,心肌的组织结构基本正常。可见一定程度的线粒体数目增多、体积增大,肌原纤维增多和细胞核增大,这些变化可改善心肌细胞的内呼吸功能。但心肌过度肥大时,特别是增粗时,肌丝的增加超过线粒体的增加,肌节不规则叠加,加上显著增大的细胞核对邻近肌节的挤压,导致肌原纤维排列紊乱,心肌收缩力降低;③在器官水平上,与代偿期的心腔扩大和心室肥厚不同,衰竭时的心室表现为心腔扩大而室壁变薄,扩张的心室几何结构发生改变,横径增加使心脏由正常的椭圆形变成球状。心室扩张使乳头肌不能锚定房室瓣,主动脉和肺动脉瓣环扩大,可造成功能性瓣膜反流,导致心室射血功能进一步降低,而血流动力学紊乱进一步加重并参与心室重构的进展。

值得注意的是,损伤心脏各部分的变化并不是均一的。重构心脏不同部位的心肌肥大、坏死和凋亡共存,心肌细胞和非心肌细胞的肥大与萎缩、增生与死亡共存。例如,在缺血中心区往往以心肌坏死为主,而在缺血边缘区可以观察到许多细胞凋亡,在非缺血区发生反应性心肌肥大。心肌细胞减少伴有成纤维细胞增生,细胞外基质增多,发生心脏纤维化。衰竭心脏在多个层次和水平出现的不均一性改变是构成心脏收缩能力降低及心律失常的结构基础。

2. 心肌能量代谢障碍 线粒体是心肌细胞的供能器官,由于心肌细胞功能复杂,对氧的需求量大,细胞内含有的线粒体数目也比其他细胞多。

(1) 能量生成障碍:在有氧条件下,正常心肌 60%～90% 的 ATP 来源于游离脂肪酸的 β-氧化,仅 10%～40% 由乳酸氧化及葡萄糖等分解产生。在心力衰竭早期,心肌能量底物代谢基本保持正常。随着心力衰竭的加重,心肌脂肪酸氧化明显降低,底物代谢从优先利用脂肪酸向利用葡萄糖转变,但是由于心肌缺氧,葡萄糖的有氧氧化减少,糖酵解加速,造成心肌能量生成减少,乳酸增加。

当心力衰竭发生时,心肌线粒体的结构和功能会出现一系列的变化。过度肥大的心肌内线粒体含量相对不足,损伤的心肌可见线粒体肥大和肿胀,线粒体多种酶的活性降低,三羧酸循环发生障碍,能量生成减少。此外,维生素 B_1 缺乏引起的丙酮酸氧化脱羧障碍,也使心肌细胞有氧氧化障碍,导致 ATP 生成不足。

(2) 能量储备减少:心肌以 ATP 和磷酸肌酸(creatine phosphate,CP) 的形式储存能量,肌酸分子量小且在心肌内的浓度比腺苷二磷酸(adenosine diphosphate,ADP) 大 100 倍,故 CP 是心肌细胞内储存能量的主要形式。心肌肥大初期,细胞内 CP 与 ATP 含量可在正常范围。随着心肌肥大的发展,产能减少而耗能增加,尤其是磷酸肌酸激酶同工酶发生转换,导致磷酸肌酸激酶活性降低,使储能形式的 CP 含量减少,作为能量储备指数的 CP/ATP 比值明显降低。

(3) 能量利用障碍:心肌对能量的利用是指把 ATP 储存的化学能转化成为心肌收缩的机械做功的过程。在收缩期,横桥的激活需要位于肌球蛋白头部的 Ca^{2+}-Mg^{2+}-ATP 酶水解 ATP。在人类,衰竭的心肌中 Ca^{2+}-Mg^{2+}-ATP 酶活性降低。

3. 心肌兴奋-收缩耦联障碍 任何影响心肌对 Ca^{2+} 转运和分布的因素都会影响钙稳态,导致心肌兴奋-收缩耦联障碍。

(1) 肌质网钙转运功能障碍:肌质网通过摄取、储存和释放三个环节维持胞质 Ca^{2+} 的动态变化。心力衰竭时,肌质网 Ca^{2+} 摄取和释放能力降低,导致心肌兴奋-收缩耦联障碍。其机制是:①肌质网释放的 Ca^{2+} 约占心肌收缩总钙量的 75% 以上,过度肥大或衰竭的心肌细胞中,肌质网钙释放蛋白的含量减少或活性降低,造成 Ca^{2+} 释放量减少;②肌质网摄取 Ca^{2+} 减少,胞质内 Ca^{2+} 浓度不能迅速降低,延缓心肌舒张的速率;③由于舒张期肌质网钙泵摄 Ca^{2+} 减少和少量 Ca^{2+} 漏入胞质,使肌质网贮存的 Ca^{2+} 量减少。

(2) 胞外 Ca^{2+} 内流障碍:心肌收缩时胞质中的 Ca^{2+} 除大部分来自肌质网外,尚有少量从细胞外经 L 型钙通道内流。Ca^{2+} 内流触发的肌质网 Ca^{2+} 释放在心肌收缩活动中起重要作用。长期负荷过重或缺血缺氧时,心肌对收缩刺激的反应性降低,会出现细胞外 Ca^{2+} 内流障碍,其主要机制:①心肌内去甲肾上腺素合成减少及消耗增多,使局部去甲肾上腺素含量下降;②过度肥大的心肌细胞上 β 肾上腺素受体密度降低;③心肌细胞 β 受体对去甲肾上腺素的反应性降低。这些机制都使 β 受体兴奋引起的 L 型钙通道磷酸化降低,细胞膜 L 型钙通道开放减少,导致 Ca^{2+} 内流受阻。酸中毒引起的高钾血症,也减少 Ca^{2+} 内流。

(3) 肌钙蛋白与 Ca^{2+} 结合障碍:心肌兴奋-收缩耦联的关键是 Ca^{2+} 与肌钙蛋白 C 结合,肌钙蛋白 C 只有一个和 Ca^{2+} 结合的特异性位点,两者结合的量不仅要求胞质的 Ca^{2+} 浓度迅速上升到足以启动收缩的阈值(10^{-5} mol/L),同时还要求肌钙蛋白活性正常,能迅速与 Ca^{2+} 结合。在一定范围内,肌钙蛋白 C 与 Ca^{2+} 结合的越多,心肌收缩力越大。各种原因引起心肌缺血缺氧,引起细胞酸中毒时,由于 H^+ 与肌钙蛋白的亲和力比 Ca^{2+} 大,H^+ 占据了肌钙蛋白上的 Ca^{2+} 结合位点,导致 Ca^{2+} 无法与肌钙蛋白结合,心肌的兴奋-收缩耦联因而受阻。同时,H^+ 浓度升高还使肌质网中钙结合蛋白与 Ca^{2+} 亲和力增大,使肌质网在心肌收缩时不易释放足量的 Ca^{2+}。

4.心脏各部分收缩活动不协调 在心肌炎和心肌缺血等心脏损伤时,由于病变往往呈区域性分布,病变轻的区域心肌收缩活动减弱,病变重的心肌甚至完全丧失,非病变心肌功能相对正常,甚至代偿性增强,不同功能状态的心肌共处一室,特别是病变面积较大时必然使整个心脏的收缩活动不协调,导致心排血量下降。例如,心肌梗死的患者,心肌梗死区、缺血边缘区和非病变区在兴奋性、自律性、传导性和收缩性方面都存在差异,在此基础上易发生心律失常,使心脏各部分舒缩活动的协调性遭到破坏。度过心肌梗死的急性期后,坏死心肌被纤维组织取代,该处室壁变薄,收缩时可向外膨出,形成室壁瘤,影响心脏泵血。心律失常患者由于心脏收缩的不同步,无论是房室活动不协调还是两侧心室不同步收缩,心排血量均明显降低。

(二)心肌舒张功能障碍

舒张功能障碍的特点是在左室收缩功能正常时,左心腔内充盈压升高。心肌舒张功能障碍的确切机制目前尚不完全清楚,可分为主动性舒张功能减弱和被动性舒张功能减弱。

1.主动性舒张功能减弱 心脏的主动性舒张主要发生于舒张早期。肥大和衰竭的心肌细胞由于缺血缺氧,ATP 供应不足,肌质网或心肌细胞膜上钙泵活性降低,不能迅速将胞质内 Ca^{2+} 摄取入肌质网或向细胞外排出,使心室舒张迟缓和不完全,从而使心肌舒张功能降低。心肌肥大的患者心肌缺血缺氧时,心肌的舒张功能障碍可以出现在收缩功能障碍之前。另外,肌球-肌动蛋白复合体的解离也是一个需要消耗 ATP 的主动过程。损伤的心肌由于 ATP 缺乏及 Ca^{2+} 与肌钙蛋白亲和力增加,使肌球-肌动蛋白复合体解离减缓,影响心室的舒张和充盈。

2.被动性舒张功能减弱 心室的被动性舒张主要见于舒张晚期,指心室顺应性降低及充盈障碍。心室顺应性是指心室在单位压力变化下所引起的容积改变(dV/dp),其倒数 dp/dV 即为心室僵硬度。高血压及肥厚型心肌病时心室壁增厚,心肌炎症、纤维化及间质增生等均可引起心室壁成分改变,细胞外基质沉积增多,都可以引起心室顺应性下降,心室舒张末期容量减少,每搏输出量减少,而心室收缩末期容量无明显变化。

左心室舒张功能受损时,需提高心室的充盈压以维持心室的充盈量。此时左室舒张末期容积较小的增加,就会引起左室舒张末压显著增高。当左室舒张末期压力过高时,肺静脉压随之上升,从而出现肺淤血、肺水肿等左心衰竭的临床表现。此时,心肌的收缩功能尚无明显损伤,心排血量无明显降低。由于高血压病已经成为心力衰竭的主要病因之一,因舒张功能障碍引起的心力衰竭也日益受到重视。

此外,心肌细胞骨架的改变、室壁应力(后负荷)过大、心率过快、心室显著扩张以及心室的相互作用也会影响心室舒张功能。

六、心力衰竭临床表现的病理生理基础

心脏泵血功能障碍及神经-体液调节机制过度激活可以引起心力衰竭患者在临床上出现多种表现,主要以心排血量降低引起的器官组织灌流量减少和肺循环或体循环静脉淤血为特征,表现为低心排血量综合征和静脉淤血综合征。

(一) 低心排血量综合征的病理生理基础

由心肌收缩性降低和心室负荷过重引起的收缩性心力衰竭,在临床上表现为低心排血量综合征,又称为前向衰竭。

1. 心脏泵血功能降低

(1) 心排血量减少及心指数降低:随着心功能不全的发展,心排血量相应降低。严重心功能不全时,卧床静息时的心排血量也显著降低,多数患者心排血量< 3.5L/min,心指数< 2.2L/(min·m$_2$)。

(2) 左室射血分数降低:心功能不全时,每搏输出量降低而左心室舒张末期容积增大,射血分数降低。当左室射血分数大于55%时,患者左心室的收缩功能尚可;射血分数为40%~55%时表示收缩功能轻度下降;30%~40%时表示中度损伤;小于30%为收缩功能严重抑制,患者预后差。另外,射血分数还受到心室压力负荷和容量负荷的影响。例如,压力负荷增加会抑制心肌收缩能力,降低射血分数;而二尖瓣反流引起的容量负荷过度,在一定程度上会通过紧张源性扩张增加射血分数。

此外,反映心肌收缩性的指标,如等容收缩期心室内压上升的最大速率以及反映心肌舒张性能的指标,如等容舒张期心室内压下降的最大速率在心功能不全时也有不同程度的降低。

(3) 心室充盈受损:由于射血分数降低、心室射血后剩余血量增多,使心室收缩末容积增多,心室容量负荷增大,心室充盈受限。在心功能不全早期阶段即可出现心室舒张末压升高。通常以肺毛细血管楔压(pulmonary capillary wedge pressure,PCWP)反映左心房压和左心室舒张末压,以中心静脉压(central venous pressure,CVP)反映右心房压和右心室舒张末压。

(4) 心率加快:由于交感神经系统兴奋,患者在心力衰竭早期即有明显的心率增快,可以适当补偿每搏输出量的降低,维持心排血量。因此心率加快常是心力衰竭患者最早和最明显的表现。但过快的心率不但可使心排血量降低,还能造成心肌缺血、缺氧而加重心肌损害。

(5) 动脉血压的变化:心力衰竭对血压的影响依心力衰竭发生的速度和严重程度而定。大面积急性心肌梗死引起的急性心力衰竭,由于心排血量明显减少,导致动脉血压下降,甚至引发心源性休克。慢性心力衰竭时,由于交感-肾上腺髓质系统作用,动脉血压可维持在正常范围。在慢性心力衰竭出现心功能急剧恶化的患者中,由于神经-体液调节系统的过度激活,患者甚至可以出现动脉血压升高。心排血量明显减少时,脉压可减小;而因心脏扩张造成主动脉瓣关闭不全时,可见脉压增大。

2. 器官血流重新分配 一般而言,心力衰竭较轻时,心和脑血流量可维持在正常水平,而皮肤、骨骼肌及腹腔内脏的血管床血流量显著减少。当心力衰竭发展到严重阶段,心、脑

血流量亦可减少。

皮肤血液流量减少可出现苍白、温度降低甚至出冷汗等,严重时四肢末端可呈现发绀。心衰时肌肉供血减少容易出现疲乏无力。肾动脉收缩,肾血流量减少,引起球-管失平衡,水钠潴留在体内,尿量减少。胃肠和肝脏等供血不足,导致功能下降,患者食欲和消化吸收能力减退。脑供血供氧不足时,出现头痛、失眠、烦躁不安和眩晕等症状,严重者发生嗜睡甚至昏迷。

(二)静脉淤血综合征的病理生理基础

心力衰竭时,由于心排血量减少,神经-体液调节机制过度激活,通过水钠潴留增加血容量和收缩容量血管,导致心脏容量负荷过度增加,这非但不能使心排血量有效增加,反而导致充盈压显著升高而造成静脉淤血,亦称后向衰竭。根据静脉淤血的主要部位分为肺循环淤血和体循环淤血。

1.肺循环淤血 肺循环淤血主要见于左心衰,患者肺毛细血管楔压(PCWP)升高,严重时出现肺水肿,主要表现为呼吸困难。

(1) 呼吸困难发生的基本机制:①肺淤血、肺水肿导致肺顺应性降低,要吸入同样量的空气,需要增加呼吸肌做功,消耗更多的能量;②支气管黏膜充血、肿胀及气道内分泌物导致气道阻力增大;③肺毛细血管压增高和间质水肿,刺激肺毛细血管旁感受器,引起反射性浅快呼吸。上述机制让患者感觉呼吸费力和气促。

(2) 呼吸困难的表现形式:根据肺淤血和肺水肿的严重程度,呼吸困难可有不同的表现形式。

1) 劳力性呼吸困难:是左心衰的最早表现,其特征是患者进行体力活动时出现呼吸困难,休息后可减轻或消失。其机制是:①体力活动时机体需氧增加则加剧组织缺氧,加之CO_2产生增多,从而刺激呼吸中枢产生"气促"的症状;②体力活动时心率加快导致舒张期缩短,左室充盈不足,导致心排血量进一步减少和肺淤血加重;③体力活动时回心血量增多,肺淤血加重和肺顺应性降低,肺通气做功增大,故感到呼吸困难。

2) 夜间阵发性呼吸困难:这也是左心衰竭早期的典型表现。患者夜间入睡后(多在入睡1~2小时后)因突感胸闷、气促而惊醒,被迫坐起,可伴有咳嗽或泡沫样痰,发作较轻者在坐起后有所缓解。严重者可持续发作,甚至发展为急性肺水肿。发生机制:①患者入睡后由端坐位改为平卧位,下半身静脉回流增多,水肿液吸收入血液循环也增多,回心血量增加,加重肺淤血;②入睡后迷走神经紧张性增高,使小支气管收缩,气道阻力增大;③熟睡后中枢对传

入刺激的敏感性降低,只有当肺淤血程度较为严重使动脉血氧分压(partial pressure of oxygen in arterial blood, arterial partial pressure of oxygen, PaO_2)下降到一定程度时,方能刺激呼吸中枢,使患者感到呼吸困难而惊醒。若患者在气促咳嗽的同时伴有哮鸣音,则称为心源性哮喘。

3) 端坐呼吸:患者在静息时已出现呼吸困难,平卧时加重,故需被迫采取端坐位或半卧位以减轻呼吸困难的程度。其机制是:①平卧位时外周血液回心量增多,加重肺淤血水肿,同时气道阻力增加,肺顺应性下降,呼吸困难加重。端坐位时下肢血液回流减少,肺淤血减轻,从而减轻呼吸困难;②端坐位膈肌下移,胸腔容积增大,肺活量增加,通气容易改善。

(3) 急性肺水肿:见于突发左心室排血减少,引起肺静脉和肺毛细血管压力急剧升高,毛

细血管壁通透性增大,血浆渗出到肺间质与肺泡而引起急性肺水肿。此时,患者可出现发绀、气促、端坐呼吸、咳嗽、咳粉红色(或无色)泡沫样痰等症状和体征。急性肺水肿是急性左心衰竭的主要临床表现。

2.体循环淤血 体循环淤血见于右心衰竭及全心衰竭,主要表现为体循环静脉系统的过度充盈、静脉压升高、内脏充血和水肿等。

(1) 静脉淤血和静脉压升高:右心衰竭时因水钠潴留及右室舒张末期压力升高,使上下腔静脉回流受阻,静脉异常充盈,表现为下肢和内脏的淤血。右心淤血严重时,可见颈静脉充盈明显,称为颈静脉怒张。当按压肝脏时,由于受压肝脏向下腔静脉回流的血量增加,颈静脉充盈更为明显,称肝颈静脉反流征阳性。静脉淤血和交感神经兴奋引起的容量血管收缩,可使静脉压升高。

(2) 肝大及肝功能损害:由于下腔静脉回流受阻,肝静脉压升高,肝小叶中央区淤血,肝窦扩张、出血及周围水肿,导致肝脏增大,局部有压痛。长期右心衰竭,还可造成心源性肝硬化。因肝细胞变性、坏死,患者可出现转氨酶增高及黄疸。

(3) 胃肠功能改变:慢性心力衰竭时,由于胃肠道淤血及动脉血液灌流不足,可出现消化系统功能障碍,表现为消化不良、食欲缺乏、恶心、呕吐和腹泻等。

(4) 水肿:水肿是右心衰竭以及全心衰竭的主要临床表现之一,称为心源性水肿。受重力的影响,心源性水肿在体位低的部位表现最为明显,所以右心衰竭患者往往出现下肢水肿,严重者还可伴发腹腔积液及胸腔积液等。毛细血管血压增高是心源性水肿的始发因素;肾血管收缩、血流量减少等引起的球-管失平衡造成的水钠潴留,是心源性水肿液的重要来源。此外,由于胃肠道淤血引起的食物消化吸收障碍、肝淤血造成的肝功能损伤可导致低蛋白血症,又进一步加重心源性水肿。

七、心力衰竭的分类

(一) 按心力衰竭发生的部位分类

1.左心衰竭 左心衰竭指左心室失代偿而发生的心力衰竭,临床上较为常见,常与右心衰竭同时存在。主要特征为肺循环淤血和肺水肿,见于冠心病、高血压心脏病、心脏瓣膜病和扩张型心肌病等大多数心脏疾病。

2.右心衰竭 单纯的右心衰竭较少见,主要见于肺源性心脏病、右心室梗死、原发性/继发性肺动脉高压和某些先天性心脏病(如艾森门格综合征)。大多数为左心衰竭后肺动脉压力增高合并的右心衰竭,主要特征为体循环静脉压增高与淤血、水肿。

3.全心衰竭 同时存在左、右心力衰竭者称为全心衰竭,为临床上最常见的心力衰竭。

(二) 按心力衰竭发生的速度分类

1.急性心力衰竭 急性心力衰竭系因急性的严重心肌损害(如急性心肌梗死)或突然加重的心脏负荷(如血压突然快速升高),使心功能正常或处于代偿的心脏在短时间内发生衰竭或使慢性心力衰竭急剧恶化。临床上以急性左心衰竭最常见,表现为急性肺水肿,重者伴心源性休克。

2.慢性心力衰竭 慢性心力衰竭有一个缓慢的发生过程,一般是由心功能代偿走向失代偿发展而来,亦可由急性心力衰竭演变而来。

(三)按心力衰竭的性质分类

1.收缩性心力衰竭 为最常见的心力衰竭类型,以收缩功能障碍为主,左室射血分数(left ventricular ejection fraction,LVEF)下降(<40%),往往同时存在心脏扩大及体循环和(或)肺循环淤血的表现。当心脏的收缩功能不全时常同时存在舒张功能障碍。

2.舒张性心力衰竭 由于舒张功能障碍而导致心室舒张末期压力增高及体循环和(或)肺循环淤血的临床表现,而收缩功能基本正常(LVEF≥50%)。单纯的舒张性心力衰竭可见于高血压、冠心病的某一阶段。严重的舒张性心力衰竭常见于原发性限制型心肌病、原发性肥厚型心肌病等。收缩性和舒张性心力衰竭常合并存在。

(四)按左心室射血分数分类

根据 LVEF,心力衰竭可分为射血分数降低的心力衰竭(heart failure with reduced ejection fraction,HFrEF,LVEF<40%)、射血分数保留的心力衰竭(heart failure with preserved ejection fraction,HFpEF,LVEF≥50%)和射血分数中间值的心力衰竭(heart failure with mid-range ejection fraction,HFmrEF,LVEF 为 40%~49%)三种(常见病因见表 2-1)。

(五)按心脏泵血能力的变化分类

1.低心排血量心力衰竭 低心排血量心力衰竭时心脏泵血功能绝对下降,是绝大多数类型(即先天性、瓣膜性、高血压性、冠状动脉性和心肌病性)心脏病的特征。低心排血量心力衰竭的特征是有外周循环异常的临床表现,如全身血管收缩、发冷、苍白,偶有四肢发绀,晚期每搏血量下降使脉压变小。

2.高心排血量心力衰竭 高心排血量心力衰竭时心脏泵血功能相对下降,如甲状腺功能亢进症、动-静脉瘘、脚气病、贫血、妊娠。高心排血量心力衰竭的特征是患者通常四肢温暖潮红,脉压增大或正常。

第三节 慢性心力衰竭

慢性心功能不全出现症状时称慢性心力衰竭,是多种病因所致心脏疾病的终末阶段,是心脏结构或功能疾病损伤心室充盈,和(或)射血能力而造成组织淤血,和(或)缺血的一种复杂的临床综合征。

一、病因

成人慢性心力衰竭的病因主要是冠心病、高血压、瓣膜病和扩张型心肌病。其他较常见的病因有心肌炎和先天性心脏病。较少见的病因有心包疾病、甲状腺功能亢进与减退、贫血、维生素 B_1 缺乏、动-静脉瘘、心房黏液瘤和其他心脏肿瘤、结缔组织疾病、高原病及少见的内分泌病等。

上述病因,可通过下列机制损害心脏功能,引起心力衰竭。

1.原发性心肌收缩力受损 如心肌缺血和梗死、心肌炎症、变性或坏死(如风湿性或病毒性心肌炎、白喉性心肌坏死)、心肌病等,可使心肌收缩力减弱而导致心力衰竭。

2.压力负荷(后负荷)过重 体循环及肺高压,左、右心室流出道狭窄,主动脉或肺动脉瓣狭窄等,均能使心室收缩时阻力增高、后负荷加重,引起继发性心肌舒缩功能减弱而导致心力衰竭。

3.容量负荷(前负荷)过重　瓣膜关闭不全、心内或大血管间左向右分流等,使心室舒张期容量增加,前负荷加重,也可引起继发性心肌收缩力减弱和心力衰竭。

4.高动力性循环状态　主要发生于贫血、体循动-静脉瘘、甲状腺功能亢进、脚气性心脏病等。由于周围血管阻力降低,心排血出量增多,也能引起心室容量负荷加重,导致心力衰竭。

5.心室前负荷不足　二尖瓣狭窄,心脏压塞和限制型心肌病等,引起心室充盈受限,体、肺循环淤血。

二、诱因

心力衰竭加重或急性发作常有以下诱发因素。

1.感染　最常见为呼吸道感染,其他有风湿热、泌尿道感染、感染性心内膜炎等。

2.过度体力活动和情绪激动。

3.钠盐摄入过多。

4.心律失常　特别是快速性心律失常,如伴有快速心室率的房颤、房扑。

5.妊娠和分娩。

6.输液(特别是含钠盐的液体)、输血过快和(或)过多。

7.药物作用　①抑制心肌收缩力的药物,如β受体阻滞药应用不当,某些抗心律失常药物(如奎尼丁、普鲁卡因胺、维拉帕米等),抗肿瘤药物等;②引起水钠潴留,如肾上腺皮质激素等。

8.其他　出血和贫血、肺栓塞、室壁瘤等。

三、病理解剖

慢性心力衰竭的病理解剖学改变:心脏本身的代偿性病理改变,如心肌肥厚和心腔扩大等;长期静脉压增高引起的器官淤血性病理改变;心房、心室附壁血栓形成,静脉血栓形成。心腔内附壁血栓常见于左、右心耳和左心室心尖部。左侧心脏附壁血栓脱落,可引起体循环动脉栓塞,如脑、肾、四肢、脾和肠系膜的梗死。右侧心腔附壁血栓脱落引起肺栓塞的较少见。静脉血栓多见于下肢静脉,可引起肺栓塞和不同程度的肺梗死。

四、病理生理

(一) 代偿机制

在心力衰竭的发生和发展过程中,可出现一系列代偿过程,其中以神经体液调节最为显著,早期可能改善心力衰竭的血流动力学,但长期过度代偿反而有害。

1.Frank-Starling 机制　心力衰竭时心脏的前负荷增加,心室舒张末期容积增加。心腔扩大拉长了心肌纤维,在一定的范围内可使心肌收缩加强,增加心搏量,起到代偿作用。临床上常用心室舒张末期压(即充盈压)来表示心室前负荷,用心室功能曲线来表示前负荷与心搏量的关系。对左心室而言,舒张末期压在 15~18mmHg 时,心搏量达峰值。前负荷不足或过度,均可导致心搏量减少。心力衰竭时,心功能曲线向右下移位,心搏量随前负荷的增加明显减小。

2.心肌肥厚 当心脏后负荷增高时,心肌肥厚是主要代偿机制。心肌肥厚时心肌细胞数并不增加,以心肌纤维增多为主。细胞核及作为供给能源的线粒体也增大和增多,但程度和速度均逊于心肌纤维的增多,心肌整体能源不足,继续发展终至心肌细胞坏死。

3.神经激素系统激活

(1) 交感神经-肾上腺系统激活:心搏量的降低或低血压通过动脉压力感受器引起的减压反射激活交感神经-肾上腺系统,使儿茶酚胺分泌增多,产生下列改变:①心肌 β_1 受体受体兴奋,心率增快,心肌收缩力增强,在一定限度内可使心搏出量增加;②α_1 受体兴奋,外周血管收缩,静脉收缩使回心血量增多,选择性小动脉收缩则起到维持血压并保证重要脏器血供的作用;③肾交感神经活性增高导致肾灌注压下降,刺激肾素释放,激活肾素-血管紧张素-醛固酮系统(RAAS)。血浆去甲肾上腺素(NE)水平增高程度反映交感神经-肾上腺素系统激活程度。这些改变短期内可部分代偿心力衰竭血流动力学异常,但长期持续的增高可加重心肌缺血,引起心律失常,也可引起 β 受体功能及密度的改变。人类心脏含 β_1、β_2 和 β_3 受体。正常时,以 β_1 作用为主(正常心室肌 β_1 与 β_2 受体分布比例为77%:23%),但心力衰竭后可引起选择性 β_1 受体的下调而相对保留 β_2 受体,β_3 受体的基因表达和蛋白水平也上调。β_3 受体介导的负性肌力作用可能是对交感神经系统自身引起的正性肌力作用的负反馈。心力衰竭早期 β_3 受体代偿性增加可能避免进一步细胞损害,但当心力衰竭发展到一定阶段,这种代偿性变化可能就变得不再适宜,持久的负性肌力作用加剧了心力衰竭的发展。

(2) 肾素-血管紧张素-醛固酮系统(RAAS)激活:心力衰竭时肾血流灌注降低及肾小球旁器中 β_1 交感受体的刺激是 RAAS 激活的主要机制。RAAS 被激活后,血管紧张素转换酶(ACE)活性增强,致血管紧张素 I 转变为血管紧张素 II(Ang II)增多,导致循环阻力增加,并激活醛固酮系统,引起水钠潴留,使左心室充盈压增高,加重心力衰竭。Ang II 和醛固酮促使心肌增厚、血管平滑肌增生、血管内皮细胞凋亡等发生一系列变化。

(3) 其他体液因子和细胞因子的改变

1) 血管升压素:由下丘脑分泌,心搏量下降或低血压严重影响组织灌注时,通过神经反射作用,血管升压素分泌增多,发挥缩血管、抗利尿、增加血容量的作用。但过强的作用可导致稀释性低钠血症。

2) 利钠肽类:主要包括心房利钠肽(ANP)、脑利钠肽(BNP)和 C 型利钠肽(C-type natriuretic peptide,CNP)。压力负荷增加和机械牵拉机制激活分泌,生理作用是扩张血管,增加利钠,对抗 Ang II、内皮素等引起的水钠潴留,对心力衰竭起到一定的代偿。

3) 内皮素:有内皮素-1(ET-1)、ET-2 和 ET-3 三种,是强烈的血管收缩剂,并参与心肌细胞的病理肥大、纤维化。心力衰竭时循环内皮素水平升高,并与患者肺血管阻力、肺动脉压和预后相关。

4) 促炎细胞因子:如肿瘤坏死因子-α(TNF-α)能诱发心力衰竭,在体外能减少细胞内 Ca^{2+}。促炎细胞因子白细胞介素 1 能诱导心肌细胞肥厚和 NO 合酶表达,使 NO 水平升高,NO 能减弱心肌细胞对 β 肾上腺素能激动剂的正性变力性效应,促进心肌细胞肥大与凋亡。

4.心肌能量代谢变化 正常的心脏能量代谢对维持心脏功能具有重要意义。尤其心肌收缩是主动耗能的过程,但心肌不能储存大量脂肪、糖原和磷酸肌酸,为满足收缩和舒张的能量需要,心脏必须不断地生成 ATP。肥厚衰竭心肌的能量和底物代谢发生变化,心肌能量生成和利用障碍,促使左心室收缩功能进行性恶化。

(二) 心脏重构

心脏重构指心力衰竭时心肌及其间质为适应增加的心脏负荷,细胞结构、功能、数量以及遗传表型等方面发生了适应性、增生性的变化,导致心脏的大小、形状和功能发生改变。心脏重构是引起心力衰竭进行性进展的病理生理基础,主要包括结构重构和电重构。结构重构表现为心肌细胞肥大,胶原沉积和由于组织坏死和(或)凋亡而发生的心肌细胞减少,常表现为心肌肥厚、心室腔增大和心室形态的变化。电重构表现为离子通道的改变、缝隙连接分布的改变和连接蛋白分布的不均一性等,导致静息膜电位和动作电位时程改变,引起心肌电活动的不均一性,致心律失常。

(三) 舒张功能改变

心室充盈量减少、弹性回缩力降低和心室僵硬度增加都可以引起心室舒张功能降低。心脏舒张功能不全可分为两大类。一种是主动舒张功能障碍,当能量供应不足时,主动舒张功能即受影响,如冠心病有明显心肌缺血时,在出现收缩功能障碍前即可出现舒张功能障碍。另一种舒张功能不全是由于心室肌的顺应性减退及充盈障碍,主要见于心室肥厚时,当左心室舒张末压过高时,肺循环出现高压和淤血,即舒张性心力衰竭,此时心肌收缩功能尚可,心排血出量无明显降低。

五、临床表现

通常将 LVEF<40% 的心力衰竭定义为射血分数下降的心力衰竭(heart failure with reduced ejection fraction,HFrEF),LVEF 在 40%~49% 之间的射血分数中间型心力衰竭(heart failure with mid-range ejection fraction,HFmrEF),LVEF≥50% 为射血分数保留的心力衰竭(heart failure with preserved ejection fraction,HFpEF)。

各类心力衰竭的临床表现相似,但有心力衰竭临床表现的并非仅左室功能异常。临床上习惯于按心力衰竭开始发生于哪一侧心脏和充血主要表现的部位,将其分为左心衰竭、右心衰竭和全心衰竭。心力衰竭开始或主要发生在左侧心脏并以肺充血为主要表现的称为左心衰竭;开始或主要发生在右侧心脏并以肝、肾等器官和周围静脉淤血为主要表现的,称为右心衰竭。两者同时并存的称全心衰竭。

(一) 左心衰竭

左心室衰竭多见于高血压性心脏病、冠心病、主动脉瓣病变和二尖瓣关闭不全。急性肾小球肾炎和风湿性心脏病是儿童和少年患者左心室衰竭的常见病因。二尖瓣狭窄时,左心房压力明显增高,也有肺充血表现,但非左心室衰竭引起,因而称为左心房衰竭。1.症状

(1) 呼吸困难:是左心衰竭最主要的症状。肺充血时肺组织水肿,气道阻力增加,肺泡弹性降低,吸入少量气体就使肺泡壁张力增高到引起反射性启动呼气的水平,这就造成呼吸困难,特点是浅而快。根据肺充血的程度不同,呼吸困难有下列不同表现形式。

1) 劳力性呼吸困难:肺轻微充血时仅在剧烈活动或体力劳动后出现呼吸急促,如爬楼梯、上坡或平地快走等活动时出现。随肺充血程度加重,逐渐发展到更轻的活动或体力劳动后,甚至休息时,也发生呼吸困难。

2) 端坐呼吸:一种由于平卧时出现呼吸困难而必须采取的高枕、半卧甚至坐位以解除或

减轻呼吸困难的状态;最严重的即使端坐床边,两腿下垂,上身向前,双手紧握床边,仍不能缓解。

3) 阵发性夜间呼吸困难:是左心室衰竭早期的典型表现。呼吸困难可连续数夜,每夜发作或间断发作,多在夜间熟睡 1~2 小时后,患者因胸闷、气促而惊醒,被迫坐起,可伴阵咳、哮鸣性呼吸音或泡沫样痰。发作较轻者采取坐位后十多分钟至 1 小时呼吸困难自动消退,患者又能平卧入睡,次日白天可无异常感觉。严重者可持续发作,阵阵咳嗽,咳粉红色泡沫样痰,甚至发展成为急性肺水肿。

(2) 倦怠、乏力、运动耐量下降:为心排血出量低下、骨骼肌血供不足的表现。

(3) 陈-施呼吸:见于严重心力衰竭。呼吸有节律地由暂停逐渐增快、加深,再逐渐减慢、变浅,直到再停,0.5~1 分钟后呼吸再起,如此周而复始。发生机制是心力衰竭时脑部缺血和缺氧,呼吸中枢敏感性降低所致。脑缺氧严重的患者还可伴有嗜睡、烦躁、神志错乱等精神症状。陈-施呼吸提示预后不良。

2.体征

(1) 原有心脏病的体征。

(2) 左心室增大:心尖冲动向左下移位,心率增快,心尖区有舒张期奔马律,肺动脉瓣区第二心音亢进,其中舒张期奔马律最有诊断价值,在患者心率增快或左侧卧位并做深呼气时更易听到。左心室扩大还可致相对性二尖瓣关闭不全,产生心尖区收缩期杂音。

(3) 交替脉:脉搏强弱交替。轻度交替脉仅能在测血压时发现。

(4) 肺部啰音:两侧肺底细湿啰音是左心衰竭的重要体征之一。阵发性呼吸困难或急性肺水肿时可有粗大湿啰音,满布两肺,并可伴有哮鸣音。

(5) 胸腔积液:左心衰竭患者中约 25% 有胸腔积液。胸腔积液可局限于肺叶间,或呈单侧或双侧胸腔积液。

(二)右心衰竭

从临床和病理生理角度大致分为三类:①右心室压力负荷和(或)容量负荷过度,如肺动脉高压、三尖瓣反流、复杂先天性心脏病等;②右心室心肌病变,如右心室心肌梗死、右心室心肌病等;③心包疾病和体循环回流受阻,如缩窄性心包炎、三尖瓣狭窄等。

1.症状 主要由慢性持续淤血引起各脏器功能改变所致,如长期消化道淤血引起食欲缺乏、恶心、呕吐等;肾脏淤血引起尿量减少、夜尿多;肝淤血引起上腹饱胀,甚至剧烈腹痛,长期肝淤血可引起黄疸。

2.体征

(1) 原有心脏病的体征。

(2) 心脏增大:以右心室增大为主者可伴有心前区抬举性搏动。心率增快,部分患者可在胸骨左缘相当于右心室表面处听到舒张早期奔马律。右心室明显扩大可致功能性三尖瓣关闭不全,产生三尖瓣区收缩期杂音,吸气时杂音增强。

(3) 静脉充盈:颈外静脉充盈为右心衰竭的早期表现。半卧位或坐位时在锁骨上方见到颈外静脉充盈,或颈外静脉充盈最高点距离胸骨角水平 10cm 以上,都表示静脉压增高,常在右侧较明显。严重右心衰竭静脉压显著升高时,手背静脉和其他表浅静脉也充盈,合并三尖瓣关闭不全时,并可见静脉搏动。

(4) 肝大和压痛:出现较早,大多发生于皮下水肿之前。肝大剑突下较肋缘下明显,质地较软,具有充实饱满感,边缘有时扪不清,叩诊剑突下有浊音区,且有压痛。压迫肝脏(或剑突下浊音区)时可见颈静脉充盈加剧(肝颈静脉反流现象)。随心力衰竭的好转或恶化,肝大的程度可在短时期内变化。右心衰竭突然加重时,肝脏急性淤血,引起肝脏急剧增大,肝小叶中央细胞坏死,可伴有右上腹与剑突下剧痛和明显压痛、黄疸。长期慢性右心衰竭引起心源性肝硬化时,肝扪诊质地较硬,压痛可不明显,常伴黄疸、腹腔积液。

(5) 下垂性水肿:早期水肿常不明显,多在颈静脉充盈和肝大较明显后才出现。先有皮下组织水分积聚,体重增加,到一定程度后才引起凹陷性水肿。水肿最早出现在身体的下垂部位,起床活动者以脚、踝内侧和胫前较明显,仰卧者骶部水肿;侧卧者卧侧肢体水肿显著。病情严重者可发展到全身水肿。

(6) 胸腔积液和腹腔积液:胸膜静脉回流至上腔静脉、支气管静脉和肺静脉,右心衰竭时静脉压增高,可有双侧或单侧胸腔积液。双侧胸腔积液时,右侧量常较多,单侧胸腔积液也以右侧为多见,其原因不明。胸腔积液含蛋白量较高(2~3g/100mL),细胞数量正常。大量腹腔积液多见于三尖瓣关闭不全、三尖瓣下移和缩窄性心包炎,亦可见于晚期心力衰竭。

(7) 心包积液:右心衰竭或全心衰竭时可有心包积液,一般不引起心脏压塞。

(8) 发绀:长期右心衰竭患者大多有发绀,可表现为面部毛细血管扩张、发绀和色素沉着。发绀是血供不足时组织摄取血氧相对增多,静脉血氧低下所致。

(9) 晚期患者可有明显营养不良、消瘦甚至恶病质。

六、辅助检查

1. 心电图检查 心力衰竭并无特异性的心电图表现,但常见心室肥大、心肌劳损、心室内传导阻滞、期前收缩等。

2. X 线检查 左心衰竭肺静脉充盈期在 X 线检查时仅见肺上叶静脉扩张、下叶静脉较细,肺门血管阴影清晰。在肺间质水肿期可见肺门血管影增粗、模糊不清,肺血管分支扩张增粗或肺叶间淋巴管扩张。在肺泡水肿阶段,开始可见密度增高的粟粒状阴影,继而发展为云雾状阴影。急性肺水肿时可见自肺门伸向肺野中部及周围的扇形云雾状阴影。此外,左心衰竭有时还可见到局限性肺叶间、单侧或双侧胸腔积液;慢性左心衰竭患者还可有叶间胸膜增厚,心影可增大。

3. 超声心动图检查 可测量心腔大小和心脏功能、心脏瓣膜的结构和功能,以及心包的情况。正常 LVEF>50%。左心室收缩功能不全时,LVEF 下降,左心室舒张功能不全时,E 峰(二尖瓣舒张早期最大速)下降,A 峰(心房收缩期最大速度)升高,E/A 比值下降、E/A<1.2。

4. 静脉压测定 肘静脉压超过 14cmH_2O 或压迫肝脏 0.5~1 分钟后上升 1~2cmH_2O 以上的,提示有右心衰竭(我国 1425 例正常成年人测定正常范围 3~14cmH_2O,平均 9.9cmH_2O)。

5. 实验室检查 ①右心衰竭患者血清胆红素和丙氨酸转氨酶(alanineamino transferase,ALT)可增高,少数人甚至高达 1000U 以上。一旦心力衰竭改善,肝大和黄疸消退,血清转氨酶也在 1~2 周内恢复正常;②血肌酐和尿素氮也可增高,可有轻度氮质血症;③可有轻度蛋白尿、尿中有少量透明或颗粒管型和少量红细胞。

6. 生物学标志物检查 BNP/NT-proBNP 的测定。

七、心功能的判定和分级

(一)NYHA 心功能分级

NYHA 心功能分级是指美国纽约心脏学会(New York Heart Association,NYHA) 根据患者自觉症状进行的分级(表 2-2)。 NYHA 心功能分级是临床判断心功能的重要指标。需要注意的是,心力衰竭患者的 LVEF 与 NYHA 心功能分级症状并非完全一致。

2005 年美国心脏病学会(American College of Cardiology,ACC) / 美国心脏协会(American Heart Association,AHA) 心力衰竭指南将心力衰竭分为 4 个阶段(表 2-3)。

NYHA 心功能分级是对阶段 C 与阶段 D 的患者症状严重性的分级。 针对阶段 A 和阶段 B 患者应早期采取措施,可减少或延迟心力衰竭的发生。 心力衰竭一旦发生,病情发展可通过治疗减缓,但一般不会自动逆转。

表 2-2 NYHA 心功能分级

分级	症状
Ⅰ(轻度)	体力活动不受限,一般体力活动不引起明显的气促、疲乏、心悸或心绞痛
Ⅱ(轻度)	轻度体力活动受限,休息时无症状,日常活动量可引起明显的气促、疲乏、心悸或心绞痛
Ⅲ(中度)	体力活动明显受限,休息时可无症状,轻于日常活动即引起明显的气促、疲乏、心悸或心绞痛
Ⅳ(重度)	不能进行任何体力活动,休息时也有症状。 任何体力活动均会引起不适。 如不需要静脉给药,可在室内或床边活动者为Ⅳa 级,不能下床并需静脉给药支持者为Ⅳb 级

表 2-3 ACC / AHA 心力衰竭阶段划分

阶段	定义
A(前心力衰竭阶段)	患者为心力衰竭高危人群,尚无心脏结构或功能异常,也无心力衰竭症状和(或)体征
B(前临床心力衰竭阶段)	患者无心力衰竭症状和(或)体征,但已发展成结构性心脏疾病
C(临床心力衰竭阶段)	患者已有基础的结构性心脏疾病,以往或目前有心力衰竭症状和(或)体征
D(难治性终末期心力衰竭阶段)	患者有进行性结构性心脏疾病,虽经积极的内科治疗,休息时仍有症状,且需要特殊干预

(二)6 分钟步行试验

在平坦的地面上划出一段长 30m(100in) 的直线距离,患者在其间往返走动,步履缓急由患者根据自己的体力决定,患者可根据体力暂时休息或终止试验,6 分钟后试验结束。 活动距离<150m 为重度心力衰竭,150 ~ 450m 为中重度心力衰竭,>450m 为轻度心力衰竭。 该活动距离与预后相关,6分钟步行距离<300m提示预后不良。虽然患者在6分钟内步行的距离可能受到医师诱导或主观能动性的影响,影响预后判定的因素也需要进一步明确,但此方法简便、易行,可为临床提供参考,有助于对心功能的估计和利尿剂的应用。

(三) 液体潴留及其严重程度判断

短时间内体重增加是液体潴留的可靠指标,故体重测量是有效的判断方法。

八、诊断和鉴别诊断

(一) 诊断

心力衰竭的诊断包括心力衰竭的症状、心力衰竭的体征和心脏结构与功能异常的客观证据。左心衰竭的诊断依据为原有心脏病的证据和肺循环充血的表现。右心衰竭的诊断依据为原有心脏病的证据和体循环淤血的表现,且患者大多有左心衰竭的病史。血浆生物学标志物 BNP / NT-proBNP 的测定有重要作用。

(二) 鉴别诊断

1.左心衰竭的鉴别诊断 呼吸困难是左心衰竭的早期症状,应与呼吸系统疾病,如阻塞性肺气肿、肺功能不全、肥胖或身体虚弱等鉴别。肺底湿啰音应与慢性支气管炎、支气管扩张或肺炎鉴别。

2.右心衰竭的鉴别诊断 下肢水肿应与静脉曲张、静脉炎、肾脏疾病或肝脏疾病、淋巴水肿和药物所致等鉴别,这些疾病通常不伴颈静脉充盈。下肢水肿还可发生在久坐或月经前后、妊娠后期;妇女原因不明性下肢水肿亦不少见。另外,肝大应与血吸虫病、肝炎等鉴别。少数情况下,颈静脉充盈可由肺气肿或纵隔肿瘤压迫上腔静脉引起。胸腔积液可由胸膜结核、肿瘤和肺梗死引起;腹腔积液也可由肝硬化、低蛋白血症、腹膜结核、肿瘤引起。

3.HFpEF 的诊断和鉴别诊断 HFpEF 的症状和体征等和 HFrEF 相比也没有差异,而心脏结构和功能则存在差异。这些差异主要表现超声心动图上左心室收缩功能正常或轻度异常(LVEF>50%),通常不伴有左室腔的明显增大(左心室舒张末期容积指数< 97mL / m^2)。HFpEF 的诊断需排除心脏瓣膜病、缩窄性心包炎和其他非心脏疾病,如甲状腺功能亢进性心脏病等。

九、并发症

血流迟缓和长期卧床可导致下肢静脉血栓形成,继而发生肺栓塞和肺梗死,此时可有胸痛、咯血、黄疸、心力衰竭加重甚至休克等表现。左、右心腔内附壁血栓可分别引起体和肺动脉栓塞;体动脉栓塞可致脑、肾、脾、肠系膜梗死及上、下肢坏死。有卵圆孔未闭者,体循环静脉血栓脱落形成的栓子可能在到达右心房后穿过未闭的卵圆孔到达左心房,再经左心室进入体循环,形成所谓反常栓塞。

十、防治

目前慢性心力衰竭的治疗是以拮抗神经内分泌系统过度激活为主的综合性治疗策略,治疗目标不仅要改善症状、提高生活质量,更要针对心肌重构的机制,延缓心肌重构的进展,从而降低心力衰竭的病死率和住院率。

(一)心力衰竭一般治疗

1.去除或缓解基本病因 所有患者都应对心力衰竭的基本病因和危险因素进行评价并积极治疗。原发性瓣膜病伴 NYHA Ⅱ级及以上心力衰竭,主动脉疾病伴昏厥、心绞痛的患者均应予以手术修补或瓣膜置换。缺血性心肌病心力衰竭伴心绞痛,但证实有存活心肌的患者,冠状动脉血管重建术有望改善心功能。其他包括有效控制高血压、甲状腺功能亢进的治疗、室壁瘤的手术矫正等。

2.消除心力衰竭的诱因 如控制感染、治疗心律失常,特别是心房颤动伴快速心室率;纠正贫血、电解质紊乱、注意是否并发肺梗死等。

3.改善生活方式 降低新的心脏损害危险性,如戒烟、戒酒,肥胖患者应减轻体重。低盐、低脂饮食,重度心力衰竭患者应限制入水量并每天称体重以早期发现液体潴留。

4.吸氧和运动的指导 无必要经常吸氧,适当运动训练提高运动耐力。

5.密切观察病情演变及定期随访。

6.避免应用某些药物 如非甾体抗炎药物吲哚美辛、Ⅰ类抗心律失常药及大多数的钙通道阻滞药。

(二)射血分数下降的心力衰竭的药物治疗

1.利尿药

(1) 利尿药种类:利尿药减轻水肿改善症状的疗效肯定,但对心力衰竭远期转归的影响(如生存率等)不明。

1) 袢利尿药:作用于髓袢升支粗段,抑制该处 Cl^- 和 Na^+ 的重吸收,利尿作用强,其中以呋塞米最常用,其次为托拉塞米。袢利尿药的利尿效应与单剂剂量密切相关,在未达到其最高极限前,剂量越增大,利尿作用越强。肾小球滤过率很低时,给予大剂量(如呋塞米 500~1000mg)仍有促进利尿的效果。静脉注射的效果优于口服。

2) 噻嗪类利尿药:常用制剂氢氯噻嗪 12.5~50mg/d,作用期 1~12 小时。

作用于远曲小管近端和髓袢升支远端,抑制该处 Na^+ 重吸收。利尿作用强度中等。肾小球滤过率低于 30mL/min 时,利尿作用明显受限,因而不适合治疗严重心力衰竭(肾血流量明显减少)或伴慢性肾功能不全的患者。其中美托拉宗与氢氯噻嗪等制剂不同,利尿作用在肾功能减退时也不减弱,利尿期长,一次给药可维持利尿作用 12~24 小时,与呋塞米联用,利尿效果佳,对伴肾功能不全的患者有效。

3) 保钾利尿药:作用于远曲小管远端 Na^+-K^+ 交换段,对抗醛固酮促进 Na^+-K^+ 交换的作用,或直接抑制 Na^+-K^+ 交换,利尿作用弱,大多与上述两类利尿药联合应用,以加强利尿效果并预防低钾血症。不宜与氯化钾联用,肾功能不全者慎用。在与血管紧张素转换酶抑制剂(angiotensin converting enzyme inhibitor,ACEI)或血管紧张素Ⅱ受体阻滞剂(angiotensin Ⅱ receptor blocker,ARB) 合用时应随访血钾,以免引起高钾血症。

4) 加压素 V_2 受体阻滞剂:作用于肾脏集合管,抑制自由水的重吸收,从而排出过多的水。托伐普坦是目前常用药物,可选择性、竞争性阻断精氨酸加压素 V_2 受体,适用于利尿剂抵抗,尤其是伴低钠血症的心力衰竭患者。通常 7.5~15mg/d,口服,一般应用少于 30 天。

(2) 合理应用利尿药

1)适应证:有液体潴留证据或原先有过液体潴留者均应给予利尿药。合理使用利尿药可有效改善心力衰竭症状,但即使患者应用利尿药后心力衰竭症状得到控制,也应当尽早与 ACEI 和 β 受体阻滞药联合并维持应用。

2) 剂量和维持:通常从小剂量开始,如呋塞米 20mg/d、氢氯噻嗪 25mg/d,逐渐增加剂量直至尿量增加,体重每天减轻 0.5～1.0kg。一旦病情控制(肺部啰音消失、水肿消退、体重稳定),即可以最小有效量长期维持。在长期维持期间,仍应根据液体潴留情况调整剂量。

3) 制剂的选择:仅有轻度液体潴留而肾功能正常的患者,可选用噻嗪类,尤其适用于伴有高血压的患者。氢氯噻嗪 100mg/d 已达最大效应(剂量-效应曲线已达平台期),再增量亦无效。有明显液体潴留者,特别当合并肾功能受损时宜选用袢利尿药,如呋塞米。呋塞米的剂量与效应呈线性关系,增加剂量的范围较大。

4) 利尿药抵抗及处理:随着心力衰竭的进展,肾脏灌注压下降,估算的肾小球滤过率(estimated glomerular filtration rate,eGFR) 下降,而中心静脉压增高使肾静脉压也随之升高,肾脏灌注压差降低,尿量进行性减少,加之肠管水肿或小肠低灌注,药物吸收延迟,因而当心力衰竭进展恶化时,常需加大利尿药剂量,大剂量也无反应时即出现利尿药抵抗。此时可用下法:①静脉给予利尿药如呋塞米持续静滴(1～5mg/h);②2 种或 2 种以上利尿药联合应用;③应用增加肾血流的药物,如短期应用小剂量的多巴胺或多巴酚丁胺[2～5μg/(kg·min)]。

(3) 利尿药治疗的不良反应

1) 电解质丢失:利尿药可引起低钾、低镁血症而诱发心律失常。合并使用 ACEI,并给予保钾利尿药特别是醛固酮受体阻滞药螺内酯常能预防钾、镁的丢失,较补充钾盐、镁盐更为有效,且易耐受。

出现低钠血症时应注意区别缺钠性低钠血症和稀释性低钠血症,因两者治疗原则不同。部分心力衰竭患者食欲较差,钠摄入减少,长期限盐及使用大剂量利尿药,导致血钠水平真正降低,即缺钠性低钠血症。此种患者的尿钠浓度常小于 25mmol/L,尿渗透压小于 100mOsm/kg,患者通常伴有恶心和嗜睡,明确诊断后,应给予高渗盐水静脉输注,根据血钠水平决定补钠浓度和剂量。稀释性低钠血症又称难治性水肿,见于心力衰竭进行性恶化患者,此时钠、水都潴留,但水潴留多于钠潴留,故属高容量性低钠血症。尿少而比重偏低,治疗应严格限制入水量,并按利尿药抵抗处理,升压素 V_2 受体阻滞剂常有好的效果。

2) 神经内分泌激活:使用利尿药可激活内源性内分泌系统,特别是 RAS 系统。因而,利尿药应与 ACEI 以及 β 受体阻滞药联合应用。

3) 低血压和氮质血症:大量利尿可引起低血压和损害肾功能,但低血压和氮质血症也可能是心力衰竭恶化的表现。心力衰竭患者如无液体潴留、低血压和氮质血症可能与容量减少有关,如血压和肾功能变化显著或产生症状,则应减少利尿药用量。如果患者有持续性液体潴留,低血压和氮质血症则有可能是心力衰竭恶化和外周有效灌注量降低的反映,应继续维持所用的利尿药,并短期使用能增加器官灌注的药物如多巴胺或多巴酚丁胺。

4) 其他不良反应:长期服用噻嗪类利尿药可并发高尿酸血症、高脂血症和糖耐量降低。大剂量袢利尿药可引起耳聋,大多可逆,少数不能恢复。螺内酯长期服用可致男子女性型乳房、阳痿、性欲减退和女子月经失调。

2.正性肌力药物

(1) 洋地黄类:洋地黄作为传统的正性肌力药,应用于心力衰竭的治疗已有 200 余年。

其中,地高辛是唯一经过安慰剂对照临床试验(digoxin investigation group trial,DIG 试验) 评估、也是唯一被美国食品药品监督管理局(Food and Drug Administration,FDA) 确认能有效治疗慢性心力衰竭的洋地黄制剂。虽然长期应用不能提高心力衰竭患者的生存率,但可改善症状,增加活动能力。

1) 作用机制:洋地黄制剂可抑制心肌细胞膜 Na^+/K^+-ATP 酶,促使 Ca^{2+} 与 Na^+ 交换,增强心肌收缩力。治疗剂量的洋地黄还可降低交感张力、减慢心率并抑制心脏传导系统(尤其是房室交界区),减慢房颤的心室率。

2) 合理应用:洋地黄的适应证是伴有室上性快速心律失常(尤其是心房颤动)的中、重度收缩性心力衰竭,包括扩张型心肌病、二尖瓣病变、主动脉瓣病变、陈旧性心肌梗死以及高血压性心脏病所致慢性心力衰竭。在利尿药与 ACEI 联合治疗的基础上加用地高辛可进一步降低心力衰竭恶化率。不推荐地高辛用于无症状的左心室收缩功能障碍(NYHA 心功能 I 级)患者的治疗,在右心衰竭(慢性肺源性心脏病)或急性心肌梗死所致的心力衰竭患者中效果有限,可能增加死亡。

地高辛禁用于窦房阻滞、二度或高度房室传导阻滞无永久起搏器保护的患者。与能抑制窦房结或房室结功能的药物(如胺碘酮、β 受体阻滞药) 合用时须谨慎。

3) 给药方法:地高辛剂量个体差异大。目前多采用自开始即用固定的维持量给药法,地高辛 0.125～0.25mg/d;对于 70 岁以上、低体重或肾功能受损者,尤其是女性,地高辛宜用小剂量(0.125mg) 每天 1 次或隔天 1 次,因为地高辛只有在低水平时(血清浓度 0.5～1.0ng/mL) 对心力衰竭患者有治疗作用,血清浓度>1.0ng/mL 时非心力衰竭的病死率随浓度增加而升高(DIG 试验)。维持量的应用及维持时间长短,须结合心功能改善表现、药物血清浓度和有无洋地黄中毒反应来调整。

临床上,静息时心室率 60～70 次/分,日常活动后不超过 90 次/分常表示维持量适当。心房颤动或心房扑动伴心室率超过 100 次/分时,大多表示洋地黄量不足。

许多因素影响洋地黄的疗效。早产儿、新生儿和老年人对洋地黄的耐受性差,重度或弥漫性心肌病患者,黏液性水肿患者的耐受量亦低,给药时剂量宜偏小。低钾血症、低镁血症、高钙血症易致洋地黄中毒,洋地黄治疗的同时不给予钙盐。肾功能受损可影响地高辛清除,直流电复律可诱发洋地黄毒性反应而引起严重室性心律失常,治疗时均应注意。甲状腺功能亢进时洋地黄的代谢和清除均加速。奎尼丁、胺碘酮、钙通道阻滞药等可增高血清洋地黄浓度,用药时均应加以考虑。

4) 洋地黄毒性反应:常见的洋地黄中毒表现有:①胃肠道反应。如食欲缺乏、恶心、呕吐等;②心律失常。在服用洋地黄过程中心律突然转变,是诊断洋地黄中毒的重要依据,如心率突然显著减慢或加速,由不规律转为规律等。对洋地黄中毒具有诊断价值的特征性心律失常:多形室性期前收缩呈二联律,尤其是发生在心房颤动基础上;心房颤动伴完全性房室传导阻滞;心房颤动频发房室交接处逸搏或短阵交接处性心律;非阵发性交界性心动过速;房性心动过速伴房室传导阻滞;③中枢神经及视觉症状,如视物模糊、黄视或绿视、头痛、失眠、抑郁、眩晕等十分少见。

一般认为,血清地高辛浓度>2.5ng/mL 提示地高辛中毒。

5) 洋地黄中毒处理:一旦诊断,应立即停药。轻度毒性反应如胃肠道、神经系统和视觉症状,一度房室传导阻滞、窦性心动过缓和偶发室性期前收缩等心律失常表现,停药后均可自行缓解。地高辛中毒症状大多在 24 小时内消失。应仔细寻找并去除诱因,如低钾血症等。对快速性心律失常者,如血钾浓度低则可用静脉补钾,如血钾正常可使用苯妥英钠或利多卡因。电复律一般禁用,因易致心室颤动。阿托品静脉注射常用于治疗洋地黄中毒引起的二度或二度以上的窦房或房室阻滞,如心室率慢则宜给予临时心室起搏。洋地黄特异性抗体地高辛 Fab 抗体片段对洋地黄中毒所致各种心律失常有特效,作用迅速可靠,偶有加重心力衰竭的不良反应。

(2) 其他正性肌力药:包括多巴胺、多巴酚丁胺、米力农和左西孟旦,对慢性心力衰竭患者均不宜长期应用。

3.血管紧张素转换酶抑制剂(ACEI) ACEI 通过抑制血管紧张素转换酶(ACE) 的活性而减少血管紧张素Ⅱ(Ang Ⅱ)的生成,减少缓激肽、Ang 1~7、Ang 1~9 的降解。ACEI 还有增强 ACEI 活性的作用,促进 Ang Ⅰ转化为 Ang 1~9、Ang Ⅱ转化为 Ang 1~7。Ang 1~7 通过 Mas 受体有降低血压、保护内皮、抗心肌缺血、抗心肌肥厚、抑制心肌纤维化、改善心肌重构的作用,Ang 1~9 作用于 Ang Ⅱ受体具有抑制心肌纤维化、改善心肌重构的作用。

(1) 临床应用

1) 适应证:①所有左心室收缩功能不全所致的心力衰竭(LVEF<40%),除非有禁忌证或不能耐受治疗。无症状性心力衰竭(NYHA Ⅰ级)亦应使用,可预防和延缓发生心力衰竭;②适用于慢性心力衰竭(轻、中、重度)的长期治疗,不能用于抢救急性心力衰竭或难治性心力衰竭正在静脉用药者,只有长期治疗才有可能降低病死率。需注意疗效常在数周或数月后出现,即使症状未改善,仍可降低疾病进展的危险性。

2) 禁忌证或须慎用 ACEI 的情况:以往使用曾出现过威胁生命的不良反应(如血管性水肿或无尿性肾衰竭)。妊娠及哺乳期患者禁用 ACEI。如果血压较低(收缩压低于 80mmHg)、血清肌酐升高(高于 3mg/dL)、双侧肾动脉狭窄或血钾升高(大于 5.5mmol/L)时应当谨慎使用 ACEI。

3) 应用方法:治疗前应注意利尿药已维持在最合适剂量。因液体潴留可减弱 ACEI 的疗效;而容量不足又可加重药物的不良反应。ACEI 应用的基本原则是从小剂量开始,如能耐受则逐渐增加剂量,直达最大耐受量或靶剂量并长期维持应用(表 2-4)。一般每隔 3~7 天剂量倍增 1 次。剂量调整的快慢取决于患者的临床状况。有低血压史、低钠血症、糖尿病、氮质血症及服用保钾利尿药者,递增速度宜慢。开始治疗后 1~2 周应监测肾功能和血钾,以后定期复查。

表 2-4 常用 ACEI 的参考剂量

药物	起始剂量	目标剂量
卡托普利	6.25mg,3 次/天	50mg,3 次/天
依那普利	2.5mg,1 次/天	10mg,2 次/天
培哚普利	2mg,1 次/天	4~8mg,1 次/天
雷米普利	1.25~2.5mg,1 次/天	10mg,1 次/天
贝那普利	2.5mg,1 次/天	5~10mg,2 次/天

(续表)

药物	起始剂量	目标剂量
福辛普利	10mg,1 次/天	40mg,1 次/天
西拉普利	0.5mg,1 次/天	1~2.5mg,1 次/天
赖诺普利	2.5mg,1 次/天	20~40mg,1 次/天

(2) 不良反应:ACEI 的不良反应有两方面,即与血管紧张素抑制有关的不良反应,包括低血压、肾功能恶化、钾潴留;与激肽激活有关的不良反应,如咳嗽和血管神经水肿。其他不良反应如皮疹、味觉异常等亦可发生。

1) 低血压:较常见,通常于用药数天或加量时出现,常无症状或仅出现头晕。伴 RAS 高度激活的心力衰竭患者容易出现低血压,临床上可从显著的低钠血症(<130mmol/L) 来确定这类患者。一旦出现低血压,首先停用其他扩血管剂。如无明显液体潴留,可减少利尿药或增加食盐摄入。

2) 肾功能恶化:在肾灌流降低的情况下,肾小球滤过率的维持主要依赖于血管紧张素介导的出球小动脉的收缩,使用 ACEI 扩张出球小动脉可导致肾小球滤过率降低,需要 RAAS 支持的患者(如 NYHA Ⅳ级或低钠血症患者)易发生氮质血症。重度心力衰竭患者使用 ACEI 后 15%~30%出现肌酐显著升高(>0.5mg/dL);而轻、中度心力衰竭患者的发生率为 5%~15%。

3) 钾潴留:心力衰竭患者使用 ACEI 可能出现高钾血症,严重时可以引起心脏传导障碍。高钾血症一般见于肾功能恶化的患者或同时口服钾盐或保钾利尿药者,特别是糖尿病患者。

4) 咳嗽:ACEI 引起咳嗽的发生率为 5%~15%,亚洲人的发生率较高,这也是 ACEI 停药最常见的原因。其特点是无痰,伴有喉部发痒的感觉,通常见于治疗的第一个月,停药后 1~2 周消失,再次用药则数天内即复发。咳嗽不严重一般可继续应用,如咳嗽持续且患者不能耐受应换用 ARB。

5) 血管神经性水肿:使用 ACEI 发生血管神经性水肿的概率不到 1%,黑种人发生率较高。由于可能是致命性的,一旦临床上疑为血管神经性水肿,患者应终生避免应用所有的 ACEI。

4.血管紧张素受体Ⅱ阻滞药(ARB)(表 2-5) 与 ACEI 不同,ARB 可阻断 AngⅡ和血管紧张素受体结合,发挥有利的效应。ARB 对缓激肽的代谢无影响,因此不能通过提高血清缓激肽浓度发挥可能对心力衰竭有利的作用,但也不会产生可能与之有关的咳嗽不良反应。

因为 ACEI 改善心力衰竭患者预后证据充分,对以往没有使用过 ACEI 的患者,不宜首先使用 ARB 治疗,耐受 ACEI 的患者不宜换用 ARB 代替,但因其他原因已使用 ARB 且心力衰竭控制良好者不必改用 ACEI。ARB 适用于因为血管性水肿或顽固性咳嗽而不能耐受 ACEI 的患者。与 ACEI 一样,ARB 也可以引起低血压、肾功能恶化和高钾血症。不推荐联合应用 ARB 和 ACEI 治疗心力衰竭。

表 2-5　目前可提供的 ARB 参考剂量

药物	每天剂量(mg)
证明对死亡率/发病率有效	
坎地沙坦	4~32
缬沙坦	40~320
奥美沙坦	10~40
氯沙坦	25~100
厄贝沙坦	150~300
替米沙坦	40~80

5.β受体阻滞药 β受体阻滞药对心力衰竭治疗有效,包括选择性β受体阻滞药(如美托洛尔和比索洛尔)和全面阻滞肾上腺素能 α₁、β₁ 和 β₂ 受体的 β 受体阻滞药(如卡维地洛)。

(1) 适应证:所有慢性射血分数下降的心力衰竭,NYHA Ⅱ、Ⅲ级患者,LVEF<40%且病情稳定者均可使用,除非有禁忌证或不能耐受。应尽早开始并在利尿药的基础上加用,尽可能合用 ACEI 或 ARB。NYHA Ⅳ级患者,如病情稳定、无体液潴留、体重恒定,且不需要静脉用药者,可考虑在严密监护下,由专科医师指导使用。

β受体阻滞药有强大的负性肌力作用,治疗初期对心功能有抑制作用,但长期治疗 (≥3个月) 则改善心功能,使 LVEF 增加。因此不能应用于急性失代偿性心力衰竭、难治性心力衰竭需静脉使用正性肌力药和因大量液体潴留需强力利尿者。

(2) 禁忌证:支气管痉挛性疾病、血压过低、症状性心动过缓(心率<60 次/分)、二度及以上房室传导阻滞(除非已安装起搏器)。

(3) 临床应用注意点

1) β受体阻滞药应用须从小剂量开始。如琥珀酸美托洛尔缓释片 12.5mg 每天 1 次,比索洛尔 1.25mg 每天 1 次,第三代β受体阻滞药卡维地洛 3.125mg 开始,每天 2 次。如果患者能耐受,可每隔 2~4 周增加剂量,达到最大耐受量或目标剂量后继续治疗。

2) 在剂量递增期间应当注意患者重要生命体征和症状的变化。应测量体重并及时调整利尿药剂量。如患者出现体液潴留而症状很轻或无症状,可增加利尿药剂量并继续使用β受体阻滞药。出现低灌注或是需要静脉使用正性肌力药物,应尽量维持使用β受体阻滞药并密切观察病情变化,不得已情况下才考虑减量或停药。正性肌力药应使用不依赖于β受体的正性肌力药物(如磷酸二酯酶抑制剂、左西孟旦),一旦病情稳定,应尽早恢复使用β受体阻滞药。

3) 可根据患者的耐受性、用药后心率下降的情况,并参考临床试验所用的目标剂量确定患者的剂量。一旦达到了合适剂量,应当长期使用。由于β受体阻滞药个体差异很大,治疗应个体化。

4) 开始使用β受体阻滞药时可能出现以下不良反应:①体液潴留和心力衰竭恶化。心力衰竭患者在开始使用前应确保患者没有体液超负荷,体液潴留和心力衰竭恶化一般不需要停止治疗,通过强化常规治疗就可以取得较好效果;②乏力。大多不需要治疗,必要时可采取减少β受体阻滞药或伴随的利尿药剂量,但如伴有外周低灌注,则应当停药;③心动过缓和传导阻滞。低剂量时不易发生,但在增量过程中,危险性亦逐渐增加,如心率<55次/分或出现二度及以上房室传导阻滞应减量或停用;④低血压。β受体阻滞药,特别是同时阻滞α受体的药物,如卡维地洛,可引起低血压,通常无症状,有时出现眩晕、头晕目眩或视物模糊。卡维地洛扩血管作用常常出现在首次使用或增加剂量的24～48小时,而重复使用该剂量时,该不良反应逐渐减退。有容量不足的患者可以减少利尿药剂量而缓解低血压症状。

6.醛固酮受体阻滞剂 心力衰竭时,心室醛固酮(aldosterone,ALD)生成及活化增加,且与心力衰竭的严重程度成正比。醛固酮除引起低镁、低钾外,还可致自主神经功能失调,即交感神经激活而副交感神经活性降低,更重要的是促进心室重构,特别是心肌纤维化,从而促进心力衰竭的发展。醛固酮受体阻滞剂阻断醛固酮的效应。

心力衰竭患者短期应用ACEI时,可降低血醛固酮水平,但长期应用,血醛固酮水平却不能保持稳定、持续的降低,即所谓"醛固酮逃逸现象"(ALD escape)。因此如能在ACEI基础上加用醛固酮受体阻滞剂,能进一步抑制醛固酮的有害作用,可望有更大的益处。

近期或当前在休息状态下仍有心力衰竭症状的患者(NYHA Ⅱ～Ⅳ级),使用地高辛、利尿药、ACEI和β受体阻滞药后不能缓解,可加用小剂量的螺内酯。治疗前,患者血钾应小于5.0mmol/L,血清肌酐小于2.5mg/dL,并在治疗期间密切监测这两项指标,减少或停止使用补钾药物。如血钾水平超过5.4mmol/L,应当降低螺内酯用量。如果出现严重高钾血症或疼痛性乳腺增生症,应停药。新型的醛固酮受体阻滞剂依普利酮可减少男性乳腺增生的不良反应,能减少收缩性心力衰竭患者和NYHA Ⅱ级患者的死亡风险和住院风险,对轻度心力衰竭也能获益。

7.窦房结起搏电流(If)抑制剂 伊伐布雷定为选择性窦房结If抑制剂,可以减慢窦性节律,在已优化ACEI和β受体阻滞药治疗基础上,对窦性心律大于70次/分的收缩性心力衰竭患者有益,能使心血管死亡或心力衰竭住院数量显著减少,改善心力衰竭患者的预后。

8.LC2696 LC2696是一个由沙库巴曲和缬沙坦两种成分构成、具有脑啡肽酶抑制和AngⅠ受体阻滞作用的药物。脑啡肽酶负责利钠肽类物质(ANP、BNP、CNP)、胰高血糖素、脑啡肽和缓激肽等物质的降解。LC2696应用后,BNP降解减少,血浆中BNP水平升高,从而发挥一系列扩张血管、利尿和抗纤维化等作用。在慢性收缩性心力衰竭,能较ACEI(依那普利)更好改善心力衰竭预后。

(三)HFpEF的治疗

1.寻找和治疗基本病因 治疗冠心病、高血压和主动脉狭窄,如有效控制血压,减轻心肌肥厚、主动脉瓣换瓣术治疗、冠状动脉血管重建术、冠脉搭桥术改善心肌缺血等。

2.降低肺静脉压 限制钠摄入量、使用利尿药和硝酸盐以减少静脉回流,但需从小剂量开始避免左心室充盈量和心排血出量的明显降低。

3.β受体阻滞药 可通过减慢心率、延长舒张期改善舒张功能。它降低高血压、减轻心肌肥厚的作用也对舒张功能的改善有重要作用,特别适用于高血压、冠心病合并房性或室性心律失常时。

4.钙通道阻滞药 可降低血压,改善左心室舒张早期充盈,减轻心肌肥厚,尽管有一定程度的负性肌力作用,维拉帕米和地尔硫䓬可通过减慢心率而改善心肌的舒张功能。

5.RAAS拮抗药 包括ACEI、ARB和醛固酮受体阻滞剂。RAAS拮抗药不但可降低血压,且对心肌局部的RAAS也有直接作用,但缺少改善预后的证据。

6.洋地黄 洋地黄可增加细胞内钙负荷,对左心室舒张功能有弊无利,除心房颤动的患者外,一般不用于HFpEF的治疗。如患者并发心房颤动,应尽可能在短期内转复窦性节律,必要时可使用直流电复律。

7.抗心律失常药物 心律失常,尤其是快速性心律失常对舒张性心力衰竭患者的血流动力学常产生很大影响,故预防心律失常的发生对舒张性心力衰竭的患者有重要意义。临床常用的药物以Ⅱ类、Ⅲ类和Ⅳ类最为常用,可根据不同患者特点选用。

(四) 慢性射血分数下降的心力衰竭合并室性心律失常的治疗

1.药物治疗 心力衰竭患者可伴有频发、复杂性心律失常并可能与猝死危险有关,但几乎所有抗心律失常药物的临床试验都显示虽然药物可有效减少室性异位心律但并不降低猝死危险。相反,由于这类药物的负性肌力及致心律失常作用可能使死亡率增高。除β受体阻滞药迄今尚未证实抗心律失常药物治疗可显著降低病死率、改善心力衰竭预后。因此对无症状、非持续性室性心律失常不主张积极抗心律失常治疗。对有记录证实为持续性室性心动过速、心室颤动、曾经猝死复苏的患者,以及伴明显血流动力障碍的短阵室性心动过速患者,Ⅲ类抗心律失常药物胺碘酮可抑制心律失常且不增加心力衰竭患者的死亡危险性,通常剂量为0.2g每天3次,口服5~7天;然后0.2g每天2次,口服5~7天;随用0.2g每天1次维持。如治疗有效可试用0.2g每天1次,每周5天,直至减量为0.2g隔天1次。但胺碘酮对预防心力衰竭猝死或延长生存方面尚无确切的证据。应注意寻找和去除各种可能引起心律失常的原因,如心力衰竭未控制、心肌缺血、低钾、低镁血症;药物的致心律失常作用,特别是各种正性肌力药物。

2.植入型心律转复除颤器(implantable cardiovertor-defibrillator,ICD) 见相关内容。

(五) 难治性心力衰竭的治疗

症状持续且对各种治疗反应差的充血性心力衰竭称为难治性或顽固性心力衰竭。其治疗包括既往诊断和治疗的重新评估,使用静脉药物治疗及非药物治疗。

1.既往诊断和治疗的重新估价 包括心力衰竭的病因和诱因,尤其是可治疗的病因和使心力衰竭持续的心外因素,如冠心病、心瓣膜病、感染性心内膜炎以及甲状腺功能亢进或减退、各类贫血等。

2.静脉血管扩张剂和正性肌力药物 顽固性心力衰竭患者一般需静脉使用正性肌力药物(多巴胺、多巴酚丁胺、米力农或左西孟旦)和血管扩张剂(硝酸甘油或硝普钠)以改善心脏功能、利尿并稳定临床状况。一旦病情稳定,应当采用口服药物改善症状。只有在多次治疗病情仍然不稳定的情况下才考虑连续静脉治疗。需要强调的是,即使是严重心力衰竭的患者,也不主张长期静脉用药。

3.明显水钠潴留利尿药效果差者应及早血液净化治疗。

4.心脏再同步化治疗(cardiac resynchronization therapy,CRT) 见相关内容。

5.心脏移植 是目前治疗顽固性心力衰竭唯一成熟的外科方法。心脏移植适应证主要是心脏功能严重受损的患者,最大运动氧耗量小于 15mL/min(或小于预计正常值的 50%)或长期依赖于静脉正性肌力药物的患者。目前存在的主要问题是移植心脏的来源,排斥反应,需长期服用免疫抑制剂与巨大的经济负担。

6.体外循环支持装置 可用于严重心脏事件后患者(如心脏部分切除术后休克、心肌缺血)或准备进行心脏移植的患者。左心室辅助设备提供了血流动力学支持,可以植入体内使患者可以走动并出院。

7.干细胞移植 干细胞作为细胞治疗或组织器官替代治疗的种子细胞被寄予厚望,但真正用于临床,尚有许多科学问题亟待解决。

第四节 急性心力衰竭

一、概述

2010 年中国心衰指南将急性心力衰竭(acute congestive heart failure,AHF)定义为心衰的症状和体征急性发作和(或)加重的一种临床综合征。除传统定义的心脏急症,还包括慢性心衰的急性发作或加重、急性发作与加重的右心衰竭,以及非心脏原因所致的急性心功能障碍。急性心力衰竭通常危及患者生命,必须紧急实施抢救和治疗。对于慢性心功能不全基础上加重的急性心力衰竭,若治疗后症状稳定,不应再称为急性心力衰竭。

目前,我国急性心力衰竭的发病率、死亡率缺乏大型流行病调查的结果。根据发病原因,急性心力衰竭可分为心源性和非心源性两个类型。

(一)心源性急性心力衰竭

1.急性左心衰竭 临床常见的急性左心衰竭多为慢性心力衰竭急性失代偿,约占 70%。另外可见于急性冠脉综合征、高血压急症、急性心瓣膜功能障碍(主动脉瓣或二尖瓣狭窄、急性缺血性乳头肌功能不全、感染性心内膜炎伴发瓣膜腱索损伤)、急性重症心肌炎、围生期心肌病、严重心律失常(快速型心房颤动或心房扑动、室性心动过速)等。

2.急性右心衰竭 常见病因包括急性右心室梗死、急性大块肺栓塞及右心瓣膜病伴发急性右心衰竭。

(二)非心源性急性心力衰竭

无心脏病患者由于高心排出量状态(甲亢危象、贫血、感染性败血症)、快速大量输液导致容量陡增、急性肺静脉压显著增高(药物治疗缺乏依从性、容量负荷过重、大手术后、急性肾功能减退、吸毒、酗酒、哮喘、急性肺栓塞)等引起急性肺水肿。

二、诊断标准

(一)临床诊断

根据急性呼吸困难的典型症状和体征、NT-proBNP 升高,一般诊断并不困难。进一步检查明确病因诊断,有助于进行针对性治疗。

1.临床常用的急性心力衰竭严重程度分级

(1) Killip 分级:用于急性心肌梗死功能损伤的评价。Ⅰ级:无心衰;Ⅱ级:有心衰,肺部中下野湿性啰音(肺野下 1/2),可闻及奔马律,X线肺淤血;Ⅲ级:严重的心衰,有肺水肿,满布湿啰音(超过肺野下 1/2);Ⅳ级:心源性休克、低血压(收缩压≤90mmHg)、发绀、少尿、出汗。

(2) Forrester 分级:根据临床表现和血流动力学状态分级,主要用于急性心肌梗死患者,也可用于其他原因急性心力衰竭评价。血流动力学分级根据肺毛细血管楔压(PCWP)或平均肺毛细血管楔压(mPCWP)及心指数(CI):Ⅰ级 PCWP≤17mmHg,CI>2.2L/(min·m^2),无肺淤血及周围灌注不良;Ⅱ级 PCWP>17mmHg,CI>2.2L/(min·m^2),有肺淤血;Ⅲ级 PCWP<17mmHg, CI≤2.2L/(min·m^2),周围组织灌注不良;Ⅳ级 PCWP>17mmHg, CI≤2.2L/(min·m^2),有肺淤血和组织灌注不良。

(3) 临床程度分级:根据皮肤的干湿冷暖和肺部是否有湿啰音分为四个等级:皮肤干暖,无肺部啰音(Ⅰ级);皮肤湿暖伴肺部啰音(Ⅱ级),患者有急性左心衰竭和肺淤血;皮肤干冷伴肺部啰音(Ⅲ级),患者有肺淤血或肺水肿,并有早期末梢循环障碍和组织脏器灌注不良。皮肤湿冷伴肺部啰音(Ⅳ级),此时患者有急性左心衰还有心源性休克或其前兆。

2.临床表现

(1) 发病急剧,患者突然出现严重呼吸困难、端坐呼吸、烦躁不安、呼吸频率达 30~40 次/分,频繁咳嗽,严重时咳白色泡沫状痰或粉红色泡沫痰,患者有恐惧和濒死感。

(2) 患者面色灰白、发绀、大汗、皮肤湿冷;心率增快、心尖部第一心音减弱、舒张期奔马律(S_3)、P_2 亢进;开始肺部可无啰音,继之双肺满布湿啰音和喘鸣音;或有基础心脏病相关体征。心源性休克时血压下降(收缩压<90mmHg,或平均动脉压下降>20mmHg)、少尿(尿量<17mL/h)、神志模糊。

(3) 急性右心衰竭主要表现为低血压综合征,右心循环负荷增加,颈静脉怒张、肝大、低血压。

3.实验室和辅助检查

(1) 心电图:主要了解有无急性心肌缺血、心肌梗死和心律失常,可提供急性心力衰竭病因诊断依据。

(2) X 线胸片:急性心力衰竭患者可显示肺门血管影模糊、蝶形肺门,重者弥漫性肺内大片阴影等肺淤血征。

(3) 超声心动图:床边超声心动图有助于评价急性心肌梗死的机械并发症、室壁运动失调、心脏的结构与功能、心脏收缩/舒张功能的相关数据,了解心脏压塞。

(4) 脑钠肽检测:检查血浆 BNP 和 NT-proBNP,有助于急性心力衰竭快速诊断与鉴别,阴性预测值可排除 AHF。诊断急性心力衰竭的参考值:NT-proBNP > 300pg/mL;BNP > 100pg/mL。

(5) 心肌标志物检测:心肌肌钙蛋白(cardiac troponin T,cTnT 或 cardiac troponin I,cTnI)或肌酸激酶同工酶 MB(creatine kinase isoenzymes,CK-MB)异常有助于诊断急性冠状动脉综合征。

(6) 有创的导管检查:安置 Swan-Ganz 漂浮导管进行血流动力学监测,有助于急性心力衰竭的治疗(见 Forrester 分级)。急性冠状动脉综合征的患者酌情可行冠状动脉造影及血管重建治疗。

(7) 其他实验室检查:动脉血气分析:急性心力衰竭时常有低氧血症;酸中毒与组织灌注

不足可有二氧化碳潴留。常规检查:血常规、电解质、肝肾功能、血糖、高敏 C-反应蛋白 (highly sensitive C-reactive protein, hs-CRP)。

(二)鉴别诊断

急性心力衰竭常需要与重度支气管哮喘鉴别,后者表现为反复发作性哮喘,两肺满布高音调哮鸣音,以呼气为主,可伴少许湿啰音。还需要与其他原因的非心源性休克相鉴别。根据临床表现及相关的辅助检查、BNP 或 NT-proBNP 的检测,可以进行鉴别诊断并做出正确的判断。心源性急性心力衰竭与非心源性急性心力衰竭鉴别诊断见表 2-6。

表 2-6 心源性急性心力衰竭与非心源性急性心力衰竭的鉴别诊断

参数	心源性急性心力衰竭	非心源性急性心力衰竭
病史	急性心脏病发作	近期没有心脏病史
潜在非心脏病疾病	通常缺乏	存在
体格检查		
S_3 奔马律	存在	无,脉搏有力
心排出量状态	低心排出量;皮肤湿冷	高心排出量;皮肤温暖
肺部啰音	湿性啰音	干性啰音
实验室检查		
心电图	心肌缺血/心肌梗死	正常
NT-proBNP	>300pg/mL	<100pg/mL
心肌标志物	增高	正常
胸片	肺门影扩大,可呈蝴蝶状	肺周围阴影
肺毛细血管楔压(PCWP)	≥18mmHg	<18mmHg

三、诊疗原则

急性心力衰竭因发病急、病情重,治疗上应短期内稳定生命体征,纠正血流动力学异常,避免心衰进一步恶化。另外,应注意去除诱发急性心力衰竭的诱因、尽早针对急性心力衰竭的病因治疗。

急性心力衰竭救治措施应重点减轻心脏前后负荷,纠正血流动力学异常(图 2-5)。

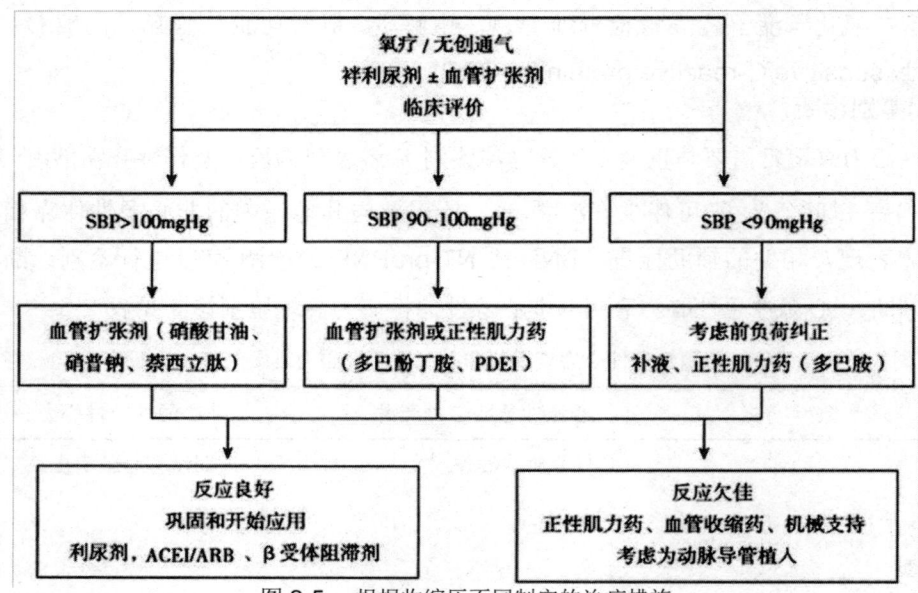

图 2-5　根据收缩压不同制定的治疗措施

SBP:收缩压;PDEI:磷酸二酯酶抑制药;ACEI:血管紧张素转换酶抑制剂;ARB:血管紧张素受体Ⅱ阻滞药

(一) 初始治疗

1.体位　取坐位,双脚下垂,减少静脉回心血量,减轻心脏前负荷。

2.吸氧　开始氧流量为 2~3L/min,也可高流量给氧 6~8L/min,需要时予以面罩加压给氧或正压呼吸。应用乙醇吸氧(即氧气流经 50%~70%乙醇湿化瓶),或有机硅消泡剂,使泡沫表面张力降低而破裂,有利于肺泡通气的改善。吸氧后保持动脉血氧饱和度(oxygen satu-ration in arterial blood,arterial oxygen saturation,SaO_2)在 95%~98%。

3.控制出入量　急性心力衰竭患者应严格控制饮水量和输液量,保持每天出入量负平衡约 500mL/d,严重肺水肿者可负平衡至 1000~2000mL/d,甚至达 3000~5000mL/d,但应注意复查电解质并注意有无低血容量。

4.镇静　吗啡是治疗急性肺水肿极为有效的药物,吗啡通过抑制中枢性交感神经,反射性降低外周静脉和小动脉张力,减轻心脏前负荷。吗啡能降低呼吸中枢和咳嗽中枢兴奋性,减慢呼吸和镇咳,松弛支气管平滑肌,改善通气功能。中枢镇静作用还能减轻或消除焦虑、紧张、恐惧等反应。通常采用吗啡 3~5mg 静脉注射,必要时每隔 15 分钟重复一次,共 2~3 次,或 5~10mg 皮下注射。但应注意低血压或休克、慢性阻塞性肺部疾病、支气管哮喘、神志障碍及伴有呼吸抑制的危重患者禁用吗啡。吗啡的不良反应常见恶心及呕吐,如症状明显,可给予止吐剂。

5.快速利尿　强效袢利尿剂可大量迅速利尿,降低心脏容量负荷,缓解肺淤血。呋塞米 20~40mg 或托塞米 10~20mg,或布美他尼 0.5~1mg 静脉注射,根据利尿反应调整剂量。若袢利尿剂疗效不佳,可加用噻嗪类和(或)醛固酮受体阻滞剂。

6.解除支气管痉挛　地塞米松 10mg 静脉注射和(或) 二羟丙茶碱 250mg 静脉注射,持续哮喘时可用氢化可的松或氨茶碱加入 5%葡萄糖溶液中静脉滴注,但急性心肌梗死时氨茶碱慎用。

(二)血管活性药物的应用

1.血管扩张剂　降低左、右室充盈压和全身血管阻力,减轻心脏负荷,缓解呼吸困难。但当患者收缩期血压<90mmHg 或存在严重的主动脉瓣及二尖瓣狭窄、肥厚性梗阻型心肌病时禁用。

硝酸酯类:不减少每搏量和不增加心肌耗氧情况下能减轻肺淤血,常用硝酸甘油加入 5%葡萄糖液静脉滴注,初始剂量 5～20μg/min,最大剂量 100～200μg/min,密切监测血压,应防止血压过度下降。

硝普钠:对于严重心衰患者和原有后负荷增加者(如高血压或二尖瓣反流),推荐硝普钠从 0.3μg/(kg·min)静脉滴注,缓慢加量至 1～5μg/(kg·min)。本药适应短期使用,长期应用可引起硫氰酸盐毒性。

2.重组人脑钠肽(rhBNP,奈西立肽)　它通过血管环鸟苷-磷酸受体通路介导血管扩张,利钠、利尿,降低肺毛细血管楔压和肺动脉压,能够适度抑制交感神经系统,醛固酮和内皮素等血管收缩神经激素,对于纠正急性心力衰竭时血流动力学异常具有较好作用。通常负荷量 1.5μg/kg 静脉注射,再以维持剂量 0.0075μg/(kg·min)静脉注射 24 小时,最常见不良反应为低血压。

3.乌拉地尔　具有外周和中枢双重扩血管作用,可降低血管阻力,降低 PCWP,缓解呼吸困难,降低后负荷,增加心排血出量。根据患者血压情况给予负荷剂量静脉注射 12.5～25mg,再以维持剂量 25～400μg/(kg·min)维持。

(三)正性肌力药物

适用于低心排综合征(如症状性低血压),或心排出量降低伴有淤血的患者,可减轻低灌注所致的症状,保证重要脏器的血供。

1.多巴酚丁胺　在急性心力衰竭中短期应用,主要是缓解症状。起始剂量 2～3μg/(kg·min),通常不需要负荷剂量,最大剂量可达 20μg/(kg·min),停药前应逐渐减量至停止。多巴酚丁胺可诱发室性或房性心律失常、心动过速,也可诱发冠心病患者胸痛或加重心肌缺血,使用过程中应注意观察。

2.多巴胺　小剂量多巴胺[<3μg/(kg·min)]可激活多巴胺受体,降低外周血管阻力,增强肾、冠状动脉和脑血流。中等剂量[3～5μg/(kg·min)]刺激 β 受体,直接或间接增加心肌收缩力及心排出量。大剂量[>5μg/(kg·min)]则作用于 α 受体导致血管收缩和血管阻力增加,用于维持伴有低血压的心衰患者,但可增加心率,诱发心动过速或心律失常,应注意观察。

3.磷酸二酯酶抑制剂　常用药物为米力农,首剂为 25μg/kg,稀释后 15～20 分钟静脉注射,继之 0.375～0.75μg/(kg·min)维持静脉点滴。临床也可以直接采用缓慢静脉滴注,尤其对低充盈压患者可避免低血压风险。

4.毛花苷 C　如患者未长期服用地高辛等洋地黄类药物,可首剂给予 0.4mg,以 5%葡萄糖注射液稀释后缓慢注射,6～8 小时后可根据需要再给予 0.2mg 静脉注射,但目前已不主张快速洋地黄化。洋地黄尤其适合于:①低心排量心衰;②心房颤动快速心室率心衰。使用过程中应注意:急性心肌梗死(发病24小时内)、急性心肌炎、低钾血症或二度以上房室传导阻滞者禁用,甲状腺功能减退者也应慎用。

5.其他 钙增敏剂左西孟旦,松弛素,血管升压素 V_2 受体阻滞剂,腺苷受体阻滞剂等需要更多临床证据的支持。

(四) 非药物方法的应用

1.主动脉内球囊反搏 是一种有效改善心肌灌注且同时降低心肌耗氧量,增加心排出量的治疗手段,适用于心源性休克、血流动力学障碍的严重冠心病(急性心肌梗死合并机械并发症)或顽固性肺水肿等。

2.人工机械通气 急性心力衰竭时由于肺淤血(水肿)、心功能损伤、组织灌注不良,患者会出现不同程度的低氧血症和组织缺氧,人工机械通气维持 SaO_2 在 95%~98%,可以有效防止外周脏器和多器官功能衰竭。

无创通气治疗是一种无须气管插管、自主呼吸触发的机械通气治疗,包括两种方法:持续气道正压(continuous positive airway pressure,CPAP)和双相气道正压(bi-level positive air-way pressure,biphasic positive airway pressure,BiPAP),可进一步减少呼吸做功和提高全身代谢需求。

气管插管机械通气治疗是有创性机械通气,主要用于病情恶化,伴随发生Ⅰ型或Ⅱ型呼吸衰竭者、对无创机械通气无反应的患者,以及继发于 ST 段抬高型急性冠状动脉综合征所致的肺水肿。

3.血液净化治疗 适于高容量负荷如肺水肿,且对袢利尿剂和噻嗪类利尿剂抵抗者,能够减轻肺水肿和外周水肿,改善血流动力学,且有助于恢复对利尿剂的治疗反应。

4.病因治疗 首先寻找导致急性心力衰竭的发病原因和诱发因素,从根本上缓解和治疗心衰。

(1) 急性冠状动脉综合征并发急性心力衰竭:冠状动脉造影证实为严重左主干及多支血管病变且能够进行介入治疗者,尽早行急诊经皮冠状动脉介入治疗,血运重建可以明显改善心衰。

(2) 急性心脏机械并发症:急性心肌梗死后并发心室游离壁破裂、室间隔穿孔、重度二尖瓣关闭不全;或由于心脏瓣膜疾病并发症,如腱索断裂,或感染性心内膜炎导致的瓣膜穿孔引起的急性心脏瓣膜关闭不全;主动脉瓣或二尖瓣的严重狭窄以及联合瓣膜病的心功能急性失代偿期,外科手术有助于改善病情。

四、预防和预后

急性心力衰竭住院病死率为 3%~4%,严重者达 20%,而且出院后 60 天内因心血管事件导致的再住院率达到 30%~50%。 慢性心衰和非心源性急性心力衰竭患者避免诱发因素,可以预防急性心力衰竭的发生。 急性心肌损害尽早针对病因治疗,可以减轻急性心力衰竭的发生发展。 在急性发作阶段改善患者症状,病情稳定后进行综合治疗措施,可以降低病死率。

第五节 难治性心力衰竭

一、定义

难治性心力衰竭指心功能在Ⅲ~Ⅳ级的心力衰竭患者,经适当而完善的洋地黄制剂、利尿剂和神经激素拮抗剂治疗,消除并发症和诱因后,症状和临床状态仍未能得到改善或很快复发或进行性恶化,其5年病死率高达50%。这些患者特点是在休息或轻度劳累时出现症状,包括持续乏力;不能从事大部分日常活动;经常表现出心性恶病质;需要反复或长期住院强化治疗。这些患者处于心力衰竭的最晚期阶段,应考虑特殊治疗策略,如机械循环支持、持续静脉正性肌力药物治疗、行心脏移植或临终关怀。

二、治疗

前述的对于心力衰竭的治疗的各种方法都适合于难治性心力衰竭,但以下的治疗方法是经常要考虑的方法。

1.体液潴留的治疗 很多重度心力衰竭患者存在水钠潴留相关症状,因此对恢复钠平衡的治疗反应良好。因而,成功治疗终末期心力衰竭的关键是发现和仔细控制体液潴留。对于大部分慢性心力衰竭的患者,小剂量的髓袢利尿剂足以治疗容量超负荷。然而,随着疾病的进展,伴随的肾灌注减少限制了肾脏对利尿剂治疗的反应。此时为控制体液潴留应注意以下几个方面。

(1) 严格控制入液量和盐的摄入:应控制液体的进入,一般不应超过2L/d,钠盐应控制在2g/d以下。建议患者每天称体重,若水肿及体液潴留的临床表现缓解,且体重连续3天变化不超过0.25kg,可认为达到了干体重,以此体重为基准,每天检测体重,有利于及时发现体液潴留并给予及时有效的利尿治疗。

(2) 合理使用利尿剂:难治性心力衰竭常出现利尿剂抵抗,要仔细寻找引起利尿剂抵抗的原因并积极纠正。为增加利尿剂的作用,常需加大髓袢利尿剂的剂量,在一定范围内利尿剂的剂量与利尿作用呈正比关系,一些患者经大剂量利尿剂治疗后还可重新恢复对利尿剂的敏感性。采用两种或多种利尿剂交替或间歇性使用也是增加利尿剂作用的常用方法,如呋塞米与美托宗或托拉塞米轮替使用。此时,利尿剂的剂量可比常规剂量大数倍至数十倍。国内目前有两种髓袢利尿剂可供使用,即呋塞米和托拉塞米。国内呋塞米的使用经验较多,一般可200~1000mg/d,以20~40mg/h速度静脉点滴。但应严密观察大剂量利尿剂的不良反应,如耳毒性及电解质的紊乱。

为增加利尿效果,临床还常静脉合用小剂量多巴胺或多巴酚丁胺,一般可将上述两种药物的一种加入利尿剂的溶液里一起使用,剂量从$1\mu g/(kg\cdot min)$开始,不大于$5\mu g/(kg\cdot min)$。这两种药物可显著增加肾血流量,从而增强利尿剂的作用。但这种利尿作用常常引起氮质血症,尤其当患者还接受ACEI治疗时。若患者的肾灌注稳定,血尿素氮和血清肌酐的轻度或中度升高不需降低治疗强度。若治疗无反应,且肾功能异常程度恶化,可能需要超滤或血液滤过以充分控制液体潴留。此外,在使用利尿剂之前静脉滴注5~10g的白蛋白,也能增强利尿效果,但这种方法还没有得到随机对照研究的证实。

(3) 血液超滤:通常用连续性静脉-静脉血液滤过(continuous veno-venous hemofiltration, CVVH),这种方法不仅可以有效排出液体,而且可以恢复患者对利尿剂的敏感性,产生的临床益处好于大剂量的髓袢利尿剂,观察还发现超滤后患者的血浆 TNF-α、IL-6 及 NTpro-BNP 水平明显下降。但该方法有潜在增加感染的可能,且价格昂贵,不少患者难以接受。使用 CVVH 时,应注意超滤的速度和时间。每次超滤的时间至少应大于 6 小时,对血压较低的患者还应延长时间,这样可避免血压波动也更符合生理的过程。

2.神经体液抑制剂的使用　与轻至中度心力衰竭患者相似,重度心力衰竭的患者对 ACEI 和 β 受体阻滞剂治疗反应也较好。然而,由于随着心力衰竭的进展,患者越来越依赖神经体液的活性来维持循环的稳定,此时给予神经-体液拮抗剂,易于发生不良反应,处于终末阶段的患者更易发生低血压、肾功能不全和心力衰竭恶化。因此,难治性心力衰竭患者可能仅耐受小剂量或根本不耐受神经-体液拮抗剂。因而在难治性心力衰竭患者中使用 ACEI 和 β 受体阻滞剂时应十分谨慎。收缩压小于 80mmHg 或有外周灌注不足征象的患者不应使用 ACEI 和 β 受体阻滞剂。有显著体液潴留或近期需要静脉正性肌力药物治疗的患者不应开始 β 受体阻滞剂治疗。若有使用 ACEI 或 β 受体阻滞剂治疗的指征,应从极低剂量开始,如常规剂量 1/4 或 1/8,并严密监测患者不能耐受的迹象。如果能耐受低剂量,可考虑进一步增加剂量,但很多患者不一定耐受。有研究表明,即使应用低剂量,也能提供显著益处。

当患者不耐受 ACEI 或 β 受体阻滞剂时可考虑使用其他药物治疗。有报道合用硝酸酯和肼屈嗪对未服用 ACEI 或 β 受体阻滞剂的轻至中度心力衰竭患者的生存有益,但在已应用这些神经-体液拮抗剂的终末期心力衰竭患者中,这种血管扩张剂的合用效果不明。另外,这些直接作用的血管扩张剂在很多患者中引起头痛或胃肠不适,使患者不能长期坚持治疗。研究发现螺内酯可延长重度心力衰竭患者的生存期并减少再住院率,但该研究入选的多是肾功能代偿的患者,尚不能将这个结果推广至伴肾功能不全的难治性心力衰竭的患者当中。已有研究发现肾功能受损者使用此药可使病死率增加。ARB 由于咳嗽和血管水肿发生率低而常被认为可代替 ACEI,但在难治性心力衰竭中,尚未明确 ARB 是否与 ACEI 同样有效,并且它们如 ACEI 一样可产生低血压或肾功能不全。

3.静脉使用外周血管扩张剂和正性肌力药物　难治性心力衰竭的一个特点就是对静脉使用血管扩张剂或正性肌力药物的依赖。这些药物包括多巴酚丁胺、多巴胺、米力农、氨力农硝酸甘油、硝普盐等,近来奈西立肽和左西孟旦也开始在国内使用。它们的具体使用指征和方法已在前面的章节中详细叙述。此处不再赘述。目前并不推荐放置肺动脉导管监测血流动力学来指导治疗药物的使用。

经上述药物治疗后,一旦临床状况稳定,应尽快确定能维持疗效的口服药物方案。经反复努力仍不能脱离静脉治疗的患者,则需要留置静脉内导管连续输注。

4.机械和外科方法　心脏移植是目前难治性心力衰竭唯一已确立的外科治疗方法。目前心脏移植的指征主要是功能严重受损或依赖静脉正性肌力药物。尚未达成共识的指征包括反复发生不能被现有方法纠正的威胁生命的室性心律失常或心绞痛。

其他用于终末期心力衰竭治疗的外科和机械方法尚在探索中,包括对继发于左心室扩张的二尖瓣反流实施修补或置换术、心肌成形术和左心室部分切除术(Batista 手术)、缺血性心肌病的室壁瘤切除术等。这些方法的有效性还未肯定,有些甚至认为增加病死率,如心肌成形术和左心室部分切除术(Batista 手术)。

左心室辅助装置(left ventricular assist devices,LVAD) 主要用于预期能从心脏病损中恢复的患者(如心肌缺血、心脏切开术后休克或暴发性心肌炎等)。外科植入的 LVAD 还可提供长期支持。目前估计永久 LVAD 对那些预计 1 年生存率低于 50%的患者有益,其中有一部分患者是不适于心脏移植的,需要持续静脉正性肌力药物输注。

第三章 心律失常

第一节 概述

心脏不断规律、协调地进行收缩和舒张交替活动是心脏实现泵血功能、推动血液循环的必要条件,而这些机械活动均由心脏的电活动所激发。心脏的电活动起源于窦房结,后者的冲动先扩布到右、左心房,然后到达房室结,沿房室束及左右束支、浦肯野纤维网传导激动心室肌,使得心房和心室顺序收缩和舒张,此为窦性心律。凡由于心脏内冲动的发生与传播不正常而使整个心脏或其一部分的活动变为过快、过慢或不规则,或者各部分活动的顺序发生紊乱时,即形成心律失常。

一、与心律失常有关的心脏解剖和生理

(一) 心脏的传导系统解剖

心肌按其组织结构和功能特点可粗略地分为两大类型:一类是普通的心肌细胞(又称为工作细胞),占心肌组织的大部分,具有兴奋性和传导性。另一类是特殊分化的心肌细胞,组成心脏的特殊传导系统,它们除具有兴奋性和传导性之外,还具有自动产生节律性兴奋的能力,故又称为自律细胞。心脏特殊传导系统主要包括窦房结(sino-atrial node,SAN)、房室交界(又称房室结区,atrio-ventricular junction,AVJ)、房室束(又称希氏束,His bundle)/左右束支及其分支,以及浦肯野纤维网。窦房结位于右心房与上腔静脉交界处的前外侧,是控制心脏正常活动的起搏点,房室结区(房室交界)位于冠状静脉窦和三尖瓣环之间,Koch 三角区内,向前上延续成房室束。房室束分为穿行部和分叉部,其从房室结延伸出后,穿过中央纤维体(穿行部),越过房室环,走行于膜部室间隔的后缘,至肌部室间隔的顶部先分出左束支(left bundle branch,LBB) 的后分支,再分出左束支的前分支(此段称为分叉部),本身延续成右束支。左束支后分支粗短,呈扇形分支,左束支前分支和右束支细长。两侧束支于心内膜下走向心尖方向并再分支,互相交织成网状,并垂直向心外膜侧延伸,称为浦肯野纤维网,深入心室肌内。

窦房结主要含有 P 细胞和过渡细胞。P 细胞是自律细胞,位于窦房结中心部分;过渡细胞位于周边部分,不具有自律性。房室结区是心房和心室之间的特殊传导组织,是心房兴奋传入心室的通道,它主要包括以下三个功能区域:房结区、结区和结希区。房结区是房室结双径路传导和形成房室结折返性心动过速的解剖基础;结区相当于光学显微镜所见的房室结,具有传导性,但无自律性,激动传导在结区延迟最明显。房结区和结希区都具有传导性和自律性。心房肌与心室肌之间有纤维环,而房室结和房室束为正常房室间传导的唯一通路。窦房结和房室结区之间存在三条传导途径,分别称为前、中、后结间传导途径。尽管上述结间传导途径的传导速度比心房肌的传导速度快,但这些传导途径并不符合传统概念的
"传导束",只是心房内优势传导途径而已。

窦房结、房室结和房室束主干多由右冠状动脉供血。房室束分支部分、左束支前分支和

右束支血供来自左冠状动脉前降支,而左束支后分支则由左冠状动脉回旋支和右冠状动脉供血。

(二)心肌细胞的电生理基础

心肌细胞电生理基础为经心肌细胞膜的跨膜离子流。

1.心肌细胞膜 心肌细胞膜上有离子通道,每一种通道只允许一种或数种离子通过,即所谓选择通透性。如快钠通道只允许钠离子通过,慢内向离子流通道可允许钠和钙离子通过。心肌细胞膜的选择通透性能使细胞膜内外各种离子浓度存在差别,如心肌细胞膜内钠、钙离子浓度远低于膜外,而钾离子浓度则远较膜外高,形成膜内外不同离子的浓度差(化学梯度)。离子带正或负电荷,膜内外的离子浓度差因而也使膜内外保持一定的电位差(电化梯度)。离子的跨膜转运称为离子流。离子流的方向是以正电荷的流动方向命名的,正离子外流或负离子内流称为外向电流,正离子内流或负离子外流称为内向电流。外向电流导致膜内电位向负电性转化,促使膜复极;内向电流导致膜内电位向正电性转化,促使膜除极。各种不同的离子流是形成心肌膜电位变化的基本原因,而离子是否能跨膜转运取决于相应的离子通道是否开放及其开放的程度。

2.离子通道 心肌细胞膜上的离子通道有两大类:由跨膜电位决定的电压门控通道,以及由各种化学物质(如各种受体的配体)决定的化学门控通道,或称配体门控通道。在动作电位发生机制中,电压门控通道起主要作用,神经体液介质则可改变化学门控通道的通透性。

按照通道阀门的有无和多少,可将离子通道分为三类。第一类是没有阀门的背景离子流通道,包括钾、钠、钙、氯等背景离子流通道,无论在静息或兴奋状态均持续开放,允许有关离子通过。第二类是只有激活门的单门通道,包括某些钾离子通道和浦肯野细胞的起搏离子流通道。激活门开放时离子通道开放,门闭合时通道关闭。第三类是具有激活门和失活门的双门通道,如快钠通道和慢钙通道,依激活门户失活门的开启分别存在静息态、激活态和失活态三种状态。

3.膜电位 心肌细胞膜的内外存在一定的电位差,称为跨膜电位或膜电位,细胞膜内电位较膜外为负的现象,称为极化。静息状态下心肌细胞膜内外离子的电-化学梯度促使一定量的离子跨膜转运(背景电流)。非自律细胞处于静息状态时,外流和内流的离子所携带的总的电荷量是相等的,因此膜电位是稳定的;而自律细胞到达最大复极电位后,膜电位并不稳定于这一水平,随着自动除极的进行,膜电位逐渐衰减。

4.动作电位 心肌细胞兴奋过程中产生除极和复极的一系列电位变化称为动作电位。按照动作电位特征,尤其是除极速率,可将心肌细胞分为快反应细胞和慢反应细胞。前者包括心房、心室肌(非自律细胞)和浦肯野细胞(自律细胞),后者包括窦房结和房室结的结区细胞。快反应细胞的动作电位振幅大、时限长,除极迅速,复极缓慢,传导兴奋的速度快;慢反应细胞动作电位振幅小,除极缓慢,传导兴奋的速度慢。

根据心肌细胞动作电位特征将其分为 5 期:0 期(除极),1、2、3 期(复极)和 4 期(静息或电舒张期)(图 3-1)。

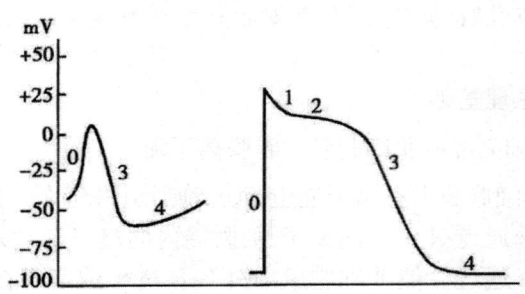

图 3-1 心肌细胞的动作电位、不应期(左)和膜反应曲线(右)

(1) 0 期:又称除极相,心肌细胞受阈值刺激(阈电位,threshold potential,TP)兴奋时发生除极,膜内电位由静息电位迅速上升,构成动作电位升支。其幅值为 60~120mV,其中超过零电位的部分称为超射,为 6~30mV。对于心室肌等快反应细胞而言,0 期去极化是由于细胞膜上的快钠通道开放、Na^+ 快速内流引起的,持续时间仅 1~2ms,而窦房结 P 细胞在 4 期膜电位由最大复极化电位(约-70mV)自动去极化至-40mV 时,膜上的钙通道开始开放,Ca^{2+} 的内流使膜的去极化速度加快,形成动作电位的 0 期去极化,钙通道的开放和关闭都比较缓慢,恢复应激状态所需时间亦长,故 P 细胞属于慢反应细胞。两者相应的离子流又分别称为快钠通道和慢钙通道。

(2) 1 期:又称快速复极初期,0 期后由于钠通道失活、短暂钾离子外流和氯离子内流,膜电位由+30mV 迅速下降至 0mV 左右,占时约 10ms,1 期在快反应细胞较明显。

(3) 2 期:又称平台期,此期导致复极的外向离子流主要为外向背景钾流与时间依赖钾流和 Na^+-K^+-ATP 泵产生的外向离子流。由于内向整流特性(内向离子流较外向离子流容易通过处于除极状态的细胞膜),钾离子外流受限;平台期的内向离子流为慢钙内流,与外向离子流保持平衡,维持膜电位接近 0mV。此期持续 100~150ms,是心肌动作电位持续时间长的主要原因。窦房结 P 细胞在复极过程中没有明显的 1 期和 2 期。

(4) 3 期:又称快速复极末期,随着复极化过程的进行,外向背景钾流从内向整流现象中恢复,再生性外向钾流随时间递增,此时慢钙通道失活,内向离子流减弱至终止,膜内电位由 0mV 左右较快地下降至静息电位水平,完成复极化过程,占时 100~150ms。P 细胞没有明显的 1 期和 2 期,到 0 期末外向离子流和内向离子流达到平衡,以后 Ca^{2+} 通道逐渐关闭,外向的 K^+ 电流则增强,进入 3 期复极化。

自 0 期起始至 3 期结束所需时限称为动作电位时限(action potential duration,APD)。在复极化过程的大部分时间中,心肌细胞不能被新的刺激激活,因而不能发生动作电位,这也是产生不应期的原因。

(5) 4 期:在心室肌细胞或其他非自律细胞,4 期膜电位稳定在-90mV 左右的静息电位水平,由外向背景钾流维持。此外,由于在动作电位期间 Na^+、Ca^{2+} 内流和 K^+ 外流造成细胞膜内外离子分布的改变,4 期中 Na^+-K^+-ATP 泵和 Na^+-Ca^{2+} 交换体排出内流的 Na^+ 和 Ca^{2+},摄回外流的 K^+ 使细胞内外离子浓度梯度得以恢复。自律细胞 3 期复极化到最大复极化电位后即进入 4 期,并立刻开始缓慢自动除极(舒张期除极),达到阈电位水平时则诱发产生一个动作电位。钾外流随时间的进行性衰减是窦房结 P 细胞 4 期除极的最重要的离子基础;

而内向起搏电流是浦肯野细胞4期自动去极化的一个重要离子流。

窦房结和房室结区的动作电位曲线与其他部位不同,具有以下特点:0期除极缓慢,振幅低,1、2期不明显,4期除极坡度陡,静息膜电位和阈电位均低(静息膜电位-70~-50mV,阈电位-40~-30mV,而心室肌等快反应细胞的静息膜电位和阈电位则分别为-90mV和-60mV),动作电位时限短(因无明显平台期)(图3-2)。已证实此两处0期除极是Ca^{2+}和Na^+缓慢内流、K^+缓慢外流所形成,因而被称为慢反应细胞。其他部位心肌细胞除极由Na^+快速内流形成,因而又称为快反应细胞。慢反应细胞自律性较高,传导性能差,易发生传导障碍;快反应细胞则传导性能可靠。

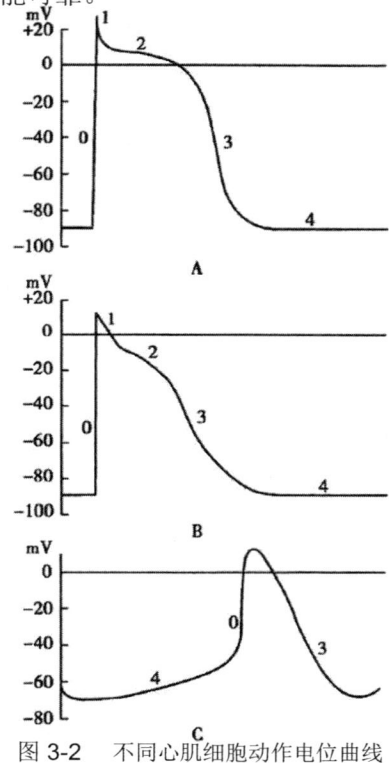

图3-2 不同心肌细胞动作电位曲线

A.心室肌细胞(快反应细胞)的动作电位曲线;B.心房肌细胞(快反应细胞)的动作电位曲线;C.窦房结细胞(慢反应细胞)的动作电位曲线

随着心肌细胞电生理研究的深入,对心肌细胞膜的离子通道及其离子流的作用又提出一些新概念,分子生物学和遗传性疾病研究了解到了与离子通道相关的一些基因,如SCN5A为编码I_{Na}的基因等。

(三)心肌细胞的电生理特性

心肌细胞有自律性、兴奋性、传导性和收缩性,前三者与心律失常关系密切。

1.自律性 具有自律性的心肌细胞包括窦房结、房室交界、希氏束和浦肯野纤维系统的细胞。自动节律的频率(起搏频率)取决于最大舒张期膜电位水平、阈电位水平和4期自动除极速率三个因素。最大舒张期膜电位水平上移(负值变小)、阈电位下移(负值变大)、4期自动除极速率变大,都可使起搏频率加快,自律性增高;反之,自律性低下。其中4期自动除极速率对其影响最大(图3-3)。窦房结细胞的起搏频率最高,约100次/分,房室交界细胞的起搏频率为40~50次/分,浦肯野细胞为30次/分。因此,窦房结是控制正常心脏活动的起搏点(最高起搏点),它所引起的心脏搏动节律称为窦性节律。其他部位的自律细胞其舒张期自动除极未达到阈电位前,已被窦房结下传的冲动所激动,故称为潜在起搏点。

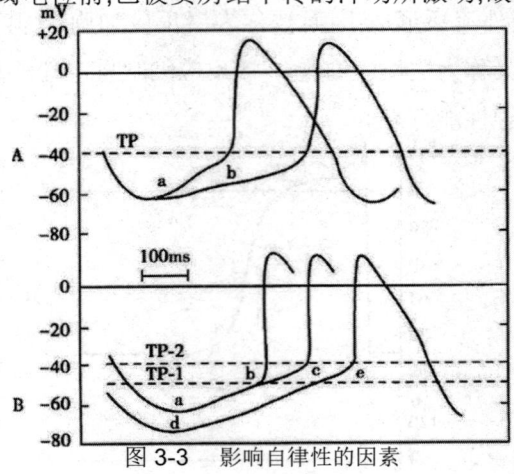

图3-3 影响自律性的因素

A.4期自动除极速率由a→b,自律性降低,起搏频率减慢;B.阈电位负值减小(由TP-1→TP-2)和(或)舒张期最大复极电位负值增大(由a→d),自律性降低,起搏频率减慢;TP:阈电位水平

2.兴奋性 心肌的兴奋性是指心肌具有对刺激产生反应的能力,又称为应激性,其具体表现就是心肌在刺激的作用下能产生动作电位。不足以引起动作电位的刺激称为阈值下刺激,能引起动作电位的最低强度的刺激称为阈值刺激。心肌细胞的兴奋性受下列因素影响。

(1) 膜电位:在一个心电周期中,膜电位和有关的时间进程决定了快反应细胞Na^+通道的激活、失活和备用三种状态,Na^+通道是否处于备用状态是该心肌细胞当时是否具有兴奋性的前提。心肌在发生一次兴奋后,其兴奋性会发生一个周期性变化。对快反应细胞而言,从0期除极到3期复极化至-55mV前,无论多强的刺激也不能产生新的动作电位,这段时间称为绝对不应期。在绝对不应期以后的一段时间内,阈上刺激可引起心肌的局部兴奋,但仍不能产生可以扩布的动作电位,直至复极化至-60mV以后,刺激才可引起一个新的动作电位,故从动作电位0期至复极化到-60mV这段时间称为有效不应期。从有效不应期完毕(膜内电位约-60mV)至复极化基本完成(-80mV)这一时间内,高于正常阈值的强刺激可引起扩布性兴奋,但其0期除极慢,振幅低,动作电位时限短,称为相对不应期。当膜内电位由-80mV恢复至-90mV这一时段内,由于膜电位已基本恢复,但其绝对值尚低于静息电位,与阈电位水平差距较小,此时低于阈值的刺激亦可引起细胞兴奋,即兴奋性高于正常的超长期,然后兴奋性恢复正常。此外,在相对不应期开始初有一个短暂的时间,在此期间应用较强的刺激容易诱发出心脏的纤维性颤动,称易损期。慢反应细胞的有效不应期几乎占动作电位的全部时程,相对不应期可持续到膜电位完全复极化之后,但没有超长期。动作电位时限延长时,不应期也相应延长。心率缓慢、低钾血症和Ⅲ类抗心律失常药物作用都可使动作电位时限延长,不应期也相应延长。

(2) 膜反应性:不同膜电位时心肌细胞的除极反应,称为膜反应性,可用膜反应曲线表示。在同一膜电位,心肌细胞0期除极速度快且振幅高的,膜反应性强,兴奋性高,其膜反应曲线左移;反之,则膜反应性弱,兴奋性低,膜反应曲线右移。

(3) 静息电位和阈电位间差距:静息电位和阈电位之间差距越小,心肌的兴奋性就越高,反之亦反。

3.传导性 心肌细胞可将兴奋或动作电位沿细胞膜不断向远处扩布的特性称为传导性。衡量心肌细胞传导性的指标是动作电位沿细胞膜传播的速度。影响传导性能的主要因素:①动作电位0期除极的速度和幅度:速度越快或幅度越大,传导速度就越快;②邻近未兴奋细胞膜的兴奋性:如邻近细胞静息膜电位与阈电位差距大,兴奋性降低,膜去极化达阈电位水平所需时间延长,传导速度就减慢;若兴奋落在邻近部位的有效不应期,则发生传导阻滞,落在相对不应期或超长期,传导减慢;③心肌纤维的物理性能:细胞直径与细胞内电阻成反比关系,直径小的细胞内电阻大,传导速度慢,直径大的细胞内电阻小,传导速度快:心肌纤维走向和结构一致者,传导速度快,反之,传导缓慢。浦肯野纤维直径最大,传导速度最快(4000mm/s);房室结区细胞0期除极慢、振幅低,直径小,心肌纤维走向与结构不一致,因而传导速度最慢(20~200mm/s),容易发生传导阻滞。然而冲动在房室交界延搁一段时间(房室延搁)具有重要生理意义,即允许血液从心房进入心室,使心室有足够的时间充分接纳血液,然后进行射血。沿心肌细胞长轴传导的冲动速度快,但容易发生传导障碍;垂直与心肌细胞长轴的冲动传导慢,但传导性能可靠,不易发生传导障碍,这种现象称为各向异性传导。

支配心脏的神经是交感神经和副交感神经。心交感神经节后纤维组成心脏神经丛,支配心脏各个部分,包括窦房结、房室交界、房室束、心房肌和心室肌,其节后纤维末梢释放去甲肾上腺素,可导致窦房结和异位起搏点自律性增高,冲动传导加快,心肌收缩力加强。支配心脏的副交感神经是迷走神经,节后神经纤维支配窦房结、心房肌、房室交界、房室束及其分支。迷走神经末梢释放乙酰胆碱,可减慢4期自动除极速度,降低窦房结自律性;还能延长房室交界不应期,使房室传导速度减慢,心房不应期缩短,心房肌收缩能力减弱等。自主神经在多种心律失常的发生中起着重要作用。

二、心律失常的分类

心律失常分类繁多。按其发生原理可分为冲动起源异常和冲动传导异常两大类;按起源部位则可分为窦性、房性、房室交界性和室性心律失常,常可归纳为室上性和室性心律失常。按心律失常时心率的快慢可分为快速型和缓慢型心律失常。有些学者还提出按心律失常时血流动力学是否稳定、循环障碍的严重程度和预后,将心律失常分为良性和恶性两大类,或分为致命性、潜在致命性和良性三类。以上分类方法分别或联合应用,有助于依据心律失常的不同发生原理、频率及其严重程度,结合个体患者的病因、心功能状态等临床因素,指导医师选择适时而恰当的治疗。

(一)冲动起源异常

1.冲动自窦房结发出 ①窦性心动过速;②窦性心动过缓;③窦性心律不齐;④窦性停搏。

2.冲动自异位节律点发出

(1) 被动性异位心律:①房性逸搏及心房自搏心律;②房室交界性逸搏及房室交界性自

搏心律;③室性逸搏及心室自搏心律。

(2) 主动性异位心律:①期前收缩(分为窦房结性、房性、房室交界性、室性);②阵发性心动过速(分为室上性和室性);③非阵发性心动过速(分为房性、房室交界性和室性);④扑动(分为心房扑动和心室扑动);⑤颤动(分为心房颤动和心室颤动)。

(二) 冲动传导异常

1. 干扰及干扰性房室分离
2. 心脏传导阻滞

(1) 窦房传导阻滞。

(2) 房内及房间传导阻滞。

(3) 房室传导阻滞:①一度房室传导阻滞(P-R间期延长);②二度房室传导阻滞(不完全性房室传导阻滞);③三度房室传导阻滞(完全性房室传导阻滞)。

(4) 室内传导阻滞:①左束支阻滞(不完全性、完全性);②右束支阻滞(不完全性、完全性);③分支阻滞(左前分支阻滞、左后分支阻滞)。

(5) 各种异常旁路参与传导:如预激综合征。

(三) 冲动起源异常与冲动传导异常并存

反复心律和并行心律等。

(四) 人工心脏起搏参与的心律

包括起搏器所具有的时间周期、起搏、感知与自身心律的相互影响等。

三、心律失常的发生机制

心律失常的发生机制是与心脏电生理特性密切相关,可分为冲动起源异常和冲动传导异常。实际上,目前临床上尚不能判断大多数心律失常的确切电生理机制,但随着细胞电生理学和分子生物学的技术进展,越来越多的心律失常机制被阐明,甚至确定了其异常的基因、离子通道改变和离子流机制。

(一) 冲动起源异常

1. 自律性异常 如上述,窦房结的冲动频率最高。在较快的窦性心律下,异位的自律细胞无法释放冲动,只有当窦房结频率减慢或冲动被阻滞时,异位的冲动才有可能夺获心脏,成为异位搏动或异位心律,如当窦率极缓、窦性停搏、窦房阻滞时可出现房性、房室交界性、室性逸搏,或房性、房室交界性、室性逸搏心律,这种情况属于被动性异位搏动及心律。当异位自律细胞的频率超过窦房结频率时,异位自律点发出的冲动可成为心脏的主导节律,如由于自律性增强而致的房性、房室交界性、室性期前收缩,加速性房室交界或心室自主节律、房性或室性快速型心律失常等,这些都属于主动性异位搏动及心律。

异位自律细胞的自律性增高,主要由于其4期自动除极速率加快。此外,原为快反应细胞,在一定病理情况下,由于其细胞膜的极化性能受损,舒张期电位负值降低,快钠通道失活,快反应细胞转变为慢反应细胞,原来不具有舒张期自动除极性能的,此时具有舒张期自动除极性能,由无自律性转为具有自律性,可发放异位搏动,甚至形成异位的自律性心动过速。

2.触发活动 触发活动是一种异常的细胞电活动,其并非细胞膜的 4 期自动除极,而是在动作电位的复极过程中或复极刚完毕后出现的膜电位振荡(膜电位负值减小),称为振荡性后电位或称后除极,后者达到阈电位时则可发生一次新的除极和兴奋反应,从而形成触发活动。如果该异常自律活动后的后除极又引起另一次异常活动,反复循环,自律活动便不要外界的触发就能持续重复发生。触发的电活动可以是正常窦性或其他异常搏动,包括外加的电刺激。触发性心律失常可被电刺激诱发和终止,心动过速的间期与诱发的期前刺激联律间期成正比,对钙通道阻滞药敏感,并有逐渐减速自行终止的倾向。

根据后除极在动作电位中出现的时相,可分为早期后除极(early after-depolarization, EAD)和延迟后除极(delayed after-depolarization,DAD)。EAD 发生在动作电位曲线的 2 期或 3 期,多发生于心室肥厚、心力衰竭、血浆儿茶酚胺水平增高、细胞外钾离子浓度降低、心肌细胞受牵张等病理状态。EAD 容易发生于动作电位时间及复极时间延长的情况下,而且有长周期依赖性,如心率减慢、期前收缩后代偿间歇等形成的较长心动周期之后容易发生,且振荡幅度更高,容易引起一连串触发活动。DAD 发生在动作电位曲线的 4 期,即于膜电位刚复极完毕之后发生电位振荡,多与洋地黄中毒、细胞外钾离子浓度增高或细胞内钙离子增多有关。DAD 有短周期依赖性,即心动周期越短,后除极振荡电位振幅越高,越容易达到阈电位而产生兴奋,并有利于下一个 DAD 振荡达到阈电位,循环往复,形成快速型心律失常。这种快速型心律失常,易被快速刺激诱发,不易被快速刺激抑制。

(二)冲动传导异常

1.冲动传导障碍 传导障碍主要表现为传导速度减慢和传导阻滞。发生传导障碍的主要机制如下。

(1) 心肌组织处于不应期:如前所述,不应期是心肌电生理特性中十分重要的概念。冲动在心肌细胞中连续性传导的前提条件是各部位组织在冲动抵达之前已脱离不应期而恢复到应激状态,否则冲动的传导将发生延迟(适逢组织处于相对不应期)或阻滞(适逢组织处于有效不应期)。

(2) 递减性传导:冲动在传导过程中遇到的心肌细胞舒张期膜电位尚未充分复极,其反应将异于正常,0 期除极速度及振幅都减小,引起的激动也较弱,在冲动传导过程中,所引起的组织反应性将依次减弱,传导性能递减。但冲动如能传播到膜电位正常的区域时,递减性传导现象便可消失而恢复正常传导。

(3) 不均匀传导:冲动在心脏传导时因组织的解剖生理特征致局部传导性能不匀齐而失去同步性,波峰前进速度参差不齐,冲动传导效力减低。

2.传导途径异常 正常情况下心房和心室之间仅能通过房室结区→希氏束→浦肯野纤维进行房室传导。然而各种类型的旁路参与的房室传导可引起组织激动时间和顺序发生异常,形成不同类型的异常心律。如通过经典的房室旁路下传可形成 P-R 间期缩短、QRS 波出现心室预激波,具有慢传导性的房室旁路下传可形成变异型的心室预激,心房-希氏束旁路下传可形成 P-R 间期缩短但不伴有心室预激波。

3.折返激动和环形运动 冲动在传导过程中,途经解剖性或功能性分离的两条或两条以上径路时,在一定条件下冲动可循环往复,即形成折返激动;折返激动一旦形成,趋向于连续进行,形成环形运动性心动过速。折返激动是心律失常的重要发生机制,临床常见的各种阵发性心动过速、心房扑动或颤动、心室扑动或颤动均与折返激动相关。折返环路、单向阻滞和缓慢传导是折返发生的基本条件。

(1) 折返环路:存在解剖上或功能上相互分离的径路(折返环)是折返激动形成的必要条件。冲动从一条途径传出,又从另一条途经返回,这两条途经形成折返的环形径路。这一传导途经可以是成形的解剖结构,如房室结区或其周围的组织内等;但也可以是功能性的传导途经,如普通心肌,只是在电生理功能条件适合时成为折返的径路。功能性折返是由心肌细胞电生理特点的差异所决定,因此环路的长度是随环路及周围组织的电生理特征改变而变化,一般这种类型环路的折返环细小。

心肌并非是一个均质的合胞体,心肌由许多肌束旋转重叠构成,心外膜面的肌纤维排列与心脏长轴垂直,心内膜面的肌纤维趋向于四周扩散,心肌的这种非均质性排列即为各向异性结构。结构上的各向异性必然产生功能上的各向异性。心肌细胞电活动沿纵向传速度远快于横向,但易阻滞。因此,动作电位传导速度不仅依赖于细胞的兴奋性和不应期,还依赖于细胞连接的各向异性以及心肌微结构的复杂性。因心脏各向异性结构及电活动的各向异性引起的折返称为各向异性折返。在疾病状态下,如心肌梗死后心肌纤维化会导致各向异性程度增加,使折返性心律失常更易发生。

(2) 单向阻滞:若两条径路传导能力相同,则冲动从它们的共同入口进入后,分别从两径路下传,两股波峰或汇合从共同出口传出,或在径路中碰撞而抵消,一条径路中的波峰不能从另一条径路中返回原处,不能形成折返活动。当折返环的两条径路中有一条发生单向阻滞,冲动进入折返环后,只能循一个径路前传,而不能从另一径路传播。前传的波峰除了可从共同出口传出外,还可以从另一径路返回,而发生单向阻滞的径路如能容许激动逆传,则会完成一次折返活动。这一局部传导异常不一定是单向阻滞,如前所述功能性折返径路,当邻近心肌细胞应激性恢复不均导致不应期差别,冲动的波峰会从不应期较短处进行传播,又从不应期较长处绕回,形成折返,不应期长处表现犹如单向阻滞区。期前收缩容易引起不应期不均,而诱发折返激动。

(3) 环形径路中有慢传导区,且不应期较短:传导速度缓慢则传导运行时间长,不应期短,则环形径路的应激性和传导性恢复得快,可再次应激传导。如前所述,冲动在前向传导径路中发生延缓(亦可称为慢径),延缓的时间足以使发生单向阻滞部位的组织恢复应激性,冲动得以逆传。因慢径不应期往往较短,故逆传的冲动又可沿慢径前传,从而形成环形运动。由此可见,环形运动之所以能环行不歇,必须是环行冲动的波峰和波尾之间有可激动间歇,即波峰所到之处波峰面临的心肌是可激动的,因此延长有效不应期或减慢传导速度就可能终止折返。

(三) 冲动起源异常和冲动传导异常并存

当异位起搏点周围既有传入阻滞,又有传出阻滞,窦房结主导节律点的冲动不能传入异位节律点,异位节律点的冲动亦不能每个都传播出去激动心脏,故异位节律点保持自身独立激动,形成并行心律。异常冲动发生与冲动传导异常相互作用可改变异常冲动的传入或传出阻滞程度,使异常冲动发生加速、减速、拖带或完全抑制,临床上表现为快慢不等的各种心律失常。

三、心律失常的病因

心律失常的病因可分为遗传性和后天获得性。

遗传性心律失常多为基因突变导致的离子通道病,使得离子流发生异常。目前已经明确的遗传性心律失常有长 Q-T 综合征、短 Q-T 综合征、Brugada 综合征、儿茶酚胺敏感性室性心动过速、早期复极综合征等,另有一部分心房颤动、预激综合征患者也发现了基因突变位点。另外,进行性心脏传导疾病、肥厚型心肌病、致心律失常型心肌病和左室致密化不全等心肌病也被认为与遗传有关。2013 年美国心律学会(Heart Rhythm Society,HRS)/欧洲心律协会(European Heart Rhythm Association, EHRA)/亚太心律协会(Asia Pacific Heart Rhythm Society,APHRS)将以前未纳入的特发性室颤(idiopathic ventricle fibrillation,IVF)、心律失常猝死综合征和婴儿不明原因猝死亦包括入内。新指南强调了对各类遗传性心律失常综合征的风险评估,对于临床上确定或者怀疑遗传性心律失常疾病为病因的心源性猝死(sudden cardiac death,SCD)患者或幸存者及其直系亲属,应加强离子通道病和心肌病基因检测,并在专业临床中心接受评估。对于遗传性心律失常患者的治疗方案各不相同,从药物治疗和生活方式改善到器械植入(ICD)乃至左心交感神经切除术。

后天获得性心律失常中,病因又可分为心脏本身、全身性和其他器官障碍的因素。心脏本身的因素主要为各种器质性心脏病,包括冠心病、高血压性心脏病、风湿性心脏病、瓣膜病、心肌病、心肌炎和先天性心脏病等。全身性因素包括药物毒性作用、各种原因的酸碱失衡及电解质紊乱、神经与体液调节功能失调等。交感与副交感系统两者张力平衡时心电稳定,而当平衡失调时容易发生心律失常。心脏以外的其他器官在发生功能性或结构性改变时亦可诱发心律失常,如甲状腺功能亢进等。此外,胸部手术(尤其是心脏手术)、麻醉过程、心导管检查及各种心脏介入性治疗等均可诱发心律失常。在健康人群中的心律失常也不少见,部分心律失常病因不明。

四、心律失常的诊断

心律失常的诊断主要依靠心电图,其他诊断和评估方法还有心脏电生理检查、运动试验和直立倾斜试验等。对于特殊患者,基因检测也是重要的诊断方法。

体表心电图是诊断心律失常最简便、廉价、准确的方法。心律失常发作时的体表心电图记录是确诊心律失常的最重要依据。最好是记录 12 导联同步心电图,至少应包括较长的 II 或 V_1 导联记录,这有助于疑难、复杂心律失常的准确诊断。用颈动脉窦按摩或其他迷走神经兴奋方法,在快速性心律失常发作过程中记录心电图有助于鉴别诊断。心电图鉴别诊断宽 QRS 心动过速的方案虽多,但确诊心动过速的性质有时仍有困难。

由于标准 12 导联体表心电图只能做短暂的记录,难以捕捉发作不频繁的心律失常。长时间的心电图记录方法包括动态心电图(Holter 监测)、有线/无线(包括手机)心电监测及可植入型心电事件记录器等。起搏器和 ICD 亦有记录腔内心电图的功能,可通过程控调出这些信息。尤其是新近出现的新型心电监测技术,包括体外事件记录仪、体外循环记录仪和置入型循环记录仪等,提高了监测设备的持续时间和机动性,大大增加了检出心律失常事件的概率,在不明原因卒中、不明原因昏厥、不明原因心悸的诊断中具有重要意义。2009 年欧洲心脏病学会(European Society of Cardiology,ESC)昏厥诊断与处理指南中,对不明原因的反复昏厥患者或有昏厥再发高危因素的患者,置入型循环记录仪均为 I 类适应证,B 级证据。

仔细的病史询问与体格检查也能为心律失常的诊断提供一些线索。发作时有无心悸、脉搏整齐与否等有助于判断心律失常的存在。听诊心音了解心室搏动的快、慢和规则与否,结合颈静脉搏动所反映的心房活动情况能对心律失常做出初步诊断。当心律整齐且在正常范围时,绝大多数为窦性心律,亦可见于房性心动过速伴2:1房室传导,或心房扑动伴4:1房室传导。当心率快速而规则时常为窦性心动过速、室上性心动过速、心房扑动伴2:1房室传导或室性心动过速。一般窦性心动过速心率多在150次/分以下,而心率在150次/分左右者需考虑心房扑动伴2:1房室传导的可能。心率为180次/分左右者,多为阵发性心动过速,心率快速且非常匀齐者多为室上性心动过速;心率快速而略有不齐者,可能为室性心动过速,结合基础心脏疾病及发作时的血流动力学表现有助于两者的鉴别。当心率缓慢且规则时多数为窦性心动过缓,也可能是完全性房室传导阻滞伴房室交界性或室性逸搏,以及室上性节律伴以固定比例(如2:1、3:1)的房室传导关系。不规则的心律中以期前收缩最为常见,亦可以是窦性心律不齐,不完全性房室传导阻滞、窦房阻滞等情况。快而不规则者最常见的是心房颤动、心房扑动,也可见于窦性心动过速伴期前收缩、房性心动过速伴不完全性房室传导阻滞;慢而不规则者以心房颤动伴缓慢心室率、窦性心动过缓伴窦性心律不齐、窦性心律合并不规则窦房或房室传导为多见。心律规整而第一心音强弱不等、大炮音,尤其是伴颈静脉间断不规则增强者,提示房室分离,多见于完全性房室传导阻滞或室性心动过速。当房颤患者心律突然变为匀齐者,除恢复窦律外,尚需警惕房颤伴三度房室传导阻滞、房扑规则传导和室性心动过速(包括加速性室性自主节律)可能。

观察颈动脉窦按摩对快速型心律失常的影响有助于鉴别诊断心律失常的性质,它可使心房扑动者的心室率成倍下降,还可使室上性心动过速转为窦性心律。窦性心动过速一般无效,房性心动过速仅偶尔有效。为避免发生低血压和心搏骤停等意外,颈动脉窦按摩应在平卧位及心电监护下进行,老年人慎用,有脑血管或颈动脉病变者禁用。目前临床上已很少使用颈动脉窦按摩来诊断和治疗心律失常。

心脏电生理检查是一种创伤性检查,能记录到心电图不能显示的希氏束,测试正常房室传导系统和心房、心室的电生理性能如传导性和不应期等,显示房室活动间关系,确定心律失常性质及起源部位,临床上用于诊断异常和复杂性心电现象,并根据检查的结果指导进一步的射频消融治疗。窄QRS心动过速大多能根据心电图进行鉴别诊断,而电生理检查可明确心动过速的机制。宽QRS心动过速,尤其是伴前向预激者,较难根据心电图与室性心动过速鉴别,电生理检查则能准确鉴别。此外,还能在心律失常发作间歇,应用程序电刺激方法诱发快速性心律失常,了解其发病机制。

心脏电生理检查由两大部分组成:一是在心内不同部位进行程序电刺激。程序刺激是为心电生理检查事先设定的刺激方式。应用不同方式、不同频率的心腔内刺激,体表心电图与心腔内电图对其进行同步记录,以观察心脏对这些刺激做出的反应。常用的刺激方式包括频率逐渐递增的连续刺激和联律间期逐渐缩短的期前刺激。心脏电生理检查另一重要部分是记录心腔内电活动。将电极导管安放在心脏内任何部位,调整滤波频率和适当的增益,便可以记录到该处局部电位波,其中以希氏束电图最具重要意义。为确定适合发放消融能量的准确位置,需行心内电标测,常用的标测方法包括激动顺序标测、起搏标测以及拖带标测。根据标测过程中采用电极的不同,又可以分为双极标测法和单极标测法。近年来推出的三维标测系统(CARTO、Ensite等)可记录立体的心脏电解剖图,尤其是与CT或MRI等心脏影像相结合,有助于准确判断心律失常的起源、传导途经和机制,从而指导有效的经导管消融治疗。有创性电生理检查已被公认为大多数快速性心律失常诊断的"金标准",适用于心电图无法确诊的任何心律失常。

心律失常发作间歇期的体检应着重于评价有无高血压、冠心病、瓣膜病、心肌病等器质性心脏病的依据。常规心电图、超声心动图、平板运动试验、心血管造影等检查有助于确诊或排除器质性心脏病。

五、心律失常的预后

心律失常的预后与心律失常本身及其有无器质性心脏病有关。发生于无器质性心脏病基础上的心律失常,包括期前收缩、室上性心动过速和心房颤动,大多预后良好。但低钾血症、长 Q-T 综合征患者发生室性期前收缩,易演变为多形性室性心动过速或心室颤动。预激综合征患者发生心房扑动或心房颤动时心室率往往很快,易引起严重血流动力学甚或心室颤动,但大多可经直流电复律和药物治疗控制发作,并可应用导管消融技术根治。室性快速性心律失常和心率极度缓慢的完全性房室传导阻滞、心室自主节律、严重的病态窦房结综合征等,可迅速导致循环功能障碍而立即威胁患者的生命。房室结内阻滞与三分支阻滞所致的房室传导阻滞的预后有明显差别,前者预后较好而后者预后差,需植入心脏起搏器。发生在器质性心脏病基础上的心律失常,如本身不引起明显血流动力学障碍,预后一般良好;但如基础心脏病严重,尤其是伴心功能不全或急性心肌缺血者,预后一般较差。

20 年来发展了许多有创和无创性检查方法,旨在预测心肌梗死后心律失常患者的预后、指导抗心律失常药物的应用以及作为心源性猝死危险程度分层的依据。这些检查包括 24 小时动态心电图、心电图运动负荷试验、心率变异性、Q-T 间期离散度、T 波电交替、平均信号心电图(心室晚电位)、心率振荡、压力发射敏感度以及程序电刺激诱发心律失常等。然而长期随访发现它们单独或联合应用,预测心源性猝死的准确率低。心肌受损范围越大和(或)心功能损害程度越严重,抗心律失常药物成功预防心律失常复发的可能性越小,各种预测试验的可靠性越差。

六、心律失常的防治

心律失常是否需要治疗取决于患者有无相关症状及基础心脏疾病。其治疗包括病因治疗、发作时心律失常的控制与预防复发、去除病灶和改良基质等。

一般而言,无器质性心脏病基础,有无明显像关症状的"良性"心律失常,诸如期前收缩等,不需要特殊治疗。

病因治疗包括纠正心脏的病理改变,调整异常病理生理功能,包括心肌缺血、心功能不全、心脏瓣膜病变、自主神经张力失衡等,同时需去除导致心律失常发作的其他诱因,如电解质失衡、药物不良反应等。

从治疗方式上,心律失常的治疗可分为药物和非药物治疗方法。

(一)药物治疗

传统上,心律失常采用药物治疗。药物治疗缓慢性心律失常一般选用增强心肌自律性和(或)加速传导的药物,如拟交感神经药(异丙肾上腺素等)和迷走神经抑制药(阿托品等),但存在不良反应及疗效不肯定等弊端。终止和预防快速性心律失常发作可选用各种抗心律失常药物(见后),其基本电生理作用是影响心肌细胞膜的离子通道,通过改变离子流而改变细胞的电生理特性。针对心律失常发生的机制,可将药物的基本电生理作用概括为:降低自律性、减少后除极与触发活动、改变膜反应性而改变传导性、改变动作电位时间及有效不应期而减少折返。

目前抗心律失常药物广泛使用的仍然是 Vaugham Williams 分类法,根据药物不同的电生理作用分为 4 类。Ⅰ类为膜抑制剂,主要降低心肌细胞对 Na^+ 的通透性,使 0 期除极上升程度及幅度减低,从而减慢传导,同时延长快反应纤维有效不应期,降低 4 期除极速率从而减低自律性,其中Ⅰa类阻滞程度中等,Ⅰb类阻滞程度较弱,Ⅰc类阻滞程度强;Ⅱ类为β肾上腺素能受体阻滞药,主要通过减低或阻断交感神经对心脏的作用,抑制 4 期自动除极速率,延长房室结传导时间;Ⅲ类以阻滞 K^+ 通道为主,主要电生理效应是通过延迟复极时间,延长动作电位间期和有效不应期;Ⅳ类为钙离子通道阻滞药,主要通过阻断慢钙通道的开放,抑制慢反应纤维的 0 相后期除极及 2 期复极速率,从而减低传导速度及延长有效不应期。

值得警惕的是,严重心力衰竭、心源性休克,严重肝肾功能损害,严重窦房结功能障碍,二度或三度房室传导阻滞及双分支阻滞等均为上述抗心律失常药物的禁忌证。此外,某些药物尚有其特有的禁忌证,如β受体阻滞药禁用于末梢循环灌注不良、严重的周围血管疾病、支气管哮喘及严重的慢性阻塞性肺疾病患者;胺碘酮则慎用于有甲状腺功能异常史或已有功能异常、碘过敏、Q-T 间期延长者。另外,由于负性肌力等原因,心功能不全患者的抗心律失常药物通常只能选择Ⅱ类和胺碘酮,而急性心肌梗死患者禁用Ⅰc类药物(CAST试验)。循证医学证据表明,任何抗心律失常药物均可能存在致心律失常作用,对于多数快速性心律失常长期应用抗心律失常药物治疗虽然可改善患者的症状,但并未改善其预后。几乎所有的抗心律失常药物都不能增加患者生存率,有时还可增加患者的死亡率。因此,只有对于症状严重者方可考虑应用抗心律失常药物。对于抗心律失常药物治疗无效或可能危及患者生命的快速性心律失常应选择 ICD。

实际上,与其他心力衰竭、高血压等药物治疗的迅速发展不同,抗心律失常药物的发展明显滞后。国内目前可应用的抗心律失常药物屈指可数,有些曾经广泛使用的"老药"如Ⅰa类药物已基本淘汰或无药,因此可供医师选择的药物并不多。然而科学家们始终未停止过探索和开发新的抗心律失常药物。新的抗心律失常药物必须克服传统药物的不足,首先要使抗心律失常与促心律失常作用分离;其次要开发负性肌力作用小的抗心律失常药物,可用于结构性心脏病和心力衰竭患者。初见成效的药物:①多通道阻滞药,如胺碘酮的同类药决奈达隆已被美国 FDA 批准用于房颤治疗;②心房选择性多通道阻滞药,如维纳卡兰被美国 FDA 批准用于房颤治疗;③晚钠电流(I_{NaL})抑制剂如雷诺嗪被美国 FDA 批准用于心绞痛治疗,同时具有抗房颤和抗室速作用;④选择性起搏电流(If)抑制剂如伊伐布雷定可用于减慢窦性心律。此外,新型抗心律失常药物多为选择性心房多通道阻滞药,还缺少抗室速,预防猝死的新型药物。

对于房颤患者,尚需根据 CHA_2DS_2-VASc 评分进行栓塞风险评估,对于卒中高危患者给予抗凝治疗。新型口服抗凝药物(如达比加群、利伐沙班、阿哌沙班)已被推荐替代华法林用于非瓣膜病房颤的抗凝治疗,其适用范围一般较华法林小,且在一些合并特殊临床事件中(如急性冠脉综合征、必须接受双联抗血小板治疗的冠心病患者等)缺乏相关临床医学证据。加之其主要经过肾脏代谢、缺乏特异性拮抗剂的因素,新型口服抗凝药的应用受到一定限制。

(二)非药物治疗

非药物治疗包括反射性兴奋迷走神经(压迫眼球、按摩颈动脉窦、捏鼻用力呼气和屏气等)、电学治疗(电复律、心脏起搏器植入、ICD 和消融术)以及外科手术等。

反射性兴奋迷走神经方法可用于终止多数阵发性室上性心动过速,可在药物治疗前或同时采用。

电复律及电除颤疗效迅速、安全可靠,对于血流动力学不稳定的各种快速室上性和室性心律失常,电复律应为首选治疗方式,但防止复发还需应用药物治疗。

心脏起搏器是治疗缓慢型心律失常的唯一可靠的方法,用于治疗症状性心动过缓。近年来随着起搏器技术的不断发展,其适应证亦在不断拓宽,包括双心室同步起搏(CRT)治疗心力衰竭、应用特殊起搏模式治疗血管迷走性昏厥、心房不同部位起搏结合特殊起搏模式减少房颤的发生、双腔起搏纠正梗阻性肥厚型心肌病的血流动力学障碍等,尤其是 CRT,它是近年来对宽 QRS 波心力衰竭治疗的重要疗法,国内已逐渐广泛开展。磁共振成像(magnetic resonance imaging,MRI)兼容性起搏器的诞生打破了植入起搏器或 ICD 患者接受 MRI 检查的禁忌,但其对 MRI 检查部位、静磁场强度、射频磁场能量等仍有一定限制。另外,具有远程监测及无导线起搏器也已开始应用于临床。

植入型心律转复除颤器(ICD)是集抗心动过速起搏技术、电复律—除颤技术、抗心动过缓起搏技术、心律监测技术于一体的治疗器。具有对威胁生命的室性心动过速、心室扑动或颤动自动识别、自动施以阶梯式治疗措施的功能,可有效降低心源性猝死的死亡率。大量临床资料证明,对心源性猝死和(或)持续发作性血流动力学不稳定的室性心动过速的二级预防,ICD 的疗效显著优于抗心律失常药物,可改善患者的生存率,故被公认为不可逆病因所致心搏骤停患者的首选治疗。近来的研究提示,对于心源性猝死高危患者作为一级预防植入 ICD,亦可明显改善患者预后。但国内 ICD 的应用,尤其是一级预防远远不足。对于恶性室性心律失常应重在管理。2015 年 8 月欧洲心脏病学会(ESC)年会上公布了新版《室性心律失常(ventricular arrhythmia,VA)管理和心源性猝死(SCD)预防指南》,该指南的重点关注内容为心源性猝死(SCD)的预防。建议尸检用于明确猝死原因;心源性猝死遇难者一级亲属的家庭筛查是一项非常重要的干预措施,它不仅可以识别有风险的家属,对可用的治疗做出建议,还可以充分预防猝死;建议在心搏骤停相对常见的地方制定公众启动除颤方案;建议所有的急性心肌梗死患者早期(出院前)评估左室射血分数(LVEF),在心肌梗死后 6~12 周再次评估 LVEF,以评估是否有植入型心律转复除颤器(ICD)一级预防的潜在必要;对左室射血分数保留的心肌梗死患者或其他原因不明的昏厥患者,可以考虑使用带程序性心室刺激的电生理检查;推荐新型计算方程(包含年龄、最大左室壁厚度、左房大小、最大左室流出道压差、是否有 SCD 家族史、是否有非持续性室速、是否有不明原因的昏厥)用于肥厚型心肌病患者的风险分层;明确阻塞性睡眠呼吸暂停(夜间平均血氧饱和度<93%且夜间最低血氧饱和度<78%)是 SCD 的独立危险因素。

经导管消融术所采用的能量包括射频、冷冻、激光、化学、微波和超声等,其中应用最广泛的为经导管射频消融术(radiofrequency catheter ablation,RFCA)。RFCA 应用心脏电生理检查技术,确定心律失常的类别,找到产生或维持该心律失常的关键部位(如折返环路中的关键部位、自律性或触发活动性心动过速的起源点等),经过导管电极施以射频电流,使局部心肌变性,使该心律失常失去其发生和维持的解剖生理基础,达到治愈的目的。 对于预激综合征和(或)房室折返性心动过速、房室结折返性心动过速、心房扑动和房性心动过速等,治疗成功率高、并发症低,已成为反复发作患者的首选治疗。 RFCA 对特发性左室或右室室性心动过速、束支折返性心动过速等均有较好的治疗效果,但对伴有器质性心脏病的室性心动过速,则必须在抗心律失常药物和植入 ICD 后应用以减少发作。 近年来,随着对房颤发生机制认识的深入和导管消融技术的不断完善和改进,导管消融术治疗心房颤动取得了良好的疗效。 2014 ACC / AHA / HRS 房颤管理指南中,对试用至少 1 种 I 类或者Ⅲ类抗心律失常药物疗效不佳或不能耐受的症状性阵发性发颤患者推荐导管消融治疗,为 I 类推荐 A 级证据;而对于症状性持续性房颤,则为Ⅱa 类推荐 B 级证据。 当然房颤导管消融还需考虑各个电生理中心和术者的经验、房颤持续时间、左房大小、是否合并器质性心脏病等,以提高房颤导管消融治疗的成功率。

经皮/ 导管左心耳封堵术是近年来发展的通过微创导管术封堵左心耳,以达到预防房颤患者血栓栓塞的新技术,是一种一次性、局部的治疗。 经过大量临床试验,左心耳封堵术已被广泛接受作为在口服抗凝药有禁忌的房颤患者预防卒中的一种可选方案。

外科手术治疗心律失常包括切断异常房室旁路或房室交界区的折返环路来治疗阵发性室上速;迷宫手术治疗心房颤动;左侧心脏交感神经切除术治疗先天性长 Q-T 综合征;室壁瘤切除手术治疗相关的室性心动过速等。 目前已有不少被介入治疗取代。

随着分子生物学的进展和基因工程技术的进步,基因治疗心律失常亦在探索之中,如通过基因工程的方法进行生物起搏,通过基因敲除技术去除致病基因,治疗遗传性心律失常如长 Q-T 综合征、短 Q-T 综合征、Brugada 综合征等,值得研究和关注。

第二节 窦性心律失常

一、窦性心动过速

正常情况下心脏的冲动起源于窦房结,此时所产生的心律称为窦性心律。 正常窦性频率为 60~100 次/ 分,心电图上 P 波在 I、Ⅱ、aVF、V_4~V_6 导联直立,aVR 导联倒置,P-R 间期 0.12~0.20 秒。 窦性频率>100 次/ 分称为窦性心动过速,简称窦速。 常见原因:某些生理情况如运动、活动、饮酒、喝茶;病理情况如发热、贫血、甲状腺功能亢进症、心力衰竭等;某些药物如 β 受体兴奋剂(异丙肾上腺素)和 M 受体阻滞剂(阿托品) 等。

(一)诊断标准

1.临床表现 可有心悸、乏力等不适,严重时可诱发心绞痛及心力衰竭。 体检发现心率增快,大于 100 次/ 分。

2.辅助检查 心电图为窦性心律,频率>100 次/ 分。

3.鉴别诊断 当心率大于 150 次/ 分时需要与阵发性室上性心动过速鉴别。

(二)治疗原则

(1) 以病因治疗和祛除诱因为主。

(2) 必要时可应用β受体阻滞剂、维拉帕米/地尔硫䓬或镇静剂。

二、窦性心动过缓

窦性心律,其频率<60次/分称为窦性心动过缓,简称窦缓。常见原因:某些生理情况如运动员、睡眠时;病理情况如病态窦房结综合征、甲减、高颅压等;药物如β受体阻滞剂、维拉帕米/地尔硫䓬、洋地黄等。

(一)诊断标准

1. 临床表现　生理性窦缓常无症状,病理性者除原发病症状外,尚可有心悸、头晕、乏力,甚至昏厥、心力衰竭、低血压休克。体检心率小于60次/分,但一般大于40次/分。

2. 辅助检查　心电图为窦性心律,频率<60次/分。

3. 鉴别诊断　需要与其他心动过缓如房室传导阻滞鉴别。

(二)治疗原则

1. 无症状者无须治疗,以病因治疗和祛除诱因为主。

2. 必要时可临时应用β受体激动剂、M受体阻滞剂,严重者需要行心脏起搏治疗。

三、窦房传导阻滞

指窦房结发出的冲动在传导至心房的过程中发生了延缓或阻滞,简称窦房阻滞。常见原因有冠心病、心肌炎、窦房结损伤、药物如洋地黄和奎尼丁等。

(一)诊断标准

1. 临床表现　可有心悸、头晕、乏力,重者可昏厥。

2. 辅助检查　体表心电图不能显示Ⅰ度和Ⅲ度窦房阻滞。Ⅱ度窦房阻滞:①莫氏Ⅰ型,P-P间期渐短,直至出现长P-P间期,长P-P间期短于2个基本P-P间期;②莫氏Ⅱ型,长P-P间期为基本P-P间期的整数倍,P-R间期固定。

3. 鉴别诊断　与窦性停搏和二度房室传导阻滞鉴别。

(二)治疗原则

参见病态窦房结综合征。

四、窦性停搏

指窦房结在一定时间内停止发放冲动,又称窦性静止。常见原因有冠心病、窦房结病变、洋地黄和β受体阻滞剂等抗快速心律失常药物。

(一)诊断标准

1. 临床表现　取决于窦性停搏时限的长短,可有心悸、头晕、乏力,重者可有黑蒙、昏厥。

2. 辅助检查　长间期内无P波发生,长的P-P间期与基本的窦性P-P间期无倍数关系。窦性停搏后常出现逸搏或逸搏心律。

3. 鉴别诊断　与二度窦房阻滞鉴别。

(二)治疗原则

参见病态窦房结综合征。

五、病态窦房结综合征

指由于窦房结及周围组织病变和功能减退而引起一系列心律失常综合征,简称病窦综合征。最常见原因为窦房结退行性变,其他原因有心肌病、代谢性疾病、结缔组织病、冠心病等。

(一)诊断标准

1.临床表现 轻者可有心悸、头晕、乏力,重者可有黑蒙、昏厥、心功能不全。

2.辅助检查

(1) 常规心电图:①持续而显著的窦性心动过缓(<50 次/分);②窦性停搏和窦房阻滞;③窦房阻滞与房室传导阻滞并存;④心动过缓-心动过速综合征(慢-快综合征)。

(2) 动态心电图:除以上心电图异常外,尚有:①24 小时总窦性心律减少(小于 8 万次);②24 小时窦性平均心率减慢(小于 62 次/分);③反复出现大于 2.0 秒的长间歇;④窦性心律不能随运动等生理需要而相应增加。

3.鉴别诊断 与房室传导阻滞鉴别。

(二)治疗原则

1.无症状者不需治疗。

2.以下情况应安装心脏起搏器 ①慢-快综合征用药有矛盾者;②有与心动过缓相关的严重的症状如心力衰竭、昏厥;③心电图反复出现>3 秒长间歇。

第三节 房性心律失常

一、房性期前收缩

提前出现的心房激动即为房性期前收缩,又称房性早搏。其发生率随年龄的增加而增加。正常健康人在某些诱因,如疲劳、过度烟酒、喝茶及咖啡等后容易出现,各类器质性心脏病及其他系统疾病如甲状腺功能亢进、缺氧及二氧化碳潴留、电解质紊乱及酸碱平衡失调、洋地黄、抗心律失常药等也是常见原因。

(一)诊断标准

1.临床表现 通常无自觉症状,亦不至于引起严重的循环障碍,频发早搏可有明显心悸。心脏听诊可听到心搏提早出现,早搏的脉搏微弱或者摸不到。

2.辅助检查 常规心电图:①提前出现异常形态的 P' 波,与窦性 P 波形态不同;②P'-R 间期大于 0.12 秒,P' 波后 QRS 可正常或畸形(室内差传),亦可 P' 波后无 QRS 波(房早未下传);③多有不完全代偿间歇(期前收缩前后两个窦性 P 波的间距小于正常 P-P 间距的两倍)。

(二)治疗原则

1.无器质性心脏病且无症状者不必治疗,症状明显者可用镇静药、β受体阻滞剂等。

2.伴器质性心脏病者,以病因治疗和去除诱因为主,不主张长期使用抗心律失常药物。

3.对房早可诱发室上性心动过速或房颤者,可选用β受体阻滞剂、普罗帕酮、维拉帕米等,但对有病窦综合征或房室传导阻滞的患者应慎重。

二、房性心动过速

连续出现的 3 个或 3 个以上的房性期前收缩称为房性心动过速,简称房速。 房速多见于器质性心肺疾病患者,如慢性阻塞性肺病、急性心梗、心瓣膜病、心肌炎、心肌病、心包疾病及先天性心脏病等;可发生于心、胸外科手术后;也见于无明确器质性心脏病者,称为特发性房速,常见于儿童及青少年。 可由心肌缺血、缺氧、洋地黄中毒、代谢紊乱、酗酒等因素诱发。

(一)诊断标准

1.临床表现　短阵房速大多数无明显症状,有时可有心悸。 持续性房速患者可有心悸、胸痛、疲乏无力、气促,甚至昏厥等。 无休止性房速可引起心动过速性心肌病,可发展为心力衰竭。

2.辅助检查

(1) 心电图:①房性 P' 波形态与窦性不同;②心房率通常为 100～200 次/分;③发作开始时可有心率逐渐加速(温醒现象);④P' 波之间的等电位线存在。 心电图(electrocardiogram,ECG)可以用来诊断房速并有助于判断是否需要治疗。 也可以用 Holter 记录协助诊断。

(2) 特殊检查　心内电生理检查,可以用来明确房速的诊断及其发生机制;确定房速的起源部位、指导导管消融治疗;并可评价房速的预后。

3.鉴别诊断　与房室交界区相关的折返性心动过速鉴别。

(二)治疗原则:

分为药物治疗和非药物治疗,抗心律失常药物仍是房速的主要治疗措施。

1.首先应积极治疗原发心脏病,去除诱发因素。

2.发作时宜选用静脉制剂以有效控制心室率和转复窦性心律。 ①根据不同的病情选用药物,如合并心功能不全时可用洋地黄类药物,对于无明显心力衰竭者可选用 β 受体阻滞剂、维拉帕米或地尔硫䓬、普罗帕酮等。 以上药物效果欠佳者可用胺碘酮;②伴低血压、昏厥、心衰等血流动力学障碍者,首选直流电复律。

3.反复发作的长期药物治疗,目的是减少发作的次数及发作时的心室率。 可使用不良反应比较少的 β 受体阻滞剂、维拉帕米或地尔硫䓬。 如心功能正常,且无明显心肌缺血时可用普罗帕酮。 对于冠心病患者,可首先使用 β 受体阻滞剂,无效时可用胺碘酮或索他洛尔。

4.非药物治疗　射频消融是房速的主要非药物治疗方式。 对临床症状明显、药物治疗效果欠佳的持续性和无休止性房速可考虑采用射频消融治疗。

三、心房扑动

心房扑动简称房扑,是指快速、规则的心房电活动,心房频率常为 250～350 次/分,其发生率约是心房颤动的 1/10。 阵发性房扑可发生于无器质性心脏病患者;持续性房扑见于多种疾病,如慢性阻塞性肺源性心脏病(肺心病)、心力衰竭、甲状腺功能亢进、酒精中毒、心包炎等,还可发生于心、胸外科手术后。

(一)诊断原则

1.临床表现　主要取决于发作时心室率的快慢、是否合并器质性心脏病及心功能状态。

如无器质性心脏病、心功能良好且心室率不快时,患者可无明显症状;反之则可出现心悸、气促、乏力、头晕甚至昏厥等症状,在器质性心脏病患者可诱发或加重心力衰竭或引起血压下降,在冠心病患者可诱发心绞痛。体检时心室率可规则或不规则。

2.辅助检查

(1) 心电图:①P波消失,代之以锯齿状扑动波(F波),F波频率一般为250~350次/分;②扑动波之间无等电位线;③心室率不规则或规则,取决于房室传导比例是否恒定;④QRS波形态正常或畸形(差传)。

(2) 特殊检查:心内电生理检查,可以用来明确房扑的发生机制;确定房扑的起源部位、指导导管消融治疗。

3.鉴别诊断 与心房颤动鉴别。

(二) 治疗原则

1.药物复律 可用药物有奎尼丁、普罗帕酮、胺碘酮或索他洛尔等,用药原则同房颤。

2.同步直流电复律 适用于房扑时心室率很快,伴有血流动力学紊乱或伴胸痛、心功能不全等严重症状时。

3.控制心室率及预防发作 如无复律指征或复律失败,治疗的主要目的是控制心室率。常用的药物有洋地黄类药物、维拉帕米及β受体阻滞剂等。对于伴有心功能不全的房扑患者,应口服地高辛控制心室率,有时房扑可能转为房颤,并在房颤时减慢其心室率。对于无心功能不全的房扑患者,可首选维拉帕米静脉给药或口服。

4.房扑的抗凝治疗 对于持续房扑合并心房增大或心功能不全的患者,应予以华法林抗凝治疗;而对其他持续性房扑者,应作食管超声检查,如有心房内血栓,也应使用华法林抗凝治疗。房扑持续时间超过48小时的患者,在采用任何方式的复律之前均应抗凝治疗。

5.介入性治疗 即房扑的射频消融,尤其是峡部依赖的房扑,应首选射频消融,成功率约90%。

四、心房颤动

心房颤动简称房颤,是临床最常见的持续性心律失常。常见于器质性心脏病如冠心病、心力衰竭、先心病、肺心病等,尤其左心房明显扩大者;在非器质性心脏病也可发生,如甲状腺功能亢进症、酒精及洋地黄中毒等;另有少数房颤找不到明确病因,称为孤立性(或特发性)房颤。房颤的发生率随年龄增大而增加,40岁为0.3%,60~80岁5%~9%,80岁以上老年人约10%。房颤对临床的主要危害是增加血栓栓塞的危险,房颤患者与非房颤患者比较,脑卒中的发生率增加5倍,病死率增加2倍。

(一) 诊断标准

1.临床表现 常有心悸、胸闷、乏力或气促等症状。无器质性心脏病患者,如心室率不快可无明显症状。但若房颤发生在有器质性心脏病患者,尤其是心室率快而心功能差者,可使心排血量明显降低、冠状动脉及脑部血供减少,导致急性心力衰竭、休克、昏厥或心绞痛发作。重要的是房颤易引起心房内血栓形成,若血栓脱落可引起体循环动脉栓塞,临床上以脑栓塞最常见,常导致死亡及病残。体检时特征性的发现为第一心音强弱不一、心律绝对不整及脉搏短绌。

2.辅助检查 心电图:①P 波消失,代之以小而不规则的 f 波;②f 波频率 350～600 次/分;③心室率绝对不规则;④QRS 波形态正常或畸形(差传)。

3.鉴别诊断 与心房扑动鉴别。

(二)治疗原则

1.去除病因 如风湿性心脏病二尖瓣狭窄行球囊扩张、治疗甲状腺功能亢进等。

2.转复及维持窦性心律

(1) 电复律:当房颤导致血流动力学障碍,如急性心力衰竭、低血压、心绞痛恶化、心室率过快时应立即电复律。

(2) 药物:复律常用Ⅰa、Ⅰc 及Ⅲ类抗心律失常药物转复并预防复发。①Ⅰa 类药物:近年来已很少应用;②Ⅰc 类药物:如普罗帕酮,但冠心病,尤其是心肌梗死及心力衰竭患者不适合用此类药物;③Ⅲ类药物:主要有胺碘酮及索他洛尔,胺碘酮对有器质性心脏病者来说是安全的。

3.控制心室率 对于血流动力学稳定、病程较长的慢性房颤、左心房明显扩大或基础病因难去除者,应首选控制心室率治疗。心室率控制的目标一般认为休息时在 60~80 次/分,日常中等体力活动在 90~115 次/分。常用药物包括洋地黄类、β 受体阻滞剂及钙通道阻滞剂。

4.抗凝治疗 房颤最严重、危害最大的并发症是血栓栓塞并发症,是房颤致死及致残的最主要原因之一,是房颤治疗的主要目标。要根据 CHA_2DS_2-VASC 卒中风险评分判断是否需要抗凝,年龄(≥75 岁),合并高血压、糖尿病、既往有过血栓栓塞的患者需要抗凝治疗。目前优先选择新型口服抗凝药,其次也可应用传统的华法林,一般 3～6mg/d,口服,3 天后抗凝水平达到稳定,根据国际标准化比值(international normalized ratio,INR)调整剂量,使 INR 维持在 2.0～3.0 之间。

5.安装起搏器 对于房颤时或房颤转为窦性心律时出现明显心搏长间歇且射频消融失败者,或结合患者有明显心悸、头晕、乏力、胸闷甚至昏厥等症状时,可考虑安装永久心脏起搏器治疗。

第四节 室性心律失常

一、室性期前收缩

室性期前收缩也称室性早搏,是指希氏束分叉以下部位过早发生的,提前使心肌除极的心搏,是一种最常见的心律失常。

1.病因 常见于各种器质性心脏病,如冠心病、心肌病、高血压、心肌炎、风湿性心脏病与二尖瓣脱垂;也可见于心脏结构与功能正常者,精神紧张、过度劳累、过量烟、酒、咖啡等可诱发室性期前收缩。某些药物因素,如洋地黄、奎尼丁、三环类抗抑郁药、抗肿瘤药物也可引起。

2.心电图特征 ①提前发生的 QRS 波群,时限常超过 0.12 秒、宽大畸形;②ST 段与 T 波的方向与 QRS 主波方向相反;③室性期前收缩与其前面的窦性搏动之间期(称为配对间期)恒定,后可出现完全性代偿间歇(图 3-4)。

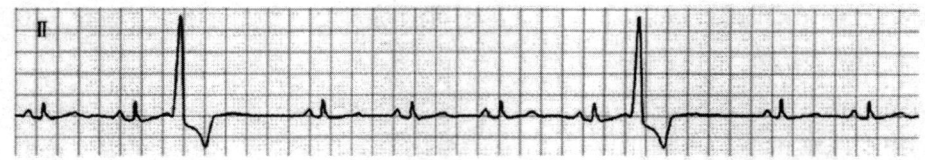

图 3-4 室性期前收缩

Ⅱ导联第3、8个QRS波群提前发生,明显增宽畸形,其前无P波,其后有完全性代偿间歇。

室性期前收缩的类型:室性期前收缩可孤立或规律出现。当每个窦性搏动后跟随一个期前收缩称为二联律;每两个窦性搏动后出现1个期前收缩为三联律;如此类推。连续发生2个室性期前收缩称成对性期前收缩。连续3个或以上室性期前收缩称室性心动过速。如期前收缩恰巧插入两个窦性搏动之间,不产生期前收缩后停顿,称为间位性室性期前收缩。同一导联内,形态相同者,为单形性室性期前收缩;形态不同者称多形性或多源性室性期前收缩。

3.临床表现 室性期前收缩常无与之直接相关的症状;患者可感到心悸、颈胸部不适、类似电梯快速升降的失重感或代偿间歇后有力的心脏搏动。部分室性期前收缩可导致心排血量下降及重要脏器血流灌注不足,引发乏力、气促、出汗、头晕、黑蒙,甚至诱发心绞痛发作。听诊时,期前收缩后可出现较长的停歇,第二心音强度减弱,仅能听到第一心音。桡动脉搏动减弱或消失。

4.治疗 首先应对患者室性期前收缩的类型、症状及其原有心脏病变作全面的了解;然后,根据不同的临床状况决定是否给予治疗,采取何种方法治疗以及确定治疗的终点。

(1) 无器质性心脏病:无明显症状或症状轻微者,不必使用药物治疗。如症状明显者,治疗以消除症状为目的,可选择β受体阻滞药、非二氢吡啶类钙通道阻滞药、普罗帕酮等,联合使用中成药制剂如参松养心胶囊、稳心颗粒等亦具有减少期前收缩和减轻症状的作用。应特别注意对患者做好耐心解释及关怀,说明这种情况的良性预后,减轻患者焦虑与不安。避免诱发因素,如吸烟、咖啡、应激等。

(2) 器质性心脏病:器质性心脏病合并心功能不全者,原则上只处理心脏本身疾病,不必应用治疗室性期前收缩的药物。如症状明显者,选用β受体阻滞药、非二氢吡啶类钙通道阻滞药、胺碘酮治疗。

急性心肌缺血合并室性期前收缩患者,首选再灌注治疗,目前不主张预防性应用抗心律失常药物。如在实施再灌注治疗前已出现频发室性期前收缩、多源性室性期前收缩,可应用β受体阻滞药。同时注意纠正诱因,尤其是电解质紊乱如低钾、低镁血症。避免使用Ⅰa类抗心律失常药物,尽管其能有效减少室性期前收缩,但由于药物本身具有致心律失常作用可能使总死亡率和猝死的风险增加。

(3) 导管消融:对频繁发作、症状明显且药物治疗无效的单形性室性期前收缩或起源于右心室流出道者,可考虑导管消融治疗。

二、室性心动过速

室性心动过速简称室速,是起源于希氏束分支以下的特殊传导系统或者心室肌的连续3个或3个以上的异位心搏。

1.病因 室速常发生于各种器质性心脏病患者。最常见为冠心病,其次是心肌病、心力衰竭、二尖瓣脱垂、心瓣膜病等,其他病因包括代谢障碍、电解质紊乱、长 QT 综合征等。偶可发生在无器质性心脏病者,称为特发性室速。其多起源于右心室流出道(右室特发性室速)、左心室间隔部(左室特发性室速)和主动脉窦部。少部分室速与遗传因素有关,又称为离子通道病,如长 QT 综合征、Brugada 综合征等。

2.心电图特征 ① 3 个或以上的室性期前收缩连续出现;② 心室率常为 100~250 次/分;③节律规则或略不规则;④心房独立活动与 QRS 波无固定关系,形成室房分离;⑤偶可见心室激动逆传夺获心房。

心室夺获与室性融合波:室速发作时少数室上性冲动可下传心室,产生心室夺获,表现为在 P 波之后,提前发生一次正常的 QRS 波。室性融合波的 QRS 波形态介于窦性与异位心室搏动之间,其意义为部分夺获心室。心室夺获与室性融合波的存在为确立室性心动过速诊断提供重要依据。

按室速发作时 QRS 波的形态,可将室速区分为单形性室速和多形性室速。QRS 主波方向呈交替变换者称双向性室速(图 3-5)。

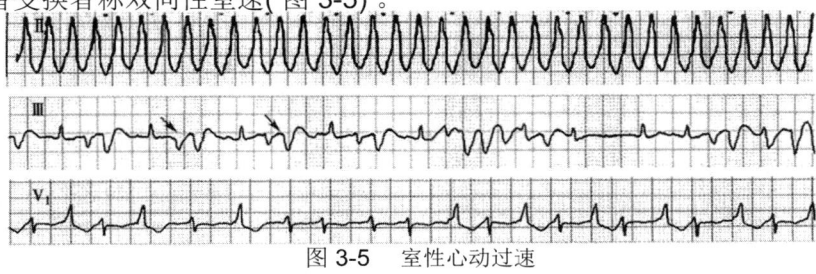

图 3-5 室性心动过速

Ⅱ导联可见一系列快速、增宽畸形的 QRS 波,QRS 波呈一种形态,RR 间期略不规则;Ⅲ导联 QRS 波呈不同形态,为多形性室速;V₁导联 QRS 波群主波方向出现上、下交替性变换,为双向性室速

3.临床表现 室速的临床症状视发作时心室率、持续时间、基础心脏病变和心功能状况不同而异。非持续性室速(发作时间短于 30 秒,能自行终止)的患者通常无症状。持续性室速(发作时间超过 30 秒,需药物或电复律始能终止)常伴有明显血流动力学障碍与心肌缺血。临床症状包括低血压、少尿、昏厥、气促、心绞痛等。部分多形性室速、尖端扭转型室速发作后很快蜕变为心室颤动,导致心源性昏厥、心搏骤停和猝死。听诊心律可轻度不规则,第一、二心音分裂,收缩期血压随心搏变化。

室性心动过速与室上性心动过速伴有室内差异性传导的心电图表现十分相似,两者的临床意义与处理截然不同,因此应注意鉴别。心电图如具备室性融合波、心室夺获、室房分离等特征,及全部心前区导联 QRS 波主波方向呈同向性时为室速。如每次心动过速均由期前发生的 P 波开始,或 P 波与 QRS 波成 1:1 房室比例、刺激迷走神经可减慢或终止的心动过速则为室上性心动过速伴室内差异性传导。也常采用 aVR 单导联对宽 QRS 心动过速波形进行诊断鉴别。

4.治疗 首先应决定哪些患者应给予治疗。目前除了β受体阻滞药、胺碘酮以外,尚未能证实其他抗心律失常药物能降低心源性猝死的发生率。同时抗心律失常药物本身亦会导致或加重原有的心律失常。目前对于室速的治疗,一般遵循以下原则:无器质性心脏病患者发生非持续性室速,如无症状或血流动力学影响,处理的原则与室性期前收缩相同;有器质性心脏病或有明确诱因应首先给予针对性治疗;持续性室速发作,无论有无器质性心脏病,均给予治疗。

(1) 终止室速发作:无显著血流动力学障碍的室速,可选用利多卡因、β 受体阻滞药或胺碘酮静脉推注,但经中心静脉用药会引起低血压,因此用药时要严密监测生命体征。如患者已发生低血压、休克、心绞痛、充血性心力衰竭或脑血流灌注不足等症状,应迅速施行电复律。复律成功后可静脉应用胺碘酮、利多卡因等,以防止室速短时间内复发。洋地黄中毒引起的室速,不宜用电复律,应给予药物治疗。

(2) 预防复发:应努力寻找和治疗诱发及维持室速的可逆性病变,如缺血、低血压及低血钾等。治疗充血性心力衰竭有助于减少室速发作。窦性心动过缓或房室传导阻滞时,心室率过于缓慢,亦有利于室性心律失常的发生,可给予阿托品治疗或应用人工心脏起搏。

急性心肌缺血合并室速的患者,首选冠脉血运重建,也可应用 β 受体阻滞药预防室性心律失常。β 受体阻滞药能降低心肌梗死后猝死发生率,其作用可能主要通过降低交感神经活性与改善心肌缺血实现。如果室速频繁发作,且不能被电复律有效控制,可静脉应用胺碘酮。经完全血运重建和最佳药物治疗后,仍反复发作室速或电风暴者,可植入植入型心律转复除颤器(ICD)。

ICD 植入治疗亦可应用于持续性多形性室速及遗传性心律失常综合征患者。药物治疗后仍反复发作单形性室速或 ICD 植入后反复电击的患者可考虑导管消融治疗。

5.特殊类型的室性心动过速

(1) 尖端扭转型室速:是多形性室速的一个特殊类型,因发作时 QRS 波群的振幅与波峰呈周期性改变,宛如围绕等电位线连续扭转得名,频率 200~250 次/分。当室性期前收缩发生在舒张晚期、落在前面 T 波的终末部时(R-on-T)可诱发室速。此外,在长-短周期序列之后亦易引发尖端扭转型室速。尖端扭转型室速亦可进展为心室颤动和猝死。本型室速的病因可为先天性、电解质紊乱(如低钾血症、低镁血症)、抗心律失常药物(如Ⅰa类或Ⅲ类)、吩噻嗪和三环类抗抑郁药、颅内病变、心动过缓(特别是三度房室传导阻滞)等。尖端扭转型室速患者,应努力寻找和去除导致 QT 间期延长的获得性病因,停用明确或可能诱发尖端扭转型室速的药物。治疗上首先给予静脉注射镁盐。Ⅰa类或Ⅲ类药物可使 QT 间期更加延长,故不宜应用。先天性长 QT 间期综合征治疗应选用 β 受体阻滞药。药物治疗无效者,可考虑左颈胸交感神经切断术,或植入 ICD 治疗。

(2) 加速性室性自主心律(accelerated idioventricular rhythm):亦称缓慢型室速,其发生机制与自律性增加有关。表现为连续发生 3~10 个起源于心室的 QRS 波群,心率常为 60~110 次/分。心动过速的开始与终止呈渐进性,跟随于一个室性期前收缩之后,或当心室起搏点加速至超过窦性频率时发生。由于心室与窦房结两个起搏点轮流控制心室节律,融合波常出现于心律失常的开始与终止时,心室夺获亦很常见。发作短暂,呈间歇性,持续仅数秒至数分钟,常发生于急性心肌梗死的冠状动脉再灌注及复苏过程中。患者一般无症状,亦不影响预后。通常无须抗心律失常治疗。

(3) 右室流出道性室速:是起源于右心室流出道的特发性室性心动过速,其心电图特征是 V_1 导联呈左束支传导阻滞图形,额面电轴向下。刺激迷走神经或给予腺苷可终止室速,而运动、应激、异丙肾上腺素和快速或提前的刺激可诱发或延长室速发作,β 受体阻滞药和维拉帕米可抑制室速发作。

三、心室扑动与心室颤动

心室扑动与心室颤动,简称室扑和室颤,为致死性心律失常。常见于缺血性心脏病。此外,抗心律失常药物,特别是引起QT间期延长与尖端扭转的药物,严重缺氧、缺血、预激综合征合并房颤与极快的心室率、电击伤等亦可引起。

1. 心电图特征　心室扑动呈正弦图形,波幅大而规则,QRS波呈单形性,频率150～300次/分(通常在200次/分以上)。心室颤动的波形、振幅与频率均极不规则,无法辨认QRS波群、ST段与T波,持续时间较短,如不及时抢救,一般心电活动在数分钟内迅速消失。急性心肌梗死的原发性心室颤动,可由于舒张早期的室性期前收缩落在T波上触发室速(R-on-T),然后演变为心室颤动。

2. 临床表现　包括意识丧失、抽搐、呼吸停顿甚至死亡、听诊心音消失、脉搏触不到、血压亦无法测到。伴随急性心肌梗死发生而不伴有泵衰竭或心源性休克的室颤,预后较佳,抢救存活率较高,复发率很低。相反,非伴随急性心肌梗死的室颤,一年内复发率高达20%～30%。

第五节　房室交界区性心律失常

一、房室交界区性期前收缩

房室交界区性期前收缩,简称交界性期前收缩。可发生于器质性心脏病患者,如心脏瓣膜病、冠心病、心肌病等,也可发生于心力衰竭、洋地黄中毒、低血钾等状态,无器质性心脏病患者也可发生。其冲动起源于房室交界区,可前向和逆向传导,分别产生提前发生的QRS波群与逆行P波;逆行P波可位于QRS波群之前(P-R间期<0.12秒)、之中或之后(RP间期<0.20秒);QRS波群形态正常,当发生室内差异性传导,QRS波群形态可有变化。交界性期前收缩通常无须治疗。

二、房室交界区性逸搏与心律

房室交界区性逸搏(AV junctional escape beats)或房室交界区性逸搏心律(AV junctional escape rhythm)是严重缓慢心律失常(窦性心动过缓和高度或完全性房室传导阻滞)时出现的延迟搏动或缓慢心律,是房室交界区次级节律点对心动过缓或停搏的替代反应。病因同病态窦房结综合征。房室交界区性逸搏的心电图表现为在长于正常PP间期的间歇后出现一个正常的QRS波群,P波缺失,或逆行P波位于QRS波群之前或之后。房室交界区性心律(AV junctional rhythm)指房室交界区性逸搏连续发生形成的节律。频率通常为40～60次/分,QRS波群形态正常,其前后可有逆行P波,或窦性P波的频率慢于心室率,形成房室分离。一般无须治疗,必要时可起搏治疗。

三、非阵发性房室交界区性心动过速

非阵发性房室交界区性心动过速发生机制与房室交界区组织自律性增高或触发活动有关。最常见的病因为洋地黄中毒,其他为下壁心肌梗死、心肌炎、急性风湿热或心瓣膜手术

后,亦偶见于正常人。

心动过速发作起始与终止时心率逐渐变化,有别于阵发性心动过速,故称为"非阵发性"。心电图表现为 QRS 波群正常,节律规则,心率 70～130 次/分或更快。自主神经系统张力变化可影响心率快慢。如心房活动由窦房结或异位心房起搏点控制,可发生房室分离。洋地黄过量引起者,经常合并房室交界区文氏型传导阻滞,使心室律变得不规则。

治疗主要针对基本病因。本型心律失常通常能自行消失,如患者耐受性良好,仅需密切观察和治疗原发疾病。已用洋地黄或疑洋地黄中毒者应立即停用洋地黄,补充钾盐,不宜施行电复律。如与洋地黄无关,可应用 β 受体阻滞药、钙通道阻滞药或洋地黄治疗。其他药物可选用 Ⅰa、Ⅰc 与 Ⅲ类(胺碘酮)药物。

四、房室交界区相关的折返性心动过速

房室交界区相关的折返性心动过速主要包括房室结折返性心动过速(atrioventricular nodal reentrant tachycardia,AVNRT)和房室折返性心动过速(atrioventricular reentrant tachycardia,AVRT)两大类,其共同的发生机制为折返,但前者的折返环路位于房室结内,后者由房室结、旁道与心房、心室共同组成折返环路。两者的心电图表现均为室上性 QRS 波群和规则 RR 间期,少部分患者为宽 QRS 波群。

阵发性室上性心动过速(paroxysmal supraventricular tachycardia,PSVT)简称室上速。大多数心电图表现为 QRS 波群形态正常、RR 间期规则的快速心律。传统的室上速定义是起源于心室希氏束分支以上部位的心动过速。随着现代电生理学发展,认识到其折返途径不仅涉及心房和房室交界区,也涉及希氏束和心室。因此传统的室上速是指除了室性心动过速和心房颤动外的各种心动过速。而狭义的室上速特指房室结折返性心动过速和房室折返性心动过速。

(一) 房室结折返性心动过速

1.病因 患者通常无器质性心脏病表现,不同性别与年龄均可发生。

2.心电图特征 ①心率 150～250 次/分,节律规则;②QRS 波形态与时限均正常,但发生室内差异性传导或束支传导阻滞时,QRS 波形态异常;③P 波为逆行性(Ⅱ、Ⅲ、aVF 导联倒置),常埋藏于 QRS 波内或位于其终末部分,P 波就与 QRS 波保持固定关系;④起始突然,通常由一个房性期前收缩触发,其下传的 P-R 间期显著延长,随之引起心动过速发作。

3.临床表现 心动过速发作突然起始与终止,持续时间长短不一。症状包括心悸、胸闷、焦虑不安、头晕,少见有昏厥、心绞痛、心力衰竭与休克者。症状轻重取决于发作时心室率快速的程度以及持续时间,亦与原发病的严重程度有关。若发作时心室率过快,使心排血量与脑血流量锐减或心动过速猝然终止,窦房结未能及时恢复自律性导致心搏停顿,则可发生昏厥。听诊心尖区第一心音强度恒定,心律绝对规则。

4.治疗

(1) 急性发作期:应根据患者基础的心脏状况,既往发作的情况以及对心动过速的耐受程度做出适当处理。

如患者心功能与血压正常,可先尝试刺激迷走神经的方法。颈动脉窦按摩(患者取仰卧位,先行右侧,每次 5～10 秒,无效再按摩左侧,切莫双侧同时按摩)、Valsalva 动作(深吸气后屏气、再用力作呼气动作)、诱导恶心、将面部浸没于冰水内等方法可使心动过速终止。多次

尝试失败,应选择药物治疗或直流电复律。

药物治疗是终止心动过速发作最常用和有效的方法。首选腺苷,起效迅速,不良反应为胸部压迫感、呼吸困难、面部潮红、窦性心动过缓、房室传导阻滞等,但其半衰期短于6秒,不良反应即使发生亦很快消失。如腺苷无效可用维拉帕米、地尔硫䓬或β受体阻滞药(艾司洛尔或美托洛尔)。如合并心力衰竭、低血压或尚未明确室上速诊断的宽QRS心动过速,不应选用钙通道阻滞剂,宜选用腺苷静注。其他可用的药物包括β受体阻滞药、洋地黄、普罗帕酮和某些升压药物(如去氧肾上腺素、间羟胺或甲氧明),其中β受体阻滞药以短效制剂为宜,伴心功能不全者可选洋地黄类药物,升压药物通过反射性兴奋迷走神经终止心动过速,适用于合并低血压者,但忌用于老年人、高血压和急性心肌梗死患者。

食管心房调搏术亦能有效中止心动过速发作。当患者出现严重心绞痛、低血压、充血性心力衰竭表现或者急性发作应用上述药物无效时,应立即直流电复律。但应注意,已应用洋地黄者不应接受电复律治疗。

(2) 导管消融:导管消融治疗房室结折返性心动过速已十分成熟、安全、有效,且能根治心动过速,应优先应用。

(二)房室折返性心动过速与预激综合征

房室折返性心动过速(AVRT)是与旁道相关的最常见的心动过速。在正常的房室传导组织以外,存在一些异常的心肌纤维组成的肌束,即旁道(又称房室旁路),最常见的是连接心房和心室之间的旁道,又称Kent束。少见的旁道包括心房-希氏束、房室结-心室纤维和分支-室纤维。其折返环路由房室结-希浦氏系统及旁道组成,由于两者的电生理特征差异(与房室结-希浦氏系统相比,旁道传导速度快,且无递减传导性能),期前收缩可引发房室折返性心动过速。

旁道仅能逆向传导者称为隐匿性旁道,而能前向传导的旁道,因在心电图上可显示心室预激则称为显性旁道。心电图的预激是指心房冲动提前激动心室的部分或全体。心电图有预激表现(表现为δ波),临床上有心动过速发作被称为预激综合征,又称Wolf-Parkinson- White综合征。

1.病因 据大规模人群统计,预激综合征的平均发生率为1.5‰。预激综合征患者大多无其他心脏异常征象。可于任何年龄经心电图或发作室上速被发现,以男性居多。先天性心血管病如三尖瓣下移畸形(Ebstein畸形)、二尖瓣脱垂、心肌病和冠心病等可并发预激综合征。40%~65%的预激者无症状。

2.心电图特征 旁道典型预激表现为:①窦性心搏的P-R间期短于0.12秒;②某些导联的QRS波群时限超过0.12秒,QRS波群起始部分粗钝(称δ波),终末部分正常;③ST-T波呈继发性改变,与QRS波群主波方向相反。根据胸导联QRS波群的形态,以往将预激分成两型:A型为胸导联QRS波群主波均向上,预激发生在左室或右室后底部(图3-6);B型为QRS波群在V_1导联主波向下,V_5、V_6导联主波向上,预激发生在右室前侧壁(图3-7)。

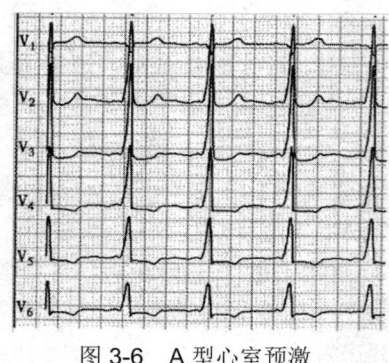
图 3-6 A 型心室预激

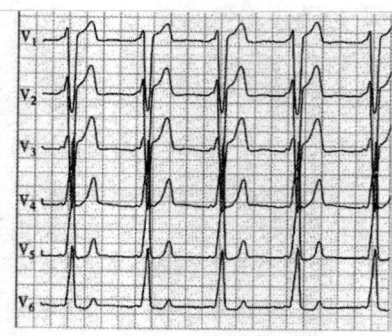
图 3-7 B 型心室预激

预激并发房室折返性心动过速时根据折返方向不同将其分为顺向型房室折返性心动过速（又称正向型房室折返性心动过速）和逆向型房室折返性心动过速。顺向型房室折返性心动过速系冲动经房室结前传激动心室,经房室旁路逆传激动心房,QRS 波群形态正常,心室率可达 150～250 次/分(通常比房室结折返快),此型最常见,占房室折返性心动过速的 90%。

逆向型 AVRT 系冲动经房室旁路前传激动心室,经房室结逆传激动心房,QRS 波群宽大畸形,极易与室性心动过速混淆,应注意鉴别。

预激患者亦可发生心房颤动与心房扑动,若冲动沿旁路下传,由于其不应期短,会产生极快的心室率,甚至演变为心室颤动。

3.临床表现 心室预激本身不引起症状,具有心室预激表现者,其快速心律失常的发生率为 1.8%,并随年龄增长而增加。主要包括房室折返性心动过速,最常见,约占 80%,其次是心房颤动、心房扑动与心室颤动。患者主要表现为阵发性心悸,过高频率的心动过速(特别是持续发作心房颤动)可导致充血性心力衰竭、低血压或恶化为心室颤动和猝死。

4.治疗 未曾发作心动过速或偶有发作但症状轻微的预激患者的治疗,仍存在争议。目前主张通过电生理检查识别高危旁道患者并推荐导管消融。

预激患者发作正向型房室折返性心动过速,可参照房室结内折返性心动过速处理。发作逆向型房室折返性心动过速,如刺激迷走神经和用腺苷无效,可使用伊布利特、普鲁卡因胺、普罗帕酮或直流电复律。

导管消融旁路可根治预激综合征。对于心动过速发作频繁或伴发心房颤动或扑动的预激综合征患者,应尽早行导管消融治疗。

第四章 高血压

第一节 原发性高血压

原发性高血压是遗传基因与许多致病性因素相互作用而引起的多因素疾病。在高血压的形成过程中,交感神经兴奋导致心率增快,心肌收缩力增强和心排血出量增加,周围小动脉收缩,外周血管阻力增大可使血压升高;肾素-血管紧张素-醛固酮系统(RAAS)通过调节水、电解质平衡以及血容量、血管张力而影响血压;另外,肾脏功能异常、内分泌功能失调、电解质紊乱及某些微量元素的缺乏也是高血压的重要影响因素。

一、诊断标准

根据《2009年中国高血压治疗指南》对高血压的诊断标准,在未服用抗高血压药物的情况下,18岁以上成人收缩压≥140mmHg(18.7kPa)和(或)舒张压≥90mmHg(12.0kPa)即可诊断为高血压,并根据血压水平将血压分为以下几种类型(表4-1)。

表4-1 血压水平的定义和分类

分类	收缩压(mmHg)	舒张压(mmHg)
正常	120~129	<84
正常高限	130~139	85~89
1级高血压	140~159	90~99
2级高血压	160~179	100~109
3级高血压	≥180	≥110
单纯收缩期高血压	≥140	<90

注:当收缩压和舒张压分属于不同级别时,采用较高的级别。单纯收缩期高血压则根据收缩压进行分级。

成人自测血压135/85mmHg(18.0/11.3kPa)为正常值,24小时血压监测白天<135/85mmHg(18.0/11.3kPa),夜间睡眠时<120/75mmHg(16.0/10.0kPa)为正常值,超过上述数据即为血压异常。

1.临床表现

(1) 原发性高血压起病隐匿,进展缓慢,病程长。初期较少症状,患者多诉头晕、头胀、失眠、健忘、耳鸣、乏力、多梦、易激动等。部分患者出现了高血压所致的严重并发症和靶器官功能性或器质性损害的相应症状和临床表现时才就医。

(2) 并发症:长期的高血压可导致左心室肥厚,心脏扩大及心功能不全。高血压也是动脉硬化及冠状动脉粥样硬化性心脏病的主要危险因素,可合并闭塞性周围血管病及冠状动脉粥样硬化性心脏病;血压突然显著升高可产生高血压脑病,表现为患者剧烈头痛、呕吐、视力减退,甚至抽搐、昏迷。老年高血压患者常合并脑动脉硬化,可出现短暂性脑缺血发作或脑卒中。高血压致肾损害,最终可导致慢性肾衰竭。

(3) 高血压预后危险分层:高血压患者的治疗方案,不但要依据其血压水平,还应根据其危险因素(表 4-2)或同时存在的其他疾病等因素综合考虑。

表 4-2　用于高血压预后危险分层评估的危险因素

常见危险因素
　收缩压和舒张压水平
　年龄(男性>55 岁,女性>65 岁)
　吸烟
　脂质异常:总胆固醇>6.5mmol/L,或 LDL 胆固醇>4.0mmol/L,或 HDL 胆固醇男性<1.0mmol/L,女性<1.2mmol/L
　早发心血管疾病家族史(男性<55 岁,女性<65 岁)
　腹型肥胖(腹围:男性≥102cm,女性≥89cm)
　C-反应蛋白≥1mg/dL
　糖尿病:空腹血糖≥7.0mmol/L,餐后血糖≥11.0mmol/L

靶器官损害(并发症)
　左心室肥厚:超声心动图:LVMI 男性>125g/m^2,女性>110g/m^2
　动脉壁增厚及周围血管病:超声颈动脉 IMT≥0.9mm 或有动脉粥样硬化斑块
　肾脏损害:血清肌酐轻度升高(男性 115~133μmol/L,女性 107~124μmol/L);微量白蛋白尿(30~300mg/24 小时;白蛋白/肌酐比值男性≥22mg/g,女性≥31mg/g)
　脑血管疾病:缺血性卒中、脑出血及短暂性缺血发作
　心脏疾病:心肌梗死、心绞痛、冠状动脉血运重建及充血性心力衰竭
　严重的视网膜病变:出血或渗出,视盘水肿

注:LDL.低密度脂蛋白;HDL.高密度脂蛋白;LVMI.左心室重量指数;IMT.内膜中层厚度。

2.实验室检查

(1) 血压测量:如为初诊高血压,应每天测量 2 次(早晚各测 1 次),连续监测 7 天。

(2) 动态血压监测:动态血压是诊断和观察高血压治疗效果的最佳方法,并可用以指导治疗。

(3) 心电图:主要表现为左胸前导联高电压并可合并 T 波深倒置和 ST 段改变。此外,还可出现各种心律失常、左右束支传导阻滞的图形。

(4) 超声心动图:主要表现为左室向心性肥厚,早期常有舒张功能异常,后期心脏呈离心性肥大,心室收缩与舒张功能均有异常。

(5) X线检查:左室扩大,主动脉增宽、延长、扭曲,心影呈主动脉型心改变,左心功能不全时可出现肺淤血征象。

二、治疗原则

高血压治疗的总体原则是采取对患者影响最小的治疗方式而最大限度的保护靶器官功能。

1.非药物治疗 减肥、控制体重,超体重是高血压独立危险因素。减肥和控制体重不仅有助于减低血压和减少降压药用量,也能降低冠心病和其他心脑血管疾病及糖尿病的患病率;低盐饮食,高血压患者应将每天钠摄入量控制在 70～120mmol(即食盐 1.5～3.0g);体育运动,适当体育锻炼和体力劳动,能缓解精神紧张,也有利于减轻体重控制肥胖;戒烟酒,吸烟和饮酒与高血压明显相关,也是其他心脑血管疾病的重要危险因素,戒烟和适当限酒有利于控制血压。

2.药物治疗 降压药的选择主要取决于药物对患者的降压效果和不良反应。对每个具体患者来说,能有效控制血压并适宜长期治疗的药物就是合理的选择。在选择过程中,还应该考虑患者靶器官受损情况和有无糖尿病、血脂、尿酸等代谢异常,以及降压药与其他使用药物之间的相互作用。目前常用降压药物有六大类,即利尿剂、β受体阻滞剂、钙通道阻滞剂(calcium channel blocker,CCB)、血管紧张素转换酶(ACE)抑制剂、血管紧张素Ⅱ受体阻滞剂和α受体阻滞剂。

(1) 利尿剂:利尿剂使细胞外液容量降低、心排血量降低,并通过利钠作用使血压下降。单独使用首选药治疗轻度高血压,尤其适用于老年人收缩期高血压及心力衰竭伴高血压的治疗,也可与其他降压药合用治疗中、重度高血压。利尿剂包括噻嗪类、袢利尿剂和保钾利尿剂三类。

1) 噻嗪类:氯噻嗪 125～500mg,每天 1 次;氯噻酮 12.5～25mg,每天 1 次;氢氯噻嗪 12.5～50mg,每天 1 次;吲达帕胺 1.25～2.5mg,每天 1 次。噻嗪类利尿剂长期应用可引起低血钾、高血糖、高尿酸血症和高胆固醇血症,因此糖尿病及高脂血症患者应慎用,痛风患者禁用。

2) 袢利尿剂:呋塞米 20～80mg,每天 1～2 次;托塞米 2.5～10mg,每天 1 次。袢利尿剂作用迅速,但过度作用可致低血钾、低血压。保钾利尿剂多与噻嗪类利尿剂合用以减少低钾血症的发生。

3) 保钾利尿剂:多联合袢利尿剂使用,醛固酮受体阻滞剂,如螺内酯或依普利酮,最佳适应证是用于醛固酮增多所致高血压患者,螺内酯 25～50mg,每天 1～2 次;依普利酮 50～100mg,每天 1～2 次;氨苯蝶啶 50～100mg,每天 1～2 次。

(2) β受体阻滞剂:β受体阻滞剂通过降低心排血量、抑制肾素释放并通过交感神经突触前膜阻滞使神经递质释放减少,从而使血压下降。β受体阻滞剂降压作用缓慢,适用于轻、中度高血压,尤其是心率较快的中青年患者或合并有心绞痛、心肌梗死后高血压患者。

1) 选择性β受体阻滞剂:美托洛尔 50～150mg,每天 2 次;美托洛尔缓释剂 50～100mg,每天 1 次;阿替洛尔,25～100mg,每天 1 次;比索洛尔 2.5～10mg,每天 1 次。

2) 非选择性β受体阻滞剂:普萘洛尔 40～160mg,每天 2 次;长效普萘洛尔 60～180mg,每天 1 次。

3) α、β受体双重阻滞剂:卡维地洛 12.5~50mg,每天 2 次;拉贝洛尔 200~800mg,每天 2 次。

β受体阻滞剂对心肌收缩力、房室传导及窦性心律均有抑制,可引起血脂升高、低血糖、末梢循环障碍、乏力及加重气管痉挛。因此充血性心力衰竭、支气管哮喘、糖尿病、病态窦房结综合征、房室传导阻滞、外周动脉疾病患者不宜用。

(3) 钙通道阻滞剂:抑制细胞外 Ca^{2+} 的跨膜内流,降低血管平滑肌细胞内游离 Ca^{2+},而使血管平滑肌松弛。钙通道阻滞剂还能减弱血管收缩物质如去甲肾上腺素及血管紧张素Ⅱ的升压反应。钙通道阻滞剂降压迅速,作用稳定,可用于各种程度的高血压,尤适用于老年高血压或合并稳定型心绞痛患者。钙通道阻滞剂包括维拉帕米、地尔硫䓬及二氢吡啶类三种类型,作用时间上分短效、长效或缓(控)释剂型,临床上用于降压治疗多选用长效或缓(控)释剂型。

1) 二氢吡啶类:硝苯地平控释片 30~60mg,每天 1 次;硝苯地平缓释片 20~40mg,每天 2 次;尼卡地平缓释片 60~120mg,每天 2 次;尼索地平 10~40mg,每天 1 次;尼群地平 10~20mg,每天 1~2 次;尼莫地平缓释片 30~60mg,每天 2 次;依拉地平 2.5~10mg,每天 2 次;非洛地平 2.5~20mg,每天 1 次;氨氯地平 2.5~10mg,每天 1 次。

2) 非二氢吡啶类:地尔硫䓬缓释剂 120~540mg,每天 1 次;长效维拉帕米 120~360mg,每天 1 次。

钙通道阻滞剂可引起心率增快、充血、潮红、头痛、下肢水肿等,缓释、控释或长效制剂不良反应有所减少。维拉帕米和地尔硫䓬抑制心肌收缩及自律性和传导性,因此不宜在心力衰竭、窦房结功能低下或心脏传导阻滞患者中应用。

(4) 血管紧张素转换酶抑制剂(ACEI):通过抑制血管紧张素转换酶使血管紧张素Ⅱ生成减少,同时抑制激肽酶使缓激肽降解减少,两者均有利于血管扩张,使血压降低。ACEI 对各种程度高血压均有一定降压作用,对伴有心力衰竭、左室肥大、心肌梗死后、糖耐量减低或糖尿病肾病蛋白尿等合并症的患者尤为适宜。

临床常用 ACEI:卡托普利 25~100mg,每天 2 次;依那普利 2.5~40mg,每天 1~2 次;福辛普利 10~40mg,每天 1 次;赖诺普利 10~40mg,每天 1 次;培哚普利 4~8mg,每天 1~2 次;雷米普利 2.5~20mg,每天 1 次。

ACEI 最常见的不良反应是干咳,可能与体内缓激肽增多有关,停药后即可消失。最严重的不良反应是血管神经性水肿,但十分少见。高血钾、妊娠、肾动脉狭窄患者禁用。

(5) 血管紧张素Ⅱ受体阻滞剂:通过对血管紧张素Ⅱ受体的阻滞,有效地阻断血管紧张素对血管收缩、水钠潴留及细胞增生等不利作用。适应证同 ACEI,但不引起咳嗽反应。血管紧张素Ⅱ受体阻滞剂减压作用平稳,可与大多数降压药物合用。

临床常用制剂:厄贝沙坦 150~300mg,每天 1 次;氯沙坦 25~100mg,每天 1 次;替米沙坦 20~80mg,每天 1 次;缬沙坦 80~320mg,每天 1 次;坎地沙坦 8~32mg,每天 1 次。

血管紧张素Ⅱ受体阻滞剂加利尿剂复合制剂:厄贝沙坦 150mg+氢氯噻嗪 12.5mg(商品名安博诺)1 片,每天 1 次;氯沙坦 50mg+氢氯噻嗪 12.5mg 或 25mg(商品名海捷亚)1 片,每天 1 次。

(6) α 受体阻滞剂:选择性 $α_1$ 受体阻滞剂通过对突触后 α 受体阻滞,对抗去甲肾上腺素的动静脉收缩作用,使血管扩张、血压下降。非选择性类如酚妥拉明,主要用于嗜铬细胞瘤。$α_1$ 受体阻滞剂能安全、有效地降低血压,不影响血糖、血脂代谢。主要的不良反应为直立性低血压,尤其老年患者用药需谨慎。

α₁ 受体阻滞剂:多沙唑嗪 1~16mg,每天 1 次;哌唑嗪 2~20mg,每天 1 次;特拉唑嗪 1~20mg,每天 1~2 次。

中枢性 α₂ 受体阻滞剂:可乐定 0.1~0.8mg,每天 2 次;可乐定贴片 0.1~0.3mg,1 周 1 次;甲基多巴 250~1000mg,每天 2 次。

(7) 周围交感神经抑制剂和直接血管扩张剂:此类药物虽有一定的降压作用,但常出现直立性低血压等不良反应,且尚无心脏、代谢方面保护作用的循证医学证据,因此不宜长期服用。

周围交感神经抑制剂:利血平 0.05~0.25mg,每天 1 次。

直接血管扩张剂:肼屈嗪 25~100mg,每天 2 次。

(8) 药物的联合应用:联合疗法有两种情况,一是每种降压药剂量固定,药厂做成复合制剂。另一种情况是两种药物或以上药物联合使用。联合疗法的优点是几种药物取长补短增强疗效,同时减少或抵消不良反应。

联合用药的选择:ACEI+利尿剂;利尿剂+β 受体阻滞剂;钙通道阻滞剂+β 受体阻滞剂;ACEI+钙通道阻滞剂。另外,也可以考虑 β 受体阻滞剂+α 受体阻滞剂,β 受体阻滞剂+ACEI,氢氯噻嗪+钙通道阻滞剂,氢氯噻嗪+保钾利尿剂,还可以考虑 ACEI+血管紧张素Ⅱ受体阻滞剂。

3.高血压合并几种特殊情况的治疗

(1) 高血压脑病:患者多为长期高血压,因过度劳累、紧张和情绪激动等因素导致血压突然急剧升高,造成高颅压或脑水肿,临床上出现头痛、呕吐、烦躁不安、视物模糊、黑蒙、抽搐、意识障碍,甚至昏迷等症状。

治疗原则:应尽快降压,降压速度视原有基础血压情况而定。通常将升高部分血压下降 25%~30%,然后维持数小时甚至数天再逐渐降至正常,切勿过快过度降压,避免出现脑血流低灌注。降压药物首选硝普钠,开始剂量为 20μg/min,视血压和病情可逐渐增至 200~300μg/min。近年来应用乌拉地尔或硝酸甘油代替硝普钠,取得良好效果。由嗜铬细胞瘤所致高血压危象,可首选酚妥拉明 5~10mg 快速静脉注射,有效后静滴维持。制止抽搐可用地西泮、苯巴比妥钠等。此外,如颅压升高或出现脑水肿,应给予脱水、利尿等处理以降低颅压和减轻脑水肿。往往需待病情稳定后方可改为口服降压药,并积极控制诱发因素。

(2) 急进型高血压:患者短期内血压突然升高且持续不降,常突然头痛、头晕、视物模糊、心悸、气促等,病情发展迅速,易引起心、脑、肾等重要靶器官的损伤及并发症。患者舒张期血压常>130mmHg,可出现眼底出血、渗出和视盘水肿,若由继发性高血压所致者尚有相应临床表现。

治疗原则:急进型高血压若无心、脑、肾的严重并发症,则可采用口服降压药较缓慢地降压,通常 1~2 周内把血压降至(140~150)/(95~100)mmHg,避免降压过多过快,造成脑供血不足和肾血流量下降而加剧脑缺血和肾功能不全。若患者出现高血压脑病、高血压危象或左心衰,则必须采用注射方法迅速降压,待血压降至安全范围(150~160)/(95~100)mmHg 后,再过渡到用口服降压药维持,并将血压控制在<140/90mmHg。

(3) 高血压合并左心衰:高血压是心衰的主要病因之一,长期的高血压可导致左心室肥厚及心脏扩大,不但影响左室舒张期顺应性,后期还可引起左室收缩功能障碍,进而发生左心衰。

治疗原则:高血压合并左心衰的治疗关键是尽快降低心脏前、后负荷,降低血压。降压药物首选 ACEI,如出现咳嗽等不良反应,可选用血管紧张素Ⅱ受体阻滞剂替代。β受体阻滞剂通过抗交感过度兴奋作用,不但具有降压作用也有利于轻中度心衰的治疗。利尿剂是高血压合并心衰常被选用的药物,首选袢利尿剂。钙通道阻滞剂一般不用于高血压合并明显心衰者,除非血压难以控制,但宜选用二氢吡啶类氨氯地平或非洛地平。如患者血压显著升高的同时伴有明显心衰症状,可选用硝普钠或硝酸甘油静脉用药,以快速纠正心衰。

(4) 高血压合并肾功能不全:高血压患者均有不同程度肾功能损害,尤其长期高血压且血压未控制者更易发生肾功能不全。

治疗原则:①应选用增加或不明显减少肾血流量、降压作用温和而持久的降压药;②一般宜从小剂量开始,逐渐加量,达到目标血压后改用小剂量维持;③避免使用有肾毒性作用的药物;④经肾脏代谢或排泄的降压药,剂量应控制在常规剂量的 1/2~2/3;⑤伴肾功能不全的高血压患者,血压不宜降得过低,一般以降到 140/90mmHg 左右为宜;⑥双侧肾动脉狭窄和高钾血症者应避免使用血管紧张素转换酶抑制剂或血管紧张素Ⅱ受体阻滞剂。高血压合并肾功能损害者一般选用钙通道阻滞剂,常与β受体阻滞剂合用。

(5) 高血压合并哮喘或慢性阻塞性肺病:高血压并非哮喘或慢性阻塞性肺病的致病原因,但临床上此两种情况经常同时存在。在治疗要避免使用易诱发哮喘的降压药物。

治疗原则:首选钙通道阻滞剂,其次可选用α受体阻滞剂、肼屈嗪类等。避免使用β受体阻滞剂,尤其是非选择性β受体阻滞剂,以免加重支气管痉挛。利尿剂、血管紧张素转换酶抑制剂也应慎用,必要时可用血管紧张素Ⅱ受体阻滞剂。

(6) 高血压合并脑血管意外:高血压患者因情绪激动、过度紧张或疲劳引起血压突然升高,导致已病变的脑血管破裂出血,临床表现为突然剧烈头痛、呕吐,局灶性者可能出现轻度偏瘫或癫痫样发作,重者迅速意识障碍或昏迷。

治疗原则:出血量较小者可采取内科治疗,出血量较大者及时开颅手术或行脑立体定向手术清除血肿。急性期降压应小心谨慎,不宜降压过快过低。并发蛛网膜下隙出血者收缩压降至 140~150mmHg 即可,脑出血者使收缩压降至 150mmHg 左右为宜。颅压升高者应及时降低颅压,首选甘露醇脱水,利尿剂降低血容量。出血量较大者为防止血肿进一步扩大,可用止血剂如血凝酶。缺血性脑梗死一般不宜降压治疗,除非血压非常高。对于急、慢性脑血管痉挛,一般可用钙通道阻滞剂,也可用血管紧张素转换酶抑制剂及血管紧张素Ⅱ受体阻滞剂等。

(7) 妊娠期高血压:多发于≤20 岁或≥35 岁的孕妇,原有高血压、肾炎、糖尿病者,精神过分紧张、羊水过多、双胞胎或巨大儿葡萄胎等亦是常见诱发因素。临床表现为妊娠 20 周后出现血压升高,轻者血压≥140/90mmHg 伴蛋白尿≥300mg/24 小时尿;重者收缩压≥160mmHg 或舒张压≥110mmHg,蛋白尿≥2.0g/24 小时尿。

治疗原则:首先应注意休息,精神放松,必要时可给予镇静剂。一般不急于降压,如血压明显升高者,降压首选钙通道阻滞剂,α、β受体阻滞剂拉贝洛尔,直接血管扩张剂肼屈嗪等,必要时静脉滴注硝普钠快速降压。严重者如伴有抽搐应立即给予解痉止抽药物,如硫酸镁。妊娠期高血压在使用降压药时必须严密观察,避免血压大幅波动和降得太低影响胎儿血供,一般将血压控制在 130/85mmHg 为宜。妊娠期重度高血压,ACEI 和 AngⅡ受体阻滞剂应属禁忌,若药物治疗无效,应终止妊娠。

4.围手术期高血压 由于患者对疾病、手术的恐惧可使原无高血压的患者血压升高,原发性高血压者血压进一步升高。

治疗原则:对原无高血压者或血压轻、中度升高者可不急于降压,部分患者在情绪稳定或麻醉后血压多降至正常。如血压过度升高,可经静脉应用硝酸甘油、乌拉地尔或硝普钠等快速把血压降到合适水平。对于选择性手术者宜将血压控制在正常或略为偏高(140~150)/(90~95)mmHg为宜。原有高血压者术前1周可应用ACEI、AngⅡ受体阻滞剂、钙通道阻滞剂或β受体阻滞剂将血压维持在正常偏高水平。

第二节 继发性高血压

继发性高血压是指因某些确定的疾病或原因引起的血压升高,约占所有高血压的5%。尽管继发性高血压所占比例并不高,但由于高血压患者基数庞大,其实际发生数量相当可观。在有效去除原因或控制原发疾病后,作为继发症状的高血压通常可以得到治愈或有效缓解,因此在临床实践中,需对继发性高血压的病因进行及时识别并正确处理,从而提高整体人群的血压控制率。

国外资料报道,继发性高血压在一般高血压人群中的患病率为5%~10%,尽管所占比例不高,但绝对人数仍相当多。在欧洲中、重度高血压人群中为31%;法国巴黎一项1997—2001年的调查显示:内分泌性高血压占14.6%;中国有一项研究报道在所有住院的高血压患者中,继发性高血压占14%。近年来,随着诊断技术的不断提高,对继发性高血压的检出率有逐年增高的趋势。

常见的继发性高血压病因分类:肾性高血压、内分泌性高血压、主动脉缩窄、妊娠期高血压疾病和其他(表4-3)。

表4-3 常见继发性高血压病因分类

肾性高血压	肾实质疾病
	肾动脉狭窄
内分泌性高血压	原发性醛固酮增多症
	嗜铬细胞瘤和副神经节瘤
	库欣综合征
	甲状腺功能亢进症
	甲状旁腺功能亢进症
	主动脉缩窄
妊娠期高血压疾病	妊娠期高血压
	子痫前期
	子痫
其他	睡眠呼吸暂停综合征

一、诊断思路及程序

对高血压患者进行每一种继发性高血压的每项鉴别诊断措施几乎是不可能的,事实上也是不必要的。因此,对高血压患者进行鉴别诊断时,应该有一定的思路,即对具有不同临床特点的高血压患者,想到引起高血压的不同病因,再采取某些特殊的检查方法加以排除或证实,从而使病因诊断得以明确。临床上凡遇到下列情况时,要进行全面详尽的筛选检查:中、重度血压升高的年轻患者;症状、体征或实验室检查有怀疑线索,如肢体脉搏波动不对称性减弱或消失;药物联合治疗效果差,或者治疗过程中血压曾经控制良好但近期内又明显升高;对于应该敏感的降压药物不敏感或对某种降压药物极其敏感。目前诊断技术发展迅速,为提高鉴别诊断水平提供了科学依据,但永远不能忽视基本的病史询问、体格检查及常规化验,因为这是诊断的基础。

1.病史采集 ①高血压家族史;②高血压患病时间,最高、最低及平时血压水平;③高血压类型,是持续型或阵发型;④夜尿增多及周期性瘫痪史;⑤多汗、心悸及面色苍白史;⑥尿痛、尿急、血尿、贫血及水肿史;⑦女性高一定要清楚妊娠期间的血压情况,避孕药服用史及第二性征发育史;⑧男性要了解吸烟、饮酒史和精神、工作、睡眠等特点;⑨高血压患者对不同类型降压药的反应。

2.体格检查 首次接受诊治时或病情变化时应详细接受系统的内科全面查体并注意以下几个问题。①平卧位测四肢血压;②详细检查周围血管搏动情况;③观测体型、面色及四肢末梢温度;④皮肤多汗及四肢血管情况;⑤面部及双下肢水肿情况;⑥第二性征的发育情况;⑦心率、心律及心脏杂音;⑧血管杂音;⑨眼底检查。

3.注意以下常规化验 ①血常规和尿常规;②生化;③餐后 2 小时血糖浓度测定。

另外,还应进行心电图、超声心动图、肝胆胰脾肾及肾上腺 B 超检查及胸部 X 线片等。24 小时血压监测在继发性高血压筛选检查中也有重要意义。各种继发性高血压患者,24 小时血压波动有其特殊性。例如,肾动脉狭窄所引起的高血压,其特点是持续血压升高,不出现夜间睡眠中血压下降规律,且对药物治疗也无明显降低;睡眠呼吸暂停综合征可使血压昼夜节律消失。

通过对临床资料的综合分析,应按继发性高血压有关原发疾病进行临床特点组合,想到引起相关的继发性高血压的疾病。再联系各种继发性高血压疾病的临床特点,初步确定某种继发性高血压的可疑对象,再通过进一步的生化试验和特殊检查对某种继发性高血压疾病进行排除和确诊。

二、肾性高血压

肾性高血压是指由肾脏病变或缺如导致的高血压,是继发性高血压的主要原因之一,主要包括肾实质性高血压和肾血管性高血压,此外也包括某些可导致水钠潴留的罕见单基因遗传病(如 Liddle 综合征、Gordon 综合征、表观盐皮质类固醇激素过多综合征等)。

(一) 肾实质性高血压

肾实质性高血压是指由肾脏实质病变引起的血压增高,是继发性高血压最常见类型,临床表现为不同类型肾脏病变导致的肾功能不全合并较难控制的血压升高。引起肾实质性高血压的常见病因:急慢性肾小球肾炎、肾小管-间质疾病(如慢性肾盂肾炎、梗阻性肾病)、继发性肾病(如狼疮肾炎、糖尿病肾病)、多囊肾等。肾脏实质性病变导致高血压的机制包括水钠潴留、RAAS过度激活、交感神经系统亢进等,而高血压又能进一步加重肾脏病变,形成恶性循环,所以肾实质性高血压的预后较原发性高血压差。

1.诊断 肾实质性高血压的诊断需首先了解患者的肾脏病史,尤其是蛋白尿、血尿或肾功能异常与高血压出现的先后顺序。对于与原发性高血压伴肾脏损害难以区分者,如果条件允许可行肾穿刺组织学检查明确。常用实验室与器械检查:尿常规、尿白蛋白/肌酐比值、24小时尿蛋白定量、尿蛋白电泳、肾脏和肾血管B超、肾脏CT和MRI等。

2.治疗 肾实质性高血压患者应予严格限制钠盐摄入(钠盐<6g/d或更低)。降压治疗的血压目标为130/80mmHg,可选用ACEI/ARB、CCB、α受体阻滞剂、β受体阻滞剂等降压药物。对于有蛋白尿的患者,首选ACEI/ARB类以延缓肾功能恶化。

(二)肾血管性高血压

肾血管性高血压,主要是由肾动脉狭窄(renal artery stenosis,RAS)所致,是指单侧或双侧肾动脉主干或分支狭窄引起的高血压,在高血压人群中的患病率为1%~2%。其致病机制为肾动脉狭窄导致肾脏灌注减少,从而激活了RAAS引起高血压。尽早解除狭窄可以使血压回复正常。

1.临床分型 肾动脉狭窄主要分为动脉粥样硬化性和非动脉粥样硬化性两类。动脉粥样硬化性肾动脉狭窄约占总数的80%,多见于有多种心血管病危险因素的老年人。非动脉粥样硬化性肾动脉狭窄主要包括多发性大动脉炎、纤维肌性发育不良等,多见于青年人,女性患病居多。

2.临床表现 肾动脉狭窄的临床表现主要有狭窄导致的高血压和缺血性肾脏病。此外,动脉粥样硬化性和大动脉炎性肾动脉狭窄常伴有肾外表现,前者可出现冠状动脉粥样硬化心脏病、脑卒中和外周动脉硬化等,后者可出现无脉症等。

(1) 肾血管性高血压:因肾动脉狭窄而引起的高血压常有如下特点:①血压正常者(特别是青年女性)出现高血压后迅速进展;②原有高血压患者(主要是中老年患者)血压迅速恶化,舒张压明显升高;③突然进展的血压增高常难以控制;④约15%患者因血醛固酮增多表现为低血钾;⑤单侧肾动脉狭窄所致高血压,若长时间不能得到控制,还可以引起对侧的肾脏损害(高血压肾硬化症)。

(2) 缺血性肾脏病:主要表现为肾功能进行性减退。首先出现夜尿增多、尿比重和渗透压降低等远端肾小管浓缩功能障碍,随后出现肾小球滤过率下降、血肌酐升高等肾小管功能障碍。后期可出现肾脏体积变小,尤其是肾动脉狭窄侧。

3.诊断 肾动脉狭窄的诊断包括病因学诊断、解剖学诊断及病理生理学诊断,完整的诊断是合理治疗方式选择的基础。病因学诊断主要是判断肾动脉狭窄是动脉粥样硬化或是非动脉粥样硬化性的。肾动脉狭窄的解剖学诊断主要依靠B型和彩色多普勒超声、计算机体层血管成像(computed tomography angiography,CTA)、磁共振血管成像(magnetic resonance angiography,MRA)及肾动脉造影等,可以提供狭窄部位、程度、范围、与腹主动脉的关系等。病理生理学诊断的目的是判断是否存在肾血管性高血压和缺血性肾病,主要方法有RAAS激活评估(包括外周和双肾静脉肾素活性测定、卡托普利肾显像实验等)、肾功能及血流动力学评估等。

4. 治疗 肾动脉狭窄治疗应在病因学诊断、解剖学诊断及病理生理学诊断的基础上,干预病因并在某些情况下进行血管重建,减少终末期肾病或肾血管性高血压靶器官损害的发生。 药物降压是肾性高血压的基础治疗,而何种情况下采用介入治疗进行肾动脉狭窄的血运重建仍有争议。 目前一般推荐经皮介入治疗作为肾动脉血管重建的首选方法,包括经皮球囊成形术和支架成形术,对不同病因的肾动脉狭窄患者来说首选治疗方法有所区别:对于动脉粥样硬化肾动脉狭窄患者,常规选择支架成形术可有效减少再狭窄的发生率;而对于非动脉粥样硬化患者,单纯经皮球囊成形术效果较好,且目前尚无植入支架的长期研究报道。

三、主动脉缩窄

主动脉缩窄(coarctation of the aorta,CoA)是先天性继发性高血压的一个重要病因,总发病率占先天性心脏病的5%~8%,男性患病率是女性的2~5倍。 主动脉缩窄目前病因尚未明确,其主要病理结构改变为主动脉邻近动脉导管处的局限性狭窄。 主动脉缩窄可单独发生,也常合并其他先天性心血管畸形(如二叶式主动脉瓣、室间隔缺损、二尖瓣畸形、肺静脉异位引流等)或出现在某些先天性综合征(如Turner综合征、Shone综合征等)的表现中。 主动脉缩窄导致高血压发生的病理生理机制目前尚不完全清楚。 目前认为除狭窄近端血供范围因机械因素产生血流压力增高外,RAAS过度激活和交感神经系统亢进也参与高血压的形成。

(一) 临床分型

主动脉缩窄的病理分型根据缩窄发生的部位分为导管前型和导管后型。 导管前型又称婴儿型或复杂型,多合并其他先天性心血管畸形,缩窄段位于动脉导管近心端的主动脉峡部且缩窄程度较重,导致远端血流明显受阻,胸主动脉内血流很大一部分来源于动脉导管的分流;导管后型又称成人型或单纯型,多见于动脉导管已经闭合的成年人,缩窄段位于动脉导管远心端的主动脉峡部狭窄且缩窄程度较轻。

(二) 临床表现与诊断

导管前型主动脉缩窄的临床表现为胸主动脉以下动脉血压饱和度明显减低、心力衰竭等,出生后如动脉导管闭合,则常迅速发生心源性休克甚至死亡;导管后型主动脉缩窄主要是缩窄近心端压力增高的临床表现,如难以控制的高血压、上下肢血压差大、左室后负荷增高导致充血性心力衰竭等。

早期诊断对主动脉缩窄极为重要。 体检主要表现为上肢血压增高且下肢血压明显低于上肢、胸背部听诊杂音、下肢动脉搏动明显减弱等。 上下肢动脉压力差>20mmHg,并结合相应的影像学检查结果,即可诊断CoA。 二维超声心动图为CoA筛查的常规手段,可直接观察到缩窄的部位、程度、范围、是否合并其他先天性心血管畸形等,彩色多普勒可以探测到缩窄部位的血流速度,计算压力阶差。 心脏CT和MRI可以直观显示主动脉峡部缩窄和动脉导管情况,并可以显示缩窄的部位、程度、范围、与动脉导管的位置关系等。 主动脉造影是主动脉缩窄的诊断"金标准",能清楚显示缩窄的部位、程度、范围、侧支循环形成、动脉导管是否开放等。

(三) 治疗

治疗手段主要为外科手术和介入治疗,而非药物控制,手术方式的选择主要根据患者的年龄、缩窄的程度、合并其他畸形情况等。目前认为,无创血压提示上肢血压比下肢高20mmHg的主动脉缩窄患者,若同时合并上肢血压升高(>140/90mmHg)、运动后血压异常反应或明确左室肥厚等情况,应推荐进行治疗;而无合并血压阶差或高血压的主动脉缩窄患者,可考虑进行治疗。

1.外科手术 外科手术是治疗主动脉缩窄合并其他心血管畸形的最有效方法,目的是切除病变的缩窄端并重建血运,现已经发展为多种术式,如广泛端-端吻合术、补片主动脉成形术、人工血管转流术等。手术建议尽早进行,目前认为最优手术时机在2~5岁。

2.介入治疗 主动脉缩窄的介入治疗方式分为球囊扩张血管成形术和血管内支架成形术。1982年,Lock等首次提出了球囊扩张血管成形术可替代外科治疗主动脉缩窄。当时此介入治疗方法仅用于外科手术治疗主动脉缩窄后再发缩窄的患者,以减少重复外科手术的风险,但是对于初次发现主动脉缩窄的患者,球囊扩张血管成形术后有更高的再狭窄率和主动脉瘤形成风险。1993年,Mullins等首次提出血管内支架成形术可用于治疗主动脉缩窄。由于支架植入可以防止主动脉弹性回缩,相对于单纯的球囊扩张血管成形术,血管内支架成形术有较好的早期和中期降压作用,且对主动脉壁的损伤较小、主动脉瘤形成率较低。由于支架内径适应主动脉随患者年龄增长而增大,故血管内支架成形术多用于年龄较大儿童或成人主动脉缩窄患者。近年来,主动脉缩窄覆膜支架的发明进一步减少了介入治疗并发症的发生,使得血管内支架成形术在年龄较大儿童或成人患者中逐渐成为一线治疗方案。

(四)预后

未经治疗的主动脉缩窄患者预后差。西方数据表明,婴儿期后仍能存活的主动脉缩窄患者(主要是导管后型)平均寿命为34岁,而75%的患者在43岁之前死亡,其死亡原因主要有充血性心力衰竭、主动脉夹层破裂、心内膜炎等。对于接受外科手术或介入治疗的单纯主动脉缩窄患者,仍需要长期监测术后血压水平,除留意再缩窄的发生外,一部分患者的血压可能仍高于正常水平,推荐的口服降压药物包括β受体阻滞剂、ACEI/ARB等。

四、内分泌性高血压

内分泌性高血压是由内分泌疾病导致的高血压,是继发性高血压的主要原因之一,主要包括肾上腺相关疾病、甲状腺和甲状旁腺相关疾病、垂体相关疾病等。本节主要介绍原发性醛固酮增多症、嗜铬细胞瘤和副神经节瘤、库欣综合征。

(一)原发性醛固酮增多症

原发性醛固酮增多症(primary aldosteronism,PA)是醛固酮自主性高分泌引起的一系列临床综合征,包括高血压、低血钾、心肌肥厚、肾功能不全等。原发性醛固酮增多症是最常见的一种内分泌性继发性高血压,总发病率约占高血压患者的5%,国内的筛查数据显示其在难治性高血压中其发病率高达7.1%,而西方数据中该比例更高。

1.临床分型 原发性醛固酮增多症主要分为5型,即醛固酮瘤(约占35%)、特发性醛固酮增多症(约占60%)、原发性肾上腺皮质增生、家族性醛固酮增多症和分泌醛固酮的肾上腺皮质癌。分型诊断依靠影像学、双侧肾上腺静脉取血等检查。

(1) 醛固酮瘤:是指肾上腺皮质具有分泌功能的腺瘤,占所有原发性醛固酮增多症的35%左右。一般单侧发病,表现为1cm左右肾上腺肿块,双侧肾上腺静脉取血提示肿块侧具有醛固酮分泌优势。

(2) 特发性醛固酮增多症:病因不明,占所有原发性醛固酮增多症的60%左右。一般表现为双侧肾上腺增生,也可能出现肾上腺影像学形态正常或单侧结节样改变,双侧肾上腺静脉取血提示双侧醛固酮分泌过多。

(3) 原发性肾上腺皮质增生:病因不明,占所有原发性醛固酮增多症的2%左右。单侧发病,表现为肾上腺皮质增生,双侧肾上腺静脉取血提示增生侧具有醛固酮分泌优势。

(4) 家族性醛固酮增多症:分为Ⅰ型、Ⅱ型、Ⅲ型和Ⅳ型四种类型,均为常染色体显性遗传,总数占所有原发性醛固酮增多症的1%以内。Ⅰ型又称糖皮质激素可抑制性醛固酮增多症,其致病基因为CYP1181(编码11β-羟化酶)和CYP1182(编码醛固酮合成酶)形成的融合基因,导致正常应在球状带表达的醛固酮合成酶在束状带表达且受促肾上腺皮质激素(adrenocorticotropic hormone,ACTH)调控,表现为早发的高血压且可被小剂量地塞米松所抑制。Ⅱ型致病基因为CLCN2(编码电压门控氯离子通道2)突变,导致球状带氯通道开放率增加从而诱导醛固酮合成酶产生,表现类似肾上腺腺瘤或增生型的原发性醛固酮增多症,但呈家族性发病。Ⅲ型致病基因为KCNJ5(编码内向整流钾通道4)突变,导致束状带钾通道对K^+选择性降低,从而影响细胞的极化状态最终使醛固酮分泌增多,表现为儿童时期严重高血压、低钾血症和严重靶器官损害。Ⅳ型又称异位醛固酮分泌瘤或癌,致病基因为CACHAIH(编码T型门控钙通道的α亚基),导致球状带细胞膜电位去极化从而使醛固酮分泌增多,表现为明显的高醛固酮血症,但无肾上腺的影像学改变。

(5) 分泌醛固酮的肾上腺皮质癌:是指肾上腺皮质具有分泌功能的癌,除分泌过量醛固酮外,常合并糖皮质激素和雄激素分泌增多,占所有原发性醛固酮增多症的1%以内。一般单侧发病,癌肿直径常有5cm以上并伴有坏死,双侧肾上腺静脉取血提示癌肿侧具有醛固酮分泌优势。

2.临床表现 原发性醛固酮增多症的典型临床表现为高血压伴低血钾,此外长期高醛固酮血症可导致心脏、肾脏等靶器官损害。

(1) 高血压:一般为原发性醛固酮增多症的初发症状,患者常因血压控制不佳就诊,部分患者表现为难治性高血压。长期血压控制不佳可导致靶器官损害的症状。

(2) 低血钾:有相当一部分患者虽然排钾增加,但未达到低钾血症的程度,也可能表现为周期性或在药物诱因下产生的低钾血症。低血钾的主要表现为肌无力,周期性瘫痪、心律失常、糖耐量降低、儿童生长发育障碍等。

(3) 靶器官损害:心肌肥厚是心脏损害的最常见表现。肾脏损害则表现为多尿、烦渴,部分患者可表现为肾功能不全。

3.诊断 原发性醛固酮增多症完整的诊断应包括筛查试验、确诊试验和定位诊断。此外,对于考虑家族性醛固酮增多症的患者,基因分型诊断是必要的。

(1) 筛查试验:目前推荐将血浆醛固酮/肾素浓度比(aldosterone to renin ratio,ARR)作为首选筛查指标,考虑行筛查试验的指征:①难治性高血压;②高血压伴低血钾;③高血压伴肾上腺意外瘤;③早发的高血压家族史或早发脑血管意外伴高血压家族史;⑤高血压伴原发性醛固酮增多症家族史。在进行筛查试验前,需注意:①纠正低钾血症;②维持正常钠盐摄入;③减少药物影响。

(2) 确诊试验:筛查试验阳性患者可以通过如下四种确诊试验进一步诊断,包括口服高钠饮食、氟氢可的松试验、生理盐水输注试验和卡托普利试验。

(3) 定位诊断:确诊原发性醛固酮增多症应进行定位诊断,以进行分型并确定治疗方案。首先,采用肾上腺 CT 检查明确是否存在单侧或双侧的腺瘤、结节、增粗,如有上述阳性提示,则应进一步行双侧肾上腺静脉取血明确有无优势分泌侧。

4.治疗 原发性醛固酮增多症的治疗方案需根据患者的分型和定位诊断选择(表 4-4),对于醛固酮瘤或单侧肾上腺增生,首选考虑手术治疗,如患者无法耐受,可予药物治疗。特发性醛固酮增多症和糖皮质激素可抑制性醛固酮增多症,首选药物治疗。分泌醛固酮的肾上腺皮质癌发展迅速,易出现转移,应尽早行手术根治。

表 4-4 不同类型原发性醛固酮增多症的治疗方案选择

分型	一线治疗	二线治疗
单侧肾上腺病变(醛固酮瘤、单侧肾上腺增生)	腹腔镜下单侧肾上腺切除	螺内酯、依普利酮、阿米洛利、醛固酮合成酶抑制剂
双侧肾上腺病变(特发性醛固酮增多症)	螺内酯、依普利酮、阿米洛利、醛固酮合成酶抑制剂	腹腔镜下单侧肾上腺切除
糖皮质激素可抑制性醛固酮增多症	小剂量糖皮质激素	螺内酯、依普利酮、阿米洛利、醛固酮合成酶抑制剂

(二)嗜铬细胞瘤和副神经节瘤

嗜铬细胞瘤和副神经节瘤(pheochromocytoma and paraganglioma,PPGL)是分别起源于肾上腺髓质或肾上腺外交感神经链的肿瘤,可合成和分泌大量儿茶酚胺,引起患者持续性或阵发性血压增高,并可导致心脏、肾脏等靶器官损害。嗜铬细胞瘤和副神经节瘤总发病率占高血压患者的 0.2%~0.6%,而在肾上腺意外瘤中约占 5%。嗜铬细胞瘤和副神经节瘤的特征性免疫标志物是嗜铬蛋白 A,但判断肿瘤是否为恶性并无特征性组织病理标志,当非嗜铬组织中存在转移病灶时则定义为恶性,占疾病总数的 10%~17%。

1.临床分型

(1) 嗜铬细胞瘤:指起源于肾上腺髓质的肿瘤,占嗜铬组织肿瘤的 80%~85%,单侧多见,瘤体直径 2~8cm,肿瘤可合成和分泌去甲肾上腺素和肾上腺素,以去甲肾上腺素为主。少数如家族性嗜铬细胞瘤可以分泌肾上腺素为主。

(2) 副神经瘤:指起源于肾上腺外交感神经链的肿瘤,占嗜铬组织肿瘤的 15%~20%,多起源于胸、腹部和盆腔的脊椎旁交感神经链,也可来源于沿颈部和颅底分布的舌咽、迷走神经的副交感神经节。一般仅可合成和分泌去甲肾上腺素,主动脉旁嗜铬体也可分泌肾上腺素。

2.临床表现 嗜铬细胞瘤和副神经节瘤的主要临床表现为儿茶酚胺分泌所致的高血压和其他并发症,由于肿瘤组织分泌特性的不同,其临床表现不同。

(1) 高血压:患者的高血压可表现为持续性或阵发性。其中约 50% 的患者伴有持续性的高血压,也可在此基础上合并阵发性加重。阵发性高血压发作主要是大量儿茶酚胺突然释放所致，一般有头痛、心动过速、大汗的"三联征"，严重者因高血压危象导致进行性的重要靶器官损害，称嗜铬细胞瘤危象。此外，患者常出现直立性低血压，多见于晨起时，与儿茶酚胺导致的循环血量不足有关。

(2) 心脏损害：长期儿茶酚胺作用可导致心脏损害，表现为左室肥厚、心律失常、心肌梗死和心力衰竭等。

3.诊断　早期诊断对嗜铬细胞瘤和副神经节瘤极为重要。对于以下情况的患者，应考虑行生化检验：①难治性高血压；②曾有阵发性高血压发作；③高血压伴肾上腺意外瘤；④早发的高血压家族史；⑤高血压伴嗜铬细胞瘤和副神经节瘤家族史。生化检验的目的是测定血、尿儿茶酚胺及其代谢产物（如甲氧基肾上腺素、甲氧基去甲肾上腺素和香草扁桃酸）的浓度。其中甲氧基肾上腺素和甲氧基去甲肾上腺素因仅在瘤体内代谢，故为特异性标志物。

当生化检验提示阳性结果后，需行定位诊断。采用肾上腺 CT 检查明确是否存在肾上腺肿瘤，MRI 可显示颈部和颅底的肿瘤或转移瘤。此外，间碘苄胍显像、^{18}F-脱氧葡萄糖正电子发射体层显像(18F-fluorodeoxyglucose positron emission tomography, ^{18}F-FDG-PET)等检查可进一步明确肿块的分泌活性或寻找转移灶。

4.治疗　确诊嗜铬细胞瘤和副神经节瘤后应尽早切除肿瘤，术前采用 α 受体阻滞剂 2 周控制血压和增加血容量，以防止围手术期出现的血压大幅波动而危及生命。对于无法手术的恶性嗜铬细胞瘤和副神经节瘤，可采用核素治疗或化疗，目前也有酪氨酸激酶抑制剂和免疫治疗正在进行临床试验。

(三) 库欣综合征

库欣综合征，又称皮质醇增多症，是指各种原因导致的高皮质醇血症引起的一系列临床症状，表现为高血压、向心性肥胖、满月脸、水牛背、皮肤紫纹、毛发增多、血糖增高等。

1.临床分型　按其病因可分为促肾上腺皮质激素(ACTH)依赖型和非依赖型两种。

(1) ACTH 依赖型库欣综合征

1) 库欣病：占库欣综合征的 60%~70%，指垂体 ACTH 分泌过多，伴肾上腺皮质增生，垂体多伴有微腺瘤。

2) 异位 ACTH 综合征：占库欣综合征的 15%~20%，指垂体以外的肿瘤分泌大量 ACTH，伴肾上腺皮质增生。

(2) 非 ACTH 依赖型库欣综合征

1) 肾上腺皮质腺瘤：占库欣综合征的 10%~20%，指肾上腺可生成皮质醇的腺瘤，单侧多见，瘤体直径 2~4cm。腺瘤仅分泌过量糖皮质激素，可抑制 ACTH，因此常伴腺瘤以外同侧肾上腺及对侧肾上腺皮质萎缩。

2) 肾上腺皮质癌：占库欣综合征的 10%~20%，指肾上腺可生成皮质醇的癌肿，直径 5~6cm 或更大，呈浸润性生长且易早期转移。

3) 非 ACTH 依赖的双侧肾上腺小结节性增生：又称原发性色素性结节性肾上腺皮质病，多见于儿童或青年，家族性表现为 Carney 综合征。

4) 非 ACTH 依赖的双侧肾上腺大结节性增生：表现为双侧肾上腺明显增大，包含多个直径 5cm 以上的结节。

2.临床表现　库欣综合征的主要表现是糖皮质激素长期过度分泌，导致蛋白质，脂肪、糖、电解质代谢紊乱,可伴有其他激素分泌异常,典型表现为向心性肥胖、满月脸、水牛背、四肢瘦小、多血质、皮肤紫纹,伴高血压、血糖升高、继发性糖尿病、骨质疏松、水肿等。部分轻症患者表现不典型,需结合实验室检查诊断。

大部分库欣综合征的患者有高血压表现,且常因高皮质醇血症的持续存在而控制不佳。此外,由于库欣综合征合并的其他代谢紊乱,高血压的靶器官损伤出现较早。

3.诊断 库欣综合征的完整诊断应包括筛查试验、确诊试验和定位诊断。

(1) 筛查:对于以下情况的患者,应考虑行库欣综合征的筛查:①出现库欣综合征的临床表现,尤其是高血压伴有典型症状;②青年患者出现与年龄不相符的症状,如骨质疏松、高血压等;③儿童身高百分位数下降而体重增加;④高血压伴肾上腺意外瘤。筛查主要通过血清皮质醇昼夜节律和24小时尿游离皮质醇等检查,以明确体内存在过量的皮质醇。

(2) 确诊试验:如筛查结果提示异常,应进行小剂量或大剂量地塞米松抑制试验来明确库欣综合征的诊断。

(3) 定性诊断:进一步的定性诊断可明确库欣综合征的具体病因。通过测定ACTH可区分是否为ACTH依赖性。若为ACTH依赖型库欣综合征,则需行大剂量地塞米松抑制实验、鞍区MRI、肺部影像学、双侧岩下窦取血试验鉴别库欣病和异位ACTH综合征。若为非ACTH依赖型库欣综合征,则需行大剂量地塞米松抑制实验、肾上腺CT等影像学检查明确诊断。

4.治疗 库欣综合征的治疗方案需根据患者的病因和定位诊断选择(表4-5),治疗目的是尽可能恢复正常的血浆皮质醇水平,同时处理因脂肪、糖、电解质等代谢紊乱造成的不良结果。

表4-5 不同病因库欣综合征的诊断和治疗要点

病因	血浆ACTH	大剂量地塞米松抑制实验	影像学特征	治疗方案
库欣病	清晨略高,晚上不下降	多数能被抑制,少数不能被抑制	垂体微腺瘤,两侧肾上腺增大	垂体瘤切除
异位ACTH综合征	明显增高	多数不能被抑制,少数能被抑制	原发肿瘤表现,两侧肾上腺增大	原发肿瘤治疗
肾上腺皮质腺瘤	降低	不能被抑制	显示肾上腺瘤	腺瘤切除
肾上腺皮质癌	降低	不能被抑制	显示肾上腺癌	争取早期手术切除
非ACTH依赖的双侧肾上腺增生	降低	不能被抑制	显示肾上腺增生伴结节	双侧肾上腺切除,术后激素替代治疗

五、妊娠期高血压疾病

妊娠期高血压疾病是妊娠期特有的疾病,其患病率占孕妇的5%~10%,可导致胎盘破裂、脑卒中、弥散性血管内凝血、多器官功能衰竭、胎儿生长受限等并发症,是孕产妇、胎儿死亡的主要原因之一。

1.分类与临床表现 目前妊娠期高血压疾病分为4类,包括妊娠期高血压、子痫前期和子痫、妊娠合并慢性高血压和慢性高血压并发子痫前期。

(1) 妊娠期高血压:妊娠期高血压是指妊娠20周后首次出现的高血压[收缩压≥140mmHg和(或)舒张压≥90mmHg],并于产后12周内恢复正常,尿蛋白检测阴性。当收缩压≥160mmHg和(或)舒张压≥110mmHg时称为重度妊娠期高血压。

(2) 子痫前期和子痫:子痫前期是指妊娠20周后出现收缩压≥140mmHg和(或)舒张压≥90mmHg,且伴有下列任一项:①尿蛋白≥0.3g/24小时,或尿蛋白/肌酐比值≥0.3,或随机尿蛋白≥(+);②无蛋白尿但伴有以下任何一种器官或系统受累:心、肺、肝、肾等重要器官,或血液系统、消化系统、神经系统的异常改变,胎盘-胎儿受到累及等。当血压和(或)尿蛋白水平持续升高,发生母体器官功能受损或胎盘-胎儿并发症的风险也增高,子痫前期孕妇出现下列任一项可诊断为重度子痫前期:①血压持续升高,收缩压≥160mmHg和(或)舒张压≥110mmHg;②持续性头痛、视觉障碍或其他中枢神经系统异常表现;③持续性上腹部疼痛及肝包膜下血肿或肝破裂表现;④肝酶异常,血谷丙转氨酶或谷草转氨酶水平升高;⑤肾功能受损:尿蛋白>2.0g/24小时、少尿或血肌酐>106μmol/L;⑥低蛋白血症伴腹腔积液、胸腔积液或心包积液;⑦血液系统异常:血小板计数呈持续性下降并低于$100×10^9$/L,微血管内溶血;⑧心力衰竭;⑨肺水肿;⑩胎儿生长受限或羊水过少、胎死宫内、胎盘早剥等。

子痫是指在子痫前期基础上发生不能用其他原因解释的抽搐。子痫是妊娠期高血压疾病最严重的阶段,前驱症状短暂,表现为抽搐、面部充血、口吐白沫、深昏迷,随后深部肌肉僵硬并迅速发展成全身高张阵挛惊厥,有节律的肌肉收缩和紧张,持续1~1.5分钟,期间患者呼吸动作停止。发作后抽搐停止、呼吸恢复、意识恢复,但患者易激惹和烦躁。

(3) 妊娠合并慢性高血压:是指既往存在高血压或在妊娠20周前发现收缩压≥140mmHg和(或)舒张压≥90mmHg,妊娠期无明显加重;或妊娠20周后首次诊断高血压并持续到产后12周以后。

(4) 慢性高血压并发子痫前期:是指妊娠合并慢性高血压的孕妇,出现下列任一项:①孕20周前无蛋白尿,孕20周后出现尿蛋白≥0.3g/24小时或随机尿蛋白≥(+);②孕20周前有蛋白尿,孕20周后尿蛋白定量明显增加;③出现血压进一步升高。

2.治疗 对于妊娠期高血压疾病,治疗的目的是控制病情、延长孕周、保证母体器官和胎儿安全。

(1) 一般处理:妊娠期高血压孕妇可居家或住院治疗;非重度子痫前期孕妇应评估后决定是否住院治疗;重度妊娠期高血压、重度子痫前期及子痫孕妇均应住院监测和治疗。一般处理包括保证休息和营养,必要时可予镇静。

(2) 降压治疗:对于收缩压≥160mmHg和(或)舒张压≥110mmHg的高血压孕妇应进行降压治疗;收缩压≥140mmHg和(或)舒张压≥90mmHg的高血压患者也可进行降压治疗。目标血压如下:孕妇未并发器官功能损伤,收缩压应控制在130~155mmHg为宜,舒张压应控制在80~105mmHg;孕妇并发器官功能损伤,则收缩压应控制在130~139mmHg,舒张压应控制在80~89mmHg。降压过程力求血压下降平稳,不可波动过大,且血压不可低于130/80mmHg,以保证子宫-胎盘血流灌注。子痫前期或子痫则需要紧急降压。

常用降压药物有α受体阻滞剂、β受体阻滞剂、CCB和中枢性肾上腺素能受体阻滞剂等药物。妊娠期一般不使用利尿剂降压,以防有效循环血量减少;不推荐使用阿替洛尔和哌唑嗪;硫酸镁不作为降压药使用;禁止使用 ACEI / ARB。

(3) 子痫处理:子痫发作时的紧急处理原则包括控制抽搐、控制血压、纠正缺氧和酸中毒并适时终止妊娠。硫酸镁是治疗子痫及预防复发的首选药物。一般在抽搐控制 2 小时可考虑终止妊娠。

第三节 顽固性高血压

对于顽固性高血压的定义,过去学术界一直没有统一意见,直到 2003 年美国高血压预防、检测、评估与治疗的全国联合委员会第 7 次报告对顽固性高血压诊断标准做出明确规定:顽固性高血压是指高血压患者接受至少 3 种不同机制的降压药治疗后,血压仍高于目标值。在所给降压药中,至少包括一种利尿药,且每种药物剂量比较合适。需要 4 种药物才能控制的高血压,也被列为顽固性高血压。

一、流行病学

由于医疗研究单位无统一的诊断标准及筛选程序不一,导致了顽固性高血压的患病率难以确定,顽固性高血压的实际患病率更是难以阐明。大多数人认为在高血压人群中顽固性高血压占 5% 以上,其患病率伴随高血压严重程度的增加而上升。在美国国民健康营养状况调查中,正在接受治疗的高血压患者中仅有 53% 患者血压控制在 140 / 90mmHg 以下。高血压控制率低是目前所面临的一大难题,顽固性高血压是其中一个主要原因。美国 Framingham 心脏研究的横断面分析表明,48% 高血压患者在药物治疗后血压可控制在 140 / 90mmHg 以下,其中 75 岁以上患者血压达标仅占 40%。按照美国高血压防治指南 JNC7 推荐的降压标准,高危人群如糖尿病(diabetes mellitus,DM)、慢性肾脏病(chronic kidney disease,CKD)患者,其血压未达标比例更高,如 NHANES 研究中,仅 37%CKD 患者控制在 130 / 80mmHg 以下,25%DM 患者控制在 130 / 80mmHg 以下。在我国目前还没有顽固性高血压相关的大规模流行病学调查,据估计顽固性高血压占高血压患者的 5% ~ 20%,在专科就诊的患者中可能高达 25% ~ 30%。

著名的 HOT 研究结果表明,在高血压人群中,服用 3 种或 3 种以上的抗高血压药物治疗,93%的患者能将舒张压控制在 90mmHg 以下,约 7%的患者达不到理想水平,那么这部分患者已属于顽固性高血压。

在预测血压难以控制的因素中,年龄是最主要的因素,年龄越大,收缩压越不容易控制。75 岁以上的老年人能满意控制血压的患者仅占 1 / 4 左右。舒张压控制不满意的因素中,最重要的是肥胖,有 1 / 3 的肥胖患者不能满意地控制舒张压。而我国成人超重率高达 22.8%,肥胖率为 7.1%。研究显示,与高盐摄入相比,肥胖是更为强烈的因素。

二、病因与发病机制

1.不健康的生活方式 研究证实,高血压患者非药物治疗与药物治疗紧密结合,才能取得最佳降压效果。非药物治疗也就是生活方式的改善。

(1) 肥胖:与高血压关系密切,超重和肥胖是高血压最重要的危险因素之一。在 Fram-

ingham 的研究中,70%的男性高血压和 60%的女性高血压可直接归因于肥胖。同时肥胖也是部分高血压患者血压顽固、不易控制的重要原因之一。2008 年 4 月,美国心脏协会公布的《顽固性高血压指南》中指出:"高龄和肥胖是顽固性高血压的两项强危险因素。随着患者年龄和体重的增加,这种情况变得更为常见。"因此,减轻体重对降低血压和减少对降压药的应用有明显益处。

(2) 减少钠盐摄入:高盐(高钠)摄入是国际上公认的高血压危险因素之一。大量动物实验、人群调查及干预研究均证实,膳食钠摄入量与血压呈正相关。高钠摄入是导致血压升高的最重要环境因素之一。高钠饮食在顽固性高血压患者中也很常见,特别是对钠盐敏感的患者。限钠盐饮食(每天食盐量小于 6g),同时补充足量的钙、钾、镁对降低高血压有益。

(3) 戒烟、限酒:吸烟是高血压发病的独立危险因素,吸烟和心血管疾病密切相关。有研究显示,吸烟能使血压上升 5～10mmHg,并使心率每分钟加快 10～20 次。因此,高血压患者应该戒烟,戒烟后半年心血管危险的发生率就会改善。文献报道,在吸烟的高血压患者中顽固性高血压患者占 42%,明显高于不吸烟的对照组(25%)。其原因是烟中有害成分通过肝脏 P450 酶系统加速对 β 受体阻滞药降解,而影响其降压效果。此外,烟中的尼古丁还可以通过阻断 $β_2$ 受体的扩张血管作用,使 α 受体引起缩血管作用增强。大量饮酒可以升高血压,这种升压作用直接来源于乙醇,所以无论饮什么样的酒,其中的乙醇起同样的作用。大量饮酒不仅升高血压,还会干扰某些降压药物的疗效,增加高血压患者治疗的困难。酗酒是顽固性高血压的特征之一。研究表明:减少饮酒量可以明显降低血压,并使顽固性高血压发生率明显下降。中华营养学会建议成年男性饮用纯乙醇量每天不应超过 25g,成年女性不应超过 15g。

2.继发性高血压未得到处理 据不完全统计,10%～30%的顽固性高血压属于继发性高血压,因此在顽固性高血压的诊断中应注意筛查继发性高血压,如肾动脉狭窄、原发性醛固酮增多症、嗜铬细胞瘤、阻塞性睡眠呼吸暂停综合征。这些疾病特别是嗜铬细胞瘤对高血压药物治疗反应很差,而表现为顽固性高血压。老年性高血压患者要注意排除甲状腺功能减退症。肾动脉狭窄是典型的继发性高血压的病因,年轻患者多数是大动脉炎或纤维肌性发育不良所致,诊断并不困难,但老年患者,尤其是合并高血压、高脂血症和糖尿病患者,绝大多数为肾动脉粥样硬化所致。原发性醛固酮增多症在顽固性高血压中的发生率高达 17%～22%。血浆醛固酮/肾素浓度比作为筛选试验具有较高灵敏度和特异度,阻塞性睡眠呼吸暂停综合征近期才被归入继发性高血压范畴,但其在高血压患者中有着较高的发病率,如果睡眠呼吸暂停不能有效解决,其高血压控制常常很困难,是顽固性高血压的常见病因之一。

3.精神因素 随着社会的发展,生活节奏日益加快,在竞争如此激烈的社会中,人们压力可想而知,精神处于高度紧张中。大量研究证明应激可引起高血压,不少高血压患者工作时血压升高,中午和夜间休息时血压正常。此类血压升高常伴心动过速,心动过速是高血压患者交感神经激活的重要标志。精神压力引起的血压过度反应:在美国血液学学会(American Society for Hematology,ASH)年会上,阿根廷学者报道由于精神压力引起收缩压增高≥25mmHg,或舒张压增高≥15mmHg,或平均血压增高≥20%者称为血压过度反应。此类高血压患者应用降压药物不一定奏效,导致顽固性高血压,而给予抗抑郁、焦虑治疗后血压较易控制。

4.药物因素 由药物引起的血压升高,称为药源性高血压。可以引起血压升高的药物主要有口服避孕药、单胺氧化酶抑制药、糖皮质激素作用的药物及甘草类。

(1) 口服避孕药:口服避孕药是育龄妇女最基本的避孕措施,但部分妇女在服用避孕药后有升高血压的潜在危险,其发生率在18%以下,停药后血压可逐渐恢复正常。目前认为避孕药所致的血压升高与雌激素含量过高有关。因为雌激素可增加肾素分泌,引起血浆中血管紧张素Ⅱ浓度升高,而血管紧张素Ⅱ可使血管收缩,促进钠进入细胞内,并可使醛固酮分泌增加,水钠潴留,引起血压升高。对此类高血压的治疗,主要是停服避孕药,改用其他避孕措施。

(2) 单胺氧化酶抑制药:这类药物包括各种胺类抗抑郁药如优降宁及呋喃唑酮等,它主要是拮抗单胺氧化酶及其他酶类,不利于细胞内外的儿茶酚胺灭活,即阻碍肾上腺素和去甲肾上腺素的失活,而使血管收缩作用增强。临床主要表现有心悸、全身血管搏动、剧烈的头痛、面色潮红、出汗、血压升高。有的表现为危象,如极度衰竭、血压明显升高、半身不遂、昏迷甚至死亡。大部分高血压危象消失后并不伴有明显后遗症。治疗的关键在于预防,即不用这类药物。

(3) 糖皮质激素作用的药物:通过水钠潴留、允许作用、促进血管紧张素原的产生及诱发动脉粥样硬化的形成引起血压升高。

(4) 甘草类:甘草制剂可通过干扰糖皮质激素代谢,增加血液中糖皮质激素浓度而发挥盐皮质激素样活性。甘草酸及甘草次酸的化学结构与皮质激素很相似,他们本身也可与盐皮质激素受体结合。

(5) 其他药物:非甾体抗炎药,如吲哚美辛等,因能使体内的前列腺素生成减少,于是血压升高;损害肾脏的药物所致的高血压,如非那西汀;直接引起血管收缩的药物,如麦角胺、毒扁豆碱及有关碱类。一部分顽固性高血压患者是由于服用了上述升高血压的药物,导致血压顽固不降,应避免使用上述可以引起血压升高的药物。

5.假性顽固性高血压

(1) 血压测量技术问题:正确的血压测量方法:许多人认为测量血压的方法很简单,但能正确测量血压的人数仅占少数。2002年北京国际高血压学术研讨会上,美国一位教授在关于血压测量的专题讲座上提到,他的研究小组在美国国内医护人员中所做的调查发现,无论是在校医学生,还是住院医师、主治医师,能规范进行血压测量的比例均在10%以下。可见不规范测量血压的人数占绝大多数。那么如何才能正确测量血压呢?

1) 被测量者需注意的事项:①检查前5分钟内不要做体位变动,安静休息,精神放松。测量前30分钟内避免受寒、用力、疼痛、疲劳、进食、吸烟和饮咖啡等,应排空膀胱;②体位:被测量者取坐位,最好坐靠背椅;裸露右上臂,肘部置于与心脏同一水平。若疑有外周血管病,首次就诊时应测双臂血压。

2) 测量环境的要求:①检查室温度适当,理想的室内温度应在21℃左右;②安静无噪声环境。

3) 测量者需注意的事项:①最好选择符合计量标准的水银柱式血压计进行测量。若使用机械式气压表或符合国际标准的电子血压计,需与水银柱式血压计同时测值校正;②将袖带贴缚在被测者上臂,袖带松紧以能容纳两手指为宜。袖带下缘应距肘弯2.5cm。袖带与心脏在同一水平;③将听诊器的胸件置于肘窝肱动脉处,不可塞于袖带下(常犯的错误)。不论被测者体位如何,血压计均应放在心脏水平;④袖带大小应合适,袖带气囊至少应包裹80%

上臂。大多数人的臂围 25~35cm,宜使用宽 13~15cm、长 30~35cm 规格的气囊袖带,肥胖者或臂围大者应使用大规格袖带,儿童用较小袖带;⑤测量时快速充气,气囊内压力应达到桡动脉搏动消失并再升高 30mmHg,然后以恒定速率(2~6mmHg/s)缓慢放气。心率慢时放气速率也应较慢。获取舒张压读数后快速放气至零。

以上任何一个环节有问题,都将导致血压测量不准确,如患者胳膊较粗时,检查袖带是否短。有些老年人肱动脉明显硬化,难以被血压计的气囊压迫而阻断血流,那么测得的血压值(收缩压)高于实际血压。

(2) 白大衣高血压:是指有些患者在诊室测量血压时血压升高,但在家中自己测血压或 24 小时动态血压监测时血压正常。这是患者见到穿白大衣的医师后出现精神紧张、焦虑,使血管收缩,增加外周阻力,从而导致血压上升。这在顽固性高血压患者中较常见,女性和老年人中较易发生。24 小时动态血压监测可以避免此种情况发生。

(3) 患者服药依从性较差:我国的高血压知晓率仅为 30.2%,说明对高血压及心血管疾病防治健康教育普及水平有待提高。高血压号称"沉默的杀手",发病时间漫长,早期无明显症状。从而导致了患者对高血压的严重性认识不足,不重视服药的规律性。另外,还有些患者工作繁忙,加之服药的复杂性导致未按时服用药物;有些因为经济原因;有些由于药物的不良反应。如头痛、头晕、恶心、呕吐、乏力,特别是之前没有症状的患者服药后反而出现了上述不适,患者难以接受,自行停药。造成了血压控制不理想,久之发展为顽固性高血压。

(4) 治疗方案不恰当:选用了不合理的治疗方案,联合用药不恰当及非个体化用药方案是导致顽固性高血压的因素之一,一部分医师对降压药的药理作用了解不足,不能合理选择药物。血压观察是终生和连续的过程,因此自测血压是提高疗效必不可少的环节。自测血压可以改善患者对药物的顺应性及依从性。一项研究表明,大于 2/3 的顽固性高血压患者伴有血浆容量负荷增高。因此,在顽固性高血压患者中,控制钠盐摄入及增加利尿药有助于更好地控制血压。小剂量利尿药长期应用不会引起交感神经系统激活,常常可以加强降压效果。根据患者具体情况采用作用机制不同的降压药物合理的联合应用,尽可能选用长效降压药,提高患者对药物的顺应性和依从性。

三、病理生理特点

顽固性高血压的病因复杂多样,有些原因尚不清楚,病理生理也较复杂。患者经历了从轻度高血压到中、重度高血压的进展过程。大、小动脉重构促进高血压的进展和心血管疾病的发生,血管重塑是顽固性高血压的病理基础。有学者认为高血压时小动脉结构变化可能有两种形式:①向心性重构,即血管外层和管腔减小、中层/管腔比值增加、中层的截面积不变;②肥厚性重构,即中层厚度侵犯管腔内,导致中层截面积和中层/管腔比值增加。高血压时,在血管细胞增生、凋亡、炎症和纤维化等复合作用下,增加细胞基质整联蛋白和改变血管的几何形状,以致血管结构改变。长期血管收缩可以诱导血管平滑肌细胞围绕小血管管腔排列,使收缩血管的结构被包埋,小血管重构的早期是适应性的过程,随着病情的发展,最终变为适应不良和失代偿,促进高血压靶器官损害和心血管疾病的发生。

高血压发病机制十分复杂,中枢神经系统功能紊乱导致交感神经递质释放,肾素-血管紧张素系统异常激活,均可引起血管强烈收缩升高血压和血管重构。国内有学者发现,39 例顽固性高血压患者血液中抗 AngⅠ受体抗体阳性率为 46.2%,血管紧张素Ⅱ增高占 46.2%,

抗 Ang I 受体抗体阳性或血管紧张素 II 增高两者总检出率为 82.1%;在普通高血压患者中抗 Ang I 受体抗体检出率仅为 10.5%,说明抗体产生可能继发于血管损害。一些资料显示,高血压的发生、发展与神经内分泌异常、自身免疫应答也有关系。

四、诊断

严格按照顽固性高血压定义确定顽固性高血压并不难。要找出引起顽固性高血压的原因,如确定继发性高血压各原发性疾病是有一定困难的,需要到高血压专科诊疗,或者临床医师到高血压专科接受培养,提高对顽固性高血压诊疗水平,再进行对顽固性高血压患者的诊疗,会给患者带来更多的益处。

1.正确的测量血压是重中之重。

2.重视 24 小时动态血压监测,通过 24 小时动态血压监测可以识别"白大衣高血压"和"白大衣效应"。

3.排除继发性高血压。虽然继发性高血压的病因广泛,涉及学科众多,但是在平时的诊治过程中,医师不可能从头到脚,从内到外地进行鉴别诊断。虽然诊断技术的发展迅速,但不能忽视基础病史的询问、体格检查及常规的化验,因为这些是诊断的基础。

五、顽固性高血压的处理

高血压患者在一般降压药物治疗或大剂量联合药物治疗 1 个月以上,血压仍持续增高,此时要仔细分析病情,找出其原因,从而有针对性地治疗。

1.加强健康教育 很多顽固性高血压患者是由于不健康生活方式引起的,患者未限制烟酒、高脂饮食、高钠饮食、不控制体重等均导致血压难以控制;自行选择的药物不恰当,剂量不足,联合应用不恰当,或服药依从性差,未遵从医嘱坚持药物治疗,骤然自行减药或停药及未采用有效的非药物治疗等,血压当然难以控制;服用了有升高血压的药物,血压也难以控制。临床上,上述因素消除之后大部分高血压患者血压是可以控制在正常范围的。但患者要想纠正以上不足,一定要有健康的知识,而健康知识获得要靠医师的健康教育。所以临床医师一定要动员患者坚持健康生活方式。每位医师有很多令人信服的案例,患者戒烟限酒、低盐饮食、减肥后血压得到理想控制。

2.正规测血压 由于血压测量不规范导致的假性顽固性高血压患者在接受正规的测量血压后就会当场排除。因情绪及精神因素可引起"白大衣效应"及"白大衣高血压"导致血压值升高,在医师诊室是难以判断的,可让患者在家测血压或接受动态血压监测提供诊断依据。

3.寻找继发性高血压的证据 对于顽固性高血压患者一定要由高血压专科医师或专门从事高血压诊疗工作的医师或相关专科的医师查找高血压原因。同时根据其继发原因对因治疗,使患者高血压得到病因治疗。

(1) 原发性醛固酮增多症:是导致顽固性高血压最常见的继发性高血压病因之一。该疾病是由于肾上腺皮质发生病变从而分泌过多醛固酮,导致水钠潴留,血容量增多,肾素-血管紧张素的活性受抑制,典型临床表现为顽固性高血压、低血钾为主要特征的综合征。造成原醛的病因有肾上腺醛固酮腺瘤(adrenal aldosterone-producing adenoma,APA)、原发性肾上腺皮质增生(primary adrenal cortical hyperplasia,PAH)、特发性肾上腺皮质增生(idiopathic adre-nal cortical hyperplasia,IAH)、糖皮质激素治疗敏感性醛固酮增多症(glucocorticoid-remedia-

ble aldosteronism,GRA)、肾上腺醛固酮腺癌等。 腺瘤和腺癌应首选手术治疗。 APA 应及早手术治疗,术后大部分患者可治愈。 PAH 单侧或次全切除术亦有效,但术后部分患者症状复发,所以近年来多采用药物治疗。 IAH 及 GRA 宜采用药物治疗。 凡确诊 IAH、GRA 及手术治疗效果欠佳的患者,或不愿手术、不能耐受手术的 APA 患者均可用药物治疗。

醛固酮受体阻滞剂:螺内酯是治疗原醛的首选药物,剂量从 60mg / d 逐渐增加至 120mg / d。用药后血压在 1～4 周方可满意降至目标水平,因顽固性高血压患者多数病程较长,常合并全身动脉粥样硬化及脏器损害,通常需要与一种或两种其他类型降压药物联合应用。 与 ACEI 或 ARB 联合应用时,可能会引起高钾血症。 最初严密观察患者的血钾、血尿素氮和肌酐,前 2 周每 3 天检查 1 次,之后可每 2 周检查 1 次,若正常可每 1～2 个月检查 1 次。 GRA 是一种基因异常所致的原发性醛固酮增多症,用地塞米松治疗效果满意,而用醛固酮受体阻滞剂则效果差,但用药期间应定期检测电解质的变化。

(2) 嗜铬细胞瘤:大多数良性嗜铬细胞瘤患者,可手术切除肿瘤得到根治。 而未被诊断者有巨大的潜在危险,可在药物、麻醉、分娩、手术等情况下诱发高血压危象或休克。 此外,有部分嗜铬细胞瘤为恶性,早期诊断、切除肿瘤可减少转移的发生。 嗜铬细胞瘤定性及定位诊断明确后,应及早手术治疗。 不需要急诊手术的患者应做充分的术前准备,最好是病情被良好控制后再行手术治疗,避免术中出现高血压危象而危及生命。 手术前确诊后应立即药物控制,以防出现高血压急症。 主要药物为长效 α 受体阻滞药,包括酚妥拉明、哌唑嗪、特拉唑嗪。

(3) 肾血管性高血压:肾血管超声及 CTA 是诊断肾动脉狭窄较敏感的方法,根据其狭窄的程度确定治疗方案,包括经皮肾动脉球囊成形术、支架植入术等。 血管紧张素转换酶抑制药和血管紧张素Ⅱ受体阻滞药对于双侧肾动脉狭窄或孤立肾并肾动脉狭窄者禁用。 而单侧肾动脉狭窄的患者是否能用存在学术争论。 ACEI 或 ARB 扩张了肾小球出球动脉但前端有动脉狭窄,必然导致肾小球缺血,该侧肾会继续萎缩。 但在临床实践过程中单侧肾动脉狭窄的患者在使用此类药物后血压得到较好的控制,而肾功能无恶化趋势,所以作者认为单侧肾动脉狭窄的患者应在密切监测尿量、肌酐及电解质的前提下谨慎使用。

(4) 肾实质疾病:对于肾脏疾病引起来的继发性高血压,控制血压,保护肾脏是核心,可选用血管紧张素转换酶抑制药、血管紧张素Ⅱ受体阻滞药、钙通道阻滞剂。 这些药物作用机制虽然各不相同,但都显示出明显降低血压及不同程度地减少尿蛋白和延缓肾功能恶化的治疗作用。 大多数慢性肾小球疾病患者都存在钠平衡失调所致的容量扩张和水钠潴留,在控制水盐摄入的同时适当应用小剂量利尿药,作为肾性高血压的治疗基础。

4.药物的合理选择 很多患者的血压难以控制是因为未应用利尿药。 有研究发现顽固性高血压患者都存在一定程度隐性体液潴留,增加利尿药的剂量后可改善血压的控制。 另外一项研究也发现使用利尿药、增加利尿药的剂量或根据肾功能调整利尿药之后,血压明显改善。 大多数患者应用噻嗪类利尿药后能满意地控制血压。 慢性肾脏疾病患者(肌酐清除率<30mL / min) 需要应用袢利尿药控制血压。 大多数患者需要联合降压药物治疗,从药物机制上考虑,联合应用不同类降压药物是合理的,已应用多种降压药物但血压仍不能控制的患者加用醛固酮抑制药有效。 联用≥3 种药物时需要个体化,考虑患者以前是否曾有过药物不良反应、血压控制不好的原因、并存疾病(如糖尿病和慢性肾脏疾病) 和药物费用问题,因此不能标准化。

当确定为治疗不当引起的顽固性高血压的时候,应停用原治疗方案,重新开始新治疗方案,打断恶性循环。每种类型的降压药均包含数种不同的药物,同种类型的不同降压药其降压效果均有所不同,如硝苯地平和尼莫地平均属于钙通道阻滞剂抗剂,但前者的降压作用要显著强于后者,所以在选择药物时不仅要严格按照联合降压方案用药,还要根据患者血压升高程度选择相应降压药。旧的复方制剂在保护脏器功能方面虽然目前尚无大规模的循证医学资料,但在经济贫乏的地区仍然不失为治疗顽固性高血压的药物。另外需要重视的问题是长效降压药物一定要观察到足疗程,如大多数长效降压药最大的降压效果在用药后2~3周出现,所以观察的时间不能少于2周。在用常规剂量的药物不能发挥满意的降压效果时要果断地加大剂量至最大,如仍不能控制,应加用静脉注射降压药,最有效的是硝普钠,根据血压水平调整剂量,及时打断恶性循环,待血压稳定在目标水平后序贯口服药物维持。在选择口服药物的同时,需注意药物不良反应,加强对患者健康宣教,提高患者对药物和非药物治疗的依从性、顺应性。

第五章 冠状动脉粥样硬化性心脏病

第一节 概述

冠状动脉粥样硬化性心脏病指冠状动脉粥样硬化引起管腔狭窄或闭塞,导致心肌缺血缺氧而引起的心脏病,简称冠心病(coronary heart disease,CHD)。 冠心病是动脉粥样硬化导致器官病变最常见的类型,近年发病率逐渐增高,已成为严重威胁人类健康的疾病之一。

一、冠状动脉解剖

冠状动脉起源于升主动脉的主动脉窦,分为左、右冠状动脉。 冠状动脉在心肌内逐渐分支至毛细血管后,再汇合成心脏的各级静脉,心脏绝大部分静脉血经冠状窦汇入右心房。 心脏本身的血液循环称为冠状循环,又称为冠脉循环。

(一) 左冠状动脉

左冠状动脉起源于左冠状动脉窦,左主干长 0.2~2.0cm,包埋在心外膜的脂肪组织中。 左冠状动脉主干行走于左心耳与肺动脉主干之间,然后至心脏左缘附近分为前降支和回旋支,10%~15%在前降支和回旋支夹角之间有一中间支。 左冠状动脉的主要分支和分布如下。

1.左前降支 左前降支可视为左冠状动脉主干的直接延续,沿前室间沟下行,多数绕过心尖切迹至膈面上行一段距离,终止于后室间沟的下 1/3 段,亦可与后室间支末梢吻合。 前降支的主要分支有对角支、室间隔支、右室前支。 前降支沿途发出分支分布于左室前壁、前乳头肌、心尖、部分右室前壁、室间隔的前 2/3 以及传导系统的右束支和左束支的前半部分。

2.左旋支 左旋支由左冠状动脉主干发出后,沿左侧冠状沟绕心左缘至左心室膈面,多在心左缘与后室间沟之间的中点附近分支而终。 少数左旋支到达房室交点处延续为后室间支或到右心室膈面形成右室后支。 旋支的主要分支有左室前支、左缘支、左室后支、左心房支、窦房结支。 旋支及其分支分布于左房、左室前壁一小部分、左室侧壁、左室后壁的一部分,约 40% 的窦房结由左旋支供血。

(二) 右冠状动脉

右冠状动脉起于主动脉的主动脉右窦,行于右心耳与肺动脉干之间,沿冠状沟右行,绕心脏右缘至膈面,末端至后室间沟延续为后室间支。 后室间支的长短不一,多数终止于后室间沟的中、下 1/3 段,少数终止于心尖部,甚至绕过心尖终止于前室间沟的下 1/3。 右冠状动脉主干一般比左冠状动脉主干略细。 右冠状动脉的分支:右房支、窦房结支、肺动脉圆锥支、右室前支、右缘支、右室后支、后室间支、房室结支、右旋支。 右冠状动脉一般分布于右房、右室前壁大部分、右室侧壁和后壁的全部,左室后壁的一部分和室间隔后 1/3,包括左束支的后半以及房室结和窦房结。

其中的窦房结支 60% 起于右冠状动脉近端 1~2cm 处,沿右心耳内侧壁行向后上方行走,大多逆时针绕上腔静脉口分布于窦房结、右心房壁以及房间隔。 房室结支又称房室结动脉,始于后室间沟的上端,在右冠状动脉"U"字形弯曲的顶端发出,进入 Koch 三角深面,分布于房室结和房室束近段。房室结支穿至房室结后、中 1/3 交界或中份处,穿出房室结,分布于邻近的心肌。90.61%的房室结支起源于右冠状动脉。

二、流行病学

全球范围内的心血管疾病流行病学正在演变,尽管心血管疾病的治疗取得了稳步的进展,但冠心病仍然是成年人死亡的主要原因之一。冠心病在世界卫生组织的致残主要原因中占据第一位。

冠心病多发于 40 岁以上成年人,男性发病早于女性,近年有年轻化趋势。根据 2013 年国家卫生服务数据调查,城市 15 岁及以上人口冠心病患病率为 1.23%,农村为 0.81%,随年龄增加发病率显著增加,60 岁以上人群发病率为 2.78%。近年来虽然采取了诸多的预防及治疗措施,但冠心病死亡率仍呈上升趋势。由于农村人口饮食结构变化及防治水平较低,其发病率与死亡率已高于城市人口。根据《2018 中国卫生健康统计年鉴》提供的数据,2017 年中国城市居民冠心病死亡率为 115.32/10 万,农村居民冠心病死亡率为 122.04/10 万,农村地区高于城市地区。

三、分型

动脉粥样硬化过程的动态性变化导致冠心病多种临床表现类型。1979 年世界卫生组织将其分为 5 型:①隐匿型或无症状性冠心病;②心绞痛;③心肌梗死;④缺血性心肌病;⑤猝死。近年通常按发病机制、临床表现和治疗原则不同,分为急性冠状动脉综合征(acute coronary syndrome,ACS)和慢性冠脉综合征(chronic coronary syndrome,CCS)。前者包括不稳定型心绞痛(unstable angina,UA)、非 ST 段抬高心肌梗死(non-ST-segment elevation myocardial infarction,NSTEMI)和 ST 段抬高心肌梗死(ST-segment elevation myocardial infarction,STEMI);后者包括稳定型心绞痛、缺血性心肌病、隐匿型冠心病和 ACS 后稳定的病程阶段。CCS 未来发生心血管事件的风险可能随着时间的推移而改变,如果危险因素控制不充分,生活方式改变和(或)药物治疗不理想,或血运重建不成功,风险可能增加;相反,积极的二级预防和成功的血运重建可以降低风险。冠心病临床表现是否稳定主要取决于动脉粥样硬化斑块是否稳定,它可以有很长的稳定期,但如果斑块破裂或侵蚀引起急性血栓事件时也会变得不稳定。因此,CCS 为冠心病的不同演变阶段,但不包括因斑块不稳定所导致的临床不稳定时期。

四、发病机制

冠心病是一种病理过程,通过动脉粥样斑块的形成与发展,导致冠状动脉狭窄,心肌血液供应障碍。短暂的缺血引起心绞痛,严重持续的缺血导致心肌梗死。此过程可以通过调整生活方式、药物治疗和血运重建治疗等减缓其发展,使疾病得以稳定。

维持心肌细胞正常的生理功能需要有充分的血液供应,静息状态下心肌对血液中氧的摄取已接近于最大量,因此,当心肌细胞做功增加时只能通过增加冠状动脉的血流量来提供。在正常情况下,冠状动脉血流储备很大,在剧烈运动需氧增加时,冠状动脉扩张,血流量增加到静息时的 6~7 倍。当冠状动脉狭窄超过 50% 时,静息时尚能满足基本的生理需要,而运动、情绪激动等造成需氧量增加时,就会产生心肌细胞氧的供需矛盾。在缺氧情况下心肌内积聚过多的酸性代谢产物(如乳酸、丙酮酸等)及多肽类物质,刺激心脏的自主神经,在大脑产生疼痛感觉,这是引起大多数稳定型心绞痛的主要机制。如果动脉粥样硬化斑块发生破裂、出血或侵蚀,由血管内皮细胞覆盖的管腔的完整性受到破坏,继发血小板聚集或血栓形成导致狭窄程度急剧加重,或同时伴发冠状动脉痉挛,导致心肌血液供应急剧减少或中断,从而引起急性冠状动脉综合征。

第二节 动脉粥样硬化

动脉粥样硬化(atherosclerosis,AS)是一组称为动脉硬化的血管病中最常见、最重要的一种。各种动脉硬化的共同特点是动脉管壁增厚变硬、失去弹性和管腔缩小。AS的特点是受累动脉的病变从内膜开始,先后有多种病变合并存在,包括局部有脂质和复合糖类积聚、纤维组织增生和钙化沉着,并有动脉中层的逐渐退变,继发性病变还有斑块内出血、斑块破裂及局部血栓形成。

现代细胞和生物学技术显示,动脉粥样硬化病变具有巨噬细胞游移、平滑肌细胞增生,大量胶原纤维、弹性纤维和蛋白聚糖等结缔组织基质形成,细胞内、外脂质积聚的特点。由于在动脉内膜积聚的脂质外观呈黄色粥样,因此称为动脉粥样硬化。

其他常见的动脉硬化类型还有小动脉硬化和动脉中层硬化。前者是小型动脉弥漫性增生性病变,主要发生在高血压患者;后者多累及中型动脉,常见于四肢动脉,尤其是下肢动脉,在管壁中层有广泛钙沉积,除非合并粥样硬化,否则多不产生明显症状,其临床意义不大。

鉴于动脉粥样硬化是动脉硬化的一种类型,因此习惯上简称为"动脉硬化",而将说明其特点的"粥样"两字简化掉,实属不妥。

一、病因和发病情况

AS的病因尚未完全确定,对常见的冠状动脉粥样硬化进行的广泛而深入的研究表明,本病是多病因的疾病,即多种因素作用于不同环节所致,这些因素称为危险因素或易感因素。

1.主要危险因素

(1) 年龄、性别:AS临床上多见于40岁以上的中老年人,49岁以后进展较快,但在一些青壮年甚至儿童的尸检中,也曾发现他们的动脉有早期的粥样硬化病变,提示这时病变已经开始。男性与女性相比,女性发病率较低,但在围绝经期后发病率增加。年龄和性别属于不可改变的危险因素。

(2) 血脂异常:脂质代谢异常是AS最重要的危险因素。总胆固醇、三酰甘油、低密度脂蛋白(low density lipoprotein,LDL)增高,高密度脂蛋白(high density lipoprotein,HDL)降低,载脂蛋白A降低和载脂蛋白B增高都被认为是危险因素。最近又认为脂蛋白(a)增高是独立危险因素。

(3) 血压:血压增高与AS有着密切关系。60%~70%的冠状动脉粥样硬化患者有高血压,高血压患者AS的患病率较血压正常者高3~4倍。收缩压和舒张压都与本病密切相关。

(4) 吸烟:吸烟者与不吸烟者比较,AS的发病率和病死率增高2~6倍,且与每天吸烟的数量成正比。被动吸烟也是危险因素。

(5) 糖尿病和糖耐量减低:糖尿病患者中 AS 发病率较非糖尿病者高 2 倍。本病患者中糖耐量减低者也常见。

2.次要危险因素

(1) 肥胖:肥胖也是 AS 的危险因素。超标准体重的肥胖者易患本病,体重迅速增加者尤其如此。近年的研究认为肥胖者常有胰岛素抵抗,因而 AS 的发病率明显增高。

(2) 职业:从事体力活动少,脑力活动紧张,经常有工作紧迫感。

(3) 西方的饮食方式:常进食较高热量、含较多动物性脂肪、胆固醇、糖和盐的食物。

(4) 遗传因素:家族中有在较年轻时患本病者,其近亲患病的概率可 5 倍于无这种情况的家族。常染色体显性遗传所致的家族性高脂血症是这些家族成员易患本病的因素。近年已经克隆出与人类 AS 危险因素相关的易感或突变基因 200 种以上。

(5) A 型性格:A 型性格者性情急躁,好胜心和竞争性强,不善于劳逸结合。

近年发现的危险因素还有血中同型半胱氨酸增高,胰岛素抵抗增强,血中纤维蛋白原及一些凝血因子增高,病毒、衣原体感染等。

以往 AS 在我国不多见,近年来本病相对和绝对增多,现已经跃居于导致人口死亡的主要原因之列。

二、发病机制

对于 AS 的发病机制,曾有多种学说从不同角度进行阐述,包括脂质浸润学说、血栓形成学说、平滑肌细胞克隆学说等。近年多数学者支持"内皮损伤反应学说"。该学说认为本病各种危险因素最终都损伤动脉内膜,而粥样硬化病变的形成是动脉对内膜损伤做出的炎症-纤维增生性反应的结果。

动脉内膜受损可为功能紊乱或解剖损伤。在长期高脂血症的情况下,增高的脂蛋白中主要是氧化修饰的低密度脂蛋白和胆固醇对动脉内膜造成功能性损伤,使内皮细胞和白细胞表面特性发生变化,黏附因子表达增加。单核细胞黏附在内皮细胞上的数量增多,并从内皮细胞之间移入内膜下成为巨噬细胞,通过"清道夫"受体吞噬低密度脂蛋白,转变为泡沫细胞,形成最早的粥样硬化病变脂质条纹。巨噬细胞不仅能氧化低密度脂蛋白、形成过氧化物和超氧化离子,还能合成和分泌至少 6 种细胞因子:血小板源性生长因子(platelet derived growth factor,PDGF)、成纤维细胞生长因子(fibroblast growth factor,FGF)、表皮生长因子(epidermal growth factor,EGF)、白细胞介素-1、巨噬细胞集落刺激因子和转化生长因子(transforming growth factor,TFG)。PDGF 和 FGF 刺激平滑肌细胞和成纤维细胞增生和游移到内膜,也刺激新的结缔组织形成。TGF-β 刺激结缔组织形成,但抑制平滑肌细胞增生。因此,平滑肌细胞增生情况取决于 PDGF 和 TGF-β 之间的平衡。PDGF 中的 PDGF-β 蛋白不但使平滑肌细胞游移到富含巨噬细胞的脂质条纹中,并转变为泡沫细胞,且促使脂质条纹演变为纤维脂肪病变,再发展为纤维斑块。

AS 病变中的平滑肌细胞,PDGF 基因的表达和分泌也增加,并参与促进病变的进一步发展,形成恶性循环。在血流动力学发生变化的情况下,如血压增高、动脉分支形成特定角度、血管局部狭窄所产生的湍流和切应力变化,使动脉内膜内皮细胞间连续性中断,内皮细胞回缩,从而暴露内膜下组织。此时血小板活化因子激活血液中的血小板,使之黏附、聚集于内膜上,形成附壁血栓。血小板可释放出上述各种因子在内的许多细胞因子。这些因子进入动脉壁,也对促发粥样硬化病变中平滑肌细胞增生起重要作用。

在人类 AS 各阶段病变中,观察到 T 淋巴细胞,说明病变的发展可能有免疫或自身免疫反应的参与。

三、病理解剖和病理生理

AS 的病理变化主要累及体循环系统的大型弹力动脉和中型肌弹力动脉,下肢大于上肢,而肺循环动脉极少受累。多为数个组织、器官的动脉同时受累。最早出现病变的部位多在主动脉后壁及肋间动脉开口等血管分支处。

1.病变发展过程 正常动脉壁由内膜、中膜和外膜三层构成。动脉粥样硬化时相继出现脂质点和条纹、粥样和纤维粥样斑块、复合病变三类变化。美国心脏病学会根据其病变发展过程,将其细分为 6 型。

(1) Ⅰ型:脂质点。动脉内膜出现小黄点,为小范围的巨噬细胞含脂滴形成泡沫细胞积聚。

(2) Ⅱ型:脂质条纹。动脉内膜出现黄色条纹,为巨噬细胞成层并含脂滴,内膜有平滑肌细胞也含脂滴,有 T 淋巴细胞浸润。细胞外间隙也有少量脂滴。脂质成分主要为胆固醇酯,也有胆固醇和磷脂。其中Ⅱa 型内膜增厚,平滑肌细胞多,进展快;Ⅱb 型内膜薄,平滑肌细胞少,进展慢。

(3) Ⅲ型:斑块前期。细胞外出现较多的脂滴,在内膜和中膜平滑肌层之间形成脂核,但尚未形成脂质池。

(4) Ⅳ型:粥样斑块。脂质积聚多,形成脂质池,内膜结构破坏,动脉壁变形。

(5) Ⅴ型:纤维粥样斑块。纤维粥样斑块为 AS 最具有特征性的病变,呈白色斑块突入动脉腔内引起管腔狭窄。其中Ⅴa 型斑块含有大量平滑肌细胞、巨噬细胞和 T 淋巴细胞,前两者细胞内含脂滴,细胞外脂质多,为胶原纤维、弹性纤维和蛋白聚糖所包围,形成脂质池;病灶处内膜被破坏,纤维组织增生,形成纤维膜(纤维帽)覆盖在脂质池上。Ⅴb 型斑块内含脂质更多,成层分布。Ⅴc 型斑块则所含胶原纤维更多。斑块体积增大时向管壁中膜扩展,可破坏管壁的肌纤维和弹性纤维,代之以结缔组织和增生的新生毛细血管。脂质沉积较多
后,其中央基底部常因营养不良发生变性、坏死和崩解,这些崩解物与脂质混合形成粥样物质。

(6) Ⅵ型:复合病变。复合病变为严重病变,由纤维斑块发生出血、坏死、溃疡、钙化和附壁血栓所形成。粥样斑块可因内膜表面破溃而形成粥样溃疡。破溃后粥样物质进入血流成为栓子。破溃处可引起出血,溃疡表面粗糙易产生血栓,附壁血栓形成又加重管腔的狭窄甚至使之闭塞。容易破裂的斑块为不稳定斑块或称乱斑块,其覆盖的纤维帽中平滑肌细胞减少、胶原含量少,因而较薄;其脂质池较大,所含脂质较多,因而较软;其外形不规则呈偏心性分布;当血压升高,血流冲击或动脉痉挛时,纤维帽与正常内膜交界处易破裂。巨噬细胞的浸润、炎性 T 细胞的堆积、滋养血管破裂出血、血小板活性增强等都是触发斑块破裂、出血和血栓形成的因素。此外,纤维帽钙化时,其顺应性减低也易破裂。在血管逐渐闭塞的同时,逐渐出现来自附近血管的侧支循环,血栓机化后又可以再通,从而使局部血流得以部分恢复。

2.病理生理 受累的动脉弹性减弱,脆性增加,其管腔逐渐变窄甚至完全闭塞,也可扩张而形成动脉瘤。根据受累的动脉和侧支循环建立情况,可引起整个循环系统或个别器官的功能紊乱。

(1) 主动脉因粥样硬化而致管壁弹性降低:当心脏收缩时,使收缩压升高而舒张压降低,脉压增宽。主动脉形成动脉瘤时,管壁被纤维组织取代,不但失去紧张性而且向外膨隆。这些都足以影响全身血流的调节,加重心脏的负担。

(2) 内脏或四肢动脉管腔狭窄或闭塞:在侧支循环不能代偿的情况下,AS使器官和组织的血液供应发生障碍,产生缺血、纤维化或坏死。

本病病理变化进展缓慢,明显的病变多见于壮年以后,但明显的症状多在老年期才出现。

四、分期与分类

AS发展过程可分为四期,但临床上各期并非严格按顺序出现,各期还可交替或同时出现。

1.无症状期或隐匿期 该期过程长短不一,包括从较早的病理变化开始,直到动脉粥样硬化已经形成,但尚无器官或组织受累的临床表现。

2.缺血期 该期由于血管狭窄而产生器官缺血的症状。

3.坏死期 该期由于血管内血栓形成或管壁腔闭塞,产生器官、组织坏死的症状。

4.纤维化期 该期是由于长期缺血,器官组织纤维化萎缩而引起症状。

不少患者不经过坏死期而直接进入纤维化期,而在纤维化期的患者也可重新发生缺血期的表现。

根据受累动脉的部位,AS有主动脉及其主要分支、冠状动脉、颈动脉、脑动脉、肾动脉、肠系膜动脉和四肢动脉粥样硬化等类别。

五、临床表现

临床表现为主要有关器官受累后出现的现象。

1.一般表现 可能出现脑力与体力衰退。

2.主动脉粥样硬化 大多数主动脉粥样硬化无特异性症状。主动脉广泛粥样硬化病变,可出现主动脉弹性降低的相关表现,如收缩期血压升高、脉压增宽、桡动脉触诊可类似促脉等。X线检查可见主动脉结向左上方凸出,有时可见片状或弧状钙质沉着阴影。

主动脉粥样硬化最主要的后果是形成主动脉瘤,以发生在肾动脉开口以下的腹主动脉处最为多见,其次常见于主动脉弓和降主动脉。腹主动脉瘤多在体检时发现腹部有搏动性肿块而被发现,腹壁上相应部位可听到杂音,股动脉搏动可减弱。胸主动脉瘤可引起胸痛、气促、吞咽困难、咯血、声带因喉返神经受压而麻痹引起声音嘶哑、器官移位或阻塞、上腔静脉或肺动脉受压等表现。X线检查可见主动脉的相应部位增大;主动脉造影可显示梭形或囊性的动脉瘤。二维超声、X线检查或磁共振成像可显示瘤样主动脉扩张。主动脉瘤一旦破裂,可迅速致命。在动脉粥样硬化的基础上也可发生动脉夹层分离,但较少见。

3.冠状动脉粥样硬化。

4.脑动脉粥样硬化 脑缺血可引起眩晕、头痛和昏厥等症状。脑动脉血栓形成或栓塞时可引起脑血管意外(缺血性脑卒中),有头痛、眩晕、呕吐、意识丧失、肢体瘫痪、偏盲或失语等表现。脑萎缩时可引起痴呆,有精神变态、行动失常、智力和记忆力减退,以致性格完全变态等。

5.肾动脉粥样硬化 肾动脉粥样硬化可引起顽固性高血压,年龄在55岁以上而突然发生高血压者,应考虑本病的可能。如肾动脉血栓形成,则可引起身躯疼痛、尿闭和发热等。长期肾脏缺血可致肾萎缩并发展为肾衰竭。

6.肠系膜动脉粥样硬化 肠系膜动脉粥样硬化可能引起消化不良、肠道张力减低、便秘和腹痛等症状。血栓形成时,有剧烈腹痛、腹胀和发热等。肠壁坏死时,可引起便血、麻痹性肠梗阻和休克等症状。

7.四肢动脉粥样硬化 在四肢动脉粥样硬化中,以下肢动脉较多见,由于血供障碍而引起下肢发凉、麻木和典型的间歇性跛行,即行走时发生腓肠肌麻木、疼痛以致痉挛,休息后消失,再走时又出现;严重者产生可持续性疼痛,下肢动脉尤其是足背动脉搏动减弱或消失。动脉管腔完全闭塞时可产生坏疽。

六、辅助检查

AS尚缺乏灵敏而又特异的早期实验室诊断方法。部分患者有脂质代谢异常,主要表现为血总胆固醇增高、低密度脂蛋白胆固醇增高、高密度脂蛋白胆固醇降低、三酰甘油增高、载脂蛋白A降低、载脂蛋白B和脂蛋白(a)增高。在血脂异常的患者中,90%以上表现为II或IV型高脂蛋白血症。X线检查除了前述主动脉粥样硬化的表现外,选择性或数字减影法动脉造影可显示冠状动脉、脑动脉、肾动脉、肠系膜动脉和四肢动脉粥样硬化,所造成的管腔狭窄或动脉瘤病变,以及病变的所在部位、范围和程度,有助于确定外科治疗的适应证和选择施行手术的方式。多普勒超声检查有助于判断颈动脉、四肢动脉和肾动脉的血流情况和血管病变。脑电阻抗图、脑电图、X线检查、CT或MRI,有助于判断脑动脉的功能情况及脑组织的病变情况。

七、诊断

AS发展到相当程度,尤其是有器官明显病变时,诊断并不困难,但早期诊断很不容易。年长患者如实验室检查发现血脂异常,动脉造影发现血管狭窄性病变,则应首先考虑诊断本病。

八、预后

AS的预后随着病变部位、程度、血管狭窄发展速度、受累器官受损情况和有无并发症而有所不同。若病变涉及心、脑、肾等重要器官动脉,则预后不良。

第三节 慢性冠状动脉综合征

近年来,随着对冠状动脉粥样硬化性心脏病的不断认识,提出以新的"慢性冠脉综合征"(chronic coronary syndrome,CCS) 取代原先的" 稳定型冠状动脉疾病(stable coronary disease, CAD)"。CCS涵盖CAD演变过程中除了不稳定临床表现如斑块发生破裂、糜烂、侵蚀并继发血栓形成等可导致急性心肌缺血即急性冠状动脉综合征(acute coronary syndrome,ACS) 以外的所有情况,强调了冠心病的动态性。

在临床上,CCS 主要包括 6 种情况:①伴有稳定的心绞痛症状和(或)呼吸困难的疑似 CAD 患者;②新发心力衰竭或左室功能障碍,疑似 CAD 的患者;③发生 ACS 后 1 年内或近期接受了血运重建的无症状或症状稳定的患者;④初次诊断或接受血运重建后 1 年以上的无症状和有症状的患者;⑤有心绞痛,疑似血管痉挛或微血管病变的患者;⑥筛查时发现的无症状 CAD 患者。 CCS 患者从冠状动脉的病变程度来看,大部分存在阻塞性冠状动脉疾病,所引起的临床情况主要包括:慢性稳定型劳力型心绞痛、缺血性心肌病、隐匿型冠心病和 ACS 之后,它们有共同的发病机制和病理生理基础,均有稳定的心外膜冠状动脉粥样硬化造成的固定狭窄,在某些因素导致心肌耗氧量增加的情况下诱发心肌急剧的暂时性的缺血和缺氧,在治疗上也有共同之处。 部分患者冠状动脉有阻塞性病变但接受过血运重建术,处于稳定的病程阶段。 冠状动脉痉挛或微血管病变的患者可以没有心外膜血管的固定狭窄,临床上并不少见。 本节内容着重介绍稳定型心绞痛。

一、稳定型心绞痛

(一)概述

心绞痛是由于短暂的心肌缺血引起的以胸痛为主要特征的临床综合征,可伴有心律失常、心功能不全,是冠心病最常见的临床表现。 特征性表现为发作性胸痛,呈压榨性或窒息样,一般位于胸骨后或心前区,可放射至左上肢尺侧面,右臂和两臂的外侧面或颈与下颌部,常发生于体力活动或情绪激动时,休息或舌下含服硝酸甘油后数分钟可缓解。 部分患者表现为呼吸困难,心肌缺血也可表现为胸闷、心悸、腹痛、牙痛甚至头痛等不典型症状。

心绞痛的分型目前已比较统一,以世界卫生组织的心绞痛分型为基准,具体分型如下。1.劳力性心绞痛 由运动或其他心肌需氧量增加的情况所诱发的心绞痛。 包括 3 种类型:①稳定型劳力性心绞痛,1 个月以上心绞痛的发作频率、持续时间、诱发胸痛的劳力程度,及含服硝酸酯类后症状缓解的时间保持稳定;②初发型劳力性心绞痛,1 个月内初发的劳力性心绞痛;③恶化型劳力性心绞痛,一段时间内心绞痛的发作频率增加,症状持续时间延长,含服硝酸甘油后症状缓解所需时间延长或需要更多的药物,或诱发症状的活动量降低。

2.自发性心绞痛 由于心肌的供氧量减少所诱发的心绞痛,与劳力性心绞痛相比疼痛持续时间一般较长,程度较重且不易为硝酸甘油所缓解。 包括 4 种类型:①卧位型心绞痛,指患者在卧位、安静状态下引发的心绞痛;②变异型心绞痛(variant angina pectoris,Prinzmetal angina)又称血管痉挛性心绞痛,表现为一过性 ST 段动态改变,其发病机制为冠状动脉痉挛;③中间综合征,亦称冠状动脉功能不全,指心肌缺血引起的心绞痛发作历时较长,达 30 分钟到 1 小时以上,发作常在休息时或睡眠中发生,但心电图放射性核素和血清学检查无心肌坏死的表现。 其性质介于心绞痛与心肌梗死之间,常是心肌梗死的前奏;④梗死后心绞痛,指急性心肌梗死(acute myocardial infarction,AMI)发生后 1 个月内出现的心绞痛。 除已梗死的心肌发生坏死外,一部分尚未坏死的心肌处于严重缺血状态下所致,易发生心肌梗死区扩展或在近期内再发心肌梗死。

3.混合性心绞痛 劳力性和自发性心绞痛同时并存。

该分型除了稳定型劳力性心绞痛外,其余均为不稳定型心绞痛,此广义不稳定型心绞痛除外变异型心绞痛即为 Braunwald 分型的不稳定型心绞痛。

一般临床上所指的稳定型心绞痛即指稳定型劳力性心绞痛,其心脏供需不平衡是可逆的。最常见的病因是粥样硬化病变导致冠状动脉出现固定狭窄,其他病因包括主动脉瓣狭窄或关闭不全、肥厚型心肌病、梅毒性主动脉炎致冠状动脉口狭窄、风湿性冠状动脉炎、心肌桥、先天性冠状动脉畸形等。

(二) 发病机制

稳定型心绞痛的发病机制:①斑块所致的心外膜动脉阻塞;②正常或有病变的冠状动脉发生局灶性或弥漫性痉挛;③微血管功能障碍;④冠状动脉心肌桥。这些因素可以单独或相互作用,但冠状动脉粥样硬化斑块致管腔狭窄是最重要和最常见的因素,占80%~90%。

心肌缺血与缺氧所引起的稳定型心绞痛是由于血液供应(供氧量)和代谢需求(耗氧量)之间的暂时不平衡所引起。心肌收缩力、心室壁张力和心率决定着心肌的耗氧量,常用"心率×收缩压"来估计心肌的耗氧量。由于平时状态下心肌从血液中摄取氧的比例就较高,当心肌耗氧量增加时,只能通过血流量的增加来增加供氧量。在正常情况下,冠状动脉循环有很大的储备,在心率增快、心肌收缩力增强等心肌需氧量增加时,冠状动脉阻力血管扩张,冠脉循环阻力下降,冠状动脉循环血流量可增加到休息时的6~7倍。当大的心外膜冠状动脉管径狭窄超过50%时,静息血流量仍可保持正常,但冠状动脉循环的最大储备量下降,当心脏负荷加重及心肌耗氧量增加超过小冠状动脉的扩张储备能力所能代偿时,则发生相对的心肌供血和供氧不足,发生心肌缺血、缺氧,这是稳定型劳力性心绞痛主要的发生机制。

而冠状动脉痉挛(如吸烟过度或神经体液调节障碍)或暂时性血小板聚集、一过性血栓形成以及狭窄局部血液流变学异常所致的血流淤滞等冠状动脉血流的动力性阻塞因素,可导致心肌供血的突然减少,产生心绞痛。冠状动脉微血管病变(形态上或功能上)也可导致心肌供血障碍。此外,突然发生循环血流量减少如休克、极度心动过速等冠状动脉血流灌注量骤降,心肌血液供需不平衡,心肌血液供给不足,也会引起心绞痛。严重贫血的患者,在心肌供血量虽未减少的情况下,可因血液携氧量不足而引起心绞痛。

在心肌缺血缺氧状态下,积聚过多的酸性代谢产物,如乳酸、丙酮酸、磷酸等,或类似激肽的多肽类物质,刺激心脏内自主神经的传入纤维末梢,经上颈神经节至第5胸交感神经节和相应的脊髓段,传至大脑,产生疼痛感觉。这种痛觉常投射到与自主神经进入水平相同脊髓段的脊神经所分布的皮肤区域,称为"牵涉痛",故心绞痛常表现为胸骨后疼痛并放射至左肩、臂和手指。不少患者表现为呼吸困难的感觉,而非典型的疼痛。

(三) 病理解剖和病理生理

稳定型心绞痛患者的冠状动脉造影显示:有1、2或3支冠脉管腔直径减少>70%的病变者分别各占25%左右,5%~10%有左冠脉主干狭窄,其余约15%患者无显著狭窄。后者提示患者的心肌血供和氧供不足,可能是冠脉痉挛、冠脉循环的小动脉病变、血红蛋白和氧的离解异常、交感神经过度活动、儿茶酚胺分泌过多或心肌代谢异常等所致。

在心肌缺血缺氧状态下,糖酵解增强,ATP明显减少,乳酸在短期内骤增,细胞内钙离子浓度降低使心肌收缩功能受损。发作时可有左心室收缩力和收缩速度降低、射血速度减慢、左心室收缩压下降、心搏量和心排血量降低、左心室舒张末期压和血容量增加等左心室收缩和舒张功能障碍的病理生理变化。左心室壁可呈收缩不协调或部分心室壁有收缩减弱的现象。缺氧使心肌松弛能力受损,可能与细胞膜上钠-钙离子交换系统的功能障碍及部分肌质网钙泵对钙离子的主动摄取减少、室壁变得比较僵硬、左室顺应性减低、充盈的阻力增加等有关。心室的收缩及舒张障碍都可导致左室舒张期终末压增高,严重可出现肺淤血症状。同时,心肌细胞在缺血性损伤时,细胞膜上的钠-钾离子泵功能受影响,钠离子在细胞内积聚而钾离子向细胞外漏出使细胞膜在静止期处于低极化或部分除极化状态,在激动时又不能完全除极,产生所谓损伤电流。体表心电图上表现为 ST 段的偏移。

(四)临床表现

1.症状 心绞痛以发作性胸痛为主要临床表现,疼痛具有以下的特点。

(1) 诱因:发作常由体力劳动或情绪激动(如愤怒、焦急、过度兴奋等)所诱发,饱食、寒冷、吸烟、心动过速、休克等亦可诱发。疼痛多发生于劳力或激动的当时,而不是在劳累之后。典型的稳定型心绞痛常在相似的条件下重复发生。

(2) 部位:主要在胸骨体之后,可波及心前区,手掌大小范围,也可横贯前胸,界限不清。常放射至左肩、左臂内侧达无名指和小指,或至颈、咽或下颌部。

(3) 性质:胸痛常为压迫、发闷或紧缩性,也可有烧灼感,但非针刺或刀割样锐痛,偶伴濒死感。有些患者仅觉胸闷不适而非胸痛。发作时患者往往被迫停止正在进行的活动,直至症状缓解。

(4) 持续时间:心绞痛一般持续数分钟至十余分钟,多为 3~5 分钟,一般不超过半小时。

(5) 缓解方式:一般在停止原来诱发症状的活动后即可缓解;舌下含用硝酸甘油等硝酸酯类药物也能在几分钟内使之缓解。

值得注意的是心绞痛的症状可表现不典型如上腹痛、牙痛、上颌痛或手臂痛等,部分表现为呼吸困难,但仔细问诊可发现症状均与劳累等心肌耗氧量增加有关,提示心肌缺血。

稳定型劳力性心绞痛发作的性质在 1~3 个月内无改变。根据心绞痛的严重程度及其对体力活动的影响,加拿大心血管学会(Canadian Cardiovascular Society,CCS)将稳定型心绞痛分为Ⅳ级(表 5-1)。

表 5-1 稳定型心绞痛的加拿大心血管学会(CCS)分级

分级	临床表现
Ⅰ级	一般体力活动如步行或上楼不引起心绞痛,但快速或长时间用力后可引起心绞痛发作
Ⅱ级	日常体力活动轻度受限,快速步行或上楼、餐后步行或上楼,或者在寒冷、顶风逆行、情绪波动时可发作心绞痛。平地行走 2 个街区(200~400m),或以常速上相当于 3 楼以上的高度时,能诱发心绞痛
Ⅲ级	日常体力活动明显受限。平地行走 1~2 个街区,或以常速上 3 楼以下的高度时即可诱发心绞痛
Ⅳ级	轻微体力活动或休息时即可出现心绞痛

2.体征 无特异性体征,但仔细体检能提供有用的诊断线索,可排除能引起心绞痛的其他心脏疾病,如主动脉瓣病变、梗阻性肥厚型心肌病等。心绞痛发作时常见心率增快、血压升高、表情焦虑、皮肤冷或出汗,有时出现第四或第三心音奔马律。可有暂时性心尖部收缩

期杂音,是乳头肌缺血以致功能失调引起二尖瓣关闭不全所致。

(五) 实验室和辅助检查

1.实验室检查 血常规、尿常规、大便常规和隐血试验以及血糖、血脂、肝肾功能等检查,判断是否存在贫血、血小板计数和相关危险因素等情况;持续胸痛的患者需检测血清心肌损伤标志物如肌钙蛋白 I、T,肌酸激酶(CK) 及同工酶(CK-MB),以便于与急性冠状动脉综合征相鉴别;必要时查甲状腺功能排除甲状腺功能亢进症可能,以及 BNP 或 NT-proBNP 等了解心功能情况。

2.心电图检查 心电图(electrocardiogram,ECG) 是发现心肌缺血、诊断心绞痛最常用的检查方法。

(1) 静息 ECG:心电图正常并不能排除冠心病,但心电图异常可作为诊断的依据,最常见的 ECG 异常是 ST-T 改变,包括 ST 段压低(水平型或下斜型)、T 波低平或倒置,少数可伴有陈旧性心肌梗死的表现,可有多种传导障碍。最常见的是左束支传导阻滞和左前分支传导阻滞,也可有房性期前收缩等心律失常。在冠心病患者中,出现静息 ECG 的 ST-T 异常可能与基础心脏病的严重程度有关,包括病变血管的支数和左心室功能障碍。静息 ECG 的 ST-T 改变需注意鉴别诊断。根据 Framingham 心脏研究,在人群中,8.5%的男性和 7.7%的女性有 ST-T 改变,并且检出率随年龄而增加;高血压、糖尿病、吸烟者和女性中,ST-T 改变的检出率增加。左心室肥厚和扩大、电解质异常、神经因素和抗心律失常药物等也可引起 ST-T 异常。

(2) 心绞痛发作时 ECG:绝大多数患者心绞痛发作时可表现特征性的 ECG 改变,主要为暂时性心肌缺血引起的 ST 段移位。心内膜下心肌更容易缺血,故常见反应心内膜下心肌缺血的 ST 段压低(≥0.1mV),有时也可以出现 T 波倒置,症状缓解后 ST-T 改变可恢复正常,动态变化的 ST 对心绞痛诊断具有重要的参考价值(图 5-1) 。静息 ECG 的 ST 段压低(水平型或下斜型) 或 T 波倒置的患者,心绞痛发作时可变为无 ST 段压低或 T 波直立,即所谓的"假性正常化",也是心肌缺血诊断的依据。T 波改变虽然对反映心肌缺血的特异度不如 ST 段变化,但如与静息 ECG 比较有明显变化,也有助于诊断。

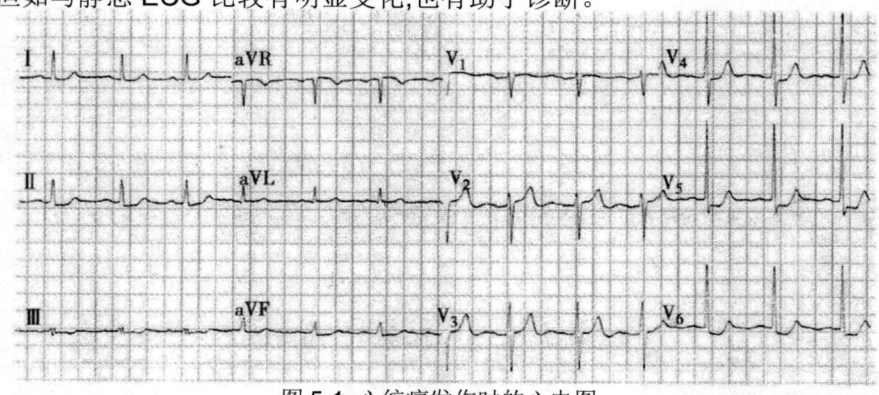

图 5-1 心绞痛发作时的心电图
Ⅰ、Ⅱ、Ⅲ、aVF、V₄~₆ 导联 ST 段压低

(3) 心电图负荷试验:ECG 负荷试验是对疑似的冠心病患者增加心脏负荷(运动或药

物)而激发心肌缺血的 ECG 检查。ECG 负荷试验的适应证包括临床疑诊的冠心病患者、冠心病高危患者的筛选和危险性分层、冠状动脉血运重建术(冠状动脉旁路移植术或介入治疗)前后的评价、陈旧性心肌梗死患者对非梗死部位心肌缺血的监测等。禁忌证包括急性心肌梗死或心肌梗死合并室壁瘤、高危不稳定型心绞痛、急性心肌炎和心包炎、严重高血压[收缩压≥200mmHg 和(或)舒张压≥110mmHg]、心功能不全、严重主动脉瓣狭窄、梗阻性肥厚型心肌病、肺栓塞、静息状态下有严重心律失常、主动脉夹层等患者。静息状态下 ECG 即有明显 ST 段改变的患者如完全性左束支或右束支传导阻滞,或心肌肥厚继发 ST 段压低等也不适合行 ECG 负荷试验。有下列情况之一者需终止负荷试验:①出现明显症状如胸痛、乏力、气促、跛行,伴有意义的 ST 段变化;②ST 段显著压低(降低≥0.2mV 为终止运动相对指征,≥0.4mV 为绝对指征);③ST 段抬高≥0.1mV;④出现有意义的心律失常、收缩压持续降低>10mmHg 或血压明显升高(收缩压>250mmHg 或舒张压>115mmHg);⑤已达到目标心率者。

运动负荷试验为评价心肌缺血最常用的无创检查方法,其灵敏度约 70%,特异度 70%~90%。有典型心绞痛并且负荷 ECG 阳性者,诊断冠心病的准确率达 95% 以上。运动方式主要为平板运动和踏车运动,其运动强度可逐步分期升级,前者较为常用。常用的负荷目标是达到按年龄预计的最大心率或 85%~90% 的最大心率,前者称为极量运动试验,后者称为次极量运动试验。运动中持续监测 ECG 改变,运动前和运动中每当运动负荷量增加一级均应记录 ECG,运动终止后即刻和此后每 2 分钟均应重复 ECG 记录,直至心率恢复运动前水平。记录 ECG 时应同步测量血压。最常用的阳性标准为运动中或运动后 ST 段水平型或下斜型压低 0.1mV(J 点后 60~80ms),持续超过 2 分钟。

ECG 负荷试验有一定比例的假阳性和假阴性,单纯运动心电图阳性或阴性结果不能作为诊断或排除冠心病的依据。

Duke 活动平板评分是经验证的根据运动时间、ST 段压低和运动中心绞痛程度来进行危险分层的方法。Duke 评分= 运动时间(min) -5×ST 段下降(mm) -(4 ×心绞痛评分)。心绞痛评分:运动中无心绞痛为 0 分,运动中有心绞痛为 1 分,因心绞痛需终止运动试验为 2 分。Duke 评分标准:≥5 分低危,1 年病死率 0.25%; -10 分至+ 4 分中危,1 年病死率 1.25%; ≤-11 分高危,1 年病死率 5.25%。75 岁以上的老人,Duke 评分可能受影响,因此不主张 75 岁以上的患者进行 ECC 负荷试验。

(4) 动态 ECG 监测(Holter):连续记录 24 小时(或更长时间) 的 ECG(双极胸导联或同步 12 导联),可从中发现 ST 段、T 波改变(ST-T)和各种心律失常,将出现异常 ECG 表现的时间与患者的活动和症状相对照,胸痛发作时相应时间的缺血性 ST-T 改变有助于确定心绞痛的诊断。ECG 显示缺血性 ST-T 改变而当时并无心绞痛症状者,称为无痛性心肌缺血。行动态心电图检查时可嘱咐患者适量运动,观察运动时心电图变化,但不能代替运动心电图负荷试验。

3.超声心动图 目前,常规超声心动图技术难以发现冠状动脉粥样硬化斑块,故对冠状动脉粥样硬化性心脏病的诊断常依赖于冠状动脉病变引起的心肌缺血的检出。多数稳定型心绞痛患者静息时超声心动图检查无异常,有陈旧性心肌梗死者或严重心肌缺血者,二维超声心动图可探测到坏死区或缺血区心室壁的运动异常。静息状态下心功能受损是高危的标志。由于心绞痛常为一过性,超声心动图检查常难以捕捉到心肌缺血时的超声图像,故常采用超声心动图负荷试验,诱发心肌缺血。负荷超声心动图是一种无创性检测冠心病的诊断方法,其通过最大限度激发心肌需氧量而诱发心肌缺血,通过实时记录室壁运动情况,评估心肌缺血所致节段性室壁运动异常。常用的负荷方法:①运动负荷试验:运动平板试验卧位或立位踏车试验等;②药物负荷试验:包括正性肌力药物(多巴酚丁胺)和血管扩张剂(潘生丁、腺苷);③静态负荷试验:包括冷加压试验、握力试验、心房调搏等。

此外超声心动图还有助于发现其他需与冠状动脉狭窄导致的心绞痛相鉴别的心脏疾病,如梗阻性肥厚型心肌病、主动脉瓣狭窄等。

4.胸部 X 线检查 可无异常发现或见主动脉增宽、心影增大、肺淤血等。

5.多层螺旋 CT 冠状动脉成像(CTA) 多层螺旋 CT 冠状动脉成像作为一种非创伤性技术应用于冠脉病变的筛选和评价。近年来随着硬件和软件的进步,诊断准确性得到很大的提高,已成为日益普及的冠心病诊断手段之一。通过冠状动脉二维或三维重建,用于判断冠状动脉管腔狭窄程度和管壁钙化情况,对判断管壁内斑块分布范围和性质也有一定意义。与有创的冠状动脉造影相比,冠状动脉 CTA 对于发现阻塞性冠状动脉狭窄具有较高的准确性和较高的阴性预测价值,若未见狭窄病变,一般可不进行有创检查。

不过,冠状动脉 CTA 也有局限性,如存在弥漫性冠脉钙化病变的患者,冠脉 CTA 图像定量诊断的准确性较差。介入治疗术后冠状动脉内的金属支架影也影响对病变的判断。心律失常也可能影响冠状动脉 CTA 的图像质量。冠状动脉 CTA 未见狭窄病变不能排除冠脉痉挛等功能性病变,因此对于反复发作静息心绞痛,考虑血管痉挛型心绞痛的患者,冠状动脉 CTA 的价值在于排除粥样硬化所致的狭窄病变。冠状动脉 CTA 检查存在一定的放射性暴露,另外,造影剂加重肾功能不全的可能性也值得重视。

6.磁共振成像 可同时获得心脏解剖、心肌灌注与代谢、心室功能及冠状动脉成像的信息。目前在评价冠状动脉病变方面的应用不如冠状动脉 CTA 成熟,但心脏磁共振显像对评估坏死心肌有很高的价值,可定量评价心室的收缩活动。

7.放射性核素检查

(1) 核素心肌显像及负荷试验:^{201}Tl(铊)随冠状动脉血流很快被正常心肌细胞所摄取。静息时铊显像所示灌注缺损主要见于心肌梗死后瘢痕部位。运动后冠状动脉供血不足时,可见明显的灌注缺损心肌缺血区。近年来有用 ^{99m}Tc-MIBI 取代 ^{201}Tl 作心肌显像,可取得与之相似的良好效果,更便于临床推广应用。

(2) 放射性核素心腔造影:应用 ^{99m}Tc 进行体内红细胞标记,可得到心腔内血池显影。通过对心动周期中不同时相的显影图像分析,可测定左心室射血分数及显示心肌缺血区室壁局部运动障碍。

(3) 正电子发射计算机断层显像(positron emission tomography,PET):利用发射正电子的核素示踪剂如 ^{18}F、^{11}C、^{13}N 等进行心肌显像。除可判断心肌的血流灌注情况外,尚可了解心肌的代谢情况。通过对心肌血流灌注和代谢显像匹配分析可准确评估心肌的活力。

8.有创性检查

(1) 冠状动脉造影:冠状动脉造影(coronary angiography,CAG)是一种有创的检查方法。选择性冠状动脉造影目前仍是诊断冠状动脉病变并指导治疗策略尤其是血运重建方案的最常用方法,使用特殊形状的心导管经桡动脉、股动脉或肱动脉送到主动脉根部,分别插入左、右冠状动脉口,注入少量含碘造影剂,在不同的投射方位下摄影可使左、右冠状动脉及其主要分支得到清楚的显影。可以准确地发现狭窄性病变的部位并估计其程度。冠脉狭窄根据直径狭窄百分比分为 4 级。①Ⅰ级:25%～49%;②Ⅱ级:50%～74%;③Ⅲ级:75%～99%(严重狭窄);④Ⅳ级:100%(完全闭塞)。一般认为管腔直径减少 70%～75% 以上会严重影响血供。

根据冠状动脉的灌注范围,将冠状动脉供血类型分为:右冠状动脉优势型、左冠状动脉优势型和均衡型,"优势型"的命名是以供应左室间隔后半部分和左室后壁的冠状动脉为标准。70%～80%为右冠状动脉优势型;10%～20%为右冠状动脉和左冠回旋支共同支配,即均衡型;5%～10%为左冠状动脉优势型。85% 的稳定型劳力性心绞痛患者至少有一支冠状动脉主要分支或左主干存在高度狭窄(>70%)或闭塞。

(2) 冠状动脉腔内影像技术和功能学评价:冠状动脉腔内影像技术包括冠脉内超声显像(intravascular ultrasound, IVUS)、冠脉光学相干断层显像(optical coherence tomography, OCT),在冠心病的诊断、探讨斑块性质及机制、早期精准识别易损斑块、优化治疗策略、指导介入治疗及准确评估预后等方面扮演着重要角色。

但冠状动脉造影或腔内影像学技术仅能对病变的解剖学进行评价,不能直接反映心肌缺血的程度,而冠状动脉功能学评价可以正确识别缺血病变,为更好、更科学地制定血运重建的策略提供依据,特别对于冠脉狭窄 50%～90%或多支病变的患者。冠状动脉功能学评价包括冠脉血流储备分数(fractionalflow reserve,FFR)测定,基于冠状动脉 CT 的 FFR(fraction-al flow reserve-computed tomography,FFR-CT) 以及最新的定量冠脉血流分数(quantitative flow ratio,QFR)等。

(六)诊断和鉴别诊断

根据典型的发作特点,休息或含用硝酸甘油后缓解,结合年龄和存在的冠心病危险因素除外其他疾病所致的心绞痛,即可确立诊断。心绞痛发作时心电图检查可见 ST-T 改变,症状消失后心电图 ST-T 改变亦逐渐恢复,支持心绞痛诊断。未捕捉到发作时 ECG 者,可行 ECG 负荷试验或动态 ECG 监测,如负荷试验出现 ECG 阳性变化或诱发心绞痛时亦有助于诊断。冠状动脉 CTA 有助于无创性评价冠状动脉管腔狭窄程度及管壁病变的性质和分布范围。冠状动脉造影可以明确冠状动脉病变的严重程度,有助于明确诊断和决定进一步治疗。但其他疾病也可表现为胸痛,故需进行鉴别诊断,见表 5-2。

表 5-2　胸痛的鉴别诊断

心源性胸痛	肺部疾病	消化道疾病	神经肌肉疾病	精神性疾病
主动脉夹层	胸膜炎	胃-食管反流	肋间神经痛	焦虑性疾病
心肌梗死	肺栓塞	消化性溃疡	带状疱疹	情感性疾病(如抑郁症)
重度主动脉瓣狭窄	肺炎	胆囊炎、结石	肋骨肋软骨痛	躯体性精神病
心脏神经症	气胸	食管裂孔疝		思维型精神病
心包炎	肿瘤	食管失弛缓综合征		
心肌病		胰腺炎		

稳定型心绞痛尤其需与以下疾病相鉴别。

1.急性冠状动脉综合征 急性冠状动脉综合征包括急性心肌梗死和不稳定型心绞痛,不稳定型心绞痛的疼痛部位、性质、发作时心电图改变等与稳定型心绞痛相似,但发作的劳力性诱因不同,常在休息或较轻微活动下即可诱发。1个月内新发的或明显恶化的劳力性心绞痛也属于不稳定型心绞痛,仔细病史询问有助鉴别。心肌梗死的临床表现更严重、疼痛程度更剧烈,持续时间多超过30分钟,可长达数小时,可伴有严重心律失常、心力衰竭或/和休克,含用硝酸甘油多不能缓解,心电图和心肌坏死标志物(肌红蛋白、肌钙蛋白I或T、CK-MB等)有典型的动态演变过程,可有白细胞计数增高和红细胞沉降率增快。

2.其他疾病引起的心绞痛 包括严重的主动脉瓣狭窄或关闭不全、冠状动脉炎引起的冠状动脉口狭窄或闭塞、肥厚型心肌病、心脏X综合征等,要根据其他临床表现来进行鉴别。其中心脏X综合征多见于女性,ECG负荷试验常阳性,但冠脉造影无狭窄病变且无冠脉痉挛证据,预后良好,被认为是冠状动脉微血管疾病所致。

3.肋间神经痛和肋软骨炎 指一个或几个肋间部位从背部沿肋间向前壁放射环状分布,并不一定局限在胸前,为刺痛或灼痛,多为持续性而非发作性,咳嗽、用力呼吸和身体转动可使疼痛加剧,沿神经行经处有压痛,手臂上举活动时局部有牵拉疼痛,多为单侧受累,也可以双侧同时受累。查体可有胸椎脊突,棘突间或椎旁压痛和叩痛,少数患者沿肋间有压痛,受累神经支配区可有感觉异常。其疼痛性质多为刺痛或灼痛,有沿肋间神经放射的特点。

4.心脏神经症 患者常诉胸痛,但为短暂(几秒)的刺痛或持久(几小时)的隐痛。患者常喜欢不时地吸一大口气或作叹息性呼吸。胸痛部位多在左胸乳房下心尖部附近或经常变动。症状多于疲劳之后出现,而非疲劳当时。轻度体力活动反觉舒适,有时可耐受较重的体力活动而不发生胸痛或胸闷。含用硝酸甘油无效或在10多分钟后才"见效"。常伴有心悸、疲乏、头晕、失眠及其他神经症的症状。症状繁多且反复易变,但阳性体征很少,以自主神经功能紊乱为主要表现。

5.不典型疼痛 还需与反流性食管炎等食管疾病、膈疝、消化性溃疡、肠道疾病、颈椎病等相鉴别。

(七) 事件风险评估

事件风险评估是CCS患者诊断中的重要环节,建议所有患者均需要进行心血管事件风险评估,主要通过临床症状、静息超声心动图评估的左心室功能,功能学评估的心肌缺血和影像学评估的冠脉解剖。尽管运动负荷试验的诊断价值有限,但如果试验时轻微体力活动就能诱发心绞痛或呼吸困难伴有ST段压低、活动耐量低、心律失常以及异常的血压反应,均为心血管死亡高风险的标志,典型的心绞痛和左室收缩功能障碍提示为心血管死亡高风险。仅在特定的患者群体中冠脉造影才被用于危险分层,同时需要结合FFR。血运重建术可以改善高事件风险的患者的预后。

对于确诊CCS患者,采用心血管年死亡率描述事件风险。既往指南中,高事件风险定义为心血管年死亡率>3%,低事件风险定义为心血管年死亡率<1%。在有症状的患者及确诊CCS的患者中,不同的辅助诊断检查方法,有各自的诊断高事件风险定义(表5-3)。

表 5-3　CCS 患者不同检查结果的高事件风险定义

检查项目	高事件风险定义
运动平板试验	根据 Duke 评分,每年心血管疾病死亡率大于 3%
SPECT 或者 PET 灌注成像	左心室心肌缺血面积>10%
负荷超声心动图	16 个节段中 3 个及以上节段表现为负荷诱导的运动功能减低或者运动丧失
心脏磁共振显像	16 个节段中 2 个及以上节段表现为负荷灌注缺损或者 3 个及以上节段表现为多巴酚丁胺诱导的功能障碍
冠状动脉 CTA 或有创冠状动脉造影	三支冠脉近段狭窄病变,左主干病变,前降支近段病变
侵入性功能学检查	FFR≤0.8,iwFR≤0.89

注:SPECT.单光子发射心肌显像;PET.正电子发射断层心肌显像;FFR.血流储备分数;iwFR.瞬时无波形比值。

(八)治疗

2019 年欧洲心脏病学会的 CCS 指南推荐采用分层指导治疗策略:第一步是评估症状和体征,以识别可能的不稳定型心绞痛或其他形式的 ACS。在无 ACS 的患者中,第二步是评估患者的总体情况和生活质量,评估影响治疗决策的合并症及可能导致症状的其他原因。第三步包括基础检查和左室功能测定。第四步是预测阻塞性 CAD 的临床可能性。在此基础上,第五步对特定患者进行辅助检查以确定 CAD 诊断。一旦确定阻塞性 CAD 的诊断,第六步即预测患者发生心血管事件的风险,以确定后续治疗方案(图 5-2)。

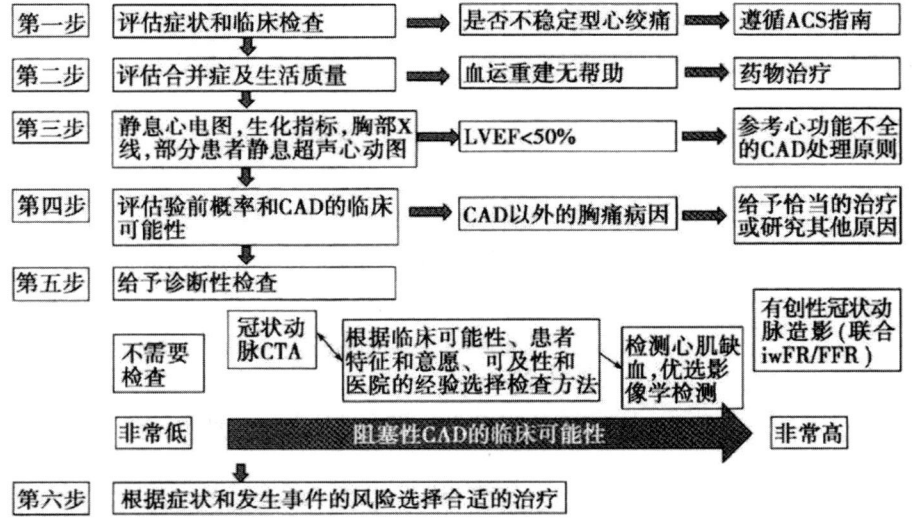

图 5-2　心绞痛和疑似阻塞性 CAD 患者分层指导治疗策略

完成以上六个步骤之后开始合适的治疗,包括生活方式管理、药物治疗,必要时进行血运重建。治疗的目标在于预防新的动脉粥样硬化的发生发展和治疗已存在的动脉粥样硬化病变。稳定型心绞痛的治疗包括两个方面:一是改善症状,抗心肌缺血,提高生活质量;二是减少不良心血管事件包括心力衰竭、心肌梗死、猝死等的发生,延长患者生命。

1.一般治疗 发作时立刻休息,一般患者在停止活动后症状即可消除。平时应尽量避免各种明确的诱发因素,如过度的体力活动、情绪激动、饱餐等,冬天注意保暖。调节饮食,特别是一次进食不宜过饱,避免油腻饮食,禁绝烟酒。调整日常生活与工作量,减轻精神负担,保持适当的体力活动,以不致发生疼痛症状为度。

2.药物治疗

(1) 改善缺血、减轻症状的药物

1) 硝酸酯类药物:主要通过扩张冠状动脉增加心肌供氧,从而缓解心绞痛。除扩张冠状动脉增加冠脉循环的血流量外,还通过对周围容量血管的扩张作用,减少静脉回流量,降低心室容量、心腔内压和心室壁张力;同时对动脉系统有轻度扩张作用,降低心脏后负荷和心肌耗氧量。从而减低心绞痛发作的频率和程度。①硝酸甘油。用于即刻缓解心绞痛,硝酸甘油片舌下含服,1~2片(0.5~1.0mg),1~2分钟起效,约半小时后作用消失。对约92%的患者有效,其中76%在3分钟内起效。延迟起效或完全无效,首先要考虑药物是否过期或未溶解,后者可嘱患者轻轻嚼碎后含化。2%硝酸甘油贴片(含5~10mg)贴在胸前或上臂皮肤而缓慢吸收,适用于预防夜间心绞痛发作;②硝酸异山梨酯(消心痛)。口服每天3次,每次5~20mg,半小时起效,持续3~5小时;舌下含服2~5分钟起效,作用持续2~3小时,每次5~10mg;缓释制剂可维持12小时,20mg,每天2次使用。以上两种药物还有供喷雾吸入用的气雾制剂;③5-单硝酸异山梨酯。多为长效制剂,每次20~50mg,每天1~2次。硝酸酯类药物长期应用的主要问题是产生耐药性,其机制尚未明确,可能与巯基利用度下降、肾素-血管紧张素-醛固酮(RAAS)系统激活等有关。防止发生耐药的最有效方法是留出每天足够长时间(8~10小时)的无药期。硝酸酯药物的不良反应有头晕、头胀痛、头部跳动感、面红、心悸等,偶有血压下降。患青光眼、颅压增高、低血压者不宜用本类药物。

2) β受体阻滞剂:通过阻断拟交感胺类对心率和心脏收缩力的激动作用,减慢心率、降低血压,减低心肌收缩力和耗氧量,从而缓解心绞痛的发作。此外,还减少运动时的血流动力学改变,使同一运动量心肌耗氧量减少,使正常心肌区的小动脉(阻力血管)缩小,从而使更多的血液通过极度扩张的侧支循环(输送血管)流入缺血区。不良反应是使心室射血时间延长和心脏容积增加,这虽可能使心肌缺血加重或引起心肌收缩力降低,但其使心肌耗氧量减少的作用远超过其不良反应。①美托洛尔:美托洛尔是一种选择性的 $β_1$ 受体阻滞剂,其对心脏 $β_1$ 受体产生作用所需剂量低于其对外周血管和支气管上的 $β_2$ 受体产生作用所需剂量。缓释剂型的血药浓度平稳,作用超过24小时。用法23.75~包括缓释剂及普通片两种剂型 95mg,每天1次。普通片用法为口服12.5~50mg,每天2~3次;②比索洛尔:比索洛尔是一种高选择性的 $β_1$ 受体阻滞剂,无内在拟交感活性和膜稳定活性。比索洛尔对血管平滑肌的 $β_1$ 受体有高亲和力,对支气管和调节代谢的 $β_2$ 受体仅有很低的亲和力。因此,比索洛尔通常不会影响呼吸道阻力和 $β_2$ 受体调节的代谢效应。用法为口服5~10mg,每天1次;③卡维地洛:为α、β受体阻滞剂,阻断受体的同时具有舒张血管作用,推荐起始剂量6.25mg,每天2次口服;可加量到25mg,每天2次。总量不超过每天50mg。本药经常与硝酸酯制剂联合应用,比单独应用效果好。但要注意:①本药与硝酸酯类制剂有协同作用,因而剂量应偏小,开始剂量尤其要注意减少,以免引起直立性低血压等不良反应;②停用本药时应逐步减量,如突然停用有诱发心肌梗死的可能;③支气管哮喘以及心动过缓、房室传导阻滞者不宜使用;④可能加重间歇性跛行的症状;⑤我国多数患者对本药比较敏感,可能难以耐受大剂量,糖尿病患者使用时注意此类药物可能掩盖低血糖引起的心率增快症状。

3) 钙通道阻滞剂(calcium channel blocker,CCB):通过抑制钙离子进入细胞内,抑制心肌细胞兴奋-收缩耦联中钙离子的作用,因而抑制心肌收缩,减少心肌氧耗;同时扩张冠状动脉,解除冠状动脉痉挛,改善心肌的供血;扩张周围血管,降低动脉压,减轻心脏负荷;可抗血小板聚集,改善心肌的微循环。①非二氢吡啶类:可通过减慢心率,减少心肌需氧量,缓解心绞痛。包括维拉帕米(普通片 40~80mg,每天 3 次;缓释片 240mg,每天 1 次)、地尔硫䓬(普通片 30~60mg,每天 3 次;缓释片 90mg,每天 1 次),不建议应用于左室功能不全的患者,与 β 受体阻滞剂联合使用也需要谨慎;②二氢吡啶类:硝苯地平缓释制剂 20~40mg,每天 1~2 次。氨氯地平口服吸收良好,半衰期长,剂量为 5~10mg,每天 1 次,非洛地平与之相仿,剂量为 5~10mg,每天 1 次。同类药物还有拉西地平、尼卡地平等。

对于需要长期用药的患者,推荐使用控释、缓释或长效剂型。低血压、心功能减退和心力衰竭加重可以发生在长期使用该药期间。外周水肿、便秘、心悸、面部潮红是所有钙通道阻滞剂常见的不良反应。其他不良反应还包括头痛、头晕、虚弱无力等。地尔硫䓬和维拉帕米能减慢窦房结心率和房室传导,并有负性肌力作用,低血压、心功能减退和心力衰竭加重可以发生在长期使用该药期间,不能应用于已有严重心动过缓、高度房室传导阻滞和病态窦房结综合征及心功能不全的患者,和 β 受体阻滞剂联合使用会加重负性肌力和负性传导作用,增加缓慢性心律失常和心力衰竭的发生,应尽可能避免。二氢吡啶类药物的血管选择性比较强,无负性肌力和负性传导作用,可引起反射性心率增快,联合 β 受体阻滞剂可降低其心率。

4) 其他药物:主要用于 β 受体阻滞剂或者钙通道阻滞剂有禁忌或者不耐受,或者不能控制症状的情况下:①曲美他嗪(20~60mg,每天 3 次)通过抑制脂肪酸氧化和增加葡萄糖代谢,提高氧利用率而治疗心肌缺血,缓释制剂可每天 2 次服用;②尼可地尔(5mg,每天 3 次)是一种钾通道开放剂,与硝酸酯类制剂具有相似药理特性,对稳定型心绞痛治疗有效;③盐酸伊伐布雷定是第一个窦房结 I_f 电流选择特异性抑制剂,其单纯减慢窦性心律的作用可用于治疗稳定型心绞痛;适用于窦性心律偏快但 β 受体阻滞剂有禁忌或使用可耐受剂量的 β 受体阻滞剂后窦性心律控制仍不满意的患者;④雷诺嗪抑制心肌细胞晚期钠电流,从而防止钙超载负荷和改善心肌代谢活性,也可用于改善心绞痛症状;⑤中医中药治疗目前以"活血化瘀""芳香温通"和"祛痰通络"法最为常用。

(2) 预防心肌梗死,改善预后的药物

1) 抗血小板治疗。①环氧化酶(cyclooxygenase,COX)抑制剂:通过抑制 COX 活性而阻断血栓素 A_2(thromboxane A_2,TXA_2)的合成达到抑制血小板激活和聚集的作用,包括不可逆 COX 抑制剂(阿司匹林)和可逆 COX 抑制剂(吲哚布芬)。阿司匹林是抗血小板治疗的基石,无论有无症状,所有患者只要无禁忌都应该使用,最佳剂量范围为每天 75~150mg,其主要不良反应为胃肠道出血或对阿司匹林过敏,使用肠溶剂或抑酸剂可以减少对胃的作用,禁忌证包括过敏、严重未经治疗的高血压、活动性消化性溃疡、局部出血和出血体质。吲哚布芬可逆抑制 COX-1,同时减少血小板因子 3 和 4,减少血小板的聚集,且对前列腺素抑制率低,胃肠反应小,出血风险少,更适合用于有胃肠道出血或消化道溃疡病史或相关风险患者作为阿司匹林的替代治疗,维持剂量为 100mg,每天 2 次;②二磷酸腺苷(ADP)受体阻滞剂:通过阻断血小板的 P_2Y_{12} 受体抑制 ADP 诱导的血小板活化。目前,我国临床上常用的 P_2Y_{12} 受体阻滞剂有氯吡格雷和替格瑞洛。稳定型冠心病患者主要应用氯吡格雷。氯吡格雷是第二代 P_2Y_{12} 受体阻滞剂,为前体药物,需要在肝脏中通过细胞色素 P_{450}(CYP_{450})酶代谢成为活性代谢物后,其活性代谢产物可以选择性地抑制二磷酸腺苷(ADP)与血小板 P_2Y_{12} 受体的结合,从而抑制血小板聚集。主要用于支架植入以后及阿司匹林有禁忌证或不能耐受的患者,常用维持剂量为每天 75mg;③其他的抗血小板制剂:西洛他唑是磷酸二酯酶抑制剂,50~100mg,每天 2 次,主要用于外周血管动脉粥样硬化的患者;④抗凝药物:在合并糖尿病、外周动脉疾病(peripheral artery disease,PAD)等高危缺血事件风险的 CCS 患者中,使用低剂量的利伐沙班(2.5mg,每天 2 次)联合阿司匹林可减少缺血事件风险。合并房颤的 CCS 患者,有明确抗凝适应证者[如 CHA_2DS_2-VASc 评分≥2 分(男性)或≥3 分(女性)],推荐患者长期抗凝治疗。其中新型口服抗凝药(new oral anticoagulant,NOAC)优于华法林。稳定期患者可单独使用口服抗凝药。目前临床常用 NOAC 包括 Xa 因子抑制剂[利伐沙班 20mg,每天 1 次;艾多沙班 60mg,每天 1 次;阿哌沙班 5mg,每天 2 次]或Ⅱa 因子抑制剂[达比加群酯 110mg 或 150mg,每天 2 次]。对于经皮冠脉介入术(percutaneous coronary intervention,PCI)术后合并房颤的患者,PCI 术后一段时间(一般为 12 个月内)推荐应用 NOAC 联合单个或双联抗血小板药物,具体用法和时间依据患者的出血风险和缺血风险的高低而定,三联治疗的时间一般不超过 6 周。

2) 降低 LDL 胆固醇的药物。①他汀类药物:是首选降脂药物。他汀类药物能有效降低总胆固醇 C 和 LDL 胆固醇,在治疗冠状动脉粥样硬化中起重要作用,他汀类药物除降脂作用外,可以进一步改善内皮细胞的功能,抑制炎症,延缓斑块进展和稳定斑块,减少不良心血管事件。所有明确诊断冠心病患者,无论其血脂水平如何,均应给予他汀类药物,并将 LDL 胆固醇降至 1.8mmol/L(70mg/dL)以下水平。临床常用的他汀类药物包括辛伐他汀(20~40mg,每晚 1 次)、阿托伐他汀(10~80mg,每晚 1 次)、普伐他汀(20~40mg,每晚 1 次)、氟伐他汀(40~80mg,每晚 1 次)、瑞舒伐他汀(5~20mg,每晚 1 次)等。他汀类药物的总体安全性很高,但在应用时仍应注意监测肝功能指标(如谷丙转氨酶)及肌酸激酶等生化指标,及时发现药物可能引起的肝脏损害和肌病,尤其是在采用大剂量他汀药物进行强化调脂治疗时,更应注意监测药物的安全性。横纹肌溶解是最危险的不良反应,严重者可致命;②其他降低 LDL 胆固醇的药物:包括胆固醇吸收抑制剂依折麦布和前蛋白转化酶枯草溶菌素 9(PCSK9)抑制剂。依折麦布通过选择性抑制小肠胆固醇转运蛋白,有效减少肠道内胆固醇吸收,降低血浆胆固醇水平以及肝脏胆固醇储量。对于单独应用他汀类药物胆固醇水平不能达标或不能耐受较大剂量他汀治疗的患者,可以联合应用依折麦布。PCSK9 抑制剂增加 LDL 受体的再循环,增加 LDL 清除,从而降低 LDL 胆固醇水平。PCSK9 抑制剂的适应证包括杂合子型家族性高胆固醇血症或临床动脉粥样硬化心血管疾病患者,在控制饮食和最大耐受剂量他汀治疗下仍需进一步降低 LDL 胆固醇的患者,其疗效显著,但相对价格昂贵,药物包括依洛尤单抗(140mg,1 次/2 周,皮下注射)或阿利西尤单抗(75~150mg,1 次/2 周,皮下注射)。

3) 血管紧张素转换酶抑制剂(ACEI)/血管紧张素Ⅱ受体阻滞剂(ARB):可以使冠心病患者的心血管死亡、非致死性心肌梗死等主要终点事件的风险降低。稳定型心绞痛患者合并高血压、糖尿病、心力衰竭或左心室收缩功能不全的高危患者建议使用 ACEI。ACEI 能逆转左室肥厚,延缓动脉粥样硬化进展,减少斑块破裂和血栓形成,另外有利于心肌氧供/氧耗平衡和心脏血流动力学,并降低交感神经活性,可应用于已知冠心病患者的二级预防,尤其是合并高血压、糖尿病、心力衰竭或左心室收缩功能不全但是没有肾脏疾病的高危患者。下述情况不应使用:收缩压<90mmHg、肾衰竭、双侧肾动脉狭窄和过敏者。临床常用的 ACEI 类药物包括卡托普利(12.5～50mg,每天3次)、依那普利(5～10mg,每天2次)、培哚普利(4～8mg,每天1次)、雷米普利(5～10mg,每天1次)、贝那普利(10～20mg,每天1次)、赖诺普利(10～20mg,每天1次)和福辛普利(10～20mg,每天1次)等。其不良反应包括干咳、低血压和罕见的血管性水肿。不能耐受 ACEI 类药物者可使用 ARB 类药物,包括氯沙坦(50～100mg,每天1次)、缬沙坦(80～160mg,每天1次),奥美沙坦(20mg,每天1次),替米沙坦(80mg,每天1次)、坎地沙坦(8mg,每天1次),厄贝沙坦(150mg,每天1次)。

4) β受体阻滞剂:不但能改善心肌缺血症状,有效改善心室重塑,减少心律失常,对于心肌梗死后的稳定型心绞痛患者,β受体阻滞剂还能著降低心血管事件的发生率。

(3) 血运重建治疗:采用药物保守治疗还是血运重建治疗(包括经皮介入治疗或者旁路移植术)需根据冠脉的病变解剖特征、患者临床特征以及当地医疗中心手术经验等综合判断决定。

1) 经皮冠状动脉介入术(PCI):是指一组经皮介入技术,包括经皮冠状动脉腔内血管成形术(percutaneous transluminal coronary angioplasty,PTCA)、冠状动脉支架植入术、斑块旋磨技术和药物涂层球囊技术等。自1977年完成首例 PTCA 以来,随着新技术的出现,尤其是新型支架及新型抗血小板药物的应用,PCI 已成为冠心病治疗的重要手段,冠状动脉介入治疗可显著改善冠心病患者生活质量和患者的心血管事件和死亡率。对于稳定的冠心病患者,PCI 可以减少心绞痛的发生,但并未降低心血管事件和死亡率。

因此应严格掌握介入治疗的适应证:①左主干病变直径狭窄>50%;②前降支近段狭窄≥70%;③伴左心室功能降低的2支或3支病变;④大面积心肌缺血(心肌核素等检测方法证实缺血面积大于左心室面积的10%)。此外,任何血管狭窄≥70%伴心绞痛,且优化药物治疗无效者;有呼吸困难或慢性心力衰竭,且缺血面积大于左心室的10%,或存活心肌的供血由狭窄≥70%的罪犯血管供应者,介入治疗以改善患者症状和预后。对于直径狭窄<90%的病变,建议进行功能评估(如 FFR 或 QFR)明确其是否导致缺血,再决定是否该进行介入治疗。

经皮冠状动脉腔内血管成形术(PTCA):PTCA 是一种单纯经皮冠状动脉球囊扩张术,由 Gruentzig 于1977年首先施行,采用股动脉途径或桡动脉穿刺方法,将指引导管送至冠状动脉口,再将相应大小的球囊沿导引钢丝送至欲扩张的病变处,根据病变的性质和部位选择不同的时间和压力进行扩张,可重复多次直到造影结果满意或辅以其他治疗措施。

由于单纯 PTCA 发生冠状动脉急性闭塞的风险较大,术后再狭窄率较高(术后6个月30%～50%),目前已很少单独使用。

冠状动脉支架植入术:1986年 Puel 将第一枚冠状动脉支架应用于临床,改变了冠状动脉介入治疗的模式。金属裸支架(bare metal stent,BMS)能有效解决冠状动脉夹层,大大减少了 PTCA 术中急性血管闭塞的发生,并使术后 6 个月内再狭窄率降低到 20%~30%,改善了冠心病介入治疗的疗效。药物洗脱支架(drug eluting stent,DES)的出现进一步降低了支架内再狭窄的发生率。DES 是在 BMS 的支架柱表面增加具有良好生物相容性的涂层和抑制细胞增生的药物,支架上的药物局部释放能有效降低支架内再狭窄(in-stent restenosis, ISR)和靶血管重建(target vessel revascularization,TVR)的发生率,使支架内再狭窄率降到了 5%~8%,因为药物同时抑制血管内皮细胞的增生,故术后需至少两联抗血小板治疗 6~12 个月,根据缺血风险和出血风险个体化调节。目前绝大部分患者在球囊扩张后植入支架。

冠状动脉高频旋磨术(high frequency rotational atherectomy,HFA)是采用超高速的钻头将动脉粥样硬化斑块研磨成极细小的微粒,从而消除斑块,增大管腔。研磨下的微粒直径相当于红细胞的大小,不会堵塞远端血管。临床主要应用于冠状动脉钙化病变的预处理。

药物洗脱球囊(drug eluted balloon,DEB)是一种以球囊导管为介导的局部药物输送装置,药物直接均匀涂层在球囊上,主要是紫杉醇或西罗莫司,药物浓度较高(300~600mg),并且快速释放。球囊扩张后能够使病变血管的血管壁达到恰当的抗增生药物浓度,抗增生药物分布均匀一致并能取得很好的疗效。药物球囊由于不需植入外来物质,也不需应用多聚体,可能为解决药物洗脱支架存在的一些问题,如支架内再狭窄、晚期支架内血栓形成等,带来新的希望。

其他介入治疗技术:包括冠状动脉内血栓去除术,主要用于富含血栓的病变。目前供临床使用的这类技术有超声血栓消融术、负压抽吸术等。因适应证范围小,临床经验较少,应用价值还在进一步评估之中。腔内斑块切吸术(transluminal extraction atherectomy,TEA)主要用于含血栓的冠状动脉病变和退行性变的大隐静脉桥血管病变,旨在球囊扩张或支架植入前消除血栓或易碎的病变。超声血管成形术,是一种顶端装有可发射超声装置的导管,所发射的低频(20kHz)高能的超声波,在组织和细胞中产生空化作用,引起 1~3 个大气压的内爆炸,使斑块瓦解而达到血管再通的目的。该技术曾被认为很有前途,后发现碎裂的斑块体积过大,易发生无 Q 波心肌梗死未能在临床上推广使用。

2) 冠状动脉旁路移植术(coronary artery bypass grafting,CABG):PCI 或 CABG 术的选择需要根据冠状动脉病变的情况和患者对开胸手术的耐受程度及患者的意愿等综合考虑。对全身情况能耐受开胸手术者,左主干合并 2 支以上冠脉病变(尤其是病变复杂程度评分,如 SYNTAX 评分较高者),或多支血管病变合并糖尿病者,CABG 应为首选。内乳动脉桥血管的长期通畅率高,因此,CABG 术应尽可能利用内乳动脉。

(4) 康复治疗:心脏康复是通过综合的康复措施消除因心脏疾病引起的身体和心理的障碍,减轻症状,提高功能水平,使患者在身体、精神、职业和社会活动等方面接近或恢复正常。包括有监测的运动训练、心理和营养咨询、教育及危险因素控制等综合措施,其中运动训练是重要组成部分。稳定型心绞痛是心脏康复治疗的适应证。谨慎安排进度适宜的运动锻炼,有助于降低心血管病危险因素,如调节血脂、降低体重、改善糖耐量等,并可促进侧支循环的发展减慢心率,提高冠状动脉灌注,提高体力活动的耐受量而改善症状。稳定型心绞痛需遵循个体化、循序渐进、持之以恒、兴趣性原则;运动方式包括有氧训练、力量训练、柔韧性训练、作业训练、医疗体操、气功等;运动形式可分为间断性运动和持续性运动。每次运动 10~60 分钟,每周 3~5 天,避免竞技性运动。

(九)预防和预后

对稳定型心绞痛除用药物防止心绞痛再次发作外,应从阻止或逆转粥样硬化病情进展,预防心肌梗死等方面综合考虑,以改善预后。ABCDE方案对于指导二级预防有帮助:A包括抗血小板、抗心绞痛治疗和ACEI;B包括β受体阻滞剂预防心律失常、减轻心脏负荷,控制血压;C包括控制血脂和戒烟;D包括控制饮食和糖尿病治疗;E包括健康教育和运动。

稳定型心绞痛患者大多数能生存很多年,但有发生急性心肌梗死或猝死的危险。有室性心律失常或传导阻滞者预后较差。合并有糖尿病者预后明显差于无糖尿病者。决定预后的主要因素为冠脉病变累及心肌供血的范围和心功能。

二、隐匿型冠心病

(一)诊断

1. 发病特点 没有心绞痛的临床症状,但有心肌缺血的客观证据(心电活动、心肌血流灌注及心肌代谢等异常)的冠心病,称隐匿型冠心病或无症状性冠心病。其心肌缺血的ECG表现可见于静息时,也可在负荷状态下才出现,常为动态ECG记录所发现,也可为各种影像学检查所证实。

2. 临床表现 可分为三种类型:①有心肌缺血的客观证据,但无心绞痛症状;②曾有过MI史,现有心肌缺血客观证据,但无症状;③有心肌缺血发作,有时有症状,有时无症状,此类患者居多。应及时发现这类患者,可为其提供及早治疗,预防危及心肌梗死或死亡发生。

3. 诊断方法 无创性检查是诊断心肌缺血的重要客观依据。需要关注的人群包括有高血压或糖尿病的患者、ASCVD风险中危以上以及早发CAD家族史人群。根据患者危险度采取不同的检查,主要依据静息、动态或负荷试验ECG检查,或进一步行颈动脉内膜中层厚度(intima media thickness,IMT)、踝肱比或冠脉CTA评估冠脉钙化分数;此外,放射性核素心肌显像、有创性冠状动脉造影或IVUS检查都有重要的诊断价值。目前不主张对中低危患者进行影像学检查,也不主张对所有的无症状人群进行筛查。

(二)鉴别诊断

各种器质性心脏病都可引起缺血性ST-T的改变,应加以鉴别。包括心肌炎、心肌病、心包疾病、电解质失调、内分泌疾病、药物作用等。

(三)防治

对明确诊断的隐匿性冠心病患者应使用药物治疗预防心肌梗死或死亡,并治疗相关危险因素,其治疗建议基本同慢性稳定型心绞痛。

在无禁忌证的情况下,无症状的患者应该使用下列药物来预防MI和死亡:①有MI既往史者应使用阿司匹林;②有MI既往史者应使用β受体阻滞剂;③确诊CAD或2型糖尿病者应使用他汀类药物进行降脂治疗;④伴糖尿病和(或)心脏收缩功能障碍的CAD患者应使用ACEI。

对慢性稳定型心绞痛患者血管重建改善预后的建议也适用于隐匿性冠心病,但目前仍缺乏直接证据。

三、缺血性心肌病

缺血性心肌病(ischemic cardiomyopathy,ICM)属于冠心病的一种特殊类型或晚期阶段,是指由冠状动脉粥样硬化引起长期心肌缺血,导致心肌弥漫性纤维化,产生与原发性扩张型心肌病类似的临床表现。其病理生理基础是冠状动脉粥样硬化病变使心肌缺血、缺氧以至心肌细胞减少、坏死、心肌纤维化、心肌瘢痕形成的疾病。

(一) 临床表现

1. 充血型缺血性心肌病

(1) 心绞痛:心绞痛是缺血性心肌病患者常见的临床症状之一。多有明确的冠心病病史,并且绝大多数有1次以上心肌梗死的病史。但心绞痛并不是心肌缺血患者必备的症状,有些患者也可以仅表现为无症状性心肌缺血,始终无心绞痛或心肌梗死的表现。可是在这类患者中,无症状性心肌缺血持续存在,对心肌的损害也持续存在,直至出现充血性心力衰竭。出现心绞痛的患者心绞痛症状可能随着病情的进展,充血性心力衰竭的逐渐恶化,心绞痛发作逐渐减轻甚至消失,仅表现为胸闷、乏力、眩晕或呼吸困难等症状。

(2) 心力衰竭:心力衰竭往往是缺血性心肌病发展到一定阶段出现的表现。有些患者在胸痛发作或心肌梗死早期即有心力衰竭表现,有些则在较晚期才出现。这是由于急性或慢性心肌缺血坏死引起心肌舒张和收缩功能障碍所致。常表现为劳力性呼吸困难,严重时可发展为端坐呼吸和夜间阵发性呼吸困难等左心室功能不全表现,伴有疲乏、虚弱症状。心脏听诊第一心音减弱,可闻及舒张中晚期奔马律。两肺底可闻及散在湿啰音。晚期如果合并有右心室功能衰竭,出现食欲缺乏、周围性水肿和右上腹闷胀感等症状。体检可见颈静脉充盈或怒张,心界扩大、肝大、压痛,肝颈静脉回流征阳性。

(3) 心律失常:长期、慢性的心肌缺血导致心肌坏死、心肌顿抑、心肌冬眠以及局灶性或弥漫性纤维化直至瘢痕形成,导致心肌电活动障碍,包括冲动的形成、发放及传导均可产生异常。在充血型缺血性心肌病的病程中可以出现各种类型的心律失常,尤以室性期前收缩、心房颤动和束支传导阻滞多见。

(4) 血栓和栓塞:心脏腔室内形成血栓和栓塞的病例多见于:①心脏腔室明显扩大者;②心房颤动而未积极抗凝治疗者;③心排血量明显降低者。

2. 限制型缺血性心肌病 尽管绝大多数缺血性心肌病患者表现类似于扩张型心肌病,少数患者的临床表现却主要以左心室舒张功能异常为主,而心肌收缩功能正常或仅轻度异常,类似于限制型心肌病的症状和体征,故被称为限制型缺血性心肌病或者硬心综合征。患者常有劳力性呼吸困难和(或)心绞痛,活动受限,也可反复发生肺水肿。

(二) 诊断

考虑诊断为缺血性心肌病需满足以下几点。

1. 有明确的心肌坏死或心肌缺血证据,包括:①既往曾发生过心脏事件,如心肌梗死或急性冠状动脉综合征;②既往有血运重建病史,包括PCI或CABG术;③虽然没有已知心肌梗死或急性冠状动脉综合征病史,但临床有或者无心绞痛症状,静息状态下或负荷状态下存在心肌缺血的客观证据(如ECG存在心肌坏死:Q波形成或心脏超声存在室壁运动减弱或消失征象),冠脉CTA或冠脉造影证实存在冠脉显著狭窄。

2.心脏明显扩大。

3.心功能不全临床表现和(或)实验室检查依据。

同时需排除冠心病的某些并发症如室间隔穿孔、心室壁瘤和乳头肌功能不全所致二尖瓣关闭不全等。除外其他心脏病或其他原因引起的心脏扩大和心力衰竭。

(三)鉴别诊断

需鉴别其他引起心脏增大和心力衰竭的病因,包括心肌病(如特发性扩张型心肌病等)、心肌炎、高血压性心脏病、内分泌性心脏病。

(四)防治

早期预防尤为重要,积极控制冠心病危险因素(如高血压、高脂血症和糖尿病等);改善心肌缺血,预防再次心肌梗死和死亡发生;纠正心律失常(可参考各相关章节)。积极治疗心功能不全(药物和器械治疗原则与慢性心力衰竭的治疗类同,请参阅相关章节)。

对缺血区域有存活心肌者,血运重建术(PCI 或 CABG 术)可显著改善心肌功能。

另外,近年来新的治疗技术如自体骨髓干细胞移植、血管内皮生长因子基因治疗等已试用于临床,为缺血性心肌病治疗带来了新的希望。

第四节 急性冠状动脉综合征

急性冠状动脉综合征(acute coronary syndrome,ACS)是一组由急性心肌缺血引起的临床综合征,主要包括不稳定型心绞痛(unstable angina,UA)、非 ST 段抬高心肌梗死(non-ST-segment elevation myocardial infarction,NSTEMI)以及 ST 段抬高心肌梗死(ST-segment eleva-tion myocardial infarction,STEMI)。动脉粥样硬化不稳定斑块破裂或糜烂导致冠状动脉内急性血栓形成,被认为是大多数 ACS 发病的主要病理基础,血小板激活在其发病过程中起着非常重要的作用。

一、不稳定型心绞痛和非 ST 段抬高心肌梗死

(一)概述

UA / NSTEMI 是由于动脉粥样硬化斑块破裂或糜烂,伴有不同程度的表面血栓形成、血管痉挛及远端血管栓塞所导致的一组临床症状,合称为非 ST 段抬高型急性冠状动脉综合征(non-ST segment elevation acute coronary syndrome,NSTEACS)。UA / NSTEMI 的病因和临床表现相似但程度不同,主要不同表现在缺血严重程度以及是否导致心肌损害以至于释放到外周血中的心肌损伤标志物升高,UA 患者心肌损伤标志物在正常范围,而 NSTEMI 患者心肌损伤标志物升高。由于高敏肌钙蛋白检测的普及,NSTEACS 中生物标志物阴性的 ACS 中 UA 比例在降低。

UA 没有 STEMI 的特征性心电图动态演变的临床特点,根据临床表现可以分为以下四种(表 5-4)。

表 5-4 四种临床表现的不稳定型心绞痛

分类	临床表现
静息型心绞痛	发作于休息时,持续时间通常<20 分钟
初发型心绞痛	通常在首发症状 1~2 个月内、很轻的体力活动可诱发(程度至少达 CCS Ⅲ级)
恶化型心绞痛	在相对稳定型劳力性心绞痛基础上心绞痛逐渐增强(疼痛更剧烈、时间更长或更频繁,按 CCS 分级增加Ⅰ级以上并至少达到Ⅲ级)
心肌梗死后心绞痛	心肌梗死后 1 个月内发作心绞痛

冠状动脉痉挛性心绞痛(变异型心绞痛)是一种特殊类型的不稳定型心绞痛。本病由 Prinzmetal 于 1959 年首次报道,其病理基础是冠状动脉痉挛。冠状动脉痉挛的发作具有明显的时间规律性,好发于后半夜至清晨,但也可发生于其他时间。根据冠状动脉痉挛所致管腔闭塞程度不同,发作时心电图可呈一过性 ST 段抬高或下移和(或) T 波倒置,或 T 波假性正常化,也可并发各种心律失常(室性心动过速或房室传导阻滞),严重时可导致猝死。吸烟是本病的重要危险因素,因此应给予以控制吸烟、调脂、抗血小板和改善冠脉痉挛为主的综合防治。

(二) 流行病学

欧美国家 60 岁以下人群中男性 ACS 发病率为女性的 3~4 倍,而在 75 岁以上患病人群中,女性占多数,其中约有 30% 女性的临床表现不典型。近年来欧美 STEMI 发病率有所下降,而 NSTEMI 发病率却略有上升。

近 20 年,我国 NSTEMI 发病率亦显著增高,在所有就诊的 AMI 患者中,NSTEMI 患者比例显著上升,男性发病率是女性的 2 倍。与 STEMI 患者相比,NSTEMI 患者年龄更大,合并症比例更高,包括高血压、糖尿病、脑血管疾病、外周血管疾病、慢性肾脏病以及心力衰竭。NSTEMI 患者的住院时间较 STEMI 患者更长,住院期间死亡、心源性休克、室性心律失常及房颤发生率较低,但 1 年死亡率及心肌梗死再发率更高。此外,NSTEMI 患者接受 CABG 的比例也更高。

(三) 病因和发病机制

NSTEACS 病因和发病机制为冠状动脉粥样硬化的基础上,易损斑块发生破裂或糜烂引起血小板聚集、并发急性血栓形成,伴或不伴冠状动脉痉挛收缩及微血管栓塞导致急性或亚急性心肌供氧的减少和缺血加重。NSTEACS 虽然也可因劳力负荷诱发,但劳力负荷中止后胸痛并不能缓解。其中,NSTEMI 常因心肌严重的持续性缺血导致心肌坏死,可出现灶性或心内膜下心肌坏死。

少部分 UA 患者心绞痛发作有明显的诱发因素:①心肌氧耗增加:感染、甲状腺功能亢进或心律失常;②冠状动脉血流减少:低血压;③血液携氧能力下降:贫血和低氧血症。以上情况称为继发性 UA(secondary UA)。

(四) 病理

病变血管所供应的心肌组织往往变化不一。不稳定型心绞痛病理检查时心肌可无坏死,但在部分患者中病变血管所供应区域的心肌可发生不同程度坏死,小的灶性坏死可能与反复多次血栓栓塞有关。

(五)病理生理

1.斑块破裂和糜烂 易损斑块是指具有血栓形成倾向或极有可能快速进展成为"罪犯斑块"的动脉粥样硬化斑块,其主要形态学特征包括脂质核大、纤维帽较薄、富含炎症细胞和平滑肌细胞密度较低。易损斑块破溃是 ACS 最重要的始动环节,易损斑块破溃方式包括斑块破裂和斑块糜烂。斑块糜烂时血栓黏附在斑块表面,而斑块破裂后血栓可进入到斑块的脂核内并导致斑块迅速生长。斑块破裂与否除取决于斑块形态外,斑块所受的轴向应力、血流剪切力等也是易损斑块破溃的重要因素。破溃斑块内炎症细胞如巨噬细胞、激活的 T 淋巴细胞和肥大细胞显著增加,提示炎症反应在斑块破裂中发挥重要作用。冠状动脉粥样硬化斑块纤维帽中常含大量型胶原,能承受血管张力防止斑块破裂。生长因子促胶原合成与金属蛋白酶促胶原降解之间存在动态平衡。上述炎症细胞聚集和激活后,可分泌金属蛋白酶等多种蛋白水解酶,加速斑块纤维帽中胶原降解,导致斑块纤维帽变薄和破裂。

2.血小板聚集和血栓形成 血栓形成在 NSTEACS 进展中发挥核心作用。血栓通常发生在斑块破裂或糜烂处,斑块破裂后脂核暴露于管腔,脂核富含组织因子,是高度致血栓形成物质。"易损血液"(易形成血栓的血液)在血栓形成中也发挥重要作用。血栓形成引起管腔狭窄程度急剧加重,导致管腔不完全性或完全性闭塞。不同于 STEMI 时含大量纤维蛋白和红细胞的红色血栓,NSTEACS 的血栓往往为富含血小板的白色血栓为主。斑块破裂处形成的血栓可分解成小碎片,并沿血流到远端引起微血管栓塞,导致局灶性心肌坏死。

3.血管收缩 血小板和血栓可释放血清素、血栓素 A_2 和凝血酶等缩血管物质,引起斑块破裂部位局部血管收缩。ACS 时存在弥漫性内皮功能障碍,导致血管收缩因子(如内皮素-1)水平增加,而血管舒张因子(如一氧化氮和前列环素)生成减少,引起血管收缩。这些因素引起的血管收缩在冠状动脉痉挛性心绞痛发病中占主导地位。

(六)临床表现

1.症状 UA 和 NSTEMI 患者胸部不适的性质与典型的稳定型心绞痛相似,通常程度更重,持续时间更长,可达数十分钟,胸痛在休息时也可发生。如下临床表现有助于诊断 UA:诱发心绞痛的体力活动阈值突然或持久降低;心绞痛发生频率、严重程度和持续时间增加;出现静息或夜间心绞痛;胸痛放射至新的部位;发作时伴有新的相关症状,如出汗、恶心、呕吐、心悸或呼吸困难。UA 主要有四种临床表现,包括静息型心绞痛、初发型心绞痛、恶化型心绞痛以及心肌梗死后心绞痛(表 5-4)。NSTEACS 患者胸痛发作时往往通过常规休息或舌下含服硝酸甘油只能暂时甚至不能完全缓解症状,但症状不典型者也不少见,尤其是老年、女性、糖尿病和慢性肾衰竭患者。

2.体征 体检可发现一过性第三心音或第四心音,以及由于二尖瓣反流引起的一过性收缩期杂音,这些非特异性体征也可出现在稳定型心绞痛患者,但详细的体格检查可发现潜在的加重心肌缺血的因素,并成为判断预后非常重要的依据。

(七)辅助检查

1.心电图

(1) 静息心电图:静息心电图不仅可帮助诊断,而且根据其异常的范围和严重程度可提示预后。症状发作时的心电图尤其有意义,与无症状时心电图作比较,可提高诊断准确率。

ST段和T波动态变化是NSTEACS最有诊断价值的心电图表现:除冠状动脉痉挛性心绞痛症状发作时心电图可表现为一过性ST段抬高外或一过性ST段压低,大多数NSTEACS患者胸痛发作时心电图表现为ST段压低(常表现2个或以上相邻导联ST段下移≥0.1mV)和(或)T波倒置。如症状发作时胸前导联T波对称性深倒置(≥0.2mV),多提示左前降支严重狭窄。上述心电图变化通常会随心绞痛缓解而完全或部分消失,当心电图改变更加明显和持久时,则提示NSTEMI可能。出现ST段压低的导联数目和ST段压低程度可提示心肌缺血范围和严重程度,与患者预后相关。出现ST段压低的患者较仅有T波倒置者具有更高的心脏事件风险。需要指出的是,即使初始或症状发作时心电图完全正常也不能除外NSTEACS可能,特别是左冠状动脉回旋支支配的心肌发生缺血时,常规V_1、V_2导联心电图通常无法记录到相应改变,但可在V_{3R}、V_{4R}、$V_{7\sim 9}$导联检测到。此外若患者具有稳定型心绞痛的典型病史或超声心动图、核素心肌灌注显像、冠状动脉造影等检查。冠状动脉造影仍是诊断NSTEACS的重要方法,可以直观反映冠脉病变狭窄程度、钙化及血栓等,对制订治疗策略具有重要意义。尽管发病机制相似,但NSTEACS和STEMI两者的治疗原则有所不同,因此需要鉴别诊断。与其他可以引起急性胸痛疾病的鉴别诊断包括以下几方面。

1.主动脉夹层 向背部放射的严重撕裂样持续性疼痛(亦可放射到肋、腹、腰和下肢)伴有呼吸困难或昏厥,无论心电图是否为典型的AMI表现,均应警惕主动脉夹层,两上肢的血压和脉搏可有明显差别,可有主动脉瓣关闭不全的表现,偶有意识模糊和偏瘫等神经系统受损症状,主动脉CT造影或磁共振主动脉显像以及超声心动图有助于明确诊断。必须在排除主动脉夹层尤其是A型夹层后方可启动抗栓治疗。主动脉夹层也可延伸至心包,导致心脏压塞,或致冠状动脉开口撕裂引起冠状动脉闭塞而并发AMI。

2.急性肺动脉栓塞 可发生胸痛、咯血、呼吸困难和休克。但有右心负荷急剧增加的表现如发绀、肺动脉瓣区第二心音亢进、颈静脉充盈、肝大、下肢水肿等。心电图示Ⅰ导联S波加深,Ⅲ导联Q波显著,T波倒置,胸导联过渡区左移,右胸导联T波倒置等改变,可资鉴别。常有低氧血症,核素肺通气/灌注扫描异常,肺动脉CTA可检出肺动脉大分支血管的栓塞。AMI和急性肺动脉栓塞时D-二聚体均可升高,鉴别诊断价值不大。

3.急性心包炎 尤其是急性非特异性心包炎,可有较剧烈而持久的心前区疼痛,表现为胸膜刺激性疼痛,向肩部放射,前倾坐位时减轻,部分患者可闻及心包摩擦音,心电图表现除aVR导联外的其余导联PR段压低、ST段呈弓背向下型抬高,无面向和背向导联的镜像改变。

4.急腹症 急性胰腺炎、消化性溃疡穿孔、急性胆囊炎、胆石症等,患者可有上腹部疼痛及休克,可能与ACS患者疼痛波及上腹部者混淆。但仔细询问病史和体格检查,进行针对性的特殊检查和实验室检查,有助于鉴别,心电图检查和血清肌钙蛋白、心肌酶等测定有助于ACS明确诊断。

5.其他疾病 急性胸膜炎、自发性气胸、带状疱疹等心脏以外疾病引起的胸痛,依据特异性体征、X线胸片和心电图特征不难鉴别。

(九)危险分层

NSTEACS患者临床表现严重程度不一,主要是由于基础的冠状动脉粥样病变的严重程度和病变累及范围不同,同时形成急性血栓(进展至STEMI)的危险性不同。不同类型的

NSTEACS 患者预后相差极大,因此尽早进行危险分层对于识别高危患者,制订相应的治疗策略(早期保守或早期血运重建)和改善预后具有非常重要的意义。由于患者从就诊至出院临床情况动态演变,因而危险分层是连续过程。

Braunwald 根据心绞痛的特点和基础病因,对 UA 提出以下分级(Braunwald 分级)(表 5-5)。

表 5-5 不稳定型心绞痛严重程度分级(Braunwald 分级)

严重程度	定义	1 年内死亡或心肌梗死发生率/ %
Ⅰ级	严重的初发型心绞痛或恶化型心绞痛,无静息疼痛	7.3
Ⅱ级	亚急性静息型心绞痛(1 个月内发生过,但 48 小时内无发作)	10.3
Ⅲ级	急性静息型心绞痛(在 48 小时内有发作)	10.8
临床环境		
A	继发性心绞痛,在冠状动脉狭窄基础上,存在加剧心肌缺血的冠状动脉以外的疾病	14.1
B	原发性心绞痛,无加剧心肌缺血的冠状动脉以外的疾病	8.5
C	心肌梗死后心绞痛,心肌梗死后两周内发生的不稳定型心绞痛	18.5

近年来国内外指南均建议使用确定的风险评分模型进行量化预后评估。常用的评分模型包括心肌梗死溶栓治疗临床试验(thrombolysis in myocardial infarction,TIMI)危险积分和全球急性冠状动脉事件注册研究(global registry of acute coronary events,GRACE)积分系统。TIMI 风险评分包括 7 项指标,即年龄≥65 岁、≥3 个冠心病危险因素(高血压、糖尿病、冠心病家族史、高脂血症、吸烟)、已知冠心病(冠状动脉狭窄≥50%)、过去 7 天内服用阿司匹林、严重心绞痛(24 小时内发作≥2 次)、ST 段偏移≥0.5mm 和心肌损伤标志物增高,每项 1 分(表 5-6)。TIMI 风险评分使用简单,但缺点是没有定量每一项指标的权重程度,且未包括心力衰竭和血流动力学指标,因此降低了对死亡风险的预测价值。GRACE 风险积分:对患者入院和出院提供了最准确的风险评估,纳入了包括年龄、静息时心率、收缩压、血清肌酐值、就诊时的心功能 Killip 分级、心电图 ST 段偏移和心肌损伤标志物升高、入院时心搏骤停等多项指标进行评估,但计算较为复杂。在 GRACE 积分基础上,GRACE 2.0 风险计算系统可直接评估住院、6 个月、1 年和 3 年的病死率,同时还能提供 1 年死亡或心肌梗死联合风险(表 5-7、表 5-8)。

表 5-6 NSTEACS 患者 TIMI 评分

变量	分值
年龄≥65 岁	1
≥3 项冠心病危险因素(如冠心病家族史、高血压、高胆固醇血症、糖尿病或吸烟等)	1
已知有冠心病史(冠状动脉狭窄 50%以上)	1
心电图 ST 段改变>0.05mV	1
近 24 小时内有严重的心绞痛发作(≥2 次)	1
近 7 天内有口服阿司匹林史	1
心肌损伤标记[肌钙蛋白 I 或肌钙蛋白 T(TNT)]升高	1

注:低危(0~2 分),中危(3-4 分),高危(5~7)分。

表 5-7 GRACE 风险积分———院内评分(入院 24 小时内完成)

危险级别	GRACE 评分	院内死亡风险/ %
低危	≤108	<1
中危	109~140	1~3
高危	>140	>3

表 5-8 GRACE 风险积分———出院评分(出院前 1 周内完成)

危险级别	GRACE 评分	出院后 6 个月死亡风险/ %
低危	≤88	<3
中危	89~118	3~8
高危	>118	>8

抗栓治疗是 NSTEACS 患者治疗的重要组成部分,其主要并发症是出血。和缺血事件一样,出血对 ACS 患者的预后产生重要影响,因此出血风险评估也是 NSTEACS 患者评估的重要内容,推荐使用 Crusade 评分系统评估 NSTEACS 患者的出血风险,该评分系统纳入血细胞比容、肌酐清除率、心率、血压、性别、是否有心力衰竭、血管疾病史、糖尿病史等参数和权重进行计分,不同评分的出血风险见表 5-9,高出血风险的人应该调整抗栓方案,采取预防出血的措施。

表 5-9 Crusade 出血评分系统

危险级别	Crusade 评分	出血风险/ %
极低危	1~20	3.1
低危	21~30	5.5
中危	31~40	8.6
高危	41~50	11.9
极高危	51~91	19.5

(十)治疗

1.治疗原则 NSTEACS 是具有潜在危险的严重疾病,其治疗主要有两个目的:即刻缓解缺血和预防严重不良事件(死亡或心肌梗死或再梗死)。其治疗原则是根据危险分层采取适当的药物治疗(抗缺血治疗、抗血栓治疗)和冠脉血运重建(包括 PCI 和 CABG)策略,以稳定粥样硬化斑块、防止冠状动脉内血栓形成及发展,纠正心肌供氧与需氧平衡失调,缓解缺血症状,降低并发症发生率和病死率。

所有 NSTEACS 患者应根据心血管事件危险的紧迫程度以及相关并发症的严重程度进行危险分层,制订相应的初始治疗策略包括缺血指导策略即以往的"保守治疗策略"或早期侵入策略。低危患者可首先采用缺血指导的策略,如经强化药物治疗后仍有心绞痛发作或负荷试验显示存在心肌缺血的客观证据,可再行冠状动脉造影。

符合下列标准者可被视为低危 NSTEACS 患者,除非出现新的临床情况,一般不应接受早期侵入性评估:①无再发胸痛;②无心力衰竭体征;③初始心电图及其后 6~12 小时心电图正常;④就诊及其后 6~12 小时肌钙蛋白水平正常。通过危险分层判定为低危的患者可首先采用缺血指导的策略,如经强化药物治疗后仍有心绞痛发作或负荷试验显示存在心肌缺血的客观证据,可再行冠状动脉造影。对于中、高危 NSTEACS 患者能从早期侵入策略中获益,此类患者只要没有血运重建禁忌证,应早期常规行冠状动脉造影检查。

对可疑 UA 者的第一步关键性治疗就是在急诊室做出恰当的检查评估,按轻重缓急送至适当的部门治疗,并立即开始抗栓和抗心肌缺血治疗;心电图和心肌标志物正常的低危患者在急诊经过一段时间治疗观察后可进行运动试验,若运动试验结果阴性,可以考虑出院继续药物治疗,反之大部分 UA 患者应入院治疗。对于进行性缺血且对初始药物治疗反应差的患者,以及血流动力学不稳定的患者,均应入心脏重症监护病房(cardiovascular care unit, CCU)加强监测和治疗。

2.一般治疗

(1) 患者应立即卧床休息,消除紧张情绪和顾虑,保持环境安静,可以应用小剂量的镇静剂和抗焦虑药物,使患者得到充分休息,减轻心脏负担。约半数患者通过上述处理可减轻或缓解心绞痛。同时应给予连续心电监护以便于发现缺血事件和心律失常事件。

(2) NSTEACS 患者仅有明确低氧血症(氧饱和度<90%)或存在左心室功能衰竭时才需辅助氧疗。

(3) 同时积极处理可能引起心肌耗氧量增加的疾病,如感染、发热、甲状腺功能亢进、贫血、低血压、心力衰竭、低氧血症、肺部感染和快速型心律失常(增加心肌耗氧量)和严重的缓慢型心律失常(减少心肌灌注)。

(4) 最初 2~3 天饮食以流质为主,以后随症状减轻而逐渐增加易消化的半流质,宜少食多餐。保持大便通畅,避免排便时用力,必要时可给予缓泻剂。钠盐和液体的摄入量应根据汗量、尿量、呕吐量及有无心力衰竭而作适当调节。

3.抗栓治疗 患者应给予积极的抗栓治疗而非溶栓治疗。抗栓治疗包括抗血小板和抗凝两部分,可预防冠状动脉内进一步血栓形成、促进内源性纤溶活性溶解血栓和减少冠状动脉狭窄程度,从而可预防冠状动脉完全阻塞的进程和减少事件进展的风险。

(1) 抗血小板治疗

1) 环氧化酶(COX)抑制剂:阿司匹林是抗血小板治疗的基石,除非有禁忌证或不能耐受,所有 NSTEACS 患者无论采用何种治疗策略,均应尽早使用阿司匹林,首次口服非肠溶制剂或嚼服肠溶制剂 300mg,以便迅速抑制血小板激活状态,以后改用 75~100mg,每天一次长期维持,如无禁忌证或不耐受应无限期使用。阿司匹林主要的不良反应是胃肠道反应和上消化道出血,部分患者还存在血小板抵抗现象。

对存在消化道出血史、消化道溃疡或多个消化道出血危险因素,应使用质子泵抑制剂(除外奥美拉唑,可选择泮托拉唑)和胃黏膜保护剂以降低消化道出血风险,也可考虑使用吲哚布芬替代阿司匹林,吲哚布芬为可逆性 COX-1 抑制剂,且对前列腺素抑制率低,胃肠反应小,出血风险少,可考虑用于对阿司匹林有胃肠道反应或高出血风险的患者,负荷量 200mg,维持剂量为 100mg,每天两次。

2) 二磷酸腺苷(ADP)P_2Y_{12} 受体阻滞剂:通过阻断血小板 P_2Y_{12} 受体抑制 ADP 诱导的血小板活化,与阿司匹林联合使用可以提高抗血小板作用。

第一代 ADP 受体阻滞剂包括噻氯匹定和氯吡格雷,属噻吩吡啶类衍生物,能不可逆地选择性阻断血小板 ADP 受体,从而抑制 ADP 诱导的血小板聚集。早年使用的噻氯匹定起效较慢且不良反应多(包括严重的骨髓抑制),目前已不再使用,而被氯吡格雷替代,后者的作用和噻氯匹定相当,但不良反应明显减少。氯吡格雷首次负荷量为 300~600mg,维持量 75mg,每天 1 次。阿司匹林过敏或因胃肠道疾病不能耐受阿司匹林的患者,氯吡格雷可替代阿司匹林作为长期的抗血小板治疗药物。

新一代 ADP 受体阻滞剂包括普拉格雷和替格瑞洛。普拉格雷是新一代噻吩吡啶类药物,也是前体药物,代谢后不可逆抑制 P_2Y_{12} 受体,但起效快,首次负荷量 60mg,维持量为 10mg,每天 1 次,因出血风险升高禁用于有短暂性脑缺血发作或脑卒中病史和年龄>75 岁的患者;替格瑞洛属环戊基三唑并嘧啶活性药物,可逆性地抑制 P_2Y_{12} 受体,首次负荷量 180mg,维持量为 90mg,每天 2 次。与氯吡格雷相比,两者具有抗血小板聚集作用更强、起效快、作用更持久、不受代谢酶遗传多态性影响的特点。

所有 NSTEACS 患者无论接受缺血指导的保守药物治疗策略或早期侵入治疗策略,只要无禁忌证,均应在阿司匹林基础上联合血小板 P_2Y_{12} 受体阻滞剂治疗 12 个月,可以选择氯吡格雷或替格瑞洛,其中优选替格瑞洛,尤其是对于中高缺血风险(如 cTn 升高)的患者。在接受 PCI 且出血并发症风险不高的 NSTEACS 患者,氯吡格雷和普拉格雷之间也是优先选择普拉格雷。肾功能不全(eGFR<60mL/min)患者无须调整 P_2Y_{12} 受体阻滞剂用量。

建议所有 NSTEACS 患者均接受至少 1 年的双联抗血小板治疗(dual antiplatelet therapy, DAPT),特殊情况下可根据个体缺血或出血风险的不同,缩短或延长 DAPT 的时间。能耐受 DAPT、未发生出血并发症且无出血高风险(如曾因 DAPT 治疗发生出血、有凝血功能障碍、需联合使用 NOAC 等)的患者,DAPT 可维持 12 个月以上。DES 植入后接受 DAPT 且伴有出血高风险的患者,P_2Y_{12} 受体阻滞剂治疗 6 个月后停用也是合理的。

3) 血小板膜糖蛋白Ⅱb/Ⅲa(GPⅡb/Ⅲa)受体阻滞剂:激活的血小板通过 GPⅡb/Ⅲa 受体与纤维蛋白原结合,导致血小板血栓的形成,是血小板聚集形成血栓的最后通路。

阿昔单抗是直接抑制 GPⅡb/Ⅲa 受体的单克隆抗体,在血小板激活起重要作用的情况下,特别是患者接受介入治疗时,该药多能有效地与血小板表面的 GPⅡb/Ⅲa 受体结合,从而抑制血小板的聚集,进一步降低血栓事件风险。 一般使用方法是先静注负荷量 0.25mg/kg,然后 10μg/(kg·h)静滴 12~24 小时,目前建议对血栓负荷大的患者在 PCI 术中开始使用,阿昔单抗不推荐用于不准备行 PCI 的患者。

合成的该类药物还包括替罗非班和依替非巴肽。 替罗非班是目前国内最常用的 GPⅡb/Ⅲa 受体阻滞剂,其用法为负荷量 10μg/(kg·min),静推>3 分钟,维持量 0.15μg/(kg·min),静脉泵入 24~36 小时。 肌酐清除率<30mL/min 者减半。

目前各指南均推荐 GPⅡb/Ⅲa 受体阻滞剂可应用于接受 PCI 的 NSTEACS 患者和选用保守治疗策略的中高危 NSTEACS 患者,不建议常规术前使用 GPⅡb/Ⅲa 受体阻滞剂。 少数患者中,此类药物可引起血小板计数的明显降低,使用过程中需监测血常规。

4) 环核苷酸磷酸二酯酶抑制剂:主要包括西洛他唑和双嘧达莫。 西洛他唑除有抗血小板聚集和舒张外周血管作用外,还具有抗平滑肌细胞增生、改善内皮细胞功能等作用。 但目前西洛他唑预防 PCI 术后急性并发症的研究证据尚不充分,所以仅作为阿司匹林不耐受或氯吡格雷耐药患者的替代药物。 双嘧达莫可引起"冠状动脉窃血",加重心肌缺血,目前不推荐使用。

(2) 抗凝治疗:除非有禁忌证(如活动性出血),所有 NSTEACS 患者,无论初始治疗策略如何,应在抗血小板治疗的基础上常规接受抗凝治疗,但成功的 PCI 治疗后如无特殊情况应停止抗凝治疗。 常用的抗凝药包括普通肝素、低分子量肝素、磺达肝癸钠和比伐卢定,应根据患者治疗策略以及缺血和出血事件风险、 抗凝药物疗效和安全性,合理选择不同抗凝药物。

1) 普通肝素和低分子量肝素(low molecular weight heparin,LWMH):拟行 PCI 且未接受任何抗凝治疗的患者使用普通肝素 70~100U/kg(如果联合应用 GPⅡb/Ⅲa 受体阻滞剂,则给予 50~70U/kg 剂量),持续 48 小时或直至行 PCI。 治疗过程中需注意开始用药或调整剂量后 6 小时测定活化部分凝血活酶时间(activated partial thromboplastin time,APTT),根据 APTT 调整肝素用量,使 APTT 控制在 50~70 秒。 但是,肝素对富含血小板的血栓作用较弱,且肝素的作用可由于肝素结合血浆蛋白而受影响。 未口服阿司匹林的患者停用肝素后可能使胸痛加重,与停用肝素后引起继发性凝血酶活性增高有关。 因此,肝素以逐渐停用为宜。 由于存在发生肝素诱导的血小板减少症的可能,在肝素使用过程中需监测血小板。

低分子量肝素(LWMH)与普通肝素相比,具有更合理的抗 Xa 因子和 Ⅱa 因子活性的作用,可以皮下应用,不需要实验室监测,临床观察表明,LWMH 较普通肝素有疗效肯定、使用方便的优点,并且肝素诱导血小板减少症的发生率更低。 常用药物包括依诺肝素、达肝素和那曲肝素等。 因依诺肝素的循证医学证据更多,推荐应用依诺肝素,使用时间不超过 8 天,不建议延长使用时间。

2) 磺达肝癸钠:是选择性 Xa 因子间接抑制剂,通过与抗凝血酶上的戊糖结构可逆性结合而抑制 Xa 因子。 研究表明磺达肝癸钠不仅能有效减少 NSTEACS 患者的心血管事件,而且大大降低出血风险。 因此,采用早期保守策略的 NSTEACS 患者尤其在出血风险增加时首选磺达肝癸钠作为抗凝药物,若无磺达肝癸钠时,推荐给予依诺肝素,若无磺达肝癸钠或依诺肝素,则推荐给予普通肝素或其他特定推荐剂量的 LWMH;对于选择早期侵入策略需行 PCI 的 NSTEACS 患者,也可选择磺达肝癸钠抗凝,但术中需要追加普通肝素或比伐卢定抗凝,否则存在导管内血栓形成的风险。

3) 比伐卢定:是直接抗凝血酶的药物,其有效成分为水蛭素衍生物片段,通过直接并特异性抑制Ⅱa因子活性,能使活化凝血时间明显延长而发挥抗凝作用,可预防接触性血栓形成,作用可逆而短暂,出血事件的发生率降低。目前主要用于NSTEACS患者PCI术中的抗凝,尤其推荐用于血栓负荷较重且出血风险高时,比伐卢定可替代普通肝素联合GPⅡb/Ⅲa受体阻滞剂作为PCI术中抗凝用药。比伐卢定的用法:先静脉推注负荷剂量0.75mg/kg,再静脉滴注1.75mg/(kg·h),不需监测激活全血凝固时间(activated clotting time of whole blood,ACT),操作结束后继续静滴3~4小时有利于减少支架内血栓的形成。

4) 口服抗凝药物(OAC):CHA_2DS_2-VASc评分≥2分(男性)或≥3分(女性)的房颤、心脏机械瓣膜置换术后、合并无症状左心室附壁血栓或静脉血栓栓塞的NSTEACS患者,建议口服抗凝药(OAC)与抗血小板治疗联合使用,但需注意出血风险,服用华法林者需严密监测INR,缩短监测间隔,应控制INR在2.0~2.5。HAS-BLED评分可用于评估患者的出血风险,出血风险小的患者(HAS-BLED评分<2分),可使用OAC、阿司匹林(75~100mg/d)和氯吡格雷(75mg/d)三联治疗3个月,3个月后改为OAC加阿司匹林或氯吡格雷,12个月后单用OAC,联合抗栓治疗中抗凝药优选新型口服抗凝药(NOAC,包括利伐沙班,15mg,1次/天,达比加群酯150mg,2次/天,阿派沙班5mg,2次/天,艾多沙班60mg,1次/天,肾功能不全者调整剂量),推荐采用最低有效剂量。对出血风险大(HAS-BLED评分≥3分)的患者,三联抗栓治疗的时间要缩短(1个月或仅在围手术期使用1周)或使用OAC联合氯吡格雷的双联作为三联抗栓方案的替代。不建议三联抗栓治疗中使用替格瑞洛和普拉格雷。抗血小板药物和OAC联合治疗期间,应常规给予质子泵抑制剂降低消化道出血风险。

对于接受PCI治疗的NSTEACS患者且CHA_2DS_2-VASc评分1分(男性)或2分(女性)的房颤患者,可将DAPT作为三联抗栓治疗的替代治疗。

4.改善心绞痛的药物 主要目的是通过减慢心率、减弱心肌收缩力或降低心室壁张力减少心肌耗氧量或通过扩张冠状动脉增加心肌供氧量,缓解心绞痛。

(1) 硝酸酯类药物:硝酸酯类药物可扩张静脉,降低心脏前负荷从而降低左心室舒张末压和心肌氧耗量。硝酸酯类药物还可扩张正常和发生粥样硬化的冠状动脉。对于反复发作的心绞痛患者,先给予舌下含服硝酸甘油0.3~0.6mg(国内剂型为0.5毫克/片),每3分钟1次,共3次。出现持续缺血、高血压、急性左心衰竭的患者,在最初24~48小时的治疗中,静脉内应用硝酸甘油有利于控制心肌缺血发作,还可以通过降低心脏负荷与扩张血管等作用对心力衰竭和高血压患者发挥治疗作用;开始用5~10μg/min,每5~10分钟增加5~10μg,直至症状缓解或平均压降低10%但收缩压不低于90mmHg。静脉滴注二硝基异山梨酯的剂量范围为2~7mg/h,初始剂量为30μg/min,如滴注30分钟以上无不良反应则可逐渐加量。目前推荐静脉应用硝酸甘油的患者症状消失24小时后,就改用口服制剂或应用皮肤贴剂。药物耐受现象可能在持续静脉应用硝酸甘油24~48小时内出现。由于在NSTEACS患者中未观察到硝酸酯类药物具有减少死亡的临床益处,因此在长期治疗中此类药物应逐渐减量至停用。近期使用过磷酸二酯酶抑制剂的患者禁用硝酸酯类药物。

(2) 镇痛剂:如硝酸酯类药物不能使疼痛迅速缓解,应立即给予吗啡,10mg稀释成10mL,每次2~3mL静脉注射,必要时5分钟重复1次,总量不宜超过15mg。吗啡的不良反应有恶心、呕吐、低血压和呼吸抑制。一旦出现呼吸抑制,可每隔3分钟静脉注射纳洛酮0.4mg(最多3次)拮抗。使用非甾体抗炎药(nonsteroidal anti-inflammatory drug,NSAID)(除了阿司匹林)会增加主要不良心血管事件的风险,故不应早期使用。

(3) β受体阻滞剂:主要作用于心肌β₁受体而减慢心率,抑制心肌收缩力,从而降低心肌耗氧量。β受体阻滞剂可缓解症状和改善近、远期预后,在无心力衰竭、低排血量状态、心源性休克风险或其他禁忌证(P-R间期>0.24秒的一度或二度/三度房室传导阻滞但未安装起搏器等)的情况下,应尽早用于所有NSTEACS患者,并持续长期使用。少数高危患者,可先静脉使用,后改口服;中度或低度危险患者主张直接口服。已服用硝酸酯类药物或钙通道阻滞剂的患者加用β受体阻滞剂可减少心肌缺血发作频度和持续时间。所有冠状动脉痉挛性心绞痛患者均不主张单用β受体阻滞剂治疗。

一般选择具有心脏β₁受体选择性抑制的药物如美托洛尔、比索洛尔、卡维地洛和阿替洛尔等。主要采用口服给药方法,剂量应个体化,可调整到使患者静息时心率达到50~60次/分。在已服用β受体阻滞剂仍发生不稳定型心绞痛的患者,除非存在禁忌证,否则无须停药。对心绞痛发作频繁、心动过速或血压较高的患者,可先静脉应用β受体阻滞剂(美托洛尔和艾司洛尔等)以尽快控制血压和心率,缓解心绞痛发作。美托洛尔静脉用法:首剂2.5~5mg(溶于生理盐水后缓慢静脉注射至少5分钟),30分钟后可根据患者心率、血压和心绞痛症状缓解情况酌情重复给药,总量不超过10mg。艾司洛尔作用快速、半衰期短,静脉应用安全而有效,艾司洛尔用法:首先静脉推注0.5mg/kg,约1分钟,随后以0.05mg/(kg·min)维持;如疗效不佳,4分钟后可重复给予负荷量并将维持量以0.05mg/(kg·min)的幅度递增,最大至0.2mg/(kg·min)。

(4) 钙通道阻滞剂(CCB):主要目的是缓解心绞痛症状或控制血压,目前尚无证据显示钙通道阻滞剂可以改善NSTEACS患者长期预后。足量β受体阻滞剂与硝酸酯类药物治疗后仍不能控制症状的患者可口服长效二氢吡啶类钙通道阻滞剂。若患者不能耐受β受体阻滞剂,应将非二氢吡啶类钙通道阻滞剂与硝酸酯类药物合用。

若确定为冠状动脉痉挛性心绞痛,治疗应首选地尔硫䓬和贝尼地平,可以联合应用硝酸酯类和(或)尼可地尔;若合并显著冠脉狭窄或心肌桥,在使用CCB及硝酸酯类无效的情况下,方可考虑与β受体阻滞剂的联合应用。短效钙通道阻滞剂易引起血压波动和交感神经激活,禁用于NSTEACS患者。对心功能不全患者,应用β受体阻滞剂以后加用钙通道阻滞剂应特别谨慎。维拉帕米和β受体阻滞剂均具有负性传导作用,不宜联合使用。

(5) 尼可地尔:兼有ATP依赖的钾通道开放作用及硝酸酯样作用,可用于对硝酸酯类不能耐受的NSTEACS患者。

(6) 肾素-血管紧张素-醛固酮系统(RAAS)抑制剂:血管紧张素转换酶抑制剂(ACEI)虽然没有直接抗心肌缺血作用,但可通过阻断肾素-血管紧张素系统(RAS)发挥心血管保护作用。如果不存在低血压(收缩压<100mmHg或较基线下降30mmHg以上)或其他已知的禁忌证(如肾衰竭、双侧肾动脉狭窄和已知的过敏),对于所有NSTEACS患者应早期(24小时内)开始并长期给予ACEI治疗;对于不能耐受ACEI的NSTEACS患者,可考虑应用血管紧张素Ⅱ受体阻滞剂(ARB);对于正在应用治疗剂量ACEI/ARB和β受体阻滞剂的NSTEACS患者,如合并心力衰竭、糖尿病或LVEF≤40%,且无明显肾功能不全或高钾血症时,推荐应用醛固酮受体阻滞剂。

5.调脂治疗 所有NSTEACS患者应在入院24小时之内评估空腹血脂谱。他汀类药物除具有降脂作用外,在急性期应用可促使内皮细胞释放一氧化氮,有类硝酸酯的作用,远期有抗炎症和稳定斑块的作用,通过降脂作用进一步降低 NSTEACS 患者的死亡和心肌梗死发生率,改善预后。如无禁忌证,无论基线 LDL 胆固醇水平和饮食控制情况如何,所有 NSTEACS 患者均应尽早(24 小时内)使用中高强度的他汀类药物,治疗的目标是 LDL 胆固醇水平降至<1.4mmol/L(55mg/dL)并自基线降低 50%,并长期使用。目前推荐的中高强度的他汀类药物主要包括阿托伐他汀 20~80mg/d 或瑞舒伐他汀 10~20mg/d,剂量因人而异,要考虑患者的体重、肝功能、肾功能等情况。使用最大耐受剂量他汀后仍不能达标或不能耐受他汀者可使用其他降脂药物如胆固醇吸收抑制剂依折麦布(口服 10mg/d)和(或)PCSK9 抑制剂依洛尤单抗 140mg,1 次/2 周,皮下注射;或阿利西尤单抗,75mg,1 次/2 周,皮下注射。三酰甘油显著升高者可加用贝特类药物。

6.冠状动脉血运重建术 包括经皮冠状动脉介入治疗(PCI)和冠状动脉旁路移植术(CABG)。

(1)经皮冠状动脉介入治疗(PCI):随着 PCI 技术的迅速发展,PCI 成为 NSTEACS 患者血运重建的主要方式。药物洗脱支架(drug eluting stent,DES)的应用进一步改善 PCI 的远期疗效,拓宽了 PCI 的应用范围。根据 NSTEACS 心血管事件危险的紧迫程度以及相关并发症的严重程度进行危险分层,低危患者可首先采用缺血指导的策略,如经强化药物治疗后仍有心绞痛发作或负荷试验显示存在心肌缺血的客观证据,可再行冠状动脉造影;中、高危患者能从早期侵入策略中获益,此类患者只要没有血运重建禁忌证,应早期常规行冠状动脉造影检查。根据危险分层不同,选择不同的侵入治疗策略,包括紧急侵入策略(<2 小时),早期侵入策略(<24 小时)和延迟侵入策略(72 小时内),具体策略选择及其决定因素见表 5-10。

表 5-10 NSTEACS 治疗策略选择

建议对具有至少 1 条极高危标准的患者选择紧急侵入治疗策略(<2 小时):
血流动力学不稳定或心源性休克
药物治疗无效的反复发作或持续性胸痛
致命性心律失常或心搏骤停
心肌梗死合并机械并发症
急性心力衰竭
反复 ST-T 动态改变,尤其是伴随间歇性 ST 段抬高
建议对具有至少 1 条高危标准的患者选择早期侵入策略(<24 小时):
心肌梗死相关的肌钙蛋白上升或下降
ST-T 动态改变(有或无症状)
GRACE 评分>140

(续表)

建议对具有至少 1 条中危标准(或无创检查提示症状或缺血反复发作)的患者选择侵入治疗策略 (<72 小时):

 糖尿病

 肾功能不全[eGFR<60mL / (min·1.73m^2)]

 LVEF<40%或慢性心力衰竭

 早期心肌梗死后心绞痛

 PCI 史

 CABG 史

 109<GRACE 评分<140

无上述任何一条危险标准和症状无反复发作的患者,建议在决定有创评估之前先行无创检查(首选影像学检查)以寻找缺血证据

(2) 冠状动脉旁路移植术(CABG):对于多支冠状动脉病变的患者,应根据临床情况、合并症以及疾病严重程度(包括病变分布、病变特征和 SYNTAX 评分)选择血运重建策略,决定是否施行 CABG。左主干或三支血管病变且 LVEF < 50% 的患者(尤其合并糖尿病时),CABG 后生存率优于 PCI。双支血管病变且累及前降支近段伴 LVEF<50%或无创性检查提示心肌缺血患者宜 CABG 或 PCI。强化药物治疗下仍有心肌缺血而不能进行 PCI 时,可考虑 CABG。与稳定型心绞痛相比,NSTEACS 患者 CABG 术的围术期死亡率和心肌梗死发生率增加。

7.主动脉内球囊反搏(intra-aortic balloon pump,IABP) NSTEACS 患者伴以下情况者可在血运重建前后应用主动脉内球囊反搏:①尽管经过强化药物治疗仍持续缺血或缺血反复发作;②冠状动脉造影前后血流动力学不稳定或心源性休克的患者;③伴发心肌梗死机械并发症者。IABP 可降低心脏负担,改善心肌缺血,提高患者血运重建术耐受能力,有助于血运重建术后心功能恢复。

(十一)预防与预后

NSTEACS 急性期一般在 2 个月左右,在此期间心肌梗死或死亡风险仍然较高。尽管 NSTEACS 住院期死亡率低于 STEMI,但其远期病死率和非致死性事件的发生率高于 STEMI,这可能与其冠状动脉病变更严重有关。

因此出院后要坚持长期药物治疗,控制缺血症状、降低心肌梗死和死亡的发生,包括服用双联抗血小板药物至少 12 个月,其他药物包括他汀类药物、β 受体阻滞剂和 ACEI / ARB,严格控制危险因素,根据危险分层、住院期间治疗效果和耐受性予以个体化治疗,最终改善患者预后。所谓 ABCDE 方案对于指导二级预防有帮助,同稳定型心绞痛。此外还应在进行危险评估后指导患者进行常规运动康复,纠正不良生活方式,帮助患者恢复社会心理状态。

二、急性 ST 段抬高心肌梗死

(一) 概述

STEMI 是指急性心肌缺血性坏死,大多是在冠脉病变的基础上,发生冠脉血供急剧减少或中断,使相应的心肌严重而持久地急性缺血所致。通常原因为在冠脉不稳定斑块破裂、糜烂基础上继发血栓形成导致冠状动脉血管持续、完全闭塞。

近年来"心肌梗死(myocardial infarction,MI) 通用定义"已更新至第 4 版。最新的心肌梗死定义是指急性心肌损伤[cTn 增高和(或)回落,且至少 1 次高于正常值上限(参考值上限值的 99 百分位值)],同时有急性心肌缺血的临床证据,通常将心肌梗死分为 5 型,详见表 5-11。首次心肌梗死 28 天内再次发生的心肌梗死称为再梗死,28 天后则称为复发性心肌梗死。以下内容主要阐述的是 1 型心肌梗死。

表 5-11 第 4 版"心肌梗死通用定义"中心肌损伤和心肌梗死的通用定义心肌损伤的标准:

当心肌肌钙蛋白(cTn)值升高,且至少有一个值高于 99%参考值上限(upper reference limit,URL) 时,可诊断为心肌损伤。如果 cTn 值有升高和(或)下降,则心肌损伤是急性的。
急性心肌梗死(1、2 和 3 型 MI):

当存在急性心肌损伤伴有急性心肌缺血的临床证据,且 cTn 值升高和(或)下降、至少有一个值高于 99%URL 时,并至少存在如下情况之一,可诊断为急性心肌梗死(AMI):
(1)急性心肌缺血症状

(2)新的缺血性心电图改变

(3)新发病理性 Q 波

(4)新的存活心肌丢失或室壁节段运动异常的影像学证据

(5)冠状动脉造影或腔内影像学检查或尸检证实冠状动脉血栓(不适用于 2 型或 3 型 MI)

1 型 MI:由冠状动脉粥样硬化斑块急性破裂或侵蚀,血小板激活,继发冠状动脉血栓性阻塞,引起心肌缺血、损伤或坏死。
2 型 MI:与冠状动脉粥样斑块急性破裂或侵蚀、血栓形成无关,为心肌供氧和需氧之间失平衡所致。

3 型 MI:指心脏性死亡伴心肌缺血症状和新发生缺血性心电图改变或心室颤动,但死亡发生于获得生物标志物的血样本或有明确心脏生物标志物增高之前,尸检证实为 MI。
与冠状动脉手术相关的 MI 的标准(4 型和 5 型 MI):

4a 型 MI:PCI 相关的 MI。

4b 型 MI:冠状动脉内支架或支撑物内血栓形成相关的 MI。

4c 型 MI:再狭窄相关的 MI。

5 型 MI:CABG 相关的 MI。

(续表)

1.对于基线 cTn 值正常的患者,与冠脉手术相关 MI 的 cTn 值是人为定义的,在手术后≤48 小时内:cTn 值升高大于 99%URL 的 5 倍为 4a 型 MI;大于 99%URL 的 10 倍为 5 型 MI。

2.对于术前 cTn 值升高的患者,其中术前 cTn 值水平是稳定的(≤20%变化)或在下降,必须要满足升高>5 倍或>10 倍并表现为高于基线 20%变化的标准,方能诊断冠脉手术相关 MI。此外,至少要有如下一项:
(1)新的缺血性 ECG 改变(这一标准仅与 4a 型 MI 相关)
(2)发生新的病理性 Q 波
(3)影像证据显示新发的存活心肌丢失或与缺血病因一致的局部室壁运动异常
(4)冠状动脉造影发现有操作影响冠状动脉血流的并发症证据,如冠状动脉夹层、主要心外膜动脉或边支闭塞或移植血管闭塞、影响侧支循环或远端栓塞等

3.如果 cTn 值已升高或正在升高,但低于原先指定的 PCI 和 CABG 相关 MI 的阈值,那么,孤立的新发生的病理性 Q 波符合诊断血运重建术相关的 4a 型 MI 或 5 型 MI 的标准
既往的或无症状/未识别的 MI 标准:
下述任一标准都符合既往或无症状/未识别的 MI 诊断:
(1)在缺乏非缺血性原因的情况下,伴或不伴症状的异常 Q 波
(2)影像证据显示有存活心肌丢失或与缺血病因一致的局部室壁运动异常
(3)有心肌梗死已愈期或愈合期的病理表现

注:AMI.急性心肌梗死;CABG.冠状动脉旁路移植术;ECG.心电图;MI.心肌梗死;PCI.经皮冠状动脉介入治疗。

(二)流行病学

本病既往在欧美常见,美国 35~84 岁人群中年发病率男性为 71‰,女性为 22‰,每年约有 150 万人发生急性心肌梗死(acute myocardial infarction,AMI),45 万人发生再次心肌梗死。女性 AMI 患者预后不如男性;接受再灌注治疗的比例低于男性。女性 PCI 术后发生出血并发症的风险更高。

根据中国心血管病报告的数据,近年来 AMI 发病率有逐年下降趋势,其中 45 岁以下人群发病率呈逐年上升趋势,而 45 岁以上人群发病率呈逐年下降趋势。整体来看,男性 AMI 发病率高于女性,城市高于农村,但城市地区有明显的下降趋势,农村地区有明显的上升趋势。AMI 死亡率总体亦呈现上升态势,从 2005 年开始,AMI 死亡率呈现快速上升趋势,从 2012 年开始农村地区的 AMI 死亡率明显升高,2013 年起大幅超过城市平均水平。2016 年 AMI 死亡率城市为 58.69/10 万,农村为 74.72/10 万。

(三)病因和发病机制

STEMI 的基本病因是冠脉粥样硬化基础上一支或多支血管管腔急性闭塞,若持续时间达到 20~30 分钟以上,即可发生 AMI。大量的研究已证明,绝大多数的 STEMI 是由于不稳

定的粥样斑块溃破,继而出血和管腔内血栓形成,而使管腔闭塞。

促使斑块破裂出血及血栓形成的诱因有以下几种。

1.晨起6时至12时交感神经活动增加,机体应激反应性增强,心肌收缩力、心率、血压增高,冠状动脉张力增高。

2.在饱餐特别是进食多量脂肪后,血脂增高,血黏稠度增高。

3.重体力活动、情绪过分激动、血压剧升或用力大便时,致左心室负荷明显加重。

4.休克、脱水、出血、外科手术或严重心律失常,致心排血量骤降,冠状动脉灌注量锐减。

STEMI可发生在频发心绞痛的患者,也可发生在原来从无症状者中。STEMI后发生的严重心律失常、休克或心力衰竭,均可使冠状动脉灌流量进一步降低,心肌坏死范围扩大。

近来研究显示,14%的STEMI患者行冠脉造影未见明显阻塞,被称之为冠状动脉非阻塞性心肌梗死(myocardial infarction with non-obstructive coronary arteries,MINOCA),在最新指南中越来越受到重视,原因包括斑块破裂或斑块侵蚀,冠脉痉挛,冠脉血栓栓塞,自发性冠脉夹层,Takotsubo心肌病(应激性心肌病)以及其他类型的2型急性心肌梗死(包括贫血、快-慢综合征、呼吸衰竭、低血压、休克、伴或不伴左室肥厚的重度高血压、重度主动脉瓣疾病、心力衰竭、心肌病以及药物毒素损伤等),这部分患者治疗策略与阻塞性冠脉疾病不同,应早期发现并根据不同病因给予个体化治疗。

(四) 病理

1.冠状动脉病变 绝大多数STEMI患者冠脉内可见在粥样斑块的基础上有血栓形成,使管腔闭塞,但少数STEMI患者造影冠状动脉无明显狭窄病变,可能为血管腔内血栓的自溶、血小板一过性聚集造成闭塞或严重的持续性冠状动脉痉挛发作使冠状动脉血流减少所致,也可见冠状动脉自发性夹层或壁内血肿。此外,梗死的发生与原来冠脉受粥样硬化病变累及的血管数及其所造成管腔狭窄程度之间未必呈平行关系。

左前降支闭塞,最多见,引起左心室前壁、心尖部、下侧壁、前间隔和二尖瓣前乳头肌梗死;左回旋支闭塞,引起左心室高侧壁、膈面(左冠状动脉占优势时)和左心房梗死,可能累及房室结;右冠状动脉闭塞,引起左心室膈面(右冠状动脉占优势时)、后间隔和右心室梗死,并可累及窦房结和房室结;右心室和左、右心房梗死较少见;左冠状动脉主干闭塞则引起左心室广泛梗死。

STEMI患者冠状动脉内血栓既有白血栓(富含血小板),又有红血栓(富含纤维蛋白和红细胞)。STEMI的闭塞性血栓是白、红血栓的混合物,从堵塞处向近端延伸部分为红血栓。

2.心肌病变 冠脉闭塞后20~30分钟,受其供血的心肌即有少数坏死,开始了MI的病理过程。1~2小时之间绝大部分心肌呈凝固性坏死,心肌间质充血、水肿,伴多量炎症细胞浸润。以后,坏死的心肌纤维逐渐溶解,形成肌溶灶,随后渐有肉芽组织形成。

继发性病理变化有:在心腔内压力的作用下,坏死心壁向外膨出,可产生心脏破裂(心室游离壁破裂、心室间隔穿孔或乳头肌断裂)或逐渐形成心室壁瘤。坏死组织1~2周后开始吸收,并逐渐纤维化,在6~8周形成瘢痕愈合,称为陈旧性心肌梗死。瘢痕大者可逐渐向外凸出而形成室壁膨胀瘤。梗死区附近心肌的血供随侧支循环的建立而逐渐恢复。病变可波及心包出现反应性心包炎,波及心内膜引起附壁血栓形成。在心腔内压力的作用下,坏死的心壁可破裂(心脏破裂),破裂可发生在心室游离壁、乳头肌或MI心室间隔处。

根据梗死范围和深度,MI 可分为透壁性 MI 和心内膜下(非透壁性)MI。①透壁性心肌梗死:MI 的典型类型,也称为区域性心肌梗死,累及心室壁全层或未及全层但深达心室壁 2/3;病灶较大,直径可在 2.5cm 以上;多由冠状动脉持续闭塞所致。病变部位常与闭塞的冠状动脉分支供血区域一致。透壁性 MI 常有相应的一支冠状动脉病变突出,并常伴动脉痉挛或血栓形成;②心内膜下心肌梗死:病变主要累及心室壁内层 1/3 的心肌,未达心外膜,肉柱和乳头肌可受累;常表现为多灶性、小灶性坏死,直径 0.5~1.5cm。病变常不规则地分布于左心室周围,而不局限于某支冠状动脉的供血范围,严重时可扩大融合而累及整个心内膜下心肌,引起环状梗死。患者常在冠状动脉三大支严重 AS 性狭窄的基础上,由于有休克、心动过速或不适当的体力活动等诱因而加重供血不足,导致各支冠状动脉最末梢的心内膜下心肌缺血、缺氧而梗死,或出现于冠状动脉短暂闭塞而后又开通的结果。不规则片状非透壁性 MI 多见于 STEMI 在未形成透壁性 MI 前早期再灌注(溶栓或 PCI 治疗)成功的患者。

MI 多属于贫血性梗死,其形态学变化是一个动态演变的过程:肉眼观,梗死发生 6 小时后才出现苍白色,8~9 小时后呈土黄色。光镜下,早期心肌纤维出现凝固性坏死,核碎裂、消失,胞质均质红染或不规则粗颗粒状,即收缩带;间质水肿,伴不同程度的中性粒细胞浸润 4 天后梗死灶周围出现充血出血带;1~2 周,病灶边缘区开始出现肉芽组织,或向梗死灶内生长,呈红色;3 周后肉芽组织开始机化并逐渐形成瘢痕组织。

(五)病理生理

1.左室节段运动异常、整体收缩功能降低 MI 的病理生理特征是由于心肌丧失收缩功能所产生的左心室收缩和舒张功能降低、血流动力学异常和左心室重塑。

MI 的直接结果是梗死区心肌收缩功能丧失产生左心室节段收缩运动异常。当冠状动脉闭塞使前向血供终止后,MI 区心肌随即丧失收缩功能,相继出现下列不同程度的收缩功能异常:①收缩不协调,即与相邻节段正常收缩运动不同步;②收缩运动低下指收缩运动程度降低;③无收缩运动,即收缩功能消失;④收缩矛盾运动,即收缩期向外膨出,呈矛盾运动。同时,非 MI 区心肌出现代偿性收缩运动增强,这对维持左心室整体收缩功能的稳定有重要意义。倘若非梗死区有心肌缺血,即"远处缺血"存在,则收缩功能也可降低,主要见于非梗死区域冠状动脉早已闭塞,供血主要依靠此次 MI 相关冠状动脉提供侧支供应者。同样,若 MI 区心肌在此次 MI(冠状动脉闭塞)以前就已有冠状动脉侧支循环形成,则对于 MI 区乃至左心室整体收缩功能的保护也有重要意义。

2.左室重塑扩张与心力衰竭 MI 致左心室节段和整体收缩、舒张功能降低的同时,机体启动了交感神经系统兴奋、肾素-血管紧张素-醛固酮系统激活和 Frank-Starling 等代偿机制,一方面通过增强非梗死节段的收缩功能、增快心率代偿性增加已降低的每搏输出量(stroke volume,SV) 和心排血量(cardiac output,CO),并通过左心室壁伸长和肥厚增加左心室舒张末容积进一步恢复 SV 和 CO,降低升高的左心室舒张末期压;但另一方面,也同时开启了左心室重塑的过程。

AMI 时左心室重塑(LV remodelling) 是指 MI 后所产生左心室大小、形状和组织结构的变化过程,亦即梗死区室壁心肌的变薄、拉长,产生"膨出",即梗死扩展和非梗死区室壁心肌的反应性肥厚、伸长,致左心室进行性扩张和变形伴心功能降低的过程。急性 MI 左心室重塑与临床上产生心脏破裂,真、假室壁瘤形成等严重并发症以及心脏扩大、心力衰竭有关,是影响急性 MI 近、远期预后的主要原因之一。

影响梗死扩展的因素:①梗死范围和透壁程度;大面积透壁梗死几乎无例外地会产生梗死扩展;②梗死部位;前壁和心尖部的梗死,因梗死范围大,心尖部室壁薄且弯曲度大而更易发生梗死扩展;下、后壁梗死,则因梗死范围小、室壁弯曲度小和膈肌的保护作用而不易发生梗死扩展;③心脏负荷;MI 早期持续高血压和输液过多过快可增加心脏前、后负荷而促使梗死扩展;相反,降低心脏前、后负荷的措施如降压、限制入量和硝酸酯类的应用可防止梗死扩展;④室壁强度;心肌肥厚或因反复心肌缺血或梗死产生的瘢痕组织,可使局部的抗张强度增强,阻抑梗死扩展;⑤药物;MI 早期应用类固醇类激素或非甾体抗炎药可抑制炎症反应和胶原形成,延长组织修复和瘢痕形成的时间,促进梗死扩展;⑥梗死相关动脉(infarct related artery,IRA) 的再通和侧支循环形成情况;IRA 未再通,而又无侧支循环形成多有梗死扩展,IRA 成功再通或已有侧支循环形成则可防止梗死扩展。

心肌肥厚是非梗死区重塑的主要表现,也是急性 MI 晚期重塑的特征。病理上表现为离心性肥厚,即既有肥厚,又有扩张;组织学上既有心肌细胞肥大和心肌间质增生,又有心肌细胞间的侧向滑行和心肌细胞本身变长。它始于 MI 早期,而且贯穿在左心室重塑的全过程,是 MI 恢复以后产生左心室进行性扩大、收缩功能降低和心力衰竭的主要原因。心肌肥厚早期虽有收缩功能增强,对心功能低下可起代偿作用,但心肌细胞肥厚晚期,可产生严重的间质纤维化,收缩和舒张功能均严重受损,进而产生心力衰竭。

梗死扩展和心肌肥厚的共同结果,亦即 MI 左心室重塑的突出表现是左心室进行性扩张和变形(球形变),伴心功能进行性降低,最终导致心力衰竭的发生、进展、恶化和失代偿,直至死亡。因此,积极防治 MI 的左心室重塑对于预防严重并发症和心力衰竭发生,进一步改善 MI 患者的近、远期预后均有着重要的临床意义。

3.心肌修复与再生、心肌干细胞移植 人左心室包含 20 亿~ 40 亿个心肌细胞,而一次 MI 在几小时内就可以丢失掉 5 亿~ 10 亿个心肌细胞。一般认为成人心肌细胞缺乏增生分化能力,心肌梗死后心肌细胞不能再生而被瘢痕组织替代,并逐渐发生心室重塑及心力衰竭。但近年来研究发现人类以及其他哺乳动物的心脏在正常衰老及疾病过程中同样具有一定程度的再生能力,这些研究证实了人类成体心脏核分裂的存在和可能的心肌细胞数目增生,但这是一个非常有限而缓慢的过程,并不足以在心肌梗死或心脏受到其他损伤时修复心脏使心脏功能恢复正常。因此促进心肌细胞的再生、恢复有功能的心肌细胞数量、从根本上修复损伤的心肌组织就成为亟待发展的治疗策略。

大量动物实验发现,心肌干细胞移植可以增加细胞因子如血管内皮生长因子的释放,促进缺血区域新生血管的形成,改善心肌灌注,改善冬眠心肌和顿抑心肌的功能,减少心室扩张及心室重塑。自 2001 年起大量循证医学研究发现干细胞移植能改善急性心肌梗死、陈旧性心肌梗死和心肌梗死后心力衰竭临床症状以及梗死后心脏收缩和舒张功能,阻止心室重塑,有可能改善患者的远期预后。然而,目前对干细胞移植的作用机制、远期疗效及安全性等方面仍存在一定争议,其相关研究仍处于审慎进行的状态。

(六) 临床表现

按临床过程和心电图的表现,本病可分为急性、演变期和慢性三期,但临床症状主要出现在急性期中,部分患者还有一些先兆表现。且临床症状与梗死的面积大小、部位、冠状动脉侧支循环情况密切相关。

1. 诱发因素 本病在春、冬季发病较多,与气候寒冷、气温变化大有关,常在安静或睡眠时发病,以清晨6时至午间12时发病最多。剧烈运动、过重的体力劳动、创伤、情绪激动、精神紧张或饱餐、急性失血、休克、发热、心动过速等引起的心肌耗氧增加、血供减少都可能是MI的诱因。在变异型心绞痛患者中,反复发作的冠状动脉痉挛也可发展为AMI。

2. 先兆 半数以上患者在发病前数天有乏力,胸部不适,活动时心悸、气促、烦躁、心绞痛等前驱症状,其中以新发生心绞痛或原有心绞痛加重为最突出。心绞痛发作较以往频繁、程度较剧、持续较久、硝酸甘油疗效差、诱发因素不明显。同时心电图示ST段一过性明显抬高或压低,T波倒置或增高("假性正常化"),应警惕近期内发生MI的可能。发现先兆,及时积极治疗,有可能使部分患者避免发生MI。

3. 症状 随梗死的大小、部位、发展速度和原来心脏的功能情况等而轻重不一。

(1) 疼痛:是最先出现的症状,疼痛部位和性质与心绞痛相同,但疼痛程度较重,范围较广,持续时间可长达数小时或数天,休息或含用硝酸甘油片多不能缓解,患者常烦躁不安、出汗、恐惧,有濒死之感。部分患者疼痛的性质及部位不典型,如位于上腹部,常被误认为胃溃疡穿孔或急性胰腺炎等急腹症;位于下颌或颈部,常被误认为牙病或骨关节病。少数患者无疼痛,多为糖尿病患者或老年人,一开始即表现为休克或急性心力衰竭;也有患者在整个病程中都无疼痛或其他症状,而事后才发现患过MI。

(2) 全身症状:有发热、心动过速、白细胞计数增高和红细胞沉降率增快等,由坏死物质被吸收所引起。一般在疼痛发生后24~48小时出现,程度与梗死范围常呈正相关,体温一般在38℃左右,很少达到39℃,持续约1周。

(3) 胃肠道症状:疼痛剧烈时常伴有频繁的恶心、呕吐和上腹胀痛,与迷走神经受坏死心肌刺激和心排血量降低、组织灌注不足等有关。肠胀气亦不少见。重症者可发生呃逆(以下壁心肌梗死多见)。

(4) 心律失常:见于75%~95%的患者,多发生在起病1~2天,而以24小时内最多见,可伴乏力、头晕、昏厥等症状。急性期心律失常通常为基础病变严重的表现,如持续心肌缺血、泵衰竭或电解质紊乱、自主神经功能紊乱、低氧血症或酸碱平衡失调。各种心律失常中以室性心律失常为最多,危及生命的室速和室颤发生率高达20%。冠状动脉再灌注后可能出现加速性室性自主心律和室性心动过速,多数历时短暂,自行消失。室上性心律失常则较少,阵发性心房颤动比心房扑动和室上性心动过速更多见,多发生在心力衰竭患者中。窦性心动过速的发生率为30%~40%,发病初期出现的窦性心动过速多为暂时性,持续性窦性心动过速是梗死面积大、心排血量降低或左心功能不全的反应。各种程度的房室传导阻滞和束支传导阻滞也较多,严重者发生完全性房室传导阻滞。发生完全性左束支传导阻滞时MI的心电图表现可被掩盖。前壁MI易发生室性心律失常。下壁(膈面)MI易发生房室传导阻滞,其阻滞部位多在房室束以上处,预后较好。前壁MI而发生房室传导阻滞时,通常与广泛心肌坏死有关,其阻滞部位在房室束以下处,且常伴有休克或心力衰竭,预后较差。

(5) 低血压和休克:疼痛期血压下降常见,可持续数周后再上升,未必是休克。如疼痛缓解而收缩压低于80mmHg,患者烦躁不安、面色苍白、皮肤湿冷、脉细而快、大汗淋漓、尿量减少(<20mL/h)、神志迟钝甚至昏厥,则为休克的表现。休克多在起病后数小时至1周内发生,见于6%~10%的患者,主要是心源性,为心肌广泛(40%以上)坏死、心排血量急剧下降

所致,但需注意除外其他原因导致的低血压,如低血容量、药物导致的低血压、心律失常、心脏压塞、机械并发症或右心室梗死。

(6) 心力衰竭:主要是急性左心衰竭,可在起病最初数天内发生或在疼痛、休克好转阶段出现,为梗死后心脏舒缩力显著减弱或不协调所致,发生率为 20% ~ 48%。患者出现呼吸困难、咳嗽、发绀、烦躁等,严重者可发生肺水肿或进而发生右心衰竭的表现,出现颈静脉怒张、肝肿痛和水肿等。右心室心肌梗死者,一开始即可出现右心衰竭的表现。

发生于 AMI 时的心力衰竭称为泵衰竭,根据临床上有无心力衰竭及其程度,常按 Killip 分级法分级,第 I 级为左心衰竭代偿阶段,无心力衰竭征象,肺部无啰音,但肺毛细血管楔压可升高;第 II 级为轻至中度左心衰竭,肺啰音的范围小于肺野的 50%,可出现第三心音奔马律、持续性窦性心动过速、有肺淤血的 X 线片表现;第 III 级为重度心力衰竭,急性肺水肿,肺啰音的范围大于两肺野的 50%;第 IV 级为心源性休克,血压<90mmHg,少尿,皮肤湿冷、发绀、呼吸加速、脉搏快。

AMI 时,重度左心室衰竭或肺水肿与心源性休克同样是左心室排血功能障碍所引起。在血流动力学上,肺水肿是以左心室舒张末期压及左房压与肺毛细血管楔压的增高为主,而休克时则心排血量和动脉压的降低更为突出,心排血指数比左心室衰竭时更低。因此,心源性休克较左心室衰竭更严重。此两者可以不同程度合并存在,是泵衰竭的最严重阶段。

AMI 时心脏的泵血功能并不能通过一般的心电图、胸片等检查而完全反映出来,及时进行血流动力学监测,能为早期诊断和及时治疗提供很重要的依据。Forrester 等根据血流动力学指标肺毛细血管楔压(PCWP) 和心指数(CI) 评估有无肺淤血和周围灌注不足的表现,从而将 AMI 分为 4 个血流动力学亚型。I 型是指既无肺淤血又无周围组织灌注不足,心功能处于代偿状态,CI>2.2L / (min·m^2),PCWP≤18mmHg(2.4kPa),病死率约为 3%;II 型是指有肺淤血,无周围组织灌注不足,为常见临床类型,CI > 2. 2L / (min·m^2),PCWP > 18mmHg (2.4kPa),病死率约为 9%;III 型是指有周围组织灌注不足,无肺淤血,多见于右心室梗死或血容量不足者,CI≤2.2L / (min·m^2),PCWP≤18mmHg(2.4kPa),病死率约为 23%;IV 型是指兼有周围组织灌注不足与肺淤血,为最严重类型,CI≤2.2L / (min·m^2),PCWP >18mmHg (2.4kPa),病死率约为 51%。由于 AMI 时影响心脏泵血功能的因素较多,因此 Forrester 分型基本反映了血流动力学变化的状况,但不能包括所有泵功能改变的特点。

4.体征 AMI 时心脏体征可在正常范围内,体征异常者大多数无特异性。心脏可有轻至中度增大;心率多增快,少数也可减慢;心尖区第一心音减弱,可出现第四心音(心房性) 奔马律,少数有第三心音(心室性) 奔马律。10% ~ 20%患者在发病后 2 ~ 3 天出现心包摩擦音,为反应性纤维性心包炎所致,多在 1 ~ 2 天内消失,少数持续 1 周以上。发生二尖瓣乳头肌功能失调或断裂,心尖区可出现粗糙的收缩期杂音或伴收缩中晚期喀喇音;发生心室间隔穿孔者,胸骨左缘 3 ~ 4 肋间新出现粗糙的收缩期杂音伴有震颤。右心室梗死较重者可出现颈静脉怒张,深吸气时更为明显。除发病极早期可出现一过性血压增高外,之后部分患者因伴有右室梗死、容量不足和心源性休克而出现一过性或持续低血压。

(七) 并发症

MI 的并发症可分为机械性、缺血性、栓塞性和炎症性。

1.机械性并发症

(1) 乳头肌功能不全或断裂:乳头肌功能不全总发生率可高达 50%,二尖瓣乳头肌因缺血、坏死等使收缩功能发生障碍,造成不同程度的二尖瓣脱垂或关闭不全,心尖区新出现收缩期杂音或原有杂音加重(左心房压急剧增高也可使杂音较轻),可引起心力衰竭。乳头肌断裂极少见,多发生在二尖瓣后内乳头肌,故在下壁 MI 中较为常见。少数完全断裂者则发生急性二尖瓣大量反流,造成严重的急性肺水肿,约 1/3 的患者迅速死亡。

(2) 心室游离壁破裂:3% 的 MI 患者可发生心室游离壁破裂,占 MI 患者死亡的 10%,常在发病 1 周内出现。早期破裂与胶原沉积前的梗死扩展有关,晚期破裂与梗死相关室壁的扩展有关。心脏破裂多发生在第一次 MI、前壁梗死、老年和女性患者中。其他危险因素还包括 MI 急性期的高血压、既往无心绞痛和心肌梗死、缺乏侧支循环、心电图上有 Q 波、应用糖皮质激素或 NSAID、MI 症状出现后 14 小时以后的溶栓治疗。心室游离壁破裂的典型表现包括持续性心前区疼痛、心电图 ST-T 改变、迅速进展的血流动力学衰竭、急性心脏压塞和电机械分离,常在数分钟内死亡。亚急性左心室游离壁破裂(即血栓或粘连封闭破裂口)患者常发生突然血流动力学恶化伴一过性或持续性低血压,同时存在典型的心脏压塞体征。

(3) 室间隔穿孔:比心室游离壁破裂少见,有 0.5%~2% 的 MI 患者会发生室间隔穿孔,常发生于 AMI 发病后 3~7 天,表现为临床情况突然恶化,并出现胸骨左缘突然出现粗糙的全收缩期杂音或可触及收缩期震颤,或伴有心源性休克和心力衰竭。超声心动图检查可定位室间隔穿孔和评估左向右分流的严重程度。

(4) 室壁膨胀瘤或称室壁瘤:多累及左心室心尖部,发生率 5%~20%,是在心室腔内压力影响下,梗死部位的心室壁向外膨出而形成,见于 MI 范围较大的患者,常于起病数周后才被发现。发生较小室壁瘤的患者可无症状与体征,但发生较大室壁瘤患者,可出现顽固性充血性心力衰竭以及复发性、难治的致命性心律失常和血栓形成及栓塞。体检可发现心浊音界扩大,心脏搏动范围较广泛或心尖抬举样搏动,可有收缩期杂音。心电图上除了有 MI 的异常 Q 波外,约 2/3 患者同时伴有持续性 ST 段弓背向上抬高。X 线透视和摄片、超声心动图、放射性核素心脏血池显像、磁共振成像以及左心室选择性造影可见局部心缘突出,搏动减弱或有反常搏动。室壁瘤按病程可分为急性和慢性室壁瘤。急性室壁瘤在 MI 后数天内形成,易发生心脏破裂和形成血栓。慢性室壁瘤多见于 MI 愈合期,由于其瘤壁为致密的纤维瘢痕所替代,所以一般不会引起破裂。

2.缺血性并发症

(1) 梗死延展:指同一梗死相关冠状动脉供血部位的 MI 范围的扩大,可表现为心内膜下 MI 转变为透壁性 MI 或 MI 范围扩大到邻近心肌,多有梗死后心绞痛和缺血范围的扩大。梗死延展多发生在 AMI 后的 2~3 周内,多数原梗死区相应导联的心电图有新的梗死性改变且肌钙蛋白或 CK-MB 升高时间延长。

(2) 再梗死:多指 AMI 4 周后再次发生的 MI,既可发生在原来梗死的部位,也可发生在任何其他心肌部位。溶栓治疗再通的冠状动脉如果残存重度的狭窄病变,可能再次发生闭塞导致再梗死,而支架术后则可能因支架内血栓形成而引起同一部位甚至更大范围的再梗死。通常再梗死发生在与原梗死区不同的部位,诊断多无困难;若再梗死发生在与原梗死区相同的部位,尤其是反复多次的灶性梗死,常无明显的或特征性的心电图改变,可使诊断发生困难,此时迅速上升且又迅速下降的酶学指标如 CK-MB 比肌钙蛋白更有价值。CK-MB 恢复正常后又升高或超过原先水平的 50% 对再梗死具有重要的诊断价值。

3.栓塞性并发症 MI 并发血栓栓塞主要有两种情况:心室附壁血栓脱落所致的体循环

栓塞或下肢静脉血栓破碎脱落所致肺动脉栓塞。左心室附壁血栓形成在 AMI 患者中较多见,尤其在急性大面积前壁 MI 累及心尖部时,其发生率可高达 60%左右,而体循环栓塞并不常见,国外一般发生率在 10%左右,我国一般在 2%以下。附壁血栓的形成和血栓栓塞多发生在梗死后的第一周内。最常见的体循环栓塞为脑卒中,也可产生肾、脾或四肢等动脉栓塞;如栓子来自下肢深部静脉,则可产生肺动脉栓塞,存在卵圆孔未闭者,下肢深静脉血栓也可导致体循环栓塞。

4.炎症性并发症

(1) 早期心包炎:发生于心肌梗死后 1～4 天内,发生率约为 10%。早期心包炎常发生在透壁性 MI 患者中,系梗死区域心肌表面心包并发纤维素性炎症所致。临床上可出现一过性的心包摩擦音,伴有进行性加重胸痛,疼痛随体位而改变。

(2) 后期心包炎(心肌梗死后综合征或 Dressler 综合征):发病率为 1%～3%,于 MI 后数周至数月内出现,并可反复发生。其发病机制迄今尚不明确,推测为自身免疫反应所致。临床上可表现为突然起病,发热、胸膜性胸痛、白细胞计数升高和血沉增快,心包或胸膜摩擦音可持续 2 周以上,超声心动图常可发现心包积液,少数患者可伴有少量胸腔积液或肺部浸润。

(八) 危险分层

危险分层是一个连续的过程。STEMI 的患者具有以下任何一项者可被确定为高危患者。①高龄:尤其是老年女性;②有严重的基础疾病:如糖尿病、心功能不全、肾功能不全、脑血管病、既往心肌梗死或心房颤动等;③重要脏器出血病史:脑出血或消化道出血等;④大面积心肌梗死:广泛前壁 MI,下壁合并右室和(或)正后壁 MI、反复再发 MI;⑤合并严重并发症:恶性心律失常、急性心力衰竭、心源性休克和机械并发症等;⑥院外心搏骤停。同时还应对患者进行缺血风险和出血风险评估。

(九) 辅助检查

1.心电图检查 对疑似 STEMI 的胸痛患者,应在首次医疗接触(first medical contact, FMC)后 10 分钟内记录 12 导联心电图[下壁和(或)正后壁心肌梗死时需加做 V_{3R}～V_{5R} 和 V_7～V_9 导联,即 18 导联心电图]。首次心电图不能明确诊断时,需在 15～30 分钟后复查。与既往心电图进行比较有助于诊断。建议尽早开始心电监测,以发现恶性心律失常。

(1) 特征性改变:在面向透壁心肌坏死区的导联上出现以下特征性改变:①宽而深的 Q 波(病理性 Q 波);②ST 段抬高呈弓背向上型[指相邻两个导联新发生的 ST 段抬高,J 点抬高的界限值:在 V_2～V_3 导联≥0.2mV(男性),≥0.15mV(女性),和(或)其他导联≥0.1mV];③T 波倒置,往往宽而深,两支对称。在背向梗死区的导联上则出现相反镜像的改变,即 R 波增高、ST 段压低和 T 波直立并增高。

(2) 动态性改变:①起病数小时内,可无异常或出现异常高大,两肢不对称的 T 波;②数小时后,ST 段明显抬高,弓背向上,与直立的 T 波连接,形成单向曲线。数小时到 2 天内出现病理性 Q 波(又称 Q 波型 MI),同时 R 波减低,为急性期改变;Q 波在 3～4 天内稳定不变,以后 70%～80%永久存在;③如不进行治疗干预,ST 段抬高持续数天至 2 周左右,逐渐回到基线水平,T 波则变为平坦或倒置,是为亚急性期改变;④数周至数月以后,T 波呈"V"字形倒置,两肢对称,波谷尖锐,为慢性期改变,T 波倒置可永久存在,也可在数月到数年内逐渐恢复。合并束支阻滞尤其左束支阻滞时、在原来部位再次发生 AMI 时,心电图表现多不典型,不一定能反映 AMI 表现。

某些情况下心电图诊断可能有困难,需结合临床情况仔细判断。①左束支传导阻滞:存在左束支传导阻滞的情况下,心电图诊断心肌梗死是困难的;②右束支传导阻滞:可能影响早期缺血、损伤性 ST-T 改变;③心室起搏:起搏信号和其引起的心肌除极、复极异常也可干扰 STEMI 的心电图诊断,应与既往心电图进行比较;④轻微 ST 段抬高心肌梗死:ST 段抬高幅度<0.1mV,常伴对应导联镜像性轻度 ST 段压低;⑤正常心电图:一些急性冠状动脉闭塞包括静脉桥和部分左主干的急性闭塞的患者无 ST 段抬高的初始心电图表现,这可能与出现症状后心电图检查时间有关。aVR 导联 ST 段抬高>1mm、Wellens 综合征和 deWinter 综合征应视为 STEMI 的等同心电图改变。

(3) 定位和定范围:STEMI 的定位和定范围可根据出现特征性改变的导联数来判断(表 5-12)。

表 5-12　ST 段抬高性心肌梗死的心电图定位诊断

导联	前间隔	局限前壁	前侧壁	广泛前壁	下壁*	下间壁	下侧壁	高侧壁**	正后壁***
V_1	+			+		+			
V_2	+			+		+			
V_3	+	+		+		+			
V_4		+		+					
V_5		+	+	+			+		
V_6			+				+		
V_7			+				+		+
V_8									+
aVR									
aVL		±	+	±	-	-	-	+	
aVF		...	...	...	+	+	+	-	
Ⅰ		±	+	±	-	-	-	+	
Ⅱ		...	...	...	+	+	+		
Ⅲ					+	+	+		

注:"+"为正面改变,表示典型 Q 波、ST 段抬高及 T 波倒置等变化;"-"为反面改变,表示与上述相反的变化;"±"为可能有正面改变;"..."为可能有反面改变。*.即隔面,右心室 MI 不易从心电图得到诊断,但此时或 V_{4R} 导联的 ST 段抬高,可作为下壁 MI 扩展到右心室的参考指标。**.在 V_5、V_6、V_7 导联高 1~2 肋间处有正面改变。***.V_1、V_2、V_3 导联 R 波增高。

2.实验室检查

(1) 心肌损伤标志物测定:心肌坏死时,心肌内含有的一些蛋白质类物质会从心肌组织内释放出来,并出现在外周循环血液中,因此可作为心肌损伤的判定指标。这些物质主要包括肌钙蛋白和肌红蛋白。

肌钙蛋白(troponin,Tn)是肌肉组织收缩的调节蛋白,心肌肌钙蛋白(cTn)与骨骼肌中的Tn在分子结构和免疫学上是不同的,因此它是心肌所独有,是诊断心肌坏死最特异和灵敏的首选标志物。cTn共有cTnT、cTnI、cTnC三个亚单位。

cTnT在健康人血清中的浓度一般小于0.03ng/mL,通常AMI后3～4小时开始升高,2～5天达到峰值,持续10～14天;肌钙蛋白超过正常上限结合心肌缺血证据即可诊断AMI。因此,cTnT对早期和晚期AMI以及UA患者的灶性心肌坏死均具有很高的诊断价值。

cTnI也是一种对心肌损伤和坏死具高度特异性的血清学指标,在AMI后4～6小时或更早即可升高,24小时后达到峰值,约1周后降至正常。

肌红蛋白在AMI发病后2～3小时内即已升高,12小时内多达峰值,24～48小时内恢复正常,由于其出现时间均较cTn和肌酸激酶同工酶(CK-MB)早,故有助于早期诊断,但特异性较差,如慢性肾功能不全、骨骼肌损伤时,肌红蛋白水平均会增高,此时应予以仔细鉴别。

(2) 血清酶学检查:CK-MB判断心肌坏死的临床特异度和灵敏度性较高,在起病后4小时内增高,16～24小时达高峰,3～4天恢复正常。AMI时其测值超过正常上限并有动态变化。由于首次STEMI后肌钙蛋白将持续升高一段时间(7～14天),而CK-MB的升高持续时间较短,因此CK-MB适于诊断再发心肌梗死。连续测定CK-MB还可判定溶栓治疗后梗死相关动脉开通,此时CK-MB峰值前移(14小时以内)。由于磷酸肌酸激酶(CK)广泛分布于骨骼肌,缺乏特异度,因此不再推荐用于诊断AMI。天冬氨酸氨基转移酶、乳酸脱氢酶和乳酸脱氢酶同工酶对诊断AMI特异度差,也不再推荐用于诊断AMI。

(3) 其他检查:为组织坏死和炎症反应的非特异性指标。AMI发病24～48小时内白细胞计数可增至$(10～20)×10^9/L$,中性粒细胞增多,嗜酸性粒细胞减少或消失。红细胞沉降率增快,可持续1～3周。血清游离脂肪酸、C-反应蛋白在AMI后均增高。起病数小时至2天内血中游离脂肪酸增高,显著增高者易发生严重室性心律失常。此外,AMI时,由于应激反应,血糖可升高,糖耐量可暂降低,2～3周后恢复正常。AMI患者在发病24～48小时内血胆固醇保持或接近基线水平,但以后会急剧下降。因此,所有AMI患者应在发病24～48小时内测定血脂谱,超过48小时者,要在发病8周后才能获得更准确的血脂结果。AMI早期测定脑钠肽(BNP)对评价左心室重塑、心功能状态和预后具有一定临床价值。

3.超声心动图 超声心动图检查有助于对急性胸痛患者的鉴别诊断和危险分层,为无创性检查,可床旁施行且可反复进行。有胸痛而无特征性心电图变化时,超声心动图有助于除外主动脉夹层。对MI患者,床旁超声心动图对发现机械性并发症很有价值,如评估心脏整体和局部功能.乳头肌功能不全、室壁瘤和室间隔穿孔等。多巴酚丁胺负荷超声心动图检查还可用于评价心肌存活性。

4.选择性冠状动脉造影 明确冠状动脉病变的主要方法,用以指导治疗方案的制定,其最佳时机随患者发病至就诊的时间而异,且需要结合患者情况如是否合并血流动力学或心电不稳定。对适合直接PCI的患者,冠状动脉造影的时间越早越好。

(十)诊断和鉴别诊断

依据典型的临床表现、特征性的 ECG 改变、血清心肌坏死标志物水平动态变化,STEMI 的确诊一般并不困难。无症状的患者,诊断较困难。凡年老患者突然发生休克、严重心律失常、心力衰竭、上腹胀痛或呕吐等表现而原因未明者,或原有高血压而血压突然降低且无原因可寻者,都应想到 AMI 的可能。此外,有较重而持续较久的胸闷或胸痛者,即使 ECG 无特征性改变,也应考虑本病的可能,都宜先按 AMI 处理,并在短期内反复进行 ECG 观察和 cTn 或 CK-MB 等测定,以确定诊断。鉴别诊断要考虑以下一些疾病。

1.心绞痛 鉴别要点列于表 5-13。

表 5-13 心绞痛和急性心肌梗死的鉴别诊断要点

鉴别诊断项目	心绞痛	急性心肌梗死
疼痛		
部位	中下段胸骨后	相同,但可在较低位置或上腹部
性质	压榨性或窒息性	相似,但程度更剧烈
诱因	劳力、情绪激动、受寒、饱食等	不常有
时限	短,1~5 分钟或 15 分钟以内	长,数小时或 1~2 天
频率	频繁	发作不频繁
硝酸甘油疗效	显著缓解	作用较差或无效
气喘或肺水肿	极少	可有
血压	升高或无显著改变	可降低,甚至发生休克
心包摩擦音	无	可有
坏死物质吸收的表现		
发热	无	常有
血白细胞计数增加(嗜酸性粒细胞减少)	无	常有
血沉增快	无	常有
血清心肌坏死标志物升高	无	有
心电图变化	无变化或暂时性 ST 段和 T 波变化	有特征性和动态性变化

2.其他 包括主动脉夹层、急性肺动脉栓塞、急腹症、急性心包炎等疾病的鉴别诊断见 NSTEACS 部分。

(十一) 治疗

对 STEMI,强调及早发现,及早住院,并加强住院前的就地处理。治疗原则是早期、快速并完全地开通梗死相关动脉(IRA),尽量缩短心肌缺血总时间,保护和维持心脏功能,挽救濒死的心肌,防止梗死面积扩大,缩小心肌缺血范围,及时处理各种并发症,防止猝死。使患者不但能度过急性期,且康复后还能保持尽可能多的有功能的心肌。

1. 监护和一般治疗

(1) 休息:急性期卧床休息,保持环境安静。减少探视,防止不良刺激,解除焦虑。

(2) 监测:在冠心病监护室进行心电图、血压和呼吸的监测,除颤仪应随时处于备用状态。对于严重泵衰竭者还需监测肺毛细血管压和静脉压。密切观察心律、心率、血压和心功能的变化,为适时采取治疗措施,避免猝死提供客观资料。监测人员必须极端负责,既不放过任何有意义的变化,又保证患者的安静和休息。

(3) 吸氧:对有呼吸困难和血氧饱和度降低者,最初几日间断或持续通过鼻管面罩吸氧。

(4) 护理:急性期 12 小时卧床休息,若无并发症,24 小时内应鼓励患者在床上行肢体活动,若无低血压,第 3 天就可在病房内走动;梗死后第 4~5 天,逐步增加活动直至每天 3 次步行 100~150m。

(5) 建立静脉通道:保持给药途径畅通。

2. 再灌注治疗 起病 3~6 小时最多在 12 小时内,开通 IRA,使得心肌得到再灌注,挽救濒临坏死的心肌或缩小心肌梗死的范围,减轻梗死后心肌重塑,是 STEMI 最重要的治疗措施之一。因而,倡导建立区域性 STEMI 网络管理系统,通过高效的院前急救系统进行联系,由区域网络内不同单位之间的协作,制订最优化的再灌注治疗方案。最新指南对首次医疗接触(first medical contact,FMC)进行了清晰的定义:医师、护理人员、护士或急救人员首次接触患者的时间;并更加强调 STEMI 的诊断时间,提出"time 0"的概念,即患者心电图提示 ST 段抬高或其他同等征象的时间;优化 STEMI 患者的救治流程,强调在 FMC 的 10 分钟内应获取患者心电图,并做出 STEMI 的诊断。

(1) 再灌注策略选择:①经救护车收治且入院前已确诊为 STEMI 的患者,若 120 分钟内能转运至 PCI 中心,FMC 至导丝通过 IRA 时间<120 分钟,应首选直接 PCI 治疗。若 120 分钟内不能转运至 PCI 中心,最好于入院前在救护车上开始溶栓治疗,根据溶栓结果进行后续处理。若患者就诊于无直接 PCI 条件的医院,从入院到转出的时间建议<30 分钟,根据我国国情,也可请有资质的医师到有 PCI 设备的医院行直接 PCI(时间<120 分钟),若预计转运行 PCI 的时间超过 120 分钟,应进行溶栓治疗,溶栓后再转运至有 PCI 能力的医院,根据溶栓是否成功行补救性 PCI(溶栓失败者)或常规冠脉造影(溶栓成功者);②患者自行就诊于可行直接 PCI 的医院,应在 FMC 后 90 分钟内完成直接 PCI 治疗。再灌注治疗时间窗内,发病<3 小时的 STEMI,直接 PCI 与溶栓同效;发病 3~12 小时,直接 PCI 优于溶栓治疗,优选直接 PCI。溶栓成功的患者应在溶栓后 2~24 小时内常规行冠状动脉造影,如果有明显残余狭窄者行 PCI。溶栓失败的患者应立即行紧急补救 PCI(rescue PCI)。

(2) 介入治疗(PCI):直接 PCI 是指 AMI 患者未经溶栓治疗直接进行冠状动脉血管成形术。目前直接 PCI 已被公认为首选的最安全有效的恢复心肌再灌注的治疗手段,IRA 的开通率高于药物溶栓治疗,尤其对来院时发病时间已超过 3 小时或对溶栓治疗有禁忌证的患者。

直接 PCI 的指征还包括:①发病 12 小时内;②院外心搏骤停复苏成功患者;③存在提示心肌梗死的进行性心肌缺血症状,但无 ST 段抬高,出现以下一种情况(流动力学不稳定或心源性休克;反复或进行性胸痛,保守治疗无效;致命性心律失常或心搏骤停;机械并发症;急性心力衰竭;ST 段或 T 波反复动态改变,尤其是间断性 ST 段抬高)患者;④发病超过 12 小时,但有临床和(或)心电图进行性缺血证据;伴持续性心肌缺血症状、血流动力学不稳定或致命性心律失常。

发病超过 48 小时,无心肌缺血表现、血流动力学和心电稳定的患者不推荐对 IRA 行直接 PCI。

急诊 PCI 应当由有经验的医师(每年至少独立完成 50 例 PCI),并在具备条件的导管室(每年至少完成 100 例 PCI)且患者 FMC 至导丝通过 IRA 时间≤90 分钟进行,推荐使用新一代药物洗脱支架,优先选择经桡动脉入路,重症患者也可考虑经股动脉入路。

(3) 溶栓治疗:虽然近年来 STEMI 急性期行直接 PCI 已成为首选方法,但溶栓治疗具有快速、简便、经济的特点,在不具备 PCI 条件的医院或因各种原因使 FMC 至 PCI 时间明显延迟时,对有适应证的 STEMI 患者,静脉内溶栓仍是较好的选择。溶栓获益大小主要取决于治疗时间和达到的 TIMI 血流。在发病 3 小时内行溶栓治疗,梗死相关血管的开通率增高,病死率明显降低,其临床疗效与直接 PCI 相当。发病 3~12 小时内行溶栓治疗,其疗效不如直接 PCI,但仍能获益。发病 12~24 小时内,如果仍有持续或间断的缺血症状和持续 ST 段抬高,溶栓治疗仍然有效。大面积梗死(前壁 MI、下壁 MI 合并右心室梗死)患者,溶栓获益最大。而对于 NSTEACS,溶栓治疗不仅无益反而有增加 AMI 的倾向,因此标准溶栓治疗目前仅用于 STEMI 患者,选择溶栓治疗的患者,尽可能缩短经心电图明确诊断至给予药物的时间,最好能在确诊后 10 分钟内启动溶栓。

1) 溶栓治疗的适应证:①发病 12 小时内,预期 FMC 至导丝通过 IRA 时间延迟大于 120 分钟,无溶栓禁忌证者;②发病 12~24 小时仍有进行性缺血性疼痛和至少 2 个胸导联或肢体导联 ST 段抬高>0.1mV,或血流动力学不稳定,无直接 PCI 条件者;随着 STEMI 发病时间的延长,溶栓治疗的临床获益会降低。患者就诊越晚(尤其是发病 3 小时后),越应考虑转运行直接 PCI(而不是溶栓治疗)。

2) 溶栓治疗的禁忌证:①近 1 个月内有活动性出血(胃肠道溃疡出血、咯血、痔疮出血等),做过外科手术或活体组织检查,心肺复苏术后(体外心脏按压、心内注射、气管插管),不能实施压迫的血管穿刺,以及外伤史者;②高血压患者血压>180/110mmHg,或不能排除主动脉夹层分离者;③有出血性脑血管疾病史,或半年内有缺血性卒中史者;④对扩容和升压药无反应的休克;⑤妊娠、感染性心内膜炎、二尖瓣病变合并心房颤动且高度怀疑左心房内有血栓者;⑥糖尿病合并视网膜病变者;⑦出血性疾病或有出血倾向者,严重的肝肾功能障碍及进展性疾病(如恶性肿瘤)者。由于中国人群的出血性卒中发病率高,因此,年龄≥75 岁患者应首选 PCI,选择溶栓治疗时应慎重,酌情减少溶栓药物剂量。

3)溶栓药物:①特异性纤溶酶原激活剂:可选择性激活血栓中与纤维蛋白结合的纤溶酶原,对全身纤溶活性影响较小,无抗原性,建议优先采用。重组组织型纤溶酶原激活剂阿替普酶是目前最常用的溶栓剂。但其半衰期短,为防止 IRA 再阻塞需联合应用肝素(24~48 小时)。其他特异性纤溶酶原激活剂,采用基因工程改良的组织型纤溶酶原激活剂衍生物,溶栓治疗的选择性更高,半衰期延长,适合弹丸式静脉推注,药物剂量和不良反应均减少,使用方便,已用于临床的有瑞替普酶、兰替普酶和替奈普酶(tenecteplase,TNK-PA)等,均需要联合肝素(48 小时),以防止再闭塞;②非特异性纤溶酶原激活剂:常用的有尿激酶(urokinase,UK)和尿激酶原,可直接将循环血液中的纤溶酶原转变为有活性的纤溶酶,无抗原性和过敏反应。但再通率低、使用不方便,不推荐院前溶栓使用。链激酶(或重组链激酶)也是非特异性纤溶酶原激活剂,由于存在抗原性和过敏反应,临床上已较少使用。

4) 给药方案:① 阿替普酶。全量 90 分钟加速给药法,首先静脉推注 15mg,随后 0.75mg / kg 在 30 分钟内持续静脉滴注(最大剂量不超过 50mg),继之 0.5mg / kg 于 60 分钟持续静脉滴注(最大剂量不超过 35mg)。半量给药法,50mg 溶于 50mL 专用溶剂,首先静脉推注 8mg,其余 42mg 于 90 分钟内滴完;②瑞替普酶。1000 万 U 溶于 5~10mL 注射用水,2 分钟以上静脉推注,30 分钟后重复上述剂量;③替奈普酶。30~50mg 溶于 10mL 生理盐水静脉推注,根据体重调整剂量。如体重<60kg,剂量为 30mg;体重每增加 10kg,剂量增加 5mg,最大剂量为 50mg;④尿激酶。150 万 U 溶于 100mL 生理盐水,30 分钟内静脉滴入;⑤重组人尿激酶原。20mg 溶于 10mL 生理盐水,3 分钟内静脉推注,继以 30mg 溶于 90mL 生理盐水,30 分钟内静脉滴完。

5) 溶栓治疗期间的辅助抗凝治疗:尿激酶和尿激酶原为非选择性的溶栓剂,故在溶栓治疗后短时间内(12 小时内)不存在再次血栓形成的可能,对于溶栓有效的患者,溶栓结束后 12 小时皮下注射普通肝素 7 500U 或低分子量肝素,共 3~5 天。对于溶栓治疗失败者,辅助抗凝治疗则无明显临床益处。对于阿替普酶、瑞替普酶和替奈普酶等选择性的溶栓剂,溶栓使血管再通后仍有再次血栓形成的可能,因此在溶栓治疗前后均应给予充分的抗凝治疗,可根据病情选用普通肝素、依诺肝素或磺达肝癸钠。根据体重调整普通肝素剂量,推荐静脉弹丸式注射(60U / kg,最大剂量 4000U),随后 12U / kg 静脉滴注(最大剂量 1 000U / h),持续 24~48 小时。维持活化部分凝血酶原时间(APTT)为正常水平的 1.5~2.0 倍(50~70 秒)。亦可选择低分子量肝素替代普通肝素治疗,如根据年龄、体重和估算的肾小球滤过率(eG-FR)调整应用剂量。如依诺肝素,首先静脉推注 30mg,然后以 1mg / kg 的剂量皮下注射,每 12 小时一次;≥75 岁者,不用静脉负荷剂量,直接 0.75mg / kg 的剂量皮下注射,每 12 小时一次,最长可使用 8 天。如 eGFR< 30mL / (min·1.73m^2),则不论年龄,每 24 小时皮下注射 1mg / kg。

不建议院前溶栓治疗患者常规使用磺达肝癸钠和比伐卢定进行抗凝治疗,应优选普通肝素或依诺肝素作为院前溶栓治疗的辅助抗凝药物。

6) 溶栓再通的判断指标:直接指征:冠状动脉造影所示血流情况通常采用 TIMI 分级:根据 TIMI 分级达到 2、3 级者表明血管再通,但 2 级者通而不畅,3 级为完全性再通,溶栓失败则梗死相关血管持续闭塞(TIMI 0~1 级)。

间接指征:①60~90 分钟内抬高的 ST 段至少回落 50%;②cTnT 峰值提前至发病 12 小时内,CK-MB 酶峰提前到 14 小时内出现;③2 小时内胸痛症状明显缓解;④治疗后的 2~3 小时出现再灌注心律失常,如加速性室性自主心律、房室传导阻滞或束支传导阻滞突然改善或消失,或下壁 MI 患者出现一过性窦性心动过缓、窦房传导阻滞伴或不伴低血压。上述 4 项中,心电图变化和心肌损伤标志物峰值前移最重要。

7) 溶栓后续处理:根据溶栓再通与否分别进行常规 CAG 和补救性 PCI。

补救性 PCI:溶栓治疗后仍有明显胸痛,抬高的 ST 段无明显降低者,应尽快进行冠状动脉造影,如显示 TIMI 0～2 级血流,说明相关动脉未再通,宜立即施行补救性 PCI。

溶栓治疗再通者的 PCI:溶栓成功后有指征实施常规 CAG,如有重度残余狭窄必要时进行梗死相关动脉血运重建治疗,可缓解重度残余狭窄导致的心肌缺血,降低再梗死的发生;溶栓成功后稳定的患者,实施血管造影的最佳时机是 2～24 小时。

(4) 冠状动脉旁路移植手术(CABG):对少数合并心源性休克、严重心力衰竭,而冠状动脉病变不适宜 PCI 者,或出现心肌梗死机械性并发症需外科手术修复时可选择急诊 CABG。

(5) 再灌注损伤:急性缺血心肌再灌注时,可出现再灌注损伤,常表现为再灌注性心律失常。各种快速、缓慢性心律失常均可出现,应做好相应的抢救准备。但出现严重心律失常的情况少见,最常见的为一过性非阵发性室性心动过速,对此不必行特殊处理。

3.其他药物治疗

(1) 解除疼痛:心肌再灌注治疗开通梗死相关血管、恢复缺血心肌的供血是解除疼痛最有效的方法,但在再灌注治疗前可选用下列药物尽快解除疼痛。

1) 吗啡或哌替啶:吗啡 2～4mg 静脉注射或哌替啶 50～100mg 肌内注射,必要时 5～10 分钟后重复,可减轻患者交感神经过度兴奋和濒死感。注意低血压和呼吸功能抑制的不良反应。

2) 硝酸酯类药物:对于有持续性胸部不适、高血压、大面积前壁 MI、急性左心衰竭的患者,在最初 24～48 小时的治疗中,静脉内应用硝酸酯类药物有利于控制心肌缺血发作,缩小梗死面积,降低短期甚至可能长期病死率。有下壁 MI,可疑右心室梗死或明显低血压的患者(收缩压低于 90mmHg),尤其合并明显心动过缓或心动过速时,硝酸酯类药物能降低心室充盈压,引起血压降低和反射性心动过速,应慎用或不用。无并发症的 MI 低危患者不必常规给予硝酸酯类药物。

3) β 受体阻滞剂:能减少心肌耗氧量和改善缺血区的氧供需失衡,缩小 MI 面积,减少复发性心肌缺血、再梗死、室颤及其他恶性心律失常,对降低急性期病死率有肯定的疗效。无下列情况者,应在发病 24 小时内尽早常规口服应用:①心力衰竭;②低心排血量状态;③心源性休克危险性增高(年龄>70 岁、收缩压<120mmHg、窦性心动过速>110 次/分或心率<60 次/分,以及距发生 STEMI 的时间增加);④其他使用 β 受体阻滞剂禁忌证(P-R 间期>0.24 秒、二度或三度房室传导阻滞、哮喘发作期或反应性气道疾病)。一般首选心脏选择性的药物,如阿替洛尔、美托洛尔和比索洛尔。口服从小剂量开始(相当于目标剂量 1/4),逐渐递增,使静息心率降至 55～60 次/分。β 受体阻滞剂可用于 AMI 后的二级预防,能降低发病率和死亡率。患者有剧烈的缺血性胸痛或伴血压显著升高且其他处理未能缓解时,也可静脉应用,静脉用药多选择美托洛尔,使用方案如下:①首先排除心力衰竭、低血压(收缩压<90mmHg)、心动过缓(心率<60 次/分)或有房室传导阻滞患者;②静脉推注,每次 5mg;③每次推注后观察 2～5 分钟,如果心率<60 次/分或收缩压<100mmHg,则停止给药,静脉注射美托洛尔总量可达 15mg;④末次静脉注射后 15 分钟,继续口服剂量维持。极短作用的静脉注射制剂艾司洛尔 50～250μg/(kg·min),可治疗有 β 受体阻滞剂相对禁忌证而又希望减慢心率的患者。

(2) 抗血小板治疗:抗血小板治疗能减少 STEMI 患者的主要心血管事件的发生,因此除非有禁忌证,所有患者应给予本项治疗。STEMI 患者抗血小板药物选择和用法与 NSTEACS 相同。

除非存在禁忌证如高出血风险,在直接 PCI 前(或最迟在 PCI 时)推荐优先使用替格瑞洛(180mg 负荷剂量,90mg,2 次/天)。在替格瑞洛无法获得或有禁忌证时可选用氯吡格雷[600mg 负荷剂量(年龄>75 岁负荷量 300mg),75mg,1 次/天]。STEMI 静脉溶栓患者,如年龄>75 岁,则用氯吡格雷 75mg(不用负荷剂量),以后 75mg/d,维持 12 个月。在服用 P_2Y_{12} 受体阻滞剂而拟行 CABG 的患者应在术前停用 P_2Y_{12} 受体阻滞剂,择期 CABG 需停用至少 5 天,急诊时至少停用 24 小时。CABG 术后无出血性并发症的 STEMI 患者尽快(术后 6~24 小时)重启 DAPT,阿司匹林 100mg/d,替格瑞洛 90mg,2 次/天;如替格瑞洛无法获得或禁忌,则选择氯吡格雷 75mg/d。阿司匹林联合替格瑞洛或氯吡格雷 DAPT 至少持续 12 个月,对合并糖尿病、肾功能不全、多支血管病变和周围血管病变等高危人群,也可考虑延长至 24~30 个月,如果超过 12 个月后继续使用替格瑞洛,建议剂量调整为 60mg,2 次/天。

  在有效的双联抗血小板及抗凝治疗情况下,不推荐 STEMI 患者造影前常规应用 GP Ⅱb/Ⅲa 受体阻滞剂;高危患者或造影提示血栓负荷重、未给予适当负荷量 P_2Y_{12} 受体阻滞剂的患者可静脉使用替罗非班或依替巴肽。直接 PCI 时,冠状动脉脉内注射替罗非班有助于减少无复流、改善心肌微循环灌注。

  (3) 抗凝治疗:除非有禁忌,所有 STEMI 患者无论是否采用溶栓治疗,均应在抗血小板治疗基础上常规联合抗凝治疗。抗凝治疗可建立和维持梗死相关血管的通畅,并可预防深静脉血栓形成、肺动脉栓塞和心室内血栓形成。对于接受溶栓或不计划行再灌注治疗的患者,磺达肝癸钠有利于降低死亡和再梗死,而不增加出血并发症,无严重肾功能不全的患者[血肌酐<265μmol/L(3mg/dL)],初始静脉注射 2.5mg,随后每天皮下注射 1 次(2.5mg),最长 8 天,但不主张磺达肝癸钠单独用于 STEMI 直接 PCI 时,需联合普通肝素治疗,以减少导管内血栓形成发生。接受 PCI 治疗的 STEMI 患者,术中均应给予肠外抗凝药物,应权衡有效性、缺血和出血风险,选择性使用普通肝素、依诺肝素或比伐卢定。直接 PCI 尤其出血风险高时推荐应用比伐卢定作为术中抗凝用药。

  若因非瓣膜性房颤或其他原因,正在接受口服抗凝药物治疗的患者发生 STEMI 时,建议行直接 PCI,术中推荐肠外抗凝治疗,应避免使用 GP Ⅱb/Ⅲa 受体阻滞剂。STEMI 缺血高危患者,术后抗栓方案(包括联合使用药物的类型,三联持续的时间等)取决于血栓栓塞风险和出血风险。如缺血风险明显大于出血风险,围术期推荐三联抗栓治疗(口服抗凝药+阿司匹林+P_2Y_{12} 受体阻滞剂),之后可三联抗栓直至 1~3 个月。需注意出血风险,若联合使用华法林治疗时,需严密监测 INR,缩短监测间隔。

  (4) 调脂治疗:他汀类调脂药物的使用同 NSTEACS 患者。

  (5) 血管紧张素转换酶抑制剂或血管紧张素 Ⅱ 受体阻滞剂:ACEI 主要通过影响心肌重塑、减轻心室过度扩张而减少充血性心力衰竭的发生,降低病死率。对于合并 LVEF≤40% 或肺淤血,以及高血压、糖尿病和慢性肾病的 STEMI 患者,如无禁忌证,应该尽早并长期应用。给药时应从小剂量开始,逐渐增加至目标剂量。如患者不能耐受 ACEI,可考虑给予 ARB,不推荐常规联合应用 ACEI 和 ARB。血管紧张素受体脑啡肽酶抑制剂沙库巴曲,缬沙坦可用于合并心力衰竭的 STEMI 患者。

  (6) 醛固酮受体阻滞剂:STEMI 后已接受 ACEI 和(或) β 受体阻滞剂治疗,但仍存在左心室收缩功能不全(LVEF≤40%)、心力衰竭或糖尿病,且无明显肾功能不全[血肌酐男性≤221μmol/L(2.5mg/dL),女性≤177μmol/L(2.0mg/dL)、血钾≤5.0mmol/L]的患者,应给予醛固酮受体阻滞剂治疗。

(7) 钙通道阻滞剂:非二氢吡啶类 CCB 维拉帕米或地尔硫䓬用于急性期,除了能控制室上性心律失常,对减少梗死范围或心血管事件并无益处。因此,不建议对 STEMI 患者常规应用非二氢吡啶类 CCB。但非二氢吡啶类 CCB 可用于硝酸酯和 β 受体阻滞剂之后仍有持续性心肌缺血或房颤房扑伴心室率过快的患者。STEMI 合并难以控制的高血压患者,可在 ACEI 或 ARB 和 β 受体阻滞剂的基础上应用长效二氢吡啶类 CCB。血流动力学表现在 Kil-lip Ⅱ级以上的 STEMI 患者应避免应用非二氢吡啶类 CCB。不推荐使用短效二氢吡啶类 CCB。

(8) 伊伐布雷定:选择性抑制窦房结 I_f 电流而降低窦性心律,无负性肌力作用。可用于,但 β 受体阻滞剂禁忌且不适应使用非二氢吡啶类 CCB 的患者,2.5~7.5mg,窦性心动过速 2 次/天。

4.抗心律失常治疗

(1) 室性心律失常:再灌注治疗中及发病 24 小时内发生的室性心律失常是否需要进行干预治疗取决于持续时间和对血流动力学的影响,无症状且不影响血流动力学的室性心律失常不需要使用抗心律失常药物。发病 48 小时后非缺血诱发的持续室速或室颤需评价是否有安装植入型心律转复除颤器(ICD) 的指征。反复发作室速和(或) 室颤的患者推荐早期行完全血运重建以解除潜在的心肌缺血。合并多形性室速或室颤的患者如无禁忌证应静脉使用 β 受体阻滞剂治疗;反复出现多形性室速或多次电复律后血流动力学仍不稳定伴反复室速的患者应静脉使用胺碘酮;如果 β 受体阻滞剂、胺碘酮及超速抑制治疗无效,可使用利多卡因治疗。应注意纠正电解质紊乱(尤其是低钾血症与低镁血症)。经完全血运重建及优化药物治疗后仍反复发作室速、室颤或电风暴的患者,可考虑在植入 ICD 后行射频消融治疗。

(2) 室上性快速心律失常:STEMI 时,房颤发生率为 6%~21%,但不需要预防性使用抗心律失常药物。急性期房颤的心室率控制比心律控制更为有效。如无心力衰竭或低血压时可静脉使用 β 受体阻滞剂控制心室率;当存在急性心力衰竭但不伴有低血压时可静脉给予胺碘酮控制心室率;同时存在急性心力衰竭和低血压时可考虑静脉使用洋地黄类药物控制心室率。地高辛不用于房颤的心律控制。伴房颤的 STEMI 患者如药物治疗不能控制快心室率或存在持续的心肌缺血、严重的血流动力学障碍或心力衰竭时,应立即行电复律;静脉胺碘酮有助于增加电复律的成功率,降低房颤再发风险。应根据 CHA_2DS_2-VASc 评分决定是否需长期口服抗凝药。

(3) 缓慢的窦性心律失常:除非存在低血压或心率<50 次/分,一般不需要治疗。对于伴有低血压的心动过缓(可能减少心肌灌注),可静脉注射硫酸阿托品 0.5~1mg,如疗效不明显,几分钟后可重复注射,最好是多次小剂量注射。因静脉滴注异丙肾上腺素会增加心肌的需氧量和心律失常的危险,因此不推荐使用。药物无效或发生明显不良反应时也可考虑应用人工心脏起搏器。

(4) 房室传导阻滞:二度 Ⅰ 型和 Ⅱ 型房室传导阻滞以及并发于下壁 MI 的三度房室传导阻滞心率>50 次/分且 QRS 波不宽者,无须处理,但应严密监护。下列情况是安置临时起搏器的指征:①二度 Ⅱ 型或三度房室传导阻滞 QRS 波增宽者;②二度 Ⅱ 型或三度房室传导阻滞出现过心室停搏;③三度房室传导阻滞心率<50 次/分,伴有明显低血压或心力衰竭,经药

物治疗效果差;④二度或三度房室传导阻滞合并频发室性心律失常。STEMI后2～3周进展为三度房室传导阻滞或阻滞部位在希氏束以下者应安置永久起搏器。

(5) 心脏停搏:立即作胸外心脏按压和人工呼吸,注射肾上腺素、异丙肾上腺素、乳酸钠和阿托品等,并施行其他心肺复苏处理。

5.抗低血压和心源性休克治疗 根据休克纯属心源性,抑或尚有周围血管舒缩障碍,或血容量不足等因素存在,而分别处理。

(1) 补充血容量:约20%的患者由于呕吐、出汗、发热、使用利尿药和不进饮食等原因而有血容量不足,需要补充血容量来治疗,但又要防止补充过多而引起心力衰竭。可根据血流动力学监测结果来决定输液量。如中心静脉压低,在5～10cmH$_2$O之间,肺毛细血管楔压在6～12mmHg以下,心排血量低,提示血容量不足,可静脉滴注低分子右旋糖酐或5%～10%葡萄糖液,输液后如中心静脉压上升>18cmH$_2$O,肺毛细血管楔压>15～18mmHg,则应停止。右心室梗死时,中心静脉压的升高则未必是补充血容量的禁忌。

(2)应用升压药:补充血容量,血压仍不升,而肺毛细血管楔压和心排血量正常时,提示周围血管张力不足,可选用血管收缩药:①多巴胺:<3μg/(kg·min)可增加肾血流量;严重低血压时,以5~15μg/(kg·min)静脉滴注;②多巴酚丁胺:必要时可以3~10μg/(kg·min)与多巴胺同时静脉滴注;③去甲肾上腺素:大剂量多巴胺无效时,也可以2～8μg/min 静脉滴注。

(3) 应用血管扩张药:经上述处理,血压仍不升,而肺毛细血管楔压增高,心排血量低,或周围血管显著收缩,以致四肢厥冷,并有发绀时,可用血管扩张药以减低周围阻力和心脏的后负荷,降低左心室射血阻力,从而增加心排血量,改善休克状态。血管扩张药要在血流动力学严密监测下谨慎应用,可选用硝酸甘油或二硝酸异山梨醇、硝普钠、酚妥拉明等。

(4) 治疗休克的其他措施:包括纠正酸中毒、纠正电解质紊乱、避免脑缺血、保护肾功能,必要时应用糖皮质激素和洋地黄制剂。

(5) 辅助循环装置:包括主动脉内球囊反搏术(IABP)和体外膜肺氧合术(extra-corpore-al membrane oxygenation,ECMO)、左心室辅助装置、心室辅助系统或体外循环。IABP以增高舒张期动脉压而不增加左心室收缩期负荷,并有助于增加冠状动脉灌流,对于因机械并发症导致血流动力学不稳定的STEMI合并心源性休克患者,可作为辅助治疗手段,但IABP不能改善STEMI患者的预后,不推荐常规使用。

心源性休克难以纠正的患者也可考虑短期使用机械循环辅助装置,但与IABP相比,心室辅助系统不能改善STEMI合并心源性休克患者30天预后。

(6) 中医中药治疗:中医用于"回阳救逆"的四逆汤(熟附子、干姜、炙甘草)、独参汤或参附汤.对治疗本病伴血压降低或休克者有一定疗效。患者如兼有阴虚表现时可用生脉散(人参、五味子、麦冬)。这些方剂均已制成针剂,紧急使用也较方便。

6.心力衰竭治疗 主要是治疗左心室衰竭。治疗取决于病情的严重性。

肺水肿且SaO$_2$<90%的患者应给予吸氧;呼吸窘迫(呼吸频率>25次/分且SaO$_2$<90%)的患者在不伴低血压时可考虑使用无创通气支持;患者出现导致呼吸衰竭且无法耐受无创通气支持时,应有创通气治疗;肺水肿伴呼吸困难的患者,可以考虑使用阿片类药物缓解呼吸困难及焦虑症状。

严重心力衰竭伴有难以纠正的低血压的患者可以考虑使用正性肌力药物,可静脉滴注多巴胺[5～15μg/(kg·min)]和(或)多巴酚丁胺;存在肾灌注不良时,可使用小剂量多巴胺

[<3μg/(kg·min)]。伴有难治性心力衰竭且对利尿剂反应不佳患者,可行超滤或血液净化治疗。

收缩压>90mmHg合并心力衰竭患者,应给予硝酸酯类药物以缓解症状及减轻肺淤血;心力衰竭伴有收缩压升高的患者可考虑使用硝酸酯类药物或硝普钠[常从小剂量(10μg/min)开始]控制血压及缓解症状;伴有容量负荷过重症状/体征合并心力衰竭患者应使用利尿剂。

血流动力学稳定,LVEF≤40%或心力衰竭的患者应尽早使用ACEI/ARB;病情稳定后应使用β受体阻滞剂;LVEF≤40%但不伴严重肾衰竭及高钾血症的患者应使用醛固酮受体阻滞剂。

经优化药物治疗3个月以上或STEMI发作≥6周后仍有心力衰竭症状(心功能Ⅱ~Ⅲ级)且LVEF≤35%、预期寿命1年以上的患者,应植入ICD以降低猝死风险。存在持续性心肌缺血的患者应早期行冠状动脉血运重建治疗。

7.并发症治疗 室壁膨胀瘤形成伴左心室衰竭或心律失常时可行外科切除术。并发心室间隔穿孔,如无心源性休克,血管扩张剂(例如静脉滴注硝酸甘油)联合IABP辅助循环有助于改善症状。紧急外科手术对合并室间隔穿孔伴心源性休克患者可提供生存的机会,对某些选择性患者也可行经皮导管室间隔缺损封堵术。乳头肌断裂致急性二尖瓣反流宜在血管扩张剂联合IABP辅助循环下尽早外科手术治疗。急性的心室游离壁破裂外科手术的成功率极低,几乎都是致命的。假性室壁瘤是左心室游离壁的不完全破裂,可通过外科手术修补。但STEMI急性期时因坏死组织脆软,使心外科早期手术难度增大,因此最佳手术时机尚未达成共识。对心肌梗死后心包炎的患者可给予抗感染治疗,优先选用大剂量的阿司匹林,且可考虑合用秋水仙碱。不推荐使用NSAID和糖皮质激素,因其可能干扰STEMI后心室肌的早期愈合。

8.右心室心肌梗死的处理 右心室MI大多与下壁MI同时发生,易出现低血压,但很少伴发心源性休克。预防和治疗原则是维持有效的右心室前负荷,避免使用利尿剂和血管扩张剂(如硝酸酯类、ACEI/ARB和阿片类)。经积极静脉扩容治疗,并最好进行血流动力学监测,肺毛细血管楔压如达15mmHg,即应停止补液。若补液1000~2000mL血压仍不回升,应静脉滴注正性肌力药(如多巴酚丁胺或多巴胺)。合并高度房室传导阻滞时,可予以临时起搏。

9.康复和出院后治疗 如患者病情允许,应在STEMI住院期间尽早开始康复治疗。患者住院期间应进行运动负荷试验,客观评估运动能力,以指导日常生活或制订运动康复计划。STEMI后早期行心肺运动试验具有良好的安全性与临床价值。病情稳定的患者出院后每天进行中等强度有氧运动,每周至少5天,并逐渐增加抗阻训练。运动锻炼应循序渐进,避免诱发心绞痛和心力衰竭。

(十二)出院前评估

1.出院前的危险分层 出院前应对STEMI患者进行危险分层以决定是否需要进行介入性检查。对早期未行介入性检查而考虑进行血运重建治疗的患者,应及早评估左心室射血分数并进行负荷试验,根据负荷试验的结果发现心肌缺血者应进行心导管检查和血运重建治疗。仅有轻微或无缺血发作的患者只需给予药物治疗。

2.左心室功能的评估 左心室功能是影响STEMI患者预后最主要的因素之一。超声心动图检查有助于检测 MI 范围、附壁血栓、左心室功能和机械并发症,可作为 STEMI 患者的常规检查。

3.心肌存活的评估 STEMI 后左心室功能异常部分是由于坏死和瘢痕形成所致,部分是由存活但功能异常的心肌细胞即冬眠或顿抑心肌所致,后者通过血管重建治疗可恢复收缩功能,从而明显改善左心室功能。因此,鉴别纤维化心肌与存活心肌所导致的心室功能异常具有重要的预后和治疗意义。可选择负荷超声心动图或单光子发射计算机断层成像术,心脏磁共振和正电子发射型计算机断层显像的价值对评价心肌的存活性有重要价值,缺点是价格比较昂贵。

4.心律失常的评估 动态心电图监测和心脏电生理检查是评价心律失常较为可靠的方法。对 MI 后显著左心室功能不全伴宽 QRS 波心动过速诊断不明或反复发作的非持续性室速患者、AMI 24～48 小时后出现的室颤、急性期发生严重血流动力学不稳定的持续性室速患者,建议行电生理检查。

(十三) 预后和预防

STEMI 的预后与患者的危险分层密切相关。梗死范围的大小、侧支循环产生的情况以及 STEMI 再灌注治疗后梗死相关血管再通与否是影响 MI 急性期预后和长期预后的重要独立因素。急性期住院病死率过去一般为 30%左右,采用监护治疗后降至 15%左右,采用溶栓疗法后再降至 8%左右,住院 90 分钟内施行介入治疗后进一步降至 4%左右。死亡多发生在第一周内,尤其在数小时内,发生严重心律失常、休克或心力衰竭者,病死率尤高。

在正常人群中预防动脉粥样硬化和冠心病属一级预防,已有冠心病和 MI 病史者还应预防再次梗死和其他心血管事件称之为二级预防。

第五节 冠心病的介入治疗

一、选择性冠状动脉造影

冠状动脉造影是确定有无冠状动脉疾病的主要检查方法之一,通过冠状动脉造影可以明确冠状动脉解剖和冠状动脉管腔的狭窄程度。目前临床上冠状动脉造影主要用于下述情况:判断冠状动脉病变是否存在并对其进行评价;各种血运重建术前评价不同治疗方法的可行性;评价治疗效果与冠状动脉粥样硬化的进展和转归。

(一) 适应证

1.诊断方面

(1) 有或疑有冠心病的无症状患者。

(2) 有或疑有冠心病的有症状患者。

(3) 原因不明不典型胸痛,不能解释的心脏功能不全及(或)心律失常者。

(4) 怀疑有冠状动脉畸形者。

2.治疗或评价方面

(1) 临床上已明确诊断冠心病,需行经皮冠状动脉介入治疗(PCI)或外科搭桥术

(CABG)者。

(2) 急性冠状动脉综合征(ACS)患者。

(3) 陈旧性心肌梗死并发室壁瘤,需了解病变程度决定治疗方案者。

(4) PCI 术后或 CABG 术后需了解血运重建情况。

(5) 45 岁以上患者需行瓣膜置换术或其他大手术,术前需要了解冠状动脉情况。

(6) 先天性心脏病,疑有冠心病或冠状动脉畸形者。

(7) 肥厚性梗阻型心脏病,疑合并冠心病或准备经皮室间隔心肌消融术和拟行外科手术治疗者。

(二)禁忌证

一般情况下,冠状动脉造影和左室造影无绝对禁忌证,相对禁忌证如下:

1.尚未控制的心力衰竭和严重心律失常。

2.电解质紊乱,如低钾血症。

3.严重肝、肾功能不全者,及其他不能控制的全身疾病(如晚期肿瘤)。

4.不能解释的发热,未治疗的感染。

5.严重造影剂过敏反应史。

6.急性心肌炎。

7.凝血功能障碍。

8.经桡动脉途径穿刺还存在以下禁忌证:无桡动脉搏动;Allen 试验阴性;肾透析患者的桡动静脉短路;已知桡动脉近端存在阻塞性病变。

(三)方法

1.术前准备

(1) 物品准备

1) 设备:心导管室配有 X 线机、影像增强装置、电影摄像设备、导管检查床、多导生理记录仪、血压心电监测系统等设备。

2) 手术器械:用于介入性操作的穿刺针、鞘管、导丝、电极导管、导引导管、临时起搏器及主动脉内球囊反搏装置(IABP)等。

3) 救护设备:除颤器、氧气供给设施、简易人工呼吸器、气管切开器械等,有专人定期检测其功能状况,并保持其功能完好状态。

4) 药品准备:用于抗过敏、抗心律失常、扩张冠状动脉、升压、抗栓等常备药及各种抢救药品。

(2) 术前检查及与患者谈话

1) 了解上、下肢动脉搏动情况。 了解桡动脉以及股动脉手术、外伤史。 在做桡动脉导管术前,需做 Allen 试验。 即双手同时压迫尺动脉和桡动脉使手掌变白,松开对尺动脉的压迫,继续压迫桡动脉,观察手掌颜色变化,若手掌颜色 10 秒钟内迅速变红或恢复正常,表明尺动脉和桡动脉间存在良好的侧支循环,即 Allen 试验阳性,可以经桡动脉进行介入治疗,若手掌颜色 10 秒钟后仍为苍白,则 Allen 试验阴性,表明手掌侧支循环不良,不应选择桡动脉行介入治疗。

2) 了解过敏史(尤其造影剂过敏史)。 了解患者的临床病史、体格检查、辅助检查结果及目前治疗情况。

3) 向患者及家属交代手术注意事项,帮助患者消除恐惧心理,并签知情同意书,向患者说明手术中需要与医师配合的注意事项。

2.造影方法

(1) 经股动脉途径冠状动脉造影

1) 选择穿刺点:最可靠的标志是股骨头中下1/3处,此处对应的是股总动脉,体表位置是腹股沟韧带下2~3cm处股动脉搏动最强点。

2) 穿刺部位局部麻醉:消毒铺洞巾后1%利多卡因5~10mL在穿刺点处局部麻醉。

3) 穿刺并置入动脉鞘管:采用单壁穿刺技术经皮穿透股总动脉前壁,见搏动性血流从穿刺针流出,送入导丝,移除穿刺针,切开穿刺点皮肤后,沿导丝将扩张套管和动脉鞘管送入股动脉。将导丝和扩张套管一并退出,外鞘管留于股动脉内。

4) 分别送入相应的导管行左、右冠状动脉和桥血管的多体位造影。

(2) 经桡动脉途径冠状动脉造影

1) 选择穿刺点:因心血管造影机按照医师站在患者右侧操作设计,故多选择患者右桡动脉,左侧也可进行操作。穿刺前仔细摸清桡动脉走行,选择桡动脉搏动最强,行走最直的部位为穿刺处,一般距腕横纹2~3cm处。

2) 1%~2%利多卡因1~2mL在选择穿刺处局部行表浅麻醉。麻醉药不宜过多,否则穿刺处肿胀,易导致穿刺不成功。

3) 穿刺时进针方向与桡动脉走行方向一致,见血喷出后左手固定穿刺针,右手轻柔送入导丝。另一种方法为穿刺针穿透后壁,再缓慢退针至尾部有动脉血喷出时停止退针,左手固定穿刺针,右手送入导丝并轻轻向前推送。

4) 导丝应保持在透视视野范围内,经桡动脉-肱动脉-腋动脉-锁骨下动脉-升主动脉路径前进,不可盲目送入导丝,可使用多功能造影导管同时行左、右冠状动脉造影而不必更换导管。

(四) 注意事项

1.穿刺股动脉时尽量不要损伤后壁,否则容易形成血肿。动脉血呈喷射状时才能送入短导丝;导丝推送遇到阻力时应停止推送,在荧光屏下观察局部和判明原因,股动脉过于迂曲时更换泥鳅导丝在X线下小心向前推送,切忌遇到阻力时用力推送导致动脉夹层或斑块脱落造成动脉栓塞等并发症。

2.整个造影系统应始终保持密闭状态,时刻注意排除气泡,持续监测心电和血压。

3.右冠状动脉造影要特别防止导管尖端插入过深、超选或口部痉挛引起血压下降或室颤。

4.桡动脉造影时推送导管动作要轻柔,以防止沿途动脉段发生痉挛。如果发生痉挛导致导管不能推送或转动时,应停止操作,自鞘管或造影导管内给予100~200μg硝酸甘油或维拉帕米注射,也可舌下含服硝酸甘油。待痉挛解除后再行操作。

5.冠脉造影操作与对结果的解释应当力求完美。完整的检查包括左心室造影,以确定左心室功能以及是否存在室壁运动异常。检查左冠状动脉的体位通常有6个,以保证能最佳显示某一段冠状动脉。右冠状动脉检查体位至少有2个。对血管造影结果的评价包括描述冠脉病变的形态与严重程度,以及是否存在侧支循环。

6.术中注意压力监测和心电监测。

7.术后注意观察患者的血压、心率、心电图、尿量情况、观察伤口渗血情况、血肿、足背动脉搏动及皮肤温度变化。

8.常见并发症 ①穿刺部位并发症:相对较多见,常见的有局部出血、血肿、假性动脉瘤、动-静脉瘘等;②栓塞:除冠状动脉外,也可发生于脑或周围动脉;③动脉夹层:可发生于冠状动脉或外周动脉;④严重心律失常:如室性心动过速、心室颤动及传导阻滞等;⑤低血压:预防低血压的关键是及时发现原因和处理血管迷走反射、大量出血、心脏压塞等并发症;⑥造影剂相关并发症:造影剂过敏、急性肾功能不全;⑦桡动脉穿刺的并发症:桡动脉途径血管较细小,介入诊疗过程中桡动脉及肱动脉或锁骨下动脉可发生痉挛,术前应给患者做好解释工作,消除紧张情绪,如穿刺失败宜休息片刻待痉挛缓解后再行穿刺。桡动脉穿刺后若压迫过紧时间过长,宜导致术后桡动脉闭塞。

二、经皮冠状动脉介入治疗

经皮冠状动脉介入治疗(PCI)包括经皮冠状动脉腔内成形术(PTCA)、冠状动脉内支架置入术、旋磨术、激光血管成形术等。近年来介入技术发展迅速,PCI的适应证和禁忌证也在发生着变化。

(一)适应证

1.慢性稳定型心绞痛 PCI是缓解慢性稳定性冠心病患者症状的有效方法之一。有证据表明,在有较大范围心肌缺血的患者中PCI比药物治疗具有优势。因此,PCI应主要用于有效药物治疗的基础上仍有症状的患者以及有明确较大范围心肌缺血证据的患者。

2.非ST段抬高急性冠脉综合征 包括不稳定型心绞痛和非ST段抬高心肌梗死,这些患者的PCI是建立在危险分层的基础上。危险分层的指标是将患者症状、体征、心电图、心肌生物标志物及其他辅助检查指标进行分析,权重后总结而来。危险度越高的患者越应尽早行PCI,术前、术中的用药如抗血小板治疗、抗凝治疗等也随着危险度的增加应适当的加强。

3.急性ST段抬高心肌梗死(STEMI) 直接PCI是降低STEMI死亡率最有效的方法,在有条件的医院应大力提倡。及时(<12小时)、有效(PCI后TIMI血流3级)和持久(较低的再闭塞率)的开通梗死相关动脉(IRA)是手术成功的关键。对所有发病12小时内的STEMI患者采用介入方法直接开通梗死相关血管称为直接PCI,对于STEMI患者直接PCI是最有效降低死亡率的治疗。越危重的患者获益越显著(如心源性休克),但年龄>75岁,发病时间>12小时以及伴随疾病越多其风险也随之显著增加,应权衡利弊。对于胸痛基本已缓解,冠状动脉残余狭窄轻,TIMI血流3级的患者冠状动脉再发事件的概率较低,应十分慎重选择PCI。

(二)禁忌证

1.稳定的无保护左主干患者,其冠脉解剖不适合行PCI者。

2.对STEMI患者,不应对非梗死相关动脉进行PCI,对症状发生>24小时血流动力学及电稳定且无严重缺血证据的STEMI患者,不应行直接PCI。

3.若患者不能接受双重抗血小板治疗,则不应行 PCI 治疗。

(三) 方法

1.术前准备

(1) 知情同意作为一种有创性治疗手段,PCI 术前介入医师需和主管医师讨论手术的指征和风险,并与患者及其家属讨论介入治疗、CABG 及药物治疗的优劣,并阐明收益与风险,包括手术中、术后可能出现的各种并发症,以征得患者理解和同意,并签署知情同意书。

(2) 术前至少 5 天开始应用氯吡格雷和阿司匹林。

(3) 肾功能不全或造影剂肾病高危的患者,术前需要水化,建议患者使用对肾功能影响相对较小的造影剂。

2.操作过程

(1) 球囊扩张成形术:由于冠状动脉内支架术可明显减少靶病变再次血管重建,仅在某些冠状动脉病变和临床情况时选择单纯球囊扩张术。 简要操作步骤如下。

1) 手术入路选择:见冠状动脉造影部分,目前认为选择桡动脉入路可降低入口处并发症风险,但用 6F 或 7F 鞘管不能完成的治疗更适合经股动脉途径。

2) 进行基础冠状动脉造影。

3) 导引导丝的送入:送入导引导丝通过拟扩张的病变血管,直至远端。

4) 球囊扩张:球囊扩张可以是置入支架的准备,即预扩张,也可以作为单独的血管成形的手段,即单纯 PTCA。 预扩张的目的在于扩张高度狭窄的病变,减小置入支架时的阻力;根据预扩张时的反应,估计支架置入后是否可以充分打开。 另外,也有助于判断支架的直径和长度。 单纯 PTCA 通常用于不准备置入支架的、较小、较次要的血管。

通常选择比参照血管直径小 0.5mm 直径的球囊进行预扩张,为置入支架做准备。

对于不计划置入支架的病变,则可以按照参考血管直径决定球囊直径。 对于高度狭窄病变或者慢性完全闭塞病变,则需要从更小直径的球囊开始。

5) 扩张完毕,退出球囊导管进行重复冠脉造影。

(2) 支架置入术:充分预扩张病变后,即可准备置入支架,有些病变也可直接支架置入。支架置入过程和球囊类似,支架到达病变部位后,行多体位造影以充分评估支架置入部位的准确性。 释放支架时,应根据支架球囊的充盈压及病变情况决定扩张压力的大小及扩张时间。 释放支架后需要行多体位造影或应用其他方法(如血管内超声)评价支架贴壁情况及有无血管内膜撕裂等并发症。 必要时应用非顺应性球囊进行后扩张。

(3) 旋磨术:冠状动脉斑块旋磨术是用物理的方法将动脉硬化斑块祛除,是临床上应用较多的一种祛除粥样硬化斑块的手段。

1) 适应证:在血管内膜呈环形表浅严重钙化、导引钢丝已通过病变但球囊导管不能跨越,或者在支架置入前预扩张球囊不能对狭窄病变作充分扩张时,可考虑使用冠状动脉斑块旋磨。

2) 禁忌证:血栓性冠状动脉病变或急性心肌梗死(有溃疡或血栓的病变,旋磨可加重血栓倾向,易发生慢血流或无血流现象);退行性变的大隐静脉桥病变旋磨治疗易发生血管内栓塞或无复流现象;严重的成角病变(>60°);有明显内膜撕裂的病变。

3) 操作过程:①置入导引导管;②经导引导管将导丝送至冠状动脉病变血管的远端; ③准备旋磨头及推进器;④体外测试。 开启操纵控制台的开关,测试并调节旋磨头的转速;

⑤将旋磨导管沿导丝经导引管送至距靶病变 1~2cm 的正常血管段处,松开旋磨器控制手柄的调节锁,开始旋磨。

4) 冠状动脉斑块旋磨对操作者的技术和介入中心的软硬件条件要求较高,并发症发生率较高,通常有:①冠状动脉痉挛:如硝酸甘油不能缓解冠状动脉血管痉挛,必要时可经静脉或冠脉给予维拉帕米或地尔硫䓬,但需要密切注意患者的血压及心率,避免发生低血压及心动过缓;②无血流/慢血流现象:旋磨产生的细小斑块碎粒阻塞冠状动脉循环下游,可产生慢血流或无复流。无血流/缓慢血流现象发生时可采用如下方法处理:冠状动脉内给予硝酸甘油或其他血管扩张剂(钙通道阻滞剂或腺苷类药物);从病变血管远端开始低压力短时间球囊扩张;在整个治疗过程中均应维持有效的冠状动脉灌注压;③内膜撕裂:一旦证实有内膜撕裂发生,则不宜继续增大旋磨头;内膜撕裂的处理与球囊扩张术相同,可酌情置入支架;④冠脉穿孔:一旦确认已发生冠脉穿孔,应立即将旋磨头退出,保留导引钢丝在病变血管内;根据冠脉穿孔的严重程度和患者血流动力学状态进行相应处理。

(四)注意事项

1.术后处理

(1) 严密观察患者的心率、血压、尿量情况。

(2) 观察患者有无胸痛,描记心电图,进行心电监测。

(3) 定时观察患者穿刺处有无出血、血肿及穿刺动脉的搏动情况。

(4) 置入支架的患者双重抗血小板治疗。

2.并发症 因经皮冠状动脉介入治疗的一切操作均在有病变的冠状动脉内进行(包括导引钢丝的通过、球囊扩张、支架置入等),对冠状动脉损伤产生严重并发症的风险比冠状动脉造影明显增加,并发症的严重程度也较冠状动脉造影明显加重,一旦出现应积极处理。

(1) 冠状动脉痉挛:冠状动脉检查、治疗过程中均可诱发冠状动脉痉挛,特别是在冠脉介入治疗过程中(PTCA、旋磨、激光治疗等)更易发生。持续、严重的冠状动脉痉挛常可导致急性冠脉闭塞,引起急性心肌梗死,甚至死亡。及时发现和处理常可使冠脉痉挛迅速缓解,一般不会造成严重后果。若发生首先予硝酸甘油(200~300μg)经冠状动脉内注入,常使痉挛迅速缓解;钙通道阻滞剂维拉帕米或地尔硫䓬冠脉内注射可使应用硝酸甘油后再次发生的血管痉挛解除。

(2) 冠状动脉内膜撕裂(夹层):冠状动脉内膜撕裂是一种血管非闭塞表现,在冠状动脉支架广泛应用之前,内膜撕裂造成的急性冠状动脉闭塞是住院期间死亡、急性心肌梗死和紧急 CABG 术主要原因。冠状动脉支架的应用使其发生率大大降低。但冠脉内膜撕裂依然是急性缺血并发症的重要原因,常表现为支架边缘的内膜撕裂而造成支架内血栓形成。

冠状动脉内膜撕裂的防治:操作导管要规范,切忌粗暴,特别是在使用一些特殊类型导管时尤显重要;避免将导引导管过深插入冠状动脉内,对一些确实需通过深插导管以增加主动支撑力的情况,应轻柔操作,当球囊、支架到位后,应迅速轻柔回撤导管。一旦出现内膜撕裂等情况,应及时置入冠状动脉支架以覆盖撕裂的内膜。

(3) 急性冠状动脉闭塞:是发生在冠脉介入治疗过程中或之后的病变靶血管的完全闭塞。复杂的冠状动脉夹层是急性冠脉闭塞的独立预测因子。为防止急性冠状动脉闭塞,操作应轻柔规范,以避免导引导管、导引钢丝、球囊及支架直接损伤冠状动脉,造成夹层。充分了解病变血管的特点,选择适合病变血管特征的手术器械(导丝、球囊、支架)。

(4) 支架内血栓:冠状动脉支架置入可以降低急性血管闭塞的发生率,减少 PTCA 术后再狭窄。但是尽管术前术后辅助积极的抗栓治疗,急性、亚急性支架内血栓仍时有发生。为预防支架内血栓的发生,应充分抗血小板、抗凝药物治疗,包括阿司匹林、氯吡格雷等的应用。若发生支架内血栓需即刻进入导管室进行冠脉造影,再次扩张病变,同时加强抗栓治疗如血小板Ⅱb/Ⅲa受体阻滞剂的应用。

(5) 冠状动脉穿孔:是冠脉介入治疗中少见但非常严重的并发症,发现和处理不及时,常可危及患者生命。冠状动脉穿孔关键在于预防:使用具有亲水涂层的导丝处理慢性闭塞病变时,应轻柔操作以避免损伤血管内膜,特别是分支部位血管。切忌在未证实导丝在血管真腔情况下,盲目进行扩张,造成冠状动脉严重破坏。应根据病变特点及血管直径选择合适的球囊导管,忌用大球囊、高压力反复扩张病变血管。

冠状动脉穿孔一旦发生,应及时发现并积极处理。冠状动脉穿孔的处理措施包括:持续低压力球囊扩张;若持续的低压球囊压迫仍不能使破孔封闭,应立即于破孔处置入带膜支架;冠状动脉穿孔常引起急性心脏压塞,X线透视及超声可以迅速明确诊断。心包压塞一旦发生,应立即心包穿刺引流,若仍出血不止,需紧急手术治疗。

三、冠状动脉血管内超声检查术

血管内超声(IVUS)通过导管技术将微型化的超声探头置入血管腔内进行显像,可提供血管的横截面图像,不仅可以了解管腔的形态,还能直接显示管壁的结构,了解管壁病变的性质,进行定量测量和定性分析,被认为是血管检查的新的"金标准"。目前采用的超声换能器频率为 20~50MHz,轴向分辨率为 100~200μm,侧向分辨率为 200~250μm。

(一) 适应证

1. 准确判断冠状动脉狭窄程度 如评价临界病变、左主干病变及血管造影不能明确诊断的病变如临床表现高度提示冠心病,但冠状动脉造影却未发现冠状动脉有明显的狭窄。

2. 明确病变形态 血管内超声可准确分析斑块的形态和组成,尤其对钙化的识别非常敏感,亦可帮助识别易损斑块。因此它可以指导选择合适的技术治疗特定的病变,以达到更好的效果。

3. 评价治疗效果 评价支架置入后的效果,协助诊断冠状动脉介入过程中的并发症。

4. 远期随访性研究 血管内超声可用于研究支架置入后的远期效果,并可用于评价动脉粥样硬化斑块的进展与消退。

(二) 禁忌证

血管内超声没有绝对的禁忌证,心导管检查的禁忌证亦即可说是血管内超声的禁忌证。

(三) 方法

在进行血管内超声检查前,动脉鞘管内推注肝素(100U/kg),冠状动脉内注入硝酸甘油 100~200μg 以预防血管痉挛。冲洗血管内超声导管排出导管内的气泡,同时避免导管打折,在血管内超声机器上标记冠状动脉名称。然后沿着导引钢丝将超声导管送入要检查的冠状动脉病变的远端,采用自动回撤装置,缓慢从远端以 0.5mm/s 的速度自动回撤超声导管至导引导管内,实时记录 IVUS 图像。

(四) 注意事项

血管内超声的常见并发症如下。

1. 血管痉挛 冠状动脉内超声检查中最常见的合并症即为冠脉痉挛。
2. 急性冠状动脉闭塞 冠状动脉的急性闭塞是血管内超声检查出现的严重的合并症。
3. 冠状动脉夹层及血栓形成 冠状动脉内超声检查的过程中可发生夹层及血栓形成。
4. 其他合并症 可在原有的严重狭窄基础上因血管内超声导管的插入而出现血管腔阻塞,引起缺血的其他症状,如心绞痛、窦性心动过缓、窦性停搏、频发室性早搏,甚至室性心动过速等。

四、冠状动脉血管腔内光学相干断层成像检查术

光学相干断层成像(OCT)是一种新的高分辨率断层成像技术,它通过收集反射的近红外光来成像。OCT的最大优势在于它的高分辨率,分辨率大约为10μm。近几年,OCT逐渐应用到冠心病的介入诊治中,在诊断临界病变、识别易损斑块、指导介入治疗、研究再狭窄机制、评价介入治疗效果等方面,均具有重要的应用价值。

(一)适应证

1. 检测冠状动脉粥样硬化病变 OCT技术提供的图像接近组织学分辨率,能识别血管壁和管腔的形态学改变,包括管腔大小、斑块情况、血管夹层、血栓、组织裂片等方面,比IVUS能提供更多的形态信息,可提高对各种斑块的特征认识。
2. 指导冠状动脉内介入治疗 对于介入治疗来说,管腔的评价是最重要的,OCT可以清晰地显示管腔和血管壁以及支架间的界线,准确的评价最小管腔面积、管腔闭塞程度、支架的位置和扩张情况、管腔获得、晚期管腔丢失、新生内膜增生和再狭窄等,有助于选择合适的介入治疗方式和介入器械,可细致评价介入治疗的即刻效果和长期效果。

(二)禁忌证

在检查过程中需阻断血流,术中可导致心肌缺血的发生,因此不能用于冠状动脉开口部位的病变。另外OCT的穿透性较差,不能用于显像直径较大的血管,也不适用于显像血管壁深层的结构如深部的钙化、血管的外膜等。

(三)方法

1. 放置阻断球囊导管(OBC)和成像导丝 通过导引导丝送入阻断球囊导管。通过OBC管腔插入光纤成像导丝。注意成像导丝不能弯曲塑形。成像导丝尾端连于OCT成像系统。
2. 成像过程 冲洗血管腔,扩张阻断球囊阻断血流,在扩张的过程中,通过透视观察,确保球囊直径不要超过血管直径。当OCT影像清晰显示血管时,开始回撤扫描,当回撤结束时立即释放球囊,并停止冲洗。

(四)注意事项

由于OCT在检查过程中会短时间、人为地阻断冠脉血流,操作过程中应严密观察患者的生命体征,特别是心电图和动脉压力的变化。

OCT的并发症主要与操作有关,可出现与缺血相关的症状,患者可能发生胸痛和心律失常的表现,球囊压力过高可能导致血管损伤,出现冠状动脉痉挛、血栓栓塞等。

第六章 心脏瓣膜病

心脏瓣膜病是指心脏瓣膜发生结构和(或)功能异常引起血流动力学改变,导致心腔结构改变及功能异常的一组重要的心血管疾病。病变可累及一个瓣膜,也可同时累及两个以上瓣膜,后者称多瓣膜病。

第一节 心脏瓣膜病概述

心脏瓣膜病是由多种原因引起的心脏瓣膜狭窄或/和关闭不全所致的心脏疾病。正常情况下,心脏瓣膜开放使血液向前流动,心脏瓣膜关闭则可防止血液反流,从而保证心脏内血流的单向流动。当瓣膜狭窄时,心腔压力负荷增加;瓣膜关闭不全时,心腔容量负荷增加。这些血流动力学改变可导致心房或心室结构改变及功能异常,最终出现心力衰竭、心律失常等临床表现。

一、心脏瓣膜解剖结构

1.二尖瓣　左心室流入道的入口为左房室口,口周围的致密结缔组织环为二尖瓣环。二尖瓣又称左房室瓣,基底附于二尖瓣环,游离缘垂入心室腔。瓣膜被两个深陷的切迹分为前尖和后尖。前尖呈半卵圆形位于前内侧,介于左房室口与主动脉口之间;后尖略似长条形,位于后外侧。与两切迹相对处,前、后尖叶融合,称前外侧连合和后内侧连合。二尖瓣前、后尖借助腱索附着于乳头肌上。

2.主动脉瓣　左心室流出道为左心室的前内侧部分,由室间隔上部和二尖瓣前尖组成,室间隔构成流出道的前内侧壁,二尖瓣前尖构成后外侧壁。流出道的上界为主动脉口,位于左房室口的右前方,其周围的纤维环上附有三个半月形的瓣膜,名主动脉瓣,瓣膜大而坚韧,按瓣的方位分为左半月瓣、右半月瓣和后半月瓣。

3.三尖瓣　右心室流入道又称固有心腔(窦部),从右房室口延伸至右心室尖。右心室流入道的入口为右房室口,呈卵圆形,其周围由致密结缔组织构成的三尖瓣环围绕。三尖瓣(又称右房室瓣)基底附着于该环上,瓣膜游离缘垂入室腔。瓣膜被三个深陷的切迹分为三片近似三角形的瓣叶,按其位置分别称前尖、后尖和隔侧尖。位于两个相邻瓣膜之间的瓣膜组织称为连合,相应三个瓣连合分别为前内侧连合、后内侧连合和外侧连合,连合处亦有腱索附着。病理情况下的瓣膜粘连多发生在连合处,可造成房室口狭窄。三尖瓣的游离缘和心室面借腱索连于乳头肌。当心室收缩时,由于三尖瓣环缩小以及血液推动,使三尖瓣紧闭,因乳头肌收缩和腱索牵拉,使瓣膜不致翻向心房,从而防止血液倒流入右心房。三尖瓣环、三尖瓣、腱索和乳头肌在结构和功能上是一个整体,称三尖瓣复合体。它们共同保证血液的单向流动,其中任何一部分结构损伤,均将会导致血流动力学上的改变。

4.肺动脉瓣　右心室流出道又称动脉圆锥或漏斗部,位于右心室前上方,内壁光滑无肉柱,呈圆锥体状,其上端借肺动脉口通肺动脉干。肺动脉口周缘有三个彼此相连的半月形纤维环为肺动脉环,环上附有三个半月形的肺动脉瓣,瓣膜游离缘朝向肺动脉干方向,其中点的增厚部分称为半月瓣小结。肺动脉瓣与肺动脉壁之间的袋状间隙称肺动脉窦。当心室收缩时,血液冲开肺动脉瓣进入肺动脉干;当心室舒张时,肺动脉窦被倒流的血液充盈,使三个瓣膜相互靠拢,肺动脉口关闭,阻止血液反流入右心室。动脉圆锥的下界为室上嵴,前壁为右心室前壁,内侧壁为室间隔。

二、流行病学

心脏瓣膜病的发病率随着年龄的增长逐渐增加,并影响生存率。瓣膜疾病和功能失调是世界范围内心血管疾病患者致残、生活质量降低及过早死亡的主要原因。大部分患者最终发展至心力衰竭引起死亡。

风湿热及其所致的风湿性瓣膜病是19世纪和20世纪早期大多数国家心脏瓣膜病的主要原因。虽然随着社会经济和公共卫生事业的发展,急性风湿热的发生率明显下降,风湿性瓣膜病相应地减少。然而,风湿热仍然是心脏瓣膜病的主要病因。随着预期寿命的延长和动脉粥样硬化危险因素的流行,与年龄相关的退行性瓣膜病增加,逐渐上升成为发达地区心脏瓣膜病的主要原因。

三、常见病因

心脏瓣膜病的常见病因包括炎症、黏液样变性、先天性畸形、缺血性坏死、创伤等,主要由风湿性心内膜炎和感染性心内膜炎引起,其次为主动脉粥样硬化和梅毒性主动脉炎,少数由瓣膜发育异常、退变或钙化引起。其中风湿炎症导致的瓣膜损害称为风湿性心脏病(rheumatic heart disease,RHD),简称风心病。近年来,随着生活及医疗条件的改善,风湿性心脏病的人群患病率正在降低,尽管黏液样变性及老年瓣膜钙化退行性改变所致的心脏瓣膜病日益增多,但在我国心脏瓣膜病仍以风湿性心脏病最为常见。风湿性心脏病患者中二尖瓣受累者约占70%,二尖瓣合并主动脉瓣病变者占20%~30%,单纯主动脉瓣病变为2%~5%,三尖瓣和肺动脉瓣病变者少见。随着生活方式的改变和人口老龄化进程的加速,老年退行性瓣膜病在我国逐年增加,而老年退行性瓣膜病以主动脉瓣病变最为常见,其次是二尖瓣病变。病变可累及一个瓣膜,也可累及两个以上瓣膜,累及两个以上瓣膜的称为联合瓣膜病。

急性风湿热(acuterheumatic fever,ARF)是心脏瓣膜病的主要病因,是由于A组β溶血性链球菌感染所致(多为咽峡炎),其致病机制与继发于链球菌感染后异常免疫反应有关。该细菌荚膜与人体关节、滑膜之间有共同抗原,即细胞壁外层中M蛋白及M相关蛋白、中层多糖中N-乙酰葡萄糖胺等与人体心肌和心瓣膜有共同抗原,细菌细胞膜的脂蛋白与人体心肌肌膜和丘脑下核、尾状核之间有共同抗原。链球菌感染后体内产生的抗链球菌抗体与这些共同抗原形成循环免疫复合物,沉积于人体关节滑膜、心肌、心瓣膜及丘脑下核、尾状核,激活补体成分产生炎性病变,从而产生相应的临床表现。

急性风湿热发生前2~6周常有咽峡炎或扁桃体炎等上呼吸道链球菌感染的表现,多急性起病,亦可为隐匿性进程,多为中等程度不规则发热,伴食欲减退、多汗、疲倦、面色苍白等毒血症表现。关节炎具有主要累及大关节(膝、踝、腕及肘)、游走性、多发性、不遗留关节畸形等特点,一般在数周内消失。心脏炎症为小儿风湿热的主要表现,年龄越小心脏受累的机会越多,以心肌炎、心内膜炎最多见,亦可发生心包炎,轻者无症状,严重者可导致心力衰竭。心肌炎可导致心脏增大、心尖冲动弥散、与体温不成正比的心动过速及心音低钝,有的可闻及奔马律及心尖区收缩期杂音,75%的患儿主动脉瓣区闻及舒张中期叹气样杂音,心电图提示 P-R 间期延长、ST-T 改变或心律失常。心内膜炎主要侵犯二尖瓣,其次为主动脉瓣,导致瓣膜的关闭不全,从而导致相应的症状及体征,如心尖区向腋下传导的全收缩期吹风样杂音,主动脉瓣第二听诊区(胸骨左缘第 3 肋间)舒张期叹气样杂音。急性期瓣膜损害多为充血水肿,恢复期即消失,但多次复发可造成瓣膜永久性瘢痕形成,导致风湿性心脏瓣膜病。心包炎多与心肌炎、心内膜炎同时存在,即全心炎。可伴有舞蹈病、皮下结节及环形红斑,舞蹈病患者预后良好,4~6 周后可自然痊愈,少数遗留神经精神症状。

目前风湿热的诊断采用 1992 年美国心脏病协会根据 Jones 标准修订的风湿热诊断标准。在确定链球菌感染的前提下,有两个主要表现或一个主要表现、两个次要表现,即可诊断急性风湿热。有前驱的链球菌感染的证据包括咽喉拭子或快速链球菌抗原试验阳性、链球菌抗体效价升高。主要表现包括:①心脏炎症;②多发性关节炎;③舞蹈病;④环形红斑。次要表现包括:①关节痛;②发热;③急性反应物增高,如红细胞沉降率(erythrocyte sedimentation rate,ESR,简称血沉) 及 C-反应蛋白(C-reactive protein,CRP);④P-R 间期延长。有下列 3 种情况可不必严格执行该诊断标准,即:①舞蹈病者;②隐匿发病或缓慢发展的心脏炎症;③有风湿病史或现患风湿性心脏病,当再感染 A 组 β 溶血性链球菌时,有风湿热复发的高度危险者。

急性期应当卧床休息,有心脏炎症者待体温正常、心动过速控制、心电图改善后继续卧床 3~4 周后恢复活动,有关节炎者待血沉及体温恢复正常,即可开始活动。控制链球菌感染的方案包括:青霉素 40 万~60 万 U,肌内注射,每天 2 次,疗程 2~3 周;或苄星青霉素 60 万 U(体重 27kg 以下者)或 120 万 U(体重 27kg 以上者),肌内注射,1 次。如青霉素过敏,可使用红霉素、罗红霉素、林可霉素或喹诺酮类。对于单纯累及关节者,首选非甾体抗炎药物,常用阿司匹林,小儿 80~100mg/(kg·d)成人 3~4g/d,分 3~4 次口服;2 周后开始减量,疗程 4~8 周。心脏炎症患者宜早期使用肾上腺皮质激素,泼尼松成人开始剂量 3~4mg/d,小儿 1.5~2mg/d,分 3~4 次口服,2~4 周后开始减量,疗程 8~12 周。停用激素之前 2 周加用阿司匹林,以防止激素停止后的反跳现象。有舞蹈症患者,可加用镇静剂如地西泮、苯巴比妥等;有心功能不全者,可应用小剂量洋地黄类药物、利尿剂和血管扩张剂等治疗心力衰竭的药物,及时纠正电解质紊乱。

对风湿热的初次发作应加强预防,在确定链球菌感染后立即开始抗链球菌治疗:肌内注射青霉素 40 万 U,每天 2 次,连用 10 天;或肌内注射苄星青霉素 60 万 U(体重 27kg 以下者)或 120 万 U(体重 27kg 以上者);如青霉素过敏,可用红霉素,疗程为 10 天。对于曾经发作过风湿热的患者,要预防风湿热的复发,包括:每 3~4 周肌内注射苄星青霉素 120 万 U,至少 5 年,最好持续至 25 岁;有风湿性心脏病患者,预防期最少 10 年或至 40 岁,甚至终身预防。对青霉素过敏者可改用红霉素口服,每月 6~7 天,持续时间同前。

四、病理基础及发病机制

心脏瓣膜病可以表现为瓣膜狭窄和(或)瓣膜关闭不全。瓣膜狭窄的形态学改变包括:相邻瓣膜粘连,瓣膜增厚、硬化而弹性减弱或丧失,瓣环硬化和缩小,导致瓣膜开放时不能完全张开,血流通过障碍。瓣膜关闭不全的形态学改变为:瓣膜增厚、变硬、卷曲和缩短,瓣膜破裂和穿孔,腱索增粗、缩短和粘连,导致瓣膜关闭时不能完全闭合,部分血液反流。有时瓣膜狭窄和关闭不全可以同时存在。

1.风湿性瓣膜病　风湿性疾病在发展中国家是心脏瓣膜病最常见的原因。急性风湿热的典型表现是结缔组织的渗出性和增生性炎性病变,主要累及心脏、关节和皮下组织。当发生心脏炎症时,心脏各层均被累及,部分病例心肌受累后导致心脏各腔室扩大。心肌受累的最初表现为胶原纤维的断裂、淋巴细胞浸润和纤维蛋白变性,随后形成 Aschoff 结节,后者被认为是急性风湿热的病理特征。心包炎非常常见,通常吸收后无明显临床后遗症,心脏压塞非常少见,偶见纤维性心包炎。

风湿性心内膜炎主要侵犯心瓣膜,以二尖瓣最常受累,其次为二尖瓣和主动脉瓣同时受累。病变初期,受累瓣膜肿胀,瓣膜结缔组织黏液变性和纤维素样坏死,伴炎症细胞和浆液渗出。瓣膜损伤导致其表面形成 1~2mm 大小的疣状血栓,常分布于瓣膜闭锁缘,灰白色、半透明,附着牢固,不易脱落。组织学上,疣状血栓主要由血小板和纤维蛋白构成,伴小灶状纤维素样坏死和炎症细胞。风湿热反复发作导致心脏瓣膜反复发生炎症性损伤,引起结缔组织增生,瓣叶逐渐变厚、纤维化和腱索融合,导致瓣膜和腱索变形、硬化和粘连,最终导致瓣膜狭窄和(或)反流并逐渐加重。其组织病理学病变是有特征性的 Aschoff 小体、非特异性水肿和白细胞浸润。同时,瓣膜纤维化区域的炎症细胞,尤其是巨噬细胞和肌成纤维细胞可能分泌血管内皮生长因子,病变瓣膜可见明显血管新生。最近研究显示慢性风湿性瓣膜病中瓣膜的钙化和纤维化与成骨过程相关。瓣膜疾病基础上继发细菌等感染导致化脓性炎症可以进一步造成瓣膜损伤。

2.黏液变性瓣膜疾病　二尖瓣黏液变性疾病影响腱索支撑力或出现多余瓣膜组织,导致收缩期瓣叶向左房异常运动。其病理改变从轻度瓣叶增厚、冗长到显著的瓣膜面积和长度增加,伴随继发性腱索断裂。瓣环的黏液改变可导致瓣环的扩张和钙化。病变临床表现多样,包括瓣叶脱垂、退缩和冗长,随着时间的推移逐渐发展为进行性反流。多数患者由于瓣叶慢慢增厚而表现出疾病缓慢进展的过程。腱索断裂可加速患者病情进展,导致二尖瓣反流的严重程度明显加重。

3.钙化性病变　主动脉瓣狭窄的最常见原因是风湿性心脏病、先天性二叶瓣钙化和正常三叶瓣钙化改变。较少见的病因包括 Paget 病、肾衰竭、药物(包括美西麦角、氟苯丙氨、酚妥拉明)、家族性高胆固醇血症、系统性红斑狼疮、辐射和黄褐病。

流行病学和实验数据均说明,钙化性主动脉瓣狭窄是一个主动的逐渐进展的细胞生物过程,因此可以作为药物治疗的靶点。越来越多的证据显示退化性钙化主动脉瓣病因学的"损伤反应"机制与血管动脉粥样硬化机制相似。基质金属蛋白酶、白细胞介素-1、转录生长因子 β、嘌呤核苷酸、核因子-κβ 受体激活剂、骨保护素和肿瘤坏死因子 α 等信号通路在钙化性主动脉瓣狭窄进展中发挥了重要作用,而这些信号因子也都与血管动脉粥样硬化和骨的形成相似。其独立危险因素是年龄、男性、血清脂蛋白水平、体重、高血压病史、吸烟和低密度脂蛋白(LDL)胆固醇水平升高,与血管动脉粥样硬化的危险因素相似。

4.其他　如心腔扩大所致功能性瓣膜反流、缺血梗死或创伤导致乳头肌功能失调或腱索断裂引起瓣膜反流等。

五、临床表现

瓣膜疾病的临床症状主要取决于受累瓣膜狭窄或关闭不全的严重程度。瓣膜狭窄引起心腔压力负荷增加,关闭不全引起心腔容量负荷增加。代偿期可无明显症状。病变较重者最终导致心脏功能失代偿,出现一系列相应症状和体征。

1.当二尖瓣狭窄的瓣口面积小于 $1.5cm^2$ 时,临床上可出现气促、咳嗽、咯血、发绀等症状。气促通常在活动时出现,其轻重程度与活动量大小有密切关系。严重时可以诱发端坐呼吸或急性肺水肿。咳嗽多在活动和夜间入睡后,肺淤血加重时出现。有的病例由于支气管黏膜下静脉曲张破裂,会出现大量咯血。此外,还常有心悸、心前区闷痛、乏力等症状。慢性肺淤血患者常伴有面颊与口唇轻度发绀,即所谓二尖瓣面容。并发心房颤动者,则脉律不齐。二尖瓣典型杂音为心尖区第一心音亢进和舒张中期隆隆样杂音。重度肺动脉高压伴有肺动脉瓣功能性关闭不全者,在胸骨左缘第 2、3 或第 4 肋间,可闻及舒张早期高音调吹风样杂音,在吸气末增强,呼气末减弱。

2.二尖瓣关闭不全病变较重或病程较长者可出现乏力、心悸、劳累后气促等症状。急性肺水肿和咯血的发生率远低于二尖瓣狭窄。临床上出现症状后,病情可在较短时间内迅速恶化。主要体征是心尖冲动增强并向左向下移位;心尖区可听到全收缩期杂音,常向左侧腋中线传导;肺动脉瓣区第二心音亢进,第一心音减弱或消失;晚期可呈现右心衰竭以及肝大、腹腔积液等体征。

3.主动脉瓣中度和重度狭窄者可有乏力、眩晕或昏厥、心绞痛、劳累后气促、端坐呼吸、急性肺水肿等症状,并可并发细菌性心内膜炎或猝死。胸骨右缘第 2 肋间可扪及收缩期震颤;主动脉瓣区有粗糙喷射性收缩期杂音,向颈部传导,主动脉瓣区第二心音延迟并减弱。重度狭窄者常呈现脉搏细小、血压偏低和脉压小。

4.主动脉瓣关闭不全的早期症状为心悸、心前区不适、头部强烈搏动感。重度关闭不全者常有心绞痛发作、气促,并可出现阵发性呼吸困难、端坐呼吸或急性肺水肿。心界向左下方增大,心尖部可见抬举性搏动;在胸骨左缘第 3、4 肋间和主动脉瓣区可闻及叹息样舒张早、中期或全舒张期杂音,向心尖区传导;重度关闭不全者出现水冲脉、动脉枪击音、毛细血管搏动等周围血管征。

六、诊断

心脏瓣膜疾病的诊断主要依靠临床表现、体格检查以及相关的辅助检查。其中心脏听诊及超声心动图为确诊的重要依据;胸部 X 线检查能发现心脏形态异常;心导管检查能提供更多信息。

心脏听诊是发现结构性心脏病(包括心脏瓣膜病、先天性心脏病等)最简便易行的方式,也是心脏物理诊断中最重要和较难掌握的方法。

瓣膜疾病时由于血流流速、方向等发生改变,正常血流由层流转变为湍流或漩涡而冲击心壁、大血管壁、瓣膜、腱索等使之振动而在相应部位产生杂音;同时由于心腔充盈过程及心腔内压发生改变而产生心音强度的改变及心音分裂。二尖瓣脱垂还可产生喀喇音。置换人工金属瓣膜后可产生瓣膜开合时高调、响亮、短促的金属乐音。

1.心音改变

(1) 心音强度改变:心肌收缩力与心室充盈程度及速率、循环阻力的大小以及瓣膜位置的高低、瓣膜的结构和活动性等均可影响心音强度。

1) 第一心音:①S_1 增强。二尖瓣狭窄时心室充盈减慢减少,心室开始收缩时二尖瓣位置低垂且心室充盈量少,使心室收缩时左室内压上升加速和收缩时间缩短,造成瓣膜关闭振动幅度大,因而 S_1 亢进;但若瓣叶显著纤维化或钙化,使瓣膜活动明显受限,则 S_1 反而减弱;②S_1 减弱。二尖瓣关闭不全时左心室舒张期过度充盈,使二尖瓣漂浮,以致心室收缩前二尖瓣位置较高,关闭时振幅小,因而 S_1 减弱;主动脉瓣关闭不全时心室过度充盈,二尖瓣位置较高也可致 S_1 减弱。

2) 第二心音:①S_2 增强。二尖瓣狭窄伴肺动脉高压时肺循环阻力增高,S_2 的肺动脉瓣部分(P_2)亢进,向胸骨左缘第 3 肋间传导,但不向心尖传导;②S_2 减弱。主动脉瓣或肺动脉瓣狭窄时由于体循环或肺循环阻力降低、血流减少、半月瓣钙化或严重纤维化,可分别导致第二心音的 A_2 或 P_2 减弱;③S_2 通常分裂。二尖瓣狭窄伴肺动脉高压、肺动脉瓣狭窄时右室排血时间延长,二尖瓣关闭不全时左室射血时间缩短,使主动脉瓣关闭时间提前均可导致 S_2 通常分裂;④S_2 反常分裂。又称逆分裂,主动脉瓣狭窄时左心排血受阻,排血时间延长,使主动脉瓣关闭明显延迟,可出现 S_2 反常分裂。

(2) 额外心音:指在正常 S_1、S_2 之外听到的附加心音,多数为病理性。

1) 奔马律:①舒张早期奔马律。心力衰竭出现,又称第三心音奔马律;②舒张晚期奔马律。主动脉瓣狭窄时后负荷过重引起心室肥厚,致心房为克服心室的充盈阻力而加强收缩,产生异常心房音,又称收缩期前奔马律或房性奔马律。

2) 开瓣音:又称二尖瓣开放拍击声,二尖瓣狭窄而瓣膜尚柔软时舒张早期血液自高压力的左房迅速流入左室,导致弹性尚好的瓣叶迅速开放后又突然停止,使瓣叶振动引起的拍击样声音。其存在可作为二尖瓣瓣叶弹性及活动尚好的间接指标,是二尖瓣分离术适应证的重要参考条件。

3) 收缩早期喷射音:又称收缩早期喀喇音,为扩大的肺动脉或主动脉在心室射血时动脉壁振动,以及在主、肺动脉阻力增高的情况下半月瓣瓣叶用力开启,或狭窄的瓣叶在开启时突然受限产生振动所致。轻中度肺动脉瓣狭窄者出现肺动脉收缩期喷射音;主动脉瓣狭窄、主动脉瓣关闭不全者出现主动脉收缩期喷射音。当瓣膜钙化和活动减弱时,此喷射音可消失。

4) 收缩中、晚期喀喇音:二尖瓣脱垂时瓣膜在收缩中、晚期脱入左房,瓣叶突然紧张或其腱索的突然拉紧产生振动所致。同时合并二尖瓣关闭不全的收缩晚期杂音,称二尖瓣脱垂综合征。

5) 人工瓣膜音:置换人工金属瓣后可产生瓣膜开关时撞击金属支架所致的金属乐音,音调高、响亮、短促。人工二尖瓣关瓣音在心尖部最响而开瓣音在胸骨左下缘最明显。人工主动脉瓣开瓣音在心底及心尖部均可听到,而关瓣音仅在心底部闻及。

(3) 心脏杂音

1) 收缩期杂音:二尖瓣关闭不全者于二尖瓣区可闻及收缩期杂音。①器质性:主要见于风湿性二尖瓣关闭不全,杂音性质粗糙、吹风样、高调,强度≥3/6 级,持续时间长,可占全收缩期,甚至遮盖 S_1,并向左腋下传导;②功能性:见于左心增大引起的二尖瓣相对性关闭不全,杂音性质较粗糙、吹风样、强度(2~3)/6 级,时限较长,可有一定的传导。

主动脉瓣狭窄者可于主动脉瓣区闻及典型的喷射性收缩中期杂音,响亮而粗糙,递增递减型,向颈部传导,常伴有震颤,且 A_2 减弱。

肺动脉瓣狭窄者可于肺动脉瓣区闻及典型的收缩中期杂音,喷射性、粗糙、强度≥

3/6 级,常伴有震颤且 P_2 减弱;二尖瓣狭窄伴肺动脉高压致肺动脉扩张产生肺动脉瓣相对性狭窄的杂音呈柔和吹风样,时限较短,伴 P_2 亢进。

二尖瓣狭窄者右心室扩大导致三尖瓣相对性关闭不全,可出现三尖瓣区柔和吹风样收缩期杂音;器质性三尖瓣关闭不全可于三尖瓣区闻及粗糙吹风样全收缩期杂音,不传至腋下,可伴颈静脉和肝脏收缩期搏动。

2) 舒张期杂音:风湿二尖瓣狭窄时可闻及局限于心尖区的舒张中、晚期低调、隆隆样、递增型杂音,平卧或左侧卧位易闻及,常伴震颤。 中、重度主动脉瓣关闭不全致左室舒张期容量负荷过高,二尖瓣相对狭窄而产生的二尖瓣区功能性舒张期杂音,称 Austin-Flint 杂音。

主动脉瓣关闭不全者可于主动脉瓣区闻及舒张早期开始的递减型柔和叹气样杂音,向胸骨左缘及心尖传导,于主动脉瓣第二听诊区、前倾坐位、深呼气后暂停呼吸最清楚。

二尖瓣狭窄伴明显肺动脉高压者,由于肺动脉扩张导致肺动脉瓣相对性关闭不全,导致肺动脉瓣区功能性杂音,呈柔和吹风样、较局限的舒张期递减型杂音,于吸气末增强,常合并 P_2 亢进,称 Graham-Steel 杂音。

2.超声心动图 超声心动图能详尽地、非侵入性地提供瓣膜病解剖学和病因学、瓣膜狭窄和(或)关闭不全的严重程度、瓣膜损害对心腔大小和功能的影响以及任何心脏异常方面的相关信息。 因此,超声心动图评价是目前对怀疑或已知心脏瓣膜病的标准诊断手段。

超声心动图可对瓣膜病的有无和病因提供准确的诊断线索。 超声心动图定量评价左室大小和收缩功能是对成年瓣膜病患者进行临床决策的重要因素。 彩色多普勒血流可提供反流束的起源和方向等信息,可半定量评估反流的严重程度。 其他重要参数包括左室舒张功能、左房扩大和血栓、肺动脉压评估和右心功能。 主动脉瓣疾病常伴随的主动脉扩张也可通过超声心动图判断,但需其他影像学方法进行完整评价。 经食管超声心动图检查可评估左房血栓、人工瓣膜、二尖瓣修补、主动脉扩张和经胸超声心动图不能诊断的情况。

3.影像学检查 X 线胸片也是心脏瓣膜病辅助检查的一种方式。 整体形态异常的 X 线胸片可分为三型:二尖瓣型、主动脉瓣型和普大型。

(1) 二尖瓣型:呈梨形,主动脉结较小,肺动脉段丰满或突出,左心缘下段圆钝,右心缘下段较膨隆,常见于二尖瓣病变、房间隔缺损等。

(2) 主动脉瓣型:主动脉结增宽,肺动脉段内凹,左心缘下段向左下延长,常见于主动脉瓣病变、高血压性心脏病等。

(3) 普大型:心脏向两侧均匀增大,较对称,常见于心脏衰竭、大量心包积液等。

4.心导管检查 大多数心脏瓣膜病可通过了解病史、体格检查以及非侵入性影像学检查(心电图、胸部 X 线、超声心动图等)明确诊断,并制订合理的治疗策略。 但下列情况需行心导管术和心血管造影检查帮助诊断,包括:①外科手术前需要评估冠状动脉;②复杂多瓣膜疾病,需结合超声心动图和心导管检查协助诊断;③超声心动图影像质量不满意者(如体型高大、肥胖、慢性肺部疾病);④临床表现与超声结果不一致者;⑤已行超声心动图检查和其他非侵入性影像学检查,但诊断仍不明确者;⑥主动脉瓣压力阶差低,需通过多巴酚丁胺试验鉴别"真性"和"假性"主动脉瓣狭窄者。

用于诊断或评估心脏瓣膜病的心导管检查方法有很多种,所有测量方法必须准确细致,以保证据此计算所得数据准确。 左室收缩功能的评价方式包括心室造影、心排血量测定及整个心动周期的左室压力测定;评估各心瓣膜狭窄严重程度的原理基本相似,包括测定压力阶差、分析压力波形、测定心排血量、计算瓣口面积,偶尔需行狭窄部位上游心腔造影。心导管检查的临床意义必须与完整的临床资料结合分析,包括病史、物理体检、心电图、胸片和超声心动图。

主动脉瓣狭窄时左室和主动脉之间的压力阶差可以由三个测量指标描述:平均压力阶差、峰值压力阶差、最大压力阶差。 成人真性严重主动脉瓣狭窄合并左室功能低下导致的低压力阶差,输注多巴酚丁胺后平均主动脉瓣压力阶差＞30mmHg,主动脉瓣面积仍然≤1.0cm^2,可以此与假性主动脉瓣狭窄相鉴别。

心腔造影:向受累瓣膜下游心腔注射造影剂,成像显示上游心腔中的造影剂反流量,从而评价瓣膜反流的严重程度。

七、管理和治疗

心脏瓣膜病的基本处理原则:①准确诊断特异性瓣膜病变,并对疾病严重程度进行定量分析;②预防心内膜炎、房颤、栓塞事件等并发症;③早期发现心功能不全,选择介入手术或外科手术干预的最佳时间;④处理合并疾病;⑤向患者宣教有关瓣膜病的进展过程、预后和可能的内科或外科治疗方法。

内科治疗一般对心脏瓣膜病获益有限,主要集中在风湿热、感染性心内膜炎、栓塞事件的预防,以及并发心力衰竭时缓解症状。 外科瓣膜修复或置换是瓣膜严重病变的根本治疗手段,随着近年来技术与器械的发展与成熟,介入治疗也逐渐成为瓣膜病的重要治疗方式。

(一)疾病进展的监测

瓣膜疾病的进展可表现为瓣膜解剖结构和活动的改变,瓣膜狭窄或反流的程度加重,左室扩张、肥大或功能障碍失代偿,瓣膜病变继发肺动脉高压或心房颤动等。 定期对瓣膜病患者进行无创性措施监测有利于及时发现疾病恶化,把握最佳干预时机。

监测频率取决于病变严重程度的初始评估、已知疾病的自然发展史、介入或外科手术的适应证等;对于瓣膜狭窄者取决于狭窄严重程度;对于瓣膜反流者取决于左室对慢性容量负荷增加的反应。 同时,监测频率需要根据症状和体格检查的改变而进行相应调整。 如慢性反流患者心室内径明显增大,则需缩短监测间隔,以鉴别病理性改变和正常的生理性改变并测量差异;二尖瓣疾病合并黏液瘤的患者若症状发生改变则应及时进行再评估;当定量参数接近介入或外科手术治疗的最佳时机时,应缩短监测间隔。

(二)风湿热预防

风湿热的一级预防基于对链球菌性咽炎的治疗,合理抗生素足疗程应用。 既往有风湿热病史的患者可能反复发生无症状链球菌感染,但可导致瓣膜炎反复发作及瓣膜附属结构破坏加重,故应予持续性抗生素应用进行二级预防。 建议抗生素应用至末次风湿热发作后至少10年或40岁后,选择较长程者;链球菌易感及经济条件较差的人群均为疾病复发高危患者,建议终身应用。 与无瓣膜损害的患者相比,建议对有心脏炎症或持续性瓣膜病变证据的患者进行更长时间的二级预防。

(三)并发症的预防

1.感染性心内膜炎的预防 以往认为感染性心内膜炎的预防关键在于预测心内膜炎高危患者发生菌血症的可能性并及时进行短期抗生素治疗;在进行外科人工瓣膜或其他心腔

内材料植入术时推荐使用抗生素,目前认为菌血症可由刷牙、拉牙线和咀嚼等日常行为引起,且比牙科操作更为常见,而评价怀疑菌血症时短期应用抗生素预防感染性心内膜炎总体获益的试验少,缺乏临床对照研究,同时抗生素致不良反应的风险大于潜在获益,因此对于自体瓣膜病患者,指南不再推荐进行心内膜炎的预防。减少日常行为相关菌血症最重要的是保持良好的口腔卫生和保健,包括规律的牙齿护理。

2.栓塞事件的预防 对于心脏瓣膜病尤其是二尖瓣狭窄或心房颤动的患者,预防栓塞事件是治疗的关键组成部分。左房扩张同时伴或不伴心房颤动的低血流量患者,左房血栓形成通常可引起全身性栓塞。全身性栓塞事件可发生于无症状的患者并造成严重后果。因主动脉瓣或二尖瓣钙化导致的栓塞事件较少见。

(四) 一般保健措施

轻到中度无症状成年患者,应鼓励其维持正常体重,进行规律的体育锻炼。具有窦性心律、左室大小和收缩功能正常、静息和运动时肺动脉压正常的无症状患者参加竞技运动不受限制。对于无症状的重度瓣膜病患者,仍鼓励其规律地参与低强度有氧运动。关于竞技运动的推荐意见在中度瓣膜病患者中存在争议,应对合并左室扩张和左室功能不全及血流动力学受运动影响较大的患者采取个体化方案。接受慢性抗凝治疗的患者应避免参与可能有身体接触或跌倒的运动。

推荐所有年龄>65岁的老年人接种肺炎球菌疫苗,每年接种流感疫苗。瓣膜病患者急性感染时可能导致心脏失代偿,在此类患者中接种疫苗预防感染尤为重要。年轻瓣膜病患者只有在合并免疫功能低下时,需常规免疫接种。

瓣膜病患者应评估并管理其冠心病危险因素。许多瓣膜病患者最终需外科手术治疗,当瓣膜病合并冠状动脉疾病时,外科手术率和死亡率明显增加。合并冠状动脉疾病的不利影响在二尖瓣反流患者中尤为明显,与不合并冠状动脉疾病患者相比,外科手术死亡率增加4倍,5年生存率降低50%。主动脉瓣狭窄并发冠状动脉疾病可导致外科手术死亡率增加大约1倍。

(五) 患者教育

患者教育是提高心脏瓣膜病患者依从性,预防并发症和早期识别症状的关键。每一名患者都应了解瓣膜病的长期预后、潜在并发症、典型症状、持续监测的必要性及手术禁忌。

患者还应了解感染性心内膜炎的风险及保持最佳口腔卫生、日常牙齿保健的重要性。有必要对患者进行有关心内膜炎临床表现和使用抗生素前获取血培养重要性的教育,人工瓣膜置换术后患者应了解心内膜炎的预防时机及特殊抗生素的使用原则。

所有心脏瓣膜病患者均应进行冠心病危险因素的评估、教育及治疗,以减少相关危险因素。心脏瓣膜病患者合并妊娠的风险差异较大,对于瓣膜病变的高危患者,可考虑在计划妊娠前行外科手术矫正;长期接受抗凝治疗的育龄期女性患者,应在计划妊娠前即开始讨论妊娠期抗凝治疗的问题。

对于遗传性或存在遗传因素的瓣膜病患者,应尽可能对其他家庭成员进行筛查。

第二节 二尖瓣疾病

一、概述

二尖瓣由左房室瓣瓣膜(或称为瓣叶)、乳头肌、腱索及瓣环构成,房室瓣附着部分则被称为瓣环,瓣膜由腱索支持,而腱索则插入在乳头肌中或直接附着于心室肌内。其中任何一个部位出现问题都会导致瓣膜的功能障碍,即狭窄或关闭不全,或二者同时存在。

风湿性心脏瓣膜病最常累及二尖瓣,主动脉瓣次之,三尖瓣大多为继发性病变,风湿性病变直接累及三尖瓣较少见。风湿性病变可以单独损害一个瓣膜区,也可以同时累及几个瓣膜区,常见的是二尖瓣合并主动脉瓣病变。风湿性二尖瓣狭窄发病率女性较高。在儿童和青年期发作风湿热,往往在 20～30 岁以后才出现二尖瓣狭窄的临床症状。

二尖瓣关闭不全(mitral incompetence,MI;mitral regurgitation,MR)可由风湿性病变、退行性变、细菌性心内膜炎、缺血性心脏病等病因导致。风湿性二尖瓣关闭不全多数合并狭窄,主要病理改变是瓣叶和腱索增厚、挛缩、瓣膜面积缩小、瓣叶活动度受限以及二尖瓣瓣环扩大等。近年随着老年患者增多,瓣膜退行性变病例增多,主要病理改变是部分腱索断裂、瓣叶脱垂;细菌性心内膜炎可造成二尖瓣叶赘生物或穿孔;缺血性心脏病导致的乳头肌功能不全也可造成二尖瓣关闭不全。

二、二尖瓣狭窄

二尖瓣狭窄(mitral stenosis,MS)是因瓣叶增厚,交界粘连、融合,瓣下腱索挛缩所致二尖瓣开放幅度变小,引起左心房至左心室血流受阻。MS 多见于女性,男女比例为 2∶3 至 3∶4。

(一)病因

二尖瓣狭窄的主要病因是风湿热,多见于急性风湿热后,部分患者无急性风湿热病史,但多有反复链球菌感染所致的上呼吸道感染史。急性风湿热后形成二尖瓣狭窄估计至少需要 2 年,通常需 5 年以上的时间,多次反复发作的急性风湿热患者出现瓣口狭窄的病理改变要早于仅有一次发作者。多数患者的无症状期为 10 年以上,故风湿性二尖瓣狭窄一般在 40～50 岁发病,以女性居多,约占 2/3。二尖瓣狭窄的少见病因包括先天性发育异常,几乎仅见于婴幼儿。在极罕见的情况下,二尖瓣狭窄也可以是恶性类癌、系统性红斑狼疮、类风湿关节炎、亨特-胡尔勒表型的黏多糖贮积病等的并发症;淀粉样物质可沉积于风湿性瓣膜上,并阻碍左房排空;Lutembacher 综合征为风湿性二尖瓣狭窄合并房间隔缺损。左房肿瘤尤其是黏液瘤、左房球状瓣血栓(常伴有二尖瓣狭窄)、伴巨大赘生物的感染性心内膜炎和单发左心房内先天性隔膜(即三房心)的血流动力学均与二尖瓣狭窄类似。虽然二尖瓣环的钙化常引起二尖瓣关闭不全,但若二尖瓣下或瓣内广泛受累时,也引起二尖瓣狭窄。有人认为病毒(特别是柯萨奇病毒)也可引起包括二尖瓣狭窄在内的慢性心瓣膜病。

(二)病理

风湿性心脏病患者中约 25% 为单纯二尖瓣狭窄,40% 为二尖瓣狭窄伴二尖瓣关闭不全,主动脉瓣常同时受累。风湿性二尖瓣狭窄的基本病理变化为瓣叶和腱索的纤维化和挛缩,特征性改变是相邻瓣叶的粘连。瓣叶钙化则进一步加重狭窄至呈孔隙样,可引起血栓形成和栓塞。

风湿性二尖瓣狭窄可分为下列两种类型。

1.隔膜型狭窄 病变早期,前瓣病变较轻,活动限制较少,主要为瓣叶交界处增厚粘连。

2.漏斗型狭窄 病变后期,前瓣和后瓣均增厚、挛缩或有钙化,病变累及腱索和乳头肌发生纤维硬化,融合缩短,将瓣叶向下牵拉,瓣口狭窄呈鱼口状或漏斗状,漏斗底部朝向左心房,尖部朝向左心室。常伴有关闭不全。

退行性 MS 的发生呈上升趋势,主要病理变化为瓣环钙化,多见于老年人,常合并高血压、动脉粥样硬化或主动脉狭窄。单纯瓣环钙化导致二尖瓣反流较为多见;当累及瓣叶且瓣叶增厚和(或)钙化时瓣叶活动受限,导致 MS,但无交界粘连,且瓣叶增厚和(或)钙化以瓣叶底部为甚,不同于风湿性 MS 以瓣缘为主。先天性 MS 较少见,主要是瓣下狭窄。其他少见病因如结缔组织病(系统性红斑狼疮等)浸润性疾病、心脏结节病、药物相关性瓣膜病等,表现为瓣叶增厚和活动受限,极少有交界粘连。

慢性二尖瓣狭窄可引起左房增大及因此引起的左总支气管抬高、左房壁钙化、腔壁血栓形成、肺血管床闭塞等改变。

血流动力学及心脏变化:早期由于二尖瓣口狭窄,心脏舒张期从左心房流入左心室的血流受阻,左心房代偿性扩张肥大,使血液在加压情况下快速通过狭窄口,并引起旋涡与震动,产生心尖区舒张期隆隆样杂音。后期左心房失代偿,左心房内血液淤积,肺静脉回流受阻,引起肺淤血、肺水肿或漏出性出血。临床出现呼吸困难、发绀、咳嗽和咯出带血泡沫痰等左心衰竭症状。当肺静脉压显著升高(>25mmHg) 时,通过神经反射引起肺小动脉收缩或痉挛,使肺动脉压升高。长期肺动脉高压,可导致右心室代偿性肥大,继而失代偿,右心室扩张,三尖瓣因相对关闭不全,最终引起右心房淤血、右心衰竭及体循环淤血。临床表现为颈静脉怒张、淤血性肝大、下肢水肿和浆膜腔积液。典型影像学表现为"梨形心"。

(三)病理生理

正常二尖瓣口面积约 $4\sim6cm^2$,瓣口面积减小至 $1.5\sim2.0cm^2$ 属轻度狭窄,$1.0\sim1.5cm^2$ 属中度狭窄,$<1.0cm^2$ 属重度狭窄。当二尖瓣口面积狭窄至 $2.0cm^2$ 以下时,则会发生血流动力学变化,临床上开始出现症状。正常心室舒张期,左心房、左心室之间出现压力阶差,即跨瓣压差,每分钟约有 $4\sim5L$ 血液从左心房通过二尖瓣瓣口流入左心室。早期充盈后,左心房、左心室内压力趋于相等。若瓣口面积小于 $1.5cm^2$ 时,即可产生血流障碍,在运动后血流量增大时更为明显。瓣口面积缩小至 $1cm^2$ 以下时,血流障碍更加严重。压差持续整个心室舒张期,通过测量跨瓣压差可判断二尖瓣狭窄程度。发生 MS 后,为了维持正常心排血量,左房压(left atrial end-diastolic pressure,LAP,正常值 $4\sim12mmHg$) 会代偿性增高,呈现显著的左心房-左心室舒张压力阶差。严重狭窄时左心房压高达 $20\sim25mmHg$,才能使血流通过狭窄的瓣口,使左心室充盈并维持正常的心排血量。LAP 的增高导致左房扩张、肺静脉压和肺毛细血管楔压升高,肺静脉和肺毛细血管发生扩张和淤血。心率加快时(如房颤、妊娠、感染或贫血时),心室舒张期比收缩期缩短明显,致使舒张期血流通过二尖瓣进入左心室的时间减少,导致 LAP 及跨瓣压差进一步增高,进一步增加肺毛细血管压力。此时患者静息状态下无明显症状,但劳累或情绪激动时,会出现劳力性或阵发性呼吸困难、咯血等症状。随着病

情的进展,瓣口面积缩小至 $1cm^2$ 以下时,血流障碍更加严重,体力活动、情绪激动、妊娠等均可使肺静脉压超过正常血浆胶体渗透压(25~30mmHg),因而可能发生急性肺水肿。随着疾病的发展,一方面由于肺泡与毛细血管之间的组织增厚,毛细血管渗液不易进入肺泡内;另一方面,由于肺静脉和肺毛细血管压力升高,可引起肺小动脉痉挛,血管壁增厚,管腔狭窄,可以阻止大量血液进入肺毛细血管床,并限制肺毛细血管压力的过度升高,从而减低肺水肿发生率。而长期肺动脉高压引起肺小动脉痉挛,最终导致肺小动脉硬化,更加重肺动脉高压。肺动脉高压增加右心室后负荷,引起右心室肥厚扩张,终致右心衰竭,此时肺动脉压力有所降低,肺循环血液有所减少,肺淤血一定程度缓解。

单纯 MS 患者的左室舒张功能正常,但并发二尖瓣关闭不全、主动脉病变、高血压病、缺血性心脏病、心肌病,均可引起左室舒张压升高。约 85% 的单纯 MS 患者,舒张末容量在正常范围,其余则下降。约 1/4 的单纯 MS 患者,射血分数和其他收缩功能的指数均低于正常范围,可能是长期的前负荷降低与后负荷增加引起,后者与长期的心排血量降低有关,常见有心肌局部运动减低,与二尖瓣瘢痕形成过程延展到邻近后基底部心肌或伴有缺血性心脏病有关。

MS 导致的左心房扩大、左房壁纤维化及心房肌束排列紊乱,结果产生传导速度和不应期的不一致,易于发生房性期前收缩和心房颤动,后者发生率约 40%。心房颤动可导致心房收缩功能消失,舒张期充盈时间减少,可使心排血量降低约 20%;同时增加左心房血栓的发生率。

(四)临床表现

1.症状 一般二尖瓣中度狭窄(瓣口面积<$1.5cm^2$)始有临床症状。

(1) 呼吸困难:呼吸困难为最常见也是最早期的症状,在运动、情绪激动、妊娠、感染或快速性房颤时最易被诱发。随病程进展,可出现静息时呼吸困难、夜间阵发性呼吸困难甚至端坐呼吸。

(2) 咳嗽:常见,多在夜间睡眠或劳动后出现,为干咳无痰或泡沫痰,并发感染时咳黏液样或脓痰。咳嗽可能与患者支气管黏膜淤血水肿易患支气管炎或扩大的左心房压迫左主支气管有关。

(3) 咯血:有以下几种情况:①大咯血:是由于严重二尖瓣狭窄,左心房压力突然增高,肺静脉压增高,支气管静脉破裂出血所致,可为二尖瓣狭窄首发症状,多见于二尖瓣狭窄早期。后期因静脉壁增厚,以及随着病情进展致肺血管阻力增加及右心功能不全,大咯血发生率降低;②痰中带血或血痰:常伴夜间阵发性呼吸困难,与支气管炎、肺部感染、肺充血或肺毛细血管破裂有关,常伴夜间阵发性呼吸困难,③肺梗死时咳胶冻状暗红色痰,为二尖瓣狭窄合并心力衰竭的晚期并发症;④粉红色泡沫痰:为急性肺水肿的特征,由毛细血管破裂所致。

(4) 血栓栓塞:为二尖瓣狭窄的严重并发症,约 20% 的患者在病程中发生血栓栓塞,其中 15%~20% 由此导致死亡。发生栓塞者约 80% 有心房颤动,故合并房颤的患者需予以预防性抗凝治疗。

(5) 其他症状:左心房显著扩大、左肺动脉扩张压迫左喉返神经引起声音嘶哑;压迫食管可引起吞咽困难;右心室衰竭时可出现食欲减退、腹胀、恶心等消化道淤血症状;部分患者有胸痛表现。

2.体征

(1) 视诊

1) 重度二尖瓣狭窄患者心排血量低下、全身血管收缩,可呈"二尖瓣面容",双颧绀红,口唇轻度发绀,四肢末梢亦见发绀。

2) 心前区隆起:常见胸骨下段及胸骨左缘3、4、5肋间的局部隆起,见于儿童期风湿性心瓣膜病的二尖瓣狭窄所致的右心室肥大。

3) 心尖冲动:右心室增大可导致心尖冲动向左侧移位。

(2) 触诊

1) 剑突下搏动:该搏动可能是右心室收缩期抬举样搏动,也可由腹主动脉搏动产生。 病理情况下,二尖瓣狭窄所致右心室肥大者可有剑突下搏动,腹主动脉搏动常由腹主动脉瘤引起。 鉴别搏动来自右心室或腹主动脉的方法有两种:其一是患者深吸气后,搏动增强则为右室搏动,减弱则为腹主动脉搏动。 其二是手指平放从剑突下向上压前胸壁后方,右心室搏动冲击手指末端而腹主动脉搏动则冲击手指掌面。

2) 震颤:为触诊时手掌尺侧(小鱼际)或手指指腹感到的一种细小震动感,与在猫喉部摸到的呼吸震颤类似,又称猫喘。 震颤的发生机制与心脏杂音相同,系血液经狭窄的口径或循异常的方向流动形成涡流造成瓣膜、血管壁或心腔壁震动传至胸壁所致。 部分二尖瓣狭窄患者可于心尖区触及舒张期震颤,在深呼气后较易触及。

触诊有震颤者,多数也可听到响亮的杂音。 但是,由于触诊对低频振动较敏感,而听诊对高频振动较敏感,二尖瓣狭窄的杂音属于低音调的舒张期杂音,可能该杂音不响亮或几乎听不到,但触诊时仍可觉察到震颤,需引起注意。

3) 右心衰竭体征:二尖瓣狭窄合并右心衰竭时可出现颈静脉怒张、肝颈回流征阳性、肝大、双下肢水肿等。

(3) 叩诊:左房显著增大时胸骨左缘第3肋间心界增大,心腰消失。 左房与肺动脉段均增大时,胸骨左缘第2、3肋间心界增大,心腰更为丰满或膨出,心界如梨形心浊音界呈"梨形心"。

(4) 听诊

1) 心音

第一心音:S_1强度的主要决定因素是心室内压增加的速率,心室内压增加的速率越快,S_1越强。 二尖瓣狭窄时由于心室充盈减慢减少,以致在心室开始收缩时二尖瓣位置低垂,以及心室充盈量少使心室收缩时左室内压上升加速、收缩时间缩短,造成瓣膜关闭振动幅度大,因而S_1亢进,呈拍击样。 但如伴有严重瓣叶病变,瓣叶显著纤维化或钙化,使瓣叶增厚、僵硬,瓣膜活动明显受限,则S_1反而减弱。 当胸壁增厚、肺气肿、低心排血量状态、右室明显扩大、二尖瓣重度狭窄时此杂音可被掩盖,称之为"安静型二尖瓣狭窄"。

第二心音:二尖瓣狭窄所致的肺动脉高压可使P_2亢进,并出现S_2通常分裂,受呼吸影响。

开瓣音:又称二尖瓣开放拍击声,80%~85%的患者胸骨左缘第3、4间或心尖区内侧可闻及,常位于第二心音后0.05~0.06秒,见于二尖瓣狭窄而瓣膜尚柔软时。 舒张早期血液自高压力的左房迅速流入左室,导致弹性尚好的瓣叶迅速开放后又突然停止,使瓣叶振动引起拍击样声音。 听诊特点为音调高、历时短促而响亮、清脆,呈拍击样,在心尖内侧较清楚。

开瓣音的存在有助于诊断隔膜型 MS,可作为二尖瓣瓣叶弹性及活动尚好的间接指标,是二尖瓣分离术适应证的重要参考条件。

2) 心脏杂音

二尖瓣狭窄特征性的杂音为心尖区舒张中晚期低调的隆隆样杂音,呈递增型,局限,左侧卧位明显,运动或用力呼气可使其增强,常伴舒张期震颤,房颤时杂音可不典型。当胸壁增厚、肺气肿、低心排血量状态、右室明显扩大、二尖瓣重度狭窄时此杂音可被掩盖,称之为"安静型二尖瓣狭窄"。

严重肺动脉高压时,由于肺动脉及其瓣环的扩张,导致相对性肺动脉瓣关闭不全,因而在胸骨左缘第 2 肋间可闻及递减型高调叹气样舒张早期杂音(即 Graham-Steel 杂音)。

右心室扩大时,因相对性三尖瓣关闭不全,可于胸骨左缘第 4、5 肋间闻及全收缩期吹风样杂音。

(五)辅助检查

1.X 线检查 后前位及侧位的胸片显示肺静脉压增高导致肺淤血的迹象,肺门增大,边缘模糊,血流均匀地分布在上叶,表现为上肺纹理增多;肺静脉压的增高(>10mmHg),导致间质组织的液体渗漏,小叶间的液体聚集在基部产生线性条纹,位于双侧肋膈角区,延伸至胸膜,即小叶间隔线,称为 Kerley B 线;肺静脉压进一步增高(>30mmHg),间质液进入肺泡腔,可出现肺泡水肿,中下肺野内中带有片状模糊影,典型表现为蝶翼状。长期肺淤血后含铁血黄素沉积,双下肺野可见散在点状阴影。老年患者常有二尖瓣钙化。

心影显示左心房增大,后前位胸片上右心房边缘的后方有一密度增高影(双心房影),左心缘变直。左前斜位可见左心房使左主支气管上抬,右前斜位吞钡可见增大的左心房压迫食管下段。其他还有:主动脉弓缩小、肺动脉主干突出、右心室增大、心脏呈梨形。

2.心电图 窦性心律者可见"二尖瓣型 P 波"(P 波宽度大于 0.12 秒,伴切迹),提示左心房扩大。 QRS 波群示电轴右偏和右心室肥厚表现。病程晚期常合并房颤。

3.超声心动图 是确诊该病最敏感可靠的方法。M 型超声心动图示二尖瓣前叶呈"城墙样"改变(EF 斜率降低,A 峰消失,图 6-1A),后叶与前叶同向运动,瓣叶回声增强。通过二维超声可以观察瓣叶的活动度、瓣叶的厚度、瓣叶是否有钙化以及是否合并其他瓣膜的病变等,从而有利于干预方式的选择。风心病 MS 二维超声显示瓣膜增厚变形,回声增强,交界粘连,瓣膜开放受限,早期主要累及瓣缘及交界,瓣体弹性尚可,短轴瓣口呈鱼口状(图 6-1B);长轴前叶开放呈圆顶状或气球样(图 6-1C),后叶活动受限;晚期整个瓣叶明显纤维化、钙化,瓣膜活动消失,瓣膜呈漏斗状(图 6-1D),腱索乳头肌也增粗粘连、融合挛缩。

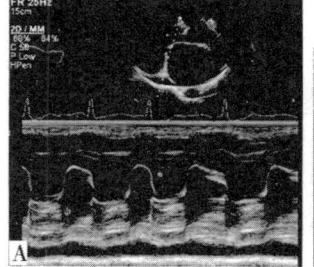
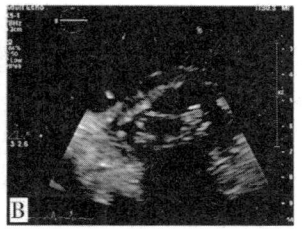

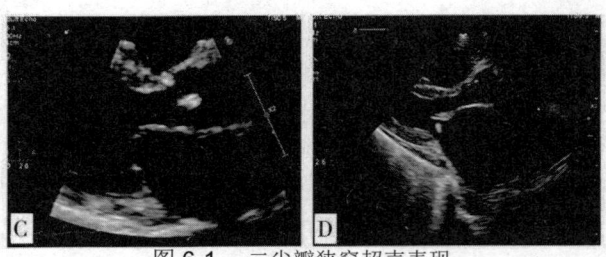

图 6-1 二尖瓣狭窄超声表现

A.M 型超声二尖瓣前叶"城墙样"改变;B.短轴切面"鱼口状"改变;C.长轴切面二尖瓣前叶开放呈圆顶状或气球样;D.晚期瓣膜呈漏斗状。

超声心动图还可对房室大小、室壁厚度和运动、心室功能、肺动脉压、其他瓣膜异常和先天性畸形等方面提供信息。二尖瓣狭窄时左房增大,合并房颤时更加明显;左房内血流淤滞,自发显影呈云雾状或伴血栓形成。彩色多普勒血流显像可实时观察二尖瓣狭窄的射流,舒张期二尖瓣口血流束细窄,呈五色镶嵌样,喷入左心室,呈喷泉样,有助于正确定向。连续波或脉冲波多普勒能较准确地测定舒张期跨二尖瓣的压差和二尖瓣口面积,其结果与心导管法测定结果具有良好相关性,可较准确地判断狭窄严重程度(表 6-1)。

表 6-1 超声心动图二尖瓣狭窄程度判定

狭窄程度	瓣口面积/ cm^2	平均压力差/ mmHg	肺动脉压/ mmHg
轻度	>1.5	<5	<30
中度	1.0~1.5	5~10	30~50
重度	<1.0	>10	>50

经食管超声心动图能准确判断二尖瓣形态,检出左心耳及左心房附壁血栓,观察房室腔形态及功能改变。血栓诊断的敏感性及特异性均在 98% 以上。

4.其他辅助检查

(1) 放射性核素:可见左心房扩大,显像剂浓聚和通过时间延长,左心室不大。肺动脉高压时,可见肺动脉主干和右心室扩大。

(2) 右心导管检查:一般只有在患者的症状、体征与超声心动图测定的二尖瓣口面积不一致时,才考虑选用心导管检查,主要用来确定跨瓣压差和计算二尖瓣口面积,明确狭窄的程度。二尖瓣狭窄的患者右心室、肺动脉及肺毛细血管压力增高,肺循环阻力增大,心排血量减低。

(3) 血管造影:右前位、右前外位造影能很好地显示二尖瓣。虽然理论上应在左心房注入造影剂,但如在肺动脉注入大量造影剂通常能使左侧心脏显像良好,该血管造影也可用于评估左房大小,显示瓣叶的增厚及运动减弱,描述腔内巨大的血栓轮廓。左心室造影术有助于评估二尖瓣瓣膜的运动状况,也可同时用于评估左室收缩功能和二尖瓣瓣下结构。但目前血管造影诊断二尖瓣瓣膜疾病大部分被超声心动图所取代。

(六)诊断和鉴别诊断

1.诊断　心尖区"隆隆"样舒张期杂音伴 X 线或心电图示左心房增大,提示二尖瓣狭窄,超声心动图检查可明确诊断。准确判断二尖瓣狭窄分期也是诊断的一个重要部分(表 6-2)。

表 6-2　二尖瓣狭窄分期

分期	定义	瓣膜解剖结构	瓣膜血流动力学	血流动力学后果	症状
A	MS 风险期	舒张期瓣膜轻度圆拱状	二尖瓣血流速度正常	无	无
B	MS 进展期	风湿性瓣膜变化出现二尖瓣瓣叶交界处融合和舒张期瓣膜圆拱状	二尖瓣血流速度增加 MVA>1.5cm^2 舒张期压力减半时间<150ms	轻-中度左房增大 静息时肺动脉压正常	无
C	无症状严重 MS 期	风湿性瓣膜变化出现二尖瓣瓣叶交界处融合和舒张期瓣膜圆拱状	MVA≤1.5cm^2;舒张期压力减半时间≥150ms	严重左房增大 肺动脉收缩压增高>30mmHg	无
D	有症状严重 MS 期		极严重 MS:MVA≤1.0cm^2;舒张期压力减半时间≥220ms		活动耐量减低 劳力性呼吸困难

注:MS.二尖瓣狭窄;MVA.二尖瓣口面积。

2.鉴别诊断　心尖部舒张期隆隆样杂音尚见于如下情况,应注意鉴别。

(1) 主动脉瓣关闭不全:严重的主动脉瓣关闭不全常于心尖部闻及舒张中晚期柔和、低调隆隆样杂音(Austin-Flint 杂音),系相对性二尖瓣狭窄所致。

(2) 左心房黏液瘤:瘤体阻塞二尖瓣口,产生随体位改变的舒张期杂音,其前可闻及肿瘤扑落音,超声心动图下可见左心房团块状回声反射。

(3) 经二尖瓣口血流增加:严重二尖瓣反流、大量左向右分流的先天性心脏病(如室间隔缺损、动脉导管未闭)和高动力循环(如甲状腺功能亢进症、贫血)时,心尖区可有舒张中期短促的隆隆样杂音。

(七)并发症

1.心房颤动　房颤为二尖瓣狭窄最常见的心律失常,也是相对早期的常见并发症,可能为患者就诊的首发症状。左心房压力增高致左心房扩大及房壁纤维化是房颤持续存在的病理基础,心房颤动亦可引起心房肌的弥漫性萎缩,进一步可导致心房增大,形成恶性循环。房颤时因舒张期变短、心房收缩功能丧失、左心室充盈减少,使心排血量减少 20%~25%,常致心力衰竭加重,突然出现严重的呼吸困难,甚至急性肺水肿。 房颤发生率随左房增大和年龄增长而增加。

2.急性肺水肿 急性肺水肿为重度二尖瓣狭窄的严重并发症。 表现为突然出现的重度呼吸困难和发绀,不能平卧,咳粉红色泡沫痰,双肺布满干、湿啰音,常因剧烈体力活动或情绪激动、感染、心律失常等诱发,如不及时救治,可能致死。

3.血栓栓塞 20%的患者可发生体循环栓塞,其中 80%伴房颤。 血栓栓塞以脑栓塞最常见,约占 2/3,亦可发生于四肢、脾、肾和肠系膜等动脉栓塞,栓子多来自扩大的左心房伴房颤者。 来源于右心房的栓子可造成肺栓塞。

4.右心衰竭 右心衰竭为晚期常见并发症。 右心衰竭时,右心排血量减少致肺循环血量减少,肺淤血减轻,呼吸困难可有所减轻,发生急性肺水肿和大咯血的危险减少,但心排血量减少。 临床表现为右心衰竭的症状和体征。

5.感染性心内膜炎 感染性心内膜炎较少见,在瓣叶明显钙化或合并房颤时更少发生。

6.肺部感染 本病常有肺静脉压力增高及肺淤血,易合并肺部感染,感染后常诱发或加重心力衰竭。

(八) 治疗

1.一般治疗 风湿热是其主要病因,因而推荐预防性抗风湿热治疗,长期甚至终身使用苄星青霉素 120 万 U,每月肌注一次。 轻度二尖瓣狭窄无症状者,无须特殊治疗,但应避免剧烈的体力活动。

对于窦性心律患者,如其呼吸困难发生在心率加快时,可使用负性心率药物,如 β 受体阻滞剂或非二氢吡啶类钙通道阻滞剂。 窦性心律的二尖瓣狭窄患者,不宜使用地高辛。

如患者存在肺淤血导致的呼吸困难,应减少体力活动,限制钠盐摄入,间断使用利尿药。 另外,二尖瓣狭窄也可能并发感染性心内膜炎,因而要注意预防感染性心内膜炎的发生。 需要注意的是,尽管二尖瓣狭窄患者无症状期及有轻度症状的时期持续较长,但急性肺水肿可能突然发生,特别是在出现快速性房颤时。 因此,当患者突然出现呼吸困难急剧加重时,应及时就诊,否则可能危及生命。

2.并发症的处理

(1) 大量咯血:应取坐位,同时使用镇静剂及静脉使用利尿剂,降低肺动脉压。

(2) 急性肺水肿:处理原则与急性左心衰竭所致的肺水肿相似。 需注意以下两点:①避免使用以扩张小动脉为主、减轻心脏后负荷的血管扩张药物,应选用扩张静脉系统、减轻心脏前负荷为主的硝酸酯类药物;②正性肌力药物对二尖瓣狭窄的肺水肿无益,仅在快室率房颤时可静脉注射毛花苷 C,以减慢心室率。

(3) 房颤:急性快速性房颤因心室率快,使舒张期充盈时间缩短,导致左房压力急剧增加,同时心排血量减低,因而应立即控制心室率。 可先静脉注射洋地黄类药物如去乙酰毛花苷注射液;如效果不满意,可静脉注射地尔硫䓬或艾司洛尔;当血流动力学不稳定时,如出现肺水肿、休克、心绞痛或昏厥者,应立即电复律。

慢性房颤患者应争取介入或者手术解决狭窄,在此基础上对于房颤病史<1 年,左房内径 <60mm,且无窦房结或房室结功能障碍者,可考虑电复律或药物复律。 成功复律后需长期口服抗心律失常药物,以预防复发。 复律之前 3 周和复律之后 4 周需口服抗凝药物(华法

林)预防栓塞。如不宜复律、复律失败或复律后复发,则可口服β受体阻滞剂、地高辛或非二氢吡啶类钙通道阻滞剂控制心室率。

(4) 预防栓塞:二尖瓣狭窄合并房颤时,极易发生血栓栓塞。若无禁忌,无论是阵发性还是持续性房颤,均应长期口服华法林抗凝,达到 2.5～3.0 的国际标准化比值(INR),以预防血栓形成及栓塞事件发生,尤其是脑卒中的发生。

3.手术治疗 外科治疗的目的是扩大二尖瓣瓣口面积,解除二尖瓣狭窄及左心房排血障碍,降低跨瓣压差,缓解症状,改善心功能。

对于中重度二尖瓣狭窄、呼吸困难进行性加重或有肺动脉高压发生者,需通过机械性干预解除二尖瓣狭窄,降低跨瓣压力阶差,缓解症状。年轻患者术后需进行预防风湿热。无论是狭窄或关闭不全,瓣膜的病变程度是手术考虑的主要问题,见表 6-3。除此之外,还要根据心脏功能决定手术时机,见表 6-4。

表 6-3 瓣膜病变程度及手术指征

瓣膜病变程度	影响或症状	手术指征
轻度	对病理生理影响较小	不需要手术
中度	可长期无症状	不需要手术,如出现症状则需考虑手术
重度	症状多较明显	无法避免手术,应手术

表 6-4 心脏功能与手术时机

心脏功能	随访	手术
Ⅰ级	需定期随访	不需要手术
Ⅱ级	随访	可以手术,但需等待
Ⅲ级	应择期手术,以免增加手术风险	需要手术,为最佳手术时期
Ⅳ级	药物治疗,改善心功能后再手术	限期手术

(1) 手术适应证:二尖瓣狭窄是一种不断发展的终身疾病,开始无症状或仅有轻微的症状,此时 10 年生存率可高达 80%。但是在出现心功能不全及临床症状时,10 年生存率不到 15%。因此,对于有症状的 MS 患者,无论是中度或是重度狭窄,均应积极干预治疗。而对于出现血流动力学异常的重度 MS 患者,即使没有症状,也应考虑介入或手术治疗。

(2) 术前准备:重度二尖瓣狭窄伴有心力衰竭或心房颤动者,术前应给予适量洋地黄、利尿剂和少量β受体阻滞剂,纠正电解质失衡,待全身情况和心脏功能改善后进行手术。术前可给予镇静剂,防止情绪紧张诱发急性肺水肿。

(3) 常用介入及手术方法

1) 经皮球囊二尖瓣成形术(percutaneous balloon mitral valvuloplasty,PBMV)

适应证:仅适于单纯的二尖瓣狭窄患者。有症状或有肺动脉高压(静息时>50mmHg,运动时>60mmHg)的中重度二尖瓣狭窄(MVA≤1.5cm^2)患者,如其二尖瓣无钙化且活动度较好,且无左心房内血栓形成,可用该法进行干预。当瓣膜解剖合适时,PBMV能使MVA扩大至2.0cm^{2}以上,有效地改善临床症状,具有安全、有效、创伤小、康复快等优点,已取代了外科交界分离手术,成为首选治疗方式。对高龄、伴有严重冠心病,因其他严重的肺、肾、肿瘤等疾病不宜手术或拒绝手术,妊娠伴严重呼吸困难,以及外科分离术后再狭窄的患者,也可选择该疗法。PBMV后再狭窄,如仍以交界粘连为主,临床情况良好,无禁忌证时也可尝试再次介入。

2) 二尖瓣交界分离术

适应证:①二尖瓣病变为隔膜型,无明显二尖瓣关闭不全;②无风湿活动并存或风湿活动控制后6个月;③心功能Ⅰ~Ⅲ级;④年龄20~50岁;⑤有心房颤动及动脉栓塞但无新鲜血栓时均非禁忌;⑥合并妊娠后,若反复发生肺水肿,内科治疗效果不佳时,可考虑在妊娠4~6个月期间行紧急手术。手术有闭式和直视式两种。闭式开胸后将扩张器由左心室心尖部插入二尖瓣口分离瓣膜交界处的粘连融合,目前临床已很少使用。直视式适用于瓣叶严重钙化、病变累及腱索和乳头肌、左心房内有血栓者。直视式分离术较闭式分离术解除瓣口狭窄的程度大,因而血流动力学改善更好,手术死亡率<2%。

3) 人工瓣膜置换术

适应证:①严重MS(瓣口面积≤1.5cm^2)合并严重症状(NYHA Ⅲ~Ⅳ级)的患者,非外科手术高风险,不适合或既往PBMV失败;②中重度MS患者(瓣口面积≤2.0cm^2),合并其他需要手术的心脏疾病;③严重MS患者,虽然接受充分的抗凝治疗,但仍出现复发性血栓事件。

手术应在有症状而无严重肺动脉高压时考虑。严重肺动脉高压增加手术风险,但非手术禁忌,术后多有肺动脉高压减轻。人工瓣膜置换术手术死亡率(3%~8%)和术后并发症均高于分离术。术后存活者,心功能恢复较好。

禁忌证:①脑栓塞,是风湿性MS常见并发症之一,为避免体外循环可能增加的脑损害及术后抗凝并发症,一般宜在2~3个月后择期手术;②全身状况差,不耐受外科手术。可通过风险评估预测手术死亡率,目前常用的有美国胸外科医师学会(The Societyof Thoracic Sur-geon,STS)风险评估及欧洲心血管手术危险因素评分系统(European system for cardiac operative risk evaluation,EuroSCORE)。以STS评分为例,根据评估结果可将患者分为外科手术低危、中危、高危及手术禁忌四个级别。高危及手术禁忌患者,手术风险极高,术后死亡率明显上升,不适宜行外科手术治疗;③风湿活动,提示风湿性心肌炎仍持续存在,一般在控制风湿活动后3~6个月行择期手术;④小左心室,严重MS患者,如病程很长、风湿反复发作,左心室长期废用导致严重萎缩,心肌高度纤维化,此类患者术后易发生低心排血量综合征及严重心律失常,手术风险极高。

手术方式:需在体外循环下进行。通常采用胸骨正中切口,现也有心脏中心采用胸骨下段小切口、右侧切口或胸腔镜辅助切口完成手术。心脏切口可选择经房间沟切开左心房,或右心房切口切开房间隔进入左心房显露二尖瓣。切除病变严重的全部或部分瓣叶及瓣下结构,行人工瓣膜替换术(图6-2)。

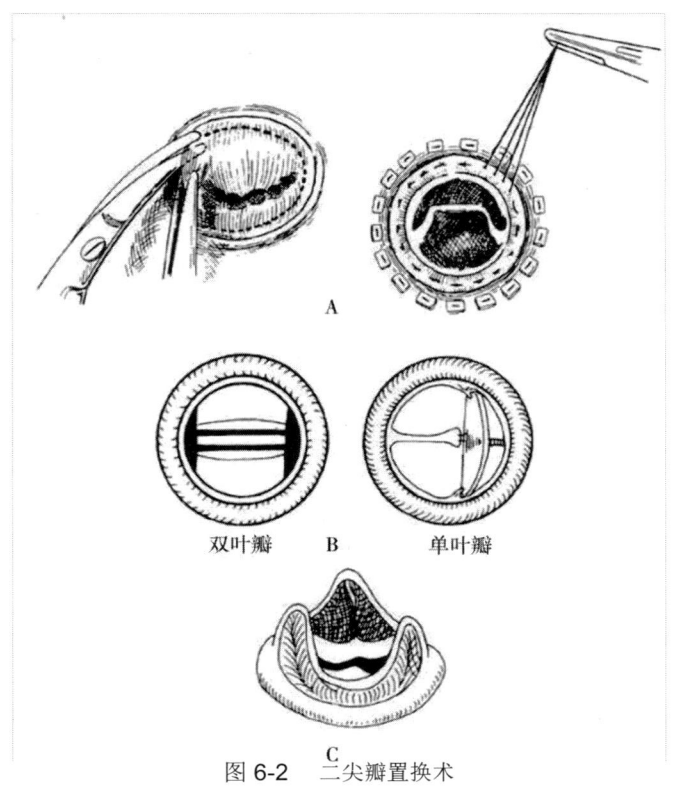

图 6-2 二尖瓣置换术

A.二尖瓣置换术:切除病变瓣叶,人工瓣膜缝合固定于瓣环上;B.机械瓣;C.生物瓣

目前临床常用的人工瓣膜主要分为机械瓣膜(图 6-2B)及生物瓣膜(图 6-2C)。机械瓣膜耐久性好,但因组织相容性较差,需终身服用维生素 K 拮抗剂(华法林)抗凝,抗凝期间监测国际标准化比值(INR)控制于 1.8~2.5 之间。因此适用于预期寿命较长、血栓栓塞的高危患者(房颤、严重左室功能不全、血栓栓塞史、高凝状态等)。生物瓣血流状态接近天然心脏瓣膜,且表面相容性好,术后只需华法林抗凝 3~6 个月(INR 要求同机械瓣),减少了抗凝相关并发症。但生物瓣耐久性较差,有一定的使用寿命(15~20 年),因此适用于不适宜抗凝或有抗凝禁忌、希望怀孕的育龄期妇女,或年龄>65~70 岁、合并其他疾病或再次行二尖瓣置换手术可能性小的患者。

(九)预后

未开展手术治疗的年代,本病被确诊而无症状的患者 10 年存活率为 84%,症状轻者为 42%,重者为 15%。当严重肺动脉高压发生后,其平均生存时间为 3 年。死亡原因为心力衰竭(62%)、血栓栓塞(22%)和感染性心内膜炎(8%)。抗凝治疗后,栓塞发生减少,手术治疗也提高了患者的生活质量和存活率。

(十)随访

无症状的重度 MS、PBMV 术后患者应每年临床随访和心脏超声检查,一旦出现症状应及早手术/介入干预;中度 MS 每 1~2 年随访心脏超声;轻度 MS 每 3~5 年随访心脏超声。

三、二尖瓣关闭不全

二尖瓣关闭不全(mitral regurgitation,MR)是临床常见的一大类瓣膜疾病,二尖瓣结构在解剖和(或)功能上的任何异常导致的左室内血液反流到左房均可导致 MR。

(一) 病因

二尖瓣结构包括瓣叶、瓣环、腱索、乳头肌等四部分,正常的二尖瓣功能有赖于此四部分及左心室的结构和功能完整性,其中任何一个或多个部分发生结构异常或功能失调均可导致二尖瓣关闭不全(mitral incompetence,MI;mitral regurgitation,MR),当左心室收缩时,血液反向流入左心房。根据病程,可分为急性 MR 和慢性 MR。慢性 MR 分为慢性原发性(退化性)MR 和慢性继发性(功能性)MR。慢性原发性 MR 由瓣叶、瓣环、腱索和乳头肌的1项或以上发生病理学改变引起;慢性继发性 MR 继发于左室功能异常,二尖瓣瓣膜通常是正常的。

以前认为二尖瓣关闭不全的原因主要为风湿热,随着心脏瓣膜病手术治疗的开展及尸检资料的累积,发现风湿性单纯性二尖瓣关闭不全占全部二尖瓣关闭不全的百分数在逐渐减少。非风湿性单纯性二尖瓣关闭不全的病因,以腱索断裂最常见,其次是感染性心内膜炎、二尖瓣黏液样变性、先天性畸形(二尖瓣裂缺、降落伞型二尖瓣畸形等,多见于幼儿或青少年)、结缔组织病(如系统性红斑狼疮、类风湿关节炎、强直性脊柱炎)、心内膜弹性纤维增生症、药物性、缺血性心脏病等。瓣膜变性(Barlow 病/二尖瓣脱垂综合征、弹性纤维变性、马方综合征、Ehler-Danlos 综合征)和老年性瓣环钙化是欧美国家最常见的病因。缺血性心脏病造成二尖瓣关闭不全的机制可能与左心室整体收缩功能异常、左心室节段性室壁运动异常以及心肌梗死后左心室重构有关。继发性 MR 的病因包括任何可引起左室明显扩大的病变,如缺血性心脏病及心肌病,机制包括二尖瓣瓣环的扩张变形;乳头肌向外向心尖方向移位;瓣叶受牵拉而关闭受限;左室局部及整体功能的异常;左室重构和变形;左室运动不同步等。二尖瓣关闭不全的病因分类见表 6-5。

表 6-5　二尖瓣关闭不全的病因分类

病变部位	慢性	急性或亚急性
瓣叶-瓣环	风湿性	感染性心内膜炎
	黏液样变性	外伤
	瓣环钙化	人工瓣瓣周漏
	结缔组织疾病	
	先天性(如二尖瓣裂)	
腱索-乳头肌	瓣膜脱垂(腱索或乳头肌过长)	原发性腱索断裂
	乳头肌功能不全	继发性腱索断裂
		感染性心内膜炎或慢性瓣膜病变所致
		心肌梗死并发乳头肌功能不全或断裂
		创伤所致腱索或乳头肌断裂

(续表)

病变部位	慢性	急性或亚急性
心肌	扩张型心肌病 肥厚性梗阻型心肌病 冠心病	

(二)病理

慢性风湿性心脏病累及二尖瓣时,MR 多合并 MS,主要病理改变是瓣叶发生增厚、挛缩、钙化、瓣叶面积缩小、瓣叶活动度受限及瓣环扩大等。 退行性二尖瓣关闭不全(degenerative mitral regurgitation,DMR)是西方发达国家单纯原发性 MR 最常见的原因,约占此类患者的 45%~65%,在人群中的发病率估计达 5%。 主要由于瓣叶或腱索黏液样变性,使瓣膜松散、冗长、腱索延长甚至断裂,左室收缩时二尖瓣张力减弱,在左心室收缩末期压力的作用下垂入左房。 感染性心内膜炎急性期可引起瓣叶穿孔、腱索断裂、赘生物形成,导致瓣膜功能障碍。 愈合期可发生瓣叶卷曲,亦可导致 MR。

继发性 MR,又称功能性二尖瓣反流(functional mitral regurgitation,FMR)是继发于心肌的病理改变(缺血性或非缺血性)导致左心室和二尖瓣瓣环的病理性扩张或者是左心室和瓣下装置局限性移位所致的二尖瓣反流。 最常见原因是冠心病,其他原因有扩心病、主动脉瓣关闭不全、动脉导管未闭等可能导致左心室扩张的心脏疾病。 心肌缺血或心肌梗死后左室功能障碍引起的严重 MR,通常是由于后内乳头肌区域的缺血,使乳头肌与左室的同步收缩发生异常。 乳头肌断裂是一种少见的心肌梗死导致 MR 的原因,患者常迅速出现严重 MR 及左心衰竭,常需要急诊手术。 二尖瓣瓣环是一个不完整的纤维环,其后瓣环缺乏纤维组织,被左心室及左房的心肌包围,因此在例如扩心病等疾病中,左心室扩张引起二尖瓣瓣环扩大,从而引起二尖瓣关闭不全。

MR 可也存在于健康年轻人中,发生率 14%~40%,随年龄增长而增加,常无症状且心电图、胸部 X 线等检查正常,此类生理性 MR 没有明显血流动力学意义。

1.瓣叶

(1) 风湿性损害最为常见,占二尖瓣关闭不全的 1/3,女性为多。 慢性炎症及纤维化使瓣膜僵硬、缩短、变形以及腱索粘连、融合缩短。 风湿性二尖瓣关闭不全的患者约半数合并二尖瓣狭窄。

(2) 二尖瓣脱垂多为二尖瓣原发性黏液性变,使瓣叶宽松膨大或伴腱索过长,心脏收缩时瓣叶突入左房而影响二尖瓣关闭。 部分二尖瓣脱垂为其他遗传性结缔组织病(如马方综合征)的临床表现之一。

(3) 感染性心内膜炎、穿通性或非穿通性创伤均可损毁二尖瓣瓣叶。

(4) 肥厚型心肌病收缩期二尖瓣前叶向前运动导致二尖瓣关闭不全。

(5) 先天性心脏病如心内膜垫缺损常合并二尖瓣前叶裂,导致关闭不全。

2.瓣环扩大

(1) 任何病因引起左心室增大均可造成二尖瓣环扩大而导致二尖瓣关闭不全。

(2) 二尖瓣环退行性变和瓣环钙化,多见于老年女性。尸检发现 70 岁以上女性,二尖瓣环钙化的发生率为 12%。严重二尖瓣环钙化者,50%合并主动脉瓣环钙化,大约 50%的二尖瓣环钙化累及传导系统,引起不同程度的房室或室内传导阻滞。

3.腱索 这是引起二尖瓣关闭不全的重要原因,先天性异常、自发性断裂或继发于感染性心内膜炎、风湿热的腱索断裂均可导致二尖瓣关闭不全。

4.乳头肌 乳头肌的血供来自冠状动脉终末分支,对缺血很敏感,冠状动脉灌注不足可引起乳头肌缺血、损伤、坏死和纤维化伴功能障碍。如乳头肌缺血短暂,可出现短暂的二尖瓣关闭不全;如急性心肌梗死发生乳头肌坏死,则产生永久性二尖瓣关闭不全。乳头肌坏死是心肌梗死的常见并发症,而乳头肌断裂在心肌梗死的发生率低于 1%,乳头肌完全断裂可发生严重致命的急性二尖瓣关闭不全。其他少见的疾病为先天性乳头肌畸形,如一侧乳头肌缺如,称降落伞二尖瓣综合征;罕见的疾病有乳头肌脓肿、肉芽肿、淀粉样变和结节病等。

瓣叶穿孔(如发生在感染性心内膜炎时)、乳头肌断裂(如发生在急性心肌梗死时)、创伤损伤二尖瓣结构或人工瓣损坏等可发生急性二尖瓣关闭不全。

5.血流动力学及心脏变化 二尖瓣关闭不全,在左心收缩期,左心室部分血液通过未关闭全的瓣膜口反流到左心房内,并在局部引起旋涡与震动,产生心尖区全收缩期吹风样杂音。左心房既接受肺静脉的血液,又接受左心室反流的血液,致左心房血容量较正常增多,久之出现左心房代偿性肥大,继而左心房、左心室容积性负荷增加,使左心室代偿性肥大。当左心失代偿后,依次又引起肺淤血、肺动脉高压、右心室和右心房代偿性肥大进而右心衰竭和大循环淤血。X 线显示,左心室肥大,呈"球形心"。

(三) 病理生理

二尖瓣关闭不全的主要病理生理变化是左心室每搏喷出的血流一部分反流入左心房,使前向血流减少,同时使左心房负荷和左心室舒张期负荷增加。由于收缩期过多血量被泵入相对低压的左房内,因此收缩期左心室的后负荷降低。MR 的病理生理,可分为三种类型/阶段:急性 MR,慢性代偿性 MR,慢性失代偿性 MR。

1.急性 MR 急性二尖瓣关闭不全,收缩期左心室射出的部分血流经关闭不全的二尖瓣口反流至左心房,左心房容量负荷骤增,致使左心房压和肺毛细血管楔压急剧升高,导致肺淤血及急性肺水肿的发生,且左心室总的心搏量来不及代偿,前向心搏量及心排血量明显减少。反流入左心房的血液与肺静脉至左心房的血流汇总,在舒张期充盈左心室,致左心房和左心室容量负荷骤增,左心室急性扩张能力有限,舒张末压急剧上升。

2.慢性代偿性 MR 因慢性代偿期 MR 的左心房及左心室顺应性增加,左房明显扩大,肺动脉压仅轻度增高。左心室对前负荷增加的代偿为舒张末期容量增大,根据 Frank-Starling 机制使左心室心搏量增加;同时代偿性离心性肥厚,并且左心室收缩期将部分血排入低压的左心房,室壁应力下降快,利于左心室排空。因此,在代偿期左心室总的心搏量明显增加,射血分数可完全正常。二尖瓣关闭不全通过收缩期左室排空增强来实现代偿,可维持正常心搏量多年。在较长的代偿期内,同时扩大的左心室左心房可适应容量负荷增加,左心房压和左心室舒张末压不致明显上升,亦可以不出现肺淤血。

3.慢性失代偿 MR 如 MR 持续存在并逐渐加重,持续严重增加的前负荷、增高的舒张末压将引起左室进一步离心性肥厚和左室扩张,终致左心衰竭,心肌收缩力下降,舒张末容积明显增加,收缩末容积稍有增加,射血分数正常或轻度下降。左房左室排空障碍导致左房压上升、肺淤血、肺动脉高压,并导致右心衰竭的发生。因此,二尖瓣关闭不全主要累及左心室、左心房,最终影响到右心。

(四)临床表现

1. 症状

(1) 急性:轻者可仅有轻微劳力性呼吸困难,重者可很快发生急性左心衰竭,甚至急性肺水肿、心源性休克。

(2) 慢性:慢性二尖瓣关闭不全患者的临床症状轻重取决于二尖瓣反流的严重程度及关闭不全的进展速度、左心房和肺静脉压的高低、肺动脉压力水平及是否合并有其他瓣膜损害和冠状动脉疾病。如轻度二尖瓣关闭不全者可以持续终身没有症状;对于较重的二尖瓣关闭不全,通常情况下,从罹患风湿热至出现二尖瓣关闭不全的症状一般超过 20 年,但一旦发生心力衰竭,则进展常较迅速。

程度较重的二尖瓣关闭不全患者,由于心排血量减少,可表现为疲乏无力,活动耐力下降;同时,肺静脉淤血导致程度不等的呼吸困难,包括劳力性呼吸困难、静息性呼吸困难、夜间阵发性呼吸困难及端坐呼吸等。发展至晚期则出现右心衰竭的表现,包括腹胀、食欲缺乏、肝脏淤血肿大、水肿及胸膜腔积液等。在右心衰竭出现后,左心衰竭的症状反而有所减轻。另外,合并冠状动脉疾病的患者因心排血量减少可出现心绞痛的临床症状。2. 体征

(1) 急性:心尖冲动呈高动力型,为抬举样搏动。肺动脉瓣区第二心音分裂,左心房强有力收缩可致心尖区第四心音出现。心尖区收缩期杂音是二尖瓣关闭不全的主要体征,可在心尖区闻及>3/6 级的收缩期粗糙的吹风样杂音,累及腱索、乳头肌时可出现乐音性杂音。由于左心房与左心室之间压力差减小,心尖区反流性杂音持续时间变短,于第二心音前终止。出现急性肺水肿时双肺可闻及干、湿啰音。

(2) 慢性

1) 心界:向左下扩大,心尖冲动向下向左移位,收缩期可触及高动力性心尖冲动;右心衰竭时可见颈静脉怒张、肝颈回流征阳性、肝大及双下肢水肿等。

2) 心音:二尖瓣关闭不全时,心室舒张期过度充盈,使二尖瓣漂浮,瓣尖受损,第一心音减弱;由于,左心室射血期缩短,主动脉瓣关闭提前,导致第二心音分裂增宽;流出阻力下降则 A_2 提前;伴严重肺动脉高压时,P_2 亢进;严重反流时,快速充盈期跨越二尖瓣口的血流流速异常增大,可出现低调第三心音,但它未必提示心力衰竭,而可能是收缩期左心房存留的大量血液迅速充盈左心室所致。

3) 心脏杂音:二尖瓣关闭不全的典型杂音为心尖区全收缩期吹风样杂音,杂音强度≥3/6 级,反流量小时音调高,瓣膜增厚者杂音粗糙,可伴有收缩期震颤。前叶损害为主者杂音向左腋下或左肩胛下传导,后叶损害为主者杂音向心底部传导。二尖瓣脱垂时,收缩期杂音出现在喀喇音之后;腱索断裂时,杂音可似海鸥鸣或乐音性。严重反流时,由于舒张期大量血液通过二尖瓣口,导致相对性二尖瓣狭窄,故心尖区可闻及短促的舒张中期隆隆样杂音。相对性二尖瓣关闭不全杂音与心功能状况呈正相关,心功能改善和左心室缩小时杂音减轻;而器质性二尖瓣关闭不全产生的收缩期杂音,心功能不全时杂音减轻;心功能改善时杂音增

强,可伴二尖瓣狭窄产生的舒张期隆隆样杂音。

事实上,重度二尖瓣关闭不全由左室扩张、急性心肌梗死或人工瓣膜瓣周漏等引起,或者有显著肺气肿、肥胖、胸腔畸形或人工心脏瓣膜者,收缩期杂音可几乎无法听到甚至缺如,即所谓的"无症状性二尖瓣关闭不全"。

动态听诊时,风湿性二尖瓣关闭不全的全收缩期杂音在呼吸时很少变化。但是,突然站立及亚硝酸异戊酯吸入后,常可使音量减弱,而下蹲、甲氧明、去氧肾上腺素可使杂音增强。Valsalva动作时杂音减弱,并出现左室反应,即放松后出现一过性过度射血,持续6~8次心搏。等长运动可使杂音增强,据此可与主动脉瓣狭窄和肥厚性梗阻型心肌病的收缩期杂音相鉴别,后两者减弱。左室扩张引起的杂音,在应用强心苷、利尿剂、休息、血管扩张剂治疗有效时,可使杂音强度和间期降低。

(五)实验室和其他检查

1.X线检查 轻度二尖瓣关闭不全者,可无明显异常发现。严重者左心房、左心室明显增大,明显增大的左心房可推移和压迫食管,左心衰竭者可见肺淤血及肺间质水肿。后前位放射线胸片显示主动脉弓缩小,肺动脉段凸出,有时呈动脉瘤状。晚期可见右心室增大,二尖瓣环钙化者可见钙化阴影,在心影的后1/3十分显著,侧位或右前斜位时显影最佳,表现为致密粗大的"C"字形不透明区。急性者心影正常或左心房轻度增大,伴肺淤血甚至肺水肿征。

2.心电图 轻度二尖瓣关闭不全者心电图可正常。严重者可有左心室肥厚和劳损。慢性二尖瓣关闭不全伴左心房增大者多伴房颤,如为窦性心律则可见P波增宽且呈双峰状(二尖瓣P波),提示左心房增大。急性者心电图常正常,有时可见窦性心动过速。

3.超声心动图 M型超声心动图及二维超声心动图可为病因诊断提供线索,对病变进行定位和分区。M型超声心动图主要用于测量左心室超容量负荷改变,如左心房、左心室增大。二维超声心动图可显示二尖瓣装置的形态特征,如瓣叶或瓣叶下结构的增厚、缩短、钙化,瓣叶冗长脱垂、连枷样瓣叶,瓣环扩大或钙化、赘生物、左心室扩大和室壁矛盾运动等,有助于明确病因。

瓣膜变性可见瓣膜增厚,冗长累赘,可同时伴腱索冗长纤细,当收缩期瓣体部凸向左房内,而闭合缘仍未超过瓣环水平,MR通常较轻;若闭合缘低于瓣环则提示二尖瓣脱垂,最常见于黏液样变性,如Barlow病;瓣叶连枷样运动指病变瓣叶活动范围为180°,收缩期游离缘完全翻转到左房内(瓣尖指向左房),多伴主腱索断裂或大范围次级腱索断裂,MR通常较重;老年性病变可见瓣环纤维化或钙化,后瓣环多见;严重时可累及瓣膜,导致瓣叶增厚,活动受限,根部受累较早且较显著;先天性MR可见瓣膜及瓣下结构的发育异常(如瓣膜短小、裂缺、腱索缺失、单组乳头肌、双孔二尖瓣等)。感染性心内膜炎可见赘生物、瓣膜穿孔、瓣膜瘤或脓肿;功能性MR瓣叶无器质性病变,但左室和瓣环明显扩张,左室近于球形,收缩减弱,瓣膜闭合呈穹窿状,前叶受次级腱索牵拉时出现"海鸥征"。

脉冲多普勒超声可于收缩期在左心房内探及高速射流,从而确诊二尖瓣反流。彩色多普勒血流显像诊断二尖瓣关闭不全的敏感性可达100%,并可对二尖瓣反流进行半定量及定量诊断。半定量诊断标准为:若反流局限于二尖瓣环附近为轻度,达到左房中部为中度,直达心房顶部为重度。定量诊断标准见表6-6。

表 6-6 二尖瓣关闭不全的定量诊断标准

关闭不全程度	射流面积/ cm²	每搏反流量/ mL	反流分数/ %
轻度	<4	<30	<30
中度	4~8	30~59	30~49
重度	>8	>60	>5

二尖瓣反流分型参照 Carpenter 标准分为：Ⅰ型，瓣叶活动正常，反流由单纯瓣环扩大或瓣叶穿孔或裂缺所致；Ⅱ型，瓣叶活动度过大，瓣叶脱垂；Ⅲ型，瓣叶活动受限。Ⅲ型又可进一步分为：Ⅲa型，腱索的缩短和(或)瓣叶增厚导致开放受限，如风湿性病变；Ⅲb型，收缩期的瓣叶关闭受限，如缺血性 MR。

器质性 MR 存在粗大的中心性反流束、瓣环显著扩大(>50mm)、病变累及超过3个区(特别是前叶受累)、广泛钙化、残存的正常瓣叶组织较少(风湿性或感染性心内膜炎)，提示修复失败的风险大。与功能性 MR 修复失败相关的指标有：重度的中心性反流、瓣环直径>37mm、闭合有明显缝隙、穹隆面积大于 2.5cm²、左室严重扩张、收缩期球形指数>0.7。

(六)诊断与鉴别诊断

1.诊断 如出现以下情况，要考虑急性二尖瓣关闭不全：患者突发呼吸困难，心尖区出现典型收缩期杂音，X 线提示心影不大而肺淤血明显，同时具有明确病因(如二尖瓣脱垂、感染性心内膜炎、急性心肌梗死、创伤和人工瓣膜置换术后)。慢性者，主要诊断线索为心尖区典型的收缩期吹风样杂音伴左心房和左心室扩大。超声心动图可明确诊断急性及慢性二尖瓣关闭不全。

慢性二尖瓣反流需区分原发性(退化性)和继发性(功能性)，二者分期见表 6-7、表 6-8。

表 6-7 原发性二尖瓣反流分期

分期	定义	瓣膜解剖结构	瓣膜血流动力学	血流动力学后果	症状
A	MR 风险期	轻度二尖瓣脱垂但瓣膜关闭正常 轻度瓣膜增厚和瓣叶活动受限	无反流或中心反流束面积<20%左房 小反流口<0.3cm	无	无
B	MR 进展期	严重二尖瓣脱垂但瓣膜关闭正常 风湿性瓣膜病变合并瓣叶活动受限和瓣膜中心闭合受损 既往 IE	中心反流束面积 20%~40%左房或收缩晚期偏心性反流 反流口<0.7cm 反流量<60mL 反流分数<50% 有效反流口面积<0.40cm² 血管造影分级+ ~ ++	轻度左房增大 无左室增大 肺动脉压正常	无

(续表)

分期	定义	瓣膜解剖结构	瓣膜血流动力学	血流动力学后果	症状
C	无症状严重 MR 期	严重的二尖瓣脱垂合并瓣膜闭合受损或连枷状瓣叶 风湿性瓣膜病变合并瓣叶活动受限和瓣膜中心闭合受损 既往 IE 放射性心脏病 瓣膜增厚	中心反流束面积>40%左房或全收缩期偏心性二尖瓣反流 反流口≥0.7cm 反流量≥60mL 反流分数≥50% 有效反流口面积≥0.40cm^2 血管造影分级+++~++++	中或重度左房增大 左室增大 静息或运动时可能出现肺动脉高压 C1: LVEF > 60% 和 LVESD<40mm C2: LVEF ≤ 60% 和 LVESD≥40mm	无
D	有症状严重 MR 期			中或重度左房增大 左室增大 肺动脉高压	活动耐量下降 劳力性呼吸困难

注:MR.二尖瓣反流;IE.感染性心内膜炎;LVEF.左室射血分数;LVESD.左室收缩末内径。

表 6-8 继发性二尖瓣反流分期

分期	定义	瓣膜解剖结构	瓣膜血流动力学	血流动力学后果	症状
A	MR 风险期	冠心病或心肌病患者 瓣膜、腱索、瓣环正常	无反流或中心反流 束面积<20%左房 小反流口<0.3cm	左室大小正常或轻度扩大合并固定(梗死)或诱发(缺血)的局部室壁运动异常 原发性心肌疾病合并左室扩张和收缩功能障碍	可能出现冠状动脉缺血或心力衰竭的症状,对血管重建和适当的药物治疗有效
B	MR 进展期	局部室壁运动异常合并轻度二尖瓣叶牵拉 二尖瓣环扩大合并轻微瓣膜中心闭合受损	有效反流口面积<0.20cm^2 反流量<30mL 反流分数<50%	局部室壁运动异常合并左室收缩功能减低 由于原发性心肌疾病出现左室扩张和收缩功能障碍	

(续表)

分期	定义	瓣膜解剖结构	瓣膜血流动力学	血流动力学后果	症状
C	无症状严重MR期	局部室壁运动异常和(或)左室扩张合并严重二尖瓣叶牵拉	有效反流口面积≥0.20cm^2 反流量≥30mL		
D	有症状严重MR期	二尖瓣环扩大合并严重瓣膜中心闭合受损	反流分数≥50%		尽管已血管重建和最佳药物治疗但仍由于持续MR出现心力衰竭症状 运动耐量下降 劳力性呼吸困难

2.鉴别诊断 二尖瓣关闭不全的心尖区收缩期杂音应与下列情况的收缩期杂音相鉴别,以下情况均有赖于超声心动图进行确诊及鉴别。

(1) 三尖瓣关闭不全:胸骨左缘第 4、5 肋间全收缩期杂音,几乎不传导,右心室显著扩大时可传导至心尖区,但不向左腋下传导,少有震颤,杂音在吸气时增强,伴颈静脉收缩期搏动和肝脏收缩期搏动。

(2) 室间隔缺损:为胸骨左缘第 3、4 肋间全收缩期杂音,粗糙而响亮,不向腋下传导,在胸骨左缘第 4 肋间最清楚,可伴胸骨旁收缩期震颤。

(3) 主动脉瓣狭窄:心底部射流性收缩期杂音,偶伴收缩期震颤,呈递增递减型,杂音向颈部传导。

(4) 其他:梗阻性肥厚型心肌病的杂音位于胸骨左缘第 3、4 肋间;肺动脉瓣狭窄的杂音位于胸骨左缘第 2 肋间。

(七)并发症

心力衰竭急性者早期出现,慢性者出现较晚;心房颤动见于 3/4 的慢性重度二尖瓣关闭不全患者;感染性心内膜炎较二尖瓣狭窄患者多见;栓塞较二尖瓣狭窄少见。

(八)治疗

慢性二尖瓣关闭不全患者在相当长时间内无症状,而一旦出现症状,则预后差。1.内科治疗

(1) 急性:急性二尖瓣重度反流时,患者常有心力衰竭症状,甚至发生休克。内科治疗的目的是减少反流量,降低肺静脉压,增加心排血量和纠正病因,内科治疗一般为术前过渡措施,尽可能在床旁 Swan-Ganz 导管血流动力学监测指导下进行。如果平均动脉压正常,可使用动脉扩张剂降低体循环血流阻力,提高主动脉输出流量,同时减少二尖瓣反流量和左心房压力。静脉滴注硝普钠或硝酸甘油、酚妥拉明,可降低肺动脉高压,最大限度地增加心排血量,减少反流量。如已发生低血压则不宜使用,可行主动脉内球囊反搏(intra -aortic balloon

pump,IABP),在提高体循环舒张压的同时,降低心室后负荷,从而提高前向性心排血量。 对无左室肥厚、扩张而出现急性肺水肿,甚至发生心源性休克者,尤其是急性心肌梗死后,发生乳头肌、腱索断裂时,IABP植入治疗则有助于稳定病情过渡到外科手术治疗。

(2) 慢性:二尖瓣关闭不全在相当长时期内可无症状,此时无须治疗,但应定期随访,重点是预防风湿热及感染性心内膜炎的发生。 无症状且为窦性心律的二尖瓣关闭不全患者,如无左心房和左心室的扩张及肺动脉高压证据,其运动没有限制。 如左心室明显增大(左心室舒张末内径≥60mm)、静息时存在左心室收缩功能不全或存在肺动脉高压,则应避免竞技性运动,限盐利尿,控制心力衰竭;减慢心室率的药物及抗心律失常的药物可用于合并心房颤动的治疗,洋地黄与β受体阻滞剂是控制心率的主要药物;无心功能损害者及高血压的器质性MR不主张使用扩血管药物。 已有症状的二尖瓣反流,血管紧张素转换酶抑制剂(ACEI)已证明能减低左心室容积,缓解症状。 洋地黄类药物宜用于心力衰竭伴快速房颤;如合并房颤、严重心力衰竭、栓塞病史、左房血栓及二尖瓣修复术后3个月内,亦应抗凝治疗,INR目标值同二尖瓣狭窄。

2.手术治疗 通常,MR会导致心室和瓣环扩张,后两者反过来又会进一步加重MR。 此恶性循环如不被及时切断,将最终导致不可逆的左心室功能不全和不良预后。 手术治疗是治疗二尖瓣关闭不全的根本性措施,应在左心室功能发生不可逆损害之前进行。 一旦二尖瓣反流出现左室功能严重受损,左室射血分数<30%、左室舒张末内径>80mm,则已不适于手术治疗。

(1) 手术适应证

急性:由心肌梗死伴乳头肌头部断裂、二尖瓣创伤或心内膜炎引起的急性二尖瓣关闭不全、左心衰竭,进行急诊外科手术的死亡率比择期手术高。 如果继发于急性梗死的二尖瓣关闭不全通过药物治疗,使病情保持稳定,手术宜在梗死后4~6周进行,在此期间用药物控制症状。

慢性:①重度二尖瓣关闭不全伴NYHA心功能分级Ⅲ或Ⅳ级;②NYHA心功能分级Ⅱ级伴心脏大,左心室收缩末期容量指数>30mL/m^2;③重度二尖瓣关闭不全,LVEF降低,左心室收缩及舒张末期内径增大,左心室收缩末期容量指数高达60mL/m^2,虽无症状也应考虑手术治疗;④如无明显的临床症状,左心室功能不全[LVEF<60%和(或)左心室收缩末期内径≥40mm]具有干预指征,在达到上述两个干预指征之前,如果连续超声随访显示上述指标出现恶化趋势,则也应采取早期手术干预。

(2) 手术方式

1) 外科手术:符合上述手术指征的患者,一般需体外循环下行直视手术。 手术方式主要有两种。

二尖瓣成形术:尽可能保留患者自身的二尖瓣结构,利用部分人工植入物修复二尖瓣装置,使其恢复功能,包括瓣环的重建和环缩、乳头肌和腱索的缩短或延长、人工瓣环和人工腱索的植入、瓣叶修复等。 手术技巧复杂,对外科医师的经验有较高要求。 人工瓣环植入后常规需华法林抗凝半年,INR要求同人工瓣膜。 目前认为完整的二尖瓣结构对于维持左室功能有着重要作用,而且成形术可避免抗凝并发症、瓣周漏等很多二尖瓣置换术后的特有并发症,因此二尖瓣成形术在手术死亡率及远期生存方面均优于二尖瓣置换术,在瓣膜条件允许的情况下应先试行二尖瓣成形术,成形效果不佳者再考虑行二尖瓣置换术。

二尖瓣置换术:二尖瓣结构损害严重、成形手术效果不满意者需行二尖瓣置换术。切除二尖瓣瓣叶和腱索,将人工瓣膜缝合固定于瓣环上。生物瓣及机械瓣的选择,同"二尖瓣狭窄"。

2) 介入治疗:MR 患者术前可通过风险评估预测手术死亡率,以 STS 评分为例,评分结果若为外科手术高危或禁忌的 MR 患者,传统体外循环下外科手术风险高,不适宜外科手术。二尖瓣介入技术是近年来迅猛发展的新技术,旨在针对外科手术高危患者提供非体外循环下的二尖瓣重度反流改善。主要有经皮二尖瓣缘对缘修复术(MitraClip 术)、经导管介入二尖瓣瓣环成形术、经导管二尖瓣置换术等。

MitraClip 术:经皮二尖瓣修复术的原理是基于外科二尖瓣修复手术中的 Alfieri 技术。Alfieri 技术主要通过在二尖瓣前后瓣叶中点处边一边缝合,人为造成二尖瓣双出口,从而减少二尖瓣口有效面积而减轻 MR 程度。用导管技术将夹子放置在瓣叶的心室侧。通过输送鞘管经过股静脉,通过房间隔穿刺将夹子送入左心房,借助于经食管超声将夹子直接置于二尖瓣反流柱上。夹住二尖瓣前后叶,反流量明显减少后释放夹子,使其达到外科"缘对缘"修复术的手术效果。适应证为经过最佳药物治疗后仍具有严重症状(NYHA Ⅲ ~ Ⅳ级)、解剖条件适合、无法进行外科手术的重度慢性原发性 MR。同开放手术组相比,经皮二尖瓣修复术虽然疗效略差,但安全性较高。

经导管介入二尖瓣瓣环成形术:二尖瓣介入治疗早期的关注点在心脏的静脉解剖结构,因为从右侧颈内静脉进入心大静脉近端和冠状静脉窦远端的二尖瓣瓣环后部较容易。通过介入的方式植入环状物体缩小二尖瓣环口,达到治疗二尖瓣关闭不全的目的,减少二尖瓣反流。按照作用途径可分为间接途径和直接途径。间接途径指通过介入方法于冠状静脉窦植入一种特制的带张力的"C"形合金装置,通过合金环的环缩,将后瓣"推"向前瓣,从而减少二尖瓣瓣口面积。直接途径通过输送导管的中空管腔将镍合金的硬治疗杆送入冠状静脉或心大静脉,从而向前推动瓣环后壁,促进瓣叶的合拢。此项技术装置技术上简单和容易置入,但是心肌梗死和冠状静脉窦破裂等不良事件发生率较高,在适用人群和继发性病变上仍有许多局限。

经导管二尖瓣置换术:是介入心脏病学领域的前沿技术,目前尚处于起步阶段。与主动脉瓣相比,二尖瓣的解剖和病理都要复杂得多,因此经导管二尖瓣置换技术的发展势必会明显慢于经导管主动脉瓣置换术(transcatheter aortic valve replacement,TAVR)。

左心室重塑术:是基于对继发性和功能性二尖瓣反流的病理生理的理解。放置一个通过心室的瓣下弦线用以重塑和减少左室舒张末期内径。

在具有干预指征的 MR 患者中,尽管外科手术仍然是标准治疗方案,但对于外科手术禁忌或高危患者,经导管二尖瓣介入治疗也是一种不可或缺的治疗选择。

(九)预后

二尖瓣关闭不全的自然病史取决于基本病因和反流程度。急性严重反流伴血流动力学不稳定者,如不及时手术干预,死亡率极高。对于慢性二尖瓣关闭不全患者,可在相当长一段时间内无症状,然而一旦出现症状则预后差,5 年和 10 年存活率分别约为 80% 和 60%。二尖瓣狭窄合并二尖瓣关闭不全的患者预后较差,5 年生存率仅 67%。单纯二尖瓣脱垂无明显反流及无收缩期杂音者大多预后良好;年龄>50 岁、有明显收缩期杂音和二尖瓣反流、瓣叶冗长增厚、左心房和左心室增大者预后较差。多数患者术后症状和生活质量改善,较内科治疗存活率明显提高。

(十) 随访

无症状、无心功能损害的轻度 MR 无须常规随访心脏超声;稳定的中度 MR 每年临床随访,每 1~2 年复查心脏超声;无症状且左室功能正常的重度 MR,应每 6 个月临床随访一次,每年复查心脏超声;若临床状况出现明显变化、新发房颤、肺动脉压升高、超声与既往比较显著进展、心功能指标接近手术指征时需要增加随访频率;重度 MR 如伴有左室扩大或收缩障碍或出现症状应尽早手术。

第三节 主动脉瓣疾病

一、主动脉瓣狭窄

主动脉瓣狭窄(aorta valve stenosis,AS) 是指由于风湿性、先天畸形、瓣膜结构老化退行性改变等原因导致主动脉瓣病变,致使主动脉瓣开放受限。其中 10%~30% 的患者为慢性风湿性心脏病长期反复的风湿热所造成。

正常主动脉瓣瓣口面积为 2~4cm^2,当瓣口面积减小到 1cm^2 以下时,左心室排血就遇到阻碍,左心室收缩压升高,甚至可达 40kPa(300mmHg)。中度狭窄压力阶差常为 4.0~6.7kPa (30~50mmHg),重度狭窄则可达 6.70~13.3kPa(50~100mmHg) 或更高。左心室壁逐渐肥厚,终于导致左心衰竭。重度狭窄病例常出现心肌血液供应不足的症状。

(一) 诊断标准

1.临床表现

(1) 症状:随着病变的进展可出现主动脉瓣狭窄的临床三联征:劳累性呼吸困难、心绞痛和昏厥。①呼吸困难:是晚期肺淤血引起的常见症状,可进行性出现夜间阵发性呼吸困难、端坐呼吸和急性肺水肿;②心绞痛:主要由心肌缺血所致,运动可诱发症状出现,休息后缓解;③昏厥:多发生于直立、运动中或运动后即刻,少数在休息时发生,由脑缺血引起。

(2) 体征:①望诊:心尖冲动正常;②触诊:心前区有抬举感,可扪及震颤;③叩诊:心界正常或向左下扩大;④听诊:胸骨右缘第二肋间喷射性收缩期杂音,向颈部传导,A$_2$ 减弱。2.辅助检查

(1) X 线检查:心影正常或左室增大,升主动脉根部狭窄后扩张,晚期可有肺淤血体征。

(2) 心电图:左室肥厚者常伴 ST-T 改变和各种心律失常。

(3) 超声心动图:超声是明确诊断和判定狭窄程度的重要方法。在胸骨旁长轴切面可显示主动脉瓣开放受限。

(4) 心导管检查:超声心动图检查不能确定狭窄程度并考虑行人工瓣膜置换时应行心导管检查。

3.鉴别诊断 主动脉瓣狭窄常与肥厚梗阻型心肌病、先天性主动脉瓣上狭窄、先天性主动脉瓣下狭窄进行鉴别诊断。

4.并发症 大约 10% 患者并发房颤,而发生感染性心内膜炎、体循环栓塞和心源性猝死

的病例少见。

(二)治疗原则

1. 内科治疗　主要目的为明确狭窄程度、观察狭窄进展,择期手术。

(1) 预防感染性心内膜炎、风湿热。

(2) 无症状定期复查。

(3) 纠正心律失常(如房颤)、心绞痛及心力衰竭等。

2. 外科治疗

(1) 重度狭窄伴心绞痛、昏厥或心力衰竭为手术指征。

(2) 无症状重度狭窄者伴心脏增大或左心功能不全应考虑手术。

3. 经皮球囊主动脉瓣成形术　主要治疗对象为高龄、有心力衰竭和手术高危患者。

4. 预后　可多年无症状,但大部分患者狭窄进行性加重,一旦出现症状平均寿命 3 年。

二、主动脉瓣关闭不全

可因主动脉瓣和瓣环,以及升主动脉的病变造成,男性患者多见,约占 75%;女性患者多同时伴有二尖瓣病变。慢性发病者中,由于风湿热造成的瓣叶损害所引起者最多见,占全部患者的 2/3。

主动脉瓣反流(aortic regurgitation,AR) 引起左心室舒张末容量增加,使每搏容量增加和主动脉收缩压增加,而有效每搏血容量降低;左心室舒张末容量增加,左心室重量增加,进而引起左心功能不全和衰竭;左心室收缩每搏容量增加引起收缩压增加和左心室射血时间延长;左心室收缩压的增高引起舒张时间减少;舒张时间(心肌灌注时间)、主动脉舒张压和有效每搏容量的降低均可减少心肌氧供。

(一)诊断标准

1. 临床表现

(1) 症状:①心悸,心脏搏动的不适是最早的主诉,尤以左侧卧位时明显;脉压增大者常有显著的动脉搏动感,尤以头颈部搏动感明显;②呼吸困难,初为劳力性呼吸困难,可发展至端坐呼吸等不同程度的呼吸困难;③心绞痛,比主动脉瓣狭窄少见,休息和劳力时均可发生,夜间更为严重,发作持续时间长,硝酸酯类制剂效果不佳;④昏厥,并不多见,当快速改变体位时有头晕或眩晕;⑤全心力衰竭,乏力,活动耐力下降;⑥多汗,尤其是在出现夜间阵发性呼吸困难和心绞痛时,咯血和栓塞较少见;⑦心功能不全。

(2) 体征:①周围血管征,是主动脉瓣关闭不全的特征性体征,颈动脉搏动明显增强,并呈双重搏动;有水冲脉和毛细血管搏动,大动脉处可闻及"枪击音"及股动脉收缩期和舒张期双重杂音等,可见头部随心搏频率的上下摆动;②心脏体征,心尖冲动明显向左下移位,范围较广呈"主动脉型心脏",与主动脉瓣狭窄不同,心尖冲动呈快速膨胀后回缩现象。触诊心尖冲动向左下移位并有快速冲击感。叩诊呈左室增大表现。听诊典型的杂音是高音调、吹风样、递减型舒张期杂音,最响区域取决于有无升主动脉扩张,多在胸骨右缘第二肋间最响。主动脉第二心音减弱至消失,有时可听到第三心音,提示有左心功能不全,若左心房代偿性收缩增强时可闻及第四心音。

2.辅助检查

(1) X 线检查:根据病情轻重及病程长短不一,表现不同程度的左室增大,升主动脉和主动脉结扩张,呈"主动脉型心脏"。透视下主动脉搏动明显增强。

(2) 心电图:重症者常伴有明显的左室肥大劳损征象,部分患者存在束支传导阻滞。

(3) 超声心动图:M 型超声提示主动脉根部内径增宽,主动脉瓣的开放幅度增大,速度增快;主动脉瓣关闭线可出现快速扑动现象。二维超声可见主动脉瓣叶增厚和对合不良,左室增大;二尖瓣前叶内陷,舒张期呈半月形改变。经食管超声可更为清楚的显示瓣叶的结构病变,以判定反流程度。

(4) 心导管检查:在决定施行手术治疗前进行心脏导管检查可以准确评估反流程度和左室功能状态,并且可以明确冠状动脉的情况。

(5) 放射性核素检查:核素血池显像显示左心室扩大,舒张末期容积增加。左心房也可扩大,可测定左心室收缩功能,用于手术后随访有一定的价值。

3.鉴别诊断 主动脉瓣舒张早期杂音于胸骨左缘明显时应与 Graham Steel 杂音鉴别,可通过呼、吸及超声心动图协助诊断,但肺动脉瓣关闭不全无周围血管征。

在与 Austin-Flint 杂音鉴别时,前者吸入亚硝酸异戊酯后杂音减弱,后者则增强。

4.并发症 感染性心内膜炎常见;可发生室性心律失常但心脏猝死少见。心力衰竭在急性者出现早,慢性者于晚期出现。

(二) 治疗原则

1.内科治疗

(1) 预防感染性心内膜炎、风湿热。

(2) 梅毒性主动脉炎应予 1 个疗程青霉素治疗。

(3) 舒张压>90mmHg 应予降压治疗。

(4) 轻中度关闭不全而无症状者应限制重体力活动;而重度关闭不全虽无症状亦加用 ACEI 类药物。

(5) 心绞痛:可用硝酸酯类药物。

(6) 积极纠正房颤等心律失常。2.外科治疗

(1) 无症状伴左心室功能正常的患者:通常这类患者左心室功能正常的具体标准是射血分数>0.50。对于这类患者的处理方式原则上不考虑手术,仅少数需要手术治疗。这主要取决于左心室扩大的情况。

(2) 无症状伴左心室功能障碍的患者:对于这类患者来说虽然无明显症状但是有明确手术指征,即在静息时射血分数为 0.25~0.49,建议在手术前连续 2 次测量或附加核素心室造影进行协助诊断。因此标准是决定无症状患者是否要手术的重要依据。一般这类患者大多伴有不同程度的左室扩张。

(3) 有症状伴有左心室功能正常的患者:原则上主动脉瓣关闭不全的患者出现症状就要手术。但是根据具体的情况处理原则也有细微的变化。

(4) 有症状左心室功能障碍的患者:这类患者应及早做主动脉瓣替换手术。NYHA 心功能 Ⅱ~Ⅲ级的有症状患者,特别是当症状和左心室功能障碍的征象是新近发作时或进行扩

血管利尿药和静脉正性肌力药短期加强治疗后,主动脉瓣替换有很强的指征。

3.预后 急性重度主动脉瓣关闭不全如不及时手术治疗,常死于左心室衰竭;慢性者无症状期长,症状出现后病情迅速恶化,心绞痛者5年内死亡50%,严重左心衰竭2年内死亡50%。

第四节 右心瓣膜疾病

一、概述

1.原发性和继发性右心瓣膜病 由肺动脉高压或原发性右室疾病导致的继发性瓣膜功能异常与原发性瓣膜异常之间的鉴别是评估三尖瓣或肺动脉瓣疾病中重要的第一步。三尖瓣和肺动脉瓣的原发性解剖结构异常通常是先天性的且在儿童时期就已确诊。成年人的右心瓣膜病通常是由肺动脉高压引起,而后者常由左侧心脏疾病所致。

2.诊断原则

(1) 瓣膜狭窄和反流:除了完整采集病史和体格检查外,超声心动图依然是诊断右心瓣膜病的最重要手段。超声心动图评估不但能确定瓣膜狭窄和反流的存在及严重程度,而且可以提供有关病因学方面的重要信息。病变的严重程度的判定,瓣膜狭窄可通过连续波多普勒获取平均压力阶差而定量,瓣膜反流可结合连续波多普勒与彩色血流多普勒测定结果进行量化。

病因学判断需要仔细评估瓣叶的形态、瓣环直径、瓣下装置和右心室大小与功能。应鉴别共存的左心瓣膜病或心腔内分流以及心腔内装置的存在,如起搏器或除颤器的电极;应仔细评估三尖瓣叶的移动。同时,瓣膜异常对右心室内径和功能的影响的评估也很重要。

右室流出道的二维成像可显示肺动脉瓣运动异常的特征、隆起、脱垂、部分或完全性瓣膜缺损。二维超声成像也用于评估肺动脉瓣疾病患者的右心室大小、收缩功能和右心室壁的厚度。当怀疑肺动脉瓣狭窄时,评估瓣下或瓣上狭窄梗阻非常重要。少见情况下,超声心动图不能明确诊断,需通过心导管确定梗阻的具体水平。

(2) 右心室大小和功能:右心室功能在肺动脉高压患者中具有预后价值。由于右心室腔具有复杂的三维结构,通过二维超声心动图精确测定右心室大小、容量和功能较为困难,可通过经食管成像四腔切面得到很好的评估。三维超声心动成像也可能提供较高质量评估。

心脏磁共振(cardiac magnetic resonance,CMR)是精确测定右心室大小和功能的方法。CMR成像测得的右心室大小可作为晚期收缩功能不全的预测因素。

(3) 肺动脉压力:肺动脉压评估是右心瓣膜病患者评估的重要组成部分。肺动脉压能通过超声下三尖瓣反流流速和下腔静脉形态评估;多数患者有不同程度的三尖瓣反流,可进行右心室压力评估。当无创性检查无法诊断或与其他临床数据不一致时,需要应用心导管术直接测量肺动脉压力。

二、三尖瓣狭窄

(一)病因

三尖瓣狭窄(tricuspid stenosis,TS)通常伴随三尖瓣关闭不全,最常见的病因是风湿热,这类患者常常有二尖瓣、主动脉瓣损害。其他少见病因包括类癌性心脏病、先天性畸形(如三尖瓣闭锁)、系统性红斑狼疮、心内膜炎、心房肿瘤、心内膜心肌纤维化、心内膜弹性纤维增生症等。感染性心内膜炎形成大的赘生物(常为真菌)也可导致三尖瓣狭窄。

(二) 病理

风湿性三尖瓣狭窄的病理与二尖瓣狭窄类似,由于纤维化或钙质沉着,可见瓣叶增厚、瓣缘粘连,腱索增粗缩短,导致瓣口变形或狭窄,狭窄显著时形成一隔膜样孔隙。病理解剖三尖瓣狭窄女性稍多见,可合并三尖瓣关闭不全和左心瓣膜损害,并伴随右心房明显扩大,心房壁增厚及其他瓣膜疾病相对应的心脏结构改变。单纯的三尖瓣狭窄少见,其右心室、左心房、左心室常无明显变化。

(三) 病理生理

正常的三尖瓣口面积为 6～8cm^2,瓣口的直径>4cm。当疾病导致三尖瓣叶增厚,纤维化及交界处粘连,使瓣口面积减少,舒张期右房流入右室的血流受阻,使右心房与右心室之间出现舒张期压力阶差(跨瓣压)。当运动或吸气使三尖瓣血流量增加时,跨瓣压增大;当呼气使三尖瓣血流减少时,此压力阶差可减小。当跨瓣压>5mmHg 时,右室充盈障碍,右心排血量减低,右房压力升高,进而体循环回流受阻,出现大循环静脉淤血症状,如颈静脉怒张、肝大和水肿。

(四) 临床表现

1.症状 三尖瓣狭窄的临床表现一般不典型,常被二尖瓣、主动脉瓣损害引起的症状所掩盖。其主要表现为心排血量降低引起疲乏,体循环淤血致腹胀,食欲缺乏,消瘦等。部分患者因颈静脉搏动强烈引起颈部不适感。伴有二尖瓣狭窄的患者,因右心室血流量减少,心肺症状较单纯性二尖瓣狭窄者为轻。

2.体征 三尖瓣狭窄全身体征以体循环淤血为主。头面部可见面颊轻度发绀、颈静脉怒张,甚至可观察到颈静脉搏动。腹部可及肝脏增大,质较硬,有触痛,有时可扪到收缩期前搏动。有腹腔积液者,腹部膨胀,叩及移动性浊音。心脏查体时,心浊音界向右侧扩大。三尖瓣听诊区胸骨左缘第 4 肋间可闻舒张期滚筒样杂音,有时可触及震颤。深吸气时,由于胸腔负压增加,右心房血流量增多,杂音明显加强。

3.实验室和其他检查

(1) X 线检查:右房明显扩大,下腔静脉和奇静脉扩张所造成的以右心为主的心脏扩大。肺血管影显著减少。

(2) 心电图:无特异性。右心房增大,不完全性右束支阻滞和心房颤动较为常见。

(3) 超声心动图:是评价三尖瓣结构和运动最有效的无创检查方式,对确诊三尖瓣狭窄有高度的敏感性和特异性。其表现为:二维超声心动图可见三尖瓣叶增厚,粘连,活动受限,舒张期呈圆拱形,瓣口直径减少;单纯性三尖瓣狭窄右心房明显增大,但右心室不大。彩色多普勒血流显像可直接显示三尖瓣口舒张期射出的血流束,射流距较短,血流较明亮或呈五彩镶嵌状。通过测定经三尖瓣口最大血流速度,可计算跨瓣压差。此外,超声心动图也能明确右房内血栓、三尖瓣脱垂、肿瘤侵犯致使三尖瓣环受压、赘生物等,有利于鉴别诊断。

(4) 侵入性检查:对于临床表现较复杂或难以用现有检查结果解释者,侵入性的血流动力学检查如右心导管术可以考虑。

4.诊断与鉴别诊断

(1) 诊断:三尖瓣狭窄由于其临床表现常被合并的左心瓣膜疾病的临床表现所掩盖,因此常被漏诊。典型心脏听诊表现和体循环淤血的症状和体征,而不伴肺淤血,要考虑三尖瓣病变。风心病二尖瓣狭窄者,如剑突处或胸骨左下缘有随吸气增强的舒张期隆隆样杂音,无明显右心室扩大和肺淤血,提示同时存在三尖瓣狭窄。超声心动图可以明确诊断。

(2) 鉴别诊断:三尖瓣狭窄的舒张期隆隆样杂音要与引起相似杂音的二尖瓣狭窄,房间隔缺损,右心房黏液瘤等相鉴别。值得注意的是,当右心房黏液瘤阻塞瓣孔时,亦可引起三尖瓣狭窄的临床表现,但病史短,病程进展迅速,超声心动图有独特的云雾状图像,可资鉴别。5.治疗

(1) 治疗目的及原则:轻至中度三尖瓣狭窄常常无明显症状,以积极治疗原发病,生活方式干预为主。对于重度及有明显体循环淤血、心排血量下降的三尖瓣狭窄,以利尿、扩血管改善症状,有条件应予手术治疗。

(2) 生活方式干预:主要包括减轻体重,减少钠盐摄入,戒烟限酒,增加运动等。

(3) 药物治疗:积极治疗原发系统性疾病,定期随访,预防感染性心内膜炎。有乏力、腹胀、水肿等体循环淤血症状者对症处理,给予扩血管、利尿、强心药物。房颤患者需控制心室率及抗凝治疗。

(4) 外科治疗:对于显著的三尖瓣狭窄,利尿剂虽可改善体循环淤血,却进一步降低了心排血量,因此药物治疗通常无效,强烈建议考虑外科手术。

三尖瓣狭窄病变主要累及后叶,多数瓣膜及瓣下结构病变较轻,瓣膜活动较好,因此推荐粘连和融合部位的切开及瓣环成形术。能成形的病例尽量避免换瓣,对于瓣膜无法成形或成形后效果不满意者行三尖瓣置换术,但其死亡率高,远期生存率低,需严格把握适应证。由于机械瓣易形成血栓且排异性较大,通常选择生物瓣。

(5) 经皮球囊三尖瓣成形术(percutaneous transcatheter tricuspid balloon valvuloplasty, PTTBV):属微创手术,国内外已有一定数量的报道,术后患者跨瓣压差降低,右心房压力降低,但有时会引起三尖瓣反流,且远期疗效不明。目前已被美国心脏病协会推荐为单纯严重三尖瓣狭窄的二线治疗(Ⅱb)。适于心功能Ⅱ、Ⅲ级,三尖瓣压力差>5mmHg,无风湿活动,无右心房内血栓患者。合并症严重、不适于外科手术的患者可在短到中期从中获益。

三、三尖瓣关闭不全

(一)病因

1.功能性三尖瓣关闭不全 继发于右心室扩张、瓣环扩大的功能性关闭不全,并无器质性三尖瓣损害,原发病常为引起右室收缩压增高或肺动脉高压的疾病,如风湿性二尖瓣病、先天性心脏病(肺动脉狭窄、艾森门格综合征)、累及右心室的下壁心肌梗死、风湿性或先天性心脏病肺动脉高压引起的心力衰竭晚期、缺血性心脏病等。伴有二尖瓣疾病的三尖瓣关闭不全(tricuspid regurgitation,TR)最为常见,据报道约1/3以上的二尖瓣狭窄患者存在中度功能性三尖瓣关闭不全。

风湿活动、心房颤动及肺动脉高压是功能性三尖瓣关闭不全(functional tricuspid regurgitation,FTR)形成的主要原因。反复的风湿活动可累及心肌,使心肌呈纤维化改变,右心室功

能不全加重;二尖瓣及双瓣疾病患者左房压力增高,逆向传导至肺静脉,当肺静脉压超过 20~25mmHg 时,肺小动脉痉挛,肺动脉压力增高。长期肺循环高压,可使肺血管发生不可逆的病理变化,进一步使右心室向近球形改变,引起三尖瓣扩张;心房颤动是 FTR 的独立危险因素,常合并二尖瓣疾病,房颤时心房机械活动紊乱,失去主动、规律的收缩和舒张,血液不能正常地充盈和排出,出现血流瘀滞,导致心房扩大,继而引起三尖瓣瓣环扩大。此外,右心室形态结构改变,左室功能不全也可促进 FTR 的形成。

2. 器质性三尖瓣关闭不全(organic tricuspid regurgitation,OTR) 较少见,其中又分为先天性疾病和后天性疾病。先天性如三尖瓣下移畸形(Ebstein 畸形)、三尖瓣脱垂、三尖瓣发育不良、心内膜垫缺损(三尖瓣裂) 等。后天性包括感染性心内膜炎、胸部外伤、右房黏液瘤、右室心肌梗死或心肌缺血致右室乳头肌功能不全等。后天性单纯的三尖瓣关闭不全可发生于类癌综合征,因类癌斑块常沉着于三尖瓣的心室面,并使瓣尖与右心室壁粘连,从而引起三尖瓣关闭不全,此类患者多同时有肺动脉瓣病变。三尖瓣关闭不全时常有右心明显扩大。

(二) 病理

三尖瓣关闭不全大部分是功能性三尖瓣关闭不全,源于右室和肺动脉高压引起右心室扩大,进而引起三尖瓣环扩张,三尖瓣瓣叶对合不良,而瓣膜本身无器质性病变。主要病变为瓣环不均匀扩张,各瓣叶受累程度不一,其中后瓣最大,前瓣较小,而隔瓣由于室间隔的限制扩张最小。同时,瓣环扩张常影响瓣叶交界,前后交界、前隔交界与后隔交界均有扩大。

(三) 病理生理

收缩期右室血液沿着关闭不全的瓣口反流入右心房,使右房压和周围静脉压升高,静脉血液回流障碍,引起肝淤血肿大、腹腔积液和腹胀。舒张期右室同时接受腔静脉回流的血液和反流入右房的血液,充盈过度,负荷增加,右心室代偿而肥厚,最后导致右心衰竭。

(四) 临床表现

1. 症状 症状与三尖瓣关闭不全的程度有关。轻度临床上常不易察觉。较严重者可有疲乏、腹胀、肝区胀痛、水肿等。可并发房颤和肺栓塞。

2. 体征 全身体征以体循环淤血为主。可见颈静脉怒张、搏动,肝脏增大,腹部膨胀,叩及移动性浊音及全身水肿。其中,颈静脉扩张伴收缩期搏动,吸气时增强较为典型,反流严重者颈静脉可及收缩期杂音和震颤,肝脏可及收缩期搏动。

心脏查体:右心室搏动呈高动力冲击感,胸骨左缘及心尖部收缩期可触及抬举样搏动;三尖瓣关闭不全的杂音为高调、吹风样的全收缩期杂音,在胸骨左下缘或剑突区最响,右心室显著扩大占据心尖区时,在心尖区最明显;反流严重时,胸骨左下缘可闻及第三心音,吸气时增强;三尖瓣脱垂患者有收缩期喀喇音。

(五) 实验室和其他检查

1. X 线检查 右心房和右心室肥大,心脏右缘凸出,同时伴有其他瓣膜病变继发的心脏改变。

2. 心电图检查 心房肥大,P 波高宽;可有右束支传导阻滞或右心室肥大。常有心房颤动。

3. 超声心动图 切面超声可探测三尖瓣环的大小,瓣膜的增厚情况以及右房右室的大小,有助于分辨功能性和器质性病变。三尖瓣关闭不全时,超声造影可见微泡往返于三尖瓣;多普勒能直接监测到右室至右房的异常信号,并可估计反流的程度。

4.心导管检查 在诊断不明或复杂病例的诊疗中有重要价值,可直接测定血流动力学指标。表现为右心房压力波形的V波突出,y降支变陡,在吸气时更为明显。右心房压力波形与右心室压力波形相似,仅振幅较小,称为右室化的右房压,是重度三尖瓣反流的表现。右室造影可显示三尖瓣反流及其程度。但由于心导管跨过三尖瓣,有潜在假阳性。

(六)诊断与鉴别诊断

典型者通过临床表现、体征以及辅助检查,一般不难做出诊断。应与二尖瓣关闭不全、低位室间隔缺损相鉴别。超声心动图、心导管检查可明确诊断。

(七)治疗

1.治疗目的及原则 轻至中度三尖瓣关闭不全,且瓣膜形态良好,通常无须特殊干预,以积极治疗原发病为主。对于重度及有右心衰竭、体循环淤血的患者,以利尿、扩血管改善症状,有条件应予手术治疗。目前外科干预时机及合适的技术仍有争议,总的原则是应尽早手术,避免不可逆的右室功能不全。如技术可行,保守手术优于瓣膜置换。

2.生活方式干预 主要包括减轻体重,减少钠盐摄入,低脂、高蛋白、富含维生素饮食,戒烟限酒,增加运动等。

3.药物治疗 有右心衰竭表现时给予利尿、强心药物;血管扩张药可减少反流量,有利于症状的改善。有房颤者需控制心室率。对于严重三尖瓣关闭不全患者,目前尚无证据证实各种药物治疗方式的有效性。

4.手术治疗 对于有症状的三尖瓣反流患者,三尖瓣外科手术是唯一证实有效的治疗。

(1) 手术适应证:对于有重度三尖瓣反流及以下情况的患者,建议行三尖瓣修复或置换手术:①出现心排血量下降的症状,包括乏力和劳力性呼吸困难,运动能力下降,或经药物治疗仍持续存在右心衰竭;②合并二尖瓣疾病或其他心脏疾病需手术干预者;③进行性右室扩张或功能不全。对于一些经选择的无症状患者,也建议行三尖瓣手术,如有创伤性三尖瓣连枷伴重度三尖瓣反流的患者,以及有中度以上三尖瓣反流同时需接受其他心脏外科手术的患者。

(2) 手术方式

1) 三尖瓣修复(荷包线性缝合瓣环成形术):在有与其他瓣膜疾病相关的瓣环扩张导致的三尖瓣功能性反流的患者,大多数实施这种手术。常与左心瓣膜置换术同时实施。合并严重肺动脉高压者为禁忌证。

2) 环缩瓣环成形术:单纯三尖瓣反流且仅有轻至中度肺动脉高压者,大多数实施这种手术。

3) 三尖瓣置换术:对于有症状的三尖瓣反流和肺动脉高压的患者或有三尖瓣异常而不愿接受修复的患者,可考虑三尖瓣置换。当存在三尖瓣环显著扩张时,应考虑三尖瓣置换。通常使用生物瓣膜,可避免长期抗凝需要。若患者已存在长期抗凝的适应证(如同时存在左心人工机械瓣或房颤),可考虑三尖瓣机械瓣置换。

四、肺动脉瓣狭窄

肺动脉瓣狭窄是指左、右心室之间无交通(即室间隔完整),但肺动脉瓣、瓣上或瓣下有狭窄,以先天性发育异常多见,约占先天性心脏病的 8%。

(一) 病因

95%的肺动脉瓣狭窄与先天性或遗传性疾病相关,80%为单独出现,也可伴有其他先天性心脏畸形,如房间隔缺损、室间隔缺损或法洛四联征。少见的病因有感染性心内膜炎、梅毒、类癌综合征和风湿热等,但是这些损害常常与其他瓣膜性疾病共同存在。

(二) 病理

按照病理改变的位置可将肺动脉瓣狭窄分为三型,分别是瓣膜型、瓣上型和瓣下型。瓣膜型最常见,表现为瓣叶交界粘连,瓣膜肥厚,瓣口狭窄。通常以肺动脉瓣三个叶交界粘连,使得开放受限瓣膜狭窄最为常见,偶可见二叶交界粘连甚至是无交界而仅在瓣膜中间一个小孔,重者瓣叶可融合成圆锥状。瓣下型为右心室流出道漏斗部肌肉肥厚造成梗阻,可呈环形或半环形,少数为膜性狭窄,膜性狭窄者往往有第三心室形成;瓣上型指肺动脉主干或主要分支有单发或多发性狭窄,此型少见。

各类肺动脉瓣狭窄其胚胎发育障碍原因不一。在胚胎发育第 6 周,动脉干开始分隔成为主动脉与肺动脉,在肺动脉腔内膜开始形成三个瓣膜的原始结节,并向腔内生长,继而吸收变薄形成三个肺动脉瓣,如瓣膜在成长过程中发生障碍,如孕妇发生宫内感染尤其是风疹病毒感染时三个瓣叶交界融合成为一个圆顶状突起的鱼嘴状口,即形成肺动脉瓣狭窄。而漏斗型狭窄则是心球的圆锥部被吸收成为右心室流出道(即漏斗部)时,流出道环状肌肉肥厚或肥大肌束横跨室壁与间隔间形成。另外胚胎发育过程中,第 6 对动脉弓发育成为左、右肺动脉,其远端与肺小动脉相连接,近端与肺动脉干相连,如发育障碍即形成动脉分支或肺动脉干狭窄。

(三) 病理生理

肺动脉瓣狭窄轻度者通常无明显血流动力学变化,当影响心功能时狭窄已达肺动脉瓣孔的 60%以上。此时右室排血受阻,右室压力升高,而肺动脉压力正常或低于正常。长时间右心负荷过重可导致右心室代偿性肥厚,最终导致右心扩大以致衰竭,并引起右房及静脉压增高,静脉回流受阻。当有卵圆孔未闭或房间隔缺损时,可产生心房水平的右向左分流,从而患者产生发绀。

(四) 临床表现

1.症状　与肺动脉狭窄程度密切相关。轻度肺动脉狭窄患者一般无症状,随着年龄的增大可逐渐显现劳动后气促、乏力等症状,其平均寿命与常人相近。严重狭窄者可较早出现疲乏无力,劳力性呼吸困难,剧烈运动后昏厥发作甚至猝死。如合并房间隔缺损、卵圆孔未闭等心房内分流,可伴周围性发绀。最终发展为右心衰竭时,可出现周围水肿、肝大等表现。

2.体征　典型体征为胸骨左缘第 2 肋可闻及响亮的收缩期喷射样杂音,传导广泛,可至颈部,整个心前区及背部,常伴有震颤,肺动脉瓣区第二心音减弱。漏斗部狭窄的患者,杂音与震颤部位一般在胸骨左缘第 3 或第 4 肋间处,强度较轻,肺动脉瓣区第二心音可能不减轻,有时甚至呈现分裂。重度肺动脉瓣口狭窄患者,因右心室肥厚可见胸骨左缘向前隆起,在心前区可扪及抬举样搏动,三尖瓣区因三尖瓣相对性关闭不全,在该处可听到吹风样收缩期杂音。伴有心房间隔缺损而心房内血流出现右向左分流时,患者的口唇及四肢指(趾)端可出现发绀、杵状指(趾)。晚期病例出现颈静脉怒张、肝脏增大和下肢水肿等右心衰竭的体征。

(五)实验室和其他检查

1.X线检查 轻度肺动脉瓣狭窄者可无异常表现,中、重度狭窄则显示心影轻度或中度扩大,以右室和右房肥大为主,心尖因右室肥大呈球形向上抬起;扩大的肺动脉段呈圆隆状向外突出,而漏斗部狭窄患者该段则呈平坦甚至凹陷,肺门血管阴影减少,肺野血管细小,尤以肺野外围1/3区域为甚,故肺野清晰。

2.心电图 心电图改变视狭窄程度而异。轻度狭窄者心电图在正常范围,中度狭窄以上则示电轴右偏、右心室肥大、劳损和T波倒置等改变,重度狭窄可出现心房肥大的高而尖的P波。

3.超声心动图 切面超声可见瓣叶开放受限制,瓣叶呈圆顶形突起,瓣口狭小,右心室壁增厚,右心房、右心室内径增大;可测量主肺动脉、左右肺动脉起始段的宽度。多普勒超声可计算出跨瓣压力阶差来评估瓣膜的狭窄程度。

4.右心导管和选择性右室造影检查 可确定狭窄的部位和类型,直接测定右心室和肺动脉的压力。如心室收缩压高于4.0kPa(30mmHg),且右室与肺动脉收缩压阶差超过10mmHg即提示可能存在肺动脉瓣狭窄,跨瓣压力阶差的大小可反映肺动脉瓣狭窄的程度。跨瓣压力阶差在36mmHg以下为轻度狭窄,肺动脉瓣孔为1.5~2.0cm;如压力阶差为36~64mmHg为中度狭窄,瓣孔为1.0~1.5cm;压力阶差在64mmHg以上为重度狭窄,估计瓣孔为0.5~1.0cm。

(六)诊断与鉴别诊断

典型的杂音,症状及体征,X线、超声心动图的表现不难确诊。应考虑与原发性肺动脉扩张,其他先天性心脏病如房、室间隔缺损,法洛四联征以及Ebstein畸形等鉴别。

1.原发性肺动脉扩张 原发性肺动脉扩张与轻度肺动脉瓣狭窄较难鉴别。前者可有早期喷射样收缩期杂音,但不如后者粗糙,且很少伴有震颤,心电图多正常。如有右心室肥厚则提示肺动脉瓣狭窄,超声心动图可鉴别诊断,右心导管术及心血管造影可明确诊断。

2.房间隔缺损 房间隔缺损患者胸骨左缘的收缩期杂音不如肺动脉瓣狭窄患者响亮及粗糙,且多不伴震颤,肺动脉瓣区第二心音固定分裂,但分裂不如肺动脉瓣狭窄患者明显,胸骨左缘常有舒张中期杂音。超声心动图可明确,必要时行右心导管及心血管造影检查。

3.室间隔缺损 室间隔缺损的患者胸骨左缘有非常响亮的全收缩期杂音伴震颤,没有收缩期喷射样杂音,X线提示左心房、左心室大,肺血增多,心电图显示双室增厚或仅左心室肥厚,超声心动图可明确诊断。

4.室间隔完整的肺动脉闭锁 对新生儿及婴儿需注意鉴别。二者都可有紫绀、心力衰竭和肺血减少。肺动脉闭锁者,右心室常发育不良,但无明显心脏扩大,心电图示左心室肥厚,超声心动图可初步鉴别。明确诊断需行心导管检查及心血管造影。

(七)治疗

1.治疗原则及目的 无症状的轻,中度肺动脉瓣狭窄患者无须特殊治疗,但应注意定期随访,观察是否有进行性瓣膜狭窄,心室肥厚的表现。还需预防感染性心内膜炎和风湿热的复发。出现右心衰竭的症状和体征时,可适当应用强心及利尿剂,但狭窄不解除时,药物治疗难以奏效。

2.介入治疗 对于重度单纯肺动脉瓣狭窄的患者,越早手术预后越好。经皮球囊肺动脉瓣膜成形术(percutaneous balloon Pulmonary valvuloplasty,PBPV)是较早应用的非手术介入性先天性心脏病的治疗措施,首例成功报告于1982年。国内于20世纪80年代后期开展,目前已积累较为成熟的经验,成为单纯肺动脉瓣狭窄的首选治疗方法。

1) 机制:球囊充盈时可产生高达3个大气压的压力,利用向球囊内加压对狭窄的瓣口产生张力而引起狭窄瓣膜撕裂,从而解除肺动脉瓣狭窄。有些交界融合处坚韧难以撕裂,或交界处无融合成为单叶瓣型畸形,则可能引起瓣叶中部或瓣尖撕裂,由此造成术后肺动脉瓣关闭不全,一般中度及其以下的肺动脉瓣关闭不全通常能很好耐受。

2) 适应证:①单纯肺动脉瓣狭窄,跨肺动脉压差≥40mmHg;②青少年和成人,跨肺动脉压差≥30mmHg,同时合并劳力性呼吸困难、心绞痛、昏厥或先兆昏厥等症状。

3) 禁忌证:①肺动脉瓣下漏斗部狭窄,肺动脉瓣狭窄伴瓣下狭窄,肺动脉瓣狭窄伴瓣上狭窄;②重度发育不良型肺动脉瓣狭窄;③肺动脉瓣狭窄伴需手术处理的三尖瓣重度反流;④其他全身性原因不宜行心导管介入治疗者,如血小板减少等。

4) 并发症:常见有血管并发症(血栓、股静脉闭塞、静脉撕裂和出血等)、心律失常、肺动脉瓣关闭不全、肺动脉损伤及反应性右室流出道的痉挛等。

5) 疗效及预后:PBPV即刻的良好效果已得到肯定,手术中通常采用跨肺动脉瓣压力阶差的下降、术后动脉血氧饱和度增加、术中见肺动脉瓣狭窄造成的球囊腰凹征消失这三个指标来判断手术是否成功。远期疗效的评价包括跨肺动脉瓣压力阶差(ΔP)的持续下降、右心室舒张功能改善、右心室容量缩小、临床表现的好转等。PBPV并发症及死亡率明显低于手术治疗,总死亡率<0.5%。

3.手术治疗 合并其他先天畸形、球囊扩张不成功或不宜行球囊扩张者,可考虑外科手术治疗,术中可同时纠正其他先天畸形。

五、肺动脉瓣关闭不全

(一) 病因

功能性肺动脉瓣关闭不全最常见继发于肺动脉高压所致的肺动脉干根部扩张,引起瓣环扩张,见于风湿性二尖瓣疾病、艾森门格综合征等。器质性肺动脉瓣关闭不全即肺动脉瓣原发性损害少见,可发生于特发性和马方综合征的肺动脉扩张、感染性心内膜炎、肺动脉瓣狭窄或法洛四联征术后、类癌综合征和风心病。

(二) 病理

功能性肺动脉瓣关闭不全是由于肺动脉高压、肺动脉根部扩张自然牵拉,使得瓣环继发性扩张,而瓣膜本身无损害。器质性肺动脉瓣关闭不全常常由于风湿、感染性心内膜炎导致的慢性纤维化、钙化,使得瓣叶卷缩、变硬,不能闭合。法洛四联征术后继发的肺动脉瓣关闭不全常因植入的跨瓣环补片钙化、退化的原因,逐渐丧失瓣叶功能,导致术后发生肺动脉瓣关闭不全。

(三)病理生理

肺动脉瓣关闭不全与主动脉瓣关闭不全相似。由于器质性或功能性损害,导致肺动脉瓣关闭不全,使得右室舒张时血液从肺动脉通过肺动脉瓣反流入右心室引起右心室容量负荷过度、右室肥厚,当右室功能失代偿时可引起右心衰竭。如无肺动脉高压,可多年无症状;如有肺动脉高压,则可加速右心衰竭。

(四)临床表现

1.症状 一般而言,肺动脉瓣关闭不全本身很少引起临床症状,仅偶然于听诊时发现。单纯性器质性肺动脉瓣关闭不全可多年无症状。功能性肺动脉瓣关闭不全的症状常由基本心脏疾病引起,其主要症状是肺动脉高压和先天畸形。如严重二尖瓣狭窄伴发重度功能性肺动脉瓣关闭不全,只表现为严重二尖瓣狭窄的呼吸困难、乏力。晚期发生右心衰竭时,则可有全身水肿、右上腹胀痛或不适等症状。

2.体征 肺动脉瓣关闭不全时,右心搏量常增加。在胸骨左缘第2肋间扪及肺动脉收缩期搏动,可伴震颤。右心室也可扪及高动力型搏动。听诊主要包括肺动脉高压和肺动脉瓣关闭不全本身产生的血流动力学改变。肺动脉高压听诊可闻及肺动脉瓣区收缩早期喀喇音,伴有喷射性收缩期杂音,有时可闻及肺动脉瓣区第二心音亢进和分裂(吸气时明显)。肺动脉瓣关闭不全本身的听诊改变有肺动脉瓣区舒张早期叹气样递减型杂音,向胸骨左缘第5肋间传导,卧位及吸气时增强。继发性的功能性肺动脉瓣关闭不全产生的肺动脉瓣区舒张早期叹气样杂音又称为 Graham-Steel 杂音。有时胸骨左缘第4肋间常有第三和第四心音,吸气时增强。需要注意的是,器质性瓣膜损害引起的肺动脉瓣关闭不全则不伴有肺动脉高压的表现。

(五)实验室和其他检查

1.X 线检查 肺动脉瓣关闭不全伴肺动脉高压时主要表现为右心室和肺动脉干扩大。

2.心电图 肺动脉高压者可出现右心室肥厚,电轴右偏,右束支传导阻滞等非特异性表现。

3.超声心动图 对确诊肺动脉瓣关闭不全极为敏感,有助于了解肺动脉瓣病变、有无肺动脉根部及瓣环扩张,还有助于明确心脏功能、是否有肺动脉高压以及心房、心室的扩大,鉴别功能性和器质性关闭不全。前者主要表现为肺动脉瓣环扩张,瓣膜本身无增厚、钙化、活动受限;后者肺动脉瓣膜病变明显。彩色多普勒血流显像可直接显示右心室流出道内的舒张期反流束,并半定量反流程度。

(六)诊断与鉴别诊断

1.诊断 根据听诊肺动脉瓣区舒张早期、吸气时增强的特异性杂音,结合患者病史、超声心动图等辅助检查可做出肺动脉瓣关闭不全的诊断。

2.鉴别诊断

(1) 主动脉瓣关闭不全:肺动脉瓣关闭不全的 Graham-Steel 杂音需与主动脉瓣关闭不全的舒张早期杂音相鉴别,后者杂音最响处位于胸骨左缘第3肋间,向心尖部传导,以坐位、前倾、呼气末明显,常伴有心尖区舒张期"隆隆"样杂音(称为 Austin-Flint 杂音)。主动脉瓣关闭不全常伴随的周围血管征也有助于鉴别,心脏彩超可明确诊断。

(2) 生理性反流:心脏彩超发现肺动脉瓣口反流时要与生理性反流鉴别。一般认为,生理性肺动脉瓣反流听诊无杂音,表现为反流减少,反流束呈细长条形,约10mm,最大流速为1.9m/s以下,不伴肺动脉扩张、右心室肥大。

(七) 治疗

1.治疗目的及原则 轻度肺动脉瓣关闭不全无须治疗,以积极治疗引起肺动脉高压的原发病为主。 发生右心衰竭时给予洋地黄类、血管扩张剂及利尿药物改善症状。 有指征时应尽早行手术治疗。

2.经皮肺动脉瓣置换术(percutaneous pulmonary valve implantation,PPVI) 第一例 PPVI 于2000年由法国 Philipp Bonhoeffer 教授完成,自2013年我国完成首例以来,因其创伤小、术后恢复时间短而受到青睐,并且已有多个临床研究证明 PPVI 的安全性及对血流动力学的改善。 目前 PPVI 已经被用于外科手术风险很高的严重肺动脉瓣关闭不全的治疗,包括复杂先心病多次外科术后遗留的肺动脉瓣严重关闭不全,以及合并多个器官功能不全的老年严重肺动脉瓣关闭不全患者。

1) 机制:国内各中心使用的均属自膨胀肺动脉瓣膜,通过递送系统,在导丝的引导下将整个装置送入体内主肺动脉或原带瓣血管处,撤除保护囊后,造影剂扩张内芯球囊并释放支架。

2) 适应证:①伴有右心室流出道狭窄的先心病外科矫治术后并发的中重度肺动脉瓣关闭不全;②患者有右心室流出道功能不全相关症状,包括运动耐量下降、右心衰竭;或者患者无症状但有以下任一情况:中度以上功能性三尖瓣反流,CMR 测得右心室舒张末期容积指数≥130mL/m^2,CMR 测得右心室射血分数<45%,QRS 波宽度≥160ms,持续性房性或室性心律失常;③解剖学上适合行 PPVI;④年龄≥10 岁或体重≥25kg。

3) 禁忌证:①肺动脉高压(平均压≥25mmHg);②严重肺动脉瓣关闭不全或分支狭窄;③解剖学评估不适合,包括血管入径无法送入瓣膜或右室流出道,肺动脉无法放置瓣膜,或术前检查提示瓣膜支架有压迫冠状动脉可能;④存在心导管的手术禁忌。

4) 并发症:包括冠状动脉压迫、肺动脉夹层、支架断裂或移位、三尖瓣损害、感染性心内膜炎等。

5) 疗效及预后:自2000年起,全球已开展超过 10 000 例 PPVI。 我国多个临床中心已证实其安全性高,成功率高,疗效好,但仍需较长时间、更大样本的评估。 此外,PPVI 也存在瓣膜使用寿命短、对患者要求较高的缺点。

3.外科治疗 外科肺动脉瓣置换术(pulmonary valve replacement,PVR) 的适应证与 PP-VI 类似,临床上最常见的适应证是法洛四联征等复杂先心病术后慢性肺动脉瓣反流导致进行性的右心衰竭表现。 人工瓣膜的选择应个体化,目前生物瓣应用更广,但机械瓣通过选择适合的患者并通过正规的抗凝治疗可能会带来更多的收益。

第七章 肾小球肾炎

第一节 急性肾小球肾炎

急性肾小球肾炎即急性感染后肾小球肾炎,简称急性肾炎,是一种常见的肾脏病。急性起病,以血尿、蛋白尿、高血压、水肿、少尿及肾功能损伤为常见临床表现,又称之为急性肾炎综合征。病理变化以肾小球毛细血管内皮细胞和系膜细胞增生性变化为主。本病可由多种病因引起,常出现于感染之后,目前仍以急性链球菌感染后肾小球肾炎(acute poststreptococ-cal glomerulonephritis,APSGN)最为常见。本病预后尚好,临床与病理完全恢复的可见于92%的儿童、60%的成人。此外,尚可见于其他细菌或病原微生物感染之后,这些感染后可出现急性肾炎综合征,少数可能出现急进性肾炎、肾病综合征等。本章着重描述最常见的急性链球菌感染后肾炎。

本病主要发生于儿童。成年人,特别是老年患者病情较重。随着对急性链球菌感染的早期诊断和控制,本病的患病率已明显下降。但在一些经济较落后的欠发达地区仍有较高患病率。据2005年英国伦敦的一个报告,本病在一些发展中国家占儿童住院急性肾衰竭患者的21%(4.6%~51.6%)。

本病属中医学"水肿"中的"风水""阳水"和"溺血"等范畴。"水肿"一词最早见于《素问·水热穴论》:"肺为喘呼,肾为水肿"。而《金匮要略·五脏风寒积聚病篇》中的"热在下焦则尿血",是急性肾炎血尿证候的记载。

一、病因病机

1.中医　急性肾炎系由于患者肾脏本虚,复感六淫之邪或疮毒等邪内侵,肺脾肾三脏功能失调,水液代谢失常,气机阻滞,水湿留滞肌肤,流注三焦而引发水肿、尿血、少尿等一系列表现。

(1) 六淫外袭:六淫之中以风为祸首,寒、湿、热邪多依附于风而侵袭人体,故有"风为百病之长"之说。《素问·金匮真言论》曰"北风生于冬,病在肾",风寒之邪,或风热,或风湿,或风湿热毒外袭,内舍于肺,导致肺失宣降,上不能宣散水精以泽皮毛,下不能通调水道转输膀胱,以致水液内停,风水相搏,风遏水泛而成水肿。《素问·水热论》云:"勇而劳甚则肾汗出,肾汗出逢于风,内不得入于脏腑,外不得越于皮肤,客于玄府,行于皮里,传为胕肿,本之于肾,名曰风水。"风邪侵袭,风遏水阻,故排尿而有泡沫(蛋白尿);《诸病源候论》说:"风邪入于少阴则尿血。"说明风邪入侵也是出现血尿的主要原因之一。

(2) 疮毒内陷:疮毒多为湿热毒邪,蕴积壅滞于皮肤肌肉。若疮毒之邪从皮毛内归于肺,则肺失宣降,水道不通,从肌肉内归于脾,则脾失健运,不能运化水湿,水湿不行,外溢于肌肤四肢,可发生肾炎水肿,诚如《济生方·水肿》云:"有少年血热生疮,变为肿满";若皮肤疮毒,循太阳膀胱经内入于肾,火热病邪,结于下焦,膀胱气化失司,故小便热涩不畅;热灼脉络,则为血尿。《金匮要略》云:"热在下焦,则尿血。"

(3) 肾元亏虚:本病的发生除了外邪侵袭、肺脾受损之外,更重要的是肾元亏虚。肾为先天之本,脾胃为后天之本。肾元亏虚可因先天不足而来,亦可因后天饮食失节、劳逸不当、调理失宜,先有脾胃虚弱,后有肾元不足,此即所谓后天不能充养先天所致。脾肾先虚,外邪侵袭,内外两因相合,水液不得正常代谢而停于体内,外溢肌肤则发为水肿。肾元亏虚,精微外泄,可见蛋白尿。《素问·水热论》云:"肾者,至阴也。至阴者,盛水也……肾何以能聚水而生病……曰:肾者胃之关也,关门不利,故聚水而从其类也。"《诸病源候论》说:"风水者……风气内入,还客于肾。""脾虚又不能制于水,故水散溢皮肤,又与风湿相搏,故云风水也。"

2.西医

(1) 病因:急性链球菌感染后肾小球肾炎(APSGN)多由感染诱发,以 A 组 β 溶血性链球菌最为常见,依据链球菌细胞壁 M 蛋白免疫性质的不同可将其分为若干型,其中 1 型、2 型、3 型、4 型、18 型、25 型、49 型、55 型、57 型和 60 型为致肾炎菌株。1 型、4 型是咽峡炎后 APSGN 的主要致病菌株,脓皮病后 APSGN 多见于 49 型,而 2 型、55 型和 57 型则与猩红热后 APSGN 有关。此外,β 溶血性链球菌 C 组和 G 组感染后偶可发生 APSGN。

关于致病链球菌抗原的研究众多,近年来的主要进展是两种主要的致病链球菌抗原成分的发现:肾炎相关链球菌纤溶酶受体和链球菌热原性外毒素 B。

肾炎相关链球菌纤溶酶受体(nephritis-associated plasmin receptor,NAPlr) 是一种具有三磷酸甘油脱氢酶活性的纤溶酶结合蛋白,作为可能的肾炎致病抗原备受关注。APSGN 患者的早期组织活检中可以检测到 NAPlr 沉积。有报道显示,92%的 APSGN 患者及 60%无并发症链球菌感染患者的恢复期血清中检测到 NAPlr 抗体。国外报道肾小球 NAPlr 阳性的 APSGN 患者中有显著肾小球纤溶酶活性,而阴性患者中未发现。肾小球纤溶酶和 NAPlr 在肾组织内的一致性分布证实了 NAPlr 的肾炎致病性与其纤溶酶结合活性相关。目前认为 NAPlr 被链激酶激活,与肾小球结合,捕获纤维蛋白溶酶,从而造成肾小球基膜损害。也有学者认为 NAPlr 通过激活补体途径,产生肾小球基膜局部炎症,促进内皮下免疫复合物沉积。

最近备受关注的另一个致病抗原是链球菌热原性外毒素 B(streptococcal pyrogenic exotoxin B,SpeB)。SpeB 是由化脓性链球菌分泌的阳离子外纤溶酶结合受体。其酶原前体 SpeB 是由肾炎致病链球菌所分泌。多个独立的研究均提示,在大多数 APSGN 患者恢复期血清中发现高 SpeB 抗体滴度,并且肾小球内也检测到 SpeB。SpeB 沉积于肾小球基膜上皮侧,而且存在于急性链球菌感染后肾小球肾炎特征性的驼峰,与免疫球蛋白和 C3 共定位,形成原位免疫复合物,证明高 SpeB 是急性链球菌感染后肾小球肾炎的主要致病抗原。

(2) 发病机制:目前 APSGN 的发病机制仍不十分清楚。这是由于人类是 A 组链球菌唯一的宿主和携带者,因此制备适当的动物模型较为困难。目前已有的研究结果认为可能的致病机制为:①抗原-抗体免疫复合物沉积于肾小球并激活补体,或者抗原直接种植于肾小球;②链球菌片段与肾脏结构之间的分子模拟机制;③正常的肾脏结构的改变引发的自身免疫反应;④链球菌相关的肾小球纤溶酶活性。

1) 免疫复合物的作用:APSGN 的基本发病机制是免疫复合物在肾小球的沉积,这种沉积类似于兔子急性血清病模型。①循环免疫复合物:67%的 APSGN 患者可通过 C1q 结合测定方法检测到血清循环免疫复合物水平。然而,循环免疫复合物在无并发症的 A 组链球菌感染患者中同样出现,并且循环免疫复合物水平与 APSGN 的临床表现并不相关。有专家发现 C3 的沉积要比 IgG 早,说明旁路途径激活了补体,或者是经典途径的非免疫性活化及凝集素途径。因此,免疫成分沉积的顺序不支持预先形成的免疫复合物在肾小球的沉积;②原位免疫复合物:链球菌热原性外毒素 B(SpeB) 与免疫球蛋白和 C3 共定位,形成原位免疫复合物,进而进一步致病。

2) 补体活化作用:①补体旁路途径激活在发病机制中发挥更为重要的作用。血清补体检查及肾小球免疫荧光沉积类型说明旁路途径的 C3 活化在 APSGN 中占优势。典型的免疫沉积为 IgG、C3、备解素和 C5。这些沉积均不包含经典途径的成分 C1q 和 C4。C5b-9(膜攻击复合物)及其调节蛋白(S 蛋白),代表着补体活化的最终产物,定位于 C3 的分布区域,说明补体是在原位活化而不是在循环中即沉积之前活化的;②一些患者可能存在经典途径的活化,其证据是起病后前 2 周内有一过性的血清 C1q、C2 和(或) C4 水平的下降和循环 C1-抑制因子-C1r-C1s 复合物或 C4d 片段的出现。这些发现说明了经典途径的活化,反映了急性期循环免疫复合物的形成,而有别于肾小球免疫沉积。

3) 细胞免疫与炎症:免疫复合物在肾小球沉积,可激活补体系统,趋化炎症细胞,尤其是中性粒细胞积聚,这些炎症细胞和病变的肾小球细胞可产生一系列炎症介质,如细胞因子、活性氧等,使肾小球内发生弥散性炎症反应,并可出现毛细血管内凝血。此外,$CD4^+$ 淋巴细胞和单核细胞亦可在肾小球和肾间质浸润,动物实验证实,单核细胞浸润与蛋白尿存在时间关系,且抗巨噬细胞血清和细胞毒药物环孢素治疗可消除蛋白尿,提示细胞免疫在 APSGN 发病机制中亦起关键作用。上述免疫反应还可启动一些非免疫因素,如激肽释放酶和前列腺素使肾小球毛细血管通透性增加、尿蛋白排泄增多等,也参与了 APSGN 的发病过程。

4) 纤溶酶的作用:因为链球菌的多种成分都具有将纤溶酶与肾小球结合的生物活性,故与纤溶酶结合可能是链球菌多种组分或产物引发 APSGN 的最后共同途径,随后引发补体活化、单核细胞趋化、肾小球基膜降解等最终致病。

5) 自身免疫机制:除链球菌本身成分直接参与发病外,自身免疫在 APSGN 的发病中可能也发挥一定作用,其依据是部分患者血清中可检出高滴度的类风湿因子及肾活检组织中有抗-IgG 抗体沉积。抗-IgG 抗体的产生可能是链球菌通过其神经氨酸酶的作用,使自身免疫球蛋白脱氨酸化,从而诱发自身免疫反应。

二、临床表现

本病临床表现轻重不一,80%患者表现为亚临床型,呈一过性镜下血尿,重者可呈少尿型急性肾衰竭表现。

1.潜伏期 大部分患者有前驱感染史(咽部或皮肤),轻者可无感染的临床表现,仅抗链球菌溶血素"O"滴度上升。肾炎的严重程度并不取决于前驱感染的严重程度。链球菌感染后 7～20 天开始出现临床症状,此时原发感染灶的临床表现大部分已消失。潜伏期亦可能较短,约 1/5 患者为 4～7 天。皮肤感染者潜伏期较长,一般为 14～21 天,但超过 3～4 周者极少见。

在链球菌感染过程中亦可有一过性轻度蛋白尿及镜下血尿。这是一般发热性疾病时的尿改变,与细菌的红斑毒素作用于肾小球基膜有关。

2.一般表现

(1) 血尿:常为起病的第一个症状,几乎全部患者均有血尿,其中肉眼血尿出现率约 40%,尿色呈均匀的棕色混浊或洗肉水样,但无血凝块,酸性尿中红细胞溶解破坏常使尿呈酱油样棕褐色,数天至 1~2 周即消失。严重血尿患者排尿时尿道有不适感及尿频,但无典型的尿路刺激症状。

(2) 蛋白尿:患者尿蛋白阳性(常规定性方法)。蛋白尿一般不重,在 0.5~3.5g/d,常为非选择性蛋白尿。仅约不到 20% 的患者尿蛋白在 3.5g/d 以上,多为成年患者,常常病程迁延和(或)预后不良。大部分患者尿蛋白数天至数周内阴转。

血尿可持续存在数月,大多于 1 年内痊愈。长期不愈的蛋白尿、血尿提示病变持续发展或发生了其他肾小球疾病。

(3) 水肿:亦常为起病早期症状,出现率为 70%~90%,60% 以上呈疾病的主要表现。轻者为早起眼睑水肿,呈所谓"肾炎面容",严重时可延及全身。凹陷性不明显,体重可较病前增加 5kg 以上。少于 20% 的患者出现肾病综合征。大部分患者于 2 周左右自行利尿、消肿。如水肿或肾病综合征持续发展,常提示预后不佳。

水肿主要是由于原发性肾性钠及水潴留。全身毛细血管病变引起毛细血管通透性增加、低蛋白血症及心力衰竭等因素均可加重水肿。

(4) 高血压:见于 80% 左右患者,老年人更多见。多为中等度的血压增高,也可见严重的高血压。舒张压上升者占 80% 以上,但很少患者超过 120mmHg(16kPa),常不伴高血压眼底改变。

高血压的原因也主要与水钠潴留、血容量扩张有关。高血压与水肿的程度常平行一致,并且随着利尿而恢复正常。血浆肾素水平一般不升高,醛固酮分泌正常或下降。如血压持续升高 2 周以上无下降趋势者,表明肾脏病变较严重。而且持续性高血压亦加重肾功能损害,应予及早治疗。

(5) 少尿:大部分患者起病时尿量<500mL/d。可由少尿引起氮质血症。2 周后尿量渐增,肾功能恢复。只有少数患者(不足 5%)由少尿发展成为无尿,提示可能呈新月体肾炎病变。

(6) 肾功能损伤:常有一过性氮质血症,血肌酐及尿素氮轻度升高,较严重者出现急性肾衰竭。经利尿数天之后,氮质血症即可恢复正常。少数患者虽经利尿后肾功能仍不能恢复,预后不佳。肾小球滤过功能一过性受损,而肾血流量正常,所以肾脏滤过分数相应下降,这是急性肾炎的典型改变。肾小管功能的受累较轻,肾小管的葡萄糖最大转运速率(maximal rate of transport of glucose, T_{m-G})和肾小管对氨基马尿酸(para-aminohippurate, PAH)最大排泌量(maximal tubular PAH excretory capacity, T_{m-PAH})轻度下降或正常,尿钠及尿钙下降,钠排泄分数<1%,肾衰竭指数<1,尿浓缩功能正常。

(7) 全身表现:患者常有疲乏、厌食、恶心、呕吐(与氮质血症不完全成比例)、嗜睡、头晕、视物模糊(与高血压程度及脑缺血、脑水肿有关)及腰部钝痛(因肾实质肿大,肾被膜紧张,牵扯感觉神经末梢所致)。仅偶有个例与风温热并存。

3.并发症

(1) 心力衰竭:程度不等的心力衰竭,见于半数以上有临床表现的急性肾炎患者,尤以成年及老年人为多见,可能原有一定程度的心脏病,如冠心病。有肺瘀血、肝瘀血等左、右心衰竭的典型表现,心脏扩大(主要是心腔扩张,而不是心肌肥厚),可有奔马律。发生原因主要是循环血容量急骤增加,而不是心肌病及高血压。因为:①病理解剖心肌病变很轻微,几乎没有心肌坏死及炎症细胞浸润等严重的组织学改变;②急性肾炎时血压一般不太高,正常心脏可以耐受这样的血压波动而不会出现心力衰竭。

(2) 脑病:儿童患者较多见,发生率为 5%~10%。表现为剧烈头痛、呕吐、嗜睡、神志不清、黑蒙,严重者有阵发性惊厥及昏迷,常常因此而掩盖了急性肾炎本身的表现。由于患者血压并不特别高,而且持续时间较短暂,因此眼底改变一般都不明显,仅有视网膜小动脉痉挛表现。严重时亦可出现视网膜出血、渗出、视盘水肿。急性肾炎时脑病的发生原理尚不完全清楚。虽然高血压与脑病常同时存在,但它在脑病发生中所起的作用尚不能肯定,可能与中枢神经小血管炎有关。

(3) 急性肾衰竭:由于重视限水、限盐及利尿措施,目前心力衰竭及脑病的发生率下降,救治成功率较高,因此急性肾炎的主要严重并发症为在 55 岁以上的患者中约 60%出现 GFR 下降,常伴高血钾;而儿童及青年中发生率较低。

三、临床诊断

(一)疾病诊断

1.诊断要点

(1) 多于溶血性链球菌感染(也可见于其他病原体感染)1~4周(一般 10~14 天)后发病,起病急。

(2) 呈急性肾炎综合征表现,即短期内出现尿异常、水肿及高血压,部分患者尚出现短暂氮质血症。尿异常包括少尿、血尿(为肾小球源性血尿,可出现肉眼血尿)、蛋白尿(少数患者可出现大量蛋白尿)、白细胞尿(尿微生物培养阴性)及管型尿(常见颗粒管型及红细胞管型)。

(3) 急性期血清补体 C_3 下降,并于 8 周恢复正常(部分非链球菌感染除外)。

(4) B 超检查双肾大小正常。

(5) 病理类型为毛细血管内增生性肾小球肾炎。

说明:符合上述(1)~(4)项基本可诊断为本病,有第(5)项可确诊为本病。

当临床诊断困难时,急性肾炎综合征患者需考虑进行肾活检以明确诊断、指导治疗。肾活检的指征为:①少尿 1 周以上或进行性尿量减少伴肾功能恶化者;②病程超过 2 个月而无好转趋势者;③急性肾炎综合征伴肾病综合征者。

2.辅助检查

(1) 尿液检查:几乎所有患者都有尿红细胞,主要为肾小球源性红细胞,有时可见红细胞管型,提示肾小球有出血渗出性炎症,是急性肾炎的重要特点。尿沉渣还常见肾小管上皮细胞、白细胞、但并非感染。偶见透明和颗粒管型。尿蛋白通常为+~+++,尿蛋白多属非选择性,大多数<3g/24h。尿常规一般在 4~8 周大致恢复正常。约半数成人患者、大部分儿童尿蛋白 4~6 个月后转阴;1 年后大部分成年人患者尿蛋白转阴。少数镜下尿红细胞可迁延 1~2 年。

(2) 血液化验:约半数患者有轻度正色素正细胞性贫血,血红蛋白可稍低,一般 100~120g/L,是因血容量扩大,血液稀释所致。因利尿消肿后血红蛋白迅速恢复正常。也可能与红细胞生成减少,红细胞存活期缩短有关。白细胞计数可正常或增高,此与原发感染灶是否继续存在有关。红细胞沉降率增快,一般在 30~60mm/h(魏氏法),2~3 个月内恢复正常。血浆蛋白可因血液稀释而轻度下降,在蛋白尿达肾病水平者,血白蛋白下降明显,并可伴一定程度的高脂血症。部分患者可有一过性氮质血症,血中尿素氮、肌酐增高。不限水量的患儿,可有一轻度稀释性低钠血症。此外病儿还可有高血钾及代谢性酸中毒。血液中纤维蛋白原、Ⅷ因子和纤溶酶活性增高,大分子的纤维蛋白复合物常在严重病例出现。Ⅷ因子(纤维蛋白稳定因子)下降,尿中药纤维蛋白降解产物(fibrin degradation product,FDP)增加,表明急性肾炎时肾脏中存在着小血管内凝血和纤溶作用。

(3) 血补体测定:除个别患者外,肾炎病程早期血总补体及 C^3 均明显下降,6~8周后恢复正常。C^3 测定对急性肾炎的鉴别诊断和非典型急性肾小球肾炎的诊断具有重要意义,是肾炎综合征病例不可缺少的检查项目。血补体下降程度与急性肾炎病情轻重无明显相关,但低补体血症持续8周以上,应怀疑膜增生性肾炎或其他系统性疾病如膜增生性肾炎、冷球蛋白血症或狼疮肾炎等。

(4) 病灶细菌培养及血清免疫学检查:急性肾炎发病后自咽部或皮肤感染灶培养出β溶血性链球菌的阳性率约30%,早期接受青霉素治疗者更不易检出。链球菌感染后可产生相应抗体,常借检测抗体证实前驱的链球菌感染。如抗链球菌溶血素O抗体(antistreptolysin O,ASO),其阳性率达50%~80%,通常于链球菌感染后2~3周出现(>1∶200),3~5周滴度达高峰,50%患者半年内恢复正常。判断其临床意义时应注意,其滴度升高表示近期有过链球菌感染,与急性肾炎的严重性无直接相关性;经有效抗生素治疗者其阳性率减低,皮肤感染灶患者阳性率也低。尚可检测抗链球菌脱氧核糖核酸酶B(anti-deoxyribonuclease B,AD-NaseB)及抗透明质酸酶(anti-hyaluronidase,anti-HAse),并应注意于2~3周后复查,如滴度升高,则更具诊断价值。

ADNaseB测定是当前最有协助诊断价值的指标之一,在脓皮病引起的急性肾小球肾炎中,ADNaseB阳性率高于ASO,且年龄越小阳性率越高,可达92%,此法目前国内未广泛开展。

(二) 中医证型诊断

1.风水泛滥型

(1) 临床表现:发病迅速,突然出现眼睑及面部水肿,继而延及四肢及全身皆肿。偏于风寒者,伴见恶寒无汗,肢节酸楚,咳嗽气喘,小便不利,舌质淡,苔薄白,脉浮紧;偏于风热者,兼有发热恶风,咳嗽咽痛,口干而痛,小便黄少,舌边尖微红,苔薄黄,脉浮数或滑数。

(2) 辨证要点:起病急,颜面及四肢或全身水肿,尿少,恶寒,无汗,肢节酸楚,舌质淡,苔薄白,脉浮紧,或发热恶风,咳嗽。苔薄黄,脉滑数。

2.湿毒浸淫型

(1) 临床表现:身发疮痍,甚者溃烂,恶风发热,眼睑水肿,迅发全身,尿少色赤。舌红,苔薄黄或黄腻,脉浮数或滑数。

(2) 辨证要点:身发疮痍,皮肤溃烂,尿少色赤。舌红苔黄,脉数。

3.水湿浸渍型

(1) 临床表现:肢体水肿,延及全身,按之没指,身重困倦,胸闷纳呆,泛恶。舌质淡,舌体胖大,苔白腻,脉沉缓。

(2) 辨证要点:身重困倦,胸闷纳呆,泛恶。舌质淡,舌体胖大,苔白腻,脉沉缓。

4.湿热内壅型

(1) 临床表现:全身水肿,尿少色黄,心烦急躁,口苦口黏,脘闷恶心,腹胀便秘,或大便黏滞不爽。舌红,苔黄腻,脉滑数。

(2) 辨证要点:尿黄,口苦口黏,腹胀便秘。舌红苔黄腻,脉滑数。

5.下焦热盛型

(1) 临床表现:尿血鲜红或呈洗肉水样,小便频数有灼热感,常无尿痛,心烦口渴,腰酸腿软,或伴水肿。舌红少苔,脉细数。

(2) 辨证要点:尿呈洗肉水样,小便频数,心烦口渴。舌红少苔,脉细数。6.阴虚湿热型

(1) 临床表现:身倦乏力,腰背酸胀,面红烦热,口干咽痛,小便色黄,镜下血尿,大便不畅。舌红,苔薄黄或少苔,脉细数。

(2) 辨证要点:腰酸乏力,面红烦热,口干咽痛。舌红,苔薄黄或少苔,脉细数。

(三)鉴别诊断

1.发热性蛋白尿 急性感染发热期蛋白尿时绝无水肿及高血压,热退后尿异常迅速消失。在菌血症或败血症时,细菌播散引起的肾小球感染病灶称之为"感染性肾小球肾炎"。感染控制后,尿异常迅速消失。

2.过敏性紫癜性肾炎或狼疮性肾炎 这两种病多有明显皮肤病损,同时多有关节酸痛或关节炎症状,前者束臂试验强阳性,后者血中狼疮细胞及抗双链 DNA 抗核抗体阳性。

3.慢性肾小球肾炎急性发作 有慢性肾炎病史,常在上呼吸道感染后 3～5 天内发作,潜伏期短,贫血,低白蛋白血症及高脂血症较明显,尿少而比重较低,肾功能持久性损害。

4.急进性肾炎 发病过程与本病很相似,但患者呈进行性少尿、无尿及急骤发展的肾衰竭,终至尿毒症。急性肾炎综合征 1 个月以上不见缓解时,需及时行肾活检以与本病鉴别。

四、中西医结合治疗

(一)中医治疗

1.辨证论治

(1) 发病期治疗

1) 风寒型:症见恶寒发热,恶风,汗出,全身酸痛,咳嗽气喘,小便不利,口淡不渴,舌苔薄白,脉浮紧。

治则:疏风散寒,宣肺行水。

方药:麻黄汤和五苓散加减。麻黄 5g,桂枝 3g,杏仁 10g,白术 12g,茯苓 30g,泽泻 15g,猪苓 15g,甘草 6g,生姜 3 片。

加减:若咳喘较甚,加葶苈子、白芥子降气平喘;若汗出恶风,卫阳虚者,可用防己黄芪汤加减。

2) 风热型:症见发热恶寒,咽喉红肿疼痛,咳嗽,咯黄痰,口干口渴多饮,尿短赤,舌红,脉浮滑数。

临床所见一般先出现眼睑水肿,继而四肢及全身皆肿,来势迅速。血尿较明显,尿蛋白量一般,尿常规可见颗粒管型或细胞管型。血常规检查白细胞计数可升高,血沉加快。

治则:疏风清热,宣肺行水。

方药:越婢加术汤加减。麻黄 9g,生姜 9g,白术 9g,大枣 9g,牛蒡子 9g,连翘 9g,菊花 9g,

石膏(先煎)18g,甘草5g,蝉蜕3g。

加减:若尿少色赤或见血尿,加白茅根、大小蓟清热利尿,凉血止血;若咳喘较甚,加杏仁、前胡降气止咳;若汗出恶风,卫阳虚者,可用防己黄芪汤加减;若尿频、尿急、尿痛,加生地、萹蓄、竹叶、瞿麦养阴清热,凉血利尿。

3) 热毒型:症见眼睑水肿,延及全身,一般肢体水肿较轻,小便不利,发热,口干苦不欲饮,舌红,苔薄黄或黄腻,脉滑数。多有皮肤湿疹疮疡,蛋白尿、血尿明显,可见管型。血常规检查示白细胞计数升高,分类中性增高,血沉加快。

治则:清热化湿,解毒利水。

方药:麻黄连翘赤小豆汤合五味消毒饮加减。金银花20g,野菊花15g,蒲公英15g,紫花地丁15g,紫背天葵15g,连翘12g,赤小豆12g,太子参12g,芦根12g,麻黄6g。

加减:若湿盛皮肤糜烂者,加苦参、土茯苓燥湿清热;若风盛皮肤瘙痒者,加白鲜皮、地肤子疏风止痒;若血热红肿甚者,加丹皮、赤芍清热凉血消肿;若大便不通,加大黄、芒硝通腑泄热;若水肿甚者,加茯苓皮、大腹皮利水消肿。

4) 脾虚型:症见全身水肿,按之没指,倦怠乏力,胃纳欠佳,小便短少,舌淡,苔白腻,脉沉缓。蛋白尿为主,红细胞或白细胞较少,血压正常。

治则:健脾化湿,解毒利水。

方药:五皮饮合胃苓汤加减。生姜皮9g,桑白皮9g,陈皮9g,大腹皮9g,茯苓皮9g,桂枝9g,黄芪15g,苍术15g,厚朴15g,泽泻15g,白术15g,猪苓15g,红花6g,甘草6g。

加减:若上半身肿甚,加麻黄、杏仁、葶苈子宣肺泄水;下半身肿甚,加川椒、防己散湿邪,利水消肿;心阳不振,水气凌心而致心悸不安,胸闷,形寒肢冷,肿势较重,舌暗苔白,脉结代,可用真武汤加丹参、枳壳等温阳利水;若浊毒内蕴,神倦欲睡,泛恶,小便极少,加附子、大黄、半夏解毒降浊。

5) 阴虚型:症见水肿较轻,尿赤,面色潮红或晦暗,体倦失眠,口干或有五心烦热,盗汗,舌红苔少或薄黄,脉细数或弦细。一般有慢性扁桃体炎病史;尿常规以血尿为主,有少量蛋白,血压升高。

治则:养阴清热,凉血解毒利水。

方药:知柏地黄汤加减。熟地黄12g,茯苓12g,山药12g,泽泻12g,太子参12g,丹参12g,白茅根12g,山茱萸9g,丹皮9g,黄柏9g,知母9g。

加减:若有乏力气虚,可加太子参、生黄芪;咽部充血,经常有咽痛加金银花。

(2) 恢复期治疗:此期已无明显临床症状,治疗重在巩固疗效,根据临床表现分为2型。

1) 脾气虚弱:症见舌淡,苔薄黄,脉弱或沉细,无明显临床症状,水肿不显,尿常规正常或仅有微量蛋白及红细胞。

治则:健脾益气。

方药:参苓白术散加味。党参15g,茯苓15g,白术15g,山药15g,薏苡仁15g,扁豆15g,甘草6g,砂仁6g,丹参10g,女贞子10g,墨旱莲10g,陈皮6g,黄芪20g。

加减:若下肢肿甚,加泽泻、车前子利尿消肿;若有中气下陷者,加重党参、黄芪的量,并加升麻以提中气;畏寒肢冷,加肉桂温补阳气;食欲缺乏,加焦三仙。

2) 湿热未尽,正气已虚:症见乏力,舌光红,苔白腻,尿常规常有红细胞或蛋白。

治则:益气养阴,清化湿热。

方药:生脉饮合四妙汤加味。薏苡仁 15g,党参 15g,麦冬 15g,五味子 9g,黄柏 12g,苍术 12g,牛膝 12g,白茅根 10g,半枝莲 10g,苦参 10g,白花蛇舌草 10g。

加减:若易外感,加玉屏风散,若咽痛,加百合、玄参、麦冬、桔梗等以宣肺。

2.中成药

(1) 肾炎清热片:适用于急性肾炎早期风热患者,每次 4~5 片,每天 3 次。

(2) 肾复康片:用于急性肾炎和慢性肾炎急性发作,每次 4~6 片,每天 3 次。

(3) 百令胶囊和金水宝:适用于急性肾炎有正虚征象者,每次 2 粒,每天 3 次。

(4) 六神丸:适用于急性肾炎有热象者,每次 5~10 粒,每天 3 次,口服。

(5) 肾宁散:适用于急性肾炎属阳水证有热象者,每次 20 粒,早、晚各一次,口服。

3.外治

(1) 穴位注射

选穴:肾俞、中极、涌泉、足三里等。

操作:20% 当归注射液,选肾俞、中药极、涌泉穴位,消毒后用四号半针头刺入 10~30mm,注入药液 0.1~0.3mL;或板蓝根注射液,选中极、足三里、涌泉穴,消毒后四号半针头刺入,轻轻提插,得气后注入药液 0.3~0.5mL,每天 1 次,随病情好转而减少穴位数目。

(2) 针刺疗法

选穴:肺俞、偏历、外关、合谷、三焦、阴陵泉。

操作:阳水时选肺俞、偏历、外关、合谷用泻法,三焦、阴陵泉用平补平泻,留针 15~20 分钟。水肿后期如水毒射肺凌心,出现喘促、发绀等证,可辨证选用内关、人中、十宣、太冲、中脘、气海、血海等穴位,除十宣放血外,余穴位用泻法。

(3) 推拿疗法

选穴:肾俞、京门、风池、三焦俞、阴陵泉等。

操作:患者取俯卧或仰卧位,用一指禅法、掌根或鱼际揉法,选合适的穴位进行推拿,每穴 2~5 分钟或用掌根揉法,在腰部肾区反复推拿 5~10 分钟,每天可推拿 1~2 次。

(4) 敷贴法

急性肾炎水肿时可用田螺 4 个,大蒜 5 个,车前子 10g,研成粉饼,做成饼状贴脐(可用纱布包覆,如刺激大时去之);或紫皮独头大蒜 1 枚去皮,蓖麻子 60~70 粒去壳,共捣糊(忌久放),分两份敷涌泉穴。

(5) 沐浴疗法

1) 鲜浮萍,药量不拘,煎洗,得汗为佳,忌受凉,用于急性肾炎初起以头面为主的水肿。

2) 麻黄、防风、紫苏、羌活、浮萍、生姜各 15g,煎汤遍身擦浴,用于无汗尿闭的风水泛滥。

(二)西医治疗

本病是一种自限性疾病。因此基本上是对症治疗,主要环节为预防和治疗水钠滞留,控制循环血容量,从而达到减轻症状,预防致死性并发症的目的,以及防止各种加重肾脏病变的因素,促进病肾组织学及功能的修复。

1.休息 急性起病后必须基本卧床休息,直至肉眼血尿消失,利尿消肿,血压恢复正常(大约 2 周)。当各种临床表现均已恢复,仅尿检未完全恢复时,可以适当活动,但应密切随诊,勿劳累,如病情恶化,则应继续卧床休息。

2.饮食 应给富有维生素的低盐饮食,蛋白质入量保持约 1g/(kg·d)。不加分析地控制蛋白质入量,对于肾单位的修复不利;过高的蛋白摄入则增加肾脏负担。有水肿及高血压者,应免盐或低盐(食盐 2.0~3.0g/d),直至利尿开始。水肿重且尿少者,应控制入水量(相当于尿量加不显性失水量)。出现肾功能不全、氮质血症者,应限制蛋白质入量,给予高质量蛋白质(含必需氨基酸的蛋白质,如牛奶、鸡蛋等),以达到既减轻肾脏排泄氮质的负担,又保证一定营养的目的。患者应同时限制钾入量。

3.对症治疗

(1) 利尿:经控制水、盐入量后,水肿仍明显者,应加用利尿药。常用噻嗪类利尿药,必要时可用髓袢利尿药,如呋塞米及布美他尼等。此二药于肾小球滤过功能严重受损、肌酐清除率<10mL/min 的情况下,仍可能有利尿作用。呋塞米用量有时需 400~1000mg/d,应注意大剂量呋塞米可能引起听力及肾脏的严重损害。渗透性利尿药增加血容量,加重心、脑并发症,不宜采用。

(2) 降压药物:一般情况下利尿后即可达到控制血压的目的,降压效果出现于利尿后 7~10 天后。必要时可用钙通道阻滞药(如硝苯地平 20~40mg/d)及肼屈嗪、哌唑嗪以增强扩张血管效果。

(3) 高钾血症的治疗:注意限制饮食中钾摄入量,应用排钾性利尿药均可防止高钾血症的发展。必要时可用透析治疗。

(4) 控制心力衰竭:主要措施为利尿、降压,必要时可应用酚妥拉明或硝普钠静脉滴注,以减轻心脏前后负荷。如限制钠盐摄入与利尿仍不能控制心力衰竭时,可应用血液滤过脱水治疗。洋地黄类药物对于急性肾炎合并心力衰竭效果不肯定(因为此时心肌收缩力并不下降),不作常规应用,仅于必要时试用。

4.感染灶治疗 在急性肾炎治疗中,对于已无感染灶时应用青霉素或大环内酯类等针对链球菌的抗生素至今尚无肯定意见。大部分学者观察到,在肾炎起病之后又无活动性感染时应用抗生素治疗,对于肾炎的病情及预后没有作用。

但是,在病灶细菌培养阳性时,应积极应用抗生素治疗,有预防病菌传播的作用。扁桃体切除术对急性肾炎的病程发展亦无肯定的效果。对于急性肾炎迁延 2 个月至半年以上,或病情常有反复,而且扁桃体病灶明显者,可以考虑做扁桃体摘除术。手术时机以肾炎病情稳定、无临床症状及体征、尿蛋白<(+)、尿沉渣红细胞<10 个/高倍视野,且扁桃体无急性炎症为宜。术前后应用青霉素两周。

5.透析治疗 本病于以下两种情况时应用透析治疗:①少尿性急性肾衰竭,特别呈高血钾时,如肾脏活检确诊本病,则以透析治疗维持生命,配合上述对症治疗,疾病仍可自愈;②严重水潴留,引起急性左心衰竭者。此时利尿效果不佳,对洋地黄类药物反应亦不佳,唯一有效措施为透析疗法超滤脱水,可使病情迅速缓解。尚有应用糖皮质激素,非甾体抗炎药。

(三) 中西医结合治疗

中医治疗本病有一定的优势,除非有较严重的并发症,一般均可通过常规服中药而获愈。中药主要是通过疏风宣肺、清热解毒、活血化瘀、利水消肿等法,达到祛邪扶正,调节脏腑失司,促进病肾早日修复的目的。在如下情况下可考虑用西药配合。

1. 水肿在用中药后效果不显,或出现心力衰竭征象。
2. 局部感染严重,病灶明显者,可早期足量用抗生素。
3. 出现严重并发症如左心衰竭、高血压脑病、急性肾衰竭等。

第二节 慢性肾小球肾炎

慢性肾小球肾炎简称慢性肾炎(chronic glomerulonephritis,CGN),是由多种原因引起的原发于肾小球的一组免疫性疾病,病理类型多样,预后不尽相同。临床特点为起病隐匿,可有一段时间的无症状期,但尿常规检查有不同程度的蛋白尿、红细胞及管型尿。病程长,呈缓慢性进展,多数患者有程度不等的腰酸、疲乏、水肿、高血压及肾功能损害。随着病情的进一步发展,少则 2~3 年,多则 20~30 年,健存肾单位越来越少,纤维组织不断增生,肾脏萎缩。其病顽固,反复发作,迁延不愈,最终导致肾衰竭,预后很差。

慢性肾炎是内科多发病之一,任何年龄可发病,但好发于青少年。1982 年全国 13 个省市自治区中 188697 人接受尿检普查,泌尿系统疾病的检出率是 2.25%,其中肾小球肾炎者占 21.63%,以 14~20 岁组最高。对 1398 例慢性肾脏病导致死亡病因分析,发现慢性肾炎占首位,为 64.10%,就肾脏病而言,慢性肾炎的发病率仅次于肾盂肾炎。

中医文献中虽无慢性肾炎这一名称,但可以找到类似慢性肾炎临床表现的一些病证。水肿是该病的主要临床症状,故慢性肾炎的大部分内容可归于"水肿"的范围。当水肿不明显,而以疲乏无力、腰痛、头晕、蛋白尿及血尿等为主要表现时,可归于"虚劳""腰痛""眩晕""尿血"等范围内。

一、病因病机

1. 中医 水不自动,赖气以功,水行则为气,气滞化为水,人体水气代谢是在肺的通调、肃降,脾的运化、转输,肾的温化、蒸动等生理功能协调下完成的。所以,慢性肾炎与肺、脾、肾三脏关系最大,同时与三焦、膀胱亦有关系。

(1) 病因

1) 外感:①劳汗当风。风湿外袭,邪客玄府,肺失开阖,通调失司,水溢肌肤,而成水肿(阳水)。肺合皮毛,功主宣化气机,通调水道,为水之上源,寒湿之邪外袭,则肺气失宣,皮毛开合失常,汗液不得外泄,而肺气不能肃降,水气下行受阻,泛于肌肤,产生水肿。应当知道,风湿之邪,虽先袭肺,阻碍水气的通调,但必与肾的虚实有关。《素问·水热穴论》指出:"勇而劳甚,则肾汗出,肾汗出,逢于风……传为跗肿,本之于肾。"②疮毒内攻。凡咽喉肿烂,身患疮痍,未知表解宣透,或误行洗浴、凉遏等,以致热毒不得外散,内陷入肾,小便不利,变为肿满,本型多起于青少年。热毒伤肾而成水气;③水湿浸渍。居处卑湿,涉水冒雨,冲犯雾露、衣着冷湿、汗出渍衣,以致水湿渗注经络,壅塞三焦,浸淫腑脏,脾受湿困,不能制水输布,水气独归于肾,肾失渗泄,水溢肌肤,产生水肿。水湿浸渍之证,也可能有内伤健运,脾气受困,内外相召为病。

以上都是外感引起的水肿,虽然病因不同偏伤各异,但肺、脾、肾功能的某一环失调,都势必导致三焦水道壅塞而成为水肿。

2) 内伤:①饮食失节。长期恣啖酒醴膏粱,或饥饿,或饮冷太过,以致脾失健运,湿热内蕴,津液不化,聚留为水,水邪渍肾,引起关门不利,产生水肿。《景岳全书·水肿》说:"大人小儿素无脾虚泄泻等证,而忽尔通身水肿,或小便不利者,多以饮食失节,或湿热所致。"②久病劳伤。李梴《医学入门·水肿》云:"阴水多因久病或产后,久病者盖谓久病喘、咳、疟、痢,或误服凉药以致肿者,危证也。"劳伤指饥饿、劳役、营养不良,脾胃元气损伤,土不制水或房劳色欲太过,真元暗损,命门火衰,不制阴寒,水邪泛滥,产生水肿。

(2) 病机

1) 三脏相干,以肾为主。《内经》说水肿病机"其本在肾,其末在肺"(《素问·水热穴论》),"诸湿肿满,皆属于脾"(《素问·至真要大论》),"三阴结,谓之水"(《素问·阴阳别论题》)。大意是认为与肺、脾、肾三脏功能失调有关,此说历代一脉相承,并有发挥。明代李中梓《医宗必读·水肿》说:"脾土主运行,肺金主气化,肾水主五液。凡五气所化之液悉归于肾,五脏所化之气悉属于肺,转输二脏,以制水生金者悉归于脾,故水肿不外此三经也。"可见水肿之病或可表现为荣卫运行不畅,三焦壅塞不利,膀胱气化不行,但它们都是脾、肺、肾三脏失调而后气滞为水之殃害所及。其病机在于三脏失调。

三脏中无论哪一环节失调,便可成肿。但就病情而论,所伤一脏者轻,二、三脏并失者重;新病伤肺为标,急,较易治;脾肾旧病为本,缓,较难治。

阳水之病,多由脾、肺二脏气结不行,输布失常,水气日蓄,浸灌表里,无所不到;阴水多由脾肾虚衰、输泄蒸化无权,水不化气、气滞为水。

2) 水肿以阳气损伤为主。《景岳全书·水肿》:"凡欲辨水气之异者,在欲辨阴阳耳,若病在气分(阳水),则阳证阴证皆有之;若病在水分(阴水)则多为阴证。盖水之与气,虽为同类,但阳旺则气化水,即为精;阳衰则气不化,而精即为水……此水肿之病,所以多属阳虚也。"所以从病机属性而论,阳水(水分)诸证,多伤外感风寒水湿之邪,肺失通调,脾因湿困,湿热壅结等,以气滞不行为主。阴水(气分)则多为阳用不敷,水浊内聚,盖脾阳不振则气失输布,肾阳不足则水失蒸化,所致气不化水之证,总以阳虚为多。所以,水肿病与饮证一样,病机以水为阴邪、伤害阳运为多见。

3) 阳水也可能转阴。阳水阴水亦可转化,阳水转阴为比较常见的转归。阳水表证,误治失治,或不守禁忌,病情发展,脾肾元气损耗,运作制水排泄功能日见低下,津液不能化为精气,反而凝为水浊,以致水肿久稽(阴水)。

4) 脾虚肾败,本虚标实。水肿证以精血皆化为水,多属虚败之证,而水精之所以不化,责归脾肾。《济生方·水肿》认为,分而言之,病因三脏相干,合而言之,总由"阴脏之害,而病本皆归于肾"。脾肾虚败,而精不化气,气不化水的结果,必然更加重水浊内淤。所以,水肿后期,多数转归成为脾肾虚弱,水精内败为淤浊,不能排泄,本虚标实之挟杂证候。

此外,脾肾虚败,则收摄蛰藏功能失职,也常见有水肿既退,而水精下泄,久之未摄固补虚,而成为慢性劳损之候的。

2.西医 大多数慢性肾炎的病因不清楚,尽管急性链球菌感染后肾炎迁延不愈,病程超过一年可转化为慢性肾炎,但大部分慢性肾炎并非由急性肾炎演变而来。其病理变化通常认为与免疫介导有关,体液免疫(循环免疫复合物和原位免疫复合物)在肾炎发病机制中作用已得到公认,细胞免疫在某些类型肾炎中重要作用也得到肯定。遗传和免疫遗传因素在人体对肾小球肾炎的易患性,疾病的严重性和治疗反应上的重要性,近年来已受到普遍关注。在慢性肾炎发病机制上存在免疫因素和非免疫因素两类。

(1) 免疫因素:①循环免疫复合物(circulating immune complex,CIC)沉积引起的肾小球肾炎,内外性抗原刺激机体产生抗体,在血液中形成免疫复合物,沉积于肾小球系膜区或内皮下,引起组织损伤;②原位免疫复合物(immune complex,IC)所指的肾小球肾炎,外源性种植抗原(抗体)或肾小球固有抗原与循环中相应抗原(抗体)结合在肾脏局部形成免疫复合物;③细胞免疫在肾小球肾炎发病中具有一定的作用。此外,在免疫机制基础上存在的炎症介质(如补体、白细胞介素、活性氧、多肽生长因子和细胞因子等)参与,亦可导致肾小球损伤。

(2) 非免疫因素:①肾小球内血流动力学改变:多种因素致肾小球预硬化。健存肾单位血流动力学改变,毛细血管内内压及肾小球滤过率过度增加,促进肾小球进一步硬化;②肾小球系膜基质合成增加:肾小球内压升高,可增加系膜细胞合成Ⅰ型、Ⅱ型、Ⅳ型胶原,层粘连蛋白增加,因此肾小球内压升高,可导致系膜细胞机制的改变,形成肾小球硬化;③肾内动脉硬化:慢性肾炎长期伴有高血压,它可影响肾小球毛细血管内静水压,导致肾小球高滤过,加速肾动脉硬化,而肾动脉硬化进一步引起肾脏缺血,进而加速肾脏损害;④脂质代谢异常:慢性肾炎患者常伴有脂类代谢异常,而现代研究表明脂类代谢异常是肾小球硬化的机制之一。

3.中西医结合 随着免疫学的发展,肾小球肾炎的发生与免疫反应的密切相关性日益受到人们的重视。在中西医结合领域,中医证型与免疫学指标相关性研究倍受关注。

(1) 与体液免疫指标的关系:毛良发现慢性肾炎患者 IgG、IgA 含量阳虚证明显低于阴虚证,IgM、C3 含量在阳虚证与阴虚证 2 组间无差异。刘宝厚对 130 例慢性肾炎患者血清 Ig 测定分析发现,肺脾气虚和脾肾阳虚患者 IgG、IgA 含量明显低下,IgM 值明显升高,与正常人相比有显著差异;肝肾阴虚证 IgM 值明显降低;IgM 值在三证之间均有明显差异,但阳虚与阴虚证之间差异更为显著。血清 C3 低下和尿 C3 阳性者以脾肾阳虚最多,肝肾阴虚次之,肺脾气虚最少,三证之间差异显著。

(2) 与细胞免疫指标的关系:吴正治等运用细胞化学方法及显微分光度技术,对慢性肾炎患者外周血淋巴细胞及单核细胞的 α-醋酸萘酯酶(acid α-naphthyl acetate esterase,ANAE)定性定量检测,结果表明肾虚证存在细胞免疫功能低下,且肾阳虚与肾阴虚各自特点主要表现在 T 细胞亚群的变化上,肾阳虚证辅助性 T 细胞降低,而肾阴虚突出表现为抑制性 T 细胞低下。肾阳虚者单核细胞 ANAE 活性显著低于肾阴虚,提示在整体上肾阳虚的细胞免疫状态、单核吞噬细胞的免疫活性均低于肾阴虚。据此可认为免疫调节的异常似可作为肾阳虚和肾阴虚的佐证。戴勇等对 40 例肾虚患者 NK 活性和 IL-2 活性及表达的研究指出肾虚者不管肾阳虚或肾阴虚,其外周血 NK 活性和 IL-2 及 IL-2R 活性均低于正常对照组,尤其以肾阳虚更为显著。并发现正常对照组 NK 活性与 IL-2 活性呈直线相关,而肾虚患者则无明显相关,表明免疫调节网络紊乱,此构成肾虚患者细胞免疫紊乱的特征。

(3) 与红细胞免疫及其他的关系:莫穗林等对慢性肾炎中医分型与外周血 C3β 受体活性相关性研究发现,E-C3b-R 下降顺序依次为肺肾气虚、气阴两虚、肝肾阴虚、脾肾阳虚,表明不同证其红细胞免疫功能状态不同。而欧阳永红等对 87 例慢性肾炎患者进行中医辨证,探讨慢性肾炎同病异型红细胞免疫的改变表明,RBC-C3b、RBC-ICR、IgG、IgM、C4 均降低,改变有自肾气虚、肾阳虚、肾阴虚逐渐加重的趋势,并认为气阴两虚是慢性肾炎的终末阶段。

刘慰祖等测定 200 例慢性肾炎患者补体旁路激活途径的活性($AP-H_{50}$),发现 42.5% $AP-H_{50}$ 低于正常,以湿热证低下明显,指出 $AP-H_{50}$ 可作为判断外邪和预后的参考指标。刘宏伟等测定了 81 例原发性肾小球疾病肾小球内补体成分 C3 和 C1q 的沉积情况,并探讨其与中医分型的关系,结果显示肾小球补体 C3 沉积阳性者与中医阴虚和气阴两虚密切相关,而与阳(气)虚关系不密切,同时肾小球内沉积的 C3 和 C1q 与中医之湿热密切相关,湿热组与非湿热组有非常显著的差异,从而提示 C3 和 C1q 在肾小球内沉积情况可作为湿热的一项客观指标。

二、临床表现

1.症状

(1) 水肿:大多数患者有不同程度的水肿,轻者仅表现在面部、眼部和组织松弛部,重则遍及全身,并可有胸腔积液、腹腔积液。

(2) 腰痛:轻者腰部酸软,重者腰痛,劳累后加重,部位以脊肋角为主。

(3) 尿的异常改变:是慢性肾炎患者必有的症状。尿量变化与水肿程度及肾功能状态有关,少尿、无尿致水钠潴留,临床上可出现水肿。尿蛋白含量不等,一般在 1~3g/d,亦可呈大量蛋白尿(>3.5g/d)。尿沉渣中常有颗粒管型和透明管型,伴有轻度至中度血尿,偶有肉眼血尿。

(4) 高血压:大多数患者迟早会出现高血压,可持续性升高,亦可呈间歇性,表现为头胀、头晕、头痛、失眠、记忆力减退。持续性血压增高不仅可加速肾功能恶化,还可使心肌受损。

(5) 肾功能不全:慢性肾炎的肾功能损害主要表现肾小球滤过率下降,肌酐清除率减低,但由于多数患者就诊时未降到正常值的 50% 以下,因此血清肌酐、尿素氮可在正常范围内,临床不出现氮质血症等肾功能不全的症状。继之,则出现肾小球功能不全,如尿浓缩功能减退。到慢性肾炎的后期,被毁损的肾单位增多,肾小球滤过率下降至正常值的 50% 以下,此时在应急状态下(如外伤、出血、感染、手术或药物损害等),肾脏负担加重,则可发生尿毒症症状。

(6) 贫血:慢性肾炎可有轻度到中度以上贫血,多数与肾内红细胞生成素减少有关,至终末期肾炎,则出现严重贫血。

此外,慢性肾炎的患者易有急性发作倾向,每在疾病相对稳定的情况下,由于呼吸道感染或其他突然的恶性刺激,在短期内(3~5天甚至1~2天)病情急骤恶化。这时患者出现大量蛋白尿,甚至肉眼血尿、管型尿增加,明显水肿和高血压,以及肾功能恶化。经适当的处理,病情可以缓解,基本上恢复到原来水平,但亦可能因此导致疾病进展,进入尿毒症阶段。

2.体征 患者可有贫血貌,唇甲苍白,眼睑及颜面甚至双下肢水肿,严重者可有胸腔积液、腹腔积液。

3.并发症 慢性肾炎患者抵抗力较低,容易发生呼吸道、泌尿道及皮肤等感染,发生感染后可无明显症状,治疗也较为困难,应予注意。

(1) 感染:长期蛋白尿导致蛋白质大量丢失、营养不良、免疫功能紊乱,易并发各种感染,如呼吸道、泌尿道及皮肤感染等。感染作为恶性刺激因素,常诱发慢性肾炎急性发作,使病情进行性加重。尽管目前已有多种抗生素可供选择,但若治疗不及时或不彻底,感染仍是导致慢性肾炎急性发作的主要原因,应予以高度重视。

(2) 肾性贫血:慢性肾炎晚期出现肾实质损害,可并发血液系统多种异常,如贫血、血小板功能异常、淋巴细胞功能异常和凝血机制障碍等。其中贫血是最为常见的并发症。贫血的主要原因有:①红细胞生成减少。肾功能不全导致肾脏分泌的红细胞生成素不足,骨髓生成红细胞减少;②红细胞破坏增多。肾衰竭时,尿毒症毒素在体内蓄积,红细胞代谢发生障碍而易于破坏发生溶血,导致贫血;③失血。大约25%的晚期肾衰竭患者可出现明显的出血,加重贫血。

(3) 高血压:慢性肾炎肾功能不全期,常出现严重的心血管并发症,如高血压、动脉粥样硬化、心肌病、心包炎以及肾功能不全等,其原因主要是慢性肾炎的肾衰竭期(chronic renal failure,CRF)本身发展过程代谢异常引起的。据统计高血压发病率达70%～80%,需要肾脏替代治疗的患者则几乎均有高血压,其中3/4患者用低盐饮食和透析即能控制高血压,另外1/4的患者用透析去除体内过剩的钠和水后,血压反而升高。此外,CRF患者高血压有其固有的特征,表现为夜间生理性血压下降趋势丧失,部分可为单纯性收缩期高血压。

三、临床诊断

(一)疾病诊断

1. 诊断要点 ①起病缓慢,病情迁延,临床表现可轻可重;②有水肿、高血压、蛋白尿、血尿及管型尿等表现中的一项或数项;③病程中可有肾炎急性发作,常因感染(如呼吸道感染)诱发,发作时可出现类似急性肾炎之表现。有些患者可自发缓解;④可有不同程度肾功能减退;⑤多次尿液检查尿常规显示尿蛋白微量到大量,伴或不伴有镜下血尿,尿蛋白定量>150mg/d。

2. 病理分型 慢性肾小球肾炎包含着多种病理类型,而各种病理类型的临床表现、治疗及预后均不尽相同,故明确为慢性肾小球肾炎后仍应通过肾活检进一步明确病理诊断。慢性肾炎根据大部分肾小球的主要病变,可分为下列几种类型:①系膜增生性肾小球肾炎;②局灶-节段性肾小球硬化;③膜性肾病;④膜增生性肾小球肾炎;⑤增生硬化性肾小球肾炎。3. 辅助检查

(1) 尿液检查:尿常规显示尿蛋白±～++++,或者25～500mg/dL,常伴有镜下血尿,红细胞管型,尿红细胞形态学检查提示畸形红细胞为主,尿蛋白定量大于150mg/d;尿渗透压降低,尿液 N-乙酰-β-葡萄糖苷酶(N-acetyl-β-glucosaminidase,NAG)、β_2微球蛋白水平上升。

(2) 血液检查:血常规早期变化不明显,肾功不全者可见正色素正细胞性贫血,血沉明显加快;血液生化检查可见血浆白蛋白降低,血胆固醇轻度增高,血清尿素氮和肌酐早期基本正常,随病情加重尿素氮、血肌酐逐步增高,血清补体C3正常。

(3) B超检查:早期双肾大小形态正常,随疾病进展,双肾缩小,肾脏回声增强,肾皮质变薄或肾内结构紊乱。

(4) 肾脏病理学检查:肾脏穿刺活检获得的肾组织进行病理学检查,根据其病理类型不同,可见相应的病理改变。

(二)证型诊断

1. 肺肾气虚型

(1) 临床表现:面浮肢肿,面色萎黄,少气乏力,易感冒,腰脊酸痛。舌淡苔白润,舌边有齿痕,脉细弱。

(2) 辨证要点:面浮肢肿,少气乏力,易感冒。舌淡,边有齿痕,苔白润,脉细弱。

2.脾肾阳虚型
(1) 临床表现:水肿明显,面色苍白,畏寒肢冷,腰脊酸痛或胫酸腿软,足跟痛,神疲,纳呆或便溏,性功能异常(遗精、阳痿、早泄)或月经失调。舌嫩淡胖,有齿印,脉沉细或沉迟无力。

(2) 辨证要点:水肿明显,畏寒肢冷,纳呆便溏。舌淡胖有齿印,脉沉迟无力。3.肝肾阴虚型

(1) 临床表现:目睛干涩或视物模糊,头晕耳鸣,五心烦热,口干咽燥,腰背酸痛或梦遗或月经不调。舌红少苔,脉弦细或细数。

(2) 辨证要点:头晕耳鸣,五心烦热,口干咽燥。舌红少苔,脉细数。4.气阴两虚型

(1) 临床表现:面色无华,少气乏力或易感冒,午后低热或手足心热,口干咽燥或长期咽痛,咽部暗红。舌质偏红,少苔,脉细或弱。

(2) 辨证要点:面色无华,易感冒,手足心热,咽干。舌红少苔,脉细。

(三) 鉴别诊断

1.慢性肾小球肾炎与急性肾小球肾炎鉴别 慢性肾小球肾炎急性发作时易与急性肾小球肾炎相混淆,但前者常可询及既往肾病病史,多于感染为诱因后的 1~2 天即出现临床症状,且多有较重的贫血及持续性高血压,故常伴有心脏及眼底改变,尿比重固定,尿中有时见宽大的肾衰竭管型,B 超检查有时可见肾脏体积缩小。而急性肾小球肾炎患者既往无肾病病史,常于链球菌感染后 1~3 周出现血尿、水肿、高血压,尿检查有肾小球性红细胞、红细胞管型,不同程度蛋白尿,血中补体 C3 一过性降低。

2.慢性肾炎与慢性肾盂肾炎鉴别 慢性肾盂肾炎患者常于晚期出现较大量的蛋白尿和高血压,有时与慢性肾小球肾炎很难鉴别。但慢性肾盂肾炎多见于女性患者,详细询问常有泌尿系统感染的病史。多次尿沉渣检查和尿细菌培养对有活动性感染的慢性肾盂肾炎有诊断价值。该类患者肾功能的损害多以肾小管损害为主,且发生早于氮质血症,其氮质血症和尿毒症较轻,同时进展缓慢。而慢性肾小球肾炎则与此相反,肾小球功能损害较明显,往往要到病程后期才出现肾小管功能不全。此外,慢性肾小球肾炎患者肾盂造影无异常发现,而慢性肾盂肾炎患者其静脉肾盂造影和放射性核素肾图及肾扫描会发现两侧肾脏损害不对称。

3.慢性肾小球肾炎高血压型与原发性高血压继发肾损害的鉴别 由于慢性肾小球肾炎常为隐匿性,可以不出现肾脏病的表现,或仅有轻度的尿检异常,突出表现为血压升高,而易被误诊为原发性高血压。此时必须详细询问病史、年龄、高血压与肾功能损害的时间顺序。慢性肾小球肾炎多发生在青壮年,高血压继发肾损害发生较晚。是高血压在先还是蛋白尿在先,对鉴别诊断起主要作用。在高血压继发肾损害者,无原发性肾脏病的证据,蛋白尿的量常较少,罕见有持续性血尿和红细胞管型,但小管间质损害较明显。肾穿刺活检常有助于二者的鉴别。

四、中西医结合治疗

(一) 中医治疗

1.辨证论治 慢性肾小球肾炎于临床往往可见正虚与邪实并存,多以正虚为本邪实为

标,临床辨证分型颇为不易,故多采用以正虚为主兼顾邪实的临床分型。根据 1986 年第 2 届全国中医肾病学术会议讨论修订的辨证分型方案,临床多采用本证及标证的辨证方法。

(1) 本证

1) 肺肾气虚证

主症:面浮肢肿,面色萎黄,少气无力,易感冒,腰脊痛,舌淡苔白润,边尖有齿印,脉细弱。

辨证:肺主肃降,通调水道,肾主水之气化,肺肾气虚则三焦水道失于通调,水之气化不利,水湿内停溢于肌肤而见面浮肢肿;肺肾之气无以上承,故见面色萎黄,肺主气,职司卫外,肾主纳气,肺肾气虚故少气乏力而易感冒;肾主骨,腰为肾府,肾气不足,故腰府失荣,不能主肾,故见腰脊酸软而疼痛。舌淡、苔白润,有齿痕以及脉细弱,皆为肺肾气虚而有水湿内停之象。

治则:补肺益肾。

方药:益气补肾汤加减。人参、白术、山萸肉各 10g,黄芪 15g,白术 10g,茯苓 20g,山萸肉 10g,炙甘草 6g,大枣 2 枚。

加减:兼有外感表证者,宜先解表,兼风寒者可用麻黄汤加减,兼风热者可用银翘散加减;若患者头面肿甚,咽干咽痛者,可用麻黄连翘赤小豆汤;若水气壅滞,遍及三焦,水肿甚,尿少,大便干结者,应通阳泻肺利水,可用己椒苈黄丸合五苓散加减,尿蛋白多者可加芡实、金樱子,尿中红细胞多多加旱莲草、白茅根、茜草。

方解:方中以人参、黄芪为主药,补益肺肾之气,抗御外邪侵袭,防止感冒发生;取山药、山萸肉平补肾气为辅,以助主药补肾之力;佐以白术,茯苓、大枣补益后天脾胃之气,以化生气血,培补肺肾之气,是取培土生金,补后天以养先天之意;使以炙甘草既可助主药以补肺肾之气,又可调和诸药。诸药合方,共奏补肺益肾之功,可使正气坚固,邪不侵袭,适用于慢性肾小球肾炎患者肺肾气虚,易受外感六淫之邪侵袭,而使水肿等证发作或加重者。

2) 脾肾阳虚证

主症:水肿明显,面色㿠白,畏寒肢冷,腰脊酸痛或腿软,足跟痛,神疲,纳呆或便溏,性功能失常(遗精、阳痿、早泄)或月经失调,舌嫩淡胖,有齿印,脉沉细或沉迟无力。

辨证:人体的水液代谢要靠肾阳的蒸腾气化,脾阳的运化敷布来完成,脾肾阳气虚弱。则水湿不运,气化失常,从而导致水湿停聚,流溢周身,故周身高度水肿;阳气不能温煦,故见畏寒肢冷,面色㿠白;肾主骨,腰为肾之府,脾为后天之本,气血生化之源,主肌肉四肢,脾肾阳虚则化源不足,腰失所养,四肢不充,故见神疲倦怠,腰脊酸痛或胫酸腿软,足跟疼痛;脾主运化,脾阳不足,运化乏力,故见纳食呆滞,大便溏薄;肾主生殖,肾阳不足,精失固摄,故见遗精,阳痿、早泄,女子月经不调等,舌脉之象均为脾肾阳虚不足所致。

治则:温补脾肾。

方药:附子理中丸加减。党参 15g,附子、白术各 10g,干姜、炙甘草各 6g。

加减:若肾阳虚甚,形寒肢冷,大便溏薄明显者,可加肉桂、补骨脂以助温补肾阳之力;水肿明显者,可用实脾饮合真武汤以温阳利水;伴有胸腔积液而咳逆上气不能平卧者,可加用葶苈大枣泻肺汤,泻肺行水,下气平喘;若伴腹腔积液者,可加用五皮饮以利其水,甚则可加黑白丑,甘遂以逐肠间水邪;若脾虚甚者,可加生黄芪以补气行水。

方解:本方为理中丸加附子而成,方中用党参甘温入脾,补中益气,强壮脾胃是为君药;

由虚致寒,寒者热之,干姜辛热,温中而扶助阳气,故以为臣;脾虚则生湿,故以甘苦温之白术为佐,燥湿健脾;三药一补一温一燥,配合甚当;再用炙甘草为使,补中扶正,调和诸药,共奏温中祛寒,补气健脾之功;更入附子大辛大热,温补肾阳,则成温补脾肾之方,用治慢性肾小球肾炎脾肾阳虚,水湿不得阳气难能气化者,可获治病求本之效。

3) 肝肾阴虚证

主症:目睛干涩或视物模糊,头晕耳鸣,五心烦热,口干咽燥,腰脊酸痛,梦遗或月经不调,舌红,少苔,脉弦细或细数。

辨证:肝开窍于目,肾开窍于耳,肝肾阴虚,耳目失养,肝阳上亢,上扰清官,故见目睛干涩或视物模糊,头晕耳鸣;肝肾阴虚,阴津不能上承,故见口干咽燥;阴虚则虚火内扰,故见五心烦热,肝肾阴虚,虚火内扰,精关不固,肾精外泄,腰府失养,故见腰脊酸痛,梦遗或月经不调。至于舌红,少苔,脉弦细或细数等,皆为肝肾阴虚,虚火内扰之象。

治则:滋养肝肾。

方药:杞菊地黄丸加减。熟地黄 24g,山萸肉、山药各 12g,泽泻、牡丹皮、白茯苓各 9g,枸杞子 20g,菊花 10g。

加减:肝阴虚甚者,可加当归、白芍以加强养肝阴之力;兼心阴虚者,可加柏子仁、炒枣仁、五味子以养心安神;兼肺阴虚者,可加天冬、麦冬、五味子以养肺滋阴;兼有肝阳上亢者,可加天麻、钩藤、僵蚕等以平肝潜阳;兼有下焦湿热者,可加知母、黄柏、石韦等以清热利湿;伴血尿者,可去熟地,加生地、大蓟、小蓟、白茅根以清热凉血止血;若大便干结者,可加生大黄以泻热通便。

方解:方中以熟地滋肾填精为主;辅以山萸肉养肝肾而涩精,山药补益脾阴而固精,三药合用,以达到并补三阴之功,这是补的一面。又配茯苓淡渗脾湿,以助山药之益脾,可收补后天以益先天之功;泽泻清泄肾火,并防熟地之滋腻;丹皮清泄肝火,并制山萸肉之温;三药共为佐使,这是泻的一面;各药合用,使之滋补而不留邪,降泄而不伤正,补中有泻,寓泻于补,相辅相成,是通补开合之方剂。更用枸杞子滋补肝肾,菊花清肝明目;合而成方,共奏滋养肝肾之功,适用慢性肾小球肾炎病久伤阴,肝肾之阴不足者。

4) 气阴两虚证

主症:面色无华,少气乏力或易患感冒,午后低热或手足心热,口干咽燥或长期咽痛、咽部暗红,舌质偏红,少苔,脉象细或弱。

辨证:患者久病耗气,阴血亦伤,气虚则无以充达周身抗御外邪,故见少气乏力而易患感冒;血虚则无以荣华其面,故见面色无华,阴虚不足,不能制阳,故生内热而见阴虚火旺之证,因其热来自阴分,故见午后低热而手足心热;肾之经脉喉咙夹舌而行,肾阴不足,肾之经脉失濡,故见口干咽燥或长期咽痛,咽部暗红等症;至于舌、脉、乃为气阴两虚营血不足,舌脉失养之象。

治则:益气养阴。

方药:参芪地黄汤加减。人参、山萸肉、丹皮各 10g,黄芪 30g,生地 24g,山药、泽泻、茯苓各 20g。

加减:若大便干者,可加玄参、柏子仁、生大黄等,以清热润肠通便;若口干咽燥、干咳少痰、小便短赤、大便于者,可改用人参固本丸加减;若咽痛日久,咽喉暗红者,可加沙参、麦冬、桃仁、赤芍等,以活血养阴;若兼见纳呆腹胀者,可加砂仁、木香等,以理气和胃;若兼心气虚者,可加麦冬、五味子等;以养心气;若肾气虚甚者,可加菟丝子、覆盆子等,以养肾气。

方解:本方即六味地黄汤加人参、黄芪而成,取六味地黄汤补益肝肾之阴,加人参、黄芪大补元气以培元固本,合而成方,共奏气阴双补之效。适用于慢性肾小球肾炎后期,水肿极轻或无水肿,表现出一派虚弱之象者。

(2) 标证

1) 兼外感证

主症:兼风寒者可见微恶风寒,或伴发热,骨节酸痛,舌质淡,苔薄白,脉浮紧等;夹风热者可见发热恶风,咳嗽,咽喉肿痛,口干而渴,小便短赤,舌边尖微红,苔薄黄,脉浮数等。

辨证:风寒之邪袭于太阳之表,卫阳被遏,经气不舒,正邪交争于肌表,故见发热而微恶寒,骨节酸痛、舌质淡、苔薄白、脉浮紧等,均为风寒袭表之象。风热之邪性属温邪,风热郁表则恶风发热;温邪上受,首先犯肺,肺气被扰,失于清肃,故见咳嗽;肺热伤津,肺之门户失润,热毒壅结咽喉,故有口干而渴,咽喉肿痛,热盛伤津损络,津液匮乏而肾络受伤,故见小便短少而赤;至于舌尖边红,苔薄黄,脉浮数等,皆属风热外袭,邪在肌表之征。

治则:宣肺解表。

方药:麻黄汤加减:麻黄、杏仁各 9g,桂枝 6g,炙甘草 3g。

加减:患者若为风热表证,可改用银翘散加减治疗;若头面部水肿甚者,可改用越婢加术汤以宣肺、利水、消肿。

方解:方中以麻黄发汗解表以散风寒,宣利肺气以通水道,为君药;辅以桂枝发汗解肌,温经散寒,既助麻黄发汗解表,又除肢体疼痛,杏仁宣畅肺气,助麻黄通利水道,为佐药;炙甘草调和诸药,为使药。四药配伍,共奏宣肺解表之效,可解在表之寒,开郁闭之肺气,使表邪得散,肺气宣通,自然邪去而气道通,诸证悉除。

2) 兼水湿证

主症:全身中度以上水肿或有胸腔积液、腹腔积液。

辨证:慢性肾小球肾炎水肿的发生主要与脾肾二脏有关,外感六淫伤肺可以使之加重;肾主水之气化,脾主运化水湿,肺主肃降通调水道,各种原因导致肺、脾、肾功能失调,均可使水道不通,水湿不运,气化不行,终致水湿内聚为患,溢于肌肤而为水肿,甚则流注胸腹而为胸腔积液、腹腔积液。

治则:利水消肿。

方药:五皮饮加减。生姜皮 6g,桑白皮 15g,陈皮 10g,大腹皮 15g,茯苓皮 30g。

加减:若腰以上肿甚兼风邪者,当加防风、羌活以散风除湿;腰以下肿甚为水湿下注者,当加防风、生薏苡仁以利水消肿;兼寒者,酌加制附子、干姜以温阳行水;兼热者,酌加川木通、滑石以利湿清热。

方解:方中以茯苓皮为君,利水渗湿,兼以健脾以助运化;以生姜皮辛散水饮,桑白皮肃降肺气,通调水道,共为臣药,可助主药以增利水之力;水湿阻滞,则气机不畅,故再加大腹皮、陈皮理气兼以除湿为佐使。五药相合,共奏利水消肿之效。

3) 兼湿热证

主症:皮肤疖肿,疮疡,咽喉肿痛,脘闷纳呆,口干不思饮,小便黄赤,灼热或涩痛不利,舌苔黄腻,脉濡数或滑数。

辨证:湿热之邪壅滞肌肤、咽喉,血腐肉败,经络阻滞,故见皮肤疖肿,疮疡,咽喉肿痛;湿热蕴积于中,脾胃气机受阻,运化失常,津不上承,故见脘闷纳呆,口干而不思饮;湿热之邪流注下焦膀胱,气化不利,肾络受伤,故见小便黄赤,灼热或涩痛,不利。湿热蕴积于内,外象于舌、脉,故见舌苔黄腻,脉濡数或滑数。

治则:清利三焦湿热。

方药:龙胆泻肝汤加减。 龙胆草(酒拌炒)、柴胡、甘草各 6g,泽泻 12g,车前子(炒)、川木通、生地黄(酒拌炒)、栀子(炒)、黄芩(酒炒)各 9g,当归尾 3g。

加减:方中川木通用治慢性肾小球肾炎时多用通草代之,以清利湿热而不伤肾功能;湿热蕴积上焦,见咯吐黄痰甚者,可用杏仁滑石汤加减;湿热中阻,以痞满腹胀为主者,可用黄连温胆汤加减;湿热蕴结下焦,以尿频、尿急、尿痛、尿灼热为主者,可用八正散加减;热毒较甚,咽喉肿痛明显者,可用银蒲玄麦甘桔汤加减。

方解:方中以龙胆草清泻肝胆实火,除下焦湿热,为君药;黄芩、栀子苦寒泻火,助龙胆草以清利湿热,共为臣药;泽泻、川木通、车前子协助君药清利湿热,使之从小便而出,湿热中阻,易伤阴血且能滞血,故用当归活血,生地养血益阴,柴胡疏畅气机,更以甘草调和诸药,共为佐使;各药合用,泻中有补,清中有养,既能清湿热,又能养阴血,湿热自清,则诸证可解。

4) 兼血瘀证

主症:面色黧黑或晦暗,腰痛固定或呈刺痛,肌肤甲错或肢体麻木,舌质紫暗或有瘀斑、瘀点,脉象细涩。

辨证:瘀血阻滞、血液运行不畅,面部及肢体皮肤不能得到血液的正常营养,故见面色黧黑或晦暗,肌肤甲错或肢体麻木;腰为肾府,瘀血阻滞于肾或腰部,气血运行受阻,不通则痛,故见腰痛固定或刺痛;至于舌、脉皆为瘀血之象。

治则:活血化瘀。

方药:血府逐瘀汤加减。 柴胡、当归、生地、牛膝各 10g,川芎、桔梗各 5g,赤芍、枳壳、桃仁、红花各 6g,甘草 3g。

加减:患者虚实皆重,可按正虚辨证中加入丹参、赤芍、泽兰、红花等活血化瘀之品;若兼气虚、阳虚者,可改用桂枝茯苓丸加味,以益气活血。

方解:本方是桃红四物汤合四逆散加味而成,方中当归、川芎、赤芍、桃仁、红花活血祛瘀;牛膝祛瘀血、通血脉且能引瘀血下行,为方中之主要组成部分;柴胡疏肝解郁,升达清阳,桔梗、枳壳开胸行气,使气则血行;生地凉血清热,配当归又能养血润燥,使祛瘀而不伤阴血,甘草调和诸药,为方中次要组成部分。本方不仅可行血分之瘀滞,又能解气分之郁结,活血而不耗血,祛瘀又能生新,合而用之,使瘀去气行,则瘀血兼证可除,适用于慢性肾小球肾炎兼有瘀血且阴虚血虚者,临床多与扶正之剂配合使用。

5) 兼湿浊证

主症:纳呆、恶心或呕吐,身重困倦或精神萎靡,舌淡红,苔白腻,脉濡。

辨证:久病水湿不化,酿生湿浊,湿浊中阻,困遏脾土,脾失健运,气血生化不足,不能充身,故见纳呆,身重困倦,精神萎靡;湿浊阻滞,气机逆乱,脾胃升降反常,胃气上逆,故恶心、呕吐。

治则:温阳泄浊。

方药:温脾汤加减。 大黄 10g,人参 6g,干姜 6g,附子 6g,甘草 3g。

加减:若恶心呕吐较甚者,可加姜半夏、陈皮、姜竹茹以和胃降逆;若血肌酐、尿素氮升高明显者,可配合生大黄、蒲公英、六月雪、煅牡蛎等保留灌肠,也可于方中加六月雪等以泄温降浊。

方解:方中附子温壮脾阳以散寒凝,大黄荡涤泻下而祛湿浊,共为主药,以温阳泄浊;干姜、人参、甘草,共为辅佐,以助附子温补阳气;甘草并能调和诸药,又为使药。诸药合用,共奏温补阳气,化湿泄浊之剂,尤其适用于慢性肾小球肾小球肾炎后期有湿浊之证者,可与扶正之剂配合使用。

2.中成药

(1) 黄葵胶囊:清热利湿。适用于脾肾气虚兼湿热者,每次5粒,每天3次。

(2) 火把花根片:清热利湿,适用于脾肾气虚兼湿热者,每次4~6片,每天3次。

(3) 百令胶囊:滋补肝肾,适用于肝肾阴虚、气阴两虚,每次5粒,每天3次,口服。

(4) 肾炎五味片:清热利湿,适用于各型兼湿热者,每次4片,每天3次,口服。

(5) 雷公藤多苷片:清热利湿,适用于各型兼湿热者,20mg,每天3次,口服。

(6) 正清风痛宁缓释片:祛风湿止痛,适用于各型兼湿热者,每次2片,每天3次,口服。

3.古今效验方

(1) 六味地黄丸(钱乙):熟地黄15g,山茱萸10g,山药20g,茯苓15g,泽泻15g。水煎服。肝肾阴虚型慢性肾炎者。

(2) 消蛋白汤(吴九如等):由黄芪、丹参、络石藤、覆盆子、土茯苓、蝉蜕、白僵蚕、金荞麦、木蝴蝶。水煎服。慢性肾炎者。

(3) 脾肾双补方(王亿平):生黄芪、薏苡仁各30g,白术、山药、续断、芡实、金樱子、生地黄、丹参、川芎各10g。水煎服。脾肾气虚夹血瘀型慢性肾炎者。

4.外治法

(1) 穴位注射

选穴:双侧足三里、肾俞、血海或三阴交,各穴位交替使用。

药物常选用以下几种:当归注射液2~4mL穴位注射,每天1次,10天为1个疗程;丹参注射液2~4mL穴位注射,每天1次,10天为1个疗程。黄芪注射液2~4mL穴位注射,每天1次,10天为1个疗程。

(2) 穴位敷贴

选穴:双侧肾俞。

方药:益肾膏(协定处方)。生附子15g、淫羊藿15g、血竭10g共研为细末,醋调成糊状,外敷。

(3) 中药药浴治疗:生麻黄30g、桂枝30g、细辛30g。煎水洗浴,每天1~2次,每次15~30分钟,10天为1个疗程,可连续2个疗程。

(二)西医治疗

1.一般治疗 患者无明显水肿,高血压、血尿和蛋白尿不严重,无肾功能不全表现,可以自理生活,甚至可以从事轻微劳动,但要防止呼吸道感染,切忌劳累,勿使用对肾脏有毒性作用的药物。有明显高血压、水肿者或短期内有肾功能减退者,应卧床休息,并限制食盐的摄入量至2~3g。对尿中丢失蛋白质较多,肾功能尚可者,宜补充生物效价高的动物蛋白,如鸡蛋、牛奶、鱼类和瘦肉等,已有肾功能减退者(内生肌酐清除率在30mL/min左右),应适量限制蛋白质在30g左右,必要时加口服适量必需氨基酸。

2.对症治疗

(1) 利尿:有水肿的慢性肾炎患者,常应用利尿药物以减轻症状,常用的利尿药有噻嗪类利尿药(如双氢克尿噻),亦可与保钾利尿药螺内酯或氨苯蝶啶合用。水肿重者,可用强利尿药如呋塞米等。如水肿严重,血浆白蛋白明显下降<15g/L者,可给以血浆、血浆白蛋白等以提高血浆胶体渗透压后加用利尿药以加强利尿效果。

1) 双氢克尿噻:每次25mg,每天3次。

2) 呋塞米:每次20mg,每天3次,水肿严重者可静脉给药。

3) 螺内酯:每次20mg,每天3次。

4) 氨苯蝶啶:每次50mg,每天3次。

(2) 积极控制高血压:有高血压的慢性肾炎患者,往往病情恶化较快。所以控制血压对这些患者是非常重要的治疗措施。但降压不宜过快或过低,以防肾血流量迅速减少,加重了肾功能损害。常用的降压药物可以联合使用。

1) 血管紧张素转换酶抑制剂(ACEI):近年来通过大量动物试验和肾炎患者有对照的临床观察已证实,该药物除有肯定的降压疗效外,还可降低肾小球内压,有肯定的延缓肾功能恶化、降低尿蛋白(20%~40%)和减轻肾小球硬化的作用。临床上常用的ACEI有甲巯丙脯氨酸,一般剂量为每次25~50mg,每天1次;不含巯基的依那普利,其作用时间长,常用剂量用每次5~10mg,每天1次。ACEI降低球内压,保护或稳定肾功能的主要机制为:①扩张肾小球动脉,因出球小动脉扩张较入球小动脉扩张更为显著,故而降低球内压,减轻肾小球高血流动力学。双盲法的研究报道,服用依那普利组和服用安慰剂的对照组慢性肾功能不全患者,接受2年治疗,明显显示依那普利能延缓肾功能恶化和减少尿蛋白;②血管紧张素Ⅱ(AngⅡ)刺激近端肾小管铵的产生,而ACEI降低AngⅡ水平和(或)升高血钾而降低铵的产生,有利于减轻肾脏肥大和避免过多铵产生后通过旁路径激活补体而诱发肾小管间质病变。

2) 血管紧张素Ⅱ受体(AT1型)阻滞剂:可以阻断内源性及外源性的血管紧张素Ⅱ所产生的各种药理作用,包括促使血管收缩和醛固酮释放等。本品可选择性作用于AT1,不影响其他激素受体或心血管中重要的离子通道的功能,并不抑制降解缓激肽的血管紧张素转换酶(激肽酶Ⅱ),不影响血管紧张素Ⅱ及缓缴肽的代谢过程。临床应用氯沙坦钾50~100mg,每天1次,治疗4周后,结果查明,该药对肾脏病患者的高血压有显著的降压作用(收缩压和舒张压均下降,$P<0.05$),其机制是氯沙坦钾高选择性作用于血管紧张素Ⅱ(AngⅡ)受体(AT2型),对全身血管有扩张作用和抗醛固酮分泌,从而发生降压作用。研究结果还显示氯沙坦钾对肾脏病的尿蛋白有降低作用,治疗前后有显著性差异($P<0.05$),其作用机制是氯沙坦钾抑制AT2,可使肾小球出球小动脉松弛,降低肾小球毛细血管压力,减低蛋白尿而延缓肾脏病进展。研究还显示氯沙坦钾具有一定的降血尿酸作用,该药能抑制近曲小管对尿酸的重吸收,致血尿酸水平下降。

3) 钙通道阻滞剂:不少的临床研究证实钙通道阻滞剂,如硝苯地平(每次5~15mg,每天3次)等治疗高血压和延缓肾功能恶化有较为肯定的疗效。研究认为钙通道阻滞剂尽管有轻微的扩张入球小动脉作用,但因它明显降低全身血压的作用,使未受累或仅部分受累的肾小球高血流动力学状况得到改善,高代谢状况得到改善,此外,钙通道阻滞剂减少氧消耗,抗血小板聚集,通过细胞膜效应减少钙离子在间质沉积和减少细胞膜过度氧化,从而达到减轻肾脏损伤及稳定肾功能作用,临床报道短期(4 周)或长时间(1~2 年)用钙通道阻滞剂治疗慢性肾功能不全的肾炎患者,并未发现任何肾小球损伤作用,却清楚证明它与血管紧张素转换酶抑制剂有十分类似的延缓肾功能恶化的疗效。与血管紧张素转换酶抑制剂不同处为它一般无降尿蛋白作用。应该指出部分学者认为钙通道阻滞剂对肾功能的影响仍有必要作更长期的观察。

4) β-受体阻滞药:如美托洛尔(50mg/d)、阿替洛尔(50mg/d)对肾素依赖性高血压有较好的疗效。β-受体阻滞药有减少肾素作用,该药虽降低心排血量,但不影响肾血流量,故也用于治疗肾实质性高血压。应该注意,某些β-受体阻滞药,如阿替洛尔和奈羟心安,脂溶性低,自肾脏排泄,故肾功能不全时应注意调整剂量和延长用药时间。

(3) 激素和细胞毒药物:国内外对慢性肾炎是否应用激素和(或)细胞毒药物尚无统一看法,一般不主张应用。认为如患者肾功能正常或仅轻度受损,肾脏体积正常,尿蛋白≥2.0g/24h,病理类型为轻度系膜增生性肾炎,轻微病变等病变较轻者,如无禁忌证可试用激素和细胞毒药物,无效者逐步撤去。

1) 糖皮质激素:微小病变和轻度系膜增生性肾炎患者对糖皮质激素的治疗反应比小儿要差,一般疗程为 6~20 周,有效率在 80% 左右。目前多应用泼尼松或泼尼松龙。后者较前者昂贵几倍,而且在肝功能正常者,前者都变成后者而起作用,所以一般用前者即可。用量用法很不一致,有的分次服用,有的一次服用,有的隔天顿服。国内常用法为开始剂量 40~60mg/d,分 3~4 次或清晨 1 次顿服,维持 8~12 周。有效者(在用药后 1 周左右出现利尿,2 周左右尿蛋白明显减少,甚至消失)逐渐减药,每 2~3 周减少原用药量的 5%~10%。减至每天 10~15mg 时,可以改为隔天顿服(即将 2 天总量隔天晨 1 顿服用),继续减量至最小有效量,维持 6~12 个月。本药治疗成功的关键在于开始用量要足够,大剂量诱导用药时间要充分,有效者减药速度要慢。此类疾病治疗中的主要难点是复发率高,按上述经典疗法随访 36 个月,复发率高达 31%,而且有报告完全缓解出现快者复发也早,而 6 个月内复发者就会有反复发作的可能。为此,建议应缓慢撤药,延长疗程可减少复发。有报告 40 岁以上患者足量用药需持续 16~20 周才能取得缓解。

2) 细胞毒类免疫抑制剂:此类药物单独用于治疗慢性肾炎疗效逊于糖皮质激素。但对于"激素依赖型"和"激素抵抗型"者与糖皮激素联合治疗,对有辅助作用,常用药物:环磷酰胺,每天 100~150mg,分 2~3 次口服。或 200mg 每天或隔天静脉注射 1 次。总量为 6~8g。超过此总量并不能提高疗效,但明显增加不良反应。环孢素 A,首始剂量为每天 3~5mg/(kg·d),然后调整剂量达到该药血中谷浓度在 100~200ng/L,一般疗程为 3~6 个月,长期使用有肝肾毒性。

3.对氮质血症处理

(1) 休息:短期内出现氮质血症或第一次出现,或在近期有进行性升高者,均应卧床休息、限制过多活动。

(2) 饮食与营养:对无明显水肿和高血压者不必限制水分和钠盐摄入,适当增加水分以增加尿量十分重要。对轻、中度氮质血症患者,不限制蛋白质摄入,以维持体内正氮平衡,特别是每天丢失蛋白质量较多的患者更应重视。对大量蛋白尿伴轻度氮质血症时,可增加植物蛋白如大豆等。重度氮质血症或近期内进行性氮质血症者,适当限制蛋白质摄入。

(3) 关于尿量与尿渗透浓度:一般慢性肾炎氮质血症患者尿渗透浓度常在 400mOsm/L 或以下。若每天尿量仅 1L,则不足排出含氮溶质,故应要求尿量在 1.5L 或以上,适当饮水或喝淡茶可达到此目的,必要时可间断服用利尿药。

(4) 控制高血压:慢性肾炎氮质血症和肾实质性高血压常提示预后不良,持续或重度身心高血压又可加重氮质血症。用一般降压药虽可降低外周血管阻力但不一定就降低肾小球内血管阻力,肾小球入球和出球小动脉阻力增强使肾小球滤过功能降低。钙通道阻滞药(如硝苯地平等)能否降低肾小球内压力保护肾功能尚有异议,现已公认血管紧张素转换酶抑制剂不仅降低外周血管阻力,它尚可抑制组织中肾素-血管紧张素系统,降低肾小球出球小动脉张力,改善肾小球内血流动力学改变的作用,ACEI 尚使组织内缓激肽降解减少,缓激肽扩张效果增强。缓激肽尚可刺激细胞膜磷脂游离出花生四烯酸,促进前列腺素生成和增强血管扩张的效应。ACEI 尚抑制血管紧张素 II 对肾小球系膜细胞收缩作用,这些作用机制反映在肾组织内,可改善肾小球内血流动力学。对中、重度高血压,心脏肥厚患者使用 ACEI 尚可减少或抑制血管紧张素 II 促心肌、血管平滑肌增生肥大和血管壁中层增厚的作用,此对防止慢性肾炎高血压患者血管壁增厚和心肌细胞增生肥大十分有助。但 ACEI 引起肾小球出球小动脉张力降低,有时可使 GFR 下降,故在氮质血症时使用 ACEI 剂量不宜过大,且应密切观察肾功能,更不宜使用保钾利尿药,以免发生高钾血症。常用药物为卡托普利每次 12.5~25mg,每天 2~3 次;或苯那普利(洛汀新)每天 1~2 次,每次 10mg,或依那普利 10mg,每天 1 次;或西那普利 2.5~5mg,每天 1 次。苯那普利、西那普利与依那普利为长效 ACEI,若未能控制高血压可加用氨氯地平(络活喜)5~10mg,每天 1~2 次。

(5) 肾病综合征治疗过程中出现氮质血症的处理:慢性肾炎肾病型水肿期和水肿消退期 GFR 常有不同程度降低。它与下列因素有关:①病理活动性病变程度;②肾间质水肿;③肾小球超滤系数减少;④血容量减少(7%~38%患者);⑤较大量激素应用引起体内高分解代谢;⑥对肾脏有损害药物的应用;⑦间质性肾炎;⑧肾静脉血栓形成。临床上及时判断原因常不容易,除①⑥⑦项须及时处理外,其他若无感染情况,有时需耐心等待,不能过分积极;合并急性间质性肾炎,无论是疾病本身免疫反应、药物过敏反应,使用短程偏大剂量激素常可降低氮质血症,应及时处理。

(6) 抗凝治疗:陕西省中医医院对 400 多例各种病理类型肾小球肾炎伴高凝状态及肾内纤维蛋白样坏死者联合应用肝素 50~80mg/d 和尿激酶 2 万~8 万 U/d 静脉滴注(2~8 周)的治疗,肾功能常有不同程度的改善,无一例发生严重的出血。对顽固性或难治性肾静脉血栓形成者,经肾动、静脉插管技术注射尿激酶 20 万单位治疗肾静脉血栓形成,取得良好疗效。

(7) 高尿酸血症的处理:少数慢性肾炎氮质血症患者合并高尿酸血症。血尿酸增高与内生肌酐清除率降低并不成比例,说明高尿酸血症不是氮质血症的结果,使用别嘌呤醇降低血尿酸可改善肾功能,但剂量宜小,用药时间要短,减药要快,不宜用增加尿酸排泄的药物。

(8) 其他:肾小球肾炎时肾组织中浸润的炎症细胞可产生大量氧自由基,肾小球系膜细胞受到免疫复合物、膜攻击复合物和血小板激活因子等刺激也可产生活性氧。氧自由基可直接损伤或通过膜脂质过氧化反应破坏肾小球基膜、上皮细胞。此外,许多肾小球疾病患者抗氧化能力低下,表现为血抗氧化酶如血清超氧歧化酶减少和抗氧化剂维生素 B_2、E 及锌和硒等降低。因此,临床上如何抑制肾组织氧自由基产生,是否应用抗氧化剂、用哪种抗氧化剂为好均值得进一步观察和积累经验。慢性肾炎肾病综合征常伴有不同程度高脂血症。已知高胆固醇血症特别是低密度脂蛋白,可引发肾组织产生脂质过氧化物,加速肾小球硬化和肾小管损伤。提高血白蛋白水平可降低血脂浓度。

(三)中西医结合治疗

1. 结合要点

(1) 辨证与辨病结合:这方面的结合是充分发挥中西医学的各自长处,所以在临床使用中,不应偏重一方,关键在于有机结合。如慢性肾炎的病因病理与免疫反应、炎症、微循环障碍有关,所以往往选用清热解毒、活血化瘀的中药,但辨证却并不完全属于热毒,或血瘀证,所以临床在辨证基础上结合辨病加用部分清热解毒,或活血化瘀药,而不宜脱开辨证,单纯根据辨病选用中药治病。

(2) 中药与西药合用:合用时应清楚目的,中药、西药各自的优缺点,优势互补,相得益彰。对于慢性肾炎往往单纯用中药治疗,如果效果不好,或患者尿中查出 C_3、$α$-巨球蛋白等大分子物质,就选择中西药结合。在用西药泼尼松、免疫抑制剂治疗时,中药的目的是在治疗的同时减轻不良反应,保证治病病程完成,在有效后帮助撤减西药和巩固疗效,在无效时,就以中药治疗为主,保护肾功能,延缓病程进展。

2. 方案选介

(1) 火把花根片合贝那普利:治疗组火把花根片 5 片,每月 3 次,苯那普利 10mg,每天 1 次,对照组饭后单纯服用火把花根片 5 片,每天 3 次,疗程均为 6 周。51 例患者随机分成治疗组 31 例,对照组 20 例。结果显示:联合应用火把花根片和苯那普利治疗慢性肾炎在降低尿蛋白方面,二者有叠加作用;在对肾功能方面,二者有互补作用,且对肝功能及血常规无明显影响。说明联合使用火把花根片和苯那普利治疗慢性肾炎在减少蛋白尿及保护肾功能明显优越于单纯使用火把花根片。

(2) 雷公藤多苷合双嘧达莫和卡托普利:雷公藤多苷每天 1.5mg/kg;双嘧达莫每次 50mg,每天 3 次;卡托普利每次 25mg,每天 3 次,平均疗程(2.1±1.1 个月),对有感染、酸碱及水电解质失衡的患者,给予相应治疗。经三联治疗后,患者血清肌酐清除、平均血压均较治疗前显著降低($P<0.001$),24 小时尿蛋白定量亦显著下降($P<0.01$),而贫血明显改善,血红蛋白上升($P<0.05$),表明患者的肾小球炎症活动得到有效的控制。疗程结束时 3 例患者(其中 2 例 B 超示双肾萎缩)的 24 小时尿蛋白定量及肾功能与治疗前无明显改善,表明该方案对肾脏病变严重者的疗效欠理想。治疗过程中 2 例患者发生粒细胞计数下降,经短暂停用雷公藤多苷,加用升白细胞药物治疗后恢复正常。5 例出现胃痛、恶心,加用多潘立酮及硫糖铝治疗后缓解。无 1 例发生皮疹、肝功能损害及出血。雷公藤多苷合双嘧达莫加卡托普利三联治疗慢性肾小球肾炎,兼顾了抑制淋巴系统异常的免疫反应,减轻肾小球炎症活动,改善肾小球血流灌注状况,降低肾小球基膜通透性,防止或减少肾小球内微血栓形成等作用。表明了慢性肾小球肾炎发展机制的多因素性及协同治疗的重要性,亦表明了一些学者单独应用三联中之一的药物未能取得理想疗效的可能原因。故该方案不失为现阶段治疗有明显肾炎活动(如伴大量蛋白尿等)而双肾实质尚未萎缩的慢性肾小球肾炎较为有效、安全的方法。

(3) 依那普利合黄芪注射液:氨氯地平组予口服氨氯地平 5~10mg/d;依那普利组口服依那普利 10~20mg/d,均为早晨 1 次顿服;联合治疗组给予依那普利 10~20mg/d 及静脉注射黄芪注射液 20mL(每毫升相当于黄芪生药 4g),每天 1 次。全部病例以 1 个月为 1 个疗程。结果显示,依那普利组及联合治疗组综合疗效优于氨氯地平组,尤以依那普利加黄芪疗效更为显著。联合组明显减少尿蛋白排出量,促进蛋白合成,提高血清白蛋白,利尿消肿,在尿蛋白减少的同时,体重指数也有所改善。提示,依那普利联合黄芪治疗慢性肾小球肾炎可进一步提高临床疗效。

(4) 三子三草汤合西药:西药治疗方法两组基本相同,均给予依那普利每次 5mg,每天 2 次,必要时根据血压变化情况调整剂量;维生素 E 每次 100mg,每天 3 次,多烯康每次 1.35g,每天 3 次,雷公藤多苷 1.5mg/(kg·d),分 3 次服用,最大疗程 6 个月。

治疗组:加用自拟三子三草汤,方用菟丝子、女贞子、金樱子各 20g,益母草、夏枯草、仙鹤草各 30g,黄芪 60g,桑螵蛸、泽兰各 15g。血肌酐、尿素氮升高者加用大黄、砂仁各 6g,生牡蛎 20g;大黄用量以每天排 2~3 次稀软便为宜,具体用量应随症加减。尿红细胞在(++)或更多时加用白茅根 30g,生地榆、旱莲草各 12g。血压高于 22.0/14.0kPa,面色潮红、脉弦紧者加用怀牛膝、天麻、钩藤各 12g,生牡蛎、泽泻各 20g。贫血者加用当归、太子参各 15g,枸杞子 12g。每天 1 剂煎服,服药 7 天后停药 3~5 天。平均疗程为 8~12 个月。

疗效观察:对照组显效 5 例(18%),有效 9 例(32%),无效 12 例(43%),恶化 2 例(7%),总有效率 50%;治疗组显效 18 例(35%),有效 23 例(45%),无效 8 例(16%),恶化 2 例(4%),总有效率 80%。两组差异明显(P<0.05)。治疗组患者经 1 年治疗后总疗效血红蛋白、三酰甘油、胆固醇、尿蛋白排出量及肌酐清除率均优于采用相同西药治疗的对照组患者,提示在目前情况下运用中西医结合的方法治疗 CGN 是一种值得推荐的方法。

(5) 中药联合泼尼松:中药基本方:黄芪、赤小豆各 30g,白茅根 20g,生地、泽泻、益母草、丹参各 15g,枣皮 12g,车前子、大腹皮、茯苓、淮山、丹皮各 10g,蝉蜕 6g,并加红花;兼肾阳虚者,加熟附子、肉桂;兼脾阳虚者去生地加干姜、鸡内金;兼肝肾阳虚,肝阳上亢者,加钩藤、菊花、牛膝、首乌、杞子、女贞子等,兼血虚者,加当归。若有外感须辨证以散邪解表之品治疗,表证解后再用基本方加减治疗,每天 1 剂,20 天为 1 个疗程,一般用 1~3 个疗程,以后用六味地黄丸或肾气丸善后调理。激素:不管接诊前曾用过多大量,入院后一般用 30~40mg 泼尼松,于 8:00~10:00 饭后顿服,当尿蛋白持续 1 周阴性开始减量,每周递减 5mg 后维持治疗持续 3 个月以上。抗感染:用青霉素 320 万 U 加入 5%葡萄糖盐水 250mL 做静脉滴注,每天 2 次,1 周为 1 个疗程,一般用 2~3 个疗程,体质差并反复感染或合并有其他感染如肺炎等,可适当延长用药时间。结果 15 例中有 13 例完全缓解,其中 12 例停药后 2 年无复发,1 例停药 3 年无复发,基本缓解 2 例。住院时间最短 42 天,最长 88 天,平均住院 62 天,尿蛋白转阴最快 8 天,最慢 32 天,平均 25 天。

(6) 多种中西药:对照组:采用减低免疫反应,扩血管抗凝为主综合治疗,对患有高血压者可酌用卡托普利,尼群地平或硝苯地平。①泼尼松 30~50mg/d,有效后减量,10~15mg/d,口服维持;②雷公藤多苷,30~60mg/d,分 3 次口服;③藻酸双酯钠,200~300mg/d,分 3 次口服;④维生素 E,200mg,每天 3 次口服。治疗组:在对照组的基础上加用中药汤剂,运用扶正固本、活血祛瘀的治法组方:益母草、黄芪各 30g,党参、丹参、白术各 15g,川芎、红花、山萸肉各 12g。每天煎服 1 剂,连续服用汤剂或改用丸散剂,维持用药 2~6 个月,以巩固疗效,若脾肾阳虚者可加用茯苓、菟丝子、仙灵脾、制附子;肺脾气虚者可加用山药、茯苓、百合、升麻;肝肾阴虚者可加用首乌、旱莲草、龟板、女贞子;气阴两虚者可加用玄参、生地、麦冬、黄精;急性发作者可不用或减量用黄芪、党参、山萸肉,并加用白茅根、公英、银花、白花蛇舌草;尿少肿甚者可酌用车前子、猪苓、大腹皮、泽泻等。疗程最短的 2.6 个月,最长的 18 个月,平均 5.85±1.96 个月。结果治疗组缓解率为 77.96%(46/59),对照组为 51%(25/49);总有效率治疗组为 93.22%(55/59),对照组为 79.59%(39/49),经统计学处理,均有显著性差异。治疗组临床观察未发生明显的不良反应,仅个别患者有轻度消化道症状。对照组服药期间出现消化道症状的有 12 例,库欣综合征与月经不调各 2 例,白细胞减少和转氨酶升高 1 例。从本组病例疗效结果可以看出,运用中西医结合治疗慢性肾炎,它们不仅在治疗上有协同作用,充分发挥药物的临床效益,而且可标本兼顾,扬长避短,既增强体质,提高抗病能力又减少某些药物的不良反应。

第八章 泌尿系统感染

泌尿系统感染又称尿路感染(urinary tract infection,UTI),是由各种病原体入侵泌尿系统引起的疾病。按部位分为上尿路感染和下尿路感染。上尿路感染包括肾盂肾炎、输尿管炎,下尿路感染包括膀胱炎、尿道炎。肾盂肾炎又分为急性肾盂肾炎和慢性肾盂肾炎。尿路感染临床以尿频、尿急、尿痛,偶有血尿、腰痛为主要症状,部分患者可有寒战、发热、恶心、呕吐等,也可见到尿失禁和尿潴留。慢性肾盂肾炎晚期则可引起慢性肾衰竭。

尿路感染是常见的感染性疾病,很多微生物侵入尿路均可引起尿路感染,但以大肠埃希菌最多,占47.9%,其次为副大肠埃希菌、变形杆菌、产碱杆菌、产气杆菌、铜绿假单胞菌及厌氧杆菌等。变形杆菌、产气杆菌、铜绿假单胞菌常见于再感染患者。极少数可由真菌、原虫、病毒所引起。早期感染常为单一病菌,慢性期或有梗阻情况下可出现混合感染。尿路感染可发生于所有人群,多见于女性,尤其是育龄期女性。据国内普查3万多妇女结果,其发病率为2.05%。

尿路感染的途径分为上行感染和血行感染。绝大多数尿路感染由粪源性病原体上行感染引起,即经尿道、膀胱、输尿管、肾盂而到达肾脏髓质,可累及单侧或双侧。正常人一般不会感染,但是尿路器械的使用、性交引起的尿道损伤、排尿终末时后尿道尿液的反流等因素有可能导致细菌进入膀胱。少数尿路感染是由血中病原体到达肾脏引起的。正常肾脏能抵御血源性细菌等常见尿路感染致病菌的侵袭,但是当肾脏结构受损时,如尿路梗阻、瘢痕或肾小管内药物沉积引起肾内梗阻、血管异常、钾缺乏、多囊肾、糖尿病、应用止痛药、肾脏损害等,肾脏防御能力下降,泌尿系感染易发。

古医籍中未见本病名记载,据其临床表现及病机特点,可以归纳到中医学的"淋证""腰痛""血淋""劳淋"的范畴。

一、病因病理

本病病位在肾与膀胱,如巢元方所谓"肾虚而膀胱热故也",以肾虚为本,膀胱热为标。热邪常是本病起始致病因子,但热邪之为病,常以炎上为其特征,而本病之病位在于下焦,故热邪导致本病的条件必须是"热在下焦",由此其常与湿邪相伴随,常见患者感受湿热疫毒之气,或多食辛热肥甘之品,或嗜酒太过之后,酿成湿热下注膀胱;或恼怒伤肝,气郁化火,肝郁不舒,火郁于下焦;或是他脏之热,下注膀胱。盖膀胱系州都之官,乃水聚之处,气化则能出。热邪注入下焦,膀胱气化不利,热与水结,酿致湿热内聚。所以本病早期证候以下焦湿热为主。若久病,湿热耗伤正气,或因年老体虚,素体孱弱,加之劳累过度,房事不节,均致脾肾亏虚,而成慢性过程。若湿热之邪未净,而正气已亏,则形成虚实夹杂之证。正虚无力驱邪,湿热又胶黏难清,故病情常反复,迁延不愈,历经多年乃至数十年,终致脾肾阳衰,浊邪弥漫三焦,而成癃闭关格之证。

二、临床表现

1.症状

(1) 泌尿系统症状:膀胱刺激征(尿频、尿急、尿痛)、腰痛和(或)下腹部痛,偶可有血尿,甚至肉眼血尿。

(2) 全身感染症状:可出现寒战、发热、头痛、恶心、呕吐、食欲缺乏等;也可无明显全身感染症状,少数患者可仅出现腰痛、低热。

2.体征　可有下腹部压痛,或肾区压痛、肾区叩击痛,肋脊角及输尿管点可有压痛。

三、辅助检查

尿白细胞增多,尿细菌培养阳性;部分患者可伴有血白细胞计数升高。

四、鉴别诊断

1.全身性感染疾病　注意尿路感染的局部症状,并行尿细菌学检查,鉴别不难。

2.肾结核　肾结核膀胱刺激征多较明显,晨尿结核杆菌培养阳性,尿沉渣可找到抗酸杆菌,静脉肾盂造影可发现肾结核 X 线征,部分患者可有肺、生殖器等肾外结核病灶。肾结核可与尿路感染并存,如经积极抗菌治疗后,仍有尿路感染症状或尿沉渣异常者,应考虑肾结核。

3.尿道综合征　本征仅有膀胱刺激征,而无脓尿及细菌尿,多见于中年妇女,尿频较排尿不适更突出,有长期使用抗生素而无效的病史。

五、中医证治枢要

1.清热解毒,利水通淋是基本方法　本病初起,热毒壅盛、湿热互结,清热解毒、利水通淋为急性期主要治疗法则,临床症状改善较快,但尿培养细菌转阴较慢,故用药原则上应守"效不更方"之宗旨,在临床症状改善后仍需续用药 1～2 周,不必多虑清热伤阴之弊。在慢性泌尿系感染急性发作期亦应以本法为主,宗"急则治其标"之经旨,驱邪后缓扶其虚。

2.反复发作者需要兼顾扶正　本病中后期常有正气亏虚征象,同时尚兼湿热余邪未尽之候,此时虽需祛邪,清热利湿解毒,但湿热毒邪之祛除,尚需人体正气的扶助,如肾和三焦的气化作用,有助湿热余邪的祛除和尿液的正常排泄。若脾肾气虚不复,则无以祛邪外出。在补益脾肾之际,当注重肾和三焦气化的调节和温化。在肝气郁滞证中,虽正虚不明显,但其疏泄之职失司,也会影响膀胱气化和小便通利,故应注意疏肝调气的配合应用,如牛膝、桂枝、乌药、小茴香等药常用,旨在增强肾和膀胱的气化功能。借此以驱邪外出,使湿热毒邪得以外泄,气化尽快恢复正常运转。此外,湿热蕴久易耗阴,因此滋阴清热更为临床所常用。

六、辨证施治

1.膀胱湿热

主症:以膀胱、尿道刺激症状为主,小便短数、频急、灼热刺痛,排尿困难,尿少,少腹拘急长痛,腰痛。苔黄腻,脉滑数或濡数。

治法:清热泻火,利水通淋。

处方:八正散加减。川木通 6g、车前子 20g(包)、萹蓄 15g、瞿麦 15g、六一散 15g(包)、酒军 10g、炒栀子 10g、甘草 10g、石韦 15g。

阐述:在本病急性发作期绝大多数表现为此证,予本方多能取效。方中大黄清热解毒泻浊,保持大便通畅,有利于湿热下趋。大便秘结,腹胀者还可用芒硝 6～10g 冲化或同煎,枳实 10g 以助通腑泄热;发热症重者可加银花 30g、水牛角粉 15g、炒草果 10g,以加强清热解毒祛湿之效;恶寒发热,呕恶者,加柴胡 15g、黄芩 12g、半夏 10g 以和解降逆。血尿明显者加白茅根 30g、小蓟 30g、藕节 30g、生地 15～30g 以凉血止血;小便涩滞不畅加入乌药 6g、琥珀粉

3g(分冲)。

2. 少阳郁热

主症:寒热往来,口苦口干,小腹胀痛不适,小便热涩混浊。苔薄黄,脉弦数。

治法:和解少阳,清利下焦。

处方:柴苓汤加减。柴胡 10～15g、黄芩 10g、茯苓 15g、炒白术 10g、泽泻 15g、知母 10g、黄檗 10g、萹蓄 15g、瞿麦 15g、白头翁 15～30g、滑石 15g、白花蛇舌草 30g、石韦 20g、甘草 6g。

阐述:本证为膀胱湿热毒邪极盛,上犯少阳,致少阳郁热,故现寒热往来、口苦口干、小便热涩混浊等。治疗当用柴苓汤加减。可加半枝莲、马齿苋、野菊花、红藤、连翘、土贝母等以通利膀胱,清热解毒,和解少阳。若热毒入血,弥漫三焦,又当急则治其标,用黄连解毒汤合五味消毒饮,以清热泻火解毒。高热,腰痛,肉眼血尿明显者,可用犀角地黄汤合小蓟饮子或四生丸加减治疗,以水牛角粉易犀角。肝郁气滞明显,或见排尿艰涩、癃闭,可用沉香散加减治疗,可加木香、青皮、乌药、小茴香开郁破气。有刺痛感,尿有血块等血瘀征象者,可加桂枝、酒军、土鳖虫、桃仁或川牛膝、红花、赤芍等。

3. 虚实夹杂证

慢性肾盂肾炎属中医"劳淋"范畴,为本虚标实之证,在治疗时当分清标本的轻重缓急。标急者,先予治标,标证缓解再予治本。标证不急者,可采用标本兼治。正虚者适当加用顾肾之药,以复其正气。

(1) 气阴两虚,湿热留恋

主症:小便频急,淋涩不已,反复发作,遇劳尤甚,伴头晕耳鸣,乏力多汗,腰酸软,手足心热。舌红苔少,脉细。

治法:益气养阴,清热利湿。

处方:清心莲子饮加减。太子参、生黄芪、麦冬、石莲子、萹蓄、石韦、地骨皮、生地、茯苓各 15g,黄芩、炒蒲黄、仙鹤草、六一散各 10g,丹参、白茅根、小蓟各 30g,车前子 20g(包),生甘草 6g。

阐述:清心莲子饮主用于劳淋中的"心劳",由于思虑劳心而发病,气阴不足,兼湿热未清,虚实夹杂,可用本方益气养阴,交通心肾,佐以清热利湿。方中用太子参、生黄芪益气,麦冬养阴,石莲子交通心肾,黄芩、地骨皮、甘草清热,茯苓、车前子导湿热从小便而出。有热者加柴胡、炒栀子。小肠有热,舌尖红赤,尿痛者合导赤散,或可加莲子心 6g、灯芯草 6g、淡竹叶 10g。兼有下焦虚寒或排尿涩滞不畅者,可加肉桂 10g、制附子 10g、小茴香 6g。

(2) 肝肾阴虚,湿热未尽

主症:头晕耳鸣,腰膝酸软或酸痛,咽干口燥,尿频而短,小便涩痛,或伴低热,乏力,女性月经量少或愆期。舌红,苔薄黄或苔少,脉弦细或细数。

治法:滋养肝肾,清利湿热。

处方:滋水清肝饮加减。柴胡 10g、当归 10g、白芍 10g、生地 25g、山茱萸 10g、山药 10g、丹皮 10g、泽泻 10g、甘草 6g。

阐述:此证属劳淋中"肾劳"以阴虚为主者。与素体肝肾阴虚或久病热淋伤阴,病情缠绵,或房劳过度损伤肝肾之阴有关。以腰痛绵绵,小便频数,尿热涩,疼痛不甚,头晕耳鸣,舌红少苔等为证候特征。临床兼见尿路刺激症状者,诊断不难,临床也常见尿培养无致病菌或见革兰阴性杆菌的情况,此时治疗当滋补肝肾之阴,兼清利湿热。当随阴虚及下焦湿热证之轻重主次配伍。若阴虚内热明显者,可重用生地 30g,酌加青蒿 15g、白薇 15g、胡黄连 12g;肾阴虚明显者,可用知柏地黄丸合猪苓汤加减;肝阴虚为主者,可用滋水清肝饮合二至丸、四物汤加减。 湿热明显时,可加野菊花 15g、红藤 20g、石韦 20g。

(3) 脾肾阳虚,湿热未清

主症:畏寒肢冷,神疲乏力,每因劳累则有腰腿酸痛,小便淋漓不尽,或有轻度浮肿,或有尿频数、尿急、尿热,排尿涩痛不畅,因寒或劳累易诱发。 舌胖质黯,苔白黏腻,脉沉细尺弱。

治法:温化肾气,兼清热利湿。

处方:金匮肾气丸或合八正散加减。 熟地 15g、山药 15g、山茱萸 10g、泽泻 15g、茯苓 15g、丹皮 10g、桂枝 6g、附子 10g、川牛膝 15g、车前子 20g(包)、川木通 6g、萹蓄 15g、酒军 6g、炒栀子 10g、滑石 15g(包)、菟丝子 20g、乌药 6g。

阐述:此证属劳淋中"肾劳"以阳虚为主者。 与素体脾肾阳虚或久病热淋伤阴耗气,病情缠绵,日久阴损及阳,导致脾肾阳虚,或房劳过度损伤肾阳有关。 本证属中医"冷淋"范畴。 戴思恭谓:淋证"进冷剂愈甚者,此是冷淋,宜地髓汤下附子八味丸。 有因服五苓散等药不效者,用生料鹿茸丸却愈,此证病于下元虚冷之故……若因思虑用心过度致淋,辰砂妙香散吞威喜丸,或妙香散合五苓散"(《证治要诀·淋》)。 寒凝气滞较著者,可用寒淋汤。 《三因极一病证方论》提出治疗冷淋的生附散(生附子、滑石、瞿麦、木通、半夏、生姜、灯芯草)可资借鉴。 小便频数明显者可用《景岳全书》的巩堤丸加减治疗。

七、特色经验探要

1.清热解毒法的运用 本病初起,热毒壅盛、湿热互结,清热解毒、利水通淋为急性期主要治疗法则,临床症状改善较快,但尿培养细菌转阴较慢,故药应守"效不更方"之宗旨,在临床症状改善后仍持续用药 1~2 周,不必多虑清热伤阴之弊。 即使在慢性泌尿系感染急性发作期亦应以本法为主,宗"急则治其标"之经旨,先驱邪后扶正。

2.扶正祛邪法的运用 本病中后期常有正气亏虚征象,同时尚兼湿热余邪未尽之候,此时虽需祛邪,以清湿热,但湿热之外泄尚需正气之气化,现脾肾气虚,则无以祛邪,故治此当运用扶正以驱邪之法,即扶正祛邪,在补益脾肾之际,当重在加强其气化通利之力,牛膝、桂枝等药常用。 在肝气郁滞证中虽是气郁,尚非明显正虚,但其疏泄之职受阻,故也以理气为主,均旨在加强正气气化之力,借此以驱邪外泄,但清利下焦湿热之药也需配伍,则可助一臂之力,相辅相成,相得益彰。

八、西医治疗

1.一般治疗 发热或症状明显时应卧床休息。 宜多饮水以增加尿量,促进细菌和炎症分泌物的排泄。 给予足够热量及维生素。

2.抗菌治疗 主要为针对病原体的治疗,一般首选对革兰阴性杆菌有效的抗生素,但应顾及革兰阳性菌感染。 常用抗菌药有头孢类、喹诺酮类。 若全身症状明显,应选用注射给药,疗程一般急性患者为 10~14 天,慢性患者为半年至 1 年。

3.祛除诱因 对尿路感染尤其是慢性肾盂肾炎,首先应积极寻找易感因素并尽力祛除。 如解除尿路梗阻、提高机体免疫力等,以免复发。 对孕妇应避免用影响胎儿发育的药物。 无症状性细菌尿者,应进行正规抗菌治疗。

九、中西医优化选择

1.中西结合可取长补短 在急性期,中西药治疗本病均有较好的疗效,但治疗不彻底,常可形成慢性、隐匿性,导致今后反复发作,在此中西医结合,可相互配合,取长补短,常取用西药之抗生素,尤其尿培养阳性,对细菌敏感的抗生素,以杀灭或抑制细菌,控制病情变化,以中药清热通淋为辅,清热解毒药可助西药抗生素一臂之力,而利水通淋之药则发挥清洁泌尿道作用,有助于病情的修复。有时,主用强有力的抗生素后,单用利水通淋的中药,也起到协同或后续清除余邪的作用。

2.慢性尿路感染应以中药为主,适时配合中药 对慢性疾病,尿路感染或反复发作的尿路感染,西药虽一时缓解症状,但很难根治。欲根治就必须长期使用抗生素,其缺点主要表现在:①抗药性,常使后期的抗感染治疗变得无效;②反复更换抗生素,损伤人体正气,影响胃肠功能;③导致菌群失调,以致念珠菌感染等更棘手问题发生,最后仍不能获得根治;④正气愈伤,感染愈难解决。此次如放弃抗生素,较长期尤其在慢性尿路感染急性发作时开始使用中药滋阴利水、清利湿热,很多情况下使慢性尿路感染长期不发作或仅有小发作,这是中药明显优于西药之处。具体用药时,虽以补为主,但需注意通利,以清补为主,不宜滋腻,在补肾的基础上,适当地加用 2～3 味清热解毒中药,如野菊花、白茅根、蒲公英等,感染症状明显时适当配合抗生素、呋喃妥因等,对尿菌转阴有一定作用,对肾功能也起到保护作用,可防止或减少肾衰竭的发生。

第九章 肾衰竭

第一节 急性肾衰竭

急性肾衰竭(acute renal failure,ARF)是由各种原因使双肾排泄功能在短期内(数小时至数周)迅速减退,使肾小球滤过功能下降低达正常值的 50%以下而引起的临床综合征;其临床主要表现为血尿素氮和肌酐的迅速升高并引起水、电解质及酸碱失衡及急性尿毒症症状(全身系统症状)。急性肾衰竭发生在原有的慢性肾病并肾功能不全基础上,肌酐清除率较前下降 15%以上,常伴有少尿(<400mL/d),也可以无少尿表现。

近年来随着急救医学和介入技术的不断发展,急性肾衰竭的临床及基础研究取得较大进步,血液净化技术也逐渐完善,但至今急性肾衰竭的病死率仍高达 49%~71%。因此近年来国际肾脏病和急诊医学界趋向将急性肾衰竭改称为急性肾损伤(acute kidney injury,AKI),其基本出发点是早期诊断和治疗急性肾损伤,在肾功能开始下降、甚至肾脏组织学有损伤、生物标志物改变而肾小球滤过率(GFR)尚正常的阶段将之识别、前期干预,以期改善 AKI 的预后。因此近年来有关 AKI 的临床和基础研究正成为肾脏病学的研究热点。

本病属中医学"癃闭""关格"等范畴。本病起病急,来势凶猛,变化迅速。

一、病因病机及发病机制

(一)中医

中医认为本病病位在肾及膀胱,与肺、脾、肝及三焦关系密切。由水肿、淋证和腰痛等病证,反复发作,或迁延日久,脾肾阴阳衰惫,膀胱气虚不能气化,而致湿浊毒邪内蕴。脾肾阴阳衰惫是本,湿浊内聚成毒是标,病理上表现为本虚标实,虚实夹杂。发病原因是多方面的,最常见的原因有外邪侵犯,湿热蕴结,寒湿阻滞,脾肾阳虚,肾元亏虚以及药物损伤等。

1.湿热蕴结 过食辛辣肥腻,酿湿生热,湿热不解,下注膀胱,或湿热素盛,肾热下移膀胱,或下阴不洁,湿热侵袭,膀胱湿热阻滞,气化不利,小便不通,或尿量极少;或因误服或过量服用药物或毒物,或因各种毒虫如毒蛇、毒蜂咬伤,急伤肾阳,膀胱气化不利,或损伤肾阴,水府枯竭而致尿少。

2.肺热气壅 肺为水之上源。热邪毒邪袭肺,肺热气壅,肺气不能肃降,津液输布失常,水道通调不利,不能下输膀胱;又因热气过盛,下移膀胱,以致上下焦均为热气闭阻,气化不利,而致尿少。

3.脾气不升 劳倦伤脾,饮食不节,或久病体弱,致脾虚清气不能上升,则浊气难以下降,小便因而不通,而致尿少。故《灵枢·素问》曰:"中气不足,溲便为之变。"

4.肾元亏虚 年老体弱或久病体虚,肾阳不足,命门火衰,气不化水,是以"无阳则阴无以化",而致尿不得出;或因下焦炽热,日久不愈,耗损津液,以致肾阴亏虚,水府枯竭,而致尿少。

5.肝郁气滞 七情所伤,引起肝气郁结,疏泄不及,从而影响三焦水液的运行和气化功能,致使水道通调受阻,而致尿少。

6. 尿路阻塞 瘀血败精,或肿块结石,阻塞尿道,小便难以排出,因而形成癃闭,如《景岳全书·癃闭》所说:"或以败精,或以槁血,阻塞水道而不通也。"

(二) 西医

急性肾衰竭有广义和狭义之分。广义的急性肾衰竭可分为肾前性、肾性和肾后性三类;狭义的急性肾衰竭是指急性肾小管坏死(acute tubular necrosis,ATN)。本章主要以 ATN 为代表进行叙述。

肾前性急性肾衰竭的常见病因包括血容量减少(如各种原因的液体丢失和出血)、有效动脉血循环量减少和肾内血流动力学改变等。肾后性急性肾衰竭的特征是急性尿路梗阻,如结石、肿瘤或前列腺增生等。肾性急性肾衰竭有肾实质损伤,常见的是肾缺血或肾毒性物质(包括外源性毒素,如生物毒素、化学毒素、抗菌药物、造影剂等和内源性毒素,如血红蛋白、肌红蛋白等)损伤肾小管上皮细胞。一些原发或继发性肾小球病、血管病和小管-间质病也可引起急性肾衰竭。近年来抗菌药物及重症感染引起的急性肾衰竭发病率逐渐增高,应引起重视。

ATN 的主要始动因素为缺血和(或)中毒,有或无慢性肾脏病基础者均可发生。ATN 的发病机制迄今仍未完全阐明,涉及肾血流动力学改变、肾毒素或肾缺血-再灌注所致肾小管上皮细胞损伤,导致肾小管上皮细胞极性丢失,随即脱落至管腔中,与尿蛋白或红细胞等形成管型,继而阻塞肾小管腔等,导致 GFR 下降。

(1) 缺氧/缺血、肾毒性物质:可引起近端肾小管损伤,其损伤的程度决定于启动因素的严重程度,如损伤轻微,可发生亚致死性可逆性功能紊乱或小管上皮细胞凋亡,重者可引起细胞发生坏死,并导致小管对钠重吸收减少,管-球反馈增强肾小球血流量减少,小管管型形成导致小管梗阻,管内压增加,GFR 下降。小管严重受损、基底膜断裂可导致肾小球滤过液的反漏,通过受损的上皮或小管基底膜漏出,致肾间质水肿和肾实质进一步损伤。

(2) 血管因素:肾缺血既可通过血管作用使入球小动脉内皮细胞内钙超载,从而对血管收缩刺激和肾交感神经刺激敏感性增加,导致肾自主调节功能紊乱、血管舒缩功能紊乱和内皮损伤,也可产生炎症反应。血管内皮损伤和炎症反应均可引起血管收缩因子(如内皮素、肾内肾素-血管紧张素系统、血栓素 A_2 等)产生过多,而血管舒张因子,主要为一氧化氮(NO)、前列腺素(PGI_2、PGE_2)合成减少,引起收缩血管因子/舒张血管因子失衡。这些变化可进一步引起血流动力学异常,包括肾血浆流量下降,肾内血流重新分布表现为肾皮质血流量减少,肾髓质充血等,这些均可引起 GFR 下降。

(3) 炎症介质的参与:近年的实验研究发现,缺血性急性肾衰竭也可启动炎症的级联反应,通过炎症反应损伤血管内皮细胞,导致内皮细胞肿胀,肾小球毛细血管袢血流量减少;也可通过小管细胞产生炎症介质(IL-6、IL-18、TNF-α、TGF-β)等使内皮细胞受损,并诱导细胞间黏附分子 1(intercelluar adhesion molecule 1,ICAM-1)和 P 选择素等黏附分子增加,使白细胞黏附及移行至内皮细胞增加,启动炎症反应导致肾组织进一步损伤,GFR 下降。

二、病理

由于病因及病变的严重程度不同,病理改变可有显著差异。肾小球可基本正常,肾小管轻者仅见小管细胞刷状缘丢失,重者可见肾小管灶状或片状坏死,基底膜裸露或断裂,管腔可见管型,管型由未受损或变性的上皮细胞、细胞碎片、Tamm-Horsfall 蛋白和色素组成,还可见间质炎症细胞浸润、间质水肿和小管上皮细胞再生。如基底膜完整性存在,则肾小管上皮细胞可迅速再生,否则上皮细胞不能再生。

缺血性急性肾衰竭病变的分布为节段性,呈不均匀,肾小管基底膜常可见断裂;而肾毒性急性肾衰竭形态学变化最明显的部位在近端肾小管的曲部和直部,病变的分布为均匀,常见不到肾小管基底膜断裂,肾小管上皮细胞坏死不如缺血性急性肾衰竭明显。

三、临床表现

(一)症状与体征

急性肾小管坏死(ATN)按其病因分为缺血性和肾毒性。但临床上常是多因素,如发生在危重疾病时,它综合包括了脓毒病、肾脏低灌注和肾毒性药物等因素。

临床病程典型可分为3期。

1.少尿期 患者常在遭受缺血、创伤和中毒后1~2天出现少尿(<400mL/d)或无尿,典型的为7~14天;但也可短至几天,长至4~6周。GFR保持在低水平。少尿期长者肾损害重,超过1个月以上者,提示有广泛地肾皮质坏死;但也有些患者可没有少尿,尿量在400mL/d以上,称为非少尿型急性肾衰竭,其病情大多较轻,预后较好。然而,不论尿量是否减少,随着肾功能减退,临床上均可出现尿毒症一系列表现,如水、电解质和酸碱平衡紊乱等。

(1) 水钠潴留:表现为全身水肿,血压升高,肺水肿、脑水肿和心力衰竭常危及生命,为主要死因之一。

(2) 高钾血症:除肾排泄钾减少外,代谢性酸中毒、组织分解过快也是主要原因。在严重创伤、烧伤等所致横纹肌溶解引起的ATN,有时每天血钾可上升1.0~2.0mmol/L,或以上。它是急性肾衰竭的最主要的死因之一。

(3) 低钠血症:主要由严重水潴留引起的稀释性低钠,或钠摄入过少及利尿排钠过多引起。

(4) 代谢性酸中毒:主要因为肾排酸能力减低,同时又因急性肾衰竭常合并高分解代谢状态,使酸性产物明显增多。严重的酸中毒因中枢抑制性神经递质γ-氨基丁酸增多,甚至可致患者昏迷。

2.多尿期 少尿期后尿量逐渐增加,当每天尿量超过500mL时,即进入多尿期。最高尿量可达3~6L/d,甚至达10L/d以上。此时血尿素氮、肌酐逐渐下降,尿毒症症状随之好转。此期持续1~3周。

3.恢复期 进入多尿期后肾小管上皮细胞出现再生、修复,肾小管完整性逐渐恢复。肾功能逐渐恢复,肌酐清除率逐渐升高。血尿素氮、肌酐开始下降,随后肾小管的浓缩稀释和酸化功能亦逐渐恢复。少尿型患者开始出现利尿,在不使用利尿剂的情况下,每天尿量可达3~5L,或更多,则表明患者进入多尿期;通常持续1~3周,继而逐渐恢复。少数患者可最终遗留不同程度的肾脏结构和功能缺陷。

(二)急性肾衰竭的全身并发症

(1) 消化系统症状:食欲减退、恶心、呕吐、腹胀、腹泻等,严重者可发生消化道出血;常是患者就诊的主要症状。

(2) 呼吸系统症状:除感染的并发症外,因过度容量负荷,尚可出现呼吸困难、咳嗽、气促、胸痛等症状。

(3) 循环系统症状:多因尿少和未控制饮水及液体,以致容量负荷增多,出现高血压及心力衰竭、肺水肿等表现;因毒素滞留、电解质紊乱、贫血及酸中毒引起各种心律失常及心肌病变。

(4) 神经系统症状:出现衰弱无力、头痛、嗜睡、意识障碍、躁动、谵妄、抽搐、昏迷等神经系统症状。

(5) 血液系统症状:可有出血倾向及轻度贫血现象。

(6) 感染:是急性肾衰竭另一常见而严重的并发症。在急性肾衰竭同时或在疾病发展过程中还可合并多个脏器衰竭,此类患者病死率可高达70%。

(三) 实验室与有关检查

1.血液检查 可有轻度贫血,大多为稀释性;血肌酐和尿素氮进行性上升,血肌酐每天平均增加≥44.2μmol/L,高分解代谢者上升速度更快,每天平均增加≥176.8μmol/L。血清钾浓度升高,常大于5.5mmol/L。血pH常低于7.35。碳酸氢根离子浓度多低于20mmol/L。血清钠浓度正常或偏低。血钙降低,血磷升高。血胱抑素C浓度也常增高。为排除免疫系统疾病,可查相关免疫学指标如抗核抗体、ds-DAN抗体、抗中性粒细胞胞质抗体(antineutrophil cytoplasmic antibody,ANCA)等。

2.尿液检查 ATN尿中有形成分少,尿蛋白多为±～+,常以小分子蛋白为主,24小时尿蛋白量在2g以下;可见少量的红细胞尿、白细胞尿、管型(上皮细胞管型和颗粒管型);尿比重降低且较固定,多在1.015以下;尿渗透浓度低于350mmol/L,尿与血渗透浓度之比低于1.1;尿钠含量增高,多>40mmol/L;肾衰指数和滤过钠分数常大于1。

3.影像学检查 超声显像对排除尿路梗阻是一无创、简易和有力的工具。肾脏体积正常或增大、皮髓质分界清楚有利于急性肾衰竭的诊断。必要时可做逆行性或下行性肾盂造影,CT血管造影、MRI或发射型计算机断层成像(emission computerized tomography,ECT)、数字减影血管造影(digital subtraction angiography,DSA)对检查血管有无阻塞有帮助,其中DSA是"金标准";但须警惕造影剂加重肾损伤,应权衡利弊或提前预防。

4.肾活检 在排除了肾前性及肾后性原因后,没有明确致病原因(肾缺血或肾毒素)的肾性急性肾衰竭都有肾活检指征。肾活检可明确包括急性肾小球肾炎、系统性血管炎、急进性肾炎、急性过敏性间质性肾炎和狼疮性肾炎等肾脏疾病,为明确诊断、制定治疗方案及判断预后提供有益的帮助。但此时肾活检出血、肾周血肿、动-静脉瘘风险较大,应把握好指征,术前做好准备,最大限度减少并发症。

四、诊断与鉴别诊断

(一) 临床诊断要点

根据缺血或中毒病史、相应的临床表现、实验检查血清肌酐和尿素氮水平增高及影像学双肾大小正常或增大,急性肾衰竭的诊断一般不难。但应十分注意慢性肾脏病基础上的急性肾衰竭(即慢+急)。

近年来,为更利于早期诊断、改善急性肾衰竭的预后,提出了AKI的概念。2005年,急性肾损伤网络(acute kidney injury network,AKIN)提出 AKI 定义:不超过 3 个月的肾脏功能或结构方面的异常,包括血、尿、组织检测或影像学方面的肾损伤标志物的异常。其诊断标准:肾功能的突然减退(在 48 小时内),表现为血肌酐升高绝对值 ≥ 26.4μmol/L (0.3mg/dL);或血肌酐较基础值升高≥50%;或尿量减少[尿量<0.5mL/(kg·h),时间超过 6 小时]。具体的分期标准见表 9-1。

表 9-1 AKI 的分期标准

分期	血清肌酐标准	尿量标准
1 期	绝对升高≥ 26.4mmol/L(0.3mg/dL)或相对升高 150%~200%	<0.5mL/(kg·h)(时间>6 小时)
2 期	相对升高 200%~300%	<0.5mL/(kg·h)(时间>12 小时)
3 期	相对升高> 300% 或在 354μmol/L(4mg/dL)基础上再急性升高≥44μmol/L(0.5mg/dL)	少尿[<0.3mL/(kg·h)] × 24 小时或无尿×12 小时

因血肌酐影响因素众多,且灵敏度较差。故血肌酐并非最佳的肾损伤标志物。寻找其他特异度和灵敏度更好的 AKI 生物标志物对于早期诊断治疗有重要意义。目前已发现一些有价值的肾损伤生物标志物,如肾损伤分子-1、中性粒细胞明胶酶相关脂质运载蛋白、白介素-18(IL-18)、钠-氢交换子 3、尿富半胱氨酸蛋白 61 等,但尚需进一步研究。

(二)鉴别诊断

值得注意的是,目前全国的一些医务工作者趋向将急性肾衰竭的误诊为慢性肾衰竭,从而延误了急性肾衰竭的治疗,给患者带来了不利的影响。因此,临床上,急性肾衰竭首先应与慢性肾衰竭相鉴别。其次是区分肾前性和肾后性;最后与其他肾性急性肾衰竭相鉴别。

1.与慢性肾衰竭的鉴别 慢性肾衰竭具有以下特点:有慢性肾脏病病史,平时有多尿或夜尿增多现象;患者呈慢性肾病面容、贫血严重,有尿毒症性心血管系并发症、肾性骨病或神经病变;B 超显示双肾缩小,结构紊乱。据此易于鉴别。

2.与肾前性少尿鉴别

(1) 补液试验:发病前有容量不足、体液丢失等病史,体检发现皮肤和黏膜干燥、低血压、颈静脉充盈不明显者,应首先考虑肾前性少尿,可试用输液(5%葡萄糖溶液 200~250mL)和注射袢利尿药(呋塞米 40~100mg),以观察输液后循环系统负荷情况。如果补足血容量后血压恢复正常,尿量增加,则支持肾前性少尿的诊断。低血压时间长,特别是老年人伴心功能欠佳时,补液后无尿量增多者应怀疑肾前性氮质血症已过渡为 ATN。

(2) 尿液诊断指标:见表 9-2。

3.与肾后性少尿鉴别 有导致尿路梗阻的原发病,如结石、肿瘤或前列腺增生;突发完全无尿或间歇性无尿,梗阻一旦解除,尿量增多,血尿素氮、肌酐降至正常;如膀胱出口处梗阻,则膀胱区因积尿而膨胀,叩诊呈浊音;超声显像和 X 线检查等发现双肾增大、有肾盂、肾盏、输尿管的扩张。据此可考虑肾后性。

表 9-2　ATN 与肾前性少尿的尿液鉴别诊断

诊断指标	肾前性	ATN	诊断指标	肾前性	ATN
尿沉渣	透明管型	颗粒管型	尿钠溶度(mmol / L)	<20	>40
尿比重	>1.020	<1.010	肾衰指数	<1	>1
尿渗透量浓度(mmol / L)	>500	<300	钠排泄分数*	<1	>1

注：肾衰指数 $=\dfrac{尿钠}{尿肌酐/血肌酐}$；*尿排泄分数 $=\dfrac{尿钠/血钠}{尿肌酐/血肌酐}$

4.与其他肾性急性肾衰竭鉴别　应注意与原发性和继发性肾小球疾病如急性肾小球肾炎、IgA 肾病、狼疮性肾炎、过敏性紫癜肾炎相鉴别；鉴别急性间质性肾炎、系统性血管炎、溶血尿毒综合征、双侧肾动静脉血栓等引起的急性肾衰竭。通常根据各种疾病所具有的特殊病史、临床表现、实验室检查异常及对药物治疗的反应可做出鉴别诊断。肾活检常可帮助鉴别。

五、治疗与预后

(一) 中医辨证分型治疗

中医治疗本病,应按少尿期和恢复期分期治疗。少尿期以热毒炽盛,湿热蕴结,邪陷心肝,内闭外脱等实证为多,治疗以清热解毒,清营凉血,通腹泄浊,平肝息风,利湿消肿为主,兼顾正气；恢复期则因邪伤正气,气阴不足,脾肾亏虚为主,治疗以益气养阴,补益脾肾为主,如邪未祛除,兼顾驱邪。

1.少尿期

(1) 湿热蕴结

症候特点：尿少、尿黄甚无尿,遍体水肿,皮肤绷紧光亮,胸脘痞闷,烦热口渴,恶心欲呕,不思饮食,偶有头痛,或大便干结。舌红苔黄腻,脉沉数或濡数。

治则：分利湿热,和胃降逆。

方药：疏凿饮子合温胆汤加减(羌活、秦艽、大腹皮、茯苓皮、生姜皮、泽泻、木通、椒目、赤小豆、商陆、槟榔、陈皮、半夏、竹茹、枳实)。

加减：如腹满不减,大便不通,可合己椒苈黄丸；兼有尿痛、尿血,湿热下注膀胱,可加小蓟、白茅根；如肿势严重,兼见气粗喘满,不能平卧,转用葶苈大枣泻肺汤合五苓散加杏仁、防己、通草。

(2) 热毒炽盛

症候特点：尿量急骤减少甚至无尿,或见全身水肿,高热烦躁,全身乏力,恶心、呕吐、口渴喜饮,或伴皮肤鲜红斑或紫红斑,可见瘀点、瘀斑或血疱；伴有或见口舌糜烂,大便干结。舌质红、红绛或紫黯,苔黄腻或黄干,脉弦数或洪数。

治则：清热解毒,泻火凉血,兼以化瘀。

方药：清瘟败毒饮加减[犀角(或以水牛角代)、桔梗、石膏、黄芩、知母、赤芍药、玄参、连翘、甘草、丹皮、栀子、鲜竹叶]。

加减：兼有大便不通,腹胀满,加大黄,芒硝；如水肿盛,加滑石,泽泻；如兼有咳嗽,气喘,加桑白皮,地骨皮,桔梗。 如热盛风动,可加用安宫牛黄丸或紫雪丹。

(3) 水湿侵渍

症候特点:尿量减少,或无尿,按之没指,小便短少,身体困重,胸闷,纳呆,泛恶,苔白腻,脉沉缓。

治则:健脾化湿,通阳利水。

方药:五皮饮合胃苓汤(桑白皮、陈皮、大腹皮、茯苓皮、白术、生姜皮、苍术、厚朴、泽泻、猪苓、肉桂)。

加减:如肿甚喘甚,可加麻黄、杏仁、葶苈子。

2.多尿期及少尿期

(1) 脾肾气虚证

症候特点:尿多,倦怠乏力,气促懒言,纳呆腹胀,腰膝酸软,夜尿清长,大便薄溏,脉细,舌淡苔薄。

治则:补脾益肾。

方药:参苓白术散合右归丸加减(党参、茯苓、白术、淮山药、薏苡仁、熟地黄、山茱萸、杜仲、当归、枸杞子、菟丝子)。

加减:气虚明显加黄芪;脾阳不足,便稀频加炮姜、补骨脂;肾阳虚弱,畏寒肢冷加仙茅、淫羊藿;尿频,夜尿多加益智仁、乌药。

(2) 气阴两虚证

症候特点:尿多,小便清长。 动则乏力短气,腰膝酸软,手足心热,口干喜饮,或口干不欲多饮,舌质略红有齿痕,苔薄,脉象沉细而数。

治则:益气养阴。

方药:六味地黄汤合生脉饮加减(熟地黄、山茱萸、党参、茯苓、淮山药、丹皮、泽泻、麦天冬、五味子)。

加减:气虚明显者加黄芪,或改用补中益气汤;阴虚内热者加知母、黄柏;尿频者加桑螵蛸、金樱子、芡实。

(二)中成药治疗

1.百令胶囊 为发酵虫草菌粉,功用:补肺肾,益精气。 主要治疗肺肾两虚引起的咳嗽,气喘,腰背酸痛。 每次 5~15 粒,每天 3 次。

2.尿毒清颗粒 主要的作用有通腑降浊、健脾利湿、活血化瘀。 每次 5g,每天 3 次,睡前加服 10g。

3.海昆肾喜胶囊 成分为褐藻多糖硫酸酯,功用:化浊排毒。 每次 2 粒,每天 3 次;2 个月为 1 个疗程。 餐后 1 小时服用。

(三)古今效验方治疗

1.二豆解毒化瘀汤(范红云)

组方:赤小豆、绿豆各 500g,蜈蚣 3 条,丹参 30g,黄芪 30g,桑白皮 30g,益母草 15g,泽兰 15g,当归 10g,生甘草 10g,重楼 10g,首乌 20g。

服法:水煎服。

功效:清热解毒,益气活血,适用于蜂蜇伤致急性肾衰竭者。

2.活血化瘀解毒汤(周嫦昆)

组方:益母草 10g,白茅根 30g,连翘 10g,法半夏 10g,茯苓 18g,竹茹 10g,车前子 15g(布包),大黄 10g(后下),黄连 10g,丹参 18g,苏叶 10g。

服法:水煎服。

功效:清热解毒,活血化瘀,和胃降逆。

加减:如气虚明显,加黄芪、淮山药。

3.大黄附子汤《删补名医方论》

组方:大黄 10g,附子 10g,细辛 3g。

服法:水煎服。

功效:温阳通便。

4.通腑化瘀滋阴汤(杨运喜)

组方:生大黄(后下)30~60g,芒硝(冲)20~30g,丹参 30~60g,丹皮 10~15g,赤芍药 15~20g,桃仁 12~15g,生地黄 30~45g,玄参 30~45g,麦天冬 20~30g,白茅根 60~1200g。

服法:水煎服。

功效:滋阴通下,活血化瘀。

5.复方大黄灌肠液(蒙木荣)

组方:大黄 6~15g,生牡蛎 20g,附子 10g,蒲公英 30g,丹参 15g。

服法:水煎,灌肠用,每日 1 次。

(四) 外治

1.针灸疗法

选穴:肾俞、足三里、三阴交、太溪、然谷、大钟、照海。

操作:如消化道症状重,加双侧内关、中药脘;瘀血阻络者加肝俞、期门、三阴交。太溪、然谷、大钟、照海、内关、肝俞、期门采用泻法;肾俞、足三里、中脘、三阴交采用补法,主穴加灸。

2.敷贴 大蒜软膏(大蒜油 4.8mL,二甲亚砜 60mL,芒硝 400g,麝香 0.03g,甘油 200mL,大黄 300g,蒸馏水 800mL,羧甲基纤维素 70g 调成),将其分成两份,并分别贴敷于双侧肾区。

(五) 西医治疗

急性肾衰竭的治疗包括非透析治疗和透析治疗。

1.少尿期的治疗

(1) 非透析治疗

1) 控制原发病或致病因素:早期干预治疗急性肾衰竭首先要纠正可逆的病因。对于各种严重外伤、心力衰竭、急性失血等都应进行相关治疗,包括输血,等渗盐水扩容,处理血容量不足、休克,纠正心力衰竭,进行有效的抗感染治疗等;积极纠正水、电解质和酸碱平衡失调;如因血栓形成,则需溶栓和抗凝治疗。值得重视的是,停用影响肾灌注或肾毒性的药物对于抢救急性肾衰竭成功至关霞要。

2) 利尿冲刷治疗:在血容量恢复、休克纠正后如尿量仍不增加,提示小管上皮细胞已受损伤。应及时应用呋塞米、托拉塞米等袢利尿剂冲刷肾小管,防止管型堵塞,降低管内压,增加 GFR。

但在一项大剂量呋塞米的随机、双盲、安慰剂对照的多中心试验中证实它对已发生的、需透析的急性肾衰竭患者生存率和肾功能恢复无效。因此当使用后尿量并不增加时，应停止使用以防止不良反应发生。

一度流行在急性肾衰竭时应用小剂量多巴胺[0.5～2μg/(kg·min)],认为它可扩张肾血管,增加肾血浆流量而增加尿量,但没有循证医学证据表明其在预防或治疗急性肾衰竭上有效。加之使用小剂量多巴胺也会增加包括心律失常、心肌缺血、肠缺血(伴革兰阴性菌菌血症发生增加)等危险,故临床上已不推荐使用。在容量控制治疗中应用袢利尿药可能会增加尿量,从而有助于清除体内过多的液体。

3) 维持体液平衡:每天补液量量为显性失液量加上非显性失液量减去内生水量。由于非显性失液量和内生水量估计常有困难,因此每天大致的进液量,可按前一天尿量加500mL计算。发热患者只要体重不增加可适当增加进液量。

4) 饮食和营养:急性肾衰竭因限制入量会出现营养不良,应增加热能摄入量,对于有高分解代谢或营养不良以及接受透析的患者蛋白质摄入量可放宽。补充营养维持机体的营养状况和正常代谢,这有助于损伤细胞的修复和再生,提高存活率。急性肾衰竭患者每天所需能量应为每千克体重147kJ(35kcal),主要由糖类和脂肪供应;尽可能地减少钠、钾、氯的摄入量。不能口服的患者需静脉营养补充必需氨基酸、脂肪乳及葡萄糖。

5) 高钾血症:高钾血症是少尿期的主要死因。血钾超过6.5mmol/L,心电图表现为QRS波增宽等明显的变化时,应予以紧急处理:①钙剂(10%葡萄糖酸钙10～20mL)稀释后静脉缓慢(5分钟)注射;②5%碳酸氢钠静脉滴注,按5.0mL/kg可提高CO_2结合力4.5mmol/L计算患者所需补充的量。以纠正酸中毒并同时促进钾离子向细胞内流动;③50%葡萄糖溶液50～100mL加普通胰岛素6～12U缓慢地静脉注射,可促进糖原合成,使钾离子向细胞内移动;④口服离子交换(降钾)树脂(15～30g,每小时3次)。以上措施无效,或为高分解代谢型ATN的高钾血症患者,透析是最有效的治疗。

6) 代谢性酸中毒:应及时治疗,如HCO_3^-低于15mmol/L,可选用5%碳酸氢钠100～250mL静脉滴注。对于严重酸中毒患者,应立即开始透析。

7) 感染:是常见并发症,也是死亡主要原因之一。应尽早使用抗生素,根据细菌培养和药物敏感试验选用对肾无毒性或毒性低的药物,并按肌酐清除率调整用药剂量。

8) 对脓毒血症合并急性肾衰竭患者的一些干预性治疗:包括针对存在的血管内皮细胞损伤,肾小球内微血栓的抗凝;维持平均动脉血压≥65mmHg;维持血细胞比容≥0.30;严格控制血糖;在脓毒血症难治性休克患者适度应用糖皮质激素及尽可能缩短机械通气时间,均为降低脓毒血症急性肾衰竭死亡率的治疗措施。

9) 其他治疗:对于中毒引起的急性肾衰竭,也可适当应用谷胱甘肽清除氧自由基,通过抗氧化作用可保护肾小管上皮细胞。其他如钙通道阻滞剂、维生素E等也可酌情应用。

(2) 透析治疗:透析疗法是抢救急性肾衰竭最有效的措施。有尿毒症症状,凡保守治疗无效,出现下列情况者应进行透析:①少尿或无尿2天以上;②血肌酐升达442μmol/L以上,或血尿素氮升达21mmol/L;③高钾血症,血钾>6.5mmol/L;④CO_2结合力<13mmol/L,或实际碳酸氢盐<15mmol/L;⑤急性肺水肿和脑水肿先兆;⑥有高分解状态,每天血尿素氮升高>10.1mmol/L,血肌酐升高>176.8μmol/L,血钾升高>1.0mmol/L,碳酸氢根下降>2.0mmol/L;⑦非少尿者急性肾衰竭出现以下任一情况:体液过多、球结膜水肿、心脏奔马律、血钾>

5.5mmol/L或心电图疑有高血钾存在。其优点是:①对容量负荷过重者可清除体内过多的水分;②清除尿毒症毒素。③纠正高钾血症和代谢性酸中毒以稳定机体的内环境;④有助于液体、热量、蛋白质及其他营养物质的摄入;⑤有利于肾损伤细胞的修复和再生。

急性肾衰竭的透析治疗可选择腹膜透析、间歇性血液透析或连续性肾脏替代治疗(continuous renal replacement therapy,CRRT)。腹膜透析无须抗凝和很少发生心血管并发症,适合于血流动力学不稳定的患者,适宜于在基层开展,但其透析效率较低,且有发生腹膜炎的危险,在重症急性肾衰竭已少采用。血液透析的优点是代谢废物的清除率高、治疗时间短,但易有心血管功能不稳定和症状性低血压,且需要应用抗凝药,对有出血倾向的患者增加治疗上的风险。CRRT包括连续性动静脉血液滤过和连续性静-静脉血液滤过等一系列方法,适用于多器官功能衰竭患者,具有血流动力学稳定,每天可清除水10~14L或更多,保证了静脉内高营养。但要注意监护,注意肝素用量。有关急性肾衰竭的肾脏替代治疗方法,至今尚无足够资料提示间歇性血液透析更好还是CRRT更好,但在血流动力学不稳定的患者使用CRRT较为安全。

2.多尿期的治疗 多尿期开始时,由于肾小球滤过率尚未恢复,肾小管的浓缩功能仍较差,治疗仍应维持水、电解质和酸碱平衡,控制氮质血症和防止各种并发症。已施行透析的患者,仍应继续透析。多尿期1周左右后可见血肌酐和尿素氮水平逐渐降至正常范围,饮食中蛋白质摄入量可逐渐增加,并逐渐减少透析频率直至停止透析。

3.恢复期的治疗 一般无须特殊处理,注意休息,加强营养,定期随访肾功能,避免使用对肾有损害的药物。

(六)预后

须重视ATN急性肾衰竭的防治工作,尽快纠正可逆因素,开展充分的早期透析治疗,以及根据不同病因、病情制定个体化的透析方案及选择不同的透析方式。近年调查结果显示急性肾衰竭病死率有下降趋势。ATN的结局与合并症的严重程度密切相关,如无并发症的ATN病死率为7%~23%,而手术后或危重病合并多器官功能衰竭的ATN病死率高达50%~80%,病死率随衰竭器官数的增加而增加。急性肾衰竭如能存活出院,长期存活率好。近年研究发现有部分急性肾衰竭患者肾功能不能完全恢复,特别是原有CKD的患者,这也是导致终末期肾病的一个主要原因。

第二节 慢性肾衰竭

慢性肾衰竭是在各种慢性肾脏病基础上缓慢出现肾功能进行性减退直至衰竭的一种临床综合征。临床上以肾小球滤过率下降,代谢产物潴留,水电解质和酸碱平衡失调为主要表现。临床上以糖尿病肾病、高血压肾病、慢性肾炎、肾盂肾炎引起者最为常见,肾前性及肾后性疾病引起的较少见。根据肾小球滤过率(GFR)把肾功能受损的程度分为3期,慢性肾衰竭早期、中期、晚期,分别相当于CKD的3期[GFR 30~59 mL/(min·1.73 m^2)]、4期[GFR 15~29 mL(min·1.73 m^2)]和5期[GFR<15 mL/(min·1.73 m^2)]。临床表现轻重不一,前两期除原发病症状外,多无特异症,只有当进入尿毒症期时,才有贫血、胃肠道、呼吸道及神经精神系统症状,但为时已晚,因此对本病要特别重视早期发现,及时治疗。根据慢性肾

衰竭临床表现,中医常按"关格""癃闭""溺毒"等病证进行辨治。

一、病因病理

本病多继发于多种慢性病,特别是慢性肾病的基础上发展而成。病位在肾,且常累及心、肝、脾、胃等脏腑。脾肾亏虚、湿毒内停是其发病的基础病理,外感六淫、饮食失节、劳倦、房事等则是其常见的诱发因素,其病机演变不外虚实交错变化。初期多为脾肾气虚或气阴两虚,水湿不化,证情尚轻;继则气伤及阳,阴伤及血,导致阴阳气血俱虚,湿浊益甚,气滞血瘀,气机逆乱升降失常,最后湿浊酿毒,夹瘀堵塞三焦,夹痰蒙蔽心窍,化火伤阴劫液,深入营血;或引动肝风,或上凌心肺,阴竭阳亡,危象毕至。

二、诊断

由于慢性肾衰竭早期症状不明显,加之肾脏具有较强的代偿能力,故早期不易诊断,易于忽略。对有慢性肾炎史者,应提高警惕,争取早期诊断。本病临床表现较为复杂,涉及各系统。如疲乏无力、食欲缺乏、恶心呕吐、表情淡漠、头晕头痛及常见的高血压、贫血等,晚期可出现广泛性出血倾向、谵妄抽搐、严重电解质紊乱、少尿甚至无尿等危险征象。

其他实验室指标可出现:红细胞计数常在 $2\times10^{12}/L(2\times10^{6}/mm^{3})$ 以下,为正常细胞正色素性贫血。尿比重降低并固定于 1.010,酚红排泄率极度下降,B 超双肾可见肾实质明显萎缩。

此外,对慢性肾衰竭还必须做出病因诊断,主要依据病史、体检及必要的实验室检查以查明病因。确定病因对于治疗和预后的判断颇为重要。在进行诊断时应注意以下几点。

(1) 某些患者的慢性肾脏疾病呈隐匿经过,当这种患者因急性应激反应状态(如外伤、感染等)致原处于代偿期或失代偿期的肾功能迅速恶化,显示出尿毒症表现,这时尿毒症易为上述诱发疾病所掩盖而被漏诊,有时还会认为是突然发生的急性肾衰竭,应注意区别。

(2) 当慢性肾衰竭患者以厌食、恶心、贫血、乏力、神经精神系统症状为主诉时,如果不仔细询问病史,未想到慢性肾衰竭的可能,则往往误诊或漏诊,以致得不到及时治疗。

(3) 肾脏病患者,短期内出现症状加重,肾功能急剧恶化,应寻找其原因和可逆因素,不能单凭肾功能测定结果,草率诊断为终末期尿毒症。

(4) 当诊断有疑时,应行肾脏 B 超检查,了解肾脏体积大小,如果病肾已萎缩,支持终末期的诊断;如果双肾大小正常,甚至增大,除多囊肾外,应及时行肾穿刺活检,了解肾脏病理改变及其损害程度,及采取积极的治疗措施。

三、鉴别诊断

1.高血压脑病 高血压脑病亦有呕吐、昏迷、抽搐等表现,但发生迅速,血压剧增,可伴有暂时性瘫痪、失语及失明等,而血尿素氮、肌酐、二氧化碳结合力等检查多正常。

2.糖尿病酮症酸中毒 糖尿病酮症酸中毒可有食欲缺乏、恶心、嗜睡及昏迷等表现,可根据糖尿病史、血糖增高、尿酮体、尿糖阳性等与本病鉴别。

3.再生障碍性贫血 再生障碍性贫血患者以贫血、鼻衄、皮肤瘀斑为主要表现者易与本病混淆。但慢性肾衰竭多有肾脏病史,血压高,血白细胞多不减少,进一步查尿及血液化学检查易鉴别。

四、中医证治枢要

1.扶正祛邪法是治疗肾衰竭的根本法则 慢性肾衰竭的基本病理为脾肾衰败,水湿、湿热、瘀血内蕴是病机的关键;其演变过程是因实致虚,继而在虚的基础上产生实邪。治疗时应标本兼顾。因此,扶正祛邪法应是治疗肾衰竭的根本法则,具体应用时可根据情况,急则治其标,缓则治其本,或标本并重,扶正祛邪兼施。一般单纯扶正或祛邪则均不利于本病的治疗。

2.扶正应根据实际情况有所侧重 慢性肾衰竭由久病迁延而来,往往正气衰败,其正虚以脾肾为主,后期涉及五脏俱虚。因此,扶助正气在本病治疗过程中必须贯彻始终。强调治疗时应维护肾气和其他内脏功能,以求增一分真阳,多一分真阴。至于正虚一般初期多为气阴两虚,继则气伤及阳,阴伤及血,导致阴阳两虚,营血亏虚,在具体治疗时须根据不同情况选用益气养阴、温补脾肾、补气养血等法。

3.重视调理脾胃 疾病发展到慢性肾衰竭阶段,临床脾胃虚弱症状如食欲缺乏、恶心、呕吐等出现得早而且普遍,况且脾胃为后天之本、气血生化之源,脾胃虚弱,更导致肾气不足。故此,调理脾胃为治疗本病重要的一环,所谓有胃气则生,无胃气则死,慢性肾衰竭也不例外。

4.扶正与祛邪应把握轻重缓急 由于脏腑虚损,导致水湿、湿热、瘀血的产生,而这些病理产物又耗损正气、伤害脏腑,只有阻断这一恶性循环,才可防止疾病的进一步发展及恶化。因而在治疗慢性肾衰竭时,必须在扶正的同时注意祛邪,邪祛正始能安,祛湿泄浊、清热利湿解毒、活血化瘀之法最为常用。当表现为邪毒内盛,出现呕恶、尿闭、嗜睡、昏迷惊厥、出血等危重证候时,又当急则治标,采用泄浊开窍、息风止血等法,待病情缓解后再扶正祛邪兼顾。在应用祛邪法时,要注意衰其大半而止,不可一味攻伐,导致正气更衰。

五、辨证施治

1.脾肾气(阳)虚

主症:面色㿠白,倦怠乏力,气促,纳少,腹胀,腰膝酸痛,畏寒肢冷,便溏溲少,夜尿频多。舌质淡,边有齿痕,苔薄白或腻,脉沉细。

治法:益气健脾补肾。

处方:香砂六君子汤合仙茅、淫羊藿化裁。生黄芪30g,党参20g,云苓15g,白术15g,木香10g,陈皮10g,仙茅10g,淫羊藿10g,半夏10g,补骨脂15g,菟丝子15g。

阐述:此型常见于慢性肾衰竭早期,临床以正虚为主,邪实之象不明显。治疗用药注重扶持正气,然而补气不可壅中留邪,温肾亦不可过用温燥,免伤阴血,更不可早投寒凉以攻下,以损伤阳气,加重病情。

若阳虚水气不化出现周身浮肿,腰以下肿甚,按之没指,党参以肾气丸之意,加入桂枝、车前子、牛膝、大腹皮;水气势甚,凌心射肺出现喘咳、心悸、端坐、胸闷痛者,可加入葶苈子、苏子、白芥子以泻肺逐饮;食少纳呆,加山楂、焦三仙以消食化滞;易感冒者,可合用玉屏风散益气固表;合并外感时,宜先治外感,可用参苏饮加减治疗,然后再图根本。

2.脾肾气阴两虚

主症:面色少华,气促乏力,腰膝酸软,手足心热,口干唇燥,大便稀或干,尿少色黄,夜尿清长。舌淡有齿痕,脉象沉细。

治法:益气养阴。

处方:参芪地黄汤加减。 党参 15g,生芪 30g,熟地 20g,山药 15g,枸杞子 15g,山萸肉 15g,云苓 15g、泽泻 10g,白芍 15g,当归 15g,白花蛇舌草 30g,双花 20g,佛手 10g。

阐述:此型在慢性肾衰竭中较常见,虽以气阴两虚为本,但多易招致风热外袭,故治疗用药时,除以益气养阴为主外,须合用清热解毒之品,防其热化,否则病邪更为缠绵。 另外,熟地等滋腻壅滞之品用量不宜太大,方中可适当佐以行气宽中之品。

方中参芪合六味地黄汤益气养阴,有阳生阴长之妙;归、芍、枸杞助阴血;白花蛇舌草、双花清热解毒利湿;加入佛手一味,既可杜绝大队滋阴之壅滞,又可助脾胃以运化,以升清降浊。

若是脾虚为主者,见面色少华,纳呆腹满,大便溏薄等,可配用香砂六君子丸以益气健脾;以肾气虚为主,症见腰酸膝软,小便清长者,配以金匮肾气丸;若系肾阴不足,五心烦热或盗汗,小便黄赤者,合用知柏地黄丸以滋阴清热;外感风热者,见咽喉肿痛或发热,加入双花、连翘、玄参等清热解毒之品;气阴不足,心悸气促者,合用参脉饮以益心气,养心阴。

3.肝肾阴虚

主症:手足心热,头晕耳鸣,目涩咽干,腰膝酸软,便干,尿少色黄。 舌质红苔少,脉细数。

治法:滋阴补肾。

处方:一贯煎加减。 北沙参 15g,麦冬 15g,生地 20g,当归 15g,白芍 15g,枸杞子 15g,女贞子 15g 旱莲草 15g,丹皮 10g,丹参 10g,柴胡 10g,生牡蛎 20g(先煎)。

阐述:此型患者常伴有高血压,治疗时必须及时控制高血压的发展,减轻高血压对肾脏的损伤。

方中用沙参、麦冬、生地、枸杞、女贞子、旱莲草滋补肝肾之阴液;当归、白芍养血以柔肝;柴胡、丹皮以疏肝气,清肝火;牡蛎潜阳。 诸药合用,补中有泻,泻中寓补,相辅相成,补虚而不碍邪。 临床若以头晕胀痛、心烦易怒等肝阳上亢为主症者,则以天麻钩藤饮加减,若以肝血不足为主者,则须用四物汤合逍遥散加减。

4.阴阳两虚

主症:神疲乏力,畏寒肢冷,腰膝酸软,手足心热,小便黄赤。 舌质淡,体胖大有齿痕,脉象沉细。

治法:阴阳并补。

处方:金匮肾气丸加减。 熟地 20g,山药 15g,山茱萸 10g,云苓 10g,泽泻 10g,丹皮 10g,附子 10g,桂枝 10g,菟丝子 15g,淫羊藿 15g。

阐述:此型患者,阴阳俱伤,病情较重,变化多端,治疗用药必须慎重,防止过用峻猛及苦寒败胃之剂,且已有浊邪内生,变证蜂起,辛散燥烈之品竭阴伤阳,犯之则阴阳离决,生命危殆,故当慎之。

方中六味地黄汤补肾之阴,桂、附、淫羊藿、菟丝子温补肾阳。 诸药合力,虽温而不燥,补而不腻,阳生阴长,平衡相济。

5.脾胃虚弱,湿浊阻滞

主症:面色淡黄,体倦无力,形体消瘦,腹胀食欲缺乏,泛恶呕吐,便秘或溏。 舌质淡,苔薄腻,或厚腻,脉沉细无力。

治法:健脾养血,化浊和胃。

处方:归芍六君子汤合厚朴温中汤加减。 当归 15g,白芍 15g,党参 20g,白术 15g,云苓 15g,陈皮 15g,砂仁 6g,厚朴 15g,草果仁 10g,川军 6g,冬瓜皮 20g,槟榔 15g。

阐述:此证常见于慢性肾衰竭的氮质血症期。 此时本虚标实,虚实夹杂,治疗必须虚实兼顾,应恰当地处理好正虚与邪实的关系。

方中以四君子汤益气健脾,资气血生化之源;归、芍养营血;陈皮、砂仁、厚朴、草果仁化浊和胃理气;川军、槟榔泻浊通腑;冬瓜利水,使湿浊之邪从小便而去。 大黄通导之力较强,此时正气虽不足,但方中有四君子汤扶助正气,故适量用之无妨。 全方补泻兼施,补不碍邪,攻不伤正,共奏健脾养血,化浊和胃之功。 若气血不足明显,表现为头晕体倦、心悸气促等症,应去川军、槟榔、草果仁、冬瓜皮,加熟地、枸杞、菟丝子补益精血。

6.秽浊中阻,化热上逆

主症:头晕,胃脘胀痛,纳呆腹胀,口干,恶心呕吐,心烦失眠,便秘,口臭,口有氨味,小便清白。 舌胖色淡,质灰少津,苔厚腻,脉弦数或弦滑。

治法:通腑化浊,祛湿清热。

处方:燥湿化浊汤加减。 草果仁 12g,醋制大黄 10g,半夏 10g,藿香 15g,槟榔 12g,茵陈 20g,黄芩 10g,陈皮 10g,苏梗 10g。

阐述:本方以草果仁、半夏、藿香燥湿化浊;大黄、槟榔通腑降浊;黄芩、茵陈苦寒泄热。 若湿重于热,症见周身困重乏力,面色淡黄,纳呆腹满,恶心欲吐,可用三仁汤加减,宣畅气机,利湿清热。 尿毒症出现精神症状,呈半昏迷或昏迷状态,牙龈溃破,舌淡等,可加入清热解毒之剂。 若湿热痰浊,蒙蔽心包,症见神昏谵语,语无伦次,烦躁不安,或喉中痰鸣,大便不爽,小便短少黄赤,舌红,苔黄厚腻,少津,脉弦滑者,可用菖蒲郁金汤加僵蚕,清热解毒,豁痰开窍。

7.邪热入血,血瘀络阻

主症:面色晦暗,精神萎靡,皮肤瘙痒,恶心呕吐,头痛心烦,口干,口唇紫黯,尿少或清长,便秘,甚至烦躁不宁。 舌质紫,有瘀斑,脉弦滑。

治法:清热解毒,活血化瘀。

处方:解毒活血汤加减。 葛根 30g,桃仁 15g,红花 15g,连翘 20g,赤芍 15g,丹参 15g,生地 15g,丹皮 15g,大黄 10g,川连 10g,枳壳 15g,佛手 10g。

阐述:本型常见于慢性肾衰竭的后期,邪浊壅盛,正气匮乏,若不急挫其势,危证立至,治疗用药更须小心,最好采用中西医结合治疗。 方中用桃红、红花、当归、枳壳、赤芍、生地,取桃红四物汤之义,活血养血;易川芎为枳壳,取行气除胀消痞之功。 益母草善活血祛瘀,既助桃红四物之力,又具利尿消肿之功。 柴胡、葛根,清透邪热,升发阳气,鼓舞脾肾之气上升。 连翘清透疏泄,使邪毒出;半枝莲、白花蛇舌草,清热解毒,利水消肿。 综观全方,既可活血祛瘀,又有较强的清热宣透、利湿化浊之功,使湿浊瘀尽散。

若湿热瘀毒壅结,可加大黄;若出现恶心,食欲缺乏,苔厚腻,可加草果仁;若面色晦暗或黧黑,皮肤瘙痒,或舌有瘀斑,可加丹参。

六、特色经验探要

1.关于贫血的治疗 慢性肾衰竭的各个阶段都伴有不同程度的贫血,其临床表现为面色无华、头晕目眩等,贫血程度常与肾功能受损程度相一致。 中医认为其病机主要为久病脾肾衰败,气血耗伤所致,治疗单纯用养血之剂收效甚微,必须从中焦脾胃着手,恢复其运化之功能为首务,而且必须辅以补肾。处方可选归芍六君子汤加减:红参、白术、茯苓、当归、白芍、半夏、陈皮、菟丝子、枸杞子等。方中红参一味不可用党参代替,用党参则效果不佳。在纠正贫血时应注意渐滋慢补,不可为图一时之功,而用滋腻厚重之品,反致湿困中焦。

2.关于降肌酐、尿素氮 血肌酐和尿素氮的测定为临床上常用的反映肾功能的指标,尿素氮受饮食等的影响较大,而肌酐则很少受其他因素的干扰,故较为准确可靠。常用以下措施来降低肌酐、尿素氮在体内的潴留。

(1) 调理脾胃法:在慢性肾衰竭过程中,脾胃症状出现较早而普遍,由于脾胃虚弱,纳运失司,升降紊乱,水湿壅滞,导致恶心呕吐、纳呆腹胀等症状,这些症状的轻重与肾功能受损的程度及血尿素氮数值的高低基本一致,因此,采用调理脾胃,斡旋中州之法能够有效地改善脾胃功能,改善全身症状,从而达到降低血肌酐、尿素氮,恢复肾功能的目的。临床常选归芍六君子汤等。

(2) 降浊法:慢性肾衰竭时肾脏的排泄与调节功能严重障碍,致使氮质等的代谢产物潴留体内,从而出现一系列临床症状。中医认为这些毒素源于脾肾衰败,湿浊壅滞,应用降浊法可以有效地促进有毒物质的排出,保护残余肾功能。常用的降浊法有:①燥湿和胃化浊法,方用平胃散合越鞠丸加减;②解毒活血降浊法,方取解毒活血汤加减。

(3) 通腑法:以中药大黄为主的复方,煎水保留灌肠,以通腑泻浊,对于降低肌酐、尿素氮,改善临床症状及肾功能有肯定的疗效。常用方:大黄 30g,蒲公英 30g,牡蛎 30g,槐花 30g,肉桂 15g。煎成 150mL,保留灌肠,每天 1 次。

3.关于尿毒症脑病症状的治疗 尿毒症晚期常出现脑部症状,表现为头痛、嗜睡、昏迷、抽搐,若遵循内科常法,按肝风内动施治,一般不易取效,此乃肾病及肝,浊邪上壅,清窍被蒙,邪实是本病关键,治疗必须立足于解毒降浊,补肾养肝息风,配合应用,或可挽救。

七、西医治疗

1.一般治疗 在肾功能不全或代偿期,应积极治疗原发病,防止发展成为尿毒症。在氮质血症期除应积极治疗原发病外,要减轻工作量,避免受凉、受湿和过劳,防止感冒,不使用损害肾脏的药物,并给予良好的医疗监护。已出现尿毒症症状的患者,应休息和治疗。

2.饮食疗法 食物要易于消化,富含维生素,保证供给足够的热量,采用优质低蛋白饮食,以禽蛋及乳类为主,辅以肉类、鱼类。主食最好采用小麦淀粉,以减少非必需氨基酸的摄入。

3.必需氨基酸疗法 慢性肾衰竭时,血浆必需氨基酸减少,非必需氨基酸增多,血非蛋白浓度因而上升。可利用非蛋白氮合成蛋白质,降低血尿素氮,纠正负氮平衡。

4.纠正酸中毒 代谢性酸中毒(metabolic acidosis,MA)是 CRF 的常见并发症,处理措施主要是补充碳酸氢钠。阴离子间隙(anion gap,AG)正常或轻度增高的 MA,其酸中毒主要因为的净丢失所致,故需要补充碳酸氢钠,使血 pH 恢复正常。AG 明显增高的 MA,需排除乳酸和酮体所致的 MA(可代谢生成,补碱可诱发不良反应),首先宜积极治疗原发病。一般情况下,血 pH>7.2 时,建议口服碳酸氢钠;pH<7.2 时应静脉滴注碳酸氢钠;必要时行透析治疗,透析是纠正 MA 最有效的方法。MA 合并低钙血症的患者,补充碳酸氢钠纠正酸中毒时,要及时补充钙以免游离钙向结合钙转移诱发低钙性抽搐。

5.纠正水、电解质平衡失调 防治水钠潴留,需适当限制钠摄入量。个别水肿严重的患者,可适当应用袢利尿剂,如呋塞米、布美他尼、托拉塞米等。肌酐清除率>220μmol/L者不宜应用噻嗪类利尿剂及保钾利尿剂,因这两类药物此时疗效甚差。必要时及时给予血液净化治疗。对低钠血症的处理,需认真分析不同原因,只对真性缺钠者谨慎补充钠盐。轻中度低钠血症一般不必积极补钠。

CRF 患者应避免食用含钾量高的食物和水果;避免使用含钾高或减少尿钾排泄的药物(包括含钾高的中药汤剂);如因病情需要输血时,避免使用库存血。一旦出现高钾血症,宜根据情况,用氯化钙或葡萄糖酸钙拮抗钾的毒性,用碳酸氢钠等碱性药物或葡萄糖促进钾的转移,用降血钾树脂或排钾利尿药促进钾的排泄,如药物治疗无效,及时进行血液净化治疗纠正高钾血症。

6.纠正矿物质和骨代谢异常 建议在 CRF 初诊时至少检测 1 次血钙、磷、甲状旁腺激素、碱性磷酸酶活性。CRF 早期可限制磷摄入,靶目标值全段甲状旁腺激素(intact PTH, iPTH) 35~70 ng/L、血钙 2.1~2.55 mmol/L、血磷 0.87~1.48 mmol/L;CRF 中期,应用骨化三醇或帕立骨化醇等活性维生素 D 制剂及磷结合剂,靶目标值 iPTH 70~110 ng/L,血钙、血磷靶目标同 CRF 早期;CRF 晚期,应用骨化醇/维生素 D 衍生物/钙敏感受体激动剂,必要者可考虑甲状旁腺切除,靶目标值 iPTH 150~300 ng/L、血钙 2.1~2.37 mmol/L、血磷 1.13~1.77 mmol/L。

7.透析疗法 尿毒症患者经保守治疗无效,血肌酐≥770μmol/L(8.0mg/dL)或内生肌酐清除率<10%;或伴严重高钾、心力衰竭等情况时,即应进行透析治疗。

8.肾移植 肾移植的适应证如下。

(1) 慢性肾衰竭其内生肌酐清除率<10%。

(2) 内生肌酐清除率>10%,但并发顽固的严重高血压、多发性神经病变及继发性甲状旁腺功能亢进等。

(3) 年龄<50 岁,无重要脏器如心、肺、肝、脑等及下泌尿道的重要病变者。

(4) 病变局限于肾脏本身者。

八、中西医优化选择

对慢性肾衰竭的治疗,国外由于透析与肾移植的开展,延长了存活期,但尚不能从根本上解决问题。目前中西医对此病均无特殊效果。综合起来看,中西医有机配合,疗效优于单纯的西药或中药。在慢性肾衰竭的早、中期,中医通过扶正祛邪,补益脾肾,调补气血阴阳,减少或祛除水湿、湿热、瘀血,改善慢性肾衰竭的临床症状,提高了机体的免疫力,保护残存的肾单位,使受损的肾功能在某种程度上得到恢复,优于西医疗法。

1.中医治疗本病的长处主要表现

(1) 运用通腑降浊、清热利湿、补脾益肾等措施,使慢性肾衰竭患者体内尿素氮、肌酐等有毒物质得以排出体外,邪去正安,保护了残存的肾功能。

(2) 合理运用活血化瘀药,可以改善肾脏的瘀血状态,增加肾脏的血液供应,有利于受损肾的恢复,而且还可抑制血小板凝集,起到利尿、降尿素氮的作用。

(3) 对贫血的治疗不是采用一味蛮补之法,而是通过调理脾胃、化湿行气、解毒降浊、补益脾肾等法综合调理。

(4) 通过扶正祛邪,调整阴阳,纠正失衡,提高了机体免疫力,改善了全身状况,减少了感染机会和并发症。

但中医疗法的缺点在于治疗手段单一,如患者恶心、呕吐,汤水难下时,则中医疗法很难开展。且在慢性肾衰竭的末期,出现重度酸中毒、高钾血症、心衰时,中药尚难针对性地予以及时纠正,此时采用西医的对症治疗措施,则发挥了中西医结合的优势。

2.治疗慢性肾衰竭的最佳途径 在肾功能不全代偿期和氮质血症期,以中医辨证施治为主,结合西医之特长,弥补中医之不足,一般在中医治疗无效或病势危重时,应考虑合并使用西药,常用于下列情况。

(1) 继发感染时需配合抗生素治疗,及时控制感染,以防生变。

(2) 出现尿闭者,应及时运用利尿药或其他措施,使尿素氮得以排泄,否则危及生命。

(3) 出现心衰时,限制水、钠,应用利尿药,减轻心脏负担,注射洋地黄制剂以纠正心衰,必要时进行透析治疗。

(4) 严重的水、电解质紊乱,酸中毒时,应用西药予以纠正。

(5) 贫血或出血严重者,可输入少量新鲜血液。为防止肾性骨病的发生,应及时补充钙剂。

第十章 糖尿病

糖尿病(diabetes mellitus,DM)是一组常见的以葡萄糖和脂肪代谢紊乱、血浆葡萄糖水平增高为特征的代谢内分泌疾病,比较复杂,但由于篇幅有限,本章糖尿病重点叙述最常见的2型糖尿病(diabetes mellitus type 2,T2DM),简要叙述妊娠与糖尿病,部分节段联系1型糖尿病(diabetes mellitus type 1,T1DM)和某些较少见的类型。

第一节 概述

糖尿病的基本病理生理为绝对或相对胰岛素分泌不足及胰岛素敏感性下降和胰高血糖素活性增高所引起的代谢紊乱,包括糖、蛋白质、脂肪、水及电解质等,严重时常导致酸碱平衡失常;其特征为高血糖、糖尿、糖耐量减低(impaired glucose tolerance,IGT)及胰岛素释放试验异常。临床上早期无症状,至症状期才有多食、多饮、多尿、烦渴、善饥、消瘦或肥胖、疲乏无力等症群,久病者常伴发心脑血管、肾、眼及神经等病变。2型糖尿病常伴动脉粥样硬化(AS)、非酒精性脂肪肝和肥胖。严重患者或应激时可发生酮症酸中毒、高渗性昏迷、乳酸性酸中毒而威胁生命,常易并发化脓性感染、尿路感染、肺结核等。自从胰岛素及抗菌药物问世后酮症及感染已少见,病死率明显下降。如能及早防治,严格和持久控制高血糖、高血压、高血脂可明显减少慢性并发症,有些患者病情是可以逆转的,患者体力可接近正常。

一、糖尿病流行病学

2015年世界糖尿病患者为4.15亿,预测2040年则可达6.42亿。我国首次糖尿病调查于1978—1979年在上海,10万人口中发现患病率为10.12‰(标化患病率9.29‰),1980—1981年在全国14个省30万人口中患病率为6.09‰(标化患病率6.74‰)。本病多见于中老年,患病率随年龄而增长,自45岁后明显上升,至60岁达高峰。我国糖尿病绝大多数属2型,1型糖尿病患病率为万分之0.61到0.83。近年研究显示青少年人群2型糖尿病患病率快速增加,几乎与1型糖尿病各占一半。2007—2008年应用糖耐量筛查全国部分城市20岁以上人群结果显示2型糖尿病高达11%以上。

二、病因和分类

大部分糖尿病患者可归为两大发病机制范畴。一类(1型)为胰岛素分泌的绝对缺乏。大多数1型糖尿病患者经血清或DNA检查可发现免疫反应指标或基因标志。另一类(2型)的原因为胰岛素抵抗兼有胰岛素代偿性分泌反应不足。在2型患者中,在被确诊前可以长期毫无症状。这两个类型的糖尿病在发病机制、自然病史、治疗原则和反应以及预防均有明显不同。此外,尚有少数的糖尿病患者有其特有的病因和发病机制,可归于其他特殊类型。

(一)1型糖尿病

β细胞毁坏,常导致胰岛素绝对不足。

1.自身免疫性急发型和缓发型,谷氨酸脱羧酶(glutamic acid decarboxylase antibody, GAD)和(或)胰岛细胞抗体阳性。
2.特发性无自身免疫证据。

(二)2型糖尿病

主要是胰岛素抵抗和(或)胰岛素分泌障碍。研究发现老年痴呆症与胰岛素的作用下降密切相关且常伴有糖尿病,因此提出3型糖尿病的概念,与其说是3型糖尿病,还不如说老年痴呆症是糖尿病的并发症或伴发症。

(三)特殊类型糖尿病

1.β细胞功能基因缺陷 如MODY1、2、3型;线粒体DNA。
2.胰岛素作用遗传性缺陷 如胰岛素基因突变;胰岛素受体缺陷A型胰岛素抵抗,矮妖精貌综合征(leprechaunism),脂肪萎缩性糖尿病等。
3.胰腺外分泌病 如胰腺炎症、外伤、手术或肿瘤。
4.内分泌疾病 如肢端肥大症、库欣综合征、胰高糖素瘤、嗜铬细胞瘤和甲状腺功能亢进症等。
5.药物或化学品所致糖尿病 如杀鼠药、烟草酸、糖皮质激素、甲状腺激素、噻嗪类药物、β-肾上腺能类似物、苯妥英钠、α干扰素(interferon-α,IFN-α)和二氮嗪等,大多数均能引起糖耐量减退。
6.感染所致糖尿病 如风疹、巨细胞病毒等。
7.少见的免疫介导糖尿病 如Stiffman综合征,抗胰岛素受体抗体等。
8.伴糖尿病的其他遗传综合征 如Down、Klinefelter、Turner、Wolfram、Laurence - Moon - Biedl等综合征和Huntington舞蹈病等。

(四)妊娠期糖尿病

妊娠期糖尿病(gestational diabetes mellitus,GDM)指在妊娠期发现的糖尿病,但不排除于妊娠前原有糖耐量异常而未被确认者,已知是糖尿病的患者妊娠时不属此型。多数患者于分娩后可恢复正常,近30%以下患者于5～10年随访中转变为糖尿病。

三、糖尿病几个主要类型的特点

(一)1型糖尿病

特征:①起病较急;②典型病例见于小儿及青少年,但任何年龄均可发病;③血浆胰岛素及C肽水平低,服糖刺激后分泌仍呈低平曲线;④依赖胰岛素治疗,一旦骤停胰岛素则易发生酮症酸中毒,甚而威胁生命;⑤遗传为重要因素,表现为第6对染色体上人类白细胞抗原(human leucocyte antigen,HLA)某些抗原的阳性率增减;⑥胰岛β细胞自身抗体常呈阳性反应,包括胰岛细胞自身抗体、胰岛素自身抗体、谷氨酸脱羧酶自身抗体和酪氨酸磷酸酶自身抗体,其中以谷氨酸脱羧酶自身抗体最具特征。85%～90%的1型患者空腹血糖开始升高时,可检测到一种或多种上述自身抗体。有些患者病情发展较慢,胰岛素分泌极少,体形消瘦,必须注射外源胰岛素才能防治酮症酸中毒,直到成年期方通过血清谷氨酸脱羧酶自身抗体测定,才被发现是1型糖尿病。这类患者称为成人晚发自身免疫性糖尿病(latent autoimmune diabetes in adults,LADA)。LADA 患病率大约为 6%,与 2 型糖尿病相比,LADA 者年龄和体重均较低,且随年龄增长或体重增加患病率下降。LADA 患者 C 肽水平及并有高脂血症、高血压、肥胖的比例均较 2 型糖尿病低。

特发性 1 型糖尿病原因未明,为 1 型中的少数,虽有永久胰岛素分泌缺乏和酮症酸中毒,但无自身免疫证据,也无 HLA 特点。

暴发性 1 型糖尿病的概念及诊断指标:①出现高血糖症状 1 周内发生酮症或酮症酸中毒;②血清空腹 C 肽<0.1nmol / L,而餐后 2 小时(胰高糖素释放试验)C 肽<0.17nmol / L;③初诊时血糖>16mmol / L 而糖化血红蛋白(glycosylated hemoglobin,HbA1c) <8.5%。暴发性 1 型糖尿病属于特发性 1 型糖尿病的一种亚型。该病来势凶猛,进展迅速,预后极差。如果在临床上见到患者血糖极高、进展迅速、病情危重的患者,伴有胰酶升高,要考虑暴发性 1 型糖尿病。

(二)2 型糖尿病

其特征为:①起病较慢;②典型病例见于中老年人,偶见于幼儿;③血浆胰岛素水平仅相对性不足,且在糖刺激后呈延迟释放,有时肥胖患者空腹血浆胰岛素基值可偏高,糖刺激后胰岛素亦高于正常人,但比相同体重的非糖尿病肥胖者为低;④遗传因素也很重要,包括遗传表观,但 HLA 属阴性;⑤胰岛自身抗体常呈阴性;⑥胰岛素效应往往较差;⑦早期时单用口服抗糖尿病药物,一般可以控制血糖。

2 型糖尿病患者主要由于胰岛素抵抗合并有相对性胰岛素分泌不足所致。有些需用胰岛素以控制高血糖症。在这类患者中可能有一些是特殊类型的糖尿病。大部分的患者伴肥胖,肥胖症本身可引起胰岛素抵抗。即使以传统体重指标鉴定并不肥胖的患者,仍可在内脏有体脂的积聚。由于高血糖症发展甚慢,早期症状很轻微而不典型或无症状,故常经过许多年始被确诊,然而,患者很容易发生大血管和微血管并发症。面对胰岛素抵抗和高血糖症,尽管 β 细胞分泌更多的胰岛素,血胰岛素水平常高于正常,仍不能使血糖正常化,说明 β 细胞分泌功能有一定缺陷,不足以代偿胰岛素抵抗。

(三) 特殊类型糖尿病

较少见,其中有些特殊类型的机制已被阐明。

1.β 细胞基因缺陷 有些特殊类型伴有 β 细胞的单基因缺陷。如青年人中成年发病型糖尿病(maturity-onset diabetes of the young,MODY),发病年龄常在 25 岁之前,伴轻度高血糖症,是常染色体显性遗传,在不同染色体上的基因位点发生异常。MODY 1 -11 相关基因如下。①染色体 12 上的肝细胞核因子(HNF-4α);②染色体 7p 上的葡萄糖激酶基因;③染色体 20q 的 HNF-1;④染色体 13 的胰岛素启动因子(IPF-1);⑤染色体 17 上的肝细胞核因子 1β(HNF-1β);⑥第 2 染色体的神经源性分化因子/ β 细胞 E-盒转录激活物 2(Neuro DI / BETA2);⑦KLF 11(Kruppel -like factor 11);⑧CEL(Carboxyl -esterlipase);⑨成对盒基因 4 (paired box gene 4,PAX4);⑩胰岛素基因;B 淋巴细胞酪氨酸酶基因(B lymphoic tyrosine kinae,BLK);线粒体 DNA 点变异引起糖尿病伴耳聋,最常见的变异发生在 tRNA leucine 基因的 3243 位 A→G 突变。

2.胰岛素作用的基因缺陷 如胰岛素受体的变异,有些患者可伴有黑棘皮病,女患者可有男性化和卵巢囊肿,过去,这类患者称为 A 型胰岛素抵抗。在儿童中,胰岛素受体基因变异可引起严重胰岛素抵抗,称为矮妖精貌综合征(leprechaunism)和Rabson-Mendenhall综合征。

3.药物或化学品所致糖尿病 如Vacor(鼠药)和Pentamidine能永久性破坏β细胞;烟草酸和糖皮质激素可损害胰岛素的功能;IFN-α可导致糖尿病并常伴有胰小岛抗体等。

4.外分泌胰腺病 如胰腺炎、外伤、感染、胰腺手术、肿瘤等。

5.内分泌疾病 一些激素(生长激素、皮质醇、胰高血糖素、肾上腺素)可以对抗胰岛素作用。

6.新生儿糖尿病 出生后6个月内发病的糖尿病称新生儿糖尿病,是一种少见的特殊类型糖尿病,临床上分为短暂性新生儿糖尿病和永久性新生儿糖尿病。其中30%~58%的新生儿糖尿病由Kir6.2基因突变引起。其他有关的基因如杂合子激活的KCNJ11变异和AB-CC8变异等。短暂性新生儿糖尿病可以缓解并终止治疗,但患者成年后可能复发。永久性新生儿糖尿病需要终身治疗。磺脲类等口服降糖药物进行治疗效果较好。

(四)妊娠期糖尿病

妊娠期糖尿病指在妊娠期发现糖尿病患者,在妊娠前已有糖尿病的患者不属于妊娠糖尿病而属于糖尿病伴妊娠。

四、发病机制

胰岛素绝对不足大多见于1型患者,相对不足大多见于2型病者。绝对不足的证据有以下几点:①空腹血浆胰岛素浓度很低,一般$<4\mu U/mL$(正常值为$5\sim20\mu U/mL$),甚至测不出;②用葡萄糖或胰高血糖素刺激后血浆胰岛素及C肽仍低,呈扁平曲线;③对磺酰脲类治疗无效;④病理切片上示胰岛炎,早期有淋巴细胞等浸润;后期β细胞呈透明变性、纤维化,β细胞数仅及原来10%。1型糖尿病患者每天胰岛素分泌量甚少,空腹基值及糖刺激后峰值均明显低于正常,提示绝对分泌不足。

肥胖的2型糖尿病患者血浆胰岛素浓度基值或刺激后高峰均比正常对照为高,仅比相应体重而非糖尿病患者低且高峰延迟出现。葡萄糖刺激后正常人胰岛素高峰见于口服糖后30~60分钟内,2型患者的高峰约延迟30~45分钟出现。

各种类型糖尿病的病因及机制相差甚大,以下分别简述1型和2型糖尿病的机制。

(一)1型糖尿病

1.遗传因素 遗传因素不论在1型或2型均较肯定。1型中单卵双胞胎发生一致率为30%~50%,其β细胞自身免疫反应一致性为2/3。HLA-DQ及DR抗原与1型的关联最为重要,HLA-DQ8、DQ2、DR3、DR4可能与1型糖尿病易感性相关,DQ6、DR2可能和其保护性有关。DQβ57非天冬氨酸和DQa52精氨酸可明显增强1型糖尿病的易感性。

2.自身免疫 与1型患者关系密切。胰小岛的自身免疫反应主要可能通过分子模拟过程所致。病毒或病毒以外的物质的化学和构型与β细胞酷似,则该抗原产生的抗体也将向β细胞发动免疫攻击。巨噬细胞即联合Ⅱ类MHC紧密地与之结合,在白介素Ⅰ和Ⅱ的配合下,经辅助T细胞识别后,即对该抗原发动强烈而持久的免疫反应,产生针对该抗原的特异抗体和免疫活性细胞。针对外来抗原的抗体与β细胞结合后,吸引巨噬细胞、补体和自然杀伤细胞,巨噬细胞将自身抗原有关信息传递给辅助T细胞,后者进一步扩大针对自身抗原的免疫反应。

1型糖尿病患者细胞和体液免疫的证据:①病者可伴有多种其他免疫性疾病,如Graves病、桥本甲状腺炎、恶性贫血、原发性慢性肾上腺皮质功能减退症等;②可伴有脏器特异性抗体,包括甲状腺、胃壁细胞及抗肾上腺抗体等;③起病较急而于6个月内死亡者有胰小岛炎,其中有T淋巴细胞、NK细胞和K细胞浸润。辅助性T细胞1(Th1)和辅助性T细胞17(Th17)增加,辅助性T细胞2(Th2)及调节性T细胞(Treg)下调,导致Th1/Th2和Th17/Treg比值增加;④白细胞移动抑制试验阳性;⑤胰岛细胞抗体(islet cell antibody,ICA)免疫荧光测定阳性,在1型病例发病1~2年内可高达85%,后渐下降,后又发现胰岛细胞表面抗体、补体结合胰岛细胞抗体、细胞毒性胰岛细胞抗体、64K和38K免疫沉淀抗体等。其中胰岛细胞表面抗体、补体结合胰岛细胞抗体和免疫沉淀抗体选择性地作用于β细胞;⑥谷氨酸脱羧酶(GAD),在近期发病的1型患者中阳性率为69%,在发病3~42年的患者中仍有59%阳性率;⑦抑制性T淋巴细胞数及功能降低,K细胞数及活性增高。1型患者发病机制见图10-1。

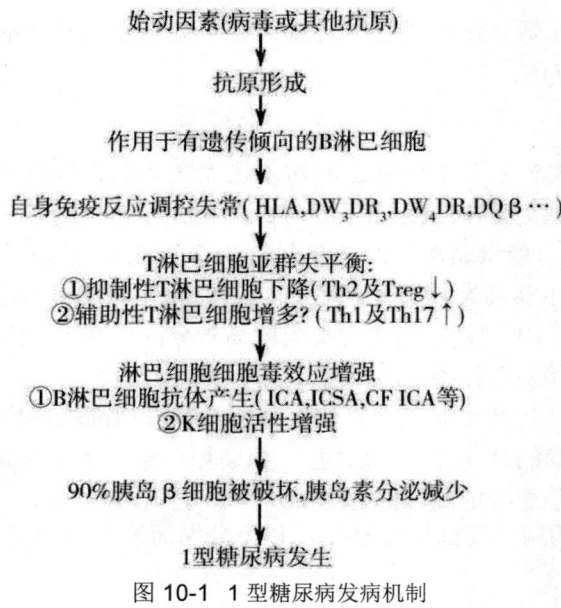

图10-1 1型糖尿病发病机制

(二)2型糖尿病

2型患者的发病机制与1型不同,并非因自身免疫β细胞破坏所致,主要在基因缺陷的基础上存在胰岛素抵抗和胰岛素分泌障碍两个环节。胰岛素抵抗出现可能较β细胞功能损伤更早些。不良的生活方式是2型糖尿病的主要原因(贡献约占60%),遗传和环境改变因素各占20%。

1.不良生活习惯 近三十年来,工作和生活的节律变化加大,高能量食品摄入较多,活动相对较少,因此产生能量正平衡,能量过剩导致游离脂肪酸(free fatty acid,FFA)增加。另外,生活习惯的改变及抗生素应用过多,可导致肠道菌群失调,因此产生过多的脂多糖(lipopolysaccharide,LPS)。FFA和LPS与巨噬细胞的Toll样受体结合,促进巨噬细胞极化,后者产生大量致炎物质,比如 IL-6、CRP 等,导致慢性低度炎症,或称代谢性炎症。

2.环境因素　空气和水的污染,也是 2 型糖尿病的诱发因素。当雾霾天气 PM2.5 超标,可极化定居在肺组织的巨噬细胞。

3.遗传和表观遗传

(1) 异质性、多基因遗传有关:家系发病调查发现 2 型糖尿病患者的 38%的兄妹和 1/3 后代有糖尿病或 IGT,单卵双生的发病一致率可能为 70%~85%。2 型糖尿病是一种异质性、多基因遗传病。已经发现 30 多个和 2 型糖尿病发病相关的 SNP 位点。这些 SNP 有关基因包括:TCF7L2、FTO、KCNJ11、HHEX、CDKN2B、CDKAL1、IGF2BP2、PPARGP12A、SLC30A8、TCF2、JAZF1、CDC123PPARGCIA 和 NRF1 等,上述基因 SNP 的表型多与胰岛的损伤有关。表观遗传修饰如 microRNA、DNA 甲基化及组蛋白修饰在糖尿病的发生发展中起到了重要的作用。

(2) 胰岛素抵抗的遗传基础

1) 胰岛素受体前水平:胰岛素基因突变而形成结构异常和生物活性降低的胰岛素。

2) 胰岛素受体水平:现已有 30 种以上胰岛素受体基因点状突变或片段缺失与严重的胰岛素抵抗有关。临床上也已发现多个综合征与胰岛素受体基因突变有关,如矮妖精貌综合征(leprechaunism)、脂肪萎缩性糖尿病等。

3) 受体后水平:胰岛素与其受体的 α 亚基结合,β 亚基酪氨酸激酶活化过程需依赖葡萄糖转运体 4(GLUT4)及许多关键酶的活性。肥胖症和 2 型糖尿病患者的脂肪细胞内 GLUT4 基因表达降低,致使脂肪分解增加,FFA 浓度增高,通过脂肪酸-葡萄糖循环,相互影响糖和脂肪的代谢,导致胰岛素作用减弱和胰岛素抵抗,因而糖尿病也有糖脂病之称。2 型糖尿病发病机制见图 10-2。

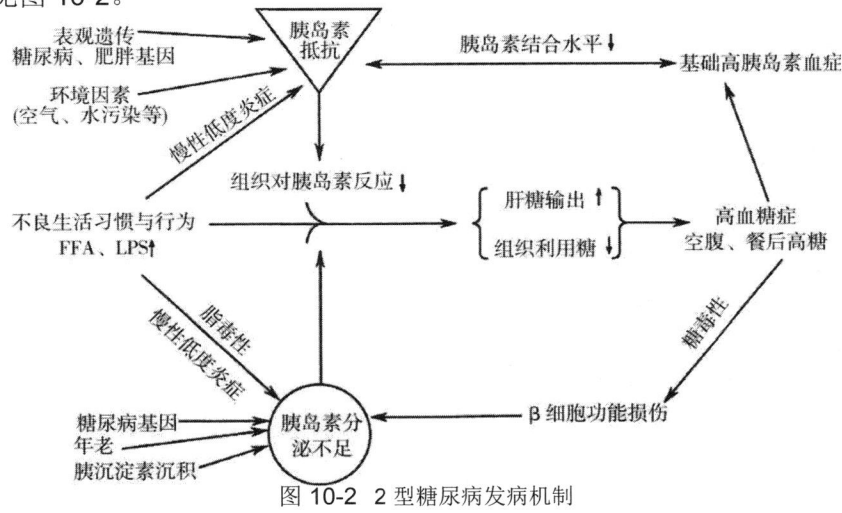

图 10-2　2 型糖尿病发病机制

提示慢性低度炎症作用于肝脂肪和肌肉,产生胰岛素抵抗,同时可直接作用于胰岛,导致胰岛素分泌不足。胰岛素抵抗和胰岛素分泌不足是产生 2 型糖尿病的主要原因

4) 胰岛 α、β 细胞对胰岛素抵抗。

4.脂毒性　在 β 细胞中脂肪酸氧化被抑制,长链脂酰辅酶 A 集聚,长链脂酰辅酶 A 可以

通过开放β细胞钾通道减少胰岛素分泌,还可增加UCP-2表达减少胰岛素分泌。

5.糖毒性 高糖增加活性氧(reactive oxygen species,ROS)生产,后者影响胰腺十二指肠同源盒1(PDX-1)表达,导致胰岛素基因转录减少。此外,ROS增加NF-κB活性,诱导慢性低度炎症及β细胞凋亡。

6.胰岛β细胞去分化 高血糖时体内叉头转录因子FoxO1活性丧失,β细胞发生去分化改变,成为具有多向分化潜能的内分泌祖细胞样细胞,部分细胞甚至可以分泌胰升糖素。提示研发促进已去分化的β细胞再次分化回归至功能性β细胞可能是防治糖尿病的新思路。

7.胰沉淀素过度沉积 β细胞功能进行性下降;内源性促胰岛素分泌功能失调。

8.增龄 随增龄ROS的增加为老年人易患糖尿病的原因之一。

五、病理生理

1型糖尿病是由于遗传易感基因的基础和某些环境因素的作用下,诱发针对β细胞的免疫性炎症,胰岛β细胞破坏高达90%以上。胰岛素绝对缺乏,导致糖蛋白质、脂肪代谢紊乱。

2型糖尿病是一种慢性病,病程漫长,反映着胰岛β细胞储备功能逐渐低下与胰岛素分泌障碍的演变过程。

(一) 葡萄糖利用减少和肝糖输出增多

它是高血糖的主要原因

1.糖进入细胞减少氧化磷酸化减弱,引起葡萄糖利用减少。

2.糖原合成减少,血糖增高。

3.糖酵解减少。

4.磷酸戊糖通路减弱。

5.三羧酸循环减弱,糖利用降低。

(二) 脂肪代谢紊乱

糖尿病严重者未经适当控制时常有下列脂代谢紊乱。

1.由于磷酸戊糖通路明显减弱,还原型辅酶Ⅱ(reduced nicotinamide adenine dinucleotide phosphate,NADPH)减少,脂肪合成常减少,患者多消瘦;但早期2型轻症患者则由于多食而肥胖。

2.由于肝糖原合成及贮藏减少,在垂体及肾上腺等激素调节下,脂肪入肝沉积,肝细胞变性,肝大为脂肪肝。

3.在重症患者中,脂肪大量动员分解为α甘油磷酸及游离脂肪酸,乙酰辅酶A未能充分氧化而转化为大量酮体。

(三) 蛋白质代谢紊乱

糖尿病患者蛋白质代谢常紊乱,肌肉及肝中蛋白质合成减少而分解增多,呈氮质负平衡。胰岛素不足时糖异生增加。由于蛋白质呈负平衡,患者消瘦、乏力、抵抗力差、易感染,创口不易愈合,小儿生长发育受阻。

(四) 电解质代谢、水代谢、酸碱平衡和维生素代谢紊乱

常引起各主要脏器功能失常,尤其在酮症酸中毒时更严重。

(五) 维生素代谢紊乱

维生素代谢紊乱尤其是维生素 B 族缺乏。

(六) 慢性低度炎症及代谢性炎症综合征

由于现代生活习惯和环境的变化产生代谢紊乱及代谢产物,包括游离脂肪酸和内毒素等极化巨噬细胞等细胞并诱发的慢性低度炎症,称为代谢性炎症综合征(metabolic inflammatory syndrome, MIS),后者损伤组织和器官。图 10-3 所示巨噬细胞促炎(M_1)与抗炎(M_2)通常处于相对平衡状态。一旦体内 FFA 与 LPS 增加,通过巨噬细胞表面的 TLR4 使其极化 (M_1 / M_2 比例增加),同时引起 Th1 / Th2、Th17 / Treg 比值增高。极化的巨噬细胞和辅助性 T 淋巴细胞诱导机体产生慢性低度炎症并参与动脉粥样硬化、脂肪肝、肥胖、2 型糖尿病的病理生理过程。另外 IFN、IRF3 / 5 / 9 及 miRNA155 / 223 等也可极化巨噬细胞,而二甲双胍、GLP-1 等可通过调节 STAT 系统抑制巨噬细胞的极化。有氧运动及平衡饮食可能是异病同防适宜技术。专家建议如果慢性低度炎症损伤组织器官,并形成 2 个或 2 个以上如图所示代谢性疾病,可考虑诊断"代谢性炎症综合征"。糖尿病人群中近 90% 符合 MIS 的诊断,70% 左右糖尿病者有动脉粥样硬化,提示 AS 是糖尿病者至死的主要原因。MIS 的概念有利于糖尿病的防治。

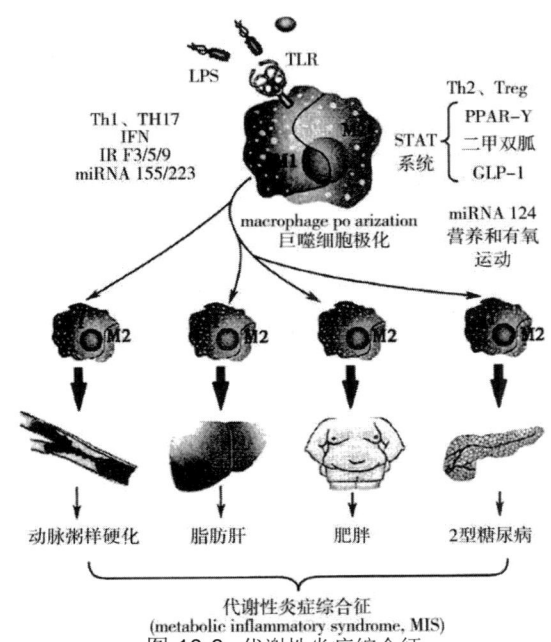

图 10-3 代谢性炎症综合征

Th1、Th2、Th17:辅助性 T 细胞;Treg:调节性 T 细胞;FFA:游离脂肪酸;LPS:脂多糖;TLR:Toll 样受体;IFN:干扰素;RF:干扰素调节因子;STAT:信号转导及转录激活因子;PPAR-γ:过氧化物酶体增生物激活受体;GLP-1:胰高血糖素样肽-1

六、病理解剖

(一) 胰岛病理

在 1 型与 2 型中病理变化不同。1 型中大多呈胰岛炎,胰岛数量和 β 细胞数大减,提示绝对性胰岛素缺乏。2 型中尤其是肥胖者早期胰小岛大于正常,β 细胞多于正常;呈特殊染色,切片示 β 细胞颗粒减少。当糖尿病发生 5 年以上者,则胰小岛数、大小及 β 细胞数均见减少,直至死亡后解剖见几种典型变化。近年研究证实 2 型糖尿病者胰岛有明显的巨噬细胞浸润,提示慢性低度炎症在 2 型糖尿病病理过程起重要的作用。

(二) 血管病变

目前威胁糖尿病患者生命最严重的病理为心血管病变,约 70% 以上患者死于心血管性病变的各种并发症;血管病变非常广泛,不论大中小血管、动脉、毛细血管和静脉,均可累及,常并发许多脏器病变,特别是心血管、肾、眼底、神经、肌肉、皮肤等的微血管病变。

1. 动脉粥样硬化　见于 70% 左右患者,发病不受年龄限制,主要累及主动脉、冠状动脉、脑动脉等,常引起心、脑、肾严重并发症而致死。周围动脉尤其是下肢足背动脉等硬化可引起坏疽。极化的巨噬细胞参与 AS 的全过程,包括斑块的破裂。

2. 微血管　包括毛细血管、微动脉、微静脉,从光镜及电镜下发现糖尿病中微血管病变的特征为毛细血管基膜增厚。基膜增厚时,交链度发生改变,加以负电荷降低,通透性增高,小分子蛋白漏出形成微量白蛋白尿,以致蛋白尿和晚期肾病变。并可发生眼底视网膜病变和动脉硬化症。

(三) 肾脏

有糖尿病性肾小球硬化者占 25%~44%,可分结节型、弥漫型及渗出型 3 种。尤以 1 型糖尿病中为多见,此外,肾盂肾炎及肾小动脉硬化亦常见,坏死性肾乳突炎罕见。足细胞是附着在肾小球基底膜外的高度分化的上皮细胞。2 型糖尿病患者并发糖尿病肾病(diabetic nephropathy,DN),早期足细胞数目和密度已开始减少,并随病变加重而加重,足细胞病变不仅导致大量蛋白尿发生,而且与 K-W 结节形成、肾小球硬化和肾功能损伤密切相关。在 DN 患者的肾小球及肾小管都有巨噬细胞的浸润。死于糖尿病昏迷者可发生急性肾衰竭伴肾小管坏死。

(四) 肝

常肿大,有脂肪浸润、水肿变性及糖原减少,脂肪肝亦常见。非酒精性脂肪肝常伴有明显的巨噬细胞浸润。

(五) 心脏

除心壁内外冠状动脉及其壁内分支呈广泛动脉粥样硬化伴心肌梗死等病变外,心肌病变亦已肯定。心肌细胞内肌丝明显减少,电镜下可见大量肌原纤维蛋白丧失,严重时心肌纤维出现灶性坏死。

(六) 神经系统

全身神经均可累及。以周围神经病变最为常见,呈鞘膜水肿、变性、断裂而脱落;轴突变性、纤维化、运动终板肿胀等。自主神经呈染色质溶解,胞质空泡变性及核坏死,胆碱酯酶活力减少或缺乏,组织切片示自主神经呈念珠状或梭状断裂,空泡变性等。

第二节 糖尿病的规范化治疗

一、2型糖尿病的血糖控制目标

血糖控制的近期目标:通过控制高血糖和相关代谢紊乱,消除糖尿病症状和防止出现急性代谢并发症。远期目标:通过良好的代谢控制达到预防慢性并发症,提高患者生活质量和延长寿命的目的。血糖控制应根据自我血糖监测(self-monitoring of blood glucose,SMBG)的结果及HbA1c水平综合判断。

(一)血糖

2017版《中国2型糖尿病防治指南》推荐2型糖尿病患者空腹血糖控制在4.4~7.0mmol/L,非空腹血糖<10.0mmol/L,以上均指毛细血管血糖。

(二)糖化血红蛋白

HbA1c是评价长期血糖控制的金指标。美国糖尿病学会(American Diabetes Associa-tion,ADA)糖尿病诊疗标准和2017版《中国2型糖尿病防治指南》均推荐血糖采取目标分层管理(表10-1)。

表10-1 血糖控制目标分层管理

目标分层	HbA1c(%)	适用人群
一般控制	<7	大多数非妊娠成年2型糖尿病患者
严格控制(甚或尽可能接近正常)	<6.5	病程较短、预期寿命较长、无并发症、未合并心血管疾病的2型糖尿病患者。前提是无低血糖或其他不良反应
宽松控制	<8.0	有严重低血糖史、预期寿命较短,有显著的微血管或大血管并发症,或有严重合并症,糖尿病病程较长和尽管进行了糖尿病自我管理教育,适当的血糖监测,接受有效剂量的多种降血糖药物包括胰岛素治疗仍很难达到常规治疗目标的患者

应该避免因过度放宽控制标准而出现急性高血糖症状或与其相关的并发症。在治疗调整中,可将HbA1c≥7%作为2型糖尿病启动临床治疗或需要调整治疗方案的重要判断标准。

二、1型糖尿病的血糖控制目标

ADA推荐所有儿童糖尿病患者HbA1c目标<7.5%。《2012中国1型糖尿病诊治指南》推荐理想的控制目标为儿童和青少年1型糖尿病HbA1c<7.5%,成人HbA1c<7.0%(表10-2)。

表 10-2 1型糖尿病患者的血糖控制目标

	儿童或青春期				成人	
	正常	理想	一般	高风险	理想	
治疗方案		维持	建议或需要调整	必须调整	维持	
HbA1c(%)	<6.1	<7.5	7.5~9.0	>9.0	<7.0	
血糖(mmol/L)						
空腹或餐前	3.9~5.6	5.0~8.0	>8.0	>9.0	3.9~7.2	
餐后	4.5~7.0	5.0~10.0	10.0~14.0	>14.0	5.0~10.0	
睡前	4.0~5.6	6.7~10.0	10.0~11.0 <6.7	>11或<4.4	6.7~10.0	
凌晨	3.9~5.6	4.5~9.0	>9.0 <4.2	>11或<4.0		

血糖目标应该个体化,较低的血糖目标应评估效益一风险比车出现频繁低血糖或无症状低血糖时,应调整控制目标;餐前血糖与 HbA1c 不相符时,应测定餐后血糖。

三、住院患者的血糖控制目标

糖尿病患者住院期间血糖不一定要达标;一般情况下不必快速降低血糖和快速达标;降血糖治疗应尽量避免低血糖,尽量避免超重及肥胖患者体重增加;不能因采用宽松血糖管理而增加感染和高血糖危象的风险。

(一) 血糖控制目标分层

血糖控制目标分层见表 10-3。

表 10-3 血糖控制目标分层

目标分层	空腹血糖或餐前血糖	餐后2小时血糖或不能进食进任意点血糖
一般控制	6~8mmol/L	8~10mmol/L
宽松控制	8~10mmol/L	8~12mmol/L,殊情况可放宽至13.9mmol/L
严格控制	4.4~6.0mmol/L	6~8mmol/L

(二) 不同病情患者血糖控制目标

1. 非手术住院患者及重症监护病房患者血糖控制目标(表 10-4)。
2. 孕妇、病情危重,围术期患者的控制标准参见其他相关章节。

表 10-4 非手术住院患者及重症监护病房患者血糖控制目标

病情分类		血糖控制目标		
		宽松	一般	严格
新诊断、非老年、无并发症及伴发疾病,降血糖治疗无低血糖和体重增加(超重及肥胖患者)等不良反应				√
低血糖高危人群		√		
心脑血管疾病患者及心脑血管疾病高危人群		√	或√	
特殊群体	肝功能、肾功能不全患者	√		
	糖皮质激素治疗患者		√	√
	高龄老年人	√		
	预期寿命<5年(如癌症等)的患者	√		
	精神或智力障碍者	√		
	独居 老年人	√		
重症监护病房(ICU)	非老年人		√	
	胃肠内营养或肠外营养	√		
	外科 ICU	√		
	内科 ICU	√		

四、糖尿病患者的教育与管理

糖尿病是一种复杂的慢性疾病,其治疗是一项长期乃至终身的管理过程,随病程的进展还需不断调整。糖尿病并发症的减少不但依赖于高血糖的控制,还依赖于其他心血管疾病危险因素的控制和不良生活方式的改善。因此,糖尿病的控制不是传统意义上的治疗而是系统的管理,而患者的行为和自我管理能力也是糖尿病控制是否成功的关键。

(一)糖尿病管理和教育的重要性

糖尿病教育是糖尿病防治成败的关键,是糖尿病最基本、最重要的防治措施。糖尿病治疗的"五驾马车"中,教育是核心。通过糖尿病教育可以提高民众对糖尿病的认识和预防糖尿病的能力;可以调动患者的主观能动作用,提高依从性,利于防病治病;也可以督促医务人员不断学习相关的新知识、新技术,利于提高医护人员的业务水平;可以增强医患沟通、交流,利于构建和谐的医患关系。

近年来,糖尿病管理与教育受到越来越多的重视,为了达到糖尿病治疗的近期目标和远期目标,应建立较完善的糖尿病教育和管理体系。

(二)糖尿病教育的目标和形式

每位糖尿病患者一旦确诊即应接受糖尿病教育,教育的目标是使患者充分认识糖尿病并掌握糖尿病的自我管理能力。

1.教育方法 糖尿病教育可以是大课堂式,小组式或个体化,内容包括饮食、运动、血糖监测和自我管理能力的指导。

(1) 个体教育:与患者进行一对一的沟通和指导,适合一些需要重复练习的技巧学习。每次教育的时间需 30 分钟左右。 例如,自我注射胰岛素,血糖自我检测。

(2) 小组教育:是针对多个患者的共同问题,同时与他们沟通并给予指导。 每次教育的时间为 1 小时左右,患者人数在 10~15 人,最多不超过 20 人。

(3) 大课堂教育:是指以课堂授课的形式为患者讲解糖尿病相关知识,每次课时 1.5 小时左右,患者人数在 50~200 人。 这种教育方法主要是针对那些对糖尿病缺乏认识的患者及糖尿病高危人群,属于知识普及性质的教育。

2.教育形式 包括演讲、讨论、示教与反示教,场景模拟,角色扮演,电话咨询、联谊活动、媒体宣传等。 可以通过应用视听设备、投影、幻灯、食物模型等教育工具来开展不同形式的教育活动。

3.教育工作流程 无论是何种教育方法都应是有计划、有程序地进行,才能确保糖尿病教育的效果。 应根据现有的条件,书面制定符合管理标准的糖尿病管理流程和常规,并努力按照计划和工作流程实施。

(1) 个体教育和小组教育流程:见图 10-4。

(2) 大课堂教育流程:见图 10-5。

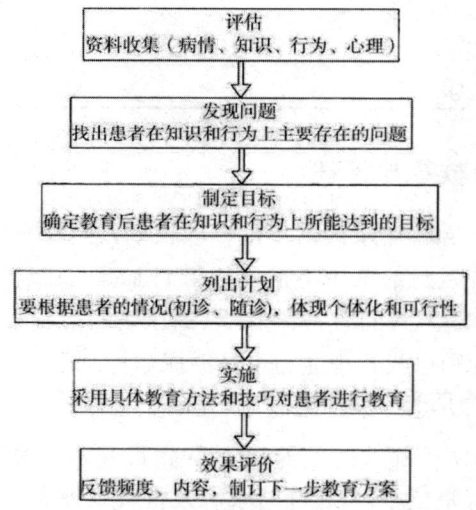

图 10-4 糖尿病个体教育和小组教育流程

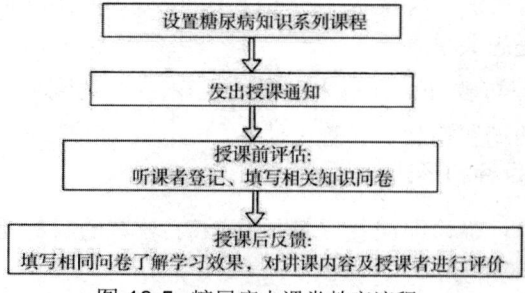

图 10-5 糖尿病大课堂教育流程

(三)糖尿病教育的内容

1. 糖尿病的自然进程。
2. 糖尿病的临床表现。
3. 糖尿病的危害及如何防治急、慢性并发症。
4. 个体化的治疗目标。
5. 个体化的生活方式干预措施和饮食计划。
6. 规律运动和运动处方。
7. 饮食、运动、口服药、胰岛素治疗及规范的胰岛素注射技术。
8. 自我血糖监测(SMBG)和尿糖监测(当血糖监测无法实施时),血糖测定结果的意义和应采取的干预措施。
9. SMBG、尿糖监测和胰岛素注射等具体操作技巧。
10. 口腔护理、足部护理、皮肤护理的具体技巧。
11. 特殊情况应对措施(如疾病、低血糖、应激和手术)。
12. 糖尿病妇女受孕必须做到有计划,并全程监护。
13. 糖尿病患者的社会心理适应。

(四)糖尿病管理和教育的落实

1. 糖尿病团队管理

(1) 团队主要成员:糖尿病医师、糖尿病教育护士、营养师、心理医师、足疗师。

(2) 其他相关人员:妇产科、眼科、肾内科、神经科、心血管、骨科、康复科、皮肤科等专业人员。

(3) 在政府和非政府组织工作的与糖尿病管理相关的人员。

2. 糖尿病管理的措施

(1) 有计划、有程序地对糖尿病患者进行管理和教育。

(2) 制定符合当前糖尿病管理标准的糖尿病管理的流程和常规(管理手册)。

(3) 为糖尿病患者提供相关信息。

(4) 电子和书面的记载患者病程、检查结果和治疗过程的详细记录。

(5) 严格定期随访制度。

(6) 提供与糖尿病相关化验和检查的实验室。

(7) 对糖尿病管理的质量进行监督和评估。

(8) 对参加糖尿病管理人员进行再教育。

3. 糖尿病管理中提供的服务

(1) 及时调整糖尿病的管理方案。

(2) 每年 1 次的常规并发症检查。

(3) 糖尿病教育。

(4) 急诊热线。

(5) 心脏科、肾科,血管外科、产科等会诊。

五、糖尿病的运动治疗

(一) 糖尿病运动治疗的理论基础

1. 糖尿病与运动密切相关———随机对照研究

(1) 超过80%的2型糖尿病与肥胖及身体惰性有关,缺少运动本身就是糖尿病的发病因素之一。

(2) 每天进行规律的体育运动,糖尿病发病的相对危险性下降15%~60%。

2. 运动治疗糖尿病的机制

(1) 运动改善2型糖尿病个体胰岛素敏感性。

(2) 改善患者的骨骼肌功能。

(3) 改善脂肪和蛋白质代谢。

3. 运动对糖尿病患者的双面作用

(1) 正面作用:①规律的有氧运动有利于控制血糖,改善血脂异常,减轻体重,减少心血管病危险因素;②对糖尿病高危人群的一级预防效果显著;③系统、长期中等强度的有氧运动对防治糖尿病心肌病变、脑血管病变、肾病变、眼底病变等多种并发症有非常重要的意义;④坚持运动也能明显改善糖尿病患者的心理状态。

(2) 负面作用:①治疗不充分的患者,不适当的运动可使患者血.循环中胰岛素水平不足、胰岛素对抗激素水平升高,可使血糖进一步升高,产生酮体过多,诱发酮症酸中毒;②运动有诱发低血糖的风险;③对原来已有一定程度的慢性并发症患者,不适当的运动可使并发症恶化;④退行性骨关节病加重,骨折。

所以,治疗小组应对每一位特定的患者分析其运动的益处和风险,应参考患者的具体情况、病情、用药情况,制订合理可行的运动方案。

(二) 糖尿病运动治疗的原则及指南推荐

1. 安全性原则

(1) 运动治疗适应证:糖耐量减低、超重的2型糖尿病、无显著高血糖和并发症的2型糖尿病及稳定的1型糖尿病和稳定的妊娠糖尿病患者。

(2) 运动治疗禁忌证:①空腹血糖>16.7mmol/L;②反复低血糖或血糖波动较大;③有糖尿病酮症酸中毒等急性代谢并发症;④合并急性感染;⑤糖尿病增生性视网膜病;⑥严重肾病(肌酐>1.768mmol/L);⑦严重心脑血管疾病(不稳定型心绞痛、严重心律失常、一过性脑缺血发作、新近发生的脑血栓)。患者病情控制或稳定后方可逐步恢复运动。

2. 科学性和有效性

(1) 运动强度和频率:中、低等强度(运动时心率达到最大心率的50%~70%,运动时有点用力,心率和呼吸加快但不急促);每周至少150分钟,一般以1周3~7天为宜,间隔不要超过3天,每天坚持运动1次最为理想。

(2) 运动形式:有氧运动为主,抗阻运动为辅。如无禁忌证,每周最好进行2次抗阻运动,以锻炼肌肉力量和耐力。训练时阻力为轻或中度。联合进行抗阻运动和有氧运动可获得更大限度地代谢改善。如快走、慢跑、骑自行车、游泳、爬楼梯及中等强度的有氧体操(如医疗体操、健身操、木兰拳、太极拳)等。还可适当选择娱乐性球类活动,如乒乓球、保龄球、羽毛球等。

(3) 运动时间:饭后 1~1.5 小时,早餐后运动效果最好,晨练不宜过早、不宜空腹。

(4) 运动步骤

1) 运动前准备活动:热身 5~10 分钟;强度小的有氧运动和伸展性体操,逐步增加运动强度,以使心血管适应,并提高关节、肌肉的活动效应。

2) 运动基本部分:个体化运动 10~30 分钟。

3) 运动后整理活动:放松 5 分钟。散步、放松体操、自我按摩等;避免出现因突然停止运动而引起的心血管系统、呼吸系统、自主神经系统的症状。

3.个体化原则 运动项目要与患者的年龄、病情及身体承受能力相适应,并定期评估,适时调整运动计划。如血糖过高或过低,血压过高、各种严重并发症等情况就不适合运动。

4.专业人员的指导 运动治疗应在医师指导下进行,制订计划前进行医学评估,以排除潜在疾病或损伤,了解慢性并发症情况,排除危险因素,确保运动的安全性。

(1) 糖尿病的检查

1) 代谢有无异常:血糖、血脂、尿酮体。

2) 并发症:眼底病变、尿素氮、肌酐、尿蛋白。

(2) 循环系统检查

1) 安静时血压、心率、心电图、足背动脉触摸、下肢血管彩色超声检查。

2) 运动负荷试验。

(3) 肝功能、肺功能检查。

(4) 运动器官、骨关节,足的检查:在专业队伍的指导下完成运动处方资料管理,主要分为个人状况调查、健康体能评估、运动体能干预、干预效果评估、体能教育及治疗五部分。

5.全方位管理 记录运动日记,提升运动依从性;养成健康的生活习惯,培养活跃的生活方式,如增加日常身体活动,减少静坐时间,将有益的体育运动融入日常生活中。运动时应携带糖尿病救助卡、糖果、点心等,以防发生低血糖。

6.运动治疗的监测和调整 运动前后要加强血糖监测,运动量大或激烈运动时应建议患者临时调整饮食及药物治疗方案,以免发生低血糖。

(1) 若血糖<5.5mmol/L,在运动前至少吃 1 份碳水化合物(15g 碳水化合物)。

(2) 若血糖>13.9mmol/L,运动前休息片刻,因运动可使血糖变得更高。

(3) 若血糖>16.7mmol/L,不要运动。

(4) 在运动多的当晚睡前最好测试血糖,因为有可能会出现延迟的血糖改变。运动应遵循循序渐进、由少到多,由轻到重,由稀至繁,周期性原则、恢复性原则。

(三)有助于患者坚持运动的方法

1.选择自己喜爱的运动方式和较为方便的时间。

2.结伴运动,相互照顾、鼓励与督促。

3.制订切实可行的运动计划。

4.在运动前和运动过程中定期记录体重,体重减轻也可以成为一个激励因素。

(四)运动治疗的特殊问题

1.糖尿病视网膜病变 避免接触性运动、屏气和升高血压的运动(如举重、拳击),防止眼底出血和视网膜脱离。

2.糖尿病合并外周血管病变 关节退行性病变、足部溃疡者应避免容易引起足部外伤的运动,如跑步等。

3.糖尿病合并妊娠和妊娠糖尿病患者 进行适当运动,可选择散步、做广播操、孕妇体操、游泳等运动形式;运动时间不要超过 15 分钟,妊娠后期避免仰卧位运动。

4.糖尿病合并冠状动脉粥样硬化性心脏病 较低运动强度,每次 20～45 分钟,最长不超过 1 小时,每周 3～4 次;运动前 2 小时不饱餐或饮用兴奋性饮料;应进行准备活动,结束时不要骤然停止;出现身体不适时应立即停止运动,必要时就医。

5.糖尿病合并高血压 血压>180/120mmHg 时不能运动;血压<160/100mmHg 时建议在专业人员的监督下进行放松训练和有氧训练;血压<130/80mmHg 时运动强度可由低至中等,避免憋气动作或高强度的运动,防止血压过度增高。

6.糖尿病合并肾病 适当运动对于降低糖尿病肾病患者尿微量白蛋白有积极作用;低强度、低运动量至中强度运动;避免憋气或高强度运动,防止血压过度增高,注意监测血压、尿液检查、肾功能、电解质和酸碱平衡。

(五) 预防运动中不良事件的发生

1.避免空腹运动,随身携带糖果和饮料,预防低血糖。

2.运动时间不宜过长,及时补充食物。

3.胰岛素注射时间与运动时间相隔 1 小时以上。

4.随身携带疾病介绍卡。

5.不舒服时,及时与医师取得联系。

六、运动时并发症的处理

1.并发症加重 停止运动,并根据病情做出相应处理。

2.低血糖处理 立即进食。

3.运动创伤的处理 冷冻包扎,就近送医。

七、自我血糖监测

血糖监测是糖尿病管理中的重要组成部分,其结果有助于评估糖尿病患者糖代谢紊乱的程度,制订合理的降血糖方案,同时反映降糖疗效并指导治疗方案的调整。

目前,临床上的血糖监测方法包括利用血糖仪进行的毛细血管血糖监测、动态血糖监测、糖化白蛋白和糖化血红蛋白(HbA1c)的检测等。近年反映 1～2 周血糖情况的 1,5-脱水葡萄糖醇也逐渐应用于临床。

(一) 毛细血管血糖监测

毛细血管血糖监测包括患者自我血糖监测(SMBG)及在医院内进行的床边检测(point-of-care testing,POCT),是血糖监测的基本形式,它能反映实时血糖水。评估餐前和(或)餐后高血糖,生活事件(饮食、运动、情绪及应激等),以及药物对血糖的影响,及时发现低血糖,有助下为患者制订个体化的生活方式干预和优化药物干预方案,提高治疗的有效性和安全性,是糖尿病患者日常管理重要和基础的手段。

1.SMBG 和 POCT SMBG 指糖尿病患者在家中开展的血糖检测,可帮助患者更好地了解自己的疾病状态,并提供一种积极参与糖尿病管理,按需调整行为及药物干预、及时向医务人员咨询的手段,从而提高治疗的依从性。ADA 等机构发布的指南均强调,SMBG 是糖尿病综合管理和教育的组成部分,建议所有的糖尿病患者均需进行 SMBG。在接受胰岛素治疗的患者中应用 SMBG 能改善代谢控制,有可能减少糖尿病相关终点事件,但对于非胰岛素治疗的 2 型糖尿病患者,SMBG 在糖尿病综合管理中的地位尚未达成共识,需进一步研究。

POCT 方法只能用于对糖尿病患者血糖的监测,不能用于诊断。

2.血糖监测的原则

(1) 采用生活方式干预控制血糖的糖尿病患者,可通过血糖监测了解饮食控制和运动对血糖的影响来调整饮食和运动。

(2) 使用口服降血糖药者可每周监测 2～4 次空腹血糖或餐后 2 小时血糖,或在就诊前 1 周内连续监测 3 天,每天监测 7 点血糖(早、中、晚餐前后和睡前)。

(3) 胰岛素治疗者可根据胰岛素治疗方案进行相应的血糖监测:①基础胰岛素治疗者监测空腹血糖,根据空腹血糖调整睡前胰岛素的剂量;②预混胰岛素治疗者,监测空腹和晚餐前血糖,分别就空腹血糖,晚餐前血糖水平调整晚餐前、早餐前的胰岛素剂量,如果空腹血糖达标后,注意监测餐后血糖以优化治疗方案;③使用餐时胰岛素者应监测餐后血糖或餐前血糖,并根据餐后血糖和下一餐餐前血糖调整上一餐前的胰岛素剂量;④特殊人群(围术期患者、低血糖高危人群、危重症患者、老年患者、1 型糖尿病患者、妊娠糖尿病患者等)的监测,应遵循以上血糖监测的基本原则,实行个体化的监测方案。一般人群及特殊群体的血糖控制目标见相关章节。

3.血糖监测的频率和时间点

(1) 餐前血糖监测:①注射基础胰岛素、餐时胰岛素或预混胰岛素的患者;②血糖水平很高时;③低血糖风险时,如用胰岛素促泌剂治疗且血糖控制良好者。

(2) 餐后血糖监测:①注射餐时胰岛素的患者;②采用饮食控制和运动控制血糖;③空腹血糖和餐前血糖已获良好控制但 HbA1c 仍不能达标者,可通过检测餐后血糖来指导针对餐后高血糖的治疗

(3) 睡前血糖监测:适用于注射胰岛素的患者,特别是晚餐前注射胰岛素的患者。

(4) 夜间血糖监测:用于了解有无夜间低血糖,特别在出现了不可解释的空腹高血糖时应监测夜间血糖。

(5) 出现低血糖症状或怀疑低血糖时应及时监测血糖。

(6) 剧烈运动前后宜监测血糖。

4.血糖监测的影响因素

(1) 血糖仪的准确性。

(2) 干扰性因素

1) 测定方法的不同:葡萄糖氧化酶法容易受氧气的影响,而葡萄糖脱氢酶法容易受木糖、麦芽糖、半乳糖等影响。

2) 血细胞比容:血糖仪采用血样大多为全血,血细胞比容影响较大,相同血浆葡萄糖水平时,随着血细胞比容的增加,全血葡萄糖检测值会逐步降低,有血细胞比容校正的血糖仪可使这一差异值减到最小。

3) 常见干扰药物:乙酰氨基酚、维生素 C、水杨酸、尿酸、胆红素、三酯甘油等物质,当血

液中存在大量干扰物时,血糖值会有一定偏差。

4) 血糖试纸的影响因素:pH、温度、湿度和海拔都是血糖仪和试纸最佳工作状态的必要条件。

(3) 毛细血管血糖与静脉血糖差异的因素:通常血糖仪采用毛细血管全血,而实验室检测的是静脉血清或血浆葡萄糖,采用血浆校准的血糖仪检测数值空腹时与实验室数值较接近,餐后或服糖后毛细血管葡萄糖会略高于静脉血糖,若用全血校准的血糖仪检测数值空腹时较实验室数值低12%左右,餐后或服糖后毛细血管葡萄糖与静脉血浆血糖较接近。

(4) 操作者技术因素:操作不当,血量不足、局部挤压、更换试纸批号校正码未换或试纸保存不当等都会影响血糖监测的准确性。

5.具体血糖监测举例

(1) 胰岛素治疗患者的血糖监测方案

1) 胰岛素强化治疗患者:在治疗开始阶段应每天监测5~7次,建议涵盖空腹血糖、三餐前后血糖、睡前血糖。如有低血糖表现需随时测血糖。如出现不可解释的空腹高血糖或夜间低血糖,应监测夜间血糖。达到治疗目标后每天监测2~4次。

2) 基础胰岛素治疗患者:在血糖达标前每周监测3天空腹血糖,每2周复诊1次,建议复诊前1天加测5个时间点血糖谱;在血糖达标后每周监测3次血糖,即空腹血糖、早餐后血糖和晚餐后血糖,每月复诊1次,建议复诊前1天加测5个时间点血糖谱。

3) 每天2次预混胰岛素治疗患者:血糖达标前每周监测3天空腹血糖和3次晚餐前血糖,每2周复诊1次,建议复诊前1天加测5个时间点血糖谱;在血糖达标后每周监测3次血糖,即空腹血糖、晚餐前血糖和晚餐后血糖,每月复诊1次。

(2) 非胰岛素治疗患者的血糖监测方案

1) 短期强化血糖监测方案:适用于有频发低血糖症状、感染等应态、调整治疗方案等情况。监测方案为每周3天,每天监测5~7个时间点血糖。在获得充分的血糖数据并采取相应的治疗措施后,可以减少到交替自我血糖监测方案。

2) 餐时配对方案:建议每周3天,分别配对监测早餐、午餐和晚餐前后的血糖水平,帮助患者了解饮食和相关治疗措施对血糖水平的影响。

6.毛细血管血糖的局限性

(1) 采血部位局部循环差:如休克、重度低血压、糖尿病酮症酸中毒、糖尿病高渗性昏迷、重度脱水及水肿等情况下,不建议使用毛细血管血糖检测。

(2) 针刺采血可能引起患者不适感。

(3) 操作不规范可能影响血糖测定结果的准确性。

(4) 监测频率不足时,对平均血糖、血糖波动或低血糖发生率的判断应谨慎,过于频繁的监测可能导致一些患者的焦虑情绪。

(二) 糖化血红蛋白

对于贫血和血红蛋白异常疾病的患者,HbA1c 的检测结果不可靠。可用血糖、糖化血清蛋白(glycated serum protein,GSP)或糖化白蛋白(glycosylated albumin,GA) 来评价血糖的控制。

1.HbA1c 的临床应用

(1) 评估糖尿病患者的血糖控制状况:HbA1c 是反映既往2~3个月平均血糖水平的指

标,是评价长期血糖控制的"金标准"。标准检测方法下的 HbA1c 正常值为 4%～6%,根据《中国 2 型糖尿病防治指南》(2017 年版)的建议,在治疗之初至少每 3 个月检测 1 次,一旦达到治疗目标可每 6 个月检测 1 次。

(2) 诊断糖尿病:HbA1c 标准化检测的不断完善,促进了全球对 HbA1c 作为糖尿病筛查和诊断方法的重新评估。2010 年,ADA 将 HbA1c≥6.5% 纳入糖尿病的诊断标准。2011 年,WHO 推荐在有条件的地方将 HbA1c 检测作为糖尿病的辅助诊断手段,6.5% 为诊断糖尿病的临界值。同时,HbA1c<6.5% 并不能排除经血糖检测诊断的糖尿病。国内研究提示,在中国成年人中,HbA1c 诊断糖尿病的最佳切点为 6.2%～6.4%,低于 ADA 和 WHO 发布的 HbA1c≥6.5% 的糖尿病诊断标准。然而在我国,鉴于目前 HbA1c 检测的标准化程度不够,暂不推荐将其作为糖尿病的诊断切点。

2.HbA1c 检测的优势

(1) 无须患者空腹,可以任意时间采血,不受进餐影响。

(2) 较静脉血糖更能反映长期的血糖情况,且不受短期饮食,运动等生活方式变化的影响。

(3) HbA1c 实验室检测方法正在开始标准化。

(4) 一些非血糖因素影响 HbA1c 而引起的误差少见,如血红蛋白病。

3.HbA1c 的局限性 检测结果对调整治疗后的评估存在"延迟效应",不能精确反映患者低血糖的风险,也不能反映血糖波动的特征。

(三)GA

1.GSP 和 GA GSP 是血中葡萄糖与蛋白质(约 70% 为白蛋白)发生非酶促反应的产物。由于白蛋白在体内的半衰期较短(17～19 天);所以 GSP 水平能反映糖尿病患者检测前 2～3 周的平均血糖水平。GSP 测定方法简易、省时且不需要特殊设备,可广泛适用于基层医疗单位。但由于 GSP 测定是反映血浆中总的糖化血浆蛋白质,其值易受血液中蛋白质浓度、胆红素、乳糜和低分子物质等的影响,尤其在低蛋白血症和白蛋白转化异常的患者;同时,由于血清中非特异性还原物质也可发生此反应,加之不同蛋白质组分的非酶糖化反应率不同,故 GSP 检测法特异度差,目前有逐渐被 GA 取代的趋势。

GA 是在 GSP 基础上进行的定量测定,是利用血清 GA 与血清白蛋白的百分比来表示 GA 的水平,去除了血清白蛋白水平对检测结果的影响,因此较 GSP 更精确,近年来开始在临床逐渐得到推广应用。

2.GA 的正常参考值 GA 在临床上应用的时间相对较短,目前尚缺乏公认的正常值。近年国内各地亦开展了 GA 正常参考值的研究,2009 年上海市糖尿病研究所采用全国 10 个中心的临床协作研究,最终入选了 380 名 20～69 岁正常人群并初步建立中国人 GA 正常参考值为 10.8%～17.1%。同期北京地区的研究显示 GA 正常参考值为 11.9%～16.9%。

3.GA 的临床应用

(1) 评价短期糖代谢控制情况:①GA 测定可反映患者近 2～3 周的平均血糖水平,是评价患者短期糖代谢控制情况的良好指标,尤其是对于糖尿病患者治疗方案调整后疗效的评价,比如短期住院治疗的糖尿病患者,GA 可能比 HbA1c 更具有临床参考价值;②GA 可辅助鉴别急性应激如外伤、感染及急性心脑血管事件所导致的应激性高血糖;③GA 和 HbA1c 联合测定有助于判断高血糖的持续时间,可作为既往是否患有糖尿病的辅助检测方法。

(2) 筛查糖尿病:GA≥17.1%时可以筛查出大部分未经诊断的糖尿病患者糖耐量异常,提示糖尿病高危人群需行口服葡萄糖耐量试验(oral glucose tolerance test,OGTT)的重要指征,尤其对于空腹血糖正常者意义更为明显。当然,GA能否作为糖尿病筛查指标仍需进一步的前瞻性流行病学研究。

(3) GA与糖尿病并发症:已有证据表明GA作为一种重要的糖基化产物,与糖尿病肾病、糖尿病视网膜病变及糖尿病动脉粥样硬化等慢性并发症具有良好的相关性。

4.GA检测的优势 对于进行血液透析等影响红细胞寿命的糖尿病患者,HbA1c测定常被低估,而此时GA测定不受影响。因此,GA较HbA1c更能反映血糖控制的情况。

5.影响GA检测结果的因素

(1) 血白蛋白的更新速度:同样的血糖水平,血白蛋白更新速度加快的个体GA水平较低。因此,在评估伴有白蛋白转化异常的临床疾病如肾病综合征、甲状腺功能异常、肝硬化的糖尿病患者的GA水平时需考虑到这一因素。

(2) 体脂含量:体重指数(body mass index,BMI)对GA水平呈负性影响,可能与肥胖者白蛋白的更新速度、分解代谢速度加快及炎症等因素有关,也可能通过脂肪块和腹内脂肪起作用。因此,在体脂含量增多或中心型肥胖的人群中,GA可能低估其实际血糖水平。

(3) 甲状腺激素:甲状腺激素能够促进白蛋白的分解,从而也会影响血清GA的水平。甲状腺功能亢进可使测定结果降低,甲状腺功能减退可使测定结果升高。

6.GA检测的局限性 目前尚缺乏有关GA与糖尿病慢性并发症的大样本、前瞻性研究,因此临床上对于长期血糖控制水平的监测,GA的使用应谨慎。GA不能反映血糖波动的特征。

(四)1,5-脱水葡萄糖醇

1,5-脱水葡萄糖醇(1,5-AG)是呋喃葡萄糖的C-1脱氧形式,其含量在多元醇糖类中仅次于葡萄糖,其在糖尿病患者中显著降低,可准确而迅速地反映1~2周的血糖控制情况,尤其是对餐后血糖波动的监测具有明显的优越性。2003年,美国食品药品监督管理局(FDA)批准将1,5-AG作为评价短期血糖监测的新指标。有研究表明,在糖尿病管理中,1,5-AG可作为辅助的血糖监测参数用于指导治疗方案的调整。但1,5-AG在糖尿病筛查、诊断中的意义尚待更多的循证医学证据予以证实。

(五) 动态血糖监测

动态血糖监测(dynamic glucose monitoring,CGM)是指通过葡萄糖感应器监测皮下组织间液的葡萄糖浓度而间接反映血糖水平的监测技术,可提供连续、全面、可靠的全天血糖信息,了解血糖波动的趋势,发现不易被传统监测方法所探测的隐匿性高血糖和低血糖,CGM可成为传统血糖监测方法的一种有效补充。CGM技术分为回顾性动态血糖监测和实时动态血糖监测两种。

1.CGM的临床应用及适应证 CGM检查费用昂贵,要掌握好监测的适应证和时机,并充分利用其优势,从而最大化地发挥其临床价值。

(1) 回顾性CGM

1) 主要优势:能发现不易被传统监测方法所探测到的隐匿性高血糖和低血糖,尤其是餐后高血糖和无症状性低血糖。在评估血糖波动及发现低血糖方面具有独特优势。

2) 适用人群:①1型糖尿病患者;②需要胰岛素强化治疗的2型糖尿病患者;③在SMBG指导下降血糖治疗的2型糖尿病患者,仍出现以下情况之一者:a.无法解释的严重低血糖或反复低血糖,无症状性低血糖,夜间低血糖;b.无法解释的高血糖,特别是空腹高血糖;c.血糖波动大;d.出于对低血糖的恐惧,刻意保持高血糖状态的患者;④妊娠糖尿病或糖尿病合并妊娠;⑤患者教育:CMG可帮助患者了解运动、饮食、应激、降血糖治疗等导致的血糖变化,提高患者依从性,促进医患双方更有效地沟通;⑥其他:合并胃轻瘫的患者、特殊类型糖尿病、其他伴有血糖变化的内分泌疾病也可进行CMG以了解血糖变化特征。

(2) 实时CMG:实时CMG血糖监测主要特点是在提供即时血糖信息的同时提供高血糖、低血糖报警、预警功能,协助患者进行即时血糖调节。

目前推荐适应证:①HbA1c<7%的儿童和青少年1型糖尿病患者,使用实时CMG可辅助患者HbA1c水平持续达标,且不增加低血糖发生风险;②HbA1c>7%的儿童和青少年1型糖尿病患者,如有能力每天使用和操作仪器;③有能力接近每天使用的成年1型糖尿病患者;④住院行胰岛素治疗的2型糖尿病患者、围术期2型糖尿病患者、非重症监护室使用胰岛素治疗患者,使用实时CMG可有助于血糖控制并减少低血糖发生。

2.CGM的使用规范

(1) 准确性评判:因CGM测定的是皮下组织间液的葡萄糖浓度,而非静脉血或毛细血管血糖值。因此在监测结束后进行CGM数据分析之前,应首先对监测结果进行准确度评判。其中回顾性动态血糖监测系统(CGMS)的"最佳准确度"评价标准为:①每天匹配的探头测定值和指尖血糖值≥3个;②每天匹配的探头测定值和指尖血糖值相关系数≥0.79;③指尖血糖最大值与最小值之间的差值≥5.6mmol/L,平均绝对差(MAD)≤28%;指尖血糖最大值与最小值之间的差值<5.6mmol/L,MAD≤18%。

(2) 动态血糖的正常参考值(表10-5)

表10-5 中国成年人持续葡萄糖监测的正常参考值(以24小时计算)

参数类型	参数名称	正常参考值
葡萄糖水平	平均葡萄糖水平	<6.6mmol/L
	≥7.8mmol/L的比例及时间	<17%(4小时)
	≤3.9mmol/L的比例及时间	<12%(3小时)
葡萄糖波动	葡萄糖标准差	<1.4mmol/L
	平均葡萄糖波动幅度	<3.9mmol/L

(3) 解读动态血糖图谱及数据的注意点

1) 在解读结果时应着重分析血糖的波动规律和趋势,并尽量查找造成血糖异常波动的可能原因,而不是"纠结"于个别时间点的绝对血糖值。

2) 每次的监测数据仅反映既往短时间(如72小时)血糖控制情况,不能将此时间窗扩大化。

3) 推荐采用"三步法"标准分析模式解读动态血糖图谱及数据,简要而言,即第一步分析夜间血糖,第二步看餐前血糖,第三步看餐后血糖。每个步骤先观察低血糖,后看高血糖,并找到具体的原因以调整治疗方案。

(四)SMBG 方案

取决于病情、治疗的目标和治疗方案。

1.生活方式干预控制糖尿病的患者 建议每周测 5~7 点血糖,可根据需要有目的地监测血糖,了解饮食控制和运动对血糖的影响,从而来调整饮食和运动。

2.口服降血糖药者 可每周监测 2~4 次空腹血糖或餐后血糖,或在就诊前 1 周内连续监测 3 天,每天监测 7 次血糖(早餐前后血糖、午餐前后血糖、晚餐前后血糖和睡前血糖)。

第三节 糖尿病的胰岛素治疗

一、胰岛素的基础知识

胰岛素是控制高血糖的重要手段。1 型糖尿病患者需依赖胰岛素维持生命,2 型糖尿病患者口服降血糖药效果不佳或存在口服药使用禁忌时,仍需使用胰岛素,以控制高血糖并减少糖尿病并发症的发生危险。2 型糖尿病患者胰岛 β 细胞功能随病程进展逐渐恶化,故随病程进展,大部分 2 型糖尿病患者似乎最终均需胰岛素治疗。

与口服药相比,胰岛素治疗涉及更多环节,如药物选择、治疗方案、注射装置、注射技术、自我血糖监测、根据血糖监测结果调整胰岛素的剂量等。与口服药治疗相比,胰岛素治疗需要医务人员与患者间更多的合作,并且需要患者掌握更多的自我管理技能。

(一)胰岛素的分泌与血糖的关系

人体的血糖依赖两部分胰岛素分泌调控:一是基础状态的胰岛素分泌,它能使人体在基础非进餐状态下的血糖维持在一个正常的水平;二是餐时的胰岛素分泌,使人体在进餐后 1 小时血糖很少超过 8mmol/L,并在餐后 2 小时回落到接近于空腹状态的血糖水平。基础状态下,生理性的胰岛素分泌约是每小时 1U,在高血糖的刺激下,胰岛素的分泌能够达到每小时 5U 左右,在低血糖状态下(<1.7mmol/L),内源性胰岛素基本停止分泌。

因此,接受胰岛素治疗的患者,如果胰岛功能明显缺乏,在胰岛素治疗时要同时注意补充餐后和基础胰岛素的不足。

(二)胰岛素治疗适应证的扩展

对于 1 型糖尿病、糖尿病的各种急性并发症、有严重合并症、肝肾功能不全、妊娠及继发于胰腺切除或破坏引起的糖尿病使用胰岛素治疗意见一致。但在 2 型糖尿病中,如何使用及何时使用胰岛素,近年来有了新的进展。

UKPDS 研究发现,新诊断未治疗的 2 型糖尿病患者 β 细胞功能已丧失 50%左右,单一磺脲类或双胍类口服药的效果也逐年减退。随着病程的延长,如胰岛素抵抗不能缓解,β 细胞功能的逐年下降是血糖逐渐升高的主要原因,这为 2 型糖尿病患者使用外源性胰岛素提供了依据。将初诊分型不明确的消瘦患者、初诊糖毒性明显的 2 型糖尿病患者、口服降血糖药治疗继发失效的患者也列入了胰岛素的治疗指征。

(三)胰岛素种类

根据来源和化学结构的不同,胰岛素可分为动物胰岛素、人胰岛素和胰岛素类似物。根据作用特点的差异,胰岛素又可分为超短效胰岛素类似物、常规(短效)胰岛素、中效胰岛素、长效胰岛素(包括长效胰岛素类似物)和预混胰岛素(包括预混胰岛素类似物)。胰岛素类似物与人胰岛素相比控制血糖的能力相似,但在模拟生理性胰岛素分泌和减少低血糖发生风险方面优于人胰岛素。

二、胰岛素强化治疗

(一)胰岛素强化治疗的意义

强化血糖控制可以明显降低糖尿病微血管和大血管并发症的发生,起到预防和延缓糖尿病并发症的目的。胰岛素强化治疗还具有一定的β细胞保护功能。研究发现,很多糖尿病患者在确诊时往往还残存50%的β细胞功能,但随着病情的发展,β细胞的功能以每年4.5%的速度逐渐下降,直至其分泌功能完全丧失。通常在2型糖尿病早期高血糖状态下,β细胞功能是可逆的,尽早启动胰岛素强化治疗,不仅可以延缓体内胰岛素缺乏的状况,使血糖控制迅速达标,还可以促进β细胞的第一时相胰岛素分泌功能得以恢复,起到保护β细胞的作用。

(二)主要适应证

1型糖尿病患者;妊娠糖尿病患者;新诊断2型糖尿病患者(HbA1c>9.0%或空腹血糖>11.1mmol/L);病程较长的2型糖尿病,简单胰岛素方案不能达到良好血糖控制者;临床上一些急、危、重症,如严重创伤、烧伤,感染等应激状态时,常伴有应激性高血糖发生。后者会增加感染的发生率、抑制创口愈合及神经功能的修复,甚至引起多脏器功能衰竭,增加急、危、重症患者的病死率。此类患者也需胰岛素强化治疗以控制血糖。

(三)分类

1.短期强化治疗 主要是对新诊断的2型糖尿病或口服降血糖药继发失效的患者。目的是消除高糖毒性,恢复患者的β细胞功能,减轻胰岛素抵抗,使患者获得较长时间非药物治疗的血糖稳定期或使部分口服降血糖药物失效的患者恢复口服药的治疗。治疗时间以2周至3个月为宜。

2.长期强化治疗 主要是对1型糖尿病或2型糖尿病口服药继发失效的患者进行长期的胰岛素强化治疗。目的是修复β细胞功能中能够恢复的部分,不能恢复的就用胰岛素强化血糖控制来减少并发症的发生。

(四)治疗方案

1.多次皮下注射胰岛素 基础胰岛素+餐时胰岛素每天3次注射。基础胰岛素起始剂量为0.1~0.2U/kg,餐时胰岛素一般起始剂量为4U。根据空腹和三餐后血糖水平分别调整睡前和三餐前的胰岛素用量,每3~5天调整1次,根据血糖水平每次调整的剂量为1~4U,直到血糖达标。

2.每天3次预混胰岛素类似物 适用于预混胰岛素每天2次治疗后HbA1c≥7.0%的患者或需要基础胰岛素+餐时胰岛素强化治疗,但不愿接受该治疗方案的患者。对于前者,胰岛素起始剂量,早、晚餐前等剂量转换,午餐前加 2~4U 或每天胰岛素总量的 10%,并可能需要减少早餐前的剂量为 2~4U;后者胰岛素起始剂量需临床医师根据具体情况决定。根据睡前和餐前血糖水平进行胰岛素剂量调整,每 3~5 天调整 1 次,根据血糖水平每次调整的剂量为 1~4U,直到血糖达标。

3.持续皮下胰岛素输注(continuous subcutaneous insulin infusion,CSII) 胰岛素泵持续皮下小剂量输注给药,模拟基础分泌的胰岛素,并且根据需要可预先设定,每餐前输注入剂量胰岛素控制餐后血糖,是所有胰岛素治疗方案中最能模拟生理性胰岛素分泌方式的方案。血糖监测方案需每周至少 3 天,每天 5~7 点血糖监测。根据血糖水平调整剂量直至血糖达标。

(五) 注意事项

胰岛素强化治疗是建立在严格的血糖监测基础上的,无论使用哪种强化方案,都要密切监测血糖变化,根据血糖变化及时调整方案和胰岛素剂量。低血糖是胰岛素强化治疗中常遇见的问题,应避免、及早识别和处理。新型胰岛素类似物可降低低血糖发生率。

(六) 禁忌证

2 岁以下的幼儿、老年患者、有严重低血糖风险的患者、已有晚期严重并发症者或有其他缩短预期寿命的疾病或医疗情况者、酒精中毒和有药物成瘾者、精神病或精神迟缓者。

三、1 型糖尿病的胰岛素治疗

对于 1 型糖尿病,欧美国家主要应用"基础胰岛素+餐时胰岛素"强化胰岛素治疗方案;而我国的 1 型糖尿病治疗不规范,大部分患者采用每天 2 次的胰岛素注射方案。与接受强化胰岛素治疗相比,这些患者血糖控制差,血糖波动幅度大,达标率低,低血糖尤其是严重低血糖及其他并发症发生率高,患者的生存期较短。

为规范我国 1 型糖尿病胰岛素治疗,中华医学会糖尿病学分会组织相关专家制定了《中国 1 型糖尿病胰岛素治疗指南》。指南要点如下。

(一)1 型糖尿病胰岛素治疗原则

1.1 型糖尿病因 自身胰岛素分泌绝对缺乏,部分或完全需要外源性胰岛素替代以维持体内糖代谢平衡和生存。

2.胰岛素治疗方案 首选基础胰岛素+餐时胰岛素,包括每天多次胰岛素注射(multiple daily injections,MDI) 和持续皮下胰岛素输注(CSII)。

3.在尽可能避免低血糖的前提下使血糖达标,能够降低 1 型糖尿病远期并发症发生率。

4.胰岛素治疗方案应个体化,方案的制订需兼顾胰岛功能状态、血糖控制目标、血糖波动幅度与低血糖发生风险。

(二) 胰岛素初始剂量设定

1.每天多次胰岛素注射(MDI) 方案

(1) 初始 MDI 方案:①全天胰岛素总量。体重在成年理想体重±20%以内的 1 型糖尿病患者,若无特殊情况每天胰岛素需要总量为 0.4~0.8U/kg,也可以最小剂量(12~18U) 起始;儿童根据年龄、体重及血糖情况酌情处理;②每天胰岛素基础量= 全天胰岛素总量×(40%~60%),长效胰岛素一般 1 次注射,中效胰岛素可每天 1 次或每天 2 次注射;③每天餐时量一般按餐时总量的 35%、30%、35%分配在早、中、晚餐前。

(2) CSII 方案改换 MDI 方案:①全天胰岛素总量=现用胰岛素剂量总和(部分患者每天胰岛素总剂量需要增加 10%~20%);②3 次餐前短效胰岛素或速效胰岛素加睡前 1 次中效胰岛素治疗方案:早餐前胰岛素剂量= CSII 早餐前大剂量+早餐前至午餐前的基础输注量总和;中餐前胰岛素剂量= CSII 中餐前大剂量+中餐前至晚餐前的基础输注量总和;晚餐前胰岛素剂量= CSII 晚餐前大剂量+晚餐前至睡前的基础输注率总和;睡前中效胰岛素剂量= 睡前至次日早餐前的基础输注量总和;③3 次餐前短效胰岛素或速效胰岛素加睡前 1 次长效胰岛素类似物治疗方案:早餐前胰岛素剂量= CSII 早餐前大剂量;中餐前胰岛素剂量= CSII 中餐前大剂量;晚餐前胰岛素剂量= CSII 晚餐前大剂量;睡前长效胰岛素类似物剂量约相当于 CSII 全天基础输注量总和;④3 次餐前短效胰岛素或速效胰岛素,早餐前及睡前各加 1 次中效胰岛素治疗方案:早餐前胰岛素剂量= CSII 早餐前大剂量;早餐前中效胰岛素剂量= CSII 早餐前至晚餐前胰岛素的基础输注量总和;中餐前胰岛素剂量= CSII 中餐前大剂量;晚餐前胰岛素剂量= CSII 晚餐前大剂量+晚餐前至睡前的基础输注量总和;睡前中效胰岛素剂量= 睡前至次日早餐前的基础输注量总和。

2.CSII 方案

(1) 初始 CSII 方案:全天胰岛素总量(U)= 体重(kg)×(0.4~0.5)U/kg。

(2) MDI 转换为 CSII 方案:①全天胰岛素总量(U)= 用泵前胰岛素用量(U)×(70%~100%);②每天基础量= 全天胰岛素总量×(40%~60%),1 型糖尿病常规分为 6 个或更多个时间段,以尽量减少或避免低血糖事件,或根据血糖情况分段设置基础输注率;③餐时追加量= 全天胰岛素总量×(40%~60%),根据早、中、晚三餐比例一般按 1/3、1/3、1/3 或 1/5、2/5、2/5 分配,之后根据血糖监测结果调整。

(三)特殊情况下的胰岛素治疗

1.1 型糖尿病蜜月期 初诊 1 型糖尿病经胰岛素规范治疗后可出现受损的胰岛功能部分缓解期,可短期停用胰岛素或每天使用很少量胰岛素治疗,其血糖水平也能维持在接近正常或正常范围内,称为 1 型糖尿病蜜月期。在此阶段根据血糖监测情况,可每天≤3 次小剂量胰岛素(包括预混胰岛素)注射,但应以维持血糖达标为准。

1 型糖尿病蜜月期仍应进行血糖监测:对于出现血糖波动大、血糖不易控制,需频繁调整胰岛素用量者建议及时评估患者胰岛功能并及时改用胰岛素强化治疗方案。

2.脆性糖尿病阶段 指由于胰岛 β 细胞功能完全衰竭,出现血糖巨幅波动,高血糖与低血糖同一天内交替出现,频发不可预知的严重低血糖;可发生酮症酸中毒;糖尿病急、慢性并发症的发生率及糖尿病相关的死亡率均较高。一定病程后 1 型糖尿病可进入脆性糖尿病阶段,少数进展迅速的 1 型糖尿病在确诊时即可进入脆性糖尿病阶段。

脆性糖尿病阶段的胰岛素治疗,建议使用 CSII 方案或速效胰岛素类似物联合长效胰岛素类似物方案。联合应用非促泌剂类的口服药可能有助于减轻血糖波动,但尚缺少临床证据。

3.儿童、青少年 1 型糖尿病

(1) 胰岛素种类选择:儿童青少年 1 型糖尿病可采用短效胰岛素、中效胰岛素或长效胰岛素进行方案组合。国家市场监督管理总局批准用于儿童和青少年糖尿病治疗的胰岛素类似物包括天冬胰岛素(2岁以上)、赖脯胰岛素(12岁以上)、地特胰岛素(6岁以上)和甘糖胰岛素(6~18岁,适应证获批过程中)。

(2) 胰岛素治疗方案的选择:因特殊情况无法坚持基础胰岛素加餐时胰岛素治疗方案的儿童、青少年患者,如短期使用预混胰岛素治疗,必须加强血糖监测、及时根据血糖情况重新调整胰岛素治疗方案,避免长期血糖不达标带来的各种急、慢性并发症。

(3) 青春期儿童治疗:青春期患者为维持正常生长发育,应保证足够能量摄入,此时可适当增加胰岛素用量。

进入青春期后,体内性激素、生长激素等胰岛素拮抗激素分泌增多,胰岛素需要量增加;血糖水平较青春期前明显升高且波动较大,需要加强血糖监测,适时调整胰岛素治疗方案。

4.1型糖尿病合并妊娠

(1) 胰岛素种类选择:1型糖尿病合并妊娠可采用短效胰岛素、中效胰岛素或长效胰岛素进行方案组合或使用胰岛泵治疗。目前国家市场监督管理总局批准可用于妊娠糖尿病和糖尿病合并妊娠患者的胰岛素类似物是天冬胰岛素和地特胰岛素。

(2) 妊娠期胰岛素剂量的调整:1型糖尿病女性患者在妊娠前、妊娠期及产后都应保证充足的营养和良好的血糖控制。妊娠时胎盘分泌的孕激素、雌激素有拮抗胰岛素作用,胎盘分泌的胰岛素酶使血液中胰岛素水平和活性降低,妊娠中、后期胰岛素需要量,尤其是日间胰岛素需要量增加。随着胎盘娩出,拮抗胰岛素的激素及破坏胰岛素的酶急剧减少或消失,分娩后患者胰岛素的需要量快速减少,一般分娩后2~3天胰岛素可减量至原量的1/3~1/2。

5.其他特殊情况

(1) 1型糖尿病超重或肥胖者存在胰岛素抵抗,胰岛素需要量增加,必要时可联合二甲双胍(10岁以下儿童禁用)。

(2) 1型糖尿病合并感染和处于应激状态时,胰岛素需要量增加。

(3) 1型糖尿病患者禁食时,仍需要补充基础胰岛素,之后根据进食和血糖逐渐恢复并调整餐时胰岛素。

(4) 肾衰竭者根据血糖监测结果适当减少胰岛素用量。

(四)1型糖尿病血糖监测与评估

1.血糖监测 指南充分肯定了血糖监测对1型糖尿病降糖治疗的疗效评判及方案调整的意义。推荐的血糖监测方法包括自我血糖监测(SMBG)、动态血糖监测(CGM)和糖化血红蛋白(HbA1c)的测定。

(1) SMBG:①血糖达标者每天监测4次血糖(三餐前、睡前);②治疗开始阶段或出现以下情形时可7次/天或以上(包括进餐前后,睡前、运动前后、发生低血糖时):血糖控制不达标;强烈的血糖控制意愿而HbA1c未达标者;频发低血糖或低血糖症状感知降低;应激状态;备孕、妊娠期和哺乳期;特殊生活状态(如长时间驾驶,从事高危活动或外出旅游等)。

(2) HbA1c监测:血糖控制良好的情况下,成年1型糖尿病患者每3~6个月、儿童和青少年1型糖尿病患者每3个月检测1次HbA1c。

(3) CGM存在以下情况的1型糖尿病患者强烈推荐CGM:新生儿、婴幼儿、学龄前儿童、妊娠期血糖波动较大时;有严重并发症或正在接受可能导致血糖波动的治疗者;现阶段有无感知的低血糖、夜间低血糖、较高频率的低血糖事件(2次/周以上),严重影响生活者。

2.血糖评估 1型糖尿病患者血糖评估指标包括空腹血糖、餐后血糖、HbA1c及血糖波动幅度。

(1) HbA1c目标:①一般成年人1型糖尿病合理的HbA1c控制目标是<7.0%。无低血糖、病程较短、预期寿命较长和无明显心脑血管并发症者建议目标更严格(<6.5%);②年龄<18岁的青少年患者HbA1c目标为<7.5%;③老年患者如无并发症且预期寿命长者,HbA1c目标为<7.5%;合并轻、中度并发症者HbA1c目标为<8.0%;合并严重并发症、一般情况差者HbA1c目标为<8.5%;④计划妊娠者应尽可能将HbA1c控制到<7.0%。

(2) 低血糖:定期评估和记录1型糖尿病患者发生低血糖、严重低血糖、无症状性低血糖、症状性低血糖及相对低血糖事件的发生情况。对于出现无症状性低血糖或出现过一次或多次严重低血糖的患者,应重新评估其胰岛素治疗方案。

如患者有无症状低血糖或严重低血糖事件,应放宽血糖控制目标,严格避免近期再次发生无症状性低血糖或严重低血糖事件的风险。

(3) 血糖波动:①日内血糖波动:评估指标包括平均血糖波动幅度、血糖水平的标准差、血糖波动于某一范围的时间百分比、曲线下面积或频数分布、最大血糖波动幅度、M值;②日间血糖波动:评估指标包括空腹血糖变异系数和日间血糖平均绝对差;③餐后血糖波动:评估指标包括平均进餐波动指数和餐后血糖的时间与曲线下面积增值。

四、2型糖尿病的胰岛素治疗

2型糖尿病患者胰岛β细胞功能随病程进展逐渐恶化。为取得血糖良好控制,大部分2型糖尿病患者最终需胰岛素治疗。

(一)胰岛素起始治疗时机

对于2型糖尿病,尽早启动胰岛素治疗能减轻胰岛β细胞的负荷,尽快纠正高血糖状态,迅速解除高糖毒性,改善胰岛素抵抗,保护甚至逆转残存β细胞功能。

多项研究表明,亚裔人群不仅胰岛β细胞胰岛素分泌储备能力较西方白种人低,糖脂毒性及氧化应激等对β细胞毒害作用亦更显著。因此,中国2型糖尿病患者更需适时启动胰岛素治疗。

《成人2型糖尿病胰岛素临床应用中国专家共识》建议:对于2型糖尿病患者,以下情况不考虑口服药,应给予胰岛素治疗:①急性并发症或严重慢性并发症;②应激情况(感染,外伤、手术等);③严重合并症,肝、肾功能不全;④妊娠期间。以下情况可给予胰岛素单药治疗,亦可给予口服药和胰岛素联合应用:①新诊断2型糖尿病患者,HbA1c≥9.0%且糖尿病症状明显;②在采用有效的生活方式干预及2种或2种以上口服降血糖药次大剂量治疗3个月后血糖仍不达标(HbA1c≥7.0%)的患者;③病程中出现无确切诱因的体重下降。

《2017版中国2型糖尿病防治指南》推荐除了上述几种情况,对于新诊断糖尿病患者与1型糖尿病鉴别困难时,可首选胰岛素治疗。

(二)初始胰岛素治疗的方案

《成人2型糖尿病胰岛素临床应用中国专家共识》推荐根据患者的治疗意愿、能力、生活方式和血糖表现选择不同的治疗方案(表10-6)。

表 10-6 主要胰岛素治疗方案的特点

治疗方案	患者意愿	患者能力	生活方式	血糖表现
基础胰岛素	不愿接受每天 2~3 次注射;对胰岛素治疗存在心理抗拒;畏惧注射	需要他人给予协助完成注射;每天饮食不规律;能够使用注射器或注射笔	碳水化合物摄入量中等;极少吃零食	主要空腹高血糖;餐后高血糖;主要依赖口服药
基础胰岛素+餐时胰岛素	期望更严格的血糖控制;愿意接受多次胰岛素注射和餐后血糖监测;因吃零食而愿意注射胰岛素	准确计算碳水化合物的量;具有糖尿病知识,能够根据碳水化合物换算调整胰岛素剂量	生活不规律;进餐时间灵活;运动量变化大;经常出差旅行;倒班工作	空腹血糖高和(或)餐后血糖升高
预混胰岛素	不愿接受每天 2 次以上注射;不愿在中餐注射胰岛素;吃零食但不愿注射胰岛素	糖尿病自我管理能力有限;患者视力受限;认知功能受限;需要他人给予协助完成注射;能完成每天 2 次的注射	进餐时间规律;碳水化合物量规律;早餐和晚餐间隔时间少于 10~12 小时;很少吃零食	餐后血糖升高(且)全天血糖均升高

目前尚无循证医学证据证实何种胰岛素起始治疗方案更优,各权威学术组织推荐的方案不尽相同。大多数国家和地区推荐起始使用基础胰岛素。若血糖控制不达标,可加用餐时胰岛素。亚裔糖尿病患者中以餐后高血糖更常见,餐后血糖的控制尤为重要。《2017版中国 2 型糖尿病防治指南》指出,每天 1 次基础胰岛素或每天 1~2 次预混胰岛素均可作为胰岛素起始治疗方案,如基础胰岛素或预混胰岛素与口服药联合治疗控制血糖不达标则应将治疗方案调整为多次胰岛素治疗。总体而言,预混胰岛素治疗达标率更高,基础胰岛素治疗低血糖发生率相对较低。

(三) 胰岛素种类的选择

短期研究表明,胰岛素类似物与人胰岛素相比,控制 HbA1c 的能力相似,但使用更方便,低血糖风险小,这一优势主要表现在 1 型糖尿病患者。目前尚缺乏胰岛素类似物对患者长期终点事件如死亡率、糖尿病相关微血管和大血管并发症等方面的证据。多项荟萃分析及临床研究显示,2 型糖尿病患者中,胰岛素类似物在 HbA1c 达标率、胰岛素剂量、体重、日间低血糖、严重低血糖和不良反应方面与人胰岛素相当,长效胰岛素类似物对夜间低血糖的改善优于中性鱼精蛋白锌胰岛素(neutral protamine Hagedorn,NPH)。

药物经济学已经成为评价临床治疗方案的重要手段之一。在选择 2 型糖尿病的治疗方案时,应当综合考虑控制医疗费用、患者病情及其支付能力等多方面因素。

(四) 初诊 2 型糖尿病患者的胰岛素治疗

临床试验显示,在血糖水平较高的初发 2 型糖尿病患者中,采用短期胰岛素强化治疗可显著改善高血糖所导致的胰岛素抵抗和 β 细胞功能下降。

《成人 2 型糖尿病胰岛素临床应用中国专家共识》推荐:新诊断 2 型糖尿病患者,HbA1c ≥9.0%且糖尿病症状明显可给予胰岛素单药或口服药联合胰岛素应用。

《2017 版中国 2 型糖尿病防治指南》推荐:对 HbA1c>9.0%或空腹血糖>11.1mmol/L 的新诊断 2 型糖尿病患者可实施短期胰岛素强化治疗,治疗时间在 2 周至 3 个月为宜,治疗目标为空腹血糖 3.9 ~ 7.2mmol/L,非空腹血糖 ≤10.0mmol/L,可暂时不以 HbA1c 达标作为治疗目标。对于短期胰岛素强化治疗未能缓解的患者,是否继续使用胰岛素治疗或改用其他药物治疗,应根据患者的具体情况来确定。对治疗达标且临床缓解者,可定期(如 3 个月)随访监测;当血糖再次升高,即空腹血糖>7.0mmol/L 或餐后 2 小时血糖>10.0mmol/L 的患者重新起始药物治疗。

(五)胰岛素治疗中应注意的问题

1.合理使用胰岛素,避免过度使用。对于肥胖患者,应在口服药充分治疗的基础上起始胰岛素治疗。

2.合理的联合用药,避免药物不良反应的产生和叠加。推荐采用胰岛素/口服药联合方案,以增加降血糖疗效,同时减少低血糖和体重增加的不良反应。除基础胰岛素外,不建议胰岛素和促泌剂联合使用。

3.对于已合并心脑血管疾病或危险因素的 2 型糖尿病患者,或老年糖尿病患者,过于激进的降血糖治疗策略可能产生潜在风险,进而抵消或掩盖其潜在的心血管获益。由于脑组织代谢的特殊性,卒中患者对低血糖的耐受性更低,使用胰岛素时,应采取相对宽松的降血糖治疗策略与目标值,避免低血糖的发生。

4.肾功能不全时肾对胰岛素的降解明显减少,同时胰岛素排出速率下降,胰岛素可能在体内蓄积,患者出现氮质血症,即血尿素氮>9mmol/L(25mg/L)、肌酐>178μmol/L 时,应根据血糖的监测及时减少和调整胰岛素用量,使血糖维持在适当的范围内。胰岛素应优先选择短效、速效剂型。

5.治疗过程中,应加强患者教育,通过多学科的专业合作,提升患者的自我管理能力。

6.胰岛素治疗的患者,必须进行自我血糖监测,监测频率取决于治疗目标和方式(可参考中国血糖监测临床应用指南)。

五、预混胰岛素的应用

中国糖尿病流行病学调查结果显示,我国 20 岁以上的人群中糖尿病的患病率高达 9.7%,新诊断的 2 型糖尿病患者以餐后血糖升高为主,这可能与中国患者胰岛 β 细胞功能的衰退更显著、饮食结构多以碳水化合物为主有关。预混胰岛素能同时提供基础胰岛素和餐时胰岛素,控制餐后血糖同时兼顾整体血糖的控制。我国 2 型糖尿病指南也推荐预混胰岛素可作为 2 型糖尿病患者起始胰岛素治疗方案的选择之一。

(一)预混胰岛素的分类

1.预混人胰岛素 低预混人胰岛素主要为 70/30 剂型(30%短效胰岛素+70%中效胰岛素),如优泌林 70/30、诺和灵 30R、甘舒霖 30R、重和林 M30 等。

中预混人胰岛素主要为 50/50 剂型(50%短效胰岛素+50%中效胰岛素),如诺和灵 50R、甘舒霖 50R 等。

2.预混人胰岛素类似物 预混胰岛素治疗方案见表10-7。 国内低预混胰岛素类似物主要为75/25剂型,如赖脯胰岛素25和70/30剂型,如天冬胰岛素30。 中预混胰岛素类似物主要为50/50剂型,如赖脯胰岛素50和天冬胰岛素50。

(二) 预混胰岛素治疗方案

预混胰岛素治疗方案见表10-7。

表10-7 预混胰岛素治疗方案

治疗方案	适用人群	起始剂量	注意事项
每天1次	生活方式干预及2种或2种以上口服降血糖药最大有效剂量治疗后 HbA1c≥7.0%者	0.2U/(kg·d) 晚餐前注射,根据患者情况适当调整	①如果HbA1c或空腹血糖仍不达标,则可改为每天2次治疗方案,可参考1-2-3次方案;②在预混胰岛素选择方面,根据患者具体情况决定,中预混胰岛素主要针对餐后血糖升高明显的患者;③可根据患者具体情况调整,口服降血糖药
每天2次	①新诊断2型糖尿病患者,HbA1c≥9.0%同时合并明显临床症状;②生活方式干预及2种或2种以上口服降血糖药最大有效剂量治疗后HbA1c≥9.0%的患者;③口服降血糖药物联合基础胰岛素治疗以后,HbA1c≥7%,而空腹血糖已达标的患者	对于①、②患者的情况,一般为0.2~0.4U/(kg·d)或10~12U/d,按1:1分配到早餐前和晚餐前;对于③患者的情况,一般以基础胰岛素与预混胰岛素以1:1.3的比例进行剂量转换,按1:1分配到早餐前和晚餐前	①不建议同时使用胰岛素促泌剂;②可继续使用二甲双胍或α-糖苷酶抑制药,视患者个体情况决定是否停用胰岛素增敏剂类药物;③按时、定量进餐及规律运动;④中预混胰岛素主要针对餐后血糖升高明显或血糖波动较大的患者(如口服降血糖药失效后,早餐后血糖≥13.5mmol/L或早餐前后血糖波动≥4.4mmol/L),以及饮食中碳水化合物比例较高的患者;⑤若低预混人胰岛素每天2次治疗的患者餐后血糖≥11.1mmol/L,临床医师可依据具体情况考虑等剂量改为低预混胰岛素类似物或中预混胰岛素类似物

(续表)

治疗方案	适用人群	起始剂量	注意事项
每天 3 次	① 预混胰岛素每天 2 次治疗后 HbA1c≥7.0%的患者;② 血糖控制不达标,需要基础胰岛素+餐时胰岛素强化治疗,但不愿意接受该治疗方案的患者	对于① 患者的情况,早、晚餐前等剂量转换,午餐前加 2~4U 或每天胰岛素总量的 10%,并可能需要减少早餐前的剂量 2~4U;对于② 患者的情况,临床医师根据具体情况决定	①如果预混胰岛素从每天 2 次增加至每天 3 次时,建议将预混人胰岛素改为预混胰岛素类似物;② 若低预混胰岛素每天 2 次治疗, HbA1c ≥ 7.0%, 早餐后血糖 < 10.0mmol / L,可考虑调整为低预混胰岛素类似物每天 3 次; 若早餐后血糖 ≥ 10.0mmol / L 的患者,则可考虑调整为中预混胰岛素类似物每天 3 次治疗。③对于中预混胰岛素类似物每天 3 次治疗患者,如果餐后血糖控制好而空腹血糖> 6mmol / L 时,可考虑将晚餐前调整为低预混胰岛素类似物
1-2-3 次	生活方式干预及 2 种或 2 种以上口服降血糖药最大有效剂量治疗后 HbA1c ≥ 7.0% 的患者	预混胰岛素类似物每天 1 次起始剂量一般为 10~12U,晚餐前注射,根据早餐前血糖调整剂量;如果治疗后 HbA1c 或餐前血糖不达标,则早餐前加用预混胰岛素类似物 3~6U,根据晚餐前和空腹血糖调整早餐前和晚餐前剂量;如果治疗后 HbA1c 或午餐后血糖不达标,则午餐前加用预混胰岛素类似物 3U 或将早餐前剂量按 1:1 分配到早、午餐前,根据午餐后或晚餐前血糖调整午餐前剂量	①一般在口服降血糖药治疗的基础上加用预混胰岛素类似物每天 1 次治疗,临床医师也可根据患者具体情况调整口服降血糖药;②当调整为预混胰岛素类似物每天 2 次或每天 3 次治疗时,不建议同时使用胰岛素促泌剂;③可继续使用二甲双胍或 α 糖苷酶抑制药,视患者个体情况决定是否停用胰岛素增敏剂类药物;④中预混胰岛素类似物主要针对餐后血糖升高明显的患者;⑤预混胰岛素类似物应在餐前即刻注射或餐后立即注射 1-2-3 次方案是指,对于采用生活方式干预及 2 种或 2 种以上口服降血糖药最大有效剂量治疗血糖仍不达标(HbA1c≥7.0%) 的患者,起始每天 1 次预混胰岛素类似物注射,血糖控制仍不达标时,可逐渐增加到每天 2 次、每天 3 次的方案

(三)自我血糖监测

自我血糖监测见相关内容。

(四)预混胰岛素剂量调整方法

不同的预混胰岛素治疗方案,其剂量调整方法有所不同,可参考每天 2 次预混胰岛素治疗方案(表10-8)和1-2-3次预混胰岛素类似物治疗方案的剂量调整方法(表10-9),每3~5天调整1次,每次调整1~4U,直到血糖达标。

表10-8 预混胰岛素(每天2次)剂量调整方法

空腹(或餐前)血糖水平(mmol/L)	计量调整(U)
<4.4	降至调整前剂量
4.4~6.0	0
6.1~7.7	+2
7.8~10.0	+4
>10.0	+6

表10-9 预混胰岛素类似物(1-2-3次方案)剂量调整方法

每天1次		每天2次		每天3次	
空腹血糖(mmol/L)	第2天晚餐前剂量调整(U)	晚餐前或空腹血糖(mmol/L)	第2天早餐前或晚餐前剂量调整(U)	晚餐前血糖(mmol/L)	第2天午餐前剂量调整(U)
<2.8	-4	<2.8	-4	<2.8.	-3
2.8~4.4	-2	2.8~4.4	-2	2.8~4.4	-2
4.5~6.0	不调整	4.5~6.0	不调整	4.5~6.0	-1
6.1~7.7	+2	6.1~7.7	+2	6.1~7.7	不调整
7.8~1.0	+4	7.8	+4	7.8	+2
>11.0	+6				

六、胰岛素泵的应用

(一) 胰岛素泵概述

1.胰岛素泵治疗的定义 胰岛素泵治疗是采用人工智能控制的胰岛素输入装置,通过持续皮下输注胰岛素的方式,最大限度地模拟胰岛素的生理性分泌模式,从而达到更好控制血糖的一种胰岛素治疗方法。

2.胰岛素泵的应用现状 胰岛素泵的使用在国际上已有30年历史。目前全球胰岛素泵用户近百万人,其中1型糖尿病患者占绝大多数。2006年年底国际上出现了新一代带有实时动态血糖监测功能的胰岛素泵,至今全球使用者约20万。2009年国际上出现带低血糖自动停止输注功能的更新一代胰岛素泵,并在2013年通过了美国FDA认证。

胰岛素泵进入中国市场15年,目前个人长期用泵者已近4万。据我国胰岛素泵长期使用者的调查显示,44%为1型糖尿病患者,54%为2型糖尿病患者,其余的2%为其他原因引起的糖尿病患者。现约有 3000 家医院开展了胰岛素泵治疗,根据推测接受短期胰岛素泵治疗的患者已超过百万。带有实时动态血糖监测功能的胰岛素泵于 2012 年进入中国市场,目前已在各大医院及部分患者中使用。

3.胰岛素泵治疗的特点和收益

(1) 更有利于血糖控制:①减少胰岛素吸收的变异;②平稳控制血糖,减少血糖波动;③明显减少低血糖发生的风险;④更小的体重增加;⑤改善糖尿病围术期的血糖控制。

(2) 提高患者生活质量:①胰岛素泵可提高患者的治疗依从性;②提高患者满意度。

(二)胰岛素泵治疗的适应证和禁忌证

胰岛素泵原则上适用于所有需要胰岛素治疗的糖尿病患者。有些情况,即使是短期使用胰岛素泵,也可以有更多获益。

1.短期胰岛素泵治疗的适应证

(1) 1 型糖尿病患者和需要长期胰岛素强化治疗的 2 型糖尿病患者住院期间。

(2) 需要短期胰岛素强化治疗的新诊断或已诊断的 2 型糖尿病患者。

(3) 2 型糖尿病患者伴应激状态。

(4) 妊娠糖尿病、糖尿病合并妊娠及糖尿病患者孕前准备。

(5) 糖尿病患者的围术期血糖控制。

2.长期胰岛素泵治疗的适应证

(1) 1 型糖尿病患者。

(2) 需要长期胰岛素治疗的 2 型糖尿病患者,特别是:①血糖波动大,虽采用多次胰岛素皮下注射方案,血糖仍无法得到平稳控制者;②"黎明现象"严重导致血糖总体控制不佳者;③频发低血糖,尤其是夜间低血糖、无感知低血糖和严重低血糖者;④作息时间不规律,不能按时就餐者;⑤不愿接受胰岛素每天多次注射,要求提高生活质量者;⑥胃轻瘫或进食时间长的患者。

(3) 需要长期胰岛素替代治疗的其他类型糖尿病(如胰腺切除术后)患者。

3.不适合胰岛素泵治疗的人群及禁忌证

(1) 不需要胰岛素治疗的糖尿病患者。

(2) 糖尿病酮症酸中毒急性期、高渗性昏迷急性期。

(3) 伴有严重循环障碍的高血糖患者。

(4) 对皮下输液管或胶布过敏的糖尿病患者。

(5) 不愿长期皮下埋置输液管或长期佩戴泵,心理不接受胰岛素泵治疗的患者。

(6) 患者及其家属缺乏相关知识,接受培训后仍无法正确掌握使用者。

(7) 有严重的心理障碍或精神异常的糖尿病患者。

(8) 生活无法自理,且无监护人的年幼或年长的糖尿病患者。

(三)胰岛素泵的规范治疗

1.胰岛素泵使用的胰岛素类型 速效胰岛素类似物或短效人胰岛素,前者效果更佳,常规浓度为 U-100(100U/mL)。特殊情况可使用浓度为 U-40(40U/mL) 的低浓度胰岛素,但要注意换算和核实胰岛素泵有无与低浓度胰岛素相关的功能。

中效胰岛素、长效胰岛素、预混胰岛素不能用于胰岛素泵治疗。

2.胰岛素泵的初始剂量设定

(1) 每天胰岛素剂量:每天胰岛素剂量计算应根据患者糖尿病分型,血糖水平及体重情况确定。

1) 未接受过胰岛素治疗的患者根据糖尿病类型设定胰岛素剂量。
1 型糖尿病:一天总量(U)= 体重(kg) ×(0.4 ~ 0.5)。
2 型糖尿病:一天总量(U)= 体重(kg) ×(0.5 ~ 1.0)。
在使用过程中根据血糖水平进行个体化剂量调整。

2) 已接受胰岛素治疗的患者可根据胰岛素泵治疗前的胰岛素剂量进行计算。
1 型糖尿病:一天总量(U)= 用泵前胰岛素用量(U) ×(70% ~ 100%)。
2 型糖尿病:1 天天总量(U)= 用泵前胰岛素用量(U) ×(80% ~ 100%)。
具体可据血糖控制情况而定(表 10-10)。

表 10-10 每天胰岛素用量的换算

使用泵前血糖控制情况	开始胰岛素泵治疗时推荐剂量
血糖控制良好,无低血糖	用胰岛素泵前的胰岛素总量×(75% ~ 85%)
经常发生低血糖	用胰岛素泵前的胰岛素总量×70%
高血糖、极少或无低血糖	用胰岛素泵前的胰岛素总量×100%

1 型糖尿病患者妊娠期胰岛素总量设定(表 10-11)。

表 10-11 1 型糖尿病患者妊娠期胰岛素总量设定(基础胰岛素和餐时剂量各 50%)

妊娠期	剂量(U / kg)
妊娠前	0.6
妊娠早期(1~ 3 个月)	0.7
妊娠中期(4~ 6 个月)	0.8
妊娠晚期(7~ 9 个月)	0.9
足月妊娠(>38 孕周)	1.0

注:妊娠中期后,应选择其他安全部位置泵,如臀部上方、上臂外侧等

(2) 剂量的分配

1) 基础输注量和基础输注率的设定:基础输注量,即维持机体基础血糖代谢所需的胰岛素量。 基础输注率,即胰岛素泵提供基础胰岛素的速度,一般以"U / h"表示。
初始胰岛素泵治疗时,基础率(指每天基础输注量) 占总剂量比例建议如下。
成年人:全天胰岛素总量×(40% ~ 60%)(平均 50%)。
青少年:全天胰岛素总量×(30% ~ 40%)。
儿童:全天胰岛素总量×(20% ~ 40%)。

剩余部分为餐前大剂量总量。

基础输注率与时间段应根据患者的血糖波动情况及生活状况来设定。临床大多分为 3~6 个时间段。相对于 2 型糖尿病,一般 1 型糖尿病采用更多分段。在运动或某些特殊情况时,可相应地设定临时基础输注率。

2) 餐前大剂量的设定:即三餐前一次性快速输注的胰岛素量。

初始设定的餐前大剂量总量一般为初始全天胰岛素用量的 50%,按照三餐 1/3、1/3、1/3 分配。最佳情况下应根据饮食成分,特别是碳水化合物含量及血糖情况个性化设定。

有大剂量向导功能的胰岛素泵,还需设定碳水化合物系数、胰岛素敏感系数、目标血糖范围及活性胰岛素代谢时间,然后在每餐前根据当前血糖值和摄入碳水化合物量进行自动计算,获得精准的所需大剂量。

3.胰岛素泵输入胰岛素剂量的调整 胰岛素剂量调整的原则是依据自我血糖监测或动态血糖监测结果进行动态调整。

(1) 胰岛素剂量调整的时机:①初始胰岛素治疗;②血糖剧烈波动;③有低血糖发生;④患其他疾病、发热、应激状态(如创伤、精神打击、悲伤、恐惧,惊吓,劳累过度等)而引起的血糖升高;⑤妇女月经前后;⑥妊娠期;⑦血糖未达标;⑧饮食和运动等生活方式发生改变时。

(2) 实时动态胰岛素泵的调整原则和时机:实时动态血糖监测与胰岛素泵整合为一体,方便医师有效地利用实时血糖数据,及时干预急剧波动的血糖及高血糖,低血糖极值,调整胰岛素剂量。

1) 短期调整:目的是短时间纠正高血糖、低血糖,将血糖控制到目标范围或者是力争在接下来的时间内使血糖水平维持正常。餐前或餐后 2~3 小时实时血糖监测数据的升高与降低可用于指导血糖短期调整,但不宜使用血糖快速波动的血糖监测数据。

2) 长期调整:其目的是通过实时动态血糖监测的提示,高血糖、低血糖的报警,使患者更高地执行自我血糖管理,控制严重低血糖的发生,降低糖化血红蛋白。

(3) 基础率调整

1) 夜间基础率:评估上半夜和下半夜的血糖控制,使基础胰岛素能配合昼夜血糖变化。若血糖上升或下降>1.7mmol/L,在变化前 2~3 小时调整 10%~20% 基础率。若血糖降至 3.9mmol/L 以下,需要在进餐的同时减少基础率 10%~20%。

2) 日间基础率(空腹原则):评估两餐间血糖(早餐前至午餐前,午餐前至晚餐前,晚餐前至睡前)。如果血糖水平上升或下降>1.7mmol/L,在变化前 2~3 小时调整 10%~2.0% 基础率。若血糖降至 3.9mmol/L 以下,需要在进餐的同时减少基础率 10%~20%。

3) 日间基础率(非空腹原则):对比餐后 2 小时血糖和下餐前血糖水平,如果没有血糖升高,则这个区间不用考虑。餐后 2 小时血糖水平应该比下餐前血糖水平高 1.7~3.3mmol/L,并逐渐下降至下餐前的目标血糖区间内。如果血糖下降>3.3mmol/L 或血糖降至 3.9mmol/L 以下,减少 10%~20% 的基础率。如果血糖不能下降或下降<1.7mmol/L 则增加 10%~20% 的基础率。

(4) 餐时剂量调整:如果餐后 2 小时血糖较餐前血糖升高>3.3mmol/L,降低碳水化合物系数 10%~20% 或 1~2g/U。如果餐后 2 小时血糖升高<1.7mmol/L 增加碳水化合物系数 10%~20% 或 1~2g/U。

4.由胰岛素泵治疗转化为多次皮下注射胰岛素治疗。

5.血糖监测 治疗开始阶段每天监测 4～7 次(空腹、三餐前后和睡前)。如有低血糖,可随时测血糖。如出现不可解释的空腹高血糖或夜间低血糖症状,应监测夜间血糖。达到治疗目标后建议每天自我监测血糖 4 次,血糖控制不佳者可通过动态血糖监测更详细地了解血糖波动情况,以指导胰岛素泵治疗方案的调整。

6.低血糖的处理 低血糖定义为血糖值≤3.9mmol/L 或出现低血糖症状。处理流程如下:①怀疑低血糖时,立即测定血糖以确诊;②了解发生低血糖的原因;③处理低血糖。监测血糖,每 15 分钟监测血糖 1 次,直至血糖稳定;④如需要,可暂停胰岛泵治疗;⑤检查胰岛素泵是否正常工作;⑥设定程序是否正确:时间,基础输注率,餐前大剂量、每天总量;⑦检查状态屏和储药器:如储药器内的胰岛素量少于状态屏的显示量,可能为胰岛素泵输注胰岛素过量;⑧调整胰岛素剂量:考虑低血糖是由于胰岛素用量过大所致时需调整剂量。A.空腹低血糖,降低夜间基础输注率;B.中、晚餐前低血糖,降低餐前基础输注率或减少前一餐的餐前大剂量;C.三餐后低血糖,减少餐前大剂量;D.夜间低血糖,调整低血糖时段的基础输注率或减少晚餐前大剂量;⑨发生低血糖后增加近期血糖监测次数;⑩注意无感知低血糖,尤其夜间低血糖,必要时使用动态血糖监测以了解血糖波动情况。

7.降糖药的洗脱期 降糖药之间作用的重叠可增加低血糖发生的危险性。根据开始胰岛素泵治疗前降血糖药的种类,考虑不同的洗脱期。若在开始胰岛素泵治疗之前没有停用中效胰岛素、长效胰岛素或口服降血糖药,可设置一个临时基础输注率,在前 12～24 小时输注低于计算剂量 50% 的胰岛素。

(四) 胰岛素泵操作、维护和管理规范

1.胰岛素泵操作规范

(1) 输注和置入部位:首选腹部,其次可依次选择上臂、大腿外侧、后腰、臀部等。需避开腹中线、瘢痕、胰岛素注射硬结、腰带位置、妊娠纹和脐周 2～3cm。妊娠中、晚期的患者慎选腹部。实时动态胰岛素泵系统的探头置入部位同上。但需注意,置入部位应距离胰岛素注射部位 7.5cm 以上。

(2) 胰岛素泵的安装流程:①清洁洗手,防止感染;②抽取胰岛素填充储药器并排气泡;③连接输液管;④安装;⑤充盈;⑥埋置皮下输入装置;⑦开启胰岛素泵。

(3) 探头准备和安装:实时动态胰岛素泵系统可同时进行动态血糖监测,操作步骤如下。①探头准备:提前 20～30 分钟(夏季 5～10 分钟)从冰箱中取出探头;②清洁双手;③将探头安装在助针器上;④置入;⑤使探头充分浸润 10～15 分钟后连接发送器;⑥开启 CGM,检查探头电信号;⑦初始化 2 小时后,输入指尖血糖值进行校准;⑧需要读取报告时,可以下载数据,应用相关软件进行分析。

2.胰岛素泵报警的处理 当胰岛素泵在输注胰岛素的环节出现问题时会发出报警蜂鸣,屏幕上出现相应的信息提示。此时应立即仔细检查并及时解决问题。实时动态胰岛素泵系统需注意探头提醒模式,及时输入正确指尖血糖进行校正。根据患者情况设定合适的高血糖、低血糖报警阈值。

3.意外高血糖的处理 出现意外高血糖,需排除以下情况。

(1) 电池:电力不足或电池失效。

(2) 胰岛素泵:关机后未开机或停机状态未恢复;报警未解除;泵本身故障。

(3) 输注管路:更新输液管时未排气,导致无胰岛素输注;输液管裂缝或连接松动,导致胰岛素溢漏;输注管路是否使用时间过长。

(4) 储药器:储药器内胰岛素已用完;气泡阻塞储药器出口;储药器前端破裂,胰岛素漏出,未能经输入导管进入人体。

(5) 输液管前端:输液管前端皮下胰岛素输注装置脱出,胰岛素未输入人体;输液管前端与输液管连接处松动或破裂造成胰岛素漏出。

(6) 埋置部位:埋置部位感染、硬结、瘢痕、腰带位置及处在腰带摩擦处,胰岛素未能被有效吸收。

(7) 胰岛素结晶堵塞输液管或胰岛素失效。

(8) 患者皮下脂肪过少也会影响胰岛素泵疗效。

4. 胰岛素泵耗材使用及护理规范

(1) 胰岛素泵需及时更换耗材。①电池:平均寿命为 1~2 个月;②螺旋活塞杆:1~2 年;③转换接头:1~2 个月,如有渗裂应及时更换;④防水塞:如塞柄断裂,应及时更换转换接头并更换新的防水塞;⑤储药器:用完即换;⑥输液管:根据使用说明书在规定的时间内使用,通常为 3 天;⑦当储药器内胰岛素用完后应更换新的储药器与新的输液管;⑧探头:使用寿命为 3 天。

(2) 胰岛素泵的日常护理:①每天监测并记录血糖至少 4 次,其中包括睡前血糖,必要时凌晨 2~3 时监测血糖或进行动态血糖监测;②定期检查储药器内胰岛素剩余量;每天检查管道系统至少 3 次;③注射部位应经常轮换,建议 3~5 天轮换 1 次,如有硬结或疼痛要及时更换注射部位。通过注射针头视窗观察注射部位皮肤。每天检查注射部位周围皮肤是否有皮肤改变,如红肿、皮下脂肪萎缩,硬结等;④注意每次更换输液管时必须先清洗双手,再消毒局部皮肤,并选择合适的注射部位;⑤检查输液管路有无裂缝或连接松动,胰岛素有无溢漏;⑥探头置入后要注意观察置入局部有无发红、出血、疼痛及脱出的情况;⑦定期用软布清洁胰岛素泵。胰岛素泵需避免静电、浸水、撞击和磁场的干扰;⑧根据要求,某些品牌的胰岛素泵需定期回厂检测;⑨定期监测并记录体重变化;⑩不断更新泵应用知识。

(3) 不良反应:停泵、电力异常、胰岛素量不足、管道输注系统堵塞和胰岛素渗漏导致治疗中断,可能会发生严重的高血糖,低血糖或酮症酸中毒。注射部位皮肤对胶布过敏。

七、胰岛素治疗的并发症及处理

(一)低血糖

低血糖是胰岛素治疗的主要并发症,尤其是在强化治疗中,低血糖的发生率较常规治疗增加 3 倍。低血糖发生的原因有胰岛素剂量过大,延迟进餐、餐中碳水化合物过少和体力活动增加及注射部位运动等。

根据低血糖的原因给予相应处理,如减少胰岛素剂量或更改注射时间、调整饮食等。

(二)体重增加

1. 体重增加的原因 血糖控制后能量丢失的减少及胰岛素的合成作用。在胰岛素强化治疗后,大幅度地减少尿糖丢失,能量得以储存;同时,如果餐后血糖达标,为避免下餐前低血糖,患者常需加餐,也会造成总热量摄取增加,进而造成体重渐增。

2.克服体重增加的措施 ①胰岛素的日剂量控制在合理范围内;②控制总热量的摄入,增加适当的运动协助降低血糖而减少胰岛素的日剂量;③有胰岛素抵抗的患者联合双胍类降血糖药(无禁忌证时),可有效减轻体重的增加。

(三) 胰岛素性水肿

使用较大剂量的胰岛素可引起外周组织水肿,常发生在最初胰岛素治疗后,特别是以往代谢控制较差或在酮症酸中毒纠正之后出现胰岛素性水肿。

发生机制可能与高血糖的渗透性利尿和脱水得到纠正、钠盐和水平衡发生剧变,同时胰岛素可促进肾小管对钠的重吸收增加有关。

(四) 胰岛素过敏反应和胰岛素抗体

1.过敏反应与胰岛素制剂中的污染物(如胰腺多肽),中、长效胰岛素作用的延迟及胰岛素本身有关。动物胰岛素因其结构与人胰岛素的差异,均有免疫原性;人胰岛素由于在溶液中形成多聚体偶尔也会有过敏反应。但由于制剂的改进及人胰岛素的广泛使用,胰岛素所致过敏反应已非常少见。

2.过敏反应主要以皮疹和红斑等皮肤改变为主,一般在胰岛素注射后 3~48 小时出现。随治疗的继续,数周后可自行消失。过敏性休克非常少见。

3.胰岛素抗体通常是多克隆抗体,主要是因为抵抗胰岛素分子不同部位的抗原决定簇所致。其可以产生很多临床后果,包括血中胰岛素抗体和注射部位的局部反应。血中胰岛素抗体与胰岛素结合和不规则释放可引起血糖很大的波动。因为胰岛素结合抗体后改变了胰岛素在血浆中的清除率,同时降低了其他组织对游离胰岛素的利用。因此,当胰岛素与抗体结合时,胰岛素的生物学活性下降,且作用时间延长;当抗体与胰岛素解离后,大量游离胰岛素发挥生物学效应,则可发生血糖急剧下降。由于这种解离不可预测,可造成无法预测的低血糖反应。但是,只要胰岛素抗体水平低于 10%,上述的临床现象不会很严重。

4.外源性胰岛素注射引起的胰岛素抗体需与内源性胰岛素抗体相区别。内源性胰岛素抗体即自身胰岛素抗体,见于 1 型糖尿病早期、Graves 病及使用青霉胺、苯哒嗪或普鲁卡因胺治疗的患者中。倘若发生这种免疫反应,首先判断是否需要处理,第一步应停用原来使用的胰岛素,更换纯度更高的胰岛素或人胰岛素。如果使用人胰岛素过敏,可使用超短效胰岛素类似物。一般过敏反应轻者更换胰岛素种类并加用抗组胺药,重者可给予肾上腺皮质激素或肾上腺素治疗。

(五) 胰岛素注射引起的局部反应

局部反应包括注射部位皮下组织萎缩、脂肪萎缩及脂肪肥大等。

1.脂肪或皮下组织萎缩 发生脂肪或皮下组织萎缩的机制主要与免疫复合物在局部沉淀有关。在脂肪萎缩组织中,有胰岛素和 IgG 存在,并且血中胰岛素抗体也增加。通过更换纯度更高的胰岛素一般能缓解。人胰岛素广泛用于临床后,脂肪萎缩已非常罕见。

2.脂肪肥大 脂肪肥大与免疫反应无关,主要与胰岛素注射部位的局部营养作用有关。发生原因可能与多次在固定部位注射引起,反复更换注射部位能减少脂肪肥大的产生。

3.感染 胰岛素注射部位的其他反应还有感染,主要因消毒不严格、注射器不洁净或局部抵抗能力太差有关,注意预防应可避免。

第四节 妊娠合并糖尿病的个性化治疗

2019年12月,美国糖尿病学会(American Diabetes Association,ADA)基于最新的循证医学证据更新了《2020年糖尿病诊治指南》(以下简称2020年指南),并发表在《Diabetes Care》杂志上。与2019年发表的指南(以下简称2019年指南)相比,此次指南对部分内容进行了更新和补充本文针对妊娠合并糖尿病的相关内容整理介绍如下,以期为临床实践提供参考。

随着育龄肥胖女性的增加,妊娠合并糖尿病的患病率不断攀升,妊娠合并糖尿病会使母婴相关疾病风险显著增加,包括自发性流产、胎儿畸形、子痫前期、巨大儿、新生儿低血糖、高胆红素血症及新生儿呼吸窘迫综合征等;此外,妊娠合并糖尿病还会使子代远期肥胖、高血和2型糖尿病(type 2 diabetes,T2DM)的发生风险显著增加。

一、妊娠前咨询

2020年指南推荐对所有计划妊娠的育龄糖尿病女性常规进行糖尿病相关的妊娠前咨询(证据等级A级),应做到计划妊娠准备妊娠但血糖未达标前注意有效避孕(证据等级A级),强调应尽可能将妊娠前糖化血红蛋白(HbA1c)控制在6.5%以下再怀孕,以降低先天畸形、子痫前期、巨大儿和其他并发症的发生风险(证据等级B级)。由于胎儿器官形成主要发生在妊娠5~8周,妊娠前HbA1c水平控制在6.5%以下先天畸形的发生风险最低。上述推荐与2019年指南基本一致,除了妊娠前应严格控制和管理血糖外,2020年指南进一步强调了计划妊娠和妊娠前及整个妊娠期血糖达到并维持控制目标的重要性。另外,2020年指南对于糖尿病的育龄女性妊娠前避孕增加了新的循证医学证据。

二、妊娠前保健

2020年指南推荐,对于计划妊娠且既往患有糖尿病的育龄女性,有条件者应从妊娠前开始由包括内分泌医师、母胎医学专家、注册营养师、糖尿病健康教育专家等在内的多学科专家诊疗管理(证据等级B级)。较2019年指南进一步强调了从妊娠前开始保健的重要性。2019年美国妇产科医师学会(American College of Obstetricians and Gynecologists,ACOG)《专家委员会意见第762号:妊娠前咨询》同样强调了对所有孕妇进行妊娠前保健的重要性,应将育龄女性的计划妊娠纳入常规初级保健和妇女保健中,对有妊娠计划但患有糖尿病的女性还应将筛查纳入常规妊娠前保健,建议从妊娠前开始补充维生素(400mg叶酸和150mg碘化钾)。ACOG建议的常规保健措施包括筛查性传播疾病和甲状腺疾病,建议接种疫苗,回顾处方药、非处方药和补充剂用药史,回顾旅行行程和计划,应特别注意有寨卡病毒的地区。同时建议,应就妊娠前和妊娠期肥胖的风险进行咨询,并通过生活方式干预预防和治疗肥胖。对于糖尿病患者,特定的妊娠前咨询还包括告知其糖尿病对于母亲和胎儿可能造成的风险以及降低风险的策略和措施,如制定血糖控制目标、生活方式管理及医学营养治疗。

糖尿病患者妊娠前保健最重要的内容是使其妊娠前血糖控制在目标水平。妊娠前除了注意要达到血糖控制目标外(证据等级A级),对于妊娠前保健,2020年指南还增加了营养、糖尿病教育以及筛查糖尿病并发症和合并症的内容(证据等级E级)。糖尿病特异性检测包括HbA1c、肌酐,应特别注意对近期用药史的回顾(包括血管紧张素转换酶抑制剂、血管紧张素Ⅱ受体阻滞剂和他汀类药物等)。对于患有糖尿病的孕妇(如果没有禁忌证)可以从妊娠前至妊娠16周服用阿司匹林(81~150mg)以降低子痫前期的发生风险。对计划妊娠或已经妊娠的既往患有1型糖尿病(type 1 diabetes,T1DM)或T2DM的女性,应充分告知糖尿病视网膜病变的风险。理想情况下,应在妊娠前或妊娠早期进行一次全面的眼科检查以评估视网膜病变的进展,并根据其视网膜病变程度在妊娠期不同时期和产后1年内对患者进行密切随访管理与治疗(证据等级B级),该建议与2019年指南保持一致。

2020年指南还通过表格形式补充了妊娠期保健包含的详细内容,主要包括妊娠前健康教育、医疗评估、筛查、免疫接种等。多项研究显示,从妊娠前至妊娠期注重多学科联合管理与控制血糖有助于改善糖尿病和妊娠结局。目前对于糖尿病和妊娠的多学科联合管理尚缺乏统一的模式,不同的管理模式对于妊娠结局的影响也尚缺乏高质量证据,有待于更多的研究进行探讨。

三、妊娠期血糖控制目标

2020年指南推荐,对于妊娠期糖尿病(gestational diabetes mellitus,GDM)和妊娠前糖尿病孕妇均应自我监测空腹和餐后血糖,以达到最佳血糖控制水平。妊娠期血糖控制目标建议为空腹血糖<5.3mmol/L、餐后1小时血糖<7.8mmol/L、餐后2小时血糖<6.7mmol/L(证据等级B级),上述血糖控制目标与ACOG推荐一致。对于T1DM患者,要达到该控制目标同时又不发生低血糖是具有挑战性的,尤其是对于那些反复出现低血糖或无症状低血糖者。因此,ADA 2020年指南建议对于上述孕妇可根据临床实践经验和患者情况适当放宽血糖控制目标。妊娠前糖尿病孕妇还应额外监测餐前血糖水平(证据等级B级),使用胰岛素泵或基础胰岛素注射的患者建议监测餐前血糖水平,以调整餐前速效胰岛素的剂量。

正常妊娠状态时,HbA1c水平略低于正常未孕状态,如果没有明显的低血糖倾向,HbA1c控制在低于6%水平最佳;如果有低血糖倾向,HbA1c控制水平可放宽至7%以内(证据等级B级)。该建议与2019年指南保持一致。既往研究显示,对于糖尿病孕妇,即使HbA1c水平在正常范围内的升高也会增加不良妊娠结局风险。高血糖与不良妊娠结局(Hyperglycemia and Adverse Pregnancy Outcome,HAPO)研究同样发现,血糖水平升高与不良妊娠结局相关,妊娠早期HbA1c水平控制在6%~6.5%,胎儿不良结局发生的比例最低;妊娠中、晚期,HbA1c<6%时大于胎龄儿、早产和子痫前期的发生风险最低。因此,综合考虑上述因素和低血糖的发生风险,2020年指南对妊娠期HbA1c控制目标分别建议为<6%(无低血糖风险)和<7%(有低血糖风险)。考虑到妊娠期红细胞动力学以及血糖的生理性变化,HbA1c的监测频率应较平时更加频繁(如每月1次)。虽然HbA1c能够反映一段时间内血糖的平均水平,但无法确切反映餐后高血糖水平,推荐HbA1c仅作为妊娠期自我血糖监测的辅助参考。

此外,2020年指南较2019年指南对于妊娠期血糖控制还增加了有关持续动态血糖监测的推荐:除了在餐前和餐后自我监测血糖外,持续动态血糖监测有助于达到糖尿病和妊娠期的HbA1c控制目标(证据等级B级),持续动态血糖监测还能够降低T1DM孕妇巨大儿和新生儿低血糖的发生风险(证据等级B级),但持续动态血糖监测不能代替自我血糖监测以实现最佳的餐前和餐后血糖控制目标(证据等级E级)。CONCEPTT是一项针对T1DM孕妇持续血糖监测(CGM)的随机对照试验,该研究显示,在传统血糖监测基础上增加CGM后,HbA1c水平轻度改善且未增加低血糖的发生,同时新生儿健康结局也得到明显改善,大于胎龄儿和新生儿低血糖的发生风险降低,住院时间缩短,证明了 CGM 在 T1DM 孕妇中的应用价值。一项针对 T1DM 孕妇使用 CGM 评估血糖变化情况的观察性队列研究显示,平均血糖水平和达到血糖控制目标的时间与大于胎龄儿的发生均存在关联,考虑到妊娠期 HbA1c 的变化情况,使用 CGM 报告的平均血糖值较 HbA1c 值更有助于妊娠期血糖控制。

四、GDM 的管理

2020 年指南推荐,改变生活方式是 GDM 管理的重要组成部分,可以满足大部分 GDM 孕妇的血糖控制要求;必要时可增加胰岛素治疗以达到血糖控制目标(证据等级 A 级)。胰岛素是治疗 GDM 的首选药物,二甲双胍等由于能够通过胎盘,不用作一线药物(证据等级 A 级),而其他口服和非胰岛素注射降糖药物仍缺乏长期安全性数据。当二甲双胍用于治疗多囊卵巢综合征并促排卵时,应在妊娠早期停止用药(证据等级 A 级)。

GDM 会增加巨大儿、不良妊娠结局以及远期 T2DM 的发生风险,且发生风险与口服葡萄糖耐量试验(oral glucose tolerance test,OGTT)血糖水平呈正相关。多项随机对照试验提示,从妊娠早期或妊娠中期开始,通过膳食、运动干预和生活方式咨询能够降低 GDM 的风险。既往研究表明,通过 Carpenter-Coustan 诊断标准确诊的 GDM 孕妇中,70%~85%可以仅通过改变生活方式控制血糖水平,如果按照国际糖尿病与妊娠研究组的 GDM 诊断界值,该比例将会更高。由此可见,改变生活方式对于 GDM 孕妇的管理具有重要作用。GDM 的医学营养治疗膳食计划要求摄入足够的能量以确保孕妇和胎儿的健康,达到血糖控制目标并维持妊娠期适宜增重水平,但目前尚缺乏 GDM 孕妇适宜能量摄入水平的相关研究,对于 GDM 孕妇的膳食指导主要依据膳食参考摄入量。对于所有孕妇,膳食参考摄入量:推荐每天至少摄入 175g 碳水化合物、71g 蛋白质和 28g 膳食纤维,限制膳食中饱和脂肪酸的比例。

值得注意的是,2019 年指南对于无法通过生活方式干预达到血糖控制目标的 GDM 孕妇建议加"药物治疗",而 2020 年指南明确了使用"胰岛素治疗"进行血糖控制。在美国,胰岛素是推荐用于治疗 GDM 的一线药物。每天多次注射胰岛素和连续皮下注射胰岛素两种方式在妊娠期均可采用,两种方式的效果差异无统计学意义。两项探讨二甲双胍和格列本脲作为 GDM 孕妇降低血糖水平药物的随机对照试验结果均显示,其失败率分别为 23% 和 25%~28%,可见二甲双胍和格列本脲控制血糖的效果有限,且可通过胎盘。随访研究显示,妊娠期使用二甲双胍治疗的 GDM 孕妇子代 9 岁时的体重、腰围等指标高于胰岛素治疗组。随机对照试验显示,使用二甲双胍治疗多囊卵巢综合征的孕妇,子代 4 岁时的体重指数和肥胖率更高,其对子代的远期影响缺乏长期有效的安全性数据,因此不建议作为 GDM 治疗的一线药物。对于一些需要药物治疗的 GDM 孕妇,由于费用、理解能力或文化影响等因素导致无法安全有效使用胰岛素时,在充分告知风险的情况下口服降糖药是一种替代的方法,但由于胎盘供血不足可能导致胎儿生长受限或酸中毒,对于合并高血压、子痫前期或胎儿生长受限的孕妇不应使用二甲双胍。双盲随机对照试验并未发现对于多囊卵巢综合征女性使用二甲双胍治疗和促排卵具有预防自发性流产和 GDM 的优势,且尚无循证医学证据表明此类患者妊娠期应继续服用二甲双胍,因此 ADA 2020 年指南建议应在妊娠早期停止用药。

五、妊娠合并糖尿病(妊娠前 T1DM 和 T2DM)的管理

2020 年指南推荐胰岛素是 T1DM 和 T2DM 孕妇控制血糖的首选药物(证据等级 E 级)。鉴于妊娠期生理变化的特殊性,需要频繁调整胰岛素用量,并强调每天自我血糖监测的重要

性,尤其是 T1DM 孕妇,妊娠早期易出现低血糖,在血糖水平较低时发生酮症酸中毒的风险较高,妊娠前、妊娠期和产后指导患者及其家属如何预防、识别、治疗低血糖和酮症酸中毒十分重要。 2020 年指南还增加了对于无法进食的酮症酸中毒孕妇,可以通过 10%葡萄糖和胰岛素滴注来满足妊娠晚期胎盘和胎儿对于碳水化合物的较高需求,以解决酮症的建议。 考虑到合并糖尿病的孕妇妊娠期胰岛素治疗的复杂性,建议转诊至具备专业保健团队的医院(保健管理团队成员可包括母胎医学专家、内分泌专家、妊娠合并糖尿病专家、营养师、护士等);此外,视网膜病变也是妊娠期需要特别关注的问题。 T2DM 通常与肥胖有关,对于超重和肥胖孕妇,建议妊娠期体重增长分别为 15~25 磅(1 磅= 0.454kg) 和 10~20 磅,对于体重指数>35kg / m^2 的女性,目前还没有妊娠期适宜体重增长的充足数据。

与 2019 年指南相比,2020 年指南增加了对于 T1DM 孕妇每天多次注射胰岛素和胰岛素泵注射胰岛素两种方式在妊娠期均可以使用的推荐(证据等级 C 级)。 尽管许多孕妇更喜欢使用胰岛素泵,但目前的研究结果尚不明确胰岛素泵是否优于每天多次注射,相关研究仍在进行中。

六、子痫前期和阿司匹林

2020 年指南推荐 T1DM 或 T2DM 女性应于妊娠早期开始服用 60~150mg / d 低剂量阿司匹林(通常为 81mg / d) 以降低子痫前期的发生风险(证据等级 A 级),这一推荐与 2019 年指南一致。 妊娠合并糖尿病会增加子痫前期的发生风险,基于临床试验和 Meta 分析结果,美国建议对子痫前期高风险孕妇在孕 12 周预防性服用低剂量阿司匹林(81mg / d),成-本效益分析结果同样显示这种方法能够降低子痫前期的发病率并降低医疗成本,但目前仍需更多研究来评估产前服用阿司匹林对子代的远期影响。

七、妊娠期药物使用

2020 年指南推荐,对患有糖尿病、高血压或伴有明显蛋白尿的孕妇,若血压持续高于 135 / 85mmHg(1mmHg = 0.133kPa),应给予治疗以改善孕产妇远期健康,由于过低的血压控制目标会对胎儿的生长发育造成不良影响,因此妊娠期血压控制目标不应低于 120 / 80mmHg(证据等级 C 级)。 对于未使用有效避孕措施的性生活活跃的育龄女性,应避免使用或在怀孕后停止使用存在潜在危害的药物(如血管紧张素转换酶抑制剂、血管紧张素Ⅱ受体阻滞剂及他汀类药物)(证据等级 B 级)。 血管紧张素转换酶抑制剂和血管紧张素Ⅱ受体阻滞剂会导致羊水过少、胎儿肾发育异常和肺发育不全以及胎儿生长受限,因此妊娠期应禁止使用。 妊娠期安全有效的降压药包括甲基多巴、硝苯地平、拉贝洛尔、地尔硫䓬、可乐定和哌唑嗪,但不推荐使用阿替洛尔;由于妊娠期使用利尿剂会导致子宫胎盘血流灌注减少,因此妊娠期同样不推荐使用。 此外,2020 年指南还增加了必要时可使用其他 β 受体阻滞剂的建议。 与 2019 年指南相比,2020 年指南增加了新的循证医学证据,并推荐了应给予干预治疗的血压界值,同时将妊娠期血控制目标由 2019 年指南推荐的 120~160 / 80~105mmHg 更新为不低于 120 / 80mmHg。 正常妊娠状态下,血压会低于未孕状态,对于妊娠合并糖尿病和慢性高血压的孕妇,血压控制目标为 135 / 85mmHg 是合理的,血压控制目标低于 120 / 80mmHg,可能与胎儿生长发育受损相关,尤其是在胎盘功能不全的情况下。

八、产后保健与随访

2020 年指南基于新的循证医学证据对产后随访更新了 7 条推荐建议:①胰岛素抵抗水

平在产后会急剧下降,因此需要重新评估和调整胰岛素用量,通常在产后最初几天的需要量是产前的一半(证据等级 C 级);②建议指导所有合并糖尿病的育龄女性有效避孕和计划妊娠(证据等级 C 级);③对有 GDM 史的产妇在产后 4~12 周行 75g OGTT 筛查糖尿病前期和糖尿病,诊断标准参照非妊娠人群(证据等级 B 级);④如果发现有 GDM 史的女性处于糖尿病前期,应进行生活方式干预和(或)使用二甲双胍以预防糖尿病的发生(证据等级 A 级);⑤对有 GDM 史的女性应至少每 3 年对 T2DM 或糖尿病前期进行一次筛查(证据等级 B 级);⑥有 GDM 史的女性应在妊娠前筛查糖尿病并进行妊娠前保健,以识别和治疗高血糖症并预防胎儿先天畸形(证据等级 E 级);⑦产后保健应包括心理评估和健康保健(证据等级 E 级)。

2020 年和 2019 年指南均推荐产后 4~12 周首选 OGTT 筛查,因为与 HbA1c 相比,OGTT 筛查糖尿病前期和糖尿病更加灵敏。GDM 会增加产妇远期发生糖尿病的风险,研究表明患有 GDM 的女性产后 15~25 年内有 50%~70% 会发展为糖尿病,因此即使产后 4~12 周 OG-TT 筛查正常也应每 1~3 年对有 GDM 史的女性进行 T2DM 或糖尿病前期的筛查,可使用任意一种推荐的血糖监测方法(如每年监测 HbA1c、每年监测空腹血糖或每 3 年监测 75g OG-TT)进行持续评估。糖尿病前期育龄女性在下一次妊娠时可能会进一步发展成为 T2DM,因此需要进行妊娠前评估。前瞻性护士健康队列研究显示,有 GDM 史的女性遵循健康的饮食方式时,显著降低远期糖尿病的发生风险。而两次妊娠间期或产后体重增长会增加再次妊娠不良结局的发生风险,且更容易进展为 T2DM。二甲双胍和生活方式干预均能有效预防糖尿病前期和有 GDM 史的女性进一步发展为糖尿病。

母乳喂养对婴儿具有营养和免疫益处,同时对母亲和子代还具有远期益处,因此包括糖尿病患者在内的所有产妇都应该进行母乳喂养,而哺乳会增加夜间低血糖的风险,需要根据情况调整胰岛素用量,对于使用胰岛素的 T1DM 和 T2DM 产妇在母乳喂养期间应特别注意预防低血糖。

第五节 糖尿病酮症酸中毒的个性化治疗

糖尿病酮症酸中毒(diabetic ketoacidosis,DKA)是糖尿病严重甚至致死性的急性并发症之一。美国疾病预防控制中心 2020 年的全国性统计报告指出,成年糖尿病住院患者中 8.8‰ 合并有 DKA,而目前我国尚缺少全国性 DKA 发病率的大数据研究。既往认为 DKA 常发生于 1 型糖尿病患者,2 型糖尿病患者相对少见。四川大学附属华西医院对 1 年内住院的成人及青少年 DKA 患者的临床数据进行分析,发现其中 67.78% 是 2 型糖尿病,仅 15.59% 为 1 型糖尿病患者,且多发生在 50 岁以上。国内另一项多中心研究发现,因 DKA 入院的患者 47.9% 是 1 型糖尿病,45.7% 为 2 型糖尿病,但成人 DKA 多发生在特定情况下如感染、应激等的中老年 2 型糖尿病患者。上述研究结果提示,国内成人 DKA 多发生于 2 型糖尿病患者,且以中老年人为主。

随着社会人口老龄化和生活方式的改变,我国糖尿病患病率已达 10% 以上,其中老年和肥胖型糖尿病显著增加,加之新型降糖药物及外科手术在临床上的应用,成人 DKA 的发病诱因、临床特征亦发生变化。因此,本文对成人 DKA 的临床特征及诊疗规范进展进行综述。

一、DKA 临床特征进展

1.诱发因素　在发达国家,DKA 最常见诱因是治疗依从性差,其次是感染及新发糖尿病;发展中国家最常见的诱因是感染和医疗护理欠缺。目前我国 DKA 诱因中占首位的仍是感染,其次是治疗依从性差。我院 2009-2018 年因 DKA 住院的患者共 339 例,其中 35.4% 为无明显诱因,29.5% 为感染,14.2% 为治疗依从性差,10.9% 为暴饮暴食、酗酒,10.0% 为应激、劳累等其他诱因。在能找到诱因的 DKA 病例中,感染与治疗依从性差是 DKA 的两大诱因,与国内外各研究结论一致。

有明确糖尿病家族史的年轻(18～35 岁)肥胖男性,发生 DKA 前常有长期大量含糖软饮料饮用史,多合并高血压、高血脂、高尿酸等代谢性疾病。老年患者(>65 岁)发生血糖应激性升高时常因合并多种基础疾病及用药依从性差而诱发 DKA。另外,老年群体非典型抗精神病类药物使用较多,而该类药物都有诱发 DKA 的相关报道。2017 年钠葡萄糖协同转运蛋白 2 抑制剂(sodiumglucose cotransporter type 2 inhibitor,SGLT2I)在国内上市,而早在 2015 年美国确认 21 例 DKA 的发生与 SGLT2I 使用相关。SGLT2I 通过增加尿糖排泄降血糖,体内葡萄糖产能不足,脂肪分解产生酮体以供能,同时血糖下降引起胰岛素水平下降使其抗脂解活性降低,酮体原料及游离脂肪酸生成增加。此外,有研究显示 SGLT2I 可刺激胰高糖素分泌。减重手术已成为肥胖型糖尿病患者的有效治疗手段,然而术后 DKA 的发生率高达 20%～25%,多见于 1 型糖尿病患者,也可见于胰岛素缺乏的 2 型糖尿病患者,但其发生率较低且通常症状较轻。减重术后机体胰岛素抵抗明显改善,同时胃肠道结构发生改变致进食减少,加之对低血糖的担忧,术后胰岛素用量常明显减少甚至停用,而胰岛素治疗不足是导致减重术后 DKA 的最常见原因。术后碳水化合物摄入减少常导致正常或稍高血糖的 DKA。

2.临床症状及体征　DKA 多起病急骤,常在 24 小时内发生。患者常出现纳差、腹痛、恶心、呕吐等消化道症状,可有胸闷、气促,当病情进一步进展,可有严重脱水表现。酸中毒大呼吸(Kussmaul 呼吸)为 DKA 的一个特征性表现。以剧烈腹痛为首发症状的 DKA 易被误诊为其他急腹症。DKA 患者一般先呕吐后腹痛,体征多较轻,随着酮症纠正,DKA 所致腹痛可缓解。当合并急性胰腺炎(acute pancreatitis,AP)时,多先有腹痛,可有明显上腹部压痛、反跳痛,甚至出现腹膜刺激征,腹痛持续时间较长。另外,AP 通过增加血容量的消耗,可诱发更严重的 DKA。肥胖型糖尿病患者常合并有高三酰甘油血症,发生 DKA 易合并 AP。

老年患者症状多不典型,神经精神症状明显,可出现反应迟钝,神情淡漠甚至昏迷,也可有腹痛、头晕等非特异性症状,易与脑血管疾病、急腹症等相混淆。

二、DKA 诊断规范

DKA 的诊断主要依靠实验室指标,包括 3 个方面:血糖>13.9mmol/L,尿酮或血酮阳性,pH<7.30 或血清碳酸氢盐水平<18.0mmol/L。根据酸中毒的严重程度及精神状态的改变,可将 DKA 分为轻度、中度、重度(表 10-12)。但孕妇、长期酗酒致糖异生能力受损者、近期使用 SGLT2I 治疗者可出现血糖正常或稍高的 DKA。英国指南认为,有糖尿病病史者,即使血糖不达标亦可诊断为 DKA。对于酮体,通常以血酮≥3.0mmol/L 作为诊断的临界值。目前公认血酮较尿酮有更高的诊断价值。在无呼吸衰竭或血流动力学稳定的 DKA 患者中,动脉和静脉样本的 pH 值高度一致。尽管尚无强有力的证据支持,考虑到静脉血易获得且患者所承受痛苦较小,英国指南仍推荐 pH 值的测量可用静脉血代替。

表 10-12 糖尿病酮症酸中毒诊断标准

严重程度	血糖(mmol/L)	动脉血pH值	血清HCO₃⁻(mmol/L)	尿酮体	血清酮体	血浆有效渗透压	阴离子间隙(mmol/L)	精神状态
轻度	>13.9	7.25~7.30	15~18	阳性	阳性	可变	>10	清醒
中度	>13.9	7.00~<7.25	10~<15	阳性	阳性	可变	>12	清醒/嗜睡
重度	>13.9	<7.00	<10	阳性	阳性	可变	>12	目僵/昏迷

三、DKA治疗进展

DKA的治疗原则包括液体治疗，胰岛素降糖和纠正水电解质紊乱，其中液体治疗是关键。

1.液体治疗　DKA患者液体丢失总量3~6L，一经诊断应立即开始液体治疗，诊断后24小时内应补液替代总失水量。对肾衰竭或心力衰竭患者，应注意监测血浆渗透压。输液类型及速度通常需要根据患者的血容量、渗透压、血糖浓度、电解质等因素调整。大致可分为3个阶段：①严重低血容量时，恢复血容量及组织器官的灌注是第一要务。生理盐水补充血容量的效果最佳。在无心、肾衰竭的情况下，生理盐水应以15~20mL/(kg·h)的速度注入，或在第1小时内注入1.0~1.5L；②轻度脱水且血糖≥11.1mmol/L时，液体的类型和速度取决于水合状态、血清电解质水平和尿量。如果校正后的血清钠正常或升高，以250~500mL/h的速度补充0.45%NaCl溶液，国内指南建议应同时输入生理盐水以避免渗透压下降过快诱发脑水肿；如果校正后的血清钠含量较低，以250~500mL/h的速率补充生理盐水更可取；③当血糖<11.1mmol/L时，应开始补充5%或10%葡萄糖氯化钠溶液，以允许继续胰岛素治疗，直到胰岛素缺乏纠正。

2.胰岛素治疗　胰岛素治疗对降低血糖、抑制脂肪分解和酮体生成至关重要，但治疗前应监测血钾浓度。在大多数患者中，胰岛素注射推后1~2小时导致酸中毒恶化的风险要小于低钾血症加重和引起心律失常的风险。

目前大部分文章建议予初始剂量0.1U/kg，随后以0.1U/kg·h的速率输注胰岛素，直至血糖<11.1mmol/L。国内指南建议轻、中度DKA患者以0.1U/kg·h的速率连续静脉输注胰岛素，重度DKA患者加用0.1U/kg的初始剂量。若第1小时内血糖下降不足10%，则应予0.14U/kg的胰岛素输注，并维持原胰岛素输注速率。当血糖达到11.1mmol/L时，胰岛素输注速率可降至0.02~0.05U/kg·h，同时开始使用糖水输注以避免低血糖的发生，血糖水平一般维持在8.3~11.1mmol/L之间。

有研究显示，皮下注射速效胰岛素类似物替代普通胰岛素静脉输注可有效纠正轻、中度DKA并降低住院费用。DKA纠正后，停止静注前2小时应皮下注射胰岛素以避免出现反弹性高血糖。静注胰岛素后12小时内每天皮下注射甘精胰岛素(0.25U/kg)也可预防反弹性高血糖，同时低血糖发生率未有增加。当完全替代成皮下注射胰岛素时，既往糖尿病患者可按DKA发病前剂量，初诊患者起始剂量应为0.5~0.8U/kg·h，常用方案为基础胰岛素联合速效胰岛素类似物。

3.电解质紊乱的纠正：
(1) 钾：国内指南建议当血钾<5.2mmol/L时，行钾替代治疗，血钾为4.0~5.2mmol/L或

3.3~4.0mmol/L 时,分别予 0.8g/(L·h)、1.5g/(L·h) 的速率补充 KCl。当血钾<3.3mmol/L 时,应立即补钾至血钾>3.3mmol/L 时,方可开始胰岛素治疗。国外指南建议血钾水平维持在 4~5mmol/L 之间,并认为补钾过程中,1/3 的血钾可予磷酸钾补充,以避免高氯性酸中毒和严重低磷血症的发生。

(2) 碳酸氢盐:对于 $NaHCO_3$ 给药时的 pH 值、给药浓度、总量及时机目前无明确的临床证据支持。考虑到严重的酸中毒与心肌收缩能力受损、脑血管舒张、昏迷和胃肠道后遗症有关,国内指南推荐当 pH<6.9 时应使用 $NaHCO_3$,将 8.4g $NaHCO_3$、0.8g KCl 溶于 400mL 水中,以 200mL/h 的速率在 2 小时内输注完毕,如复测 pH 值仍<7.0,重复进行此类补液,直至 pH>7.0。

(3) 磷酸盐:血磷酸盐水平<1.0mg/dL(10mg/L) 或中度低磷血症、呼吸衰竭、贫血或心功能障碍的患者,应接受静脉磷酸盐替代。一般认为治疗重度低磷血症最安全的磷酸盐替代率为 4.5mmol/h(K_2PO_4 为 1.5mL/h)。在磷酸盐治疗过程中,应监测血钙及磷酸盐水平,以防低钙血症的发生并评估治疗效果。

成人 DKA 中,中、老年和肥胖型患者发生比例较高,并有其自身的临床特征。应用 SGLT2I、减重手术等新型治疗方案时,应警惕非高血糖型 DKA 的发生。DKA 的诊断仍以血糖、血/尿酮、动脉 pH/血清碳酸氢盐浓度为"金标准"。DKA 的治疗均需遵循规范化原则,液体治疗是第一要务,静脉输注或皮下注射胰岛素均可用于轻、中度 DKA 患者,但重度 DKA 患者必须静脉输注胰岛素,电解质紊乱的纠正需要密切监测并根据检测结果及时调整用药,尤其是血钾,应保持在 4~5mmol/L 之间。

个体化、规范化治疗可以明显降低 DKA 患者的死亡率,改善预后,但 DKA 死亡总人数及其导致的医疗支出仍很可观,因此,DKA 的预防尤为重要。所有医务工作者均应具有识别 DKA 及初步处理 DKA 的能力,达到早期诊断及规范化治疗的目标,同时应加强对患者及其家属 DKA 相关知识的宣教工作,以提前预防进而避免 DKA 的发生。

第六节 高渗性高血糖状态的个性化治疗

高渗性高血糖状态(hyperglycemic hyperosmolar state,HHS) 又称为高渗性非酮症高血糖性昏迷综合征、高渗性昏迷、非酮症高渗性糖尿病昏迷、高渗性非酮症酸中毒糖尿病昏迷或糖尿病高渗性昏迷等。HHS 是指血糖>600mg/dL,血浆渗透压>320mOsm/L,不伴或仅伴有轻度酮血症/酮尿症的一种病理状态。HHS 是糖尿病的严重急性并发症之一,最早于 1886 年被描述,但直到 1957 年 Sament 和 Schuarty 报道后才有大系列病例报告见诸医学文献。国内在 1973 年由北京协和医院内分泌组首次报告了 3 例。HHS 以严重高血糖、高血浆渗透压、严重失水和中枢神经系统症状,而无酮症酸中毒为特征。HHS 以老年 T2DM 患者多见,偶见于儿童 T2DM 患者,无性别差异。约 1/3 的患者病前无糖尿病病史或只有糖耐量异常,少数与糖尿病酮症酸中毒(DKA) 合并存在。HHS 和 DKA 属于急性糖代谢紊乱谱的两极,两极之间有许多中间型。值得注意的是,虽然从 2001—2018 年,美国的成年急性高血糖危象(DKA 和 HHS) 病死率有所下降(每年下降 4.4%),但全球范围内的儿童糖尿病(最小年龄为 11 岁) 并发 HHS 较以前反而增多。

一、急性肾损伤与脑病

急性肾损伤常导致脑病和脑功能紊乱,脓毒败血症和系统性感染、炎症、高渗状态和代谢性酸中毒引起血-脑屏障通透性增加,蛋白质代谢产物使脑组织水分潴留,细胞膜转运体低表达改变了神经递质分泌与摄取模式,加上药物积蓄等均增加脑病风险。另一方面,急性脑损伤可能引起肾功能和电解质代谢的多种异常。

1.急性肾损伤与脑组织 一个器官损伤后可出现其他器官病变,脑-肾对话途径引起肾损伤,引起肝病和心脏病变或肝病导致肾脏。心脏损伤,临床上称为肝-肾综合征。急性肾损伤干扰脑组织的电解质和能量代谢,改变神经递质功能,因血管内皮细胞受损、凝血机制异常和血小板功能紊乱,脑出血和血栓形成风险增加。典型的例子是登革热、流行性出血热、肾移植排斥反应、血栓栓塞性血小板减少性紫癜和溶血-尿毒症综合征,此外,抗淋巴细胞性单克隆或多克隆抗体可突然诱发细胞因子释放导致脑病或无菌性脑炎-脑膜炎。另一方面,脑病或其他器官病变也可损伤肾脏,如 Goodpasture 综合征或系统性血管炎患者可导致严重的急性肾损伤。

2.急性肾损伤与血-脑屏障 血-脑屏障和血-脑脊液屏障是维持脑组织内环境稳定和调节氨基酸、蛋白质必需营养素的结构基础。血-脑屏障与血-脑脊液屏障的完整性取决于脑内皮细胞和脉络膜丛的紧密连接,与星形细胞的支持作用也密切相关,血-脑屏障和血-脑脊液屏障被破坏后,蛋白质、氨基酸和炎症细胞进入脑组织。

急性肾损伤时,脑组织儿茶酚胺耗竭。急性肾损伤增加毒性物质积聚,炎症因子分泌增多,减少其清除,增强血-脑屏障的通透性,同时也激活白细胞和补体系统,扩增体液免疫反应,上调 Toll 样受体、神经元活化蛋白和脑转运体表达,出现炎症和时间平衡紊乱,神经功能障碍。

3.急性肾损伤与内分泌功能 肽类激素可自由透过肾小球,然后在近曲小管被重吸收、降解为氨基酸后被再循环利用。血清 FT_3 降低,儿茶酚胺血管升压素、利钠肽和肾素-血管紧张素-醛固酮升高。肾脏交感神经活性增强,这些改变是发生脑病的重要原因。

4.酸碱平衡紊乱 急性肾损伤诱发代谢性酸中毒,进而干扰脑神经代谢与脑功能。谷氨酸脱氢酶与氨的亲和性增加,谷氨酸氧化脱氨,神经递质分泌紊乱。细胞内酸化,质子激活酸传感离子通道,钠和钙进入细胞内,细胞膜去极化、损伤死亡。脑脊液酸化后扩张局部血管,激活 Ca^{2+} 敏感性 K^+ 通道,引起脑水肿。此外酸中毒升高游离钙和镁浓度,干扰离子通道活性、影响结合蛋白功能与药物清除率,毒物积聚兴奋神经功能,损伤脑细胞结构。

5.有机受体分子与脑组织水分改变 高渗性应激与渗透压适应机制见图 10-6。脑细胞的渗透分子包括碳水化合物、甲胺、氨基酸等。细胞外液高渗造成细胞萎缩,刺激 AVP 释放、水潴留,渴感增加,钠排泄与嗜钠欲降低,这些因素共同纠正细胞外液的渗透压;相反,细胞外液低渗导致细胞肿胀,AVP 分泌减少,水排泄增加,口渴减轻或消失,细胞外液上升。急性肾损伤时,含氮代谢废物堆积,尿素增多,星形神经胶质细胞和神经元渗透压升高,细胞水肿,进一步加重细胞内酸中毒,受体分子在细胞内进一步堆积。此时利尿剂可加重脱水,降低脑组织血液灌注,恶化病情。细胞内渗透压升高,神经胶质细胞和神经元代偿性排出钠、钾、钙和有机阴离子,但最终因代偿失调而导致细胞肿胀死亡,临床上出现惊厥与昏迷。

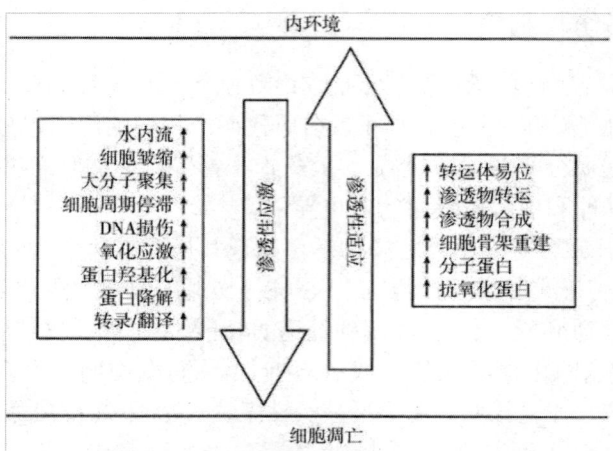

图 10-6 高渗性应激与渗透压适应机制

高渗性应激负性影响细胞的许多代谢过程,最终导致细胞凋亡;渗透性适应是对抗高渗性应激反应和维持内环境稳定的一种适应性过程

二、发病机制和病理生理

HHS 患者一般丢失水分 100～200mL/kg,钠 7～13mmol/kg,氯化物 3～7mmol/kg,钾 5～15mmol/kg,无机磷 70～140mmol/kg,钙 25～50mmol/kg,镁 25～50mmol/kg。

1. HHS 诱因 主要诱因是感染,感染源包括泌尿道感染、盆腔炎症、肺炎、毛霉菌病、恶性外耳炎、牙周脓肿等,白细胞计数升高,但患者往往无发热。神志改变伴有颈背僵硬和头痛者应想到脑膜炎可能,虽然在血糖高于 13.88mmol/L(250mg/dL) 情况下,脑脊液糖低于 5.55mmol/L(100mg/dL) 或脑脊液糖/血糖比值<0.31 提示细菌感染,但糖尿病患者的脑脊液糖测定对脑膜炎的病因鉴别无特别意义。此外,在脱水状态下,肺炎的诊断也较困难,如果 X 线片或 CT 上有非浸润表现和进行性低氧血症需要首先考虑肺炎的诊断。其次,停用降糖药物、胰岛素、使用过期胰岛素、过度运动和劳累也是重要诱因,急性胰腺炎时,血清淀粉酶和脂肪酶升高。

2. 严重失水和脑细胞脱水 大多数患者胰岛 β 细胞残留一定的功能。有学者测定了 2 例 HHS 患者的血浆胰岛素分别为 5μU/mL 和 12μU/mL,胰岛残留多少功能才会发生 HHS 并无截然分界线,其共同点是胰岛 β 细胞残留的功能可以抑制脂肪分解,但不能使葡萄糖被组织利用。因此,大多数患者只有血糖明显升高,而无 DKA。与 DKA 一样,HHS 的发生还有诱因参与,常见诱因有:①各种应激。应激时有儿茶酚胺和糖皮质激素分泌增多,前者可促进肝糖原分解,释放葡萄糖增加,并抑制胰岛素释放;后者有拮抗胰岛素的作用并促使肝糖异生。因此,两种激素都可使血糖升高。常见的应激为急性感染(如肺炎、胃肠炎和胰腺炎等)、严重外伤、大手术、中暑、脑血管意外和心肌梗死等;②水摄入不足或失水。③糖负荷(如摄取大量糖)可诱发 HHS 的发生;④某些抑制胰岛素分泌或拮抗胰岛素作用的药物,如二氮嗪、奥曲肽、利尿剂、苯妥英钠、糖皮质激素、氯丙嗪、甲氰米胍和普萘洛尔等;⑤肾功能减退(病前存在或病后发生)对 HHS 的发生有明显促进作用。

HHS 的发病机制可能主要涉及三个因素:①血钠明显增高:因口渴中枢不敏感,饮水欲望降低,失水相当严重,致血钠明显增高;②升糖激素和胰岛素抵抗:在感染、外伤、脑血管意外和手术等应激状态下,儿茶酚胺和糖皮质激素分泌增加,进一步抑制胰岛素的分泌,加重胰岛素抵抗,使血糖和血渗透压显著升高。失水和低血钾既刺激皮质醇、儿茶酚胺和胰高血糖素分泌,又进一步抑制胰岛素分泌;③失水与脑细胞脱水:严重高血糖致渗透性利尿,失水多于失盐,低血容量又引起继发性醛固酮增多,使尿钠排出进一步减少。以上病理生理改变导致高血糖、高血钠和高血浆渗透压,以及低血容量和细胞内脱水。脑细胞脱水和脑供血不足使 HHS 的神经精神症状远比 DKA 明显。

3.HHS 和 DKA 的病理生理差异 胰岛素不足导致 HHS 与 DKA,但两者病理生理和临床表现差别显著的解释是:①HHS 时胰岛素不足相对较轻,足以抑制脂肪分解和酮体生成,但不能阻止诱因作用下的血糖升高;②升糖激素(胰高血糖素、儿茶酚胺、生长激素和糖皮质激素等)升高血糖的程度明显,而促进脂肪分解及生酮作用较弱,加上严重失水,不利于酮体生成;部分 HHS 患者的血浆非酯化脂肪酸水平很高而无酮症,提示肝脏还存在酮体生成缺陷;另一方面,高血糖失水不利于糖从肾脏排出又进一步升高血糖;③严重高血糖与酮体生成之间可能存在拮抗作用。HHS 不发生酮症的机制除有残余的胰岛素分泌外,可能还有其他原因:①严重失水抑制酮体的产生;②严重高血糖拮抗酮体的产生。在 DKA 与 HHS 之间有中间型或 HHS 与 DKA 可合并存在。不少 HHS 患者同时有酮症和 DKA,也有不少 DKA 患者的血浆渗透压明显升高。HHS 的病理生理和发病机制见图 10-7。

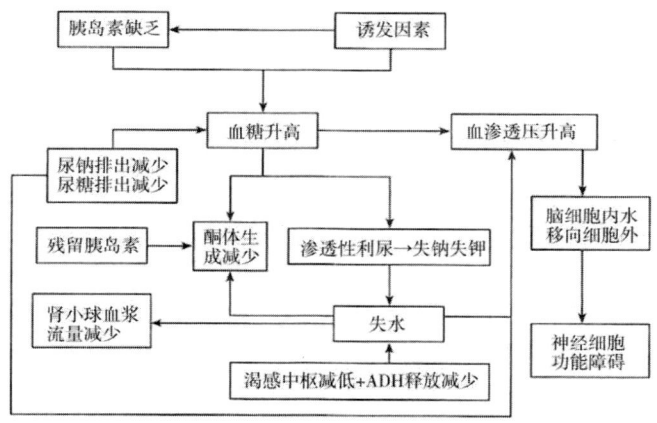

图 10-7 高渗性非酮症性高血糖昏迷的发病机制

三、临床表现

1.起病和发展 临床表现为严重失水。患者有口唇及口腔黏膜干燥,眼球凹陷,少尿,体重减轻,皮肤弹性差,脉细弱而快,血压偏低,严重者出现休克,甚至可引起急性肾衰竭而少尿或无尿。尽管失水严重,失水体征明显,但患者饮水不多,口渴多不明显。因脑细胞功能受损的主要原因是血浆渗透压增高,患者神志可表现为意识模糊、浅昏迷和深昏迷,还可有失语、幻觉、定向力减退或完全丧失。特征性症状和体征为局灶性抽搐、上肢拍击样震颤、偏盲和锥体束征阳性等。这些中枢神经系统的症状和体征在本综合征治疗后可完全消失,不留后遗症。任何类型的急性应激(如感染、中毒、过高热、手术和产科意外等)均可诱发 HHS,而神经抑制剂(如氟哌啶醇和利培酮)可能诱发神经抑制性恶性综合征(neuroleptic malignant syndrome,NMS),并可伴有 HHS。因此,引起 HHS 的诱因大致与 DKA 相同,个别

T2DM可以HHS为首发表现。引起HHS的诱因可分为六类:①各种感染,尤其是革兰阴性细菌感染(如肺炎、泌尿道、胆道和败血症等);②药物;③糖尿病治疗不规范或治疗的依从性差;④糖尿病的诊疗延迟与遗漏;⑤药物与毒物滥用;⑥非糖尿病合并疾病。成年HHS的主要病因是未诊断的T2DM、感染和药物;儿童HHS的突出病因是急性胃肠炎和糖皮质激素应用。

值得注意的是,HHS和DKA患者均有明显口渴,但不能单独根据口渴的有无和程度指导补液,因为口渴程度与失水量不成比例,而且有多种药物可引起口渴。

2.临床特征 起病隐匿,一般从开始发病到出现意识障碍需1~2周,偶尔急性起病。常先出现口渴、多尿和乏力等糖尿病症状,或原有的症状进一步加重,多食不明显,有的甚至厌食。反应迟钝,表情淡漠。病情日益加重,逐渐出现典型的HHS表现,主要有严重失水和神经系统两组症状体征:①全部患者有明显失水表现,唇舌干裂(注意与药物导致的口渴鉴别);大部分患者血压下降,心率加速;少数呈休克状态;更严重者伴少尿或无尿;②中枢神经系统的损害明显,且逐日加重,最终出现不同程度的意识障碍;当血浆渗透压>350mOsm/L时,可有定向障碍、幻觉、上肢拍击样粗震颤、癫痫样抽搐、失语、偏盲、肢体瘫痪、昏迷及锥体束征阳性等表现;病情严重者可并发脑血管意外或遗留永久性脑功能障碍。3.并发症

(1) 一般并发症:文献中各家报道的病死率相差悬殊,但总的来看,病死率较以前有明显下降,病死率相差悬殊的原因与病情轻重、诊断和治疗是否及时及病前患者身体状态和其他疾病有关。大多数HHS患者不是死于高渗状态,而是死于并发症。HHS患者由于失水致血液浓缩,以及高血糖使血液黏滞度增高,血流缓慢,如未得到及时的合理治疗,患者易并发血管栓塞。HHS抢救失败的主要原因是高龄、肾衰竭、感染及败血症、消化道出血、休克、大动脉血栓栓塞、心肌梗死、脑水肿、垂体出血或横纹肌溶解。

(2) 横纹肌溶解:是一种常见的严重并发症。患者表现为肌肉疼痛、乏力、发热和肾功能损害,血肌酸和肌酸激酶明显升高,尿中可检测出肌红蛋白。糖尿病患者出现横纹肌溶解时,有以下可能原因:①暴发性糖尿病和酮症倾向性糖尿病;②HHS;③合并血脂谱异常患者使用他汀类药物,偶尔见于贝特类药物或胰岛素增敏剂;④其他并发症,如大型手术、感染和水电解质平衡紊乱等;⑤严重低钾血症。HHS患者并发横纹肌溶解往往存在多种病因,应注意鉴别。

(3) 神经阻滞剂恶性综合征:紧张症表现为运动失能、活动过度、极度消停和刻板性运动等。神经安定剂引起的紧张症样表现称为神经阻滞剂恶性综合征(neuroleptic malignant syndrome,NMS)。除上述症状外,NMS患者还有心理精神状态异常、肌肉强直、震颤、心动过速、高热、粒细胞增多、肌酸磷酸激酶升高。有时,NMS与紧张症可以重叠,需要进行认真鉴别。

四、诊断与鉴别诊断

1.诊断 下列情况强烈提示HHS可能:①多饮、口渴和多尿等较前明显加重;②进行性意识障碍伴明显脱水;③在大量服糖、静脉输糖或应用糖皮质激素、苯妥英钠和普萘洛尔后出现多尿和意识障碍;④在感染、心肌梗死、严重创伤和外科手术等应激下出现多尿;⑤水摄入不足、失水或应用利尿剂、脱水治疗及透析治疗者;⑥无其他原因可解释的中枢神经系统的症状和体征;⑦尿糖强阳性,尿比重增高;⑧血糖显著增高。对上述可疑者,应立即做相应

的实验室检查,包括血糖、血电解质、血尿素氮、血肌酐、血气分析、血酮体、尿糖和心电图等。

确诊 HHS 的根据主要是:①血糖>33.3mmol/L;②有效血浆渗透压≥320mOsm/L,血浆渗透压>350mOsm/L;③血清碳酸氢根≥15mmol/L,或动脉血 pH≥7.30,血酮体和尿酮阴性或轻度升高;④尿糖呈强阳性,而尿酮阴性或为弱阳性。至于好发于老年 T2DM、临床上有严重失水、中枢神经系统的症状和体征及意识障碍可作为诊断参考,但不具特异性。由于 HHS 可与 DKA 或乳酸酸中毒并存,当上述诊断标准中的①、③和④缺乏或不完全符合时,不能否定 HHS 的诊断。

必须注意,当血糖显著升高时,实验室报告的血清钠水平应予校正,否则可误导治疗。血钠校正的公式是:血钠(mmol/L)+[1.65×血糖(mg/dL)-100]/100;例如,如果实验室报告的血清钠为 145mmol/L,血糖为 1100mg/dL(61.1mmol/L),那么校正的血清钠= 145+[1.65×(1100-100)]/100 = (145+16.5)mmol/L = 161.5mmol/L。有些人在计算渗透压时还包括了血钾,但美国 ADA 未将血钾作为校正渗透压的因素。例如,报告的血钠为 150mmol/L,血糖为 1100mg/dL,那么计算的渗透压= (2×150)+1100/18 = 300+51 = 351mOsm/L(kg)。

(1) 显著高血糖:血糖显著升高,一般超过 33.3mmol/L,文献报道的最高血糖达到 267mmol/L(4800mg/dL)。血钠多升高,可达 155mmol/L 以上,但由于 HHS 同时存在使血钠及血钾升高和降低的多种病理生理改变,未经治疗 HHS 的血钠和血钾高低不一。血尿素氮、肌酐和酮体常增高,多为肾前性(失水所致),也可能是肾脏病变所致;如尿素氮和血肌酐

(2) 显著高血浆渗透压:是 HHS 的重要特征性依据,一般在 350mOsm/L 以上,血浆总渗透压是指血浆有效渗透压(包括葡萄糖)与能自由通过细胞膜的尿素氮形成的渗透压之和。血浆总渗透压可直接测定,也可用公式计算,即血浆总渗透压(mOsm/L) = 2(Na^+ + K^+)(mmol/L)+血糖(mmol/L)+BUN(mmol/L),因 BUN 能自由通过细胞膜,不构成细胞外液的有效渗透压,略去之值即为有效血浆渗透压。上述公式内各项指标均以 mmol/L 表示。如除 Na^+ 和 K^+ 以 mmol/L 表示外,血糖和尿素氮以 mg/dL 表示,则计算公式为:血浆渗透压 mOsm/L = 2(Na^++K^+)+血糖(mg/dL)/18+尿素氮(mg/dL)/2.8。绝大多数患者的血浆总渗透压在 350mOsm/L 以上,有效渗透压在 320mOsm/L 以上。

(3) 血渗透压差升高:血清渗透压可以直接用渗透压仪测定,这种渗透压称为测量的渗透压;不能直接测定时,可以根据血清的阴离子与阳离子之差进行计算,所获得的渗透压称为计算的渗透压;而测量的渗透压减去计算的渗透压之差称为血清渗透压差。血清渗透压差的计算公式如下。

公式 1:2×[Na^+]。
公式 2:2×([Na_+]+[K_+])+BG+BUN。
公式 3:2×[Na_+]+0.9×BC+0.93×BUN×0.5。
公式 4:1.9×([Na_+]+[K_+])+BC+BUN×0.5+5。

上式中,[Na^+]为血清钠浓度(mmol/L),[K^+]为血清钾浓度(mmol/L),BG 为血清葡萄糖浓度(mmol/L),BUN 为血清尿素氮浓度(mmol/L)。误差的上下限为±1.96SD。在临床上,血清渗透压差主要用于下列情况的诊断和病情评价:①根据病史和临床表现,血清渗透压差(正常者<10)增高主要见于 DKA、循环衰竭、休克、急性酒精中毒、乳酸性酸中毒、脱水

剂(尿素、甘露醇和山梨醇等)和急性有毒醇类中毒;如果能够排除内源性因素,那么提示患者摄入了外源性渗透物质(如乙醇或有毒醇类),对于 DKA 和 HHS 患者来说,血清渗透压差可用于与酒精性酮症酸中毒或乳酸性酸中毒的鉴别;②当不能直接检测外源性有毒渗透物质(如乙二醇和甲醇等)时,血清渗透压差有助于这些有毒物质急性中毒的诊断和鉴别;③血清渗透压差存在特异性较低的缺点,一般仅作为初筛方法,必要时应当直接测定有毒的渗透物质、血气指标、乳酸、乙醇和酮体。

(4) 血尿素氮/尿比重和黏滞度升高:一般血尿素氮呈轻至中度升高,尿比重较高而固定,或尿比重不升而固定于 1.010 左右时,提示肾损害严重。血浆容积减少,血细胞比容增大,血和血浆黏滞度明显增高。血清钠可升高,也可正常。血钾在治疗前多在正常范围内。尿糖呈强阳性,常规检查有尿糖常在++++以上,虽然肾损害使肾糖阈升高,但尿糖阴性者罕见。尿酮阴性或弱阳性,常伴有蛋白尿和管型尿。尿量减少。尿比重升高,尿蛋白可为阳性。镜检可见少数红细胞及管型。

(5) 尿钠、尿氯化物、尿素和尿流量:约 30% 的患者伴有血清肌酐升高,此时的尿电解质、溶质排泄和尿流量结果解释困难,特别需要避免发生容量过负荷,采取不必要的机械通气,应尽量消除引起血清肌酐升高的风险因素。

正常人每天摄入钠 150~200mmol,限制钠(40~50mmol/d)摄入 3~5 日后尿钠浓度应下降至 10mmol/L 以下,相当于机体缺钠约 1.5L 生理盐水,而此时并无任何症状或体征。因此尿钠测定是了解细胞外液容量和机体释放缺钠的灵敏指标。限钠饮食激活肾上腺素能神经,肾小管重吸收钠增加,限钠饮食也激活 RAAS,但是醛固酮需要合成新的 Na^+-K^+-ATP 酶和 ROMK 钾通道来调节,故潴钠作用(尿钠降低,尿钾增高和钠排泄分数)较慢,而血清钠和钾几乎无变化。尿钠浓度不能反映体内钠平衡状态的情况(假性升高)包括:①利尿剂:必须停用利尿剂 24~48 小时后重新测定才有意义;②碳酸氢盐尿症:常见于代谢性碱中毒、近曲小管性酸中毒(Fanconi 综合征),患者细胞外液容量明显减少时尿钠仍增多,但尿氯化物显著降低有诊断意义;③尿糖增多的糖尿病患者;④使用甘露醇利尿时;⑤急性肾小管坏死。尿钠浓度假性降低的情况包括:① 缺血、中毒或败血症:败血症患者早期的尿钠降低(<20mmol/L),但继而尿钠明显增加;②慢性肾病(GFR<60mL/min);③烧伤:患者每天接受大量糖和水补充,但尿钠可能仍<20mmol/L;④急性肾小管坏死早期:特别多见于造影剂水肿的急性肾损伤,血清肌酐升高,但因血管收缩而肾小管功能正常,尿钠<20mmol/L;⑤ 动脉循环血量约占总血量的 15%,静脉循环占 85% 以上。当细胞外液容量扩张而动脉血容量不足时,因动脉压力感受器解负荷、中枢神经张力抑制、每搏心排血量降低(低心排血量性心力衰竭)或系统性动脉扩张(如肝硬化)而发生钠潴留(尿钠降低)现象。显然此时不能凭尿钠判断细胞外液容量状态。

(6) 尿钠排泄分数和尿素排泄分数:急性肾小管坏死可能表现为肾前性氮质血症。尿钠排泄分数考虑了血钠的波动影响,故其灵敏度优于尿钠测定,是血钠异常时鉴别肾前性氮质血症与 ATN 的有用指标。此外,当患者应用了利尿剂时,尿素排泄分数鉴别两者可能具有更佳效果,因为肾前状态(细胞外液容量耗竭、心力衰竭、肝硬化等)的近曲小管尿素重吸收增加,该部位的尿素重吸收发生在利尿剂作用点的上游(尤其是 Henle 袢 NKCC2 同转运体和远曲小管的 NCCT 同转运体)。肾前性氮质血症的尿素排泄分数降低(<35%),而>35%提示为急性肾小管坏死。当患者未使用利尿剂时仍以尿钠排泄分数的灵敏度更高。尿流量降低或血清 AVP 升高时,尿素的重吸收增加,而肌酐滤过肾小球后无重吸收,因此血浆 BUN/肌酐比值>20 支持肾前性氮质血症的诊断。

(7) 其他指标:血浆 pH>7.30,血酮体正常或轻度升高,部分伴有阴离子间隙升高的代谢性酸中毒;如果阴离子间隙>12 或更高,必须考虑乳酸性酸中毒和其他有机酸酸中毒可能。有些患者因为严重呕吐和使用较多噻嗪类利尿剂而出现代谢性碱中毒,从而使原有的酸中毒被掩盖或"减轻",而事实上这种病例的病情更为严重。

2.鉴别诊断 只要检测血糖就可以鉴别 HHS 与低血糖昏迷;只要检测血乳酸即可鉴别乳酸性酸中毒与 HHS,虽然 DKA 和 HHS 均可合并乳酸血症,但二者血乳酸均小于 5mmol/L;只要检测血浆渗透压即可鉴别 DKA 与 HHS。其他疾病引起的昏迷可根据病史、临床原发病特征及有无血糖和血浆渗透压升高进行鉴别。例如,DKA 的特点是有明确糖尿病病史(以酮症为首发者无),血糖和血酮或血 β-羟丁酸明显升高,呼气中有酮味,呼吸深快,神志障碍等。乳酸性酸中毒主要发生于长期或过量服用苯乙双胍并伴有心、肝、肾疾病的老年糖尿病患者,血糖可偏低或正常,血酮体及尿酮体正常,血乳酸≥5mmol/L,严重时可高达 20~40mmol/L,血乳酸/丙酮酸≥30。低血糖昏迷患者在昏迷前有 Whipple 三联征表现,血糖低于 2.8mmol/L(50mg/dL)。HHS 与 DKA 的鉴别要点是血糖、血酮体、血浆渗透压和代谢性酸中毒。

HHS 并发脑血管意外与单纯性脑血管意外并发应激性高血糖的鉴别要点是起病和精神障碍发展缓急、血糖和血浆渗透压(表 10-13)。

表 10-13 HHS 并发脑血管意外与单纯性脑血管意外并发应激性高血糖的鉴别

鉴别要点	HHS 并发脑血管意外	脑血管意外并发应激性高血糖
糖尿病病史	可有	无
发病年龄	老年	中年至老年
病因和诱因	严重失水/胰岛素不足	血管畸形/高血压/急性应激
起病缓急	慢/1~2 周	快/数小时内
精神障碍发展速度	慢/1~2 周	快/数小时内
血糖	>33mmol/L	轻至中度升高/<33mmol/L
血尿素氮	>33mmol/L(80mmg/dL)	轻度升高
血浆渗透压	>350mOsm/L	轻度升高,<350mOsm/L
糖尿病微血管并发症	多数存在肾病/视网膜病变和神经病变	无
CT 检查	阴性或有非卒中性病变	有非卒中性病变

HHS 是许多疾病发展过程中的一种临床状态,可见于许多疾病。据报道,可引起 HHS 的其他因素有高龄患者失水、恶性高热、产科意外与产科并发症、静脉营养治疗、大量摄入高糖饮料、过度饮酒、药物(如抗生素和利哌酮等)、严重感染(如鼻-眼毛霉菌病)、急性坏死性胰腺炎、晚期肝硬化、进展型肌营养不良性侧索硬化、缺血性肠炎、气肿性肾盂肾炎和急性肾

损伤等。因而,必须进行仔细鉴别。

五、治疗

HHS 的病情危重,病死率高达 40% 以上,故需特别强调有效预防、早期诊断和积极治疗。本综合征一旦确诊,应积极抢救:①尽早补液;②补液后开始持续胰岛素补充;③补钾;④去除诱因;⑤治疗并发症和加强监护。

1.补液 及早和足量补液是成功抢救 HHS 的关键。补液治疗的原则是早期、积极、足量和防止发生严重的水中毒,特别是要早期预防因严重低钠血症导致的中枢脑桥脱髓鞘综合征。

(1) 补液总量和速度:HHS 患者丢失体内水可达体重的 12%。补液总量可按患者病前体重的 10%~12%估算,或根据公式计算:补液量= 病前体重(kg) ×0.6×0.25×1000,补液速度应先快后慢。如患者无心肺疾病,一般开始 2 小时内静脉输入 1000~2000mL 生理盐水,继而降低输液速度,12 小时内的生理盐水输入总量 5000~8000mL。生理盐水渗透压相对于患者血浆渗透压而言是低渗液。输液中监测尿量和心功能,必要时进行中心静脉压及血浆渗透压监测下调整补液量和补液速度。一般当血钠降至 150mmol/L 后或血渗透压降至 330mOsm/L 后,输液速度应减慢,并根据血渗透压的下降速度进行调整,禁忌一次性或持续输入大量低渗液体。

(2) 生理盐水和低渗盐水:一般先静脉输入生理盐水。如果补液 2 小时后,血浆总渗透压仍大于 350mOsm/L,血钠>150mmol/L,而血压正常,可改输低渗盐水(0.45%或 0.6%的氯化钠溶液);如果血清钠很高,可在快速补液保持血压不下降的同时,给予静脉滴注或肌内注射排钠利尿剂,如呋塞米等,每次注射 20mg,并根据尿排出量调整输液速度。如果补液 2 小时后,血浆总渗透压仍大于 350mOsm/L,血钠>150mmol/L,而同时血压低或有休克,则仍以输生理盐水为首选,或补充血浆等胶体溶液(100~200mL)。

(3) 5%葡萄糖液和 5%葡萄糖盐液:当血糖降到 16.7mmol/L,则改输 5%葡萄糖液,其中按 2:1[葡萄糖(g):胰岛素(U)]加入短效胰岛素。5%葡萄糖液的渗透压为 278mmol/L,糖浓度约为正常血糖的 50 倍,5%葡萄糖盐液的渗透压为 586mmol/L。因此,在治疗早期两者均不适用。生理盐水的渗透压为 308mmol/L,当属首选。当血糖降到 16.7mmol/L 时,则改输等渗的 5%葡萄糖液。在补给外源性胰岛素(每 3~4g 葡萄糖加短效胰岛素 1U)时,应当注意:①治疗后 4 小时,每小时血糖下降少于 2mmol/L 时,胰岛素剂量应加倍;②治疗头 2 小时每小时血糖下降大于 5.6mmol/L 时,胰岛素剂量应减半。患者高渗状态已解除,可进食,则可停止从静脉滴注胰岛素,改用皮下注射,或者恢复发病前所用的口服降糖药。如果发病前无糖尿病,治疗后血糖及口服糖耐量也正常,则停止一切降糖药并追踪观察。

(4) 口服生理盐水或水溶液:如果患者可口服,则可经口摄入生理盐水或水,可减少静脉输液量,特别适用于有心肺疾病和输液速度不可很快的患者。文献报道,用常规补液仍不能使本综合征患者的血浆渗透压降低,而经右锁骨下静脉将导管插入到上腔静脉滴注无菌蒸馏水可使患者血浆渗透压降低,但临床需要采用此种输液方法者罕见,而且也存在极大的风险(如溶血等)。在 12 小时内输入总量的一半,其余一半在 24 小时内补给。在输液总量中,除按估计失水量外,还应加入患者每天尿量及不可见的失水量。应注意监测血浆渗透压,血浆渗透压下降过快,易并发脑水肿。

2. 补充胰岛素 HHS 患者胰岛素补充的基本原则是:①胰岛素补充必须在补充液体和纠正循环衰竭有效后进行;如果胰岛素补充过早,可因大量液体进入细胞内而诱发低血压、循环衰竭甚至死亡;②与 DKA 不同,HHS 患者应该先给予速效胰岛素(每小时 0.1U/kg)静脉注射,直至血糖降至 250~300mg/dL(13.9~16.7mmol/L),继而用葡萄糖-胰岛素-钾盐溶液维持;③控制血糖下降的速度在每小时 50~70mg/dL,如果血糖下降速度慢于每小时 70mg/dL,液体和胰岛素的补充量应适当增加;④当患者能进食后,胰岛素的给药途径改为皮下或过渡到 HHS 前的治疗方案。导致 HHS 血浆渗透压升高的主要原因是高血糖,尽管患者有残余的胰岛素分泌,但不足以使葡萄糖的利用正常。因此必须补充一定量的外源性胰岛素,一般采用小剂量(约 5U/h)胰岛素静脉持续滴注,也有学者主张持续静脉滴注前,静脉推注胰岛素 20U。同样,对 HHS 患者也可采用胰岛素泵治疗,糖尿病并发急性心肌梗死的胰岛素输注方案有效而安全。

急性心肌梗死是 HHS 常见的并发症,引起急性心肌梗死的病因(如左室功能减退)很多,但均与急性严重高血糖症相关。近年的随机对照试验资料发现,葡萄糖-胰岛素-钾盐输注并不能逆转病情,疗效不明,而且增加了低血糖症发生风险,似乎应用静脉胰岛素将目标血糖控制在 140~180mg/dL 更有效。ST 段抬高心肌梗死(STEMI)需要重点强调再灌注配合经皮冠脉干预-溶纤-抗血栓方案,以预防发生冠脉支架植入后急性血栓形成,并早期启动 β-受体阻滞剂治疗。急诊冠脉旁路移植适合于多数患者的抢救。但是,非 STEMI 患者不必采用上述方法治疗。

3. 补钾 HHS 患者的血钾水平和机体钾缺乏程度受病情、病期、肾脏并发症、治疗状况等因素的影响,有时血钾波动大且变化迅速,因此一般应在心电图监护下决定钾的输入速度和剂量,并随时调整剂量。由于高血糖所引起的渗透性利尿使肾脏排钾增多和机体蛋白质消耗,故缺钾可能相当严重,但血钾水平可降低、正常或升高。估计一般患者的失钾量可达 400~1000mmol。如无高钾血症,每小时尿量达 30mL,在开始补液时即需补钾,否则在补液和滴注胰岛素过程中会发生低钾血症。可将 10%氯化钾溶液 20~30mL 加入到 1000mL 生理盐水中静脉滴入,并每天监测血钾或用心电图监护。如患者可口服,则可经口补钾。每天口服钾盐 4~6g,在停止静脉补钾后连服 1 周。HHS 患者的体内钾丢失一般为 5~10mmol/kg(总量 400~1000mmol),但因失水和高渗状态,血钾可正常甚或升高,而在输注生理盐水过程中常出现严重低钾血症,故应及时补充,其方法与用量见 DKA 的治疗。

4. 并发症处理

(1) 脑水肿治疗:HHS 或 DKA 患者的脑水肿症状往往不明显,但从脑电图和 CT 扫描上看,多数患者在起病 24 小时后存在无症状性脑水肿,其原因有:①补充液体后,渗透分子的扩散缓慢,并在细胞外和细胞内形成渗透压梯度,促进水分进入细胞内;②胰岛素促进渗透压分子进入细胞内和细胞间液;③补充钠盐。因此必须控制水盐的输注速度。渗透治疗的方法已经由原来的甘露醇静脉注射改为高渗盐水静脉注射后持续滴注,造成血浆较持久的高渗状态,控制和降低颅压的效果更强,但目前的研究资料仍缺乏充足的说服力。

(2) 成人呼吸窘迫综合征:是一种非心源性肺水肿表现,其特点是患者的动脉氧分压呈进行性下降,其发生机制与脑水肿相似,处理的要点是缩减输液量,并减慢输液速度,同时给予相应的对症治疗。

(3) 血管栓塞:可见于 HHS 和 DKA 患者,主要原因是失水和血管充盈不足,如果患者原有高凝状态和高脂血症,则更易于发生。低分子量肝素是否有效未明。如果患者的高凝状态明显,其并发静脉血栓栓塞的风险很高,应该进行预防性抗凝治疗。

(4) 低血糖症和低钾血症:应在开始胰岛素治疗时即重视预防,一旦发生,应尽快纠正,使用大量胰岛素的患者,其低血糖症和低钾血症需要治疗和严密监测数天,否则病情容易反弹。

(5) 对症支持治疗:HHS 可并发休克和急性肾衰竭。如果是由于失水所致,则在补液过程中可自行纠正;如为其他原因所致,则应按病因进行治疗。如为横纹肌溶解症或心源性休克,则应按该并发症的原发性疾病进行治疗。HHS 可发生血栓栓塞,大血管栓塞可导致死亡,应采用抗凝等治疗,但抗凝剂不作为常规预防血栓栓塞的药物。其他并发症均应采取相应治疗措施。昏迷患者不论有无感染,均应选用适当抗生素以预防或治疗感染。如合并 DKA,应按 DKA 治疗原则纠正酸中毒;有时可伴发乳酸酸中毒,应注意识别,随着失水的纠正和胰岛素的应用,乳酸酸中毒多可自行恢复。但是,高龄、严重感染、重度心力衰竭、肾衰竭、急性心肌梗死和脑梗死患者常导致抢救失败。患者即使存活,其预后也不良。

第十一章 肥胖症

肥胖症(obesity)又名肥胖病,是体内脂肪堆积过多和(或)分布异常所引起的慢性代谢性疾病。它是由包括遗传和环境因素在内的多种因素相互作用引起体内脂肪积聚所致,患者常常具有腹部脂肪积聚过多的特点。肥胖症与高血压、冠心病、2型糖尿病、血脂异常、睡眠呼吸暂停、胆囊炎、胆结石、骨关节疾病、某些癌症和多种心血管疾病等的发生具有密切的关系。当前肥胖已经成为全世界的公共卫生问题,国际肥胖特别工作组(International Obesi-ty Task Force,TOTF)指出,肥胖将成为21世纪威胁人类健康和生活质量的最大杀手。超重和肥胖症会引发一系列健康、社会和心理问题。此外部分国家的肥胖症患者,因在工作中受到歧视和对自身体型不满意而产生自卑感,导致自杀率高、结婚率低等社会问题。据估计,在西方国家成年人中,约有50%超重和肥胖。我国的肥胖症患病率近年来也呈上升趋势。

一、概念

肥胖症指机体内热量的摄入量高于消耗,造成体内脂肪堆积过多,导致体重超标、体态臃肿,实际测量体重超过标准体重20%,并且脂肪百分比(F%)超过30%者称为肥胖。肥胖症患者的一般特点为体内脂肪细胞的体积和细胞数增加,体脂占体重的百分比(体脂%)异常高,并在某些局部过多沉积脂肪。如果脂肪主要在腹壁和腹腔内蓄积过多,被称为"中心型"或"向心性"肥胖,对代谢影响很大。中心型肥胖是多种慢性病的重要危险因素。

体重指数(BMI)由体重(kg)除以身高(m)的平方得到。根据美国国家健康统计中心生长表,定义BMI大于同一性别和年龄组BMI的第95百分位数为超重。在判断肥胖程度时,使用这个指标的目的在于消除不同身高对体重指数的影响,以便于人群或个体间比较。研究表明,大多数个体的体重指数与身体脂肪的百分含量有明显的相关性,能较好地反映机体的肥胖程度。但在具体应用时还应考虑到其局限性,如对肌肉很发达的运动员或有水肿的患者,体重指数值可能过高估计其肥胖程度。老年人的肌肉组织与其脂肪组织相比,肌肉组织的减少较多,计算的体重指数值可能过低估计其肥胖程度。

二、分类

肥胖症按其病因可分为原发性和继发性,原发性又称单纯性肥胖是各种肥胖最常见的一种。主要由于不良的饮食习惯(摄食过多,尤摄入过多的脂肪食物)以及静止不动的生活方式所致,而并非继发于其他疾病。单纯性肥胖又分为体质性肥胖和过食性肥胖两种。体质性肥胖即双亲肥胖,是由于遗传和机体脂肪细胞数目增多而造成的,还与25岁以前的营养过度有关系。这类人的物质代谢过程比较慢,比较低,合成代谢超过分解代谢。

过食性肥胖也称为获得性肥胖,是由于人成年后有意识或无意识地过度饮食,使摄入的热量大大超过身体生长和活动的需要,多余的热量转化为脂肪,促进脂肪细胞肥大与细胞数目增加,脂肪大量堆积而导致肥胖。

继发性肥胖症是由于下丘脑-垂体疾病、皮质醇增多症、甲状腺或性腺功能减退、胰岛素瘤等疾病所致。

继发性肥胖和单纯性肥胖不同的是,继发性肥胖是由于疾病引起的肥胖。继发性肥胖是由内分泌混乱或代谢障碍引起的一类疾病,占肥胖人群的 2%~5%,虽然同样具有体内脂肪沉积过多的特征,但仍然以原发性疾病的临床症状为主要表现,肥胖只是这类患者的重要症状之一。这类患者同时还会出现其他各种各样的临床表现,多表现为皮质醇增多、甲状腺功能减退及性腺功能减退等多种疾病中。

药物性肥胖,这类肥胖患者占肥胖症人群 2%左右。有些药物在有效治疗某些疾病的同时,还有导致身体肥胖的不良反应。如应用肾上腺皮质激素类药物(如地塞米松等)治疗过敏性疾病、风湿病、类风湿病、哮喘病等,同时可以使患者形成继发性肥胖;雌性激素以及含雌性激素的避孕药有时会使妇女发胖,或者说容易使妇女发胖。

继发性肥胖症又分以下 7 类:下丘脑性肥胖症;垂体性肥胖症;皮质醇增多症(又称库欣综合征);胰岛病性肥胖症;甲状腺功能减退性肥胖症;性腺功能减退性肥胖症;药物性肥胖。

三、病因

肥胖症是一组异质性疾病,确切病因未明,被认为是包括遗传和环境因素在内的多种因素相互作用的结果。尽管脂肪的积聚是由于摄入的能量超过消耗的能量,但导致能量平衡紊乱的原因目前尚未阐明。研究表明遗传因素对肥胖形成的作用占 20%~40%。众所周知,遗传变异是非常缓慢的过程,但是在 20 世纪后期,肥胖却已成为全球最受关注的疾病之一,从另一个角度说明肥胖症发生率的快速增长不是遗传基因发生显著变化的结果,更主要的是生活环境转变所致。因此,改变环境和生活方式应该是预防肥胖的关键;它不仅是可能的,也证明是有效的。

1.遗传因素 肥胖症有家族聚集倾向,父母体重均正常者,其子女肥胖的概率约 10%,而父母之一或双亲均肥胖者,其子女发生肥胖的概率分别增至 50%和 80%。但至今未能够确定其遗传方式和分子机制。亦不能完全排除共同饮食、活动习惯的影响。少数遗传性疾病可以导致肥胖,如 Laurence-Moon-Biedl 综合征和 Prader-Willi 综合征等。近来又发现了数种单基因突变引起的人类肥胖症,分别是瘦素基因、瘦素受体基因、阿片-促黑素细胞皮质素原(POMC)基因、激素原转换酶-1(PC-1)基因、黑皮素受体 4(MC4R)基因和过氧化物酶体增殖物激活受体 γ(peroxisome proliferator-activated receptor γ,PPAR-γ)基因突变肥胖症等。但上述类型肥胖症极为罕见,对绝大多数人类肥胖症来说,至今未发现其单一的致病原因。因而单纯性肥胖被认为是复杂的多基因遗传与环境因素综合作用的结果。

2.环境因素 主要是饮食和体力活动。久坐生活方式、体育运动少、体力活动不足使能量消耗减少。饮食习惯不良,如进食多、喜甜食或油腻食物使摄入能量增多。

饮食摄入量超过消耗量是导致肥胖的主要原因。而饮食构成也有一定影响。限制总能量和脂肪摄入量是控制体重的基本措施。与我国传统的膳食模式相比,很多城市,尤其在大城市的人们摄入富含高能量的动物性脂肪和蛋白质增多,而谷类食物减少,富含膳食纤维和微量营养素的新鲜蔬菜和水果的摄入量也偏低,造成这些地区肥胖的流行。进食行为也是影响肥胖症发生的重要因素。不吃早餐常常导致其午餐和晚餐时摄入的食物较多,使得全天摄入食物总量增加。进食的速度过快也可能导致肥胖。缓慢进食时,传入大脑摄食中枢的信号可使大脑做出相应调节,较早出现饱足感而减少进食。而进食过快则使这种保护性调节减弱。进食行为不良,如经常性的暴饮暴食、夜间加餐是许多人发生肥胖的重要原因。

文化因素则通过饮食习惯和生活方式影响肥胖症的发生。全球肥胖症患病率的普遍上升与社会环境因素的改变密切相关。经济发展和现代化生活方式对进食模式有很大影响。在中国,随着家庭成员减少、经济收入增加和购买力提高,食品生产、加工、运输及贮藏技术有改善,可选择的食物品种更为丰富,在外就餐和购买现成的加工食品及快餐食品的情况增多。这些因素均使肥胖的发生机会增高。

3. 节俭基因和节俭表型假说　遗传和环境因素如何引起脂肪积聚一直未能明确。但流行病学资料显示,有特定基因背景的人当暴露于"现代"的生活方式后,更容易增加体重和发生肥胖相关疾病。例如,城市化的 Pima 人(生活在美国亚利桑那州)饮食中的脂肪含量从传统饮食的 15% 增长到 50%,而且体力活动较生活在墨西哥北部的 Pima 人明显减少。这种生活方式的改变,导致城市化的 Pima 人群中肥胖和 2 型糖尿病的流行。与之相类,北澳大利亚土著居民接受现代生活方式后,体重明显增加,2 型糖尿病和高三酰甘油血症发病率增高。1962 年,Neel 提出节俭基因(thrifty gene)假说解释这一现象,认为具有节俭基因的个体在营养状况恶劣的情况下能更好地适应自然选择而具有生存优势,但在营养状况大大改善甚至相对过剩的现代社会,"节俭基因"成为肥胖和 2 型糖尿病的易患基因。潜在的节俭基因(腹型肥胖易感基因),包括 β_3 - 肾上腺素能受体基因、激素敏感性脂酶基因、PPAR - γ 基因、PC-1 基因、胰岛素受体底物-1(IRS-1) 基因、糖原合成酶基因等,这些基因异常的相对影响未明。

近年来流行病学发现,胎儿期母体营养不良、蛋白质缺乏或出生时低体重婴儿,在成年期容易发生肥胖症及其他代谢性疾病。基于这一现象,Hales 和 Barker 共同提出"节俭表型学说":母体宫内不良环境影响胎儿生长和发育,进而导致内分泌代谢系统的永久性改变,形成节俭表型,从而引起其成年后胰岛素抵抗相关疾病的发生。与"节俭基因假说"相比,"节俭表型学说"强调的是个体早期发育过程对营养环境的高度敏感,而不是数代累积的遗传选择。

4. 儿童时期肥胖及父母肥胖的影响　儿童时期肥胖或至少父母中的一位肥胖是导致成年期肥胖的危险因素。成年期肥胖的严重程度随着儿童期肥胖程度的增长而增长。例如,一个 21～29 岁的人,如果 1～2 岁时肥胖,父母都不肥胖,那么他肥胖的概率是 8%;如果 10～14 岁肥胖,父母至少有一个肥胖,那么他肥胖的概率是 79%。虽然 1～2 岁肥胖且父母都很瘦的人,在成年期发胖的危险性不会增加,但是 6 岁以后肥胖的人有 50% 以上的可能发展为成年期的肥胖。

四、临床表现

肥胖症的临床表现随病因而不同。继发性者有原发病的临床表现。脂肪分布有性别差异。男性主要表现为苹果形肥胖(脂肪主要分布在腰部以上),女性主要表现为梨形肥胖(脂肪分布在腰部以下,如下腹、臀、大腿)。苹果形肥胖者发生代谢综合征的危险性大于梨形肥胖者,而梨形肥胖者减肥更为困难。

与肥胖症密切相关的一些疾病有心血管疾病、高血压、糖尿病等。肥胖的并发症有睡眠呼吸暂停综合征、静脉血栓等。此外,肥胖症恶性肿瘤发生率升高。因长期负重易患腰背痛、关节痛、水肿。皮肤皱褶处易擦破,合并真菌或化脓性感染。

1. 内分泌和代谢疾病

(1) 代谢综合征:是多种代谢成分异常聚集的病理状态,这些成分聚集出现在同一个体中,使患心血管疾病的风险大为增加。肥胖症是代谢综合征的主要临床特征。代谢综合征与胰岛素抵抗密切相关,肥胖、腰围超标和缺少体力活动是促进胰岛素抵抗进展的重要因素。

(2) 2型糖尿病:肥胖与2型糖尿病高发密切相关。据来自NHANESⅢ的数据,在美国,2/3有2型糖尿病诊断的男子和妇女BMI≥27.0kg/m²。患糖尿病的危险度与BMI成线性相关:糖尿病患病率在BMI为25～29.9kg/m²时是2%,在BMI为30～34.9kg/m²是8%,在BMI>35kg/m²是13%的。在任何给定的BMI值,患糖尿病的风险与腹部脂肪重量、腰围,或者腰臀比正相关。糖尿病的风险也与成年期体重增加正相关。年龄在35～60岁的男性和女性中,现有体重与其18～20岁时相比增长了5～10kg的人比体重变化在2kg内的人患糖尿病的风险大3倍。我国24万人群数据的汇总分析显示,BMI≥24kg/m²的2型糖尿病的患病率为BMI在24kg/m²以下者的2倍,BMI≥28kg/m²的2型糖尿病患病率为BMI在24kg/m²以下者的3倍。

(3) 血脂异常:肥胖与几种血清脂类异常相关,包括高三酰甘油血症,高密度脂蛋白(HDL)胆固醇水平降低以及小而致密的低密度脂蛋白(LDL)粒子比例增加。这种关联在腹型肥胖者中更明显。此外,大多数研究表明,肥胖症中总胆固醇和低密度脂蛋白胆固醇血清浓度升高。来自NHANESⅢ的数据显示,在男性中高胆固醇血症的患病率[总胆固醇>240mg/dL(6.21mmol/L)]随BMI增加而增加。相比之下,女性高胆固醇血症的患病率在BMI为25.0～27.0kg/m²时达最高,之后不再随BMI增加而升高。

2. 心脑血管疾病 高血压与BMI线性相关。在NHANESⅢ中,肥胖人群高血压发病率约为40%,较非肥胖人群(约15%)高2倍多。高血压的风险也随体重的增加而增加。Fram-ingham研究显示,体重每升高10%,血压升高6.5mmHg。我国的流行病学研究显示,BMI≥24kg/m²者的高血压患病率是BMI在24kg/m²以下者的2.5倍,BMI≥28kg/m²者的高血压患病率是BMI在24kg/m²以下者的3.3倍。男性腰围达到或超过85cm,女性腰围达到或超过80cm,其高血压患病率是腰围正常者的2.3倍。

患冠心病的风险从BMI"正常值"(男性23.0kg/m²,女性22.0kg/m²)即开始增长。肥胖者,尤其是腹型肥胖者,患冠心病的风险显著增加。在任何BMI水平,腹部脂肪的增加会增加冠心病的风险。肥胖者致命和非致命的缺血性中风的风险大约是瘦者的2倍,且随BMI的增长递增。深静脉血栓和肺栓塞发生的风险也随肥胖增长,特别是腹型肥胖人群。

3. 消化系统疾病

(1) 胃-食管反流病(gastroesophageal reflux disease,GERD):和肥胖的关系还不明确,因为来自不同研究的结果不一致。部分大型流行病学研究中发现,肥胖者胃-食管反流症状多于瘦者。有报道显示胃-食管反流病与BMI显著相关,但也有报道否认这种关联。

(2) 胆结石:肥胖者胆结石的患病率是非肥胖者的4倍,腹部脂肪堆积者的危险性更大。患有症状胆结石的风险与BMI呈线性相关。美国护士健康研究发现,有症状的胆结石的年发病率在BMI>30.0kg/m²的妇女中为1%,在BMI>45.0kg/m²的妇女中为2%。肥胖患者的胆汁中胆固醇过饱和及其胆囊活动减少,可能是形成胆结石的原因。但体重快速减轻亦可导致患胆结石的风险增加。

(3) 胰腺炎:由于肥胖患者胆结石发病率增加,其胆结石性胰腺炎的发病率也随之增加。

有研究表明患胰腺炎的肥胖者比瘦者更易有局部并发症,重症胰腺炎,且更容易导致死亡。据推测,肥胖患者的脂肪在胰周和腹膜后的沉积,使其更易发生胰周脂肪坏死和随之而来的局部及全身并发症。

(4) 肝病:肥胖常常是非酒精性脂肪性肝炎(non-alcoholic steatohepatitis,NASH) 的危险因素。 肥胖可导致一系列肝脏异常,包括肝大、肝生化检验异常、脂肪肝、脂肪性肝炎、肝纤维化和肝硬化。 据目前已有数据表明,肥胖患者中,约 75%有脂肪肝,约 20%有脂肪性肝炎,约 2%有肝硬化。

4.呼吸系统疾病 肥胖常伴有低通气,称为肥胖低通气综合征(obesity hypoventilation syndrome,OHS)。 研究表明, OHS 患者的肺总量比单纯肥胖者少 20%,最大通气量低于 40%,吸气肌肌力降低 40%;与正常人相比,OHS 患者的胸壁、肺的顺应性显著降低,呼吸功增加 250%,并伴有 CO_2 生成的增加。 肥胖增加了对胸壁和胸廓压力,后者能降低呼吸顺应性,增加呼吸做功,限制通气和限制肺底通气量。 OHS 患者对高碳酸血症或低氧血症(或两者都有) 的反应性降低,同时肺泡通气减少,潮气量下降,吸气力量不足和横膈升高导致了通气浅而不充分。 患者躺下时症状加重。 Pickwickian 综合征是与肥胖低通气综合征的严重形式,以查尔斯·狄更斯的《匹克威克外传》 (The Pickwick Papers) 中主角的名字命名,此综合征包括极度肥胖、不规则呼吸、嗜睡、发绀、继发性红细胞增多症、右心室功能障碍。

肥胖还可导致阻塞性睡眠呼吸暂停。 阻塞性睡眠呼吸暂停是由于某些原因而致上呼吸道阻塞,睡眠时有呼吸暂停,伴有缺氧、鼾声、白天嗜睡等症状的一种较复杂的疾病。BMI> $30kg/m^2$,腹性肥胖和颈过粗是导致阻塞性睡眠呼吸暂停患者的常见体质特点。

5.肌肉骨骼疾病 超重和肥胖者关节负重增加,因此,患骨关节炎的危险增加。 膝关节最常累及,因为在活动中膝关节负重比其他骨关节多很多。 在女性中,体型大小和骨关节炎之间的相关性较男性显著。 高尿酸血症和痛风也与肥胖有关联。 但体重增加与尿酸水平上升的关系还不十分清楚,可能与肥胖引起的代谢变化(内源性核酸分解代谢产生嘌呤并合成尿酸较多) 和饮食因素(含嘌呤较多的动物性食品) 有关。

6.癌症 超重和肥胖增加了罹患癌症的风险。 根据一项对 90 多万美国成年人的前瞻性研究,14%死于癌症的男性和 20%死于癌症的女性超重或肥胖。 不论在男性或女性中,结肠癌、直肠癌、肝癌、胆囊癌、胰腺癌、肾癌、非霍奇金淋巴瘤和多发性骨髓瘤的死亡率与 BMI 明显相关。 男性死于前列腺癌、胃癌和女性死于乳腺癌、子宫癌、宫颈癌、卵巢癌的危险度会伴随 BMI 的增加而增长。

7.女性泌尿生殖系统疾病 肥胖者血循环中的性激素平衡被破坏,尤其是腹部脂肪过多的女性常有排卵异常、雄激素过多,往往伴有生殖功能障碍。 表现为月经不规则,闭经及不孕。 部分患者出现多囊卵巢综合征。 怀孕的肥胖妇女患妊娠糖尿病和高血压,分娩并发症及其婴儿有先天性畸形的风险增加。 此外,肥胖还使妇女尿失禁的风险增加。 在极端肥胖患者,明显的体重减轻可以解除尿失禁。

8.神经系统疾病 如前所述,肥胖增加可缺血性脑卒中的风险。 与此同时,肥胖也与特发性颅高压(idiopathic intracranial hypertension,IIH) 有关,后者也称为假性脑瘤。 此综合征的临床表现有头痛、视觉异常、耳鸣、第Ⅷ对颅神经麻痹。 当极度肥胖的 IIH 患者减轻体重后,其颅压及很多临床体征和症状都可得到减轻,提示肥胖和 IIH 之间有因果关系。

9.其他 超重和肥胖同白内障发病率增加有关。 此外,超重和肥胖导致的社会和心理问题也不容忽视。肥胖者面对来自社会和环境的偏见和压力,容易产生自卑感,在社交中受到排斥。受到中、高等教育的年轻女性更易受这种心理影响,造成心理问题。暴饮暴食是肥胖患者中常见的一种心理病态行为。其主要特点是常常出现无法控制的食欲亢进,大多发生于傍晚或夜间,在夜里醒来后想吃东西。还有人为了怕发胖,在大量进食美餐后自行引吐,这些与肥胖相伴的心理变化都有害于身心健康。

五、诊断

1. 判断是否肥胖有以下几种指标

(I) 体重指数(BMI):BMI = 体重/身高^2(kg/m^2)。应区别肥胖症与肌肉发达。WHO、美国国立卫生研究院(National Institutes of Health,NIH)标准、中国成年人超重和肥胖症预防控制指南标准分别见表 11-1 至表 11-3。

表 11-1　WHO(1997)成年人 BMI 标准及相关疾病危险

分类	体重指数(kg/m^2)	肥胖相关疾病危险性
体重过低	<18.5	低(但其他疾病危险增加)
正常	18.5~24.9	平均水平
超重	≥25	
肥胖前期	25~29.9	增加
Ⅰ度肥胖	30~34.9	中度增加
Ⅱ度肥胖	35~39.9	严重增加
Ⅲ度肥胖	≥40	极为严重增加

表 11-2　NIH(2000)成年人 BMI 标准及相关疾病危险

分类	体重指数(kg/m^2)	肥胖相关疾病危险性	
		男性≤102 女性≤88	男性>102 女性>88
体重过低	<18.5		
正常	18.5~24.9		
超重	≥25		
肥胖前期	25~29.9	增加	增高
Ⅰ度肥胖	30~34.9	增高	增高
Ⅱ度肥胖	35~39.9	非常高	非常高
Ⅲ度肥胖	≥40	极为严重增高	极为严重增高

表 11-3 中国成年人超重和肥胖的体重指数和腰围界限值与相关疾病的危险关系

分类	体重指数(kg/m²)	腰围(cm)		
		男:<85 女:<80	男:85~95 女:80~90	男:≥95 女:≥90
体重过低	<18.5	低(但可能预示有其他健康问题)		
正常	18.5~23.9		增加	高
超重	24.0~27.9	增加	高	极高
肥胖	≥28	高	极高	极高

注:相关疾病指高血压,糖尿病,血脂异常和危险因素聚集。

2003年4月我国卫生部疾病控制司根据1990年以来我国13项大规模流行病学调查结果,制定了《中国成年人超重和肥胖症预防控制指南(试用)》,以BMI值24kg/m²为中国成人超重的界限,BMI值28kg/m²为肥胖的界限。

(2) 腰围(waist circumference,WC):WHO建议男性WC>94cm,女性WC>80cm为肥胖。中国肥胖问题工作组建议男性WC≥85cm,女性WC≥80cm为腹部脂肪蓄积的诊断界值。《中国成人超重和肥胖症预防控制指南(试用)》中根据体重指数和腰围值与相关疾病患病率的关系的汇总结果,提出体重指数结合腰围来判断相关疾病的危险度。

(3) 腰臀比(waist-to-hip ratio,WHR):正常成年人WHR男性<0.90,女性<0.85。白种人WHR男性>1.0、女性>0.85被定义为腹部脂肪堆积。

(4) CT、MRI:CT和MRI是诊断中心型肥胖最精确的方法。以腹内脂肪面积100cm²作为判断腹内脂肪增多的切点。

2.查明肥胖的原因 诊断肥胖与诊断其他病一样,要详细了解病史,进行系统的体格检查及一些必要的实验室检查。根据资料全面分析,尽可能明确肥胖是原发的还是继发的。

(1) 询问病史:在病史询问过程中探寻引起肥胖的病因,如肥胖开始的时间,出生时体重,是否有肥胖家族史,是否使用过能引起肥胖的药物,有无头部外伤及疾病史,是否于急慢性疾病的恢复期、大手术或分娩后,近期是否有生活方式、饮食习惯的变更,诸如终止体育锻炼、职业变换、迁居、营养条件的改善等。有无精神刺激史。自幼肥胖者常为单纯性或遗传性肥胖,成年人起病或病史较短者可能为继发性肥胖。

注意肥胖的伴随症状,如高血压、糖尿病、月经失调等。这些情况既可为引起继发性肥胖的基础疾病的表现,也可为单纯性肥胖的合并症。内分泌肥胖多以原发病的主诉来诊。下丘脑性肥胖可有头痛、尿崩、溢乳、食欲亢进以及脑神经损害症状;遗传性肥胖常有性器官发育不全、智力低下、畸形;糖尿病常有口渴、多尿及多饮;甲状腺减退症常有食欲减退和体重增加。

(2) 体格检查:检测血压,注意身高、体重、肌肉发达情况、有无水肿及先天畸形。注意体型及脂肪分布特点,凡女性呈男性化或男性呈女性化脂肪分布者可能有性腺功能低下;向心性肥胖者有皮质醇增多症的可能;下半身脂肪异常增加而上半身脂肪萎缩可能是进行性脂肪萎缩。观察记录第二性征发育情况。先天性卵巢发育不全症、先天性睾丸发育不全症,并可伴有第二性征发育不良,生殖器官发育障碍。注意有无中枢神经及精神障碍,下丘脑肥胖可有视野缺损及脑神经损害表现。 精神障碍伴低血糖表现可能为胰岛素瘤。 有智力低下表现的可见于 Laurence-Moon-Biedl 综合征等。

(3) 辅助检查

X 线检查:头颅平片及蝶鞍分层片,可发现较大垂体瘤、脑瘤及颅骨内板增生。 怀疑脑瘤者做气脑或脑血管造影。 怀疑肾上腺肿瘤者可行腹膜后充气造影或血管造影检查。 胰腺、卵巢也可行 X 线检查。

CT 和 MRI:头颅及全身 CT 或 MRI 检查可发现垂体瘤、其他颅内肿瘤以及肾上腺、胰腺、卵巢等部位肿瘤,为目前常用的无创伤性检查。

B 超检查:对肾上腺、胰腺、甲状腺、性腺肿瘤或囊肿的诊断有帮助。

放射性核素检查:主要用于内脏器官肿瘤性疾病的诊断,如肾上腺或甲状腺肿瘤。

其他:染色体检查,可检出遗传性疾病。 视野检查有助于发现下丘脑垂体病变。

(4) 内分泌功能检查

下丘脑-垂体-甲状腺轴检查:有基础代谢率(basal metabolic rate,BMR)、甲状腺吸 ^{131}I 率,血白蛋白结合碘、血清总 T_3、总 T_4、游离 T3(FT3)、游离 T_4(FT4),了解甲状腺功能状态及检出甲状腺功能减退。 TSH、TSH 兴奋试验及 TRH、TRH 兴奋试验用于鉴别甲状腺功能减退发生的部位。

下丘脑-垂体-肾上腺轴功能检查:尿 17-羟、17-酮及尿游离皮质醇测定;血浆皮质醇测定,主要检出皮质醇增多症患者。 血浆 ACTH、ACTH 兴奋试验,主要鉴别皮质醇增高是原发于肾上腺抑或是继发于垂体及下丘脑。 小剂量(2mg / d)、大剂量(8mg / d)地塞米松抑制试验,前者用于鉴别单纯性肥胖与皮质醇增多症;后者用于鉴别皮质醇增多症为原发于肾上腺肿瘤(库欣综合征)或继发于垂体及下丘脑病变(库欣病)。

下丘脑-垂体-性腺轴功能检查:血清睾酮、雌二醇测定用于检出性功能低下。 黄体生成素(luteinizing hormone,LH)、促卵泡激素(follicle-stimulating hormone,FSH)测定及促性腺素释放素(luteinizing hormone releasing hormone,LHRH)兴奋试验,若血 LH、FSH 升高,表明性功能低下原发于性腺病变;若降低表明性功能低下继发于下丘脑或垂体。 注射 LHRH 后,FSH、LH 升高则病变在下丘脑,FSH、LH 无反应则病变在垂体。

胰岛功能检查:怀疑糖尿病、胰岛 β 细胞瘤时可测定空腹血糖、血清胰岛素及 C 肽、糖基化血红蛋白、糖化血清蛋白。 也可选用葡萄糖耐量试验、饥饿试验、D860 试验等。

六、治疗

目前已有的减肥治疗包括饮食干预,增加体力活动,行为矫正,药物治疗和手术。 减肥治疗的难点主要在于复发率很高。 许多肥胖者可通过节食达到短期的体重减轻,但长期保持体重不增加很难达到。 所以有人用"溜溜球现象"来形容减重-反弹所造成的体重周期性波动。 目前部分临床资料显示体重的大幅波动与代谢性疾病的产生相关。 所以无论哪种治疗方法都需持之以恒并长期监测其疗效。

1.治疗策略 治疗目标:预防体重进一步增长,并对已出现并发症的患者进行疾病管理。

主要手段:低热量(1300 ~ 1400kcal / d)、低脂(脂肪<25%)饮食;规律体育运动;监测进食量和体力活动;监测体重,制定减轻体重目标以及指导相应的药物治疗方法。 通过健康教

育提高患者对肥胖可能进一步加重疾病危险性的认识,并努力提高患者的信心。2.治疗措施

(1) 膳食干预:对于大多数肥胖者,减少食物摄入量比增加运动量更易达到负能量平衡。因此,膳食干预被视为是减肥治疗的基石。膳食干预包括减少能量摄入和改善膳食营养构成。

减少能量摄入:是膳食干预的主体,是决定减重效果的主要因素。减肥饮食根据其具体热量值分为平衡饮食、低热量饮食(low calorie diet,LCD)和极低热量饮食(very low calorie diet,VLCD)。平衡饮食通常包含1500kcal/d左右的热量并且大致营养均衡。低热量饮食含有800~1500kcal/d热量。极低热量饮食包含<800kcal/d的热量,主要进食瘦肉,鱼,家禽,这类饮食含较高比例的蛋白质(70~100g/d)和较低的脂肪含量(<15g/d),故又被称为蛋白质保留瘦身法。

根据美国国立卫生研究院(NIH)最近发布的治疗指南,有2个或2个以上的心血管疾病危险因素的超重患者(BMI 25.0~29.9kg/m^2)和有I度肥胖(BMI 30.0~34.9kg/m^2)的患者,每天应至少减少约500kcal的能量摄入。可达到每周减轻1磅(1磅=0.45kg)体重的效果,6个月后减轻原有体重的10%左右。对更严重的肥胖患者(BMI≥35.0kg/m^2),NIH指南推荐每天减少热量摄入500~1000kcal。这样每周可减重1~2磅(1磅=0.45kg),6个月后减轻原有体重的10%。

30多项不同的前瞻性随机对照试验研究LCD的减肥效果。这些试验结果表明,1000~1500kcal/d的LCD能在16~26周减少8%的体重。然而,在日常临床实践中LCD的结果可能会不一样。使用VLCD疗法能使体重在12~16周减少15%~20%,但体重的减轻通常很难保持。事实上,几项随机试验均显示,VLCD后体重的反弹比LCD后更显著。因此,治疗后1年,VLCD的体重减轻程度与LCD差不多。VLCD有更多节食相关并发症,如低血钾、脱水风险和胆结石的形成。因此,VLCD治疗相对较少采用,且患者需要更密切的医疗监护。

改善膳食营养构成:如果不减少总能量摄入,仅改变膳食营养构成一般不会带来明显的体重减轻。低脂饮食历来被推荐用于减肥,主要是因为它能减少总能量摄入。流行病学和饮食干预研究的结果表明,增加膳食脂肪摄入量会增加总能量摄入,从而使体重增加。相反的,减少脂肪摄入量能减少能量摄入总量从而使体重减轻,即使糖类和蛋白质的摄入量没有限制。

低糖类饮食所致的体重减轻同样是由于总能量摄入减少所致。多项随机对照试验评估了低糖类饮食用于减肥疗法的作用。这些研究表明,尽管在最初4周低糖类饮食减肥效果更好,但在6~12周两种饮食减肥效果相同。多项随机对照研究表明,低脂肪饮食在长期体重控制中效果优于低糖类饮食。

(2) 体育锻炼:单纯增加体力活动难以有效降低体重。但是在长期减肥计划中,体力运动是重要的组成部分。几项大样本横断面研究发现,规律运动的肥胖患者在1年或更久时间内保持体重减轻更成功。研究表明,节食加运动减肥并在治疗结束后保持运动的患者,比停止运动的患者或仅依赖节食减肥的患者1年后能更好地保持他们减下的体重。

运动量和运动方式应因人而异,个体化制定运动方案。选择易于坚持的运动项目或者方案,同时必须循序渐进,在制订运动治疗措施时要充分考虑对并发症的影响,尤其是存在有心血管、呼吸系统以及骨关节并发症的患者,一般要求每周运动3~5天,每天30~45分钟

适度的运动。除了体育运动之外,适当的家务劳动也有利于体重的控制。

(3) 行为矫正:行为矫正疗法试图使肥胖者意识到,并最终改变其导致肥胖的饮食和运动的习惯。行为矫正疗法通过多种策略改变进食和其他活动间的关系。这些策略包括减少刺激(避免促进饮食的活动);自我监测(保持食物的摄入和体力活动的日常记录);制订具体的可达到的减重目标;提高解决问题的能力;认知调整(以积极的态度思考);社会支持(家庭成员和朋友帮助其改变生活习惯)以及预防复发(防止过食导致体重回升的方法)。

(4) 药物治疗:大多数肥胖症患者在认识到肥胖对健康的危害后,在医疗保健人员的指导下控制饮食量、减少脂肪摄入,并增加体力活动,常可使体重显著减轻。但由于种种原因体重仍然不能减低者或行为疗法效果欠佳者,可考虑用药物辅助减重。美国国立心肺血液研究所和北美肥胖研究联合会关于肥胖症的指南建议,对于 BMI ≥30kg/m^2 或者 BMI ≥ 27kg/m^2 但是合并存在肥胖的并发症或伴发疾病时应该在上述饮食、运动、行为治疗的基础上同时使用药物治疗。《中国成人超重和肥胖预防控制指南(试用)》建议的药物减重的适应证为:①食欲旺盛,餐前饥饿难忍,每餐进食量较多;②合并高血糖、高血压、血脂异常和脂肪肝;③合并负重关节疼痛;④肥胖引起呼吸困难或有睡眠阻塞性呼吸暂停综合征;⑤BMI≥ 24kg/m^2 有上述合并症情况或 BMI≥28kg/m^2 不论是否有合并症,经过 3~6 个月单纯控制饮食和增加活动量处理仍不能减重 5%,甚至体重仍有上升趋势者,可考虑用药物辅助治疗。禁忌证为:①儿童;②妊娠期、哺乳期妇女;③对治疗药物有不良反应者;④正在服用其他选择性血清素再摄取抑制药。

药物治疗最重要的目标是长期保持体重的减轻。药物治疗不能作为短期疗法因为停止用药后体重往往会反弹。一些肥胖患者用药物治疗无效。一般认为,如果使用 4 周的药物治疗后体重不减轻,则长期治疗成功的可能性不大。体重减轻一般在治疗的第 6 个月达到平台期,1 年后体重又开始回升。此观察提示,减肥药物的疗效随时间推移下降,或者肥胖是一种渐进性疾病,或两者兼而有之。单独使用药物治疗,其效果不如结合饮食,运动和行为矫正的综合减肥计划。

减重药物包括中枢性减重药物和非中枢性减重药。前者主要通过抑制食欲发挥作用。在过去的几年里,已有 3 种抑制食欲的药物被撤出市场。芬氟拉明和右芬氟拉明增加心脏瓣膜病,苯丙醇胺增加出血性卒中的发病率。目前被批准用于长期减肥的药物主要有西布曲明和奥利司他。

食欲抑制药:目前应用的大多数减肥药属于此类,主要通过作用于中枢神经系统,减少饥饿感而达到控制能量摄入的目的。按其作用机制又可分为 3 类:①作用于去甲肾上腺素能神经递质的药物(拟儿茶酚胺类);②作用于 5-羟色胺(5-hydroxytryptamine,5-HT)神经递质的药物(拟血清素制剂);③作用于内源性大麻素系统的药物。

目前已被批准用于临床的西布曲明(β-苯乙胺,sibutramine) 是复合拟儿茶酚胺和拟血清素制药,可以同时特异性抑制中枢对去甲肾上腺素和 5-羟色胺的再摄取,能增加饱腹感并增加代谢速率和热能消耗而达到减肥目的。目前推荐的西布曲明的初始剂量为 10mg/d。如耐受不佳可减少 5mg,而减重效果不满意时可增加 5mg,西布曲明治疗最常见的不良反应是口干、头痛、便秘和失眠。西布曲明也会导致血压(2~4mmHg)和心率(4~6 次/分) 轻微上升。老年人,尤其对老年高血压病或糖尿病患者应慎用,因为便秘可诱发眼底出血、心肌梗死。患有高血压病、冠心病、充血性心力衰竭、心律失常或卒中患者不能用。血压偏高者应先采取有效降压措施后方可使用。一些患者血压或心率增加较大,需要减少剂量或停止治疗。

常规剂量的西布曲明,3～6个月可减重10kg左右,减重效果与剂量相关。随机对照试验显示,西布曲明治疗1年,使观察组平均减轻了初始体重的10%或更多,而安慰剂组则仅减重4%。

利莫那班为选择性大麻素受体1阻滞药,作用于中枢神经系统抑制食欲,作用于脂肪组织诱导FFA氧化。不仅可以减轻体重而且降低血胰岛素和三酰甘油水平,同时可升高脂联素和HDL胆固醇水平,从而改善多种心血管疾病代谢危险因素。该药物2006年在欧洲被批准上市,曾被认为极具前途。但是由于存在导致抑郁和诱发自杀倾向而在2008年底在全球停止临床试验。目前该类药物尚有其他品种在研发之中,其疗效和不良反应有待评价。

脂肪吸收抑制药:目前批准用于临床的是奥利司他(orlisiat)是胰脂肪酶、胃脂肪酶抑制药,它不抑制食欲而是阻断进食的脂肪在肠内吸收,摄入的脂肪中约有1/3因不能被吸收而从肠道排出,从而达到减重目的。能使脂肪吸收减少30%,并能改善血脂谱、减轻胰岛素抵抗等。推荐剂量为120mg,每天3次,餐前服。奥利司他与胃肠道的脂肪酶结合,从而阻碍了饮食三酰甘油消化,从而抑制了脂肪微粒形成和中长链脂肪酸、胆固醇、某些脂溶性维生素的吸收。不良反应主要是由于脂肪吸收不良所引起,如胀胃肠气、大便次数增多和脂肪泻等,有时会因肛门排气带出脂便而污染内裤或排便较急。胃肠不适主要由脂肪吸收不良引起的,通常发生在治疗的前4周,为轻度或中度不适。奥利司他治疗还可以影响脂溶性维生素和一些脂溶性药物的吸收。因此,建议所有使用奥利司他治疗的患者每天补充多种维生素,且奥利司他应避免在脂溶性维生素或脂溶性药物使用前或后2小时服用。有时会减少脂溶性维生素E和维生素A的吸收。

前瞻性随机对照试验显示奥利司他(120mg,每天3次)不仅能明确减轻体重,还能降低血清LDL胆固醇浓度,且与体重减轻的作用无关。即使根据体重减轻的百分比进行调整后,接受奥利司他治疗组比安慰机组,血清LDL胆固醇浓度降低更明显。此作用机制可能与奥利司他抑制胆固醇的吸收有关。

增加代谢率、脂肪降解和生热作用的药物:历史上曾经使用过甲状腺激素、二硝基酚和麻黄碱类药物,均因不良反应明显,已不再使用。近年发现β$_3$肾上腺素受体激动药可增强生热作用、增加能量消耗。动物实验表明,此类药物可选择性地减少体脂,有些药物同时具有改善糖耐量、降低胰岛素抵抗、纠正血脂紊乱等功效。但是其疗效和不良反应均有待进一步评估。

(5) 手术治疗:手术治疗仅适合于那些极度肥胖或有严重肥胖并发症的患者。1991年,美国国立卫生研究院共识会议制定了肥胖的外科治疗指南。根据指南肥胖手术的适应证:BMI≥40kg/m^{2}或BMI在35.0～39.9kg/m^2,有一个或以上的肥胖严重并发症(如高血压,心力衰竭,2型糖尿病,睡眠呼吸暂停)。其他标准包括:传统内科疗法(半年以上)尝试减重失败,年龄在14～65岁,能接受全身麻醉及手术风险,无药物滥用史,并且能够遵守长期治疗和后续随诊要求。与之相类,《中国成人超重和肥胖症预防与控制指南》中指出,对BMI>40kg/m^{2}的极度肥胖病患者或者因肥胖症引起心肺功能不全等而使用其他减肥治疗方法长期无效的患者,经过慎重选择的病例,才可以考虑以外科手术作为辅助治疗的方法。目前治疗肥胖的手术分全身减肥手术(主要指胃肠道手术)和局部减肥手术(吸脂术)。胃肠道手术包括小肠旁路术、胃成形术、胃旁路术、胃束带手术等。通过切除部分小肠以减少内源性物质的分泌以减少对摄入食物中的营养物质的吸收;或者通过减少胃容量增加饱腹感,以预防一次性食物摄入量过多。

手术类型:目前最常用的3种手术方法是胃限制性手术;胃限制性手术加旁路手术;胃限制性手术加肠吸收不良手术。

3.特殊人群

(1) 女性:许多妇女在妊娠期和哺乳期为了加强营养而摄食过多,在这一阶段由于内分泌的生理性变化而使机体对能量和脂肪储存能力加强,有些妇女在妊娠期和产后体重增加较多。因此,坚持母乳喂养和合理营养不仅对儿童的生长发育有益,而且可能是预防妇女产后肥胖的有益措施。

妇女在进入中年以后,往往由于生活比较安定、家庭负担减轻、内分泌发生变化(如更年期以后雌激素分泌减少),体脂蓄积增加而发胖。一些调查发现我国一些大城市中老年女性的超重率高达40%。肥胖妇女中骨关节病和胆囊病的患病率较高,在反复减重和减重后体重反弹者中更为常见,值得引起注意。

(2) 老年人:老年超重患者(主要指65岁以上者)不必过分强调减重,而防治重点在于阻止体重继续增长。老年肥胖患者如需减重,应对其健康情况(包括体检和实验室检查)进行全面评估,其减重措施应当个体化,着重针对其产生肥胖的可能原因和存在的并发症。在设计老年人的减重方案时,应考虑超重和肥胖可能使老年人的心血管疾病和2型糖尿病的风险增加,肥胖引起的骨关节病使其关节活动功能受限等问题;应全面评估其相关慢性疾病的危险因素,衡量减重措施的利和弊,并评价减肥是否能改善其机体的功能或减少其疾病的危险因素。

(3) 糖尿病患者:体重管理是有2型糖尿病的超重和肥胖患者治疗的关键。即使是减少原体重5%也能改善血糖控制,减少降糖药使用,并且还能改善与糖尿病相关的其他心脑血管危险因子。然而2型糖尿病患者的体重管理比无糖尿病的肥胖患者更难。糖尿病的治疗本身通常会导致体重的增加。因此,糖尿病患者体重管理的第一个原则是使用增加体重最少的降糖方案。二甲双胍是首选的口服降糖药,因为它产生最小的体重增加或轻微的体重减轻。此外,使用夜间长效胰岛素比频繁给药体重增加少。

5.治疗指南 北美肥胖症研究协会联合NIH制定了超重和肥胖症的临床指南。中国营养学会于1997年提出《中国居民膳食指南和平衡膳食宝塔》。2003中国肥胖问题工作组编写了《中国成人超重和肥胖症预防与控制指南》。

第十二章 贫血

第一节 概述

一、贫血的定义和诊断标准

贫血是指人体循环红细胞容量减少而言。临床上常以外周血单位容积内血红蛋白(Hb)量、红细胞(RBC)数和(或)血细胞比容(hematocrit,Hct)代替红细胞容量来反映贫血程度,一般都以 Hb 量低于正常参考值 95% 的下限作为贫血的诊断标准。血红蛋白浓度的降低一般都伴有相应红细胞数量或血细胞比容的减少,但也有不一致。个别轻型缺铁性贫血或珠蛋白生成障碍性贫血可仅有血红蛋白减少,而红细胞数量和血细胞比容都在正常范围内。单位容积血液中血红蛋白量因地区、年龄、性别以及生理性血浆容量的变化而异。婴儿和儿童的血红蛋白量约比成人低 15%。男女之间的差异在青春期后才逐渐明显。妊娠时血容量增加,血红蛋白和红细胞数可因被稀释而相对减少。男性 65 岁以后 Hb 测定值较 65 岁以前为低,但女性无差异。国外掌握贫血诊断的 Hb 标准较统一,都以 1972 年 WHO 制订的诊断标准为依据。在海平面地区 Hb 低于以下水平可诊断为贫血:6 个月到 6 岁儿童 110g/L,6~14 岁儿童 120g/L,成年男性 130g/L,成年女性(非妊娠) 120g/L,妊娠女性 110g/L。而国内诊断贫血的标准都参照下述标准:在海平面地区,成人男性 Hb 低于 120g/L,成年女性低于 110g/L,妊娠妇女低于 100g/L。是否需要制订老年人贫血诊断标准尚有不同意见,有采用 Hb<110g/L 作为 65 岁以后老年人贫血诊断标准,不分男女。选用某一血红蛋白值来划分有无贫血,要做到非常合理是相当困难的。因为正常人群血红蛋白分布曲线和贫血人群血红蛋白分布曲线之间互有重叠。事实上 Hb 正常值的个体差异较大,如某患者一周前 Hb 155g/L,现 Hb 降低为 140g/L,虽然在正常范围,但应认为是有意义的。决定患者是否有贫血时尚须注意 Hb 测定的标准化,以及采血的部位,指端血、耳垂血、静脉血测定值可略有不同。WHO 规定的标准方法为静脉血氰化高铁 Hb 法。此外,血浆容量的生理和病理变化,如妊娠后 3 个月、全身水肿、充血性心力衰竭、低蛋白血症以及某些细胞因子的作用,因血浆容量增加血液被稀释,Hb 量下降,可误认为贫血,也称为稀释性假性贫血;血浆容量的丢失如失水、腹泻、呕吐、重度烧伤或大量使用利尿剂后血液浓缩,Hb 量可上升,即使有贫血检测值也可正常。急性大量失血,红细胞和血浆同时丢失,虽然红细胞丢失过多,但贫血可不明显。贫血按严重程度可分为:极重度贫血,Hb≤30g/L;重度贫血,Hb 31~60g/L;中度贫血,Hb 61~90g/L;轻度贫血,Hb>90g/L 与低于正常参考值的下限之间。

贫血是一种症状,而不是具体的疾病。各种疾病都可伴有贫血。如果许多原因不同的贫血具有类似的临床表现和血液学特征,则可归纳为一种综合病征,如再生障碍性贫血、缺铁性贫血等。贫血在世界各地属常见病,在发展中国家以及血红蛋白病或葡萄糖-6-磷酸脱氢酶变异的多民族及地区,贫血问题尤为突出。

二、发病机制

(一) 红细胞生成减少

骨髓造血活动与造血组织中造血干细胞的存在有密切的关系。造血干细胞在特定的微环境下分化成各系列祖细胞,经各系前体细胞发育成各系成熟细胞。当某些化学、物理、病毒感染和免疫因素损伤造血干细胞和(或)造血微环境,致使造血干细胞数量减少或质的异常致分化、增生发生障碍,导致骨髓造血衰竭、周围血液全血细胞减少,称为再生障碍性贫血。遗传因素也可引起骨髓造血衰竭。

造血干细胞在造血微环境诱导下分化为红系祖细胞,后者在红细胞生成素(EPO)的刺激下分化为各期幼红细胞。红系祖细胞或红细胞生成素的免疫性破坏,或红系祖细胞受病毒(人类微小病毒,HPV-B19)感染和溶解,均可导致选择性红系细胞生成障碍。贫血严重而白细胞和血小板大致正常,称为纯红细胞再生障碍性贫血。EPO 产生不足和红系祖细胞对 EPO 反应迟钝是肾性贫血和慢性病贫血的主要发病机制之一。

自红系祖细胞发育至中幼红细胞,细胞要经过多次分裂增生,而 DNA 的合成倍增是细胞分裂期前所必需的。维生素 B_{12} 和叶酸则是 DNA 合成的主要辅酶。无论是维生素 B_{12} 或叶酸缺乏或由于其他因素影响 DNA 合成,都可导致核分裂延迟甚至停顿;形成核和胞质发育不平衡、核染色质疏松、形态巨大而畸形的巨幼红细胞。周围血液可见卵圆形的大红细胞,称为巨幼细胞贫血。

在幼红细胞不断增生的过程中,细胞质也逐渐发育成熟。早在早幼红细胞胞质内就开始合成微量血红蛋白,至中幼红细胞阶段血红蛋白合成达到高峰,一直持续到网织红细胞。血红蛋白的合成需要铁。铁通过血浆中的运铁蛋白运输到幼红细胞表面,和幼红细胞表面的运铁蛋白受体结合,通过胞饮方式进入质内,输送到线粒体,和原卟啉合成正铁血红素。珠蛋白是在幼红细胞内的核糖体上合成的。正铁血红素与珠蛋白合成血红蛋白分子。所以任何原因引起的血红蛋白合成障碍,不论是缺铁(缺铁性贫血)或铁代谢紊乱(慢性病贫血)、珠蛋白合成障碍(血红蛋白病)以及血红素卟啉环合成障碍(铁粒幼细胞性贫血)等,都可以导致 Hb 合成障碍,出现大量细胞质不足(小红细胞)及血红蛋白含量减少(低色素)的成熟红细胞,统称为低色素性贫血,其中以缺铁性贫血最常见。

骨髓发生纤维化或骨髓被异常细胞所侵犯,可导致骨髓结构和功能的破坏,同时伴有骨髓外造血灶的建立。临床上出现贫血,周围血液出现幼粒和幼红细胞,称为幼粒-幼红细胞贫血或骨髓病性贫血。

无效红细胞生成是指患者骨髓增生,幼红细胞增多,但由于幼红细胞本身有缺陷导致过早在骨髓凋亡,引起红细胞生成减少,网织红细胞减少,导致贫血。见于骨髓增生异常综合征难治性贫血、巨幼细胞贫血及珠蛋白生成障碍性贫血等。

(二) 红细胞破坏过多

红细胞破坏过多引起的贫血,称溶血性贫血,是由于红细胞破坏增加(寿命缩短),超过骨髓造血代偿能力时而发生的贫血。骨髓造血具有产生红细胞 6～8 倍的造血代偿潜力,如果红细胞破坏速率在骨髓造血的代偿范围内,则虽然有溶血,红细胞破坏,但不出现贫血,称为溶血性疾患。正常红细胞的寿命约 120 天,只有在红细胞的寿命缩短至低于 15～20 天,红细胞破坏速度超过骨髓造血的代偿潜力时才会发生贫血。溶血性疾患有黄疸表现者称溶血性黄疸,黄疸的有无取决于溶血程度和肝脏处理胆红素的能力,因此溶血性贫血不一定都有黄疸。

溶血性贫血的根本原因是红细胞寿命缩短,易于破坏。造成红细胞破坏加速的机制可概括为红细胞本身的内在缺陷和红细胞外部因素异常。前者多为遗传性溶血,后者引起获得性溶血。红细胞内在缺陷包括红细胞膜缺陷、红细胞酶的缺陷和血红蛋白异常。红细胞膜缺陷多因基因突变致红细胞膜骨架蛋白异常,引起红细胞形态改变,这种形态异常红细胞容易在单核-吞噬细胞系统内破坏,如遗传性球形红细胞增多症,也可因造血干细胞克隆性病变引起获得性红细胞膜缺陷,受累红细胞对补体介导的溶血敏感性增高,造成血管内溶血称阵发性睡眠性血红蛋白尿。参与红细胞代谢的酶(糖代谢酶)由于基因突变使酶活性改变,导致无氧糖酵解途径酶缺陷可造成红细胞能量来源不足,使细胞膜功能异常,产生溶血,如丙酮酸激酶缺乏症。磷酸戊糖旁路代谢酶缺陷的结果造成还原型谷胱甘肽的减少,细胞易受氧化损伤而发生溶血,如葡萄糖-6-磷酸脱氢酶缺乏。因基因突变,使珠蛋白肽链结构异常(异常血红蛋白病)或肽链合成异常(珠蛋白生成障碍性贫血),导致红细胞硬度增加。或异常血红蛋白在红细胞内形成聚合体、结晶体或包涵体,造成红细胞变形性降低,通过单核-吞噬细胞系统特别是脾时,破坏增加。

红细胞外在因素引起溶血性贫血都为获得性,有免疫性因素和非免疫性因素两种。免疫性溶血是抗原抗体介导的红细胞破坏。自身免疫性溶血性贫血患者产生抗红细胞抗体,温抗体型为不完全抗体,与红细胞结合后,致敏红细胞在单核-吞噬细胞系统内被破坏或清除,是免疫性溶血性贫血中最常见的类型。冷抗体型多为完全抗体,可使红细胞直接在血管内破坏。血型不合输血亦可造成血管内溶血。新生儿溶血病是因为母婴血型不合,母亲产生的抗胎儿血型 IgG 型抗体通过胎盘进入胎儿血液循环,造成溶血,最常见的是 ABO 血型不合,其次是 Rh 血型不合。非免疫因素包括各种感染(如疟疾等)、某些化学物质(包括药物)和毒物可以通过氧化或非氧化作用破坏红细胞。葡萄糖-6-磷酸脱氢酶缺乏症患者对氧化性物质特别敏感。药物性溶血性贫血分为药物诱发免疫性和非免疫性溶血性贫血两种。物理和创伤性因素包括人工心脏瓣膜可以引起红细胞的机械性破坏;微血管病性溶血性贫血是因为微血管内皮损伤或纤维蛋白网络形成,红细胞在通过狭窄的血管腔时,造成红细胞破坏,见于弥散性血管内凝血、溶血性尿毒症综合征和血栓性血小板减少性紫癜;行军性血红蛋白尿症是敏感个体因行军和赛跑而造成的红细胞机械性破坏;烧伤可直接破坏红细胞。生物毒素引起溶血,以蛇毒最常见。

(三)红细胞丢失过多

不论急性或慢性失血都是临床上引起贫血最常见的原因。慢性失血性贫血实质上就是缺铁性贫血。

贫血的发病机制往往是多因素的。例如恶性肿瘤所致贫血的发生机制有失血(失血性贫血)、骨髓浸润(骨髓病性贫血)、肿瘤广泛转移在微血管形成瘤细胞栓(微血管病性溶血性贫血)、营养障碍致造血物质缺乏(营养性贫血)、红细胞生成素减少(慢性病贫血)、化疗和放疗的应用(治疗相关性贫血)。此外,某些肿瘤如胸腺瘤患者体内可产生抗幼红细胞或抗 EPO 抗体,致纯红细胞再生障碍性贫血,淋巴瘤等可导致自身免疫性溶血性贫血,多发性骨髓瘤等因血浆球蛋白异常增多,大量细胞外液进入血管内可致稀释性贫血。药物也能通过不同机制引起多种类型的贫血,许多药物可抑制骨髓造血引起再生障碍性贫血(如抗肿瘤药物和氯霉素等),某些药物可影响红系细胞的 DNA 合成,引起巨幼细胞贫血(如抗代谢药、抗癫痫药等),阿司匹林可引起胃肠道出血致缺铁性贫血,抗结核药可引起铁粒幼细胞性贫血,药物或其代谢产物可与红细胞膜发生作用,导致新抗原形成,引起药物免疫性溶血性贫血,如奎尼丁、非那西丁、磺胺药等,药物还能作用于有遗传性酶缺陷或异常血红蛋白的患者,引起溶血性贫血发作。同一类型的贫血也可有多种发病机制并存,如巨幼细胞贫血既有 DNA 合成障碍,又有红细胞破坏过多和幼红细胞过早在髓内凋亡等因素。

三、分类

(一) 贫血的形态学分类

贫血可按不同的发病机制和细胞形态学特征进行分类(表12-1)。按发病机制可分为造血不良、红细胞过度破坏及急、慢性失血三类。按形态学分类,则可分为正常细胞性、大细胞性和小细胞低色素性三类。形态学分类不是固定不变的,例如再生障碍性贫血多数是正常细胞性贫血,但偶可呈大细胞性贫血;溶血性贫血和急性失血后贫血也可呈正常细胞性贫血也可呈大细胞性贫血。贫血的形态学分类虽过于简单,但易于掌握,可提供诊断线索,如小细胞低色素性贫血多数是缺铁性贫血,大细胞性贫血很可能是由维生素 B_{12} 或叶酸缺乏所引起。

(二) 溶血性贫血的分类和临床表现

按病情可分为急性和慢性溶血性贫血。按溶血的场所可分为血管内溶血和血管外溶血。按病因可分为遗传性和获得性溶血性贫血。按发病机制可分为红细胞内异常和红细胞外异常引起的溶血性贫血。

表 12-1 贫血的发病机制和形态学分类

		发病机制分类	主要临床类型	形态学分类
造血不良	红细胞生成减少	1.造血干细胞的数量减少	再生障碍性贫血	正常细胞型
		2. 红系祖细胞,幼红细胞或红细胞生成素免疫性破坏	纯红细胞再生障碍性贫血	
		3.骨髓被异常细胞或组织所浸润	骨髓病性贫血	
		4.脱氧核糖核酸合成障碍	巨幼细胞贫血(叶酸或维生素 B_{12} 缺乏)	大细胞型
		5.红细胞生成素产生减少和作用迟钝	慢性病贫血,肾性贫血	正常细胞型

(续表)

	发病机制分类	主要临床类型	形态学分类
血红蛋白减少	1.正铁血红素合成障碍	缺铁性贫血 铁粒幼细胞性贫血 铅中毒贫血	小细胞低色素性
	2.珠蛋白合成障碍	珠蛋白生成障碍性贫血等	
红细胞过度破坏 — 红细胞内异常	1.膜结构缺陷	遗传性球形红细胞增多症,阵发性睡眠性血红蛋白尿等	正常细胞性
	2.酶活性缺陷	葡萄糖-6-磷酸脱氢酶缺陷等	
	3.珠蛋白肽链量改变及分子结构变异	血红蛋白病	小细胞低色素性
红细胞外异常	1.红细胞被血清中抗体或补体所影响	自身免疫性溶血性贫血等	1.正常细胞性
	2.机械性损伤	微血管病性溶血性贫血等	2.机械性损伤
	3.化学、物理及生物因素	砷化氢中毒、大面积烧伤及毒蛇咬伤等	3.化学、物理及生物因素
	4.脾脏内潴留及脾功能亢进	脾功能亢进	4.脾脏内潴留及脾功能亢进
失血	1.急性失血	急性失血后贫血	正常细胞性
	2.慢性失血	即缺铁性贫血	小细胞低色素性

临床表现:①急性溶血。急性溶血性贫血起病急骤,短期大量溶血引起寒战、高热、头痛、呕吐、四肢腰背疼痛,紧接着出现血红蛋白尿,其后出现黄疸。由于红细胞大量破坏,其分解的产物对机体产生毒性作用,严重者可发生周围循环衰竭。红细胞破坏的产物可引起肾小管坏死和管腔阻塞,导致急性肾衰竭;②慢性溶血。慢性溶血性贫血多为血管外溶血,发病缓慢,表现为贫血、黄疸和脾大三大特征。长期的高胆红素血症,可并发胆石症和肝功能损害;③血管内溶血。以急性溶血多见,多有腰背酸痛、高热并伴有血红蛋白血症、血红蛋白尿。也有慢性血管内溶血,可有含铁血黄素尿。见于阵发性睡眠性血红蛋白尿、红细胞破碎综合征、ABO血型不合所致输血反应、阵发性冷性血红蛋白尿、部分感染(如恶性疟疾、梭状芽孢杆菌败血症)、化学因子(砷、蛇毒、蜘蛛毒)引起的溶血性贫血、输注低渗溶液及热损伤引起的溶血性贫血;④血管外溶血。血管外溶血主要发生于脾,临床表现一般较轻,可有

血清游离胆红素轻度升高,一般不出现血红蛋白尿,可有脾大。

四、病理生理与一般临床表现

贫血的病理生理学基础是血红蛋白减少,血液携氧能力减低,全身组织和器官发生缺氧变化等。首先体内相应的代偿机制发挥作用,例如脉搏变快、心搏输出量增加、呼吸加速、红细胞生成素分泌增多,以及血红蛋白与氧的亲和力降低等。有些脏器(如肾脏等)则发生血管收缩,使更多的血液流向缺氧较为敏感的器官如脑、心脏等。红细胞内合成更多的2,3-二磷酸甘油酸(2,3-DPG),后者与脱氧血红蛋白的β链相结合,以降低血红蛋白对氧的亲和力,血红蛋白氧解离曲线右移,使组织获得更多的氧。轻、中度贫血患者持续一定时期后,可由于这种代偿机制而不表现明显的缺氧症状。

贫血症状的有无及轻重,除原发疾病的性质外,主要取决于贫血的程度及其发生的速度,同时也与患者年龄、有无其他心肺疾病以及心血管系统的代偿能力有关。慢性贫血,无心肺疾病基础,代偿机制可充分发挥,即使血红蛋白低达80g/L亦可无症状;有时低至60g/L以下才引起患者的注意。反之,急性溶血和急性失血,虽然贫血不很严重,但由于发生较快来不及代偿,症状却很显著。儿童及年轻患者由于其心血管系统代偿功能良好,往往较年老患者容易耐受贫血的影响。

(一) 一般表现

皮内毛细血管缺血所致的皮肤黏膜苍白,是贫血最常见的体征。但影响皮肤颜色的因素很多,除血红蛋白量外,还和皮内毛细血管分布和舒缩程度、皮肤色素和皮下组织含水量的多寡有关。因此单凭皮肤颜色判断贫血程度常有偏差,一般以观察指甲、手掌皮肤皱纹处以及口唇黏膜和睑结膜等较为可靠。疲倦、乏力、头晕耳鸣、记忆力衰退、思想不集中等都是贫血早期和常见的症状,可能由于神经系统及肌肉缺氧所致。贫血严重时可有低热和基础代谢率增高。

(二) 呼吸系统

稍事活动或情绪激动即有气促。由于血红蛋白量减少,活动增加必然引起血氧含量进一步降低和二氧化碳含量增高,反射性地刺激呼吸中枢,发生呼吸急促。

(三) 循环系统

中度贫血患者常表现为窦性心动过速、心搏亢进、脉搏充实、脉压增宽、循环时间加速及心排出量增多等。肺动脉瓣或心尖区可听到中等响度的吹风样收缩期杂音,其产生原因与血循环加速、血黏度以及缺氧后心肌张力降低有关。当心脏扩大时,杂音还可因二尖瓣和三尖瓣相对性关闭不全所致。当血红蛋白量低于60g/L时,约30%患者可有心电图改变,表现为低电压、ST段压低、T波平坦倒置,严重者甚至可有QT时间延长、心房颤动等。发生心律失常,要考虑是否合并有其他心脏疾患。严重贫血(血红蛋白低于30g/L以下)或贫血进展较速的病例,可有明显的全心扩大;以后由于心肌营养障碍,无法代偿日益增加的高输出量状态,最终导致充血性心力衰竭。当贫血被纠正后,上述心脏病变可获得一定程度的恢复。重度贫血患者即使无充血性心力衰竭,但由于血清白蛋白减少、毛细血管通透性增加以及肾血流量减少,引起水、钠潴留,可发生水肿。

(四)消化系统

贫血影响消化系统的功能和消化酶的分泌,出现食欲减退、恶心、呕吐、腹胀甚至腹泻。部分患者有明显的舌炎。消化系统表现除因贫血缺氧外,还与原发疾病有关。

(五)泌尿生殖系统

贫血时肾血管收缩和肾脏缺氧,可导致肾功能变化。早期有多尿、尿比重降低及血尿素氮增多,贫血严重时可出现蛋白尿。月经失调(闭经)和性欲减退也颇常见。

第二节 再生障碍性贫血

一、定义

再生障碍性贫血(aplastic anemia,AA)是由多种病因、多种发病机制引起的一种骨髓造血功能衰竭症,主要表现为骨髓有核细胞增生低下,代之以脂肪组织而导致全血细胞减少。再生障碍性贫血分为遗传性及获得性。遗传性再生障碍性贫血(inherited aplastic anemia,IAA)是一组先天性染色体异常导致的骨髓衰竭症,主要包括范科尼贫血(Fanconi anemia,FA)、先天性角化不良(dyskeratosis congenita,DKC)、Shwachman-Diamond 综合征(Shwachman-Diamond syndrome,SDS),以范科尼贫血相对多见;获得性再生障碍性贫血(acquire aplastic anemia,AAA)是由物理、化学、生物因素或不明原因引起的、细胞免疫介导的骨髓造血功能衰竭症,抑制细胞免疫治疗有效。本节重点讲述获得性再生障碍性贫血和范科尼贫血。

二、流行病学

1888 年 Paul Ehrlich 首先报道 1 例青年女性患者,临床有白细胞减少、发热、严重贫血、牙龈溃疡和月经过多,尸检骨髓大部分为黄色脂肪髓。1904 年 Chauffard 将此症命名为"aplasia",即再生障碍。

获得性再生障碍性贫血发病呈散发,与种族、性别无关,各国发病率报道不一。1980—1986 年在欧洲多国和以色列进行的国际再生障碍性贫血与粒细胞缺乏研究(InternationalA-granulocytosis and Aplastic Anemia Study,IAAAS),得出再生障碍性贫血年发病率 $2.0/10^6$。亚洲国家发病率相对较高,如泰国曼谷和孔敬地区为 $(3.9 \sim 5.0)/10^6$,马来西亚沙巴岛为 $5.0/10^6$。

我国 1986—1989 年进行的 21 省、市流行病学调查显示再生障碍性贫血年发病率 $7.4/10^6$,南北方发病率无差异,平原与山区发病率无差异,但煤矿地区发病率增高($11.2/10^6$)。我国的再生障碍性贫血发病高峰是>60 岁的老年人,巴塞罗那再生障碍性贫血发病有 15~24 岁和≥65 岁 2 个高峰,美国也是 10~25 岁和≥60 岁 2 个发病高峰。泰国 1989—2002 年的研究显示,发病高峰为 15~24 岁,男性发病率几乎是女性的 2 倍,可能与该年龄段的男性职业暴露有关。

东西方国家获得性再生障碍性贫血发病率的差异可能与环境因素(病毒、药物、毒物的暴露情况)、遗传背景、诊断标准和研究设计方法等有关。

范科尼贫血是最常见的一种遗传性贫血,1927 年由瑞士医师 Fanconi 报道一家 3 个兄弟罹病而得名。全球发病家估计约为 1/10⁶,基因携带率约 1/300,男女发病比约 1.2:1。

三、病因病理

(一) 病因

1.获得性再生障碍性贫血 20%~30% 的获得性再生障碍性贫血患者发病与接触某些药物、化学毒物和病毒感染(如 EB 病毒、肝炎病毒、流感病毒等) 等有关,大部分病例病因不明。

(1) 药物:综合国内外获得性再生障碍性贫血流行病学调查结果,获得性再生障碍性贫血发病可能与下列药物有关(表 12-2) 。

表 12-2 与获得性再生障碍性贫血发病有关的药物

类别	药物名称
解热镇痛药/抗关节炎药/抗痛风药	吲哚美辛、保泰松、羟基保泰松、金盐、秋水仙碱、青霉胺、别嘌醇、双氯芬酸、萘普生、吡罗昔康
抗生素	氯霉素、利奈唑胺
磺胺及其衍生物	氨苯磺胺、乙酰唑胺、磺胺甲噁唑、柳氮磺胺吡啶
抗代谢药	阿糖胞苷、氨甲蝶呤、氟尿嘧啶、巯基嘌呤
烷化剂	环磷酰胺、白消安、氮芥、美法仑
细胞毒类抗生素	柔红霉素、阿霉素、米托蒽醌
抗癫痫药	卡马西平、妥因类、非尔氨酯
抗抑郁药	度硫平(二苯噻庚英)
抗甲状腺药	甲巯咪唑、甲硫氧嘧啶
降糖药	甲苯磺丁脲、氯磺丙脲
抗血小板药	噻氯匹定、氯吡格雷
抗寄生虫药	米帕林、氯喹、吩噻嗪

上述药物中,以烷化剂、抗代谢药和细胞毒类抗生素导致再生障碍性贫血的风险最高。药物导致再生障碍性贫血有两种机制:①药物在体内蓄积导致的毒性反应,常为可逆性损伤,如氮芥、环磷酰胺、6-巯基嘌呤、白消安(马利兰) 等抗肿瘤药物引起的再生障碍性贫血。氯霉素引起的再生障碍性贫血多数也是这种情况;②再生障碍性贫血发病与个体对药物的敏感性有关,而与药物剂量无关,药物对骨髓的抑制作用常不可逆,如解热镇痛药、磺胺类等。氯霉素导致的再生障碍性贫血中有极少数属此类情况,干细胞有遗传性缺陷者,对氯霉素的毒性更为敏感。

(2) 毒物:苯及苯类化合物、氯化烃、杀虫剂(有机磷农药、DDT、氨基甲酸酯和百草枯等)都可能导致骨髓损伤,其中对苯的报道最多。苯是工业用途很广的一种骨髓抑制毒物,主要通过其代谢后形成的水溶性产物,如苯酚、对苯二酚、邻苯二酚共价、不可逆地与骨髓细胞 DNA 结合,抑制 DNA 合成,并诱导 DNA 链断裂。同时,苯也能损伤骨髓间质细胞。苯不仅具有引起骨髓衰竭的风险,而且还可导致溶血性贫血、急性髓系白血病(acute myeloid leuke-mia,AML)等血液系统异常。

(3) 电离辐射:放射线(X 射线、γ 射线、放射性核素等) 通过使造血干细胞染色体断裂、碱基突变、DNA 合成障碍、造血微环境损伤等机制直接损伤造血干细胞,引起干细胞增生、分化障碍,导致骨髓造血功能衰竭。射线对组织损伤具有剂量依赖性,所以一次大量或多次小量接受放射线均能导致组织损伤。

(4) 病毒:肝炎病毒、EB 病毒、感染与再生障碍性贫血发病有关。肝炎病毒血清学检测常为阴性(非甲、非乙、非丙、非丁、非戊、非庚型肝炎病毒),发生机制与病毒感染后机体异常的免疫反应损伤造血干细胞和(或)造血微环境有关。肝炎相关再生障碍性贫血(hepatitis-associated aplastic anemia,HAAA) 在再生障碍性贫血中并不少见,西方国家统计 2%~9% 再生障碍性贫血患者发病前有肝炎病史。我国文献报道重型再生障碍性贫血(severe aplastic anemia,SAA)737 例,其中慢性乙型肝炎并发重型再生障碍性贫血 21 例,占 2.8%。微小病毒 B19(parvovirus B19,PVB19) 常引起纯红细胞再生障碍性贫血(pure red cell aplasia,PRCA)。

2.遗传性再生障碍性贫血 遗传性再生障碍性贫血病因尚不清楚,可能系胚胎期病毒感染和(或)理化因素影响而造成遗传基因改变,导致骨髓造血干细胞损伤和其他先天畸形。

(二)病理

再生障碍性贫血(包括获得性再生障碍性贫血和遗传性再生障碍性贫血) 的骨髓病理无特异性,表现为全切片增生减低,造血组织减少,脂肪组织和(或) 非造血细胞增多,网硬蛋白不增加,无异常细胞。范科尼贫血可见成熟红细胞体积增大,疾病进展发生骨髓增生异常综合征(myelodysplastic syndrome,MDS) 、急性髓系细胞白血病者骨髓可见相应改变。

(三)发病机制

1.获得性再生障碍性贫血 获得性再生障碍性贫血的发病主要是细胞免疫功能增强、原发或继发的造血干细胞缺陷和遗传背景等多因素作用的结果。

(1) 细胞免疫增强:主要有以下几点证据。①获得性再生障碍性贫血患者体内存在寡克隆扩增的细胞毒性 T 细胞,外周血和骨髓淋巴细胞比例增高;②T 淋巴细胞亚群失衡,Th1/Th2 平衡向 Th1 偏移,I 型淋巴因子(IL-2、TNF、IFN-γ) 水平增高,这些造血负调控因子通过 Fas 途径、T 淋巴细胞介导了骨髓造血干细胞凋亡;③重型再生障碍性贫血患者外周血、骨髓与呈递抗原相关的树突状细胞(dendritic cell,DC) 亚群是失衡的,即激活下游细胞免疫的 mDC 比例增加,激活的 mDC/未激活的 mDC 比例增加,且 mDC 功能亢进,mDC 膜上共刺激分子 CD83、CD86 表达增加;④再生障碍性贫血患者记忆性 CD4$^+$ 和 CD8$^+$ 效应 T 细胞的数量也是增加的;⑤再生障碍性贫血患者体内具有免疫负调控作用的 CD4$^+$、CD25$^+$、FoxP3$^+$ 和调节性 T 细胞数量减少,其特异性转录因子 FoxP3 mRNA 表达和蛋白水平都减低甚至缺如。机体细胞免疫在正调控增强和负调控减弱的共同作用下,向"细胞免疫亢进"偏移,导致再生障碍性贫血发病。

(2) 造血干细胞缺陷:证据如下。①有学者发现再生障碍性贫血患者骨髓 $CD34^+$ 细胞明显减少,具有自我更新和长期培养启动能力的"类原始细胞"明显减少;②造血干祖细胞集落形成能力降低,体外对造血生长因子(hematopoietic growth factor,HGF)反应差,免疫抑制治疗后造血恢复不完整;③毒物、电离辐射也直接损伤造血干祖细胞;④大约 5%的再生障碍性贫血患者体内存在 $CD59^-$ 细胞小克隆,其意义不明,而且在经过免疫抑制治疗后获得长期生存的患者中,少部分发生克隆性疾病。

(3) 遗传背景:证据如下。①部分再生障碍性贫血患者谷胱甘肽 S 转移酶(glutathione S-transferase,GST)纯合子基因突变或缺失的发生频率明显高于非再生障碍性贫血患者。因 GST 与体内解毒作用有关,因此,认为 GST 功能缺失时,生物体暴露于有毒物质(如苯)时对毒物的易感性增强,易引起干细胞损伤;②部分再生障碍性贫血患者骨髓细胞端粒酶、端粒酶 RNA 组分(telomerase RNA component,TERC)、端粒酶反转录酶(telomerase reverse tran-scriptase,TERT)基因突变,使造血细胞端粒加速缩短、细胞寿命缩短。

2.遗传性再生障碍性贫血 遗传性再生障碍性贫血系先天性基因异常导致的造血干祖细胞缺陷。

(1) 范科尼贫血:范科尼贫血患者中发现的突变基因称为 FANC。截至 2011 年已发现 15 个 FANC,分别命名为 FANCA、FANCB、FANCC、FANCD1/BRCA2、FANCD2、FANCE、FANCF、FANCG、FANCI、FANCJ/BRIP1、FANCL、FANCM、FANCN、PALB2、FANCO/RAD51C 和 FANC/PISLX4,其中 FANCA、FANCC、FANCG、FANCD2 异常(主要为基因缺失)在患者中的发生率最高,约占总范科尼贫血患者的 90%。

除罕见的由 FANCB(染色体定位 Xp22.2)引起者为 X 连锁隐性遗传,其余均为常染色体隐性遗传。

FANC 编码的蛋白以 FA/BRCA 途径在 DNA 交联损伤的修复过程中发挥重要作用,其中心环节是 FANCD2 和 FANCI 在 DNA 损伤后的单泛素化。

FA/BRCA 上游途径的 FANCA、FANCB、FANCC、FANCE、FANCF、FANCG、FANCL 和 FANCM 这 8 种基因编码的蛋白互相作用,形成"范科尼贫血核心复合体"。正常情况下,当 DNA 发生交联损伤后,范科尼贫血核心复合体被上游的蛋白激酶(ataxia telangiectasia-muta-ted and Rad-3 related,ATR)磷酸化而激活,再通过 FANCL 的 E3 泛素连接酶和 E2 结合酶 UBE2T 而单泛素化 FANCD2 和 FANCI。泛素化的 FANCD2/FANC1 复合体结合于 DNA 损伤处已分离的染色质上,与范科尼贫血蛋白 FANCD1/BRCA2、FANCN/PALB2、FANCJ/BRIP1、FANCO/RAD51C(radiation resistance 51C)、FANCP/SLX4 以及其他 DNA 修复蛋白如 BRCA1(breast cancer 1)、MRE11(meioticrecombination 11)、ATM(ataxia telangiectasia-mutated)、RAD50、NBS1(Nijmegen breakage syndrome 1)等作用,共同修复受损的 DNA。缺失或突变的范科尼贫血基因在 DNA 损伤后无法启动这一修复途径,因而导致造血干祖细胞过度凋亡,发生骨髓衰竭。

(2) 先天性角化不良:是由于基因缺陷导致细胞端粒缩短,造血干细胞不能保持其增生潜能而发生骨髓衰竭。到 2010 年已发现先天性角化不良致病基因 6 个,即 DKC1、TERC、TERT、NOP10(NOLA3)、NHP2(NOLA2)和 T1NF2。

(3) Shwachman-Diamond 综合征:是由于 7 号染色体着丝粒的 SBDS 基因突变,此基因编码一种在各组织广泛存在的高度保守的蛋白,后者对核蛋白体 60S 亚基的成熟很重要,从而影响核蛋白体的生物合成。

四、临床表现

(一)获得性再生障碍性贫血

获得性再生障碍性贫血的临床表现系由全血细胞减少引起的贫血、出血和感染,其严重程度与临床类型有关。重型再生障碍性贫血起病急、进展快、病情重,而非重型再生障碍性贫血(non-severe aplastic anemia,NSAA)起病相对缓、进展慢、病情轻。

1.贫血 非重型再生障碍性贫血患者贫血较为明显,常为起病主要症状,一般为轻度至中度贫血。重型再生障碍性贫血患者起病初期贫血常不明显,以后由于病情进展及严重出血,血红蛋白呈进行性下降而表现为中、重度贫血。

贫血的临床表现与贫血病因、贫血发生的速度、血液携氧能力下降程度、循环、呼吸等系统对贫血的代偿和耐受能力等有关。缓慢发生的贫血主要是由于组织和脏器缺氧而产生的症状,表现为皮肤黏膜苍白、乏力、头晕、头痛、心悸、气促、心率增快等。由急性大出血引起者,由于血容量的急性丧失而出现与低血压有关的症状,表现为直立性低血压、昏厥、心绞痛发作、少尿、无尿甚至急性肾功能不全。长期的严重贫血,心脏超负荷工作且心肌供氧不足,会导致贫血性心脏病,表现为心律失常、心脏杂音、心脏扩大、心肌肥厚,甚至心功能不全。

2.出血 出血常为重型再生障碍贫血起病时的主要症状,系由不同程度的血小板减少引起,而患者凝血功能正常。大部分急性再生障碍贫血患者首诊时主诉皮肤出血点、瘀斑、鼻出血、牙龈出血、口腔黏膜血泡、球结膜出血,女性患者月经增多,严重者还可出现深部组织器官出血,表现为咯血、呕血、血尿、黑便,眼底出血者表现为视物模糊,甚至失明。颅内出血常是重型再生障碍贫血或极重型再生障碍贫血的严重并发症,也是导致患者死亡的原因之一。NSAA 的出血倾向较轻,以皮肤、黏膜出血为主,内脏出血少见,且出血较易控制。

3.感染 再生障碍贫血患者中性粒细胞减少或缺乏常导致各种感染,成为重型再生障碍贫血起病时的主要症状之一,也是再生障碍贫血患者死亡的主要原因之一。常见为呼吸系统感染、皮肤软组织感染、败血症,表现为发热、咽痛、咳嗽、咳痰、咯血、胸痛、呼吸困难、皮肤脓肿、肛周脓肿等。

长期粒细胞缺乏、应用免疫抑制药的重型再生障碍性贫血患者,其感染常为混合感染,病原可为细菌、真菌或原虫,还可能使体内原先潜伏的病毒再激活,如肝炎病毒、水痘带状疱疹病毒。

非重型再障碍性贫血的感染较重型再生障碍性贫血轻,较易控制,最常见上呼吸道感染,而肺炎、败血症等重症感染少见。

(二)遗传性再生障碍性贫血

遗传性再生障碍性贫血除具有骨髓衰竭的临床表现外,还合并显著的多发性先天畸形。 1.

范科尼贫血 范科尼贫血临床特征是进行性的骨髓衰竭和高倾向发生恶性肿瘤。起病缓慢,随病情进展常有典型的临床阶段。

(1) 体格、器官发育异常:新生儿和儿童早期只表现为体格和器官发育异常,包括,身材矮小、咖啡牛奶斑(café-au-lait-spot,皮肤表面扁平、浅褐色的色素沉着或色素脱失,直径1~12cm)、肾及尿路畸形、小眼畸形、小头畸形、智力减退、骨骼畸形(以拇指和桡骨发育不全最多)、耳外形异常、耳聋、先天性心脏病、生长激素缺乏、甲状腺功能减退症、脑中线偏移、糖代谢异常、肥胖症等。成年人患者还可有性腺发育不全。发生比例最高者为身材矮小、皮肤色素沉着、色素脱失、单侧或双侧拇指、桡骨发育不全。

(2) 骨髓衰竭:多在5~10岁发病,血细胞减少导致乏力、虚弱、皮肤黏膜出血等,范科尼贫血常在此期诊断。

(3) 急性髓系细胞白血病、骨髓异常增生综合征:患者十几岁到青年阶段发生急性髓系细胞白血病、骨髓异常增生综合征的风险增高。

(4) 实体瘤:成年人阶段发生实体瘤的风险增高。

国际范科尼贫血登记处统计的754个病例中,50岁时骨髓衰竭的累积发生率约90%,骨髓异常增生综合征和急性髓系细胞白血病的累积发生率40%,实体瘤的累积发生率是35%。在美国和加拿大进行的北美调查中,研究对象为145例患者,48岁时约10%发生急性髓系细胞白血病,29%发生实体瘤,55%进展为重度骨髓衰竭,最常见的恶性病的发生率依次为急性髓系细胞白血病、头颈部鳞状细胞癌、肝癌、阴道鳞状细胞癌和脑瘤。

有30%~40%患者无体格发育异常,仅以血液系统改变为唯一表现,这些患者常被误诊。

1/3以上患者同时有血液系统和内脏的临床表现。有文献统计,在出生时体格和发育缺陷较多的患者(遗传学CABS评分高),更容易早期发生骨髓衰竭,而体格发育相对正常者更易发生急性髓系细胞白血病和实体瘤。

2.先天性角化不良 先天性角化不良具有特征性的网状皮肤色素沉着、口腔黏膜白斑、指甲营养不良三联征,也有报道发生骨骼、牙齿、胃肠道、泌尿生殖系、神经系统异常者。约半数病例发生再生障碍性贫血,且骨髓衰竭常常是患者死亡的主要原因,也易具有发生恶性肿瘤和致命性肺并发症的倾向。多数患者儿童期起病,亦有成年人起病者。树突状细胞具有2个严重的亚型,一为Hoyeraal-Hreidarsson综合征,其特征性改变是小脑发育不全、小头畸形、发育迟缓、免疫缺陷、宫内生长受限和骨髓衰竭,其中小脑发育不全为必需诊断。此类患者端粒非常短,部分患者发现有DKC1、TINF2或TERT基因突变。另一严重亚型是Revesz综合征,其特征性改变是双侧渗出性视网膜病变、骨髓衰竭、宫内发育迟缓、毛发稀疏、中枢神经系统钙化,有些患者也有指甲营养不良和口腔黏膜白斑。此亚型患者同样具有短的端粒,并发现有TINF2基因突变。

3.Shwachman-Diamond综合征 特征性病变是胰腺外分泌功能障碍所引起的吸收不良、脂肪泻,鲜有发生实体肿瘤者。

五、辅助检查

1.血液一般检查 血象早期可呈一系或两系减少,随病情进展呈全血细胞减少。贫血多为正细胞正色素性贫血,网织红细胞比例和绝对值下降。白细胞数减少,中性粒细胞比例和绝对值明显下降,淋巴细胞比例相对增高。可有出血时间延长、血块回缩不良。血涂片白细胞、成熟红细胞形态无明显异常,无异常细胞和原幼细胞。各项溶血检查阴性。

范科尼贫血发病前血象正常,但可有红细胞大小不均和异形性。发病时出现程度不一的血细胞减少,血小板减少常出现于粒细胞减少和贫血之前。

2.骨髓检查　重型再生障碍性贫血多部位骨髓增生减低至重度减低,粒、红系造血细胞明显减少,且主要为偏成熟细胞,形态大致正常。较早阶段细胞基本缺如,巨核细胞缺如,非造血细胞(淋巴细胞、浆细胞、网状细胞、组织嗜碱细胞等)比例相对增多。骨髓小粒空虚,以非造血细胞为主。骨髓活检显示骨髓组织呈黄白色,增生减低,主要为脂肪细胞和其他非造血细胞。骨髓无异常细胞浸润,无网状纤维。

范科尼贫血骨髓增生减低,前体细胞形态无明显异常,成熟红细胞体积大。体外培养显示 CFU-GM 和 BFU-E 减少。

3.免疫学检查　获得性再生障碍贫血有 T 淋巴细胞功能亢进的实验室检查依据,如 $CD4^+$/$CD8^+$ 比例倒置、$CD8^+$/$CD3^+$ 比值增高、血清 I 型淋巴因子(IL-2、IFN-γ、TNF)水平升高及 Th1($CD4^+$ IFN-$γ^+$)/Th2($CD4^+$ IL-4^+)比值向 Th1 增高偏移等。抗核抗体、类风湿因子、Sm 抗体等自身免疫病相关抗体检测阴性。

4.异常克隆检测　通过流式细胞术检测再生障碍性贫血患者骨髓、外周血细胞表面 CD55、CD59 表达正常,髓系早期抗原表达不高。染色体核型或荧光原位杂交(fluorescence in situ hybridization,FISH)无细胞遗传学异常。

5.分子生物学检查　范科尼贫血患者淋巴细胞的染色体对 DNA 交联剂如丝裂霉素 C 或双环氧丁烷诱导的染色体断裂异常敏感(染色体断裂试验),可作为该症的确诊实验。基因型的检测可证实诊断,并能提供预后相关信息。但有些患者具有遗传学上的镶嵌现象,即造血细胞和体细胞具有不同的遗传组成,对这部分患者还要做皮肤成纤维细胞培养来证实交联剂对染色体的损伤。

6.其他检查　血液生化检查一般无特殊。血清叶酸、维生素 B_{12} 水平不低。肝炎相关再生障碍性贫血的病毒血清学可阳性,可有转氨酶、直接胆红素升高。范科尼贫血患者可有 HbF 增高、血清 α-胎蛋白增高。

六、诊断及鉴别诊断

(一)获得性再生障碍性贫血的诊断

根据患者贫血、出血、感染的临床表现,血细胞减少,多部位骨髓增生减低,T 淋巴细胞功能亢进,并除外其他引起全血细胞减少的疾病,即可确诊。由于获得性再生障碍性贫血尚无特异的化验检查,因此,获得性再生障碍性贫血的诊断仍是除外性诊断,即除外遗传性和其他原发性、继发性骨髓衰竭性疾病(详见鉴别诊断)。

诊断再生障碍性贫血的血象应至少符合下列 3 项中的 2 项(IAAAS,1987):①血红蛋白<100g/L;②血小板计数<50×10^9/L;③中性粒细胞计数<1.5×10^9/L。确诊获得性再生障碍性贫血后,尚需依据进行程度确定(分型),现多采用英国血液病学标准委员会(BCSH) 2009 年推荐的再生障碍性贫血分型标准,将再生障碍性贫血分为重型再生障碍性贫血、极重型再生障碍性贫血(very severe aplastic anemia,VSAA)和非重型再生障碍性贫血,见表 12-3。我国还将再生障碍性贫血分为急性再生障碍性贫血和慢性再生障碍性贫血,见表 12-4。

表 12-3 获得性再生障碍性贫血的程度确定(BCSH,2009)

分型	标准
重型再生障碍性贫血	1. 骨髓细胞增生程度<正常的 20%;如为 25%~50%,则残存的造血细胞<30% 2. 至少符合下列 2 项:①外周血中性粒细胞计数<0.5×10^9/L;②外周血血小板计数<20×10^5/L;③外周血网织红细胞计数<20×10^9/L
极重型再生障碍性贫血	除满足重型再生障碍性贫血条件外,须有外周血中性粒细胞计数<0.2×10^9/L
非重型再生障碍性贫血	骨髓有核细胞增生低下,未达到重型再生障碍性贫血和极重型再生障碍性贫血标准的再生障碍性贫血

表 12-4 我国急性和慢性再生障碍性贫血的诊断标准(1987)

分型	标准
急性再生障碍性贫血(亦称重型障碍性贫血Ⅰ型)	1. 临床表现 发病急,贫血呈进行性加剧,常伴严重感染和内脏出血 2. 血象 除血红蛋白下降较快外,须具备下列诸项中之 2 项。①网织红细胞<1%,绝对值<15×10^9/L;②中性粒细胞计数<0.5×10^9/L;③血小板计数<20×10^9/L 3. 骨髓象 ①多部位(包括胸骨骨髓)增生减低,三系造血细胞明显减少,非造血细胞相对增多;②骨髓小粒中非造血细胞相对增多
慢性再生障碍性贫血(包括非重型再生障碍性贫血和重型再生障碍性贫血Ⅱ型)	1. 临床表现 发病较急性再生障碍性贫血缓慢,贫血、感染、出血相对较轻 2. 血象 血红蛋白下降速度较慢,网织红细胞、中性粒细胞及血小板减低,但达不到急性再生障碍性贫血的程度 3. 骨髓象 ①三系或两系减少,至少一个部位增生不良,如增生活跃,则淋巴细胞相对增多,巨核细胞明显减少;②骨髓小粒中非造血细胞(如脂肪细胞等)增加 4. 病程中如病情恶化,临床、血象及骨髓象与急性再生障碍性贫血相同,则称重型再生障碍性贫血Ⅱ型

(二) 遗传性再生障碍性贫血的诊断

详细询问病史(包括家族史)、体格检查和特异的实验室检查有助于诊断大多数遗传性再生障碍性贫血。

如果遗传性再生障碍性贫血患者同时有血液学异常和典型的体格发育异常,则诊断不难。虽然遗传性再生障碍性贫血的血液学检查和骨髓形态无特异性改变,但骨髓检查有助于除外血液系统其他疾病。疑似患者需做遗传学检查。染色体断裂试验阳性有助于确诊范科尼贫血。中性粒细胞、淋巴细胞端粒缩短有助于确诊 DKC。患者胰腺外分泌功能缺陷,包括血清胰蛋白酶原和异淀粉酶水平降低,影像学发现胰腺脂肪化则提示 SDS。无论何种遗传性再生障碍性贫血,检测其突变的基因,不仅有助于确诊,而且对判断预后、家族携带者的筛查也是有利的。

那些无体格发育异常的病例,容易误诊。对再生障碍性贫血以及年轻的骨髓增生综合征、急性骨髓系细胞白血病、头颈部鳞状细胞癌、妇科肿瘤患者均应考虑范科尼贫血的可能。

(三)鉴别诊断

获得性再生障碍性贫血应和遗传性、其他原发和继发性骨髓衰竭症鉴别。

1.遗传性骨髓衰竭症

(1) 范科尼贫血:由于编码与 DNA 修复有关的基因发生突变而引起的一种遗传性骨髓衰竭症,主要特点是细胞对氧化剂和 DNA 交联剂超敏,发生染色体断裂,进而表现为不同器官和组织的异常,如骨骼畸形、脏器发育不全或缺失、色素沉着、全血细胞减少、高风险进展为骨髓增生异常综合征、急性髓系细胞白血病和实体肿瘤。该病多见于儿童,但也可见于成年人且可无阳性家族史及发育异常。

某些长期不愈的慢性再生障碍性贫血,特别是儿童期发病或有肿瘤及贫血家族史者,均应进行染色体断裂试验或范科尼贫血基因检测。

(2) 先天性角化不良:该病是由于编码维持端粒长度的基因发生突变,导致端粒缩短,造血干细胞不能保持其增生潜能从而发生骨髓衰竭,临床表现为"网状皮肤色素沉着、口腔黏膜白斑、指甲营养不良"三联征,具有诊断意义,亦会出现体格发育异常、骨髓衰竭、全血细胞减少、急性髓系细胞白血病、实体瘤(以鳞状细胞癌为主)。该病染色体断裂试验阴性,而白细胞端粒缩短,进一步检测相关基因可确诊。

(3) Shwachman-Diamond 综合征:该病由 SBDS 基因突变引起,除体格发育异常外,突出临床表现是中性粒细胞减少、胰腺外分泌功能不良致脂肪吸收不良,可进展发生急性髓系细胞白血病,一般不发生实体肿瘤。患者有脂肪泻,血常规有中性粒细胞减少,细胞体积大,可同时伴贫血和(或)血小板减少。骨髓有核细胞增生低下。血清胰蛋白酶原和异淀粉酶水平降低,超声或 CT 检查可发现胰腺脂肪化。如检测到 SBDS 基因的双等位突变可确诊。

(4) Diamond-Blackfan 贫血:Diamond-Blackfan 贫血(Diamond-Blackfan anemia,DBA)又称先天性 PRCA,是由编码核糖体 60S 大亚基和 40S 小亚基的蛋白组分的基因突变,导致核糖体生物合成障碍、红系前体细胞凋亡或细胞周期停滞的常染色体显性遗传性疾病,又称先天性纯红细胞再生障碍性贫血。患儿常于出生时或出生后不久发生贫血,体格异常发生率较范科尼贫血低且程度轻,最常见的为身材矮小、拇指发育异常,而无桡骨异常。血常规提示大细胞性贫血,网织红细胞计数和比例降低,白细胞和血小板正常。血红蛋白电泳可检测到 HbF 比例增高。骨髓有核细胞增生减低或正常,红系比例降低,粒系、巨核系一般无异常。红细胞腺苷脱氨酶(adenosine deamInase,ADA)水平增高。染色体断裂试验阴性。该病很少进展成为再生障碍性贫血,发生恶性肿瘤的危险度也较低。

(5) 严重型遗传性中性粒细胞减少症:该病特点是患儿在婴儿期即发生严重感染,而无体格发育异常。多次血常规检查中性粒细胞绝对值$<1.5\times10^9$/L(常$<0.5\times10^9$/L),血红蛋白和血小板计数一般正常。骨髓增生减低或正常,粒系有分化停滞现象,红系和巨核细胞系一般

正常。大部分患者遗传学可检测到编码中性粒细胞弹力蛋白酶的 ELA2 / ELANE 基因突变。

(6) 先天性无巨核细胞性血小板减少症:先天性无巨核细胞性血小板减少症是由于编码血小板生成素(thrombopoietin,TPO)受体的 MPL 基因突变而导致的巨核细胞生成障碍的疾病。临床特点是患儿在婴儿期就发生无原因的严重出血,无体格发育缺陷。血常规早期改变为血小板减少,部分患儿也可进展为全血细胞减少、急性髓系细胞白血病。

2.其他原发性骨髓衰竭症

(1) 自身抗体介导的免疫性血细胞减少症:该类疾病系由于 B 淋巴细胞功能亢进,产生针对骨髓或外周血细胞的自身抗体,进而抑制或破坏造血,导致全血细胞减少。该病免疫学检查提示体液免疫亢进,而细胞免疫正常,部分患者可检测到骨髓和(或)外周血细胞表面结合 IgG、IgM、IgA 型自身抗体。此病对肾上腺皮质激素、环孢素 A(cyclos-porin A,CsA)、静脉丙球、CD20 单克隆抗体、环磷酰胺(cyclophosphamide,CTX)治疗有效。

(2) 骨髓增生异常综合征:再生障碍性贫血要和低增生性骨髓增生异常综合征鉴别。骨髓增生异常综合征骨髓细胞分化障碍、异常,因此,细胞分化常停滞在较早阶段,可见至少一系病态造血,骨髓病理有未成熟前体细胞定位异常(abnormal location of immature progenitors, ALIP) 或 CD34$^+$ 细胞聚集现象,细胞遗传学检查可发现染色体异常,流式细胞仪检测可发现骨髓早期抗原表达增多,干祖细胞体外培养呈白血病样生长方式,可有某些癌基因(Ras、WT1 等) 突变和(或)抑癌基因甲基化、细胞周期分布异常。

(3) 阵发性睡眠性血红蛋白尿症:阵发性睡眠性血红蛋白尿症(paroxysmal nocturnal hemoglobinuria,PNH) 是获得性红细胞膜表面糖基磷脂酰肌醇(glycosyl phosphatidyl inositol, GPI) 锚连膜蛋白部分或全部缺失,导致红细胞对补体异常敏感而引起的慢性血管内溶血。当阵发性睡眠性血红蛋白尿症克隆的造血细胞发育到成熟阶段而被补体破坏时,临床表现为溶血发作,易于诊断。当阵发性睡眠性血红蛋白尿症克隆在造血干祖细胞阶段就被补体破坏时,骨髓造血就呈衰竭状态而需与再生障碍性贫血鉴别。诊断阵发性睡眠性血红蛋白尿症的常规方法是利用流式细胞仪检测外周血红细胞、中性粒细胞或骨髓细胞膜 CD59、CD55 表达。对微量阵发性睡眠性血红蛋白尿症克隆患者,利用嗜水气单胞菌溶素变异体可特异地结合于 GPI 的特性,采用流式细胞仪可敏感地测及阵发性睡眠性血红蛋白尿症克隆。

3.继发性骨髓衰竭症

(1) 急性造血功能停滞:急性造血功能停滞是一种良性、获得性、自限性造血功能衰竭症。多数患者有一定诱因(感染、药物、化学中毒、接触射线、疫苗接种等),发病时表现为急剧、重度全血细胞减少伴骨髓衰竭,但此病在去除诱因并予充足支持治疗后血象和骨髓象可在 6 周内完全恢复正常。

(2) 低增生性白血病:该病外周血呈全血细胞减少,但外周血可见原幼细胞,骨髓涂片可见原幼细胞增多,通过流式细胞术免疫表型的检测可明确鉴别。

(3)大颗粒淋巴细胞白血病:大颗粒淋巴细胞白血病(large granular lymphocytic leukemia, LGLL) 是外周血大颗粒淋巴细胞增多的恶性克隆性疾病,临床表现为反复感染(由于中性粒细胞减少)和肝、脾大。血象表现为贫血、血小板减少、中性粒细胞计数减少(常<0.5×10^9 / L)、淋巴细胞>5×10^9 / L,其中大颗粒淋巴细胞(large granular lymphocyte,LGL) 比例增高,达 50%

以上。骨髓象可见 LGL 浸润,粒、红系增生减低。外周血淋巴细胞免疫表型分析可确诊:T-LGLL 表型为 $CD2^+$、$SmCD3^+$、$CD5^+$、$CD7^+$、$CD8^+$、$CD4^+$、$CD57^+$、$TCR\alpha\beta^+$;NK-LGLL 表型为 $CD2^+$、$CD7^+$、$CD16^+$、$CD56^+$、$CD4^-$、$CD8^-$。

(4) 恶性组织细胞病:该病临床常有高热,肝、脾、淋巴结肿大,全血细胞减少及进行性衰竭。骨髓象大多增生活跃,可见到形态异常的组织细胞。受累组织病理切片中也可见到异常组织细胞浸润。

(5) 重度营养不良:重度营养不良患者可有全血细胞减少、骨髓增生减低,但胸骨骨髓常增生活跃甚至明显活跃,骨髓小粒不空,可见巨核细胞,血清叶酸、维生素 B_{12} 水平降低,无 $CD4^+/CD8^+$ 比例倒置。经补充造血原料后血象迅速恢复。

(6) 骨髓纤维化:骨髓纤维化(myelofibrosis,MF)是指骨髓造血组织被纤维组织替代,伴有肝、脾等器官髓外造血的病理状态。多数在 50~70 岁发病,起病缓慢,早期多无症状或症状不典型,仅表现为乏力、多汗、体重减轻等高代谢表现或脾大引起的腹胀、食欲缺乏、左上腹痛。病情进展表现为血细胞减少和肝脾大(巨脾)引起的压迫症状。大多数患者就诊时即有不同程度的贫血,早期白细胞和血小板计数可增高,晚期出现全血细胞减少。血常规外周血涂片可见幼红细胞、幼粒细胞、泪滴样红细胞和巨大血小板。骨髓穿刺常呈干抽现象,骨髓活检病理特征为出现成纤维细胞、纤维细胞、网状纤维、胶原纤维和骨质增生而造血组织相对减少。

(7) 骨髓转移癌:积极寻找原发病灶,多部位骨髓穿刺和活检发现转移癌细胞可确诊。

七、治疗

(一)获得性再生障碍性贫血的治疗

1.治疗原则 骨髓移植(bone marrow transplantation,BMT)是<40 岁、有完全相合同胞供者的重型再生障碍性贫血、非重型再生障碍性贫血患者的一线治疗;<40 岁无合适供者或>40 岁的重型再生障碍性贫血、非重型再生障碍性贫血患者应采用包含抗胸腺细胞球蛋白/抗淋巴细胞球蛋白(antithymocyte globulin/antilymphocytic globulin,ATG/ALG) 和 CsA 的联合免疫抑制治疗。由于无关供者 BMT 或外周血干细胞移植治疗非重型再生障碍性贫血的生存率较低,因此不建议采用这两种移植。非重型再生障碍性贫血(包括极重型再生障碍性贫血)的治疗原则强调"快诊断、严隔离、早治疗、大剂量、足疗程",包括治本治疗(即 BMT 或联合免疫抑制治疗)以及支持治疗。对非重型再生障碍性贫血患者,根据是否依赖血制品输注可分别采用 CsA^+ 促造血治疗(雄激素、HGF 等)或单用 CsA 治疗。非重型再生障碍性贫血与非重型再生障碍性贫血的治疗流程,分别见图 12-1 和图 12-2。

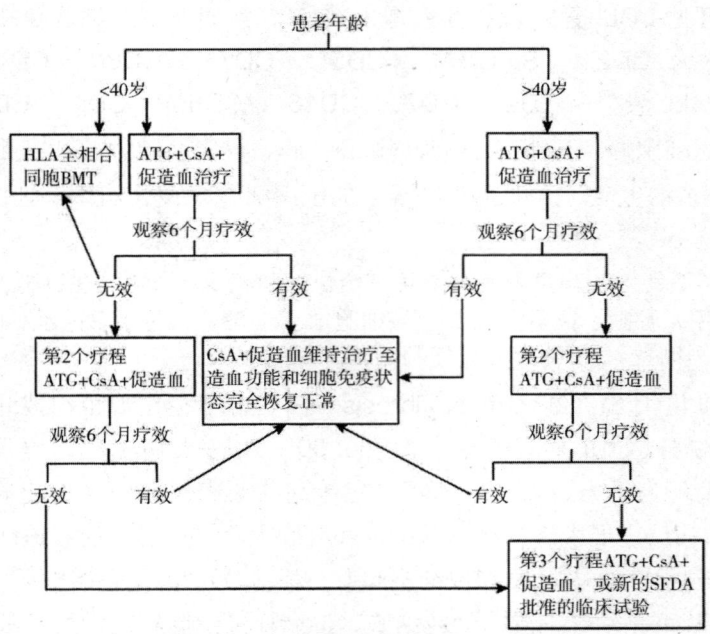

图 12-1 重型再生障碍性贫血治疗流程

注:HLA:人类白细胞抗原;BMT:骨髓移植;ATG:抗胸腺细胞球蛋白;CsA:环孢素 A;FDA:美国国家食品药品监督管理局

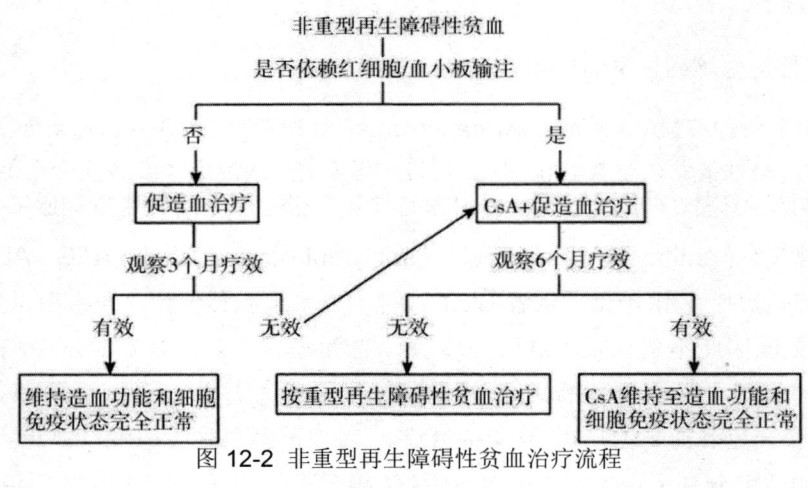

图 12-2 非重型再生障碍性贫血治疗流程

CsA:环孢素 A

2.骨髓移植

(1) 适应证:①<40 岁的重型再生障碍性贫血、极重型再生障碍性贫血患者首选完全相合的同胞供者骨髓移植;②<40 岁的重型再生障碍性贫血、极重型再生障碍性贫血患者在 ATG/ALG 联合 CsA 治疗失败后,也可采用 HLA 相合的同胞供者骨髓移植。

(2) 预处理方案:目前国际上主要采用 CTX 加(或不加)其他药物的预处理方案。英国对 30 岁以下患者采用非清髓性高强度预处理方案,包含 CTX[50mg/(kg·d),骨髓移植前第 5 天至第 2 天]、ATG[兔 ATG 3.75mg/(kg·d),骨髓移植前第 5 天至第 3 天]和甲泼尼龙[2mg/(kg·d),骨髓移植前第 5 天至第 3 天]。移植后以 CsA 和氨甲蝶呤(methotrexate, MTX)预防移植物抗宿主病(graft-versus-host disease, GVHD),具体方案如下。①CsA:5mg/(kg·d)分 2 次口服,从移植前第 1 天开始,第 9 个月起减量,持续服 12 个月,预防迟发移植失败;②MTX:15mg/m²,移植后第 3 天、第 6 天、第 11 天 10mg/m²。甲泼尼龙通常不用于儿科骨髓移植患者。欧洲血液与骨髓移植组以低剂量的 CTX(300mg/m²,连用 4 天)联合氟达拉滨(30mg/m²,连用 4 天)和 ATG 的预处理方案用于>30 岁的患者。包含照射的方案尽管能降低排斥反应的发生,但与患者生存率呈负相关,而且增加了移植后实体肿瘤发生的危险性,导致不育,影响儿童生长发育,所以在 HLA 相合同胞移植中不推荐使用照射。

(3) 输注干细胞数量:回输单个核细胞建议至少 $3×10^9$/kg 体重,CD34⁺ 细胞至少 $3×10^6$/kg 体重。

3.联合免疫抑制治疗

(1) 适应证:①>40 岁的重型再生障碍性贫血、极重型再生障碍性贫血患者;②依赖于输血的非重型再生障碍性贫血患者;③<40 岁但无相合供者的重型再生障碍性贫血、极重型再生障碍性贫血患者。

(2) 标准治疗方案:ATG/ALG 和 CsA 为主的免疫抑制治疗能抑制或破坏 T 淋巴细胞,降低 T 淋巴细胞产生的造血负调控因子,解除造血负调控因子对造血细胞的抑制、破坏,进而重建造血。

1) ATG/ALG:自 20 世纪 70 年代 Mathe 首次将 ATG 用于重型再生障碍性贫血以来,其已成为重型再生障碍性贫血的主要免疫抑制手段(甚至包括 BMT 前的预处理)。ATG/ALG 可识别绝大多数 T 淋巴细胞表面标志,如 CD2、CD3、CD4、CD8、CD11a、CD18、CD25、HLA-DR 抑制 T 淋巴细胞有丝分裂和增生,使 T 淋巴细胞在补体依赖性溶解作用下从循环中清除。

ATG/ALG 有马、兔、猪等不同来源,不同来源的制剂临床用量不同,如法国产的马 ALG 一般用量为 10～15mg/(kg·d),德国、法国产的兔 ATG 为 3～5mg/(kg·d),疗程 5 天。国产猪 ATG 用量为 30mg/(kg·d)。用药前应做过敏试验,阴性者方可使用。每天量分两次静脉滴注,每次滴注时间应 6～8 小时。ATG 静脉滴注同时按 4mg/(kg·d)滴注氢化可的松[相当于泼尼松 1mg/(kg·d)],第 5 天后口服泼尼松 1mg/(kg·d),第 15 天后每 5 天减半,第 31 天停用,预防血清病反应。

ATG/ALG 用药过程中应为患者创造无菌环境,严格做好口腔、皮肤、肛周护理,预防真菌感染,进无菌饮食。通过输成分血将患者的血红蛋白提高到 80g/L,血小板计数维持在 $20×10^9$/L 以上。ATG 的不良反应有发热、寒战、皮疹等过敏反应,以及白细胞和血小板减少引起感染和出血。用药后 1 周左右可出现血清病反应(发热、充血、出血、混合性皮疹、关节酸痛等),可用肾上腺糖皮质激素处理。

ATG/ALG 起效时间一般在用药后 6～9 个月,个别可早或晚,晚者可达 36 个月。首次 ATG/ALG 治疗后 6 个月如无效,或首次联合免疫抑制治疗成功后复发的患者可考虑第 2 次 ATG/ALG 治疗。国外文献报道第 2 次包含 ATG/ALG 的免疫抑制治疗的反应率是 11%～65%。应选用与第 1 次 ATG/ALG 不同种属来源的药物,以免发生急性超敏反应。

2) CsA:CsA 主要机制是选择性作用于 T 细胞亚群,抑制产生 IL-2 和 IFN-γ,抑制 T 抑制细胞激活和增生。与 ATG/ALG 联用不仅能提高后者疗效,而且能减少 SAA 复发。

CsA 治疗再生障碍性贫血的常规用量为 3～5mg/(kg·d)。CsA 治疗的安全血药浓度范围较窄,患者个体间、同一患者不同给药时间对 CsA 的吸收差别较大,1 天内血药浓度的峰值变异也很大,故为了安全、有效地应用 CsA,用药者应常规定时进行 CsA 血药浓度测定,及时调整剂量。CsA 的血药浓度有谷浓度(C_0)(清晨服药前的 CsA 浓度)和 C_2 浓度(给药后 2 小时的 CsA 浓度),后者要高于前者 5～10 倍。CsA 治疗再生障碍性贫血的确切有效血药浓度并不明确,有效血药浓度窗较大,BCSH 推荐目标血药浓度(谷浓度)是成年人 150～250μg/L、儿童 100～150μg/L。CsA 亦可单独或联合雄激素用于非重型再生障碍性贫血的治疗。CsA 的主要不良反应是消化道反应、齿龈增生、色素沉着、肌肉震颤、肝肾功能损害,极少数出现头痛和血压变化,出现不良反应时应减量甚至停药。

一些患者停药后血象稳定,而少部分患者(15%～25%)存在 CsA 依赖性,过早停药易导致疾病复发。文献报道 CsA 足量[5mg/(kg·d)]应用 6 个月后停药的复发率高达 19%～32%。意大利一个儿科研究组分析了 42 名儿童患者,其快速减量[>0.8mg/(kg·d)]者复发率为 60%,而在慢性减量[<0.7mg/(kg·d)]者复发率仅为 8%。BCSH 的再生障碍性贫
血指南建议 CsA 维持治疗至少 6 个月,逐渐减量,总疗程为 2 年。实际应用中,可根据患者骨髓象、血象、免疫功能指标、药物不良反应等方面综合考虑患者的用药疗程,最好血象恢复正常后逐渐减量,小剂量巩固 1～3 年。

3)其他免疫抑制药:20 世纪 70—80 年代,有学者应用肾上腺糖皮质激素类联合雄激素治疗慢性再生障碍性贫血。肾上腺糖皮质激素可以抑制淋巴细胞(特别是 B 淋巴细胞),但其治疗再生障碍性贫血的疗效甚微,且增加细菌和真菌的感染机会,所以现在不推荐用于治疗再生障碍性贫血,仅与 ATG/ALG 合用,以减少 ATG/ALG 的过敏反应。CTX 虽然具有杀伤淋巴细胞的作用,但有加重骨髓抑制的风险。随机对照研究显示大剂量 CTX 单独或与 ATG 联合应用,两者的治疗反应无差异,但 CTX 组的病死率更高,因此,多数美国和英国学者不主张应用 CTX 治疗再生障碍性贫血。在 ATG/ALG+CsA 基础上加用麦考酚酸吗乙酯(mycophenolatemofetil,MMF)或雷帕霉素不能明显提高治疗反应率,也不能降低复发率,故不用于初治患者。

虽然多国学者在不断探索替代 ATG/ALG+CsA 治疗重型再生障碍性贫血的免疫抑制方案,但没有证据表明这些方案能提高治疗反应率或总生存率。ATG/ALG+CsA 仍是目前对不能做移植的重型再生障碍性贫血患者的唯一合适的一线治疗。

4.支持对症治疗

(1)护理:重型再生障碍性贫血患者应住无菌病房,对患者进行保护性隔离。患者的衣物、餐具、日用品应高压灭菌或消毒液浸泡、紫外线照射等方法后方可使用。食物也应高压灭菌,水果应消毒液浸泡后再削皮食用。对患者所用的听诊器、血压表、心电图机等采用甲醛熏蒸法消毒,并注意专人专用,防止交叉感染。应做好患者的皮肤、口腔和会阴护理。ATG 治疗期间应预防性应用抗肠源性念珠菌感染的药物。

(2)促造血治疗:包括 HGF 和雄激素类药物。对伴严重感染的重型再生障碍性贫血患者,静脉抗生素无效时可短期内应用重组人粒细胞集落刺激因子(recombinant human granu-locyte colony-stimulating factor,rhG-CSF)。有文献报道免疫抑制治疗同时常规加用 rhG-CSF 可降低复发率。雄激素类药物常用的有甲基睾酮、十一酸睾酮、丙酸睾酮,以及蛋白同

化激素达那唑、司坦唑醇等,具有刺激骨髓造血、促进蛋白质合成的作用。十一酸睾酮是一种天然睾酮分子的脂肪酸酯,口服后经肠道吸收后进入淋巴系统,所以无肝的首关消除。丙酸睾酮常用作女性患者子宫出血时的临时治疗,作用较持久,1次注射可维持2~3天。长期应用雄激素类药物,主要的不良反应是肝损害、水肿、男性化。

(3) 纠正贫血:血红蛋白低于60g/L或患者出现明显血容量不足、缺血缺氧症状时应给予输血。如年轻患者低于60g/L。但患者代偿机制良好、无明显缺血缺氧症状时也可暂缓输血。对老年、代偿反应能力低(如伴有心肺疾患)、需氧量增加(如感染、发热、疼痛等)时应放宽输血阈值到Hb≤80g/L。ATG/ALG治疗前应将血红蛋白提高到80g/L。最好选择输注浓缩红细胞,拟行BMT者应输注辐照或过滤后的红细胞。

(4) 预防与控制出血:一般选用酚磺乙胺。血小板计数低于$10×10^9$/L,无论有无出血倾向都应给予血小板输注。如患者存在血小板消耗危险因素(感染、出血、使用抗生素或ATG/ALG等),血小板计数低于$20×10^9$/L就应输注血小板以预防出血。发生严重出血者则不受上述标准限制,应积极输注血小板悬液,使血小板计数达到相对较高水平。凝血功能异常时可输新鲜冷冻血浆、凝血酶原复合物、纤维蛋白原等。女性患者子宫出血可肌内注射丙酸睾酮或口服孕激素、雌激素合剂等。其他部位的出血按相应的治疗原则处理。抗凝药枸橼酸钠可以螯合血浆中的钙离子,加重出血,因此大量输抗凝血时应及时补钙。

(5) 控制感染:再生障碍性贫血患者由于中性粒细胞减少甚至缺乏、长期应用免疫抑制药,极易发生各类感染,而感染加重骨髓衰竭,因此感染的防治尤为重要。患者出现感染性发热时,应做可疑部位分泌物和血、尿、便细菌培养和药敏实验,检测真菌抗原半乳甘露聚糖和1,3-β-D葡聚糖,定期胸部CT等影像学检查,经验性应用抗感染药。待细菌培养和药敏实验回报后再调整用药。根据2010年中国侵袭性真菌感染工作组制定的《血液病/恶性肿瘤患者侵袭性真菌感染的诊断标准与治疗原则(第3次修订)》的建议,重型再生障碍性贫血患者应预防性应用抗真菌药,推荐药物是伊曲康唑和氟康唑。重型再生障碍性贫血感染患者应用广谱抗生素治疗96小时无效者,或者起初有效但3~7天再出现发热者,均应给予经验性抗真菌治疗,一般选抗菌谱较广的药物,如伊曲康唑、两性霉素B、卡泊芬净、伏立康唑、米卡芬净。待确诊后,根据检出的真菌菌种、药敏合理选择药物,足量、足疗程应用抗真菌药。重型再生障碍性贫血患者的感染常是混合感染、致命感染,因此,在考虑到细菌、真菌感染的同时,不能忽略病毒、原虫的感染,采用"强效、足量、广覆盖"的治疗原则,有助于在早期控制感染灶。粒细胞缺少伴严重感染危及生命者在联合抗生素与rhG-CSF疗效欠佳时可以考虑输注粒细胞。

(6) 祛铁治疗:再生障碍性贫血患者反复输注红细胞,不可避免出现铁过载。铁过载不仅影响心、肝、肾、内分泌腺体等脏器功能,也会对移植产生不良影响,如增加急性GVHD、菌血症或感染的发生率,降低总生存率。当血清铁蛋白高于1000μg/L就应开始祛铁治疗。可皮下注射或静脉滴注去铁胺,应用去铁胺期间有发生耶尔森菌感染的风险。不能耐受去铁胺者也可选口服地拉罗司,该药不良反应有腹泻、呕吐、头痛、腹痛、发热、皮疹及肾功能损害,当与肾毒性免疫抑制药联用时注意监测肾功能。

5.特殊获得性再生障碍性贫血的处理

(1) 肝炎相关再生障碍性贫血的处理:肝炎相关再生障碍性贫血的治疗原则是抑制亢进的细胞免疫,同时加强促造血治疗和保肝治疗,随时监测肝功能和病毒复制情况(尽管大多数患者病毒血清学阴性)。雄激素类药物因对肝功能的影响,故剂量不宜过大。可应用静脉丙种球蛋白或胸腺素,有助于增强患者的抗病毒能力。

(2) 妊娠期获得性再生障碍性贫血的处理:妊娠会加重再生障碍性贫血病情,或以往对免疫抑制治疗有反应的病例出现复发。再生障碍性贫血合并早期妊娠应尽早终止妊娠,同时加强支持治疗。再生障碍性贫血合并中、晚期妊娠主要是给予支持治疗,避免应用损害胎儿的药物,输血使 Hb>80g/L,输血小板使其>$20×10^9$/L,可适量应用静脉丙种球蛋白支持到分娩后再治疗再生障碍性贫血。妊娠不是使用 CsA 的禁忌证,而且也没有证据显示 CsA 能导致胎儿畸形,但不推荐对妊娠期患者使用 ATG/ALG。

(3) 出现异常克隆的获得性再生障碍性贫血的处理:少部分再生障碍性贫血患者在诊断时存在细胞遗传学克隆异常,常见的有:+8、+6、5q$^-$ 和 7 号、13 号染色体异常。一般异常克隆仅占总分裂象的很小部分,对免疫抑制治疗的反应与无遗传学异常者相似,但这些有异常核型的再生障碍性贫血患者应该每隔 3~6 个月做 1 次骨髓细胞遗传学分析,异常分裂象增多提示疾病转化。

(4) 伴有明显 PNH 克隆的获得性再生障碍性贫血:在再生障碍性贫血患者可检测到 PNH 小克隆,患者骨髓细胞减少但并不出现溶血。通常仅单核细胞和中性粒细胞单独受累,并且仅占很小部分,推荐对这些患者的处理同无 PNH 克隆的再生障碍性贫血患者。伴有明显 PNH 克隆(>50%) 的再生障碍性贫血患者慎用 ATG/ALG 治疗,可暂按 PNH 处理。6.疗效标准 中国疗效标准(2007) 如下。

(1) 基本治愈:贫血和出血症状消失。血红蛋白达 120g/L(男性) 或 110g/L(女性),白细胞计数达 $4×10^9$/L,血小板计数达 $100×10^9$/L,随访 1 年以上未复发。

(2) 缓解:贫血和出血症状消失。血红蛋白男性达 120g/L、女性达 100g/L,白细胞计数达 $3.5×10^9$/L 左右,血小板也有一定程度增加,随访 3 个月病情稳定或继续进步。

(3) 明显进步:贫血和出血症状明显好转,不输血,血红蛋白较治疗前 1 个月内常见值增长 30g/L 以上,并能维持 3 个月。

判定以上 3 项疗效标准者,均应在 3 个月内不输血。

(4) 无效:经充分治疗后,症状、血象未达明显进步。

(二) 遗传性再生障碍性贫血的治疗

当患者血红蛋白<80g/L、血小板计数<$30×10^9$/L、中性粒细胞计数<$0.5×10^9$/L 或有贫血、出血、感染症状时即应开始治疗。异基因造血干细胞移植(hematopoietic stem cell trans-plantation,HSCT) 适于该病。雄激素和 HGF 能改善血象,免疫抑制治疗对此病无效。

1.异基因 HSCT 首选 HLA 相合同胞供者 HSCT,其次考虑无关供者或不相合供者。同胞供者必须严格明确不携带范科尼贫血基因,甚至做皮肤成纤维细胞的染色体断裂试验以除外体细胞镶嵌现象。移植时机的选择尚无确切定论。一般而言,在感染、大量输注血制品前移植的预后相对较好,病情稳定、轻症的患者不需要立即移植。因为遗传性再生障碍性贫血患者对放化疗或免疫抑制药的不良反应很敏感,移植相关并发症的发生率和病死率很高,因此 HSCT 只适用于重度骨髓衰竭或继发白血病者。也有报道移植后发生实体瘤的危险度增高,且发病的中位年龄也较未移植者提前。美国 2008 年第 3 版《范科尼贫血诊断与治疗指南》建议每 3~4 个月监测血细胞计数,至少每年一次评价骨髓,并做肿瘤筛查,以便尽早发现并发症。

范科尼贫血患者对 CTX、白消安等具有遗传毒性的药物和射线高度敏感,也高倾向发生 GVHD,因此,范科尼贫血患者移植前应使用降低强度的预处理方案,并选择无遗传毒性的方案预防 GVHD。

文献报道,相合供者移植无病生存率在 64%～89%,移植失败的比例为 5%～10%。无关供者移植生存率较低。HSCT 只能纠正范科尼贫血患者的血液学改变,而对实体瘤的预防与治疗无效。

2.雄激素 雄激素能改善范科尼贫血患者血象,对红细胞、粒细胞和血小板均有升高作用,起效时间一般在 2 个月左右,但也有患者起始用药有效而后出现耐药,甚至有的患者对雄激素无反应。

3.HGF 范科尼贫血患者发生严重的中性粒细胞减少症特别是出现危及生命的严重感染时,在使用广谱高效的抗感染药物的同时,可同时应用 rhG-CSF。

4.支持治疗 贫血者应以浓缩红细胞输注,反复大量输血造成铁过载者应予以祛铁治疗。血小板减少或有出血者应以血小板输注,抗纤溶药对控制出血也有一定益处。

八、预后

获得性再生障碍性贫血的预后与病情、年龄以及治疗是否及时、得当有关。重型再生障碍性贫血预后较非重型再生障碍性贫血预后差;≥65 岁的患者预后差。近年的完全相合相关供者 BMT 的有效率为 70%～80%,儿童高达 91%。基于 ATG/ALG+CsA 的联合免疫抑制治疗的有效率为 50%～80%,年龄越大治疗反应率和 5 年生存率越低。重型再生障碍性贫血的首位死亡原因为感染,其次为出血。

免疫抑制治疗有效的再生障碍性贫血患者有发生克隆性疾病的危险,10 年内的累计发生率在 8%～10%(包括急性髓系细胞白血病、骨髓增生异常综合征、阵发性睡眠性血红蛋白尿症和实体瘤),而相合供者骨髓移植之后的发生率较低。

范科尼贫血预后不良,约 10%患者发生骨髓增生异常综合征和急性髓系细胞白血病,也有部分患者发生其他系统的实体肿瘤。文献报道,患儿在 7 岁以前发生重度骨髓衰竭的年危险率达 4%,而在成年人不足 1%。急性髓系细胞白血病在青少年和年轻患者的年危险率达 1%,而 45 岁时发生实体瘤的年危险率超过 10%。骨髓增生异常综合征、急性髓系细胞白血病和实体瘤的累积发生率分别约 50%、25%和 10%。美国文献报道范科尼贫血的中位生存年龄是 23 岁,死亡的主要原因为骨髓衰竭、HSCT 并发症和恶性肿瘤。

第十三章 血小板减少症

第一节 原发免疫性血小板减少症

一、定义

原发免疫性血小板减少症(immune thrombo-cytopenia,ITP)是因体液和细胞免疫介导的血小板过度破坏以及血小板生成不足,导致血小板减少的一种获得性自身免疫性出血性疾病。既往称特发性血小板减少性紫癜,2007年ITP国际工作组,将本病更名为immune thrombo-cytopenia(免疫性血小板减少症),"ITP"的缩写仍然保留,并将ITP分为原发性ITP和继发性ITP 2类。国内中华医学会血液学分会止血与血栓学组分别于2009年和2011年在《中华血液学杂志》上发表《成人原发免疫性血小板减少症诊治的中国专家共识》第一版和修订版,正式将本病更名为"原发免疫性血小板减少症"。

二、流行病学

ITP是临床上最为常见的出血性疾病。多项前瞻性基于人口学的流行病学研究显示,ITP的年发病率为(5~10)/10万人,可发生于任何年龄阶段,儿童和成年人各半,男女各半。育龄期女性发病率高于男性,ITP的发病率随年龄的增加而增加,60岁以上人群的发病率为60岁以下人群的2倍。

三、发病机制

ITP是一种自身免疫性疾病,由于患者对自身血小板抗原的免疫失耐受,从而导致自身抗体和细胞毒性T细胞(cytotoxic T lymphocyte,CTL)介导的血小板过度破坏,以及巨核细胞血小板生成不足。

1.体液免疫和细胞免疫介导的血小板过度破坏 1951年Harrington等把ITP患者的血浆输注给健康志愿者,使受血者产生一过性的血小板减少,证实ITP患者的血小板减少可能由血小板抗体所致。Shulman等进一步研究发现ITP患者血浆中的活性物质为免疫球蛋白。

ITP患者大部分血小板特异性自身抗体是针对GP Ⅱb/Ⅲa,其次是抗GP Ⅰb/Ⅸ复合体以及其他血小板糖蛋白。抗体包被的血小板通过Fcγ受体与抗原提呈细胞(APC)结合,主要在脾破坏。在脾脏切除后,肝和骨髓即成为主要场所。

除了血小板自身抗体介导的血小板破坏,ITP患者T细胞介导的细胞毒可直接溶解血小板。

2.体液免疫和细胞免疫介导的巨核细胞数量和质量异常,血小板生成不足 由于巨核细胞表面亦表达GP Ⅱb/Ⅲa和GP Ⅰb,自身抗体与巨核细胞上相应的抗原结合,影响巨核细胞的成熟和血小板的产生。研究发现,ITP患者的Ig可导致体外培养的正常巨核细胞的增生和成熟障碍。另外,$CD8^+$细胞毒T细胞可通过抑制巨核细胞凋亡,使血小板生成障碍。

血小板动力学研究显示,多数ITP患者血小板动力学未见明显加速。另外,ITP患者血血小板生成素(TPO)水平正常或仅轻度升高,从另一方面证明了 ITP 患者血小板生成不足。

四、临床表现

慢性 ITP 一般起病缓慢或隐袭,多表现为反复的皮肤、黏膜出血。部分患者通过偶然的血常规检查发现血小板减少,无出血症状。ITP 患者出血的主要原因为血小板减少,在部分患者血小板功能障碍也可能起一定作用。出血可发生于任何部位,通常表现为皮肤出血点、紫癜、鼻及牙龈出血、女性月经过多,泌尿道及胃肠道出血次之;颅内出血少见。女性患者可仅表现为月经增多。

ITP 患者出血症状的轻重一般与其外周血小板计数有关,血小板计数 $<10 \times 10^9 / L$ 时,可并发严重的出血症状。但有些患者即使血小板计数 $<10 \times 10^9 / L$,也无明显的出血症状。另外,在血小板计数相同的条件下,老年患者(>60 岁)发生严重出血的危险明显高于年轻患者。所以仅用血小板计数来评价患者病情的严重程度,还不够全面。为了客观评价患者的出血情况,中华医学会血液学分会止血与血栓学组结合我国现状正在积极推进 ITP 患者出血评分体系的制定。根据客观的评分判断患者出血的严重程度,有助于临床医师选择适宜的治疗措施。

除了出血的临床表现外,近期研究证实,ITP 患者还可出现乏力以及血栓形成倾向。多项研究发现,许多 ITP 患者存在明显的乏力症状。乏力是 ITP 的临床症状之一,部分患者表现得更为明显。对于那些没有出血或仅有轻度出血症状但乏力明显的患者,如果治疗可以改善其乏力症状,则需要对其进行治疗。另外,ITP 不仅是一种出血性疾病,也是一种血栓前疾病。因此 ITP 患者最佳的血小板计数应该在控制在 $(50 \sim 100) \times 10^9 / L$,而无须将患者的血小板计数维持在正常水平($>100 \times 10^9 / L$)。对于血小板计数持续缓解的 ITP 患者,需要时可以应用抗血小板治疗。

体格检查除了血小板减少引起的出血外,其他体检均正常。ITP 患者一般无脾增大,反复发作的患者脾可轻度增大。如果患者出现发热、体重明显减轻、脾明显增大、肝大和淋巴结肿大等症状,多提示其他疾病(如淋巴系统增生性疾病所致的血小板破坏),不支持 ITP 的诊断。

五、辅助检查

1. 外周血液检查

(1) 血细胞计数及血涂片:慢性 ITP 患者血小板计数常在 $(20 \sim 80) \times 10^9 / L$。除大量出血外,患者一般无明显贫血。患者贫血程度与失血量成相关,通常为正细胞性贫血,如患者失血的持续时间较长可引起小细胞低色素性贫血。若贫血与失血量不成比例,应查 Coombs 试验,以排除 Evans 综合征。除急性失血外,患者外周血白细胞计数和分类正常。血小板形态可有改变。如体积增大、形态特殊、颗粒减少等。骨髓中巨核细胞增多的患者平均血小板体积(mean platelet volume, MPV) 升高;其血小板体积分布宽度(platelet distribution width, PDW) 也升高,可能反映了血小板大小不一的异型程度。

ITP 患者血涂片检查除了血小板数量减少外,血细胞形态大致正常。若发现巨大血小板,提示先天性血小板减少或骨髓造血紊乱(如骨髓增生异常综合征)。血涂片还有助于排除假性血小板减少、遗传性血小板减少、血栓性血小板减少性紫癜、DIC、白血病或其他恶性肿瘤相关的血小板减少等。

(2) 血小板功能:部分 ITP 患者血小板功能异常,表现为血小板聚集功能减低。部分慢性 ITP 患者血浆自身抗体可抑制正常血小板对腺苷二磷酸及胶原的聚集反应。临床上有些患者血小板计数并不很低,但出血症状较重,可能与患者同时合并血小板功能异常有关。

(3) 网织血小板的测定:网织血小板是指在细胞质中残留 RNA 的幼稚血小板,网织血小板数量反映了骨髓造血情况。再生障碍性贫血患者网织血小板多正常,而 ITP 患者网织血小板比例增高。

(4) 止血和凝血功能检查:患者凝血功能正常,出血时间延长,血块收缩不良,束臂试验阳性。

(5) 自身抗体血清学检查:ITP 患者风湿系列等自身抗体阴性。部分患者可检测到抗心磷脂抗体、抗核抗体。单纯的抗核抗体或抗心磷脂抗体阳性,不能排除 ITP 的诊断。

(6) 血小板生成素(TPO)的检测:血浆 TPO 不作为 ITP 的常规检测项目。ITP 患者血浆 TPO 水平正常或轻度升高,可与再生障碍性贫血或低增生性骨髓增生异常综合征鉴别(TPO 水平明显升高)。

2.骨髓检查 ITP 患者骨髓中巨核细胞正常或增多,但胞质中颗粒减少,嗜碱性较强,产生血小板的巨核细胞数量明显减少或缺乏。粒、红系细胞通常正常,但当急性严重出血或慢性反复出血时,红系细胞增多。

3.血小板自身抗体的检测 血小板膜糖蛋白(GP)特异性自身抗体的检测方法主要有 3 种:免疫印迹法、免疫沉淀法以及糖蛋白固定法。免疫印迹法和免疫沉淀法的灵敏度均低,且存在假阳性结果。糖蛋白固定法主要有 5 种方法:微量滴定法、免疫珠法、改良的抗原捕获酶联免疫吸附法(antigen-capture enzyme-linked immunosorbent assay,AC-ELISA)、单克隆抗体特异性捕获血小板抗原法(monoclonal antibody-specific immobilization of platelet antigen test,MAIPA)、血小板相关免疫球蛋白鉴定法(platelet-associated immunoglobulin,PAIg)。微量滴定法的灵敏度和特异度很低。免疫珠法、AC-ELISA、MAIPA、和 PAIg 的灵敏度和特异度均高于微量滴定法。上述方法特异度强,但灵敏度较低,可以鉴别免疫性与非免疫性血小板减少,有助于 ITP 的诊断。但不能鉴别原发性 ITP 与继发性 ITP。主要应用于骨髓衰竭合并免疫性血小板减少;一线及二线治疗无效的 ITP 患者;药物性血小板减少;复杂的疾病(罕见)如单克隆丙种球蛋白血症和获得性自身抗体介导的血小板无力症。

4.其他 当患者的临床症状除了血小板减少外,尚存在其他症状提示以下疾病时,如艾滋病、甲状腺病、Evans 综合征、B 细胞恶性肿瘤、IgA 缺乏症等,则需进行相关的检查。

六、诊断

ITP 的诊断国内外仍是临床排除性诊断,主要依赖临床表现,没有特异性的实验室检查能够准确地诊断 ITP。诊断主要依靠:病史、体格检查、血细胞计数以及血涂片等。国内 ITP 的诊断标准,具体如下。

1.至少 2 次化验血小板计数减少,血细胞形态无异常。

2.体检 脾一般不增大。

3.骨髓检查 巨核细胞数正常或增多,有成熟障碍。

4.排除继发性血小板减少症,如自身免疫性疾病、甲状腺疾病、药物诱导的血小板减少、同种免疫性血小板减少、淋巴系统增生性疾病、骨髓增生异常(再生障碍性贫血和骨髓增生异常综合征)、恶性血液病、慢性肝病脾功能亢进、血小板消耗性减少、妊娠血小板减少、感染等所致的继发性血小板减少、假性血小板减少以及先天性血小板减少等。

七、鉴别诊断

由于 ITP 的诊断为临床排除性诊断,需要排除假性血小板减少以及各种病因所致的继发性血小板减少。

1.假性血小板减少(pseudothrombocytopenia,PTCP) 引起 PTCP 常见的原因有血液标本未混匀、抗凝剂不足、巨大血小板综合征和血小板凝集。由抗凝剂乙二胺四乙酸(ethylenediaminetetraacetic acid,EDTA) 引起的血小板凝集,称 EDTA-PTCP。取患者 EDTA 抗凝血涂片,显微镜下可见血小板凝集。

2.非免疫性血小板减少 非免疫因素所致血小板减少,如血小板生成减少、血小板消耗增加等。

(1) 再生障碍性贫血(AA)和骨髓增生异常综合征(myelodysplastic syndrome,MDS):部分患者疾病初期表现为单纯的血小板减少,需与 ITP 鉴别。骨髓穿刺涂片和活检可鉴别。典型的 ITP 骨髓为巨核细胞增多伴成熟障碍;AA 为骨髓增生低下,巨核细胞明显减少,淋巴细胞比值增高,非造血细胞易见;MDS 骨髓可见病态造血。其次,AA 和 MDS 患者血清血小板生成素(TPO)水平明显高于正常,而 ITP 患者 TPO 水平则接近正常,可以鉴别。

(2) 脾功能亢进:脾功能亢进,脾扣留和破坏血小板增多,出现血小板计数减少。但患者骨髓功能正常,骨髓涂片无巨核细胞成熟障碍现象。

(3) 血栓性血小板减少性紫癜(thrombotic thrombocytopenic purpura,TTP):TTP 患者除血小板减少外尚有发热、微血管病性溶血、神经精神异常、肾功能不全等临床表现可与 ITP 鉴别。

(4) 其他:恶性肿瘤骨髓浸润所致血小板减少多同时伴有恶性肿瘤的其他症状;化疗药物所致血小板减少的患者有化疗病史,弥散性血管内凝血(DIC)所致血小板减少患者同时伴有凝血功能的异常,不难与 ITP 鉴别。

3.继发性免疫性血小板减少 人类免疫缺陷病毒(human immunodeficiency virus,HIV)感染、系统性红斑狼疮(SLE)、淋巴系统增生性疾病、某些药物(如肝素、奎宁等)等,均可致免疫性血小板减少。但患者同时伴有原发病的临床表现。

系统性红斑狼疮(SLE) 常出现血小板减少,部分患者以血小板减少为首诊症状,所以疑诊 ITP 的患者尤其是年轻女性,需常规进行抗核抗体、抗双链 DNA 抗体等试验。但单纯的抗核抗体或抗磷脂抗体阳性不能排除 ITP 的诊断。

阿司匹林、吲哚美辛等解热镇痛药,青霉素、头孢菌素、磺胺、利福平等抗菌药以及肝素、奎宁、卡马西平、苯妥英钠等药物可引起免疫性血小板破坏,导致血小板减少。一般起病急、出血重、停药后出血症状很快消失,激素治疗起效较快。

八、临床分型与分期

国内 ITP 分型与分期标准如下。

1.新诊断的 ITP 指确诊后 3 个月以内的 ITP 患者。

2.持续性 ITP 指确诊后 3~12 个月血小板持续减少的 ITP 患者。包括没有自发缓解的患者或停止治疗后不能维持完全缓解的患者。

3.慢性 ITP 指血小板减少持续超过 12 个月的 ITP 患者。

4.重症 ITP 指血小板计数<10×10⁹/L,且就诊时存在需要治疗的出血症状或常规治疗中发生了新的出血症状,且需要用其他升高血小板药物治疗或增加现有治疗的药物剂量。

5.难治性 ITP 指满足以下所有 3 个条件的患者。①脾切除后无效或者复发;②仍需要治疗以降低出血的危险;③除外了其他引起血小板减少症的原因,确诊为 ITP。

九、治疗

ITP 发病机制的研究成果,使 ITP 在治疗理念和措施等方面均有了重大进展。阻止血小板过度破坏和促血小板生成已成为 ITP 现代治疗不可或缺的重要方面。

1.观察 ITP 的治疗宜个体化。 ITP 是一种良性疾病,目前还没有根治的方法。而且 ITP 疾病本身发生致死性出血的发生率与治疗相关致死性并发症的发生率大致相当,所以应尽量避免过度治疗。另外,ITP 国际工作组以及国内专家共识均强调了治疗时尊重患者的意愿,并且要考虑到患者的生活质量。

对于血小板计数高于 30×10⁹/L,无出血表现,无血小板功能异常,无凝血功能异常,无手术、创伤,且不从事增加患者出血危险的工作或活动,发生出血的风险较小,可给予临床观察而不进行药物治疗。

2.ITP 急症处理 重症 ITP 患者(血小板计数<10×10⁹/L,伴胃肠道、泌尿生殖道、中枢神经系统或其他部位的活动性出血)或需要急诊手术的 ITP 患者,应迅速提高患者血小板计数至安全水平。可酌情给予随机供者的血小板输注。还可选用静脉注射免疫球蛋白[1.0g/(kg·d)×(2~3)天]和(或)甲泼尼松龙(1.0g/d×3 天)。其他治疗措施包括停用抑制血小板功能的药物、控制高血压、局部加压止血、口服避孕药控制月经过多,以及应用纤溶抑制药(如氨甲环酸、6-氨基己酸)等;如上述治疗仍不能控制出血,可以考虑使用重组人活化因子Ⅶ(rhFⅦa)。

3.新诊断 ITP 的一线治疗

(1) 肾上腺糖皮质激素:为治疗 ITP 的首选药物。泼尼松 1mg/(kg·d),稳定后剂量逐渐减少到 5~10mg/d 维持 3~6 个月。泼尼松治疗 4 周,仍无反应,说明泼尼松治疗无效,应迅速减量至停用。如减量中,血小板降低,则以最小维持量维持。也可使用口服大剂量地塞米松(HD-DXM)。剂量 40mg/d×4 天,建议口服用药,无效患者可在半月后重复 1 次。应用时,注意监测血压、血糖的变化,预防感染,保护胃黏膜。在糖皮质激素治疗时要充分考虑到药物长期应用可能出现的不良反应。如长期应用糖皮质激素治疗部分患者可出现骨质疏松、股骨头坏死,应及时进行检查并给予二磷酸盐预防治疗。长期应用激素还可出现高血压、糖尿病、急性胃黏膜病变等不良反应,也应及时检查处理。另外 HBV DNA 复制水平较高的患者慎用糖皮质激素。

(2) 静脉注射免疫球蛋白(intravenous immunoglobulin,IVIg) 治疗:主要用于①ITP 的急症处理;②不能耐受肾上腺糖皮质激素或者脾切除前准备;③合并妊娠或分娩前;④部分慢作用药物(如达那唑或硫唑嘌呤)发挥疗效之前。常用剂量 400mg/(kg·d)×5 天;或 1.0g/(kg·d),用 1 天,严重者连用 2 天。必要对可以重复。IVIg 慎用于 IgA 缺乏患者、糖尿病患者和肾功能不全患者。

4.成年人 ITP 的二线治疗

(1) 脾切除:在脾切除前,必须对 ITP 的诊断做出重新评价。关于 ITP 患者选择脾切除的时机,目前仍有争论。一般认为脾切除应至少在诊断 ITP 6 个月以后,可在糖皮质激素治疗无效后或者仅在其他安全的药物治疗全部无效后才考虑脾切除治疗。适应证,成年人规范激素治疗无效;需用较大剂量激素(>30mg/d)维持者;有使用糖皮质激素的禁忌证。禁忌证,年龄<16 岁;妊娠早期和晚期;因其他疾病不能手术。对于切脾治疗无效或最初有效随后复发的患者应进一步检查是否存在副脾。

(2) 药物治疗

1) 硫唑嘌呤:常用剂量为 100~150mg/d,分 2~3 次口服,根据患者白细胞计数调整剂量。不良反应为骨髓抑制、肝肾毒性。

2) 环孢素 A:常用剂量为 5mg/(kg·d),分 2 次口服,根据血药浓度调整剂量。不良反应包括肝肾损害、牙龈增生、毛发增多、高血压、癫痫等,用药期间应监测肝、肾功能。

3) 达那唑:常用剂量为 400~800mg/d,分 2~3 次口服,起效慢,需持续使用 3~6 个月。与肾上腺糖皮质激素联合,可减少肾上腺糖皮质激素用量。达那唑的不良反应主要为肝功损害,月经减少,偶有多毛发生,停药后可恢复。对月经过多者尤为适用。

4) 抗 CD20 单克隆抗体(利妥昔单抗):利妥昔单抗是一种人鼠嵌合的抗 CD20 单抗,可与患者体内 B 淋巴细胞结合,引起 Fc 受体介导的细胞溶解,清除血液、淋巴结以及骨髓中的 B 淋巴细胞。标准剂量:375mg/m^2,静脉滴注,每周 1 次,共 4 次。一般在首次注射 4~8 周内起效。最近也有报道利妥昔单抗 100mg 静脉滴注,每周 1 次,共次。小剂量利妥昔单抗治疗的反应率与标准剂量相近,但起效所需时间更长。目前还不知道利妥昔单抗治疗 ITP 的适合剂量,需要进行关于利妥昔单抗治疗 ITP 剂量的对照研究,以寻找最佳剂量。活动性乙型及丙型肝炎是利妥昔单抗治疗的禁忌证。

由于利妥昔单抗治疗 ITP 的持续缓解时间长,但起效慢。国内外正在探索利妥昔单抗的联合治疗,以期达到尽快提高患者血小板计数,同时提高患者持续反应率。

5) 血小板生成素(TPO)和 TPO 受体激动药:包括血小板生成素(TPO)、TPO 拟肽和非肽类 TPO 类似物,是近年发展较快的一类药物。2008 年年底安进公司的罗米司亭(AMG531)和葛兰素公司的艾曲波帕经美国 FDA 快速通道获准上市,国内三生公司的重组人 TPO(rhTPO) 于 2010 年被国家食品药品监督管理总局(State Food and Drug Administration Created,SFDA)批准用于治疗激素或复发的 ITP。

重组人 TPO:国内一项多中心随机对照临床试验,应用 rhTPO 治疗糖皮质激素无效的 ITP 患者,有效率 60.3%,不良事件发生率 13.6%,主要有轻度嗜睡、头晕、过敏样反应和乏力等,不良反应轻微,患者可耐受。剂量 1.0μg/(kg·d)×14 天,血小板计数≥100×10^9/L 时停药。

罗米司亭:属 TPO 拟肽,体内的生物学效应与 TPO 极为相似。首次应用从 1μg/kg 每周 1 次皮下注射开始,若血小板计数<50×10^9/l 则每周增加 1μg/kg,最大剂量 10μg/kg。若持续 2 周血小板计数≥200×10^9/L,开始每周减量 1μg/kg,血小板计数≥400×10^9/L 时停药。

若最大剂量应用 4 周,血小板计数不升,视为无效,停药。Ⅲ期临床研究治疗组总有效率为 83%,对未切脾和切脾患者的疗效相近。2010 年底,报道了罗米司亭长期治疗的安全性和有效性。292 例患者,接受罗米司亭治疗的中位时间 78 周(1~277 周),大部分患者(94.5%)血小板计数高于 50×10^9/L。主要不良反应:血栓事件;11 例患者出现骨髓纤维化;2 例出现罗米司亭中和性抗体,但抗体与 TPO 无反应。

艾曲波帕:是一种小分子物质,为非肽类TPO类似物,可以与TPO受体的跨膜部分结合,促进巨核细胞增生和分化。 片剂,建议欧美人50mg/d,口服1次,饭前1小时或饭后2小时,东亚人可以从25mg/d开始,根据血小板计数调整剂量,使血小板计数维持在≥50×10^9/L,最大口服剂量不超过75mg/d。 用药过程中需要监护肝功能。 Ⅲ期临床试验结果显示,成年人慢性ITP(包括切脾以及未切脾的患者)的有效率为59%。 2010年底,关于艾曲波帕长期治疗的安全性和有效性的临床研究报道了初步的结果,接受艾曲波帕治疗的中位时间100周,87%的患者治疗后血小板计数≥50×10^9/L。 艾曲波帕主要的不良反应肝功能和胆红素的升高以及血栓事件。

⑥长春碱类:长春新碱(VCR)为1.4mg/m^2(最大剂量为2mg),每周1次,缓慢静滴,共3~6次。 或长春地辛(VDS)4mg每周1次,缓慢静滴,共3~6次。 不良反应主要有周围神经炎、脱发、便秘和白细胞减少等。

5.一、二线治疗失败ITP的治疗 糖皮质激素、IVIg和脾切除等一、二线治疗无效(包括不适合或不接受脾切除的患者),仍需治疗以维持安全的血小板水平的患者,其治疗宜个体化。 可以选用下述治疗:环磷酰胺、联合化疗、吗替麦考吩酯及干细胞移植等,另外也可选择中药临床试验。

十、疗效判断

在判断ITP疗效时,应至少检测2次血小板计数,并且至少间隔7天。 具体标准如下:

1.完全应答(complete response,CR) 治疗后血小板计数≥100×10^9/L且没有出血。

2.有效(response,R) 治疗后血小板计数≥30×10^9/L并且至少比基础血小板数增加2倍,且没有出血。

3.无效(non-response,NR) 治疗后血小板计数<30×10^9/L或者血小板数增加不到基础值的2倍或者有出血。

第二节 继发性血小板减少症

继发性血小板减少症是指有明确病因或在一些原发病基础上发生的血小板减少症。

一、病因与发病机制

(一) 血小板生成障碍或无效生成

1.巨核细胞生成减少

(1) 物理、化学因素:如电离辐射、肿瘤化疗药物、抗生素类(氯霉素、磺胺药)、解热镇痛药(保泰松、吲哚美辛)、抗甲状腺药(丙硫氧嘧啶、甲巯咪唑、卡比马唑)、抗糖尿病药(氯磺丙脲)、抗癫痫药(苯妥英钠)、苯及无机砷等,此类药物干扰DNA合成,抑制细胞丝状分裂,表现为骨髓增生低下和巨核细胞极度减少,常伴有全血细胞减少。 另有一些药物如氯噻嗪类、甲苯磺丁脲等抑制巨核细胞生成,血小板生成减少。

(2) 骨髓浸润性疾病:如骨髓转移癌、白血病、骨髓瘤、淋巴瘤、骨髓纤维化等,异常细胞浸润骨髓,造血功能受抑,巨核细胞减少,血小板减少。 常伴有其他血细胞质和量的异常。

(3) 造血干细胞病变:如再生障碍性贫血、阵发性睡眠性血红蛋白尿、范科尼贫血、骨髓增生异常综合征,表现为全血细胞减少。

(4) 感染性疾病:如风疹、麻疹、腮腺炎、登革热、艾滋病及某些病原菌引起的败血症等。可能是病原体直接损害巨核细胞,使血小板生成减少。肝炎病毒能直接损害骨髓造血干细胞,使全血细胞减少。获得性单纯无巨核细胞性血小板减少性紫癜,亦与病毒感染、药物、巨核细胞生长因子缺乏引起的巨核细胞生成受抑有关。

(5) 血小板生成调控紊乱:少见,包括血小板生成素(TPO)缺乏和周期性血小板减少症。

(6) 遗传性疾病:如血小板减少伴桡骨缺如(thrombocytopenia and absent radii,TAR)综合征、Chediak-Higashi 综合征、Shwachman-Diamond 综合征和先天性无巨核细胞性血小板减少性紫癜等。

2.血小板无效生成 见于维生素 B_{12}、叶酸缺乏、部分阵发性睡眠性血红蛋白尿及骨髓增生异常综合征等,特征为骨髓巨核细胞数量正常或增多,但血小板产率降低,循环中血小板寿命有不同程度的缩短。

(二)血小板破坏增加或消耗过多

血小板寿命缩短、过早破坏或消耗过多,导致周围血中血小板减少。而骨髓中巨核细胞数正常或代偿增生,伴有成熟障碍。常见的病因如下。

1.免疫性破坏 除 ITP 外,继发性常见病因如下。

(1) 药物:药物作为半抗原与血浆蛋白或血小板蛋白质结合成全抗原,产生相应抗体。药物抗体复合物激活补体,损伤血小板,被单核-吞噬细胞系统吞噬。这类药物有奎宁、奎尼丁、铋剂、金盐、洋地黄毒苷、异烟肼、甲基多巴、肝素以及镇静、安眠、抗惊厥药物等。

(2) 某些免疫异常疾病:包括风湿性疾病如系统性红斑狼疮、结节性多动脉炎等;淋巴增生性疾病如慢性淋巴细胞白血病、淋巴瘤、骨髓瘤等。

(3) 感染相关血小板减少:常见于病毒及细菌感染,如幽门螺杆菌(helicobacter pylori, Hp)感染、流感、麻疹、水痘、出血热、肝炎、艾滋病、新型布尼亚病毒、伤寒及败血症等。这与病毒抗原-抗体复合物致敏血小板或血中抗血小板抗体水平升高引起血小板破坏过多有关。

(4) 同种免疫性血小板减少:包括输血后紫癜和新生儿同种免疫性血小板减少性紫癜。前者是由于血小板表面特异性抗原(如 HPA-1a、HPA-2b HPA-4a、HPA-3a 等)阴性患者输入相应抗原阳性血液,产生同种抗血小板抗体,当再次输注相应抗原阳性血液时,体内抗体与输入的抗原结合,引起输入的血小板破坏。患者大多为经产妇或有输血史者,输入后患者出现发热、寒战,大约在 1 周血小板急剧下降,伴有严重出血表现。后者由于母亲对胎儿不相容的血小板抗原产生同种血小板抗体,这种抗体通过胎盘进入胎儿体内引起血小板减少。近半数发生在首次妊娠,常见于患儿母亲是 HPA-1a 阴性而父亲是阳性者,但引起本病发病的抗原型在不同种族间的差异较大。新生儿出生时可见全身散在性紫癜、瘀斑,病程有自限性,一般持续 1~2 周,很少超过 4 周,约 10%的患儿并发颅内出血死亡。

2.非免疫性破坏 血管炎、人工心脏瓣膜、动脉插管、体外循环、血液透析等,由于血管内膜粗糙,血管内异物或血液流经体外管道时可引起血小板机械破坏,血小板黏附在内膜或异物表面,亦可导致血小板减少。

3.血小板消耗过多 主要见于血栓性微血管病,如弥散性血管内凝血、血栓性血小板减少性紫癜、溶血尿毒综合征均因微血管内弥散性血栓形成使血小板消耗过多,导致血小板减少。

(三) 血小板分布异常

各种原因的脾大,包括脾肿瘤、脾充血、脾浸润(戈谢病、尼曼-匹克病)、黑热病及原发性脾大等,肿大的脾可以扣留全血85%的血小板。骨髓巨核细胞正常或增多。

(四) 假性血小板减少症

检测血常规常用的抗凝剂如乙二胺四乙酸(EDTA)等,可致部分受检者血小板在体外聚集,出现血小板计数减少的假象,称为EDTA依赖性假性血小板减少症。血涂片可发现血小板明显聚集,更换抗凝剂后血小板恢复正常。

继发性血小板减少往往是综合因素,如感染、药物、肿瘤不仅抑制骨髓造血,同时还有免疫性血小板破坏或分布异常。

二、临床表现与实验室检查

患者有原发病表现或发病前有某种致病因素接触史,轻、中度血小板减少($>50\times10^9/L$)可无出血表现,重度血小板减少常有皮肤、黏膜瘀点、紫癜、瘀斑、鼻出血、口腔血疱、黑便、月经过多或术后伤口渗血等,颅内出血是主要的死亡原因。实验室检查除血小板减少外可有束臂试验阳性,出血时间延长,血块退缩不佳,凝血检查正常。骨髓涂片检查十分重要,骨髓中巨核细胞减少提示生成障碍,见于再生障碍性贫血及骨髓浸润性疾病等。巨核细胞正常或增多,但可伴有成熟障碍,见于血小板破坏、消耗过多或分布异常等疾病。疑为HIV感染应查T细胞功能及检测血清HIV抗体。疑为系统性红斑狼疮应查血清抗核抗体、抗Sm抗体、抗ds-DNA抗体等。疑为淋巴瘤应做淋巴结活组织检查。TPO检测和网织血小板计数,对鉴别血小板生成减少还是破坏加速有重要价值。前者血清TPO浓度升高,网织血小板计数正常或减少;后者血清TPO浓度正常,而网织血小板计数增加。

三、诊断

患者有出血症状伴血小板减少,同时有下列征象时应考虑本病:①发病前有服药、电离辐射、妊娠或输血史;②既往有出血史或家族出血史;③伴有发热、畏寒等感染症状;④体检有肝、脾、淋巴结肿大,尤其是明显脾大者;⑤失血不多而贫血较重者;⑥伴有白细胞、红细胞量和质的异常。骨髓涂片或活检,对骨髓病性贫血及再生障碍性贫血的诊断有重要意义。若因脾大做脾切除,脾病理检查可能有助于发现引起血小板减少的病因。

四、治疗

主要针对原发病。出血严重时肾上腺糖皮质激素可以改善症状,必要时输注血小板悬液。免疫性血小板减少皮质激素大多有效,部分患者可行血浆置换治疗。药物性血小板减少应立即停服可疑药物,大多在7~10天血小板恢复正常。感染性血小板减少应积极抗感染治疗,一般在感染控制后2~6周血小板恢复正常,感染引起骨髓抑制者病程迁延较长。对脾功能亢进者,可做脾切除治疗。海绵状血管瘤可采取肿瘤照射或手术切除治疗。

第十四章 白血病

第一节 急性白血病

一、临床表现

各类急性白血病(acute leukemia,AL)的共同临床表现大多与正常造血细胞生成受抑和白血病细胞增生浸润有关。正常造血细胞生成受抑可引起感染、发热、出血和贫血；白血病细胞增生浸润可导致肝、脾、淋巴结肿大及其他器官病变。症状的缓急主要取决于白血病细胞在体内的增长速率和积蓄程度。

(一)感染

约半数以上患者以发热起病,当体温>38.5℃时常由感染引起。感染是急性白血病最常见的死亡原因之一。据上海市白血病协作组统计,初诊时46.1%的急性髓系白血病(acute myeloid leukemia,AML)和42%的急性淋巴细胞白血病(acute lymphoblastic leukemia,ALL)患者有感染发热。国外494例急性白血病1894次发热分析显示,明确为感染者占64%,不明原因者35%,非感染性者仅占1%。急性白血病发生感染的机制：①中性粒细胞数量减少和功能缺陷：白血病细胞能抑制骨髓正常粒系祖细胞的生成,加上化疗药物对骨髓的抑制毒性,在诱导缓解期常发生显著的粒细胞缺乏症,极易并发各种细菌或真菌感染。中性粒细胞<$1×10^9$/L时,感染机会中度增加；<$0.5×10^9$/L时,显著易感染；<$0.1×10^9$/L时,几乎都有严重的感染。感染的发生还和粒细胞缺乏持续的时间有关,超过2周者几乎都有严重感染,且真菌和原虫感染的危险性显著增高。粒细胞的趋化、游走、吞噬及杀菌功能降低,不能产生正常的炎症反应,感染不易局限；②免疫缺陷：化疗及应用糖皮质激素等可加重免疫紊乱。免疫球蛋白合成减少,补体缺乏,使机体对具有荚膜的细菌如肺炎链球菌或流感杆菌的防御能力显著减弱,加上细胞免疫功能减低,患者易发生范围广泛的各种病原体感染；③皮肤黏膜屏障破坏更有利于病原体的入侵；④院内感染：长期住院患者的感染半数系院内获得,细菌常呈耐药性。感染以咽峡炎、口腔炎最多见,肺部感染、肛周炎及肛周脓肿也常见。皮肤黏膜感染很少化脓,但易形成蜂窝织炎。胃肠道感染常是脓毒血症的主要来源。泌尿系感染时尿路刺激症状不明显；当白细胞<$0.1×10^9$/L时,仅11%有脓尿。在发病早期,感染常由革兰阳性球菌如粪链球菌、金葡菌或表葡菌所引起；但长期反复抗生素治疗后体内菌群发生变化,加以肠道黏膜溃疡和肠壁白血病细胞浸润,此时革兰阴性杆菌感染较多见。细菌多数来自患者本身的肠道,其中50%以上系住院后获得,以硝酸盐阴性、肺炎和铜绿假单胞菌为多见,占感染死亡的75%,尤其是假单胞菌感染患者常出现典型的坏死性皮损,死亡率高。结核复发也有报道。真菌常为终末期感染,但也有发生在病程早期,尸检发生率占13%,以

念珠菌及曲霉菌多见。急性白血病发生病毒感染时病情常较凶险,如麻疹或水痘易并发肺炎、脑炎等。病毒感染中巨细胞病毒(cytomegalovirus,CMV)常见于急性白血病缓解期,尤其是儿童ALL。

(二) 出血

40%~70%的患者起病时伴出血倾向。在未并发弥散性血管内凝血(DIC)者,出血的发生率为67%~75%,死于出血占10%~15%。并发的DIC患者几乎全部有出血,其中死于DIC者占20%~25%。AML有出血倾向(58%)者明显多于ALL(42%)。

出血的机制如下:①血小板减少:约95%的AL病例有血小板减少,是引起出血最重要的原因。皮肤瘀点、瘀斑和齿龈渗血最常见,可有鼻出血和月经过多。视网膜出血时可引起失明,蛛网膜下隙出血常引起突然死亡。血小板功能障碍并非是AL出血的主要原因。当血小板在$20×10^9/L$以上时可无严重出血,但低于$5×10^9/L$者常引起致命的出血倾向。如血小板在$20×10^9/L$以上有严重出血常提示有其他机制参与出血,但某些AL可有血小板的黏附、聚集和释放功能异常,血小板膜糖蛋白Ⅰb和Ⅱb/Ⅲa异常,电镜观察常见α颗粒减少和体积变小;②血管壁损伤:由于白血病细胞浸润、感染内毒素以及大量化疗所引起。当白血病细胞数异常增多时,可使小动脉和小静脉内白血病细胞堆积,称白细胞淤滞,可发生出血;③凝血障碍:单个凝血因子缺乏较少见。凝血障碍常呈大块瘀斑和血疱,伴有疼痛。内脏出血多见,如消化道、泌尿道、颅内出血。最常见的类型是DIC,AL并发DIC的发生率为7%~30%。急性早幼粒细胞白血病(acute promyelocytic leukemia,APL)的出血机制较为复杂,以前多认为是白血病细胞颗粒中含有的促凝物质释放导致DIC的发生,现认为APL患者出血以原发性纤维蛋白溶解亢进为主;④抗凝物质增多:AL患者肝素或肝素类物质增多,发生率占10%~15%。细菌感染释放有抗凝作用的多糖体,故感染可使出血加重。

(三) 贫血

约2/3的AL患者在确诊时有中度贫血。贫血发生的机制:①白血病细胞克隆能抑制正常多能造血干细胞以及红系祖细胞,并使红系祖细胞对红细胞生成素的反应性降低。白血病细胞破坏诱导红系生成的微环境等,从而使红系生成减少;②无效性红细胞生成:测定血浆和红细胞内放射性铁的转换以研究骨髓红系造血,发现白血病患者红系铁转换率正常或升高,但成熟红细胞的铁摄取量却显著降低,提示无效性红细胞生成,另外,某些类型的白血病患者伴幼红细胞增生异常,表现为巨幼样变和细胞分裂受阻;③溶血:明显溶血绝大多数见于淋巴细胞白血病。隐性溶血表现为对输血的要求明显增加,发生机制可能和免疫有关,少数可能有红细胞内在缺陷。DIC可伴微血管病性溶血性贫血;④其他:急慢性失血以及某些抗代谢化疗药物例如氨甲蝶呤(MTX)和阿糖胞苷(Ara-C)等可引起DNA合成障碍,导致巨幼细胞贫血。

(四) 淋巴结和肝脾大

初诊时62.2%ALL患者、41%AML患者有淋巴结肿大,常见为浅表淋巴结肿大。淋巴结肿大以ALL为著。60%~80%的T-ALL有纵隔淋巴结肿大,严重者可引起气管、颈静脉压迫等症状。在AML中以M_4及M_5发生淋巴结肿大多见,肝、脾大ALL较AML更为多见,据上海地区统计,初诊时ALL有60%的病例有肝大,47.9%有脾大,而AML仅31.8%的病例有肝大,20.9%有脾大。

(五) 神经系统

中枢神经系统白血病(central nervous system leukemia,CNSL)以蛛网膜及硬脑膜浸润最高,分别为 82%及 78.6%,其次为脑实质(62%)、脉络丛(42%)及脑神经(22%),可发生在白血病活动期或缓解期。约有 2%的急性白血病患者初诊时有中枢神经系统累及,如未进行中枢神经系统白血病的预防处理,则 70%的 ALL、20%~40%的儿童及 5%的成人 AML 可发生中枢神经系统白血病。轻者可无症状或仅有轻微头痛,脑脊液压力增高。严重的才呈典型脑膜炎表现,但一般不发热。脑脊液检查可见压力增高,细胞数增多甚至发生混浊,蛋白增多,糖降低。利用细胞离心沉淀涂片染色检查,可检出白血病细胞。当周围血原始细胞显著增多($>50\times10^9$/L)时,常可引起白细胞淤滞,多见于 AML 和慢性髓系白血病(chronic myelogenous leukemia,CML)的急变期。临床表现类同脑血管意外,患者有头痛、轻瘫,迅速进入昏迷,常致死亡。

(六)口腔及皮肤

白血病细胞浸润口腔黏膜可引起齿龈肿胀或巨舌等,多见于 AML-M_5 及 M_4。白血病性齿龈炎常继发感染、出血,甚至发生继发性口干燥症。偶见急性白血病可首发于皮肤。皮肤浸润表现有白血病疹、结节、斑块和溃疡等。白血病疹呈淡紫色小丘疹,常有痒感,以 AML-M_4 及 M_5 为明显。活检或皮损印片有助于诊断。皮肤感染很多见,表现为蜂窝织炎,常呈大片状,迅速发展,最常见于面部,多由革兰阳性细菌所引起。病毒性皮炎常发生在化疗中或化疗后,以单纯疱疹及带状疱疹为多见。

(七)心脏和呼吸系统

急性白血病的肺部表现可由感染、浸润及白细胞淤滞等引起。初诊时有肺浸润者占 5%,尸检中发现者占 50%。肺浸润以 AML 常见,浸润多位于肺泡间隔,尤位于血管和小支气管周围,但引起肺动脉栓塞导致肺梗死者罕见。肺门和纵隔淋巴结肿大的发生率分别为 27%和 36%。因浸润出现渗出性胸膜炎及血性胸腔积液者多见于 ALL,亦可见于 AML-M_5。肺部浸润的 X 线片表现可呈弥漫性网状结节样改变,也可散在分布,和感染并存可呈片状阴影。肺部血管的白细胞淤滞可导致呼吸窘迫综合征,主要见于高白细胞急性白血病患者,病死率高。心肌及心包浸润的尸检报告可达 35%,多见于 ALL,有临床症状者仅 5%,可表现为心肌炎、心律失常、心衰,偶有心包炎表现。

(八)骨和关节

骨痛及胸骨下端压痛常见。初诊时有骨、关节症状者 ALL 占 11%,AML 占 2%。慢粒急变常有显著骨痛。骨痛可由于:①白血病细胞影响骨膜;②不明原因的骨梗死和骨髓坏死;③高尿酸血症致痛风发作;④溶骨性髓细胞肉瘤等。骨骼病变可通过 X 线摄片、骨扫描及骨 MRI 等检查确诊。

(九)性腺

性腺浸润占 4%~27%,约 2%的 ALL 初诊时即有睾丸白血病。由于对中枢神经系统白血病的有效防治,使睾丸白血病成为第二个髓外复发的部位。尤以白细胞明显增高者以及 ALL 更易发生。睾丸白血病可无症状,常呈双侧或单侧弥漫性肿大,质硬,不透光,可经局部穿刺或活检证实。卵巢白血病症少见。阴茎异常勃起偶见于急性白血病患者,可能和海绵体内白血病细胞栓塞有关。

(十) 其他

约25%的患者在确诊为白血病时胃肠道已有白血病浸润,但临床表现少见;即使有症状也与浸润程度不相称,表现为腹痛、腹泻、胃肠道出血、黏膜炎症、肠梗阻等。白血病肾脏浸润率可达52%。白血病细胞可浸润甲状腺、胰腺、下丘脑和神经垂体,且可并发糖尿、低血糖或尿崩症等。低血糖系外周血大量白血病细胞"窃取"血糖所致。急性白血病患者的生化代谢紊乱常是多因素的,化疗可使之加重,造成症状的复杂化,严重者可致死,故需及时纠正。高尿酸血症是AL最常见的代谢紊乱。由于白血病细胞的高代谢状态,故尿酸可增高,尤其当诱导缓解化疗后白血病细胞大量崩解,使血浆尿酸浓度显著增高。大量尿酸由尿中排泄可导致严重肾病,甚至急性肾衰竭。急性白血病患者的电解质紊乱变化多端,无一定规律性。低钠血症较常见,可由于原发性或化疗药物如环磷酰胺、长春新碱所致的继发性血管升压素分泌过多综合征而引起。高钾血症在白血病细胞大量崩解时常见,甚至可致心搏骤停;低钾血症可见于AML-M_4及M_5,因这类白血病患者的血清溶菌酶增高导致肾小管损害。抗生素引起的肾病和肠道功能紊乱也可引起低钾。高钙血症的出现常提示预后不佳,患者出现乏力、嗜睡、恶心、烦渴等精神症状,常伴骨痛、骨质疏松、溶骨性病变和病理性骨折。高钙血症的多尿及排钾增多可引起代谢性碱中毒,低钙血症也是白血病化疗中的严重并发症。高镁血症常见于白血病活动期。代谢性酸中毒常由于乳酸积聚所引起,多见于急性白血病活动期,因大量白血病细胞的无氧糖酵解所致;由并发深部真菌感染等引起者亦有报道。急性白血病化疗后大量白血病细胞杀伤,细胞内容物大量释放入血可引起急性溶瘤综合征,出现高磷、高钾、低钙、高尿酸血症、少尿、急性肾衰竭等,可致患者迅速死亡。

二、实验室检查

(一) 血常规

急性白血病初诊时,多数患者外周血有不同程度的血红蛋白及红细胞减少,据统计血红蛋白测定的范围自17~147g/L。贫血大多数呈正常细胞性,仅少数有成熟红细胞大小不等、嗜碱性点彩、多染性红细胞及出现幼红细胞,半数病例网织红细胞计数偏低。白血病可引起红细胞血型抗原的减弱,造成血型鉴定的困难。急性白血病初诊时外周血白细胞计数可降低、正常、增高或显著增高。约50%的AML和30%的ALL患者白细胞计数可$<5×10^9$/L,甚至可$<1×10^9$/L;也有$>100×10^9$/L,称为高白细胞急性白血病,占所有急性白血病的8.5%。约5%的AML,9%儿童ALL和17%成人ALL发生高白细胞急性白血病,尤多见于T细胞ALL和AML-M_5。高白细胞急性白血病病情凶险,早期病死率高,缓解率低,预后差。外周血白细胞分类,最主要的发现是被累及的血细胞系列的原始和幼稚细胞百分比显著增多,范围可从5%~100%,但白细胞不增多性白血病患者,外周血中可仅有极少量甚至没有原始细胞或幼稚细胞出现。急性白血病患者初诊时均有不同程度血小板减少,据统计52.4%患者$<60×10^9$/L。

(二) 骨髓象

急性白血病初诊时骨髓象绝大多数呈增生活跃、明显活跃或极度活跃,分类中最主要的特征是被累及的血细胞系列有原始和幼稚细胞大量增生,而正常造血细胞如幼红细胞和巨核细胞则明显受抑制。据统计,增生极度活跃者占45.4%,明显活跃占30.2%,活跃占

20.6%,增生减低占 3.8%;后者多见于 AML。约有 10%的 AML 骨髓活检中显示增生降低,称为低增生性急性白血病。据统计,分类中原始细胞平均占 64.4%,最低占 10%,最高占 99.2%。

白血病细胞具有共同的形态特点:大小不一,多数体积增大,核质比值增大,细胞核形态不规则,常有异形,核染质粗糙,分布不均,核仁较正常原始细胞为大且显著;核分裂象多见,核质发育失调,胞核发育常落后于胞质,细胞分化停滞在原始细胞或幼稚细胞(早幼)阶段,而趋向于成熟的细胞极少见,呈所谓"裂孔"现象。Auer 小体可见于部分 AML,一般不出现在 ALL 中。CML 急变期找到 Auer 小体纯属罕见。

(三)细胞化学染色

细胞化学染色在急性白血病的分型诊断中有重要意义。①ALL 的细胞化学染色特征:过氧化酶(POX)、苏丹黑 B(SB)和氯化醋酸 AS-D 萘酚酯酶(AS-D-CE) 均呈阴性反应;醋酸 AS-D 萘酚酯酶(AS-D-AE) 阴性或弱阳性;α-醋酸萘酚酯酶(α-NAE) 大多阴性,一些细胞可呈局灶性阳性,少数患者有局灶性强阳性反应;PAS 染色在部分病例的部分细胞中呈块状或颗粒状阳性,而无弥漫性着色;酸性非特异性酯酶(ANAE) 和酸性磷酸酶(ACP) 呈阴性或弱阳性反应。T 细胞 ALL 的 ANAE、ACP 及末端脱氧核苷酸转移酶(TdT) 的活性都显著增高;B 细胞 ALL 的 ACP、ANAE 及 TdT 均为阴性反应。FAB 协作组规定 ALL 可有 3%原始细胞 POX 染色可呈阳性,因此 POX 阳性原始细胞> 3% 可作为 ALL 和急粒的鉴别点。其实 ALL 的 3%POX 阳性原始细胞并非是白血病原始细胞,而是正常的原粒和早幼粒细胞;②急粒细胞化学染色的特征:POX 和 SB 染色对分化差的原粒细胞呈阴性反应,分化好的呈阳性反应,其强弱程度各异,M_1 型以阴性或弱阳性反应多,M_2a 和 M_3 型以强阳性为多,Auer 小体也呈阳性;AS-D-CE 染色呈特异性阳性反应;非特异性酯酶(NSE) 可呈阳性反应,但不被 NaF 抑制或抑制率<50%;中性粒细胞碱性磷酸酶(NAP) 明显减少或消失。PAS 染色根据白血病细胞的分化程度可呈阴性反应或呈弥漫性淡红色反应,M_3 型呈弥漫性红色反应;③急单细胞化学染色的特征:POX 和 SB 染色时原幼单核细胞呈阴性或弱阳性反应;NSE 呈阳性或强阳性反应,可被 NaF 抑制,抑制率>50%;AS-D-CE 呈阴性反应,偶见弱阳性反应;NAP 积分增高;血、尿溶菌酶活性显著增高;④急粒单细胞化学染色的特征:具有上述两系细胞的特征,并且过氧化酶-溶菌酶(POX-Lz) 双重染色时 Lz 活性>POX,AS-D-CE 和 AS-D-E 双重染色时两类不同细胞可显示两种不同的染色;⑤红白血病的幼红细胞 PAS 染色呈阳性反应,且多为颗粒或块状分布。

(四)免疫表型检查

按照 T 细胞分化模式,在淋巴系干细胞阶段仅有 CD34、HLA-DR 及 TdT 表达,继而出现 CD7,同时胞质中开始表达 CD3,标志着发育至幼稚胸腺细胞阶段,此时部分细胞可出现 CD5、CD2;到皮质胸腺细胞期,CD1、CD4、CD8 共同表达;髓质胸腺细胞和外周血 T 细胞一样,CD1 消失,CD4 或 CD8 在不同细胞上独立表达,胞膜上出现 T 细胞抗原受体复合物 CD3 标志。按照 B 细胞分化过程,其抗原表达继淋巴系干细胞之后,B 系祖细胞便出现 CD19,胞质中 CD10 开始表达;早前 B 细胞期 CD34、TdT 消失,膜 CD10 及胞质 CD22 出现;进入前 B 细胞期,CD22、CD20 均已表达;SmIg 为成熟 B 细胞标志。按照髓系(粒-单系)细胞的分化过程,CD33 和 CD13 是髓系发育成熟全过程均存在的抗原;CD34 在髓系祖细胞表面出现,分化至原粒细胞逐渐消失;HLA-DR 存在于 CFU-GM 和各期单核细胞上;到幼稚及成熟期,粒、单核细胞表面出现 CD11b,粒系同时有 CD15,单核细胞则表达 CD14。细胞表面免疫学标记对白血病分型诊断意义见表 14-1。

表 14-1 细胞表面免疫学标记对白血病分型诊断意义

标记名称	正常细胞的分布	白血病细胞的分布
HLA-DR	早期髓系,单核系,B 细胞系	ALL,AML,CLL(APL 阴性)
CD34	造血干/祖细胞	ALL,AML(早期阶段的亚型)
CD19,CD20	B 细胞系	ALL(B 细胞),CLL,HCL
CD21	中间阶段的 B 细胞系	CLL
CD22	B 细胞系	ALL(B 细胞),HCL
CD79α	B 细胞系	ALL(B 细胞)
SmIg	中间及成熟 B 细胞系	ALL(L3),CLL,HCL
CD13	髓系和单核系	AML(所有亚型)
CD14	髓系和单核系	AML(常为 M_4、M_5)
CD15	髓系和单核系	AML(分化好的亚型)
CD33	早期髓系、单核系	AML(所有亚型)
CD117	造血祖细胞,肥大细胞	AML
MPO	髓系	AML
CD1	早期(胸腺)T 细胞	T-ALL
CD2	T 细胞系	T-ALL
CD3	成熟 T 细胞	T-CLL,ATL
CD5	T,B 细胞	T-ALL,B-ALL
CD7	T 细胞系	T-ALL,20%AML
CD16	NK,粒细胞	NK 白血病
CD25	激活的 T 和 B 细胞	HCL,ATL
CD41	血小板,巨核系	AML-M_7
CD61	血小板,巨核系	AML-M_7

应用单克隆抗体(McAb)进行免疫分型过程中,有认为 B 系 McAb 中的 CD10、CD19、CD22 的特异性较好,T 系 McAb 中的 CD3、CD4、CD8 的特异性较好,但表达率低,髓系 McAb 中的阳性表达率依次为 CD33>CD13>CD14>CD15。60% ALL 表达普通型 ALL 抗原(CAL-

LA,即 CD10),CALLA 为糖蛋白,偶见于正常早期淋巴细胞和其他非造血组织,CALLA 阳性的 ALL 实际上是极早期 B 细胞。10%~20%的成人和 5%~10%的儿童 ALL 有髓系抗原的表达(CD13 和 CD33),称表达髓系抗原的 ALL(My⁺ ALL);20%~30%的 AML 表达淋系抗原,常见 TdT、CD7、CD2 和 CD19,称表达淋系抗原的 AML(Ly⁺ AML)。诊断急性双系列(或双表型)白血病,WHO 髓系肿瘤分类提出应根据欧洲白血病免疫分型研究组(EGIL)提出的积分系统(表 14-2)计算积分,髓系积分>2 分,淋系积分>2 分才能确立。

表 14-2　欧洲白血病免疫分类积分系统(EGIL)

积分	B 淋巴细胞系	T 淋巴细胞系	髓系
2	cCD79α	c / mCD3	MPO
	cIgM	抗 TCR	
1	cCD22		
	CD19	CD2	CD117
	CD20	CD5	CD13
	CD10	CD8	CD33
0.5		CD10	CD65
	TdT	TdT	CD14
	CD24	CD7	CD15
		CD1a	CD64

注:CD79α 在某些前体 T 细胞白血病/淋巴瘤也有表达。

(五)细胞遗传学检查

ALL 约 66%有特异性染色体变化,在有染色体畸变的 AML 中约 60%有特异性染色体变化,因此骨髓细胞遗传学检查已成为急性白血病的形态学、免疫学、细胞遗传学和分子生物学(MICM)分类诊断的重要项目之一。AML 的特异性染色体变化:①t(8;21)(q22;q22):与急粒 M9 型有特殊联系,据报道 30%的 M_2 患者有 t(8;21),t(8;21) 往往伴有性染色体缺失,85%的男性患者缺少 Y 染色体,60%女性患者缺少 X 染色体;②t(15;17)(q22;q21):此易位限于急性早幼粒白血病(M_3 型),至少见于 90%的 M_3 患者;t(15;17) 的检出对细颗粒和微颗粒型急性早幼粒白血病有重要价值,此外约 1/3 患者伴有+8;③t / del(11) (q23):本组染色体异常呈异质性,易位中最多见的是 t(9;11),其他尚有 t(11;9)(q23;p13)、t(10;11)(p11-p15;q23) 和 t(11;17)(q23;q21~25),它们均可出现在 AML 患者,约 50%为急单 M_{5a},但也可见于 T 细胞 ALL;④inv / del(16) (q22):多见于急粒单白血病 $M_4 E_0$ 型;⑤t(9;22) (q34; q11):急粒白血病少见 Ph 染色体异常,主要见于 M_1 型,它与慢粒不同,Ph(+) 的 AML 初诊时多数细胞为正常二倍体;⑥t(6;9)(p21~22;q34):多见于 M_2 或 M_4 患者,极易涉及骨髓嗜碱性粒细胞但非绝对,约 20%患者有 MDS 病史;⑦inv(3)(q21;q26):可见于 M_1、M_2、M_4、M_7

和 MDS 转变的 AML 白血病,伴血小板数升高,其他染色体异常如插入、易位等多见于 M_1;⑧t(8;16)(p11;p13):系伴吞噬细胞增多,有吞噬红细胞现象的 M_5 b 具有此异常;⑨t/del(12)(p11~13):可见于 AML-M_2 和 M_4,其部分细胞向嗜碱性粒细胞分化;⑩+4:多见于 M_4 或 M_2 型 AML。成人 ALL 15%~20%有 Ph 染色体,其断裂点精确位置可能与慢粒不同,伴有 Ph 染色体的 ALL 常为非 T 非 B 型,有时为前 B 细胞型;t(4;11) 最常见于新生儿 ALL,t(8;14) 可见于 ALL L3 型,t(1;19)见于前 B 细胞 ALL;约 20%ALL 有染色体数量的增加,可达 50~60 条,这种超二倍体白血病化疗效果好。

(六) 分子生物学检查

急性白血病分子水平的异常与疾病的发生、发展以及预后判断有密切关系。传统的细胞形态学和免疫学以及细胞遗传学检查已经不能满足急性白血病精准治疗的新理念,WHO (2001) 造血与淋巴系统肿瘤分类标准已将基因异常作为最重要的确定疾病实体的依据之一。2008 年修订颁布的 WHO 第 4 版分类标准在吸取最新研究成果的基础上,进一步推进了这一发展趋势。近年随着分子信号通路研究的逐步深入和靶向治疗药物的不断问世,基因分子水平异常检测不仅常规应用于急性白血病的诊断分类和预后判断,而且还成为疾病疗效评估和复发监测的一项重要手段。

分子水平检测急性白血病基因异常主要方法有 FISH、PCR、RT-PCR、RQ-PCR 以及高通量测序技术等。FISH 可检测分裂中期和间期的细胞,克服了常规细胞遗传学检查细胞必须处于分裂中期的障碍。其缺点是灵敏度不及 PCR 方法。巢式 RT-PCR 和 RQ-PCR 技术是目前急性白血病临床疗效检测最为灵敏的技术,并由此引入了"分子完全缓解(molecucu-lar complete response)"的新概念。第二代测序技术(next generation sequencing,NGS) 主要分为 DNA-seq、RNA-seq 和 ChIP-seq 等 3 类,对于个体化评估白血病克隆演变、药物靶点、DNA 甲基化以及药物不良反应等更加精准,但目前仅限于临床科研工作。第三代测序技术(next next generation sequencing) 是通过合成互补链技术对数百万个 DNA 片段进行测序,克服了第二代测真正术依赖 PCR 扩增的信号放大技术,是真正意义的单分子测序,有望在 21 世纪上叶对白血病在内的血液肿瘤诊断与治疗带来突破性进展。表 14-3 和表 14-4 分别为最常用于 AML 和 ALL 诊断分型的融合基因。

表 14-3 AML 常见的融合基因与染色体异常及白血病 FAB 类型的关系

染色体异常	融合基因	常见的 FAB 亚型
t(8;21)(q22;q22)	RUNX1-RUNX1T1	M_2
t(15;17)(q22;q21)	PML-RARA	M_3
inv(16)(p13;q22)	CBFβ-MYH11	$M_4 E_0$
t(9;11)(p22;q23)	MLLT3-MLL	M_5
inv(3)(q21;q26) / t(3;3)(q21;q26)	RPN1-EV11	M_1、M_4、M_6
t(6;9)(p23;q34)	DEK-NUP214	M_2、M_4
t(6;11)(p27;q23)	MLL-AF6	M_4、M_5

表 14-4 ALL 常见的融合基因与染色体异常及白血病类型的关系

WHO 类型	染色体异常	融合基因
前体 B-ALL	t(9;22)(q24;q11.2)	BCR-ABL1
	t(4;11)(q21;q23)	AFF1-MLL
	t(12;21)(p13;q22)	ETV6-RUNX1
	t(1;19)(q23;p13.3)	TCF3-PBX1
前体 T-ALL	t(5;14)(q35;q32)	TLX3-BCL11B
	t(10;14)(q24;q11)	TLX1-TRA/TRD
	t(1;14)(p32;q11)	TAL1-TRD
	t(7;7)或 inv7(p15;q34)	HOXA,TRB
Burkitt 白血病	t(8;14)(q24;q32)	MYC-IgH
	t(2;8)(p12;q24)	MYC-Igκ
	t(8;22)(q24;q11)	MYC-Igλ

三、诊断和鉴别诊断

(一)诊断

急性白血病时白细胞常显著增高,外周血液有数量较多的异常原始及幼稚细胞,但对白细胞不增多性白血病则必须借助骨髓检查才能发现白血病细胞。在未进行骨髓象检查之前,某些临床表现常易造成误诊。如儿童急性白血病常因发热、关节肿痛、心动过速而误诊为风湿热;有全血细胞减少的临床表现易误诊为再生障碍性贫血;某些急性白血病初起时可单系血细胞减少,如以粒细胞减少或血小板减少为首起表现的急性白血病常易误诊为粒细胞缺乏症或免疫性血小板减少症。上述情况只要及时进行骨髓象检查即可明确诊断。

ALL 须注意和病毒相关的感染性单个核细胞增多症鉴别。病毒相关的感染性单个核细胞增多症可有发热、皮疹、关节疼痛及淋巴结和肝脾大,外周血液和骨髓象中出现大量不典型淋巴细胞,易误诊为 ALL,但病毒相关的感染性单个核细胞增多症贫血和血小板减少常不明显,病毒血清学和抗体检测有助于鉴别。儿童的神经母细胞瘤和横纹肌肉瘤及青少年和成年人的 Ewing 肉瘤及小细胞肺癌,有骨髓浸润时呈小圆细胞形态,如不注意时易误诊为 ALL,肿瘤细胞的免疫表型和基因重排的类型有助于鉴别。药物引起粒细胞缺乏症的恢复期,骨髓可有早幼粒细胞显著增多,须注意和急粒相鉴别,前者常无贫血和血小板减少,且早幼粒细胞形态正常,存在环核浅染带,无 Auer 小体。粒细胞类白血病反应白细胞可超过 50×10^9/L 且有核象左移,须注意与急粒鉴别,类白血病反应的骨髓象原粒细胞极少超过 2% 且 NAP 积分增高。低增生性急性白血病和急性再生障碍性贫血的鉴别,只要仔细检查骨髓并不困难,因为前者原始细胞百分比已达诊断急性白血病的标准。

(二) 分型诊断

1.FAB 分类标准 英美法协作组(FAB 协作组) 于 1976 年和 1985 年先后提出急性白血病的形态学诊断标准及修改建议,1991 年又增补了 AML 的一项亚型,即 AML 微分化型 (M_0)。M_0 不能用通常的形态学和细胞化学方法找到肯定的髓系分化证据,但原始细胞可以通过单克隆抗体免疫标记和(或) 超微结构(包括超微细胞化学) 证实有髓系性质。 M_0 的诊断标准为:骨髓原始细胞 Ⅰ 型+ Ⅱ 型在非红系(non-erythroid cell,NEC) 中≥90%,原始细胞形态大多数类似 ALL-L_2 的原始淋巴细胞、AML-M_1 原始细胞或少部似 AML-M_5 原始单核细胞,无嗜天青颗粒及 Auer 小体,常规细胞化学染色阴性。 免疫表型无特异性高的淋系标志如 cCD3、cCD79a 和 cCD22,但可表达特异性较低的淋系相关标志如 CD2、CD4、CD7、CD10 和 CD19 等,髓系分化抗原 CD13、CD14、CD33、CD64、CD65 或 CD117 等阳性,单抗检测细胞质髓过氧化物酶(cMPO) 阳性。 急性未分化型白血病(acute undifferentiated leukemia,AUL) 与 AML-M_0 不同,AUL 是指细胞表面无系列特异或系列相关抗原表达,细胞形态和细胞化学特征也无法确定哪一系列的白血病。 有认为是否属于真正的 AUL 尚须经过基因分型的检测如髓过氧化物酶(myeloperoxidase,MPO) 基因表达、免疫球蛋白重链(IgH) 或 T 细胞受体(TCR) 基因重排等,证实无任何基因型和免疫学标志,才属于真正的 AUL。

1986 年天津白血病分类、分型讨论会提出了国内急性白血病的诊断标准。 该标准系在 FAB 分类基础上提出。 国内分型与 FAB 分型的不同之处是将 AML-M_2 进一步区分为 M_{2a} 和 M_{2b} 两个亚型(表 14-5)。

表 14-5 急性白血病国内诊断标准

AML
急性粒细胞白血病未分化型(M_1):骨髓原粒细胞在 NEC 中≥90%,早幼粒细胞很少,中幼粒细胞以下阶段不见或罕见
急性粒细胞白血病部分分化型(M_2):分为以下两种亚型:M_2a:骨髓中原粒细胞为 30%<90%(NEC), 单核细胞<20%,早幼粒细胞以下阶段>10%;M_2b:骨髓中原始粒细胞及早幼粒细胞明显增多,以异常的中性中幼粒细胞增生为主,其胞核常有核仁,有明显的核浆发育不平衡,此类细胞>30%
急性颗粒增多的早幼粒细胞白血病(M_3):骨髓中以颗粒增多的异常早幼粒细胞增生为主,> 30% (NEC);其胞核大小不一,胞质中有大小不等的颗粒。 可分为两种类型:①M_3a (粗颗粒型):嗜苯胺蓝颗粒粗大,密集甚至融合;②M_3b(细颗粒型):嗜苯胺蓝颗粒密集而细小
急性粒-单核细胞白血病(M_4):按粒系和单核细胞系形态不同,可包括下列四种类型:①M_{4a}:原始和早幼粒细胞增生为主,原、幼单核和单核细胞≥20%(NEC);②M_{4b}:原、幼稚单核细胞增生为主,原始和早幼粒细胞>20%;③M_{4c}:原始细胞既具粒细胞系,又具单核细胞系形态特征者>30%;④$M_4 E_o$:除上述特点外,还有粗大而圆的嗜酸颗粒及着色较深的嗜碱颗粒,占 5% ~ 30%(NEC)
急性单核细胞白血病(M_5):分以下两种亚型:①未分化型(M_{5a}):骨髓中原始单核细胞 Ⅰ 型+ Ⅱ 型≥ 80%(NEC);②部分分化型(M_{5b}):骨髓中原始和幼稚单核细胞(NEC) > 30%,原单核细胞(Ⅰ 型+ Ⅱ 型)<80%

红白血病(M_6):骨髓中红细胞系>50%,且带有形态学异常,NEC中原粒细胞(或原始+幼稚单核细胞)Ⅰ型+Ⅱ型>30%;若血片中原粒细胞或原单核细胞>5%,骨髓NEC中原粒细胞或原始+幼稚单核细胞>20%

急性巨核细胞白血病(M_7):外周血中有原巨核(小巨核)细胞;骨髓中原巨核细胞≥30%;原巨核细胞有电镜或单克隆抗体证实;骨髓细胞少,往往干抽,活检有原始和巨核细胞增多,网状纤维增加

ALL

L_1:原始和幼稚淋巴细胞以小细胞(直径≤12μm)为主;核圆形,偶有凹陷与折叠,染色质较粗,结构较一致,核仁少而小,不清楚;胞质量少,轻中度嗜碱。过氧化物酶或苏丹黑阳性的原始细胞一般不超过3%

L_2:原始和幼稚淋巴细胞以大细胞(直径>12μm)为主;核形不规则,凹陷和折叠可见。染色质较疏松,结构较不一致,核仁较清楚,一个或多个;胞质量常较多,轻中度嗜碱,有些细胞深染

L_3:似Burkitt型,原始和幼稚淋巴细胞大小较一致,以大细胞为主;核形较规则,染色质呈均匀细点状,核仁明显,一个或多个,呈小泡状;胞质量较多,深蓝色,空泡常明显,呈蜂窝状

注:①NEC指非红系细胞计数;②原粒细胞Ⅰ型指典型原粒细胞,胞质中无颗粒,Ⅱ型指有原粒细胞特征,胞质量少,有少量细小颗粒,原单核细胞Ⅰ型、Ⅱ型标准与原粒细胞类似。

2.世界卫生组织分类标准 按WHO分类标准,在细胞形态学方面,不再将骨髓原始细胞区分为Ⅰ、Ⅱ两型;诊断AML骨髓原始细胞的标准从≥30%下降至≥20%。AML伴t(8;21)(q22;q22)、inv(16)(p13.lq22)/t(16;16)(p13.1;q22)及t(15;17)(q22;q12),不管原始细胞数量均可诊断相应类型AML。而伴t(9;11)(p22;q23)、t(6;9)(p23;q34)、inv(3)(q21q26.2)/t(3;3)(q21;q26.2)及t(1;22)(p13;q13),当原始细胞<20%是否可诊断为AML目前尚未有定论。ALL与LBL的区别以骨髓淋巴细胞25%为界限,急性白血病原始细胞表达两种以上系列特异性抗原而又不能确定为哪一系白血病称急性未定系白血病(acute leukemia of ambiguous lineage,ALAL)。WHO(2008)分类标准将ALAL分为急性未分化白血病(acute undifferentiated leukemia,AUL)和混合表型急性白血病(mixed phenotype acute leukemia,MPAL)两类,后者根据细胞分子遗传学、免疫学和形态学检测结果,又可分为若干亚型。

3.ALL的免疫分型标准 1994年在法国召开了欧洲白血病免疫学分型协作组(EGIL)会议,提出ALL四型21类法,即先按T、B淋巴细胞系和髓系抗原积分系统确定不同抗原积分,再按积分和抗原表达及分化程度把ALL分为四型(裸型、纯型、变异型、多表型)21亚型。由于该分型法比较复杂,不便临床医师记忆,国内学者卞寿庚等将其简化归纳为表14-6。

表 14-6 ALL 的免疫学分型(EGIL,1994)

1.B 淋巴细胞系 ALL[$CD19^+$ 和(或)$CD79^+$ 和(或)$CD22^+$,至少两个阳性]

早期前 B-ALL(B-Ⅰ)	无其他 B 细胞分化抗原表达
普通型 ALL(B-Ⅱ)	$CD10^+$
前 B-ALL(B-Ⅲ)	胞质 IgM^+
成熟 B-ALL(B-Ⅳ)	胞质或膜 κ 或 $λ^+$

2.T-淋巴细胞系 ALL(胞质/ 膜 $CD3^+$)

早期前 T-ALL(T-Ⅰ)	$CD7^+$
前 T-ALL(T-Ⅱ)	$CD2^+$ 和(或)$CD5^+$ 和(或)$CD8^+$
皮质 T-ALL(T-Ⅲ)	$CD1a^+$
成熟 T-ALL(T-Ⅳ)	膜 $CD3^+$,$CD1a^-$
$α/β^+$ T-ALL(A 组)	抗 $TCRα/β^+$
$γ/δ^+$ T-ALL(B 组)	抗 $TCRγ/δ^+$

($α/β^+$ T-ALL、$γ/δ^+$ T-ALL:是 T-ALL 中根据膜表面 T 细胞受体-TCR 的表达情况进行的分组)

3.伴髓系抗原表达的 ALL(My^+ ALL)　　表达 1 或 2 个髓系标记,但又不满足急性双系列或双表型白血病诊断标准

4.急性白血病的预后分型　急性白血病患者的预后与发病时的年龄、白细胞计数、髓外浸润状态及 FAB 分型等多种因素有关,但在众多的预后相关因素中,白血病细胞的细胞遗传学和分子生物学特征与预后的关系最为密切。表 14-7 为 2016 年第 2 版美国国家综合癌症网络(National Comprehensive Cancer Network,NCCN) 肿瘤临床实践指南推荐的根据细胞遗传学和分子异常特征预后分型。欧洲白血病网(LeukemiaNet)2012 年 AML 的细胞遗传学和分子预后分型见表 14-8。

表 14-7 美国 NCCN 肿瘤临床实践指南推荐的 AML 的预后分型

危险状态	细胞遗传学	分子异常
良好	核心结合因子:inv(16) 或 t(16;16) 或 t(8;21) t(15;17)	正常细胞遗传学: NPM_1 突变不伴有 FLT3-ITD 或单独双等位基因 CEBPA 突变
中等	正常细胞遗传学 单独+8 t(9;11) 其他未确定的	t(8;21),inv(16), t(16;16): 伴 c-KIT 突变

(续表)

危险状态	细胞遗传学	分子异常
差	复杂型(≥3 克隆性染色体异常) 单倍体核型 -5,5q-,-7,7q- 11q23-non t(9;11) inv(3),t(3;3) t(6;9) t(9;22)	正常细胞遗传学： 伴 FLT3-ITD 突变 TP53 突变

表 14-8 欧洲白血病网的 AML 预后分型

预后	细胞遗传学和分子异常特征
良好	t(8;21)q(9;22);RUNX1-RUNX1T1 Inv(16)(p13.1;q22)或 t(16;16)(p13.1;q22);CBFB-MYH11 NMP1 突变不伴 FLT3-ITD(正常核型) CEBPA 突变(正常核型)
中等-I	NPM$_1$ 突变伴 FLT3-ITD(正常核型) 野生型 NPM$_1$ 伴 FLT$_3$-ITD(正常核型) 野生型 NPM$_1$ 不伴 FLT3-ITD(正常核型)
中等-II	t(9;11)(p22;q23);MLLI3-MLL 细胞遗传学异常不能归入良好和不良类型
不良	inv(3)(q21;q26.2)或 t(3;3)(q21;q26.2);RPN1-EVI1 t(6;9)(p23;q34);DEK-NUP214 t(v;11)(v;q23);MLL 重排 -5 或 del(5q);-7;17p 异常;复杂核型

AML 有 40%～50%的患者骨髓细胞染色体检查为正常核型,称为细胞遗传学正常的急性髓细胞白血病(CN-AML)。CN-AML 的整体预后为中等,但近年随着分子生物学研究的进展,发现 CN-AMI。患者可根据不同的基因改变作进一步预后分组(表 14-9)。

表 14-9 CN-AML 的分子生物学预后分组

基因改变	染色体定位	预后意义
FLT3-ITD	13q12	OS 缩短;DFS 缩短
ERG 过表达	21q22.3	OS 缩短
BAALC 过表达	8q22.3	OS 缩短;DFS 缩短

(续表)

基因改变	染色体定位	预后意义
NPM$_1$ 突变	5q35	EFS 缩短 CR 率提高;OS 延长
CEBPA 突变	19q13.1	OS 延长;DFS 延长
MLL-PTD	11q23	OS 缩短;EFS 缩短

成人 ALL 与预后相关因素较 AML 更为复杂,发病年龄、初治时白细胞计数、免疫表型、细胞分子遗传学特征以前 4 周的治疗反应都与预后相关,详见表 14-10。

表 14-10 成人急性淋巴细胞白血病的预后因素

预后因素	患者特征	预后因素
年龄(岁)	<25,<35, >35,>55,>75	良好 不良
白细胞计数	<30×10^9/L(B 细胞系)	良好
	≥30×10^9/L(T 细胞系≥100×10^9/L)	不良
	胸腺 T	良好
免疫表型	早期 T(CD1a$^-$,SCD3$^-$)	不良
	成熟 T(CD1a$^-$,SCD3$^+$)	不良
	前体 B(CD10$^-$)	不良
	高二倍体>50	
	低二倍体<44	中等至良好
	9p 异常	不良
	缺失 6q	中等至良好
	正常	中等
	复合型(≥5 个异常)	中等
	B 细胞系列	不良
细胞遗传学/分子遗传学/基因表达谱	t(12;21)(p13;q22)(ETV6-RUNX1)	良好
	t(4;11)(q21;q23)(MLL-AFF1)	不良
	t(1;19)(q23,p13)(TCF3-PBX1)	不良
	t(9;22)(q34;q11)(BCR-ABL1)	不良
	IKZF1(缺失/突变)	不良
	T 细胞系列	良好
	NOTCH1/FBXW7 突变	良好
	TLX1 或 t(10;14)(q24;q11)(TLX1-TCRA/D)	不良
	t(10;11)(p13;q14)(PICALM-MLLT10)	不良
	t(5;14)(q35,q32)(TLX3-BCLIIB)	
治疗反应	4 周内获得 CR	良好
	存在微小残留白血病	不良

四、治疗

(一)治疗原则

急性白血病的治疗目标是彻底清除体内的白血病细胞,同时使正常造血功能得以恢复。化疗是实现这一目标的最主要手段,但目前常用的化疗药物,除糖皮质激素外几乎都有抑制造血功能的不良反应,并且对心、肝、肾、胃肠道也有不良反应,所以急性白血病化疗宜采取循证医学基础上充分个体化的原则,根据白血病类型、病情程度以及患者重要脏器功能状态等客观条件灵活掌握。用药期间应严密观察,必要时调整剂量。同时必须加强支持治疗,防治感染和出血,以保证化疗的顺利进行。

(二)支持疗法

1. 控制感染 复旦大学附属华山医院抗生素研究所及血液学研究室长期研究显示,20世纪80年代革兰阴性杆菌特别是铜绿假单胞菌感染一直是化疗后粒缺患者感染的主要病原体,但近年肺炎克雷伯菌和嗜麦芽假单胞菌、不动杆菌等的感染有所增加。随着第三代头孢菌素的广泛应用,白血病患者的细菌感染出现新的特点:①革兰阳性球菌逐步呈上升趋势,其中主要是凝固酶阴性的葡萄球菌和金黄色葡萄球菌,肠球菌、草绿色链球菌感染也有所增多;②致病菌出现耐药趋势,特别是产新型耐药酶如超广谱β-内酰胺酶(ESBLs)的细菌和新出现的耐药菌株感染明显增加。对怀疑感染发热患者应反复寻找病原菌并进行药敏试验。在细菌培养有结果前先按经验早期应用广谱高效抗生素,以后再根据病原学检查及药敏试验结果调整用药。

对产ESBL细菌的治疗可参考以下原则:①如怀疑产ESBL菌感染时,不管体外药敏结果是否敏感,应避免使用青霉素类、头孢菌素类抗生素;②选择使用碳青霉烯类抗生素、加β-内酰胺酶抑制剂抗生素(头孢哌酮/舒巴坦、头孢哌酮/他唑巴坦、哌拉西林/他唑巴坦、替卡西林/克拉维酸及等)、氨基糖苷类及头孢菌素类抗生素。嗜麦芽窄食单胞菌感染在插管和置管患者亦较常见,该菌对亚胺培南耐药,应选择含β-内酰胺酶抑制剂抗生素或头孢吡肟、环丙沙星、复方磺胺甲基异噁唑等。对于耐甲氧西林金黄色葡萄球菌(methicillin resistant Staphylococcus aureus, MRSA)和耐甲氧西林凝固酶阴性葡萄球菌(methicillin-resistant coagulase-negative staphylococcus, MRCNS)感染首选万古霉素或去甲万古霉素,肾功能有损害者可选择替考拉宁。利奈唑胺在肺组织液中浓度相对较高,但长期使用可能引起造血功能的抑制,可根据具体情况酌定。

真菌感染如局限在口腔或咽部,可涂搽制霉菌素。深部真菌感染以念珠菌最常见,包括白念珠菌、热带念珠菌、光滑念珠菌、近平滑念珠菌、克柔念珠菌等。曲霉菌和隐球菌感染近来也不少见。常用的抗真菌药有三唑类(氟康唑、伊曲康唑、伏立康唑)、棘白霉素类(卡泊芬净、米卡芬净)、大环内酯多烯类(两性霉素B及两性霉素B脂质体)等。氟康唑对白念珠菌、近平滑念珠菌、热带念珠菌敏感,对新型隐球菌敏感率达89%。光滑念珠菌、克柔念珠菌耐药,对曲霉菌无效。伊曲康唑抗菌谱广,可治疗深部白念珠菌和曲霉感染,不宜用于尿路感染,肾功能减退,肌酐清除率<30mL/min禁用。伏立康唑为第二代三唑类抗真菌药,抗菌谱包括耐氟康唑和伊曲康唑的念珠菌属、新型隐球菌、毛孢子菌、球孢子菌、曲霉菌、组织胞质菌。卡泊芬净作用于真菌细胞壁的葡聚糖合成酶,主要用于治疗对三唑类及两性霉素B

耐药的曲霉菌和念珠菌属感染。两性霉素 B 可与真菌细胞膜上甾醇结合,使真菌细胞膜内重要物质外漏,致其死亡。主要用于治疗耐氟康唑和伊曲康唑的念珠菌属、曲霉菌、毛霉菌、球孢子菌、皮炎芽生菌、组织胞质菌感染。两性霉素 B 不易透过血脑屏障,治疗隐球菌性脑膜炎需要和氟胞嘧啶合用。由于两性霉素 B 肾毒性显著,对于总量>0.5g 无效或不能耐受者,深部真菌感染伴肾功能减退(血肌酐>221μmol/dL)者,可考虑用两性霉素 B 脂质体治疗。

急性白血病患者的病毒感染以单纯疱疹病毒(herpes simplex virus,HSV)、水痘-带状疱疹病毒(varicella -zoster virus,VZV) 和巨细胞病毒(MCV) 感染为多见。无环鸟苷(阿昔洛韦) 为病毒 DNA 多聚酶抑制剂,对 HSV、VZV 及 CMV 感染都有预防和治疗作用。更昔洛韦是目前有效的抗 MCV 药,但有导致粒细胞减少的不良反应。阿糖腺苷亦可用于 HSV、VZV 感染的治疗,但对 MCV 感染无效。

由于急性白血病患者机体免疫功能低下,对严重细菌和病毒感染疗效不佳者可静脉滴注大剂量丙种球蛋白,每天约 20g,共 5 天。

2.纠正贫血 纠正贫血最有效的方法是通过化疗有效杀灭白血病细胞,使骨髓正常造血功能得到恢复。化疗前和化疗期间如有显著贫血可酌量输注红细胞悬液。合并自身免疫溶血性贫血者可采用糖皮质激素治疗。如白血病获得缓解,但血红蛋白恢复不满意,应注意是否存在铁利用障碍,可酌情应用丙睾酮注射,司坦唑口服或红细胞生成素皮下注射。

3.防治出血 白血病获得缓解是纠正出血的最有效方法。血小板计数<$2×10^9$/L 伴出血可输注单采血小板。急性白血病并发弥散性血管内凝血,一经肯定诊断,应迅速给予低分子量肝素治疗,持续至凝血现象好转。当弥散性血管内凝血并发纤维蛋白溶解症,可在肝素治疗同时并用抗纤溶药物(如对羧基苄胺、氨甲环酸等) 。局部出血(如鼻咽部) 用填塞或可吸收明胶海绵止血。

4.纠正高尿酸血症 大量白血病细胞破坏分解时血尿酸增高,有时尿路为尿酸结石梗阻,引起少尿等急性肾衰竭。别嘌醇为黄嘌呤氧化酶抑制剂,能阻断次黄嘌呤和黄嘌呤变为尿酸,可纠正尿酸过高。剂量为 10mg/kg 体重,每天 3 次口服,共 5~6 天。当血尿酸超过 595μmol/L,应大量输液和碱化尿液。

(三) 化学治疗

应先确定白血病类型,再选择适当化疗方案。为了防止耐药性产生,初治患者应选用对白血病细胞敏感的药物,在患者可耐受情况下尽可能加大剂量,采用联合或序贯化疗,争取在短时间内(2~3 周或 1~2 个疗程) 杀伤大量肿瘤细胞而使疾病进入缓解期。化疗疗程以超过白血病细胞增生周期或倍增时间为妥。急性白血病细胞的倍增时间为 4~5 天,所以抗白血病药物应连续应用 5~10 天,使进入周期的所有细胞都受到药物作用。为了避免造血系统不可逆性损害,应该间歇用药,以使正常血细胞得以恢复。正常血细胞复原较白血病细胞为快,而血细胞从骨髓增生池释放至外周血中需 10~15 天,因而间歇期应以 2 周左右为好。这样既能杀灭大量白血病细胞,又有利于血象恢复。

急性白血病化疗可分成诱导缓解和缓解后继续治疗两大阶段:①诱导缓解治疗:目标是应用化疗药物短期内将白血病细胞减少到一定程度,正常造血功能得以恢复,患者症状消失,一般检查方法血片中不能找到白血病细胞。要特别重视初治疗效,力争 1~2 个疗程即达到完全应答(CR) 。对全血细胞减少伴骨髓增生低下的老年急性白血病患者,如全身情况较差,也可先用小剂量化疗,如阿糖胞苷、阿克拉霉素或(高)三尖杉碱,待血象稍见上升,再按常规剂量化疗方案治疗。对此类患者必须反复检查骨髓,随时调整剂量;②缓解后治疗:急性白血病患者经治疗获得 CR 后,体内仍残留一定数量白血病细胞,必须继续应用抗白血病药物,以消灭尽可能多的残留白血病细胞,从而达到长期无病生存乃至彻底治愈的目标。缓解后继续治疗期药物要求耐药性出现缓慢,且与诱导缓解药物无交叉耐药性。对继续治疗时间目前尚无统一意见,大多主张 AML 在完全缓解后巩固强化 6~8 个月即停药;ALL 患者经巩固治疗后,尚须维持治疗 3 年之久。

急性白血病 CR 标准:①形态学无白血病状态:骨髓白血病细胞<5%;外周血无幼稚细胞;髓外无浸润病变;②造血正常:骨髓三系增生;外周血中性粒细胞绝对值>$1.0×10^9$/L;血小板计数>$100×10^9$/L;不依赖输血;③细胞遗传学完全反应:以前如发现有细胞遗传学异常,现恢复正常;④分子生物学完全反应:分子检测转阴(目前主要对 APL 和 Ph^+ 白血病患者而言)。评估时还需要注意:同时达到①和②者,可以称之为形态学 CR。如果患者其他各项指标均符合 CR,但血小板计数和(或)中性粒细胞绝对值不能完全恢复,则称之为 CRi(CR with incomplete bloodcount recovery)。

1.AML(非 APL)的治疗

(1) 诱导缓解治疗:蒽环类药物柔红霉素与阿糖胞苷联合的 DA 方案是除 APL 以外其他各型 AML 最常用的诱导治疗方案。完全应答率为 60%~85%,但对于 60 岁以上的患者 CR 率只有 45%~55%。由于柔红霉素对心脏具有明显毒性,因此一般应限制累积剂量不超过 550mg/m^2,老年患者及原有心脏疾病患者更需谨慎使用。对原有冠状动脉疾病或充血性心力衰竭史者,发生心脏毒性的危险性更高,可给予右雷佐生以减少风险。关于诱导治疗中柔红霉素的最合适剂量,国外两个随机研究报告,与阿糖胞苷联合应用时,柔红霉素 90mg/(m^2·d)连续 3 天与 45mg/(m^2·d) 连续 3 天比较,前者的完全缓解率更高,但对支持治疗的要求也更高。去甲氧柔红霉素是柔红霉素的衍生物,其特点是细胞毒作用较柔红霉素更强,对中枢神经系统白血病有更好的预防和治疗作用,心脏毒性较低,并且与其他蒽环类药物无交叉耐药性。一些临床研究显示,应用去甲氧柔红霉素代替 DA 方案中的柔红霉素,疗效更优。此外,蒽醌类药物米托蒽醌与阿糖胞苷组成方案也可用于 AML 的诱导缓解治疗。20 世纪 80 年代国外有作者报告在 DA 方案的基础上加依托泊苷(VP16) 对<55 岁的年轻患者能进一步提高完全缓解率,延长生存期,尤其对于 M_4 和 M_5 型患者。但这一结果并未得其他研究者的广泛认同。三尖杉酯碱或高三尖杉酯碱与阿糖胞苷组成的 HA 方案是国内常用于 AML 的诱导缓解治疗的另一方案,其 CR 率为 76.0%,与 DA 方案相似。但应注意三尖杉酯碱或高三尖杉酯碱也有较强的心脏不良反应。1995 年中国医学科学院血液学研究所设计以高三尖杉酯碱与阿糖胞苷+柔红霉素组成的 HAD 方案治疗成人初治 AML 取得 85%的完全缓解率,其中 1 个疗程完全缓解率达 80%。据认为 HAD 方案的优势主要在于高三尖杉酯碱与柔红霉素之间存在一定的协同作用。

大剂量 Ara-C(HD-Ara-C) 在 AML 的疗效已得到国外多项研究的肯定。但用于诱导缓解治疗因治疗相关死亡率相对较高。目前除年轻患者外,多将大剂量 Ara-C 用于完全缓解后的治疗。

2016 年第 2 版美国 NCCN 肿瘤临床实践指南建议 AML(非 APL)治疗按患者年龄 60 岁

为界,分为两组。 <60 岁组患者的主要推荐方案:①阿糖胞苷 100~200mg/(m^2·d),持续静脉输注×7 天,去甲氧柔红霉素 12mg/(m^2·d)(或柔红霉素 60~90mg/m^2)×3 天;②阿糖胞苷 200mg/(m^2·d),持续静脉输注×7 天,柔红霉素 60mg/m^2×3 天,克拉屈滨 5mg/m^2×5 天。 如年龄≤45 岁,可考虑选用更加强烈的方案:①大剂量阿糖胞苷 2g/m^2,每 12 小时 1 次,共 6 天(或 3g/m^2,每 12 小时 1 次,共 4 天),去甲氧柔红霉素每天 12mg/m^2(或柔红霉素 60~90mg/m^2)×3 天;②氟达拉滨 30mg/(m^2·d),第 2~6 天,阿糖胞苷 2g/(m^2·d),在氟达拉滨注射后 4 小时开始滴注,维持 4 小时以上。 去甲氧柔红霉素 8mg/(m^2·d),第 4~6 天,G-CSF 每天皮下注射,第 1~7 天。

年龄≥60 岁患者可酌情选择的治疗策略为:①标准方案:阿糖胞苷每天 100~200mg/m^2,持续静脉输注×7 天,去甲氧柔红霉素 12mg/(m^2·d)(或柔红霉素 45~90mg/m^2,或米托蒽醌 12mg/m^2)×3 天;②低强度治疗(皮下注射阿糖胞苷、阿扎胞苷、地西他滨);③临床试验;④最好的支持治疗(羟基脲、输血等)。 一般来说,非继发于其他造血系统疾病或治疗相关 AML 患者如无不良细胞遗传学或分子标志可选择标准方案或低强度治疗。 如有不良细胞遗传学/分子标志者,多考虑选用低强度治疗或临床试验。 但标准方案也非绝对禁忌。

(2) 缓解后治疗:多数研究者认为诱导完全缓解后的治疗方案和强度直接影响患者的长期生存率。 美国东部肿瘤协作组(Eastern Cooperative Oncology Group,ECOG)比较以下 4 个治疗组的远期疗效:①停药观察;②长期小剂量维持治疗;③常规剂量联合化疗巩固加长期小剂量维持化疗;④含 HD-Ara-C 联合方案巩固治疗后停药,不再维持治疗。 4 组的 4 年 DFS 率依次为 0、15%、20%和 30%。

高剂量(high dose,HD)和中剂量(ID) Ara-C 单用或联合蒽环类、鬼臼类等药物是当前广泛使用的完全缓解后的强化巩固治疗方案。 美国癌症与白血病协作组的研究显示,接受标准剂量阿糖胞苷+柔红霉素诱导治疗,以及 3 个疗程 HD-Ara-C 巩固治疗的患者 4 年无病生存期(disease-free survival,DFS)达 44%。 治疗相关死亡率为 5%,严重神经毒性反应发生率为 12%。 如果再按细胞遗传学危险度分层后进行比较,具有良好细胞遗传学改变患者的 DFS 为 60%,中危患者为 30%,不良预后者为 12%。 但注意到 HD-Ara-C 对有 MDS 病史及老年患者的疗效并不理想。

2016 年第 2 版美国 NCCN 肿瘤临床实践指南建议 AML(非 APL)<60 岁患者、如预后分型良好或中等,可给予 HD-Ara-C 3g/m^2,静脉输注 3 小时以上,每 12 小时 1 次,第 1 天、第 3 天、第 5 天,共 3~4 个疗程。 预后中等患者也可考虑异基因造血干细胞移植。 患者预后分型不良者,应首选异基因造血干细胞移植。 年龄≥60 岁的患者,巩固治疗可选择:①标准剂量的阿糖胞苷联合蒽环类药物(去甲氧柔红霉素、柔红霉素或米托蒽醌);② 含 ID-Ara-C (1.0~1.5g/m^2)的方案;③如符合条件,也可行减低剂量的异基因造血干细胞移植。

2.急性早幼粒细胞白血病的治疗

(1) 诱导缓解治疗:急性早幼粒细胞白血病(acute promyelocytic leukemia,APL)因 15 号与 17 号染色体之间易位形成 PML/RARA 融合基因,其表达的 PML/RARA 融合蛋白通过阻断细胞分化和凋亡导致 APL 发生。 采用全反式维 A 酸(all-trans-retinoicacid,ATRA)诱导分化是目前国际上公认的伴 t(15;17)急性早幼粒细胞白血病的首选诱导缓解方案。 ATRA 可与维 A 酸受体结合,加快 PML/RARA 融合蛋白的降解,使早幼粒细胞继续分化成熟。 常用剂量为 45mg/(m^2·d),或 60~80mg/d 连续口服至 CR。1991 年华东地区全反式维 A 酸协作组会议共总结 787 例急性早幼粒细胞白血病,初治 603 例,完全缓解率为 85.4%,复治 60 例,完全缓解率为 74%;单独应用 ATRA 治疗组,其完全缓解率为 85.2%。1995 年原上海第二医科大学附属瑞金医院又报道以 30~40mg/d 的剂量治疗,同样可以达到 87.5%的完全缓解率。ATRA 治疗伴 t(15;17)APL 一般数天内即可纠正患者合并的凝血功能障碍,但可出现白细胞增多引起的维 A 酸综合征(近年又称 APL 分化综合征)、颅压增高、皮肤黏膜干燥、消化道反应、肝功能损害、外阴水肿甚至溃疡等不良反应。其中以维 A 酸综合征最为严重,发生率为 20%~25%。主要临床表现为发热、肺间质浸润、胸腔积液、呼吸窘迫甚至呼吸衰竭。可伴有或不伴有白细胞计数增高。紧急救治方法为地塞米松 20mg/d 静脉注射,连续 3 天,并正压持续吸氧等各种对症处理。ATRA 的另一缺点是不能用作维持治疗。诱导缓解成功后,如不加用其他治疗措施,3~4 个月后大多复发。

继 ATRA 之后我国学者又首创砷剂治疗 APL 取得成功。最常用的砷剂有三氧化二砷(亚砷酸,As_2O_3)、硫化砷(As_2S_3)和四硫化四砷(As_4S_4),其中以 As_2O_3 应用最广。砷剂治疗 APL 的主要机制为诱导早幼粒白血病细胞凋亡。亚砷酸的常规用法是 5mg/m^2 或 10mg/m^2,加入 5%葡萄糖溶液 500mL 中静脉滴注 3~4 小时,连续 28 天为 1 个疗程。间歇 1~2 周,再重复 1 个疗程,连用 2 个疗程未缓解可视为无效。CR 率 90%~98%,并可较早获得分子完全缓解。砷剂的另一重要特点是与 ATRA 无交叉耐药。ATRA 治疗后复发和难治的患者应用 As_2O_3 再诱导治疗,CR 率为 78%~93%。砷剂的主要不良反应有白细胞计数增高、APL 分化综合征、心电图 Q-T 间期延长、周围神经病变、皮疹及胃肠道反应等。近年国内外学者尝试 ATRA 联合三氧化二砷用于初治 APL 患者的诱导治疗。结果表明 ATRA 联合 As_2O_3 诱导缓解要比单用 ATRA 或 As_2O_3 达到 CR 时骨髓细胞 PML-RARA 转录本更低,因此复发率亦更低。

尽管以 ATRA 为基础的治疗使 APL 的预后大为改观,但仍有部分患者存在复发的风险。西班牙和意大利协作组通过对 217 例 APL 患者的随访观察表明,患者初诊时外周血白细胞和血小板计数是预后的独立因素。白细胞计数≤$10×10^9$/L,血小板计数>$40×10^9$/L 属低危组(24%);白细胞计数≤$10×10^9$/L,血小板计数≤$40×10^9$/L 为中危组(53%);白细胞计数>$10×10^9$/L 则归入高危组(23%)。

较长时期内,Ara-C 在 APL 诱导缓解和缓解后治疗中的作用一直不甚明了。但 2008 年国外临床试验的结果显示对于初治时白细胞数≥$10×10^9$/L、血小板数<$4×10^9$/L 的患者采用 Ara-C 与 DNR 联合诱导和巩固治疗,完全缓解率和 3 年存活均较不含 Ara-C 的对照组具有一定的优势。

2016 年第 2 版 NCCN 指南建议初治高危 APL 患者(WBC>$10×10^9$/L)如能耐受蒽环类药物者,可选择以下治疗方案:①每天给予 ATRA 45mg/m^2,分次口服,直至临床缓解,然后加用柔红霉素每天 50mg/m^2×4 天(或 60mg/m^2×3 天),阿糖胞苷每天 200mg/m^2×7 天;②每天 ATRA 45mg/m^2,分次口服,第 1~36 天,根据年龄调整剂量去甲氧柔红霉素 6~12mg/m^2,第 2、第 4、第 6、第 8 天,亚砷酸每天 0.15mg/kg 静脉输注,第 9~36 天;③每天给予 ATRA 45mg/m^2,分次口服,直至临床缓解,去甲氧柔红霉素 12mg/m^2,第 2、第 4、第 6、第 8 天;④如患者不能耐受蒽环类药物,可每天给予 ATRA 45mg/(m^2·d),分 2 次口服,亚砷酸每天

0.15mg/kg 静脉输注。直至骨髓缓解。

低中危 APL 患者(WBC<10×10^9/L)可选择以下治疗方案:①ATRA 每天 45mg/m^2,分次口服,直至临床缓解,亚砷酸每天 0.15mg/kg 静脉输注,直至骨髓缓解;② ATRA 每天 45mg/m^2,分次口服,直至临床缓解,加用柔红霉素每天 50mg/m^2×4 天(或每天 60mg/m^2×3 天),阿糖胞苷每天 200mg/m^2,×7 天;③每天 ATRA 45mg/m^2,分次口服,直至临床缓解,去甲氧柔红霉素每天 12mg/m^2,第 2、第 4、第 6、第 8 天。

(2) 缓解后治疗:高、中、低危患者均可采用维 A 酸+亚砷酸±蒽环类的方案进行巩固治疗。如单纯采用蒽环类+阿糖胞苷进行巩固治疗,阿糖胞苷的剂量宜适当加大,建议每天 1~2g/m^2×(4~5)天。PCR 监测分子生物学阴性结果需要 2 年,以便及时发现分子生物学水平的复发。

目前多数学者主张首次获得 CR 的 APL 患者,不推荐立即行造血干细胞移植。造血干细胞移植的时机一般可选择在 CR2 期。欧洲血液和骨髓移植组织报道,APL 患者 CR2 期行异基因造血干细胞移植的总生存率、无病生存率、复发率及治疗相关死亡率分别为 58%、57%、15% 和 33%;自体造血干细胞移植为 40%、45%、44% 和 25%。故无合适供体者采用自体造血干细胞移植亦不失为一项有效治疗措施。

ATRA 的应用使 APL 患者生存期显著延长,但中枢神经系统白血病的发生率也随之多见,尤其是高危患者。应将中枢神经系统白血病的预防作为 APL 患者缓解后治疗的一项常规措施。

3.ALL 的治疗

(1) 诱导缓解治疗:泼尼松与长春新碱联合的 VP 方案,可使标危儿童 ALL 的完全缓解率达 95%。但该方案用于成人 ALL 的诱导缓解治疗,CR 率仅为 47%,在 VP 加用蒽环类药物,其 CR 率可提高到 83%。目前由 VP 方案加柔红霉素组成的 VDP 方案已普遍成为 ALL 诱导缓解治疗的常用基础方案。在 VDP 方案中蒽环类的剂量和用法一些学者也进行过研究。去甲氧柔红霉素每天 12mg/m^2,2~4 天诱导治疗 ALL 的死亡率高达 50%,而降低剂量至每天 10mg/m^2,2~3 天,其相关死亡率降至 9%。柔红霉素或米托蒽醌持续静滴并不优于静脉推注,而且柔红霉素用药延长至 1 周也不优于 3 天的疗效。

地塞米松与泼尼松比较,用于 ALL 的治疗主要有两方面的优势,①抗白血病作用更强,体外实验证明地塞米松对 ALL 细胞的作用较泼尼松强 16 倍;②更容易渗透进入中枢神经系统,在脑脊液中药物浓度更高,半衰期更长。荷兰的一项历史对照研究显示,地塞米松与泼尼松比较,ALL 患者 3 年无事件生存(event free survival,EFS)率分别为 80% 与 66%。另一些临床试验也证实,在减少 ALL 中枢神经系统白血病的复发率及 3 年 EFS 方面,地塞米松优于泼尼松。天冬酰胺酶(L-ASP)是另一种常用于 ALL 诱导缓解的药物,在 VDP 方案中加入天冬酰胺酶的 VDLP 方案也是目前常用的 ALL 诱导治疗方案。国外有临床研究显示,天冬酰胺酶并不能提高诱导治疗的 CR 率,但可延长缓解期。一些非随机研究认为,在 VDLP 方案基础上加入环磷酰胺(VDCP-L)可进一步提高 CR 率,尤其适用于成人 T-ALL 患者。近年已有聚乙二醇(PEG)与天冬酰胺酶共价结合的制剂上市,其优点除了底物专一性高、过敏反应少外,体内半衰期也显著延长,使给药次数大为减少。

含 hyper-CVAD 方案的诱导缓解治疗是近年来推出的一种新的成人 ALL 治疗策略,与上述方案不同之处主要在于将环磷酰胺改为分段使用,并增加了交替使用大剂量阿糖胞苷

(HD-Ara-C)和大剂量氨甲蝶呤(HD-MTX)。研究结果表明诱导缓解率和长期生存率较VAD(长春新碱、阿霉素、地塞米松)更高。

另有报道在含 hyper-CVAD 方案基础上加用抗 CD20 单抗利妥昔单抗治疗 Burkitt 淋巴瘤/白血病,CR 率为 86%,3 年总生存率(overall surviva,OS)、EFS、DFS 分别达 89%、80% 和 88%。与单用含 hyper-CVAD 方案的历史对照组比较,优势较为明显。

Ph 染色体阳性 ALL(Ph⁺ ALL)占成人 ALL 的 20%～30%左右。随着年龄的增加,发生率也随之增高。在 50 岁以上的 ALL 患者中发生率可>40%。Ph⁺ ALL 主要见于前 B-ALL,90%以上的患者表达 CD34;50%以上的患者还表达髓系抗原标记,如 CD13、CD33 等。临床上白细胞计数常增高,但脾脏及淋巴结肿大少见。在酪氨酸激酶抑制剂(tyrosine protein ki-nase inhibitors,TKIs)问世之前,Ph⁺ ALL 的预后很差,化疗虽然能使 60% 以上的患者获得 CR,但易复发,平均缓解期仅为 9 个月,其 5 年 DFS 低于 10%～20%。来自 GIMEMA 临床试验的一组资料显示,101 例 Ph⁺ 成人 ALL 患者中,p190BCR/ABL 阳性占(59 例)57.6%,p210 BCR/ABL 阳性占 42.4%(p210 BCR/ABL 单独阳性 23 例,p210 与 p190 共同阳性 19 例)。均采用泼尼松、长春新碱、大剂量柔红霉素(总剂量达 270mg/m²)和 L-ASP 诱导治疗,继以 HD-Ara-C 联合米托蒽醌强化治疗,并在 CR1 期行异基因或自体造血干细胞移植。在可评估的 92 例资料中,治疗相关死亡率为 15.2%,总 CR 率为 67.4%,其中 p190 BCR/ABL 阳性组 CR 率分别为 69.8%,p210 BCR/ABL 阳性组为 64.1%。两组间无显著性差异。52 例行强烈再诱导治疗后进行造血干细胞移植,36 例(20 例异基因造血干细胞移植,16 例自体造血干细胞移植)获得持续 CR。作者评估时 6/20、4/16 例仍然处于持续缓解之中。未接受造血干细胞移植的 16 例无 1 例存活。研究还认为 p190 BCR/ABL 阳性组在 OS 和 DFS 方面要优于 p210 BCR/ABL 阳性组。

甲磺酸伊马替尼在 CML 治疗取得成功以后,国外开展了治疗 Ph⁺ ALL 的临床试验。I 期临床试验 20 例 Ph⁺ ALL 异基因造血干细胞移植后复发的病例,应用伊马替尼 600mg/d 治疗,有 11 例(55%)获得完全血液学缓解,4 例骨髓完全缓解,但血常规未完全恢复,5 例患者为难治性或仅获得部分缓解。在有效的病例中,应用伊马替尼治疗的前 4 周,骨髓或外周血供者嵌合体增加到 96%,提示伊马替尼对 Ph⁺ 白血病细胞有选择性抑制作用,从而间接促进 Ph⁻ 细胞增生。

美国 MD Anderson 肿瘤中心研究了在初发 Ph⁺ ALL 患者中应用伊马替尼联合 hyper-CVAD 方案的疗效,8 个疗程的诱导缓解和巩固治疗中,每个疗程的第 14 天给予伊马替尼,8 个疗程结束后给予伊马替尼 600mg/d,维持治疗 1 年。结果显示这种联合治疗是安全的,并且缓解率较高。

随着 TKIs 联合化疗药物治疗成人 ALL 经验的逐步积累,2016 年第 1 版美国 NCCN 肿瘤临床实践指南推荐将成人 ALL 的治疗分为 Ph⁺ ALL 和 Ph⁻ ALL 两大类,两类患者再根据年龄分为青少年及年轻成人(adolescent and young adult,AYA)组(15～39 岁)和成人(adult)组(≥40 岁)。

Ph⁺ ALL AYA 组患者诱导治疗可选择:①COGAALL-0031 方案,即长春新碱、泼尼松(或地塞米松)、天冬酰胺酶±柔红霉素,该方案中的柔红霉素可以酌情不用。伊马替尼在巩固治疗阶段应用;②伊马替尼或达沙替尼联合 hyper-CVAD 方案;③伊马替尼联合 VDCP 方案。

Ph⁺ ALL 成人组患者如年龄<65 岁,且不存在严重合并症,可参照 Ph⁺ ALL AYA 组的诱导治疗策略,如选择 TKI 联合 hyper-CVAD 或 VDCP 方案。如患者伴有严重合并症或年龄 ≥65 岁,可选择 TKIs 联合长春新碱+地塞米松方案,甚至 TKIs 仅与糖皮质激素合用。

Ph⁻ ALL AYA 组患者诱导治疗可选择①GRA ALL-2003 方案(柔红霉素、长春新碱、泼尼松、环磷酰胺、天冬酰胺酶),或②COG AALL-0434 方案(柔红霉素、长春新碱、泼尼松、天冬酰胺酶,T-ALL 可在巩固治疗中加入奈拉滨),也可选用在 VDLP(长春新碱、柔红霉素、天冬酰胺酶、泼尼松)基础上加用 HD-MTX;对于 CD20 阳性患者,可考虑采用 hyper-CVAD 联合利妥昔单抗治疗。

Ph⁻ ALL 成人组患者诱导治疗可选择的主要方案有:①CALGB 8811 Larson 方案(柔红霉素、长春新碱、泼尼松、天冬酰胺酶、环磷酰胺),如年龄≥60 岁,环磷酰胺、柔红霉素以及泼尼松适当减量,也可不用环磷酰胺;②hyper-CVAD 方案±利妥昔单抗;③MRC UKALL Ⅶ / ECOG2993 方案:Ⅰ期诱导(柔红霉素、长春新碱、泼尼松、天冬酰胺酶),Ⅱ期诱导(环磷酰胺、阿糖胞苷、6-巯基嘌呤)。

(2) 缓解后治疗:成人 ALL 取得 CR 后必须进行巩固和维持治疗,时间应坚持 2~3 年,期间应密切监测微小残留病(minimal residual disease,MRD) 状态。但 Ph⁺ ALL 患者,首先需考虑异基因造血干细胞移植,移植后继续以 TKIs 维持治疗。如供体不能获得,应采用 TKIs+多药联合方案巩固治疗。维持治疗前 6 个疗程的巩固治疗对于提高患者的长期无病存活率尤为重要。巩固治疗方案可选择诱导治疗推荐的方案交替进行,如 VDLP、VDCP -L、hyper-CVAD 等。每个疗程之间一般间隔期为 2~3 周,不宜过长。维持治疗一般每周 1 次氨甲蝶呤+每天 6-巯基嘌呤,每月 1 次长春新碱/泼尼松,Ph⁺ ALL 患者维持治疗需要联合 TKI。

4.难治性急性白血病的治疗

(1) 难治性急性白血病诊断标准:德国 AMLCG 协作组提出的 4 项标准得到较为广泛的

认可:①标准方案诱导治疗 2 个疗程不能缓解;②CR1 后 6 个月内复发;③CR1 后 6 个月后复发,且原诱导缓解方案再诱导治疗无效;④二次或多次复发。从中可以看出,所谓的难治性白血病其实包括原发性难治和复发两类患者。

难治性急性白血病的治疗策略,可参考以下原则:①选择与原治疗方案无交叉耐药性的药物组成新的治疗方案;②采用与常规药物作用机制不同的抗白血病新药;③将常规化疗药物加大剂量使用;④年龄较轻、一般状况尚可、早期复发患者,尽量予以积极治疗;高龄或一般情况较差、多次复发患者,可酌情采用较保守治疗措施。

(2) 难治性 AML 的治疗:一般认为,CR 期超过 12 个月的复发患者较 12 个月内复发的患者疗效相对较好。化疗方案的选择原则是:①采用无交叉耐药的化疗药物;②HD-Ara-C 与其他新药等联合应用。

氟达拉滨是一种合成的嘌呤类似物,其结构类似于 Ara-C,在 Ara-C 的 2 位上加氟,增强了对腺苷脱氨酶的脱氨作用,在糖的部位增加了磷,则使其水溶性增强。在体内经磷酸化成为有活性的三磷酸形式 F-Ara -ATP,通过抑制核糖核酸还原酶、DNA 多聚酶、DNA 引物酶、DNA 连接酶的作用而抑制 DNA 的合成,并能部分抑制 RNA 聚合酶Ⅱ减少蛋白质的合成。由氟达拉滨、大剂量阿糖胞苷联合 G-CSF 组成的 FLAG 方案是目前常用的难治与复发 AMl 的治疗方案。其特点是 G-CSF 可动员静止期白血病细胞进入增生周期,氟达拉滨可增强阿糖胞苷的细胞毒作用。FLAG 方案治疗难治复发白血病的 CR 率达 50%~75%。对晚期复发(停药>6个月)患者的 CR 率明显好于早期复发(停药<6个月)和难治患者。

近年来,除氟达拉滨外,含其他嘌呤类似物如克拉屈滨、氯法拉滨的化疗方案在难治/复发 AML 的临床试验中也取得鼓舞人心的疗效,缓解率达到 30%~65%。以克拉屈滨为基础的化疗方案主要有两种,具体用法:①CLAG 方案[克拉屈滨 5mg/(m²·d),第 1~5 天;阿糖胞苷 2g/(m²·d),第 1~5 天;G-CSF 300μg/d,第 0~5 天];②CLAM 方案[在 CLAG 方案基础上加米托蒽醌 10mg/(m²·d),第 1~3 天]。含氯法拉滨的代表性方案:①氯法拉滨 25mg/(m²·d)×5 天,阿糖胞苷每天 2g/(m²·d)×5 天,联合 G-CSF;②氯法拉滨 22.5mg/(m²·d)×5 天,去甲氧柔红霉素 6mg/(m²·d)×3 天,阿糖胞苷 0.75g/(m²·d)×5 天,联合 G-CSF;③氯法拉滨 22.5mg/(m²·d)×5 天,去甲氧柔红霉素 10mg/(m²·d)×3 天。此外,去甲基化药物地西他滨和阿扎胞苷(5-azacitidine)对部分难治/复发 AML 患者有效。甲苯磺酸索拉非尼是一种激酶抑制剂,在体外显示可抑制多种涉及肿瘤细胞内信号转导、血管生成和凋亡相关的激酶,可以和去甲基化药物联合试用于 FLT3-ITD 突变患者。

拓扑替康是拓扑异构酶 I 抑制剂,可特异性与 DNA 单链断端上的拓扑异构酶 I 相结合,阻止拓扑异构酶 I 对单链断端的修复,破坏 DNA 双链结构,从而导致细胞死亡。Lee 等采用去甲氧柔红霉素每天 10mg/m²、第 1~3 天,Ara-C 1g/m²、每 12 小时 1 次、第 1~5 天,拓扑替康 1.25mg/m²、第 1~5 天,治疗难治/复发 AML 40 例,CR 率为 59%,中位 CR 率和生存期分别为 6 个月和 12 个月。

以小剂量阿克拉霉素和阿糖胞苷联合 G-CSF 组成的 CAG 方案,20 世纪 90 年代由日本学者设计报道,治疗难治和复发、继发 AML,CR 率分别达到 87% 和 62%。其原理是 AML 细胞表达 G-CSF 和 GM-CSF 受体,G-CSF 可预激(priming)处于 G0 期的白血病细胞进入增生周期与化疗药物接触,从而增强抗白血病的疗效。由于本方案中阿克拉霉素和阿糖胞苷的剂量明显低于常规剂量,因此不良反应相对较小。该方案不仅适用于难治和复发 AML,也可适用于老年及低增生 AML 患者。有报告认为,CAG 方案中加入地西他滨可进一步提高疗效。

(3) 难治性 ALL 的治疗:无论是难治或复发 ALL 对化疗药物均有不同程度的耐受性,对常规联合化疗反应皆不满意,预后较差,是当前 ALL 治疗中的最为棘手的问题之一。虽然 50% 的复发性 ALL 使用原诱导缓解方案仍有效,但再度缓解期极短。与 AML 相似,复发病例的疗效与上次缓解期的长短有关:第 1 次缓解期越长,获第 2 次缓解的概率越高,完全缓解后持续时间也越长。复发后病情严重患者很少能再次 CR,即使缓解,极少(<5%)能长期存活。ALL 患者的复发部位如在髓外,如中枢神经系统或睾丸等,预后更差。

难治/复发 Ph⁺ ALL 首先应检测是否发生 ABL 基因突变。伊马替尼耐药患者,如有 Y253H、E255K/V、F359V/C/I 突变可选择达沙替尼(Dasatinib);F317L/V/I/C、T315A、V299L 突变可选择尼洛替尼;泊沙替尼可用于除 T3151 突变以外的对伊马替尼耐药的患者;T3151 突变可选择泊那替尼(Ponatinib)。Omac-etaxinemepesuccinate(商品名 Synribo)是 Te-va Pharmaceuticals 研制的半合成高三尖杉酯碱,临床试验结果显示对 CML T3151 突变患者有效。2012 年 9 月被美国食品药品管理局(FDA)加速批准用于慢性粒细胞白血病 T3151 突变患者的临床治疗,2014 年 2 月已获得完全批准。诱导治疗期,每天皮下注射 2 次 Synribo,每次 1.25mg/m²,连续 14 天,1 个周期为 28 天。获得疗效后,维持治疗用法为 1.25mg/m²,每 2 次,每个周期连续 7 天。体外实验表明,Synribo 对 Ph⁺ ALL I3151 突变细胞也有效,尚有待临床试验结果证实。

难治/复发 Ph-ALL AYA 组患者如复发时间距首次诊断已超过 3 年,可试用初次诱导方案。其他 Ph-ALL 患者可选择含氟达拉滨或氯法拉滨的方案。增大剂量的 hy-per-CVAD 方案也可使用。去甲氧柔红霉素联合大剂量 Ara-C 的 CR 率为 44%。鬼臼类药物 VM26 或 VP16、安丫啶与大剂量 Ara-C 亦有协同作用。FLAG 方案对复发或难治性 ALL 均有效。奈拉滨化学名为 9β-D-阿拉伯呋喃糖-6-甲氧基-9-H-嘌呤-2-胺。奈拉滨可在腺苷脱氨酶作用下,去甲基转化成 ara-G,在脱氧鸟苷激酶和脱氧苷激酶作用下单磷酸化,转化为活性 5-三磷酸盐 ara-GTP。Ara-GTP 在白血病细胞中蓄积到一定程度后嵌合入 DNA 中,从而抑制 DNA 的合成。由于 ara-GTP 在 T 细胞内比在 B 细胞内的累积速度更快,累积量更多,对 T 细胞有更强的选择性细胞毒作用。奈拉滨 $1.5g/(m^2 \cdot d)$,第 1、3、5 天静脉输注,治疗难治性 T-ALL 患者,CR 率可达 31%,整体反应(OR)率 41%。Binatumomab(商品名 Blincyto)是 2014 年新上市的单克隆抗体类药物,Binatumomab 除了选择性地靶向作用于 B 细胞表面抗原 CD19 外,还可以特异性地结合 T 细胞表面抗原 CD3,从而激活 T 细胞。临床试验结果表明 Binatumomab 对于难治性 B-ALL 有效。

异基因造血干细胞移植后复发的 ALL 患者可以考虑实施第二次异基因移植或供者淋巴细胞输注(donor lymphocyte infusion,DLI)。

(四)中枢神经系统白血病的预防与治疗

随着急性白血病缓解率提高和存活期延长,中枢神经系统白血病的发生率也明显增多。目前所用抗白血病药物在常规剂量下多数不能通过血脑屏障,故中枢神经系统成为白血病细胞的隐蔽所,常为急性白血病复发的重要根源,应加强防治。

ALL 患者初诊时中枢神经系统累及的比例为 3%~7%。在治疗过程中如果不作中枢神经系统直接治疗(CNS-directed therapy),最终中枢神经系统白血病的发生率可>50%。因此,应常规实施中枢神经系统白血病的预防措施。标准方法是鞘内注射抗白血病药物。通常在诱导缓解一开始或 CR 后,立即在鞘内注射 MTX,每次 10mg,每周 2~3 次。大剂量 Ara-C 或大剂量 MTX 全身化疗能使药物透过血脑屏障,对中枢神经系统白血病也有肯定的预防作用。低危 ALL 的预防措施可采用大剂量全身化疗+4 次鞘内化疗,高危 ALL 为大剂量全身化疗+8 次鞘内化疗,成熟 B-ALL 或 Burkitt 白血病则须将鞘内注射增至 16 次。美国 NCCN 肿瘤临床实践指南推荐 ALL 中枢神经系统的评估状态分为 3 级:CNS-1:脑脊液无论白细胞计数多少,未发现幼稚淋巴细胞;CNS-2:脑脊液存在幼稚淋巴细胞,但白细胞$<5/mm^3$; CNS-3:脑脊液存在幼稚淋巴细胞,白细胞$≥5/mm^3$。评估时为排除穿刺损伤因素,强调对于脑脊液检查结果评级虽为 CNS-3,但外周血存在白血病细胞的患者应作外周血和脑脊液 WBC/RBC 比值的比较。脑脊液的比值至少是外周血的 2 倍,才可以确定为 CNS-3,否则为 CNS-2。

AML 患者至今尚无统一的规定。一般认为,M_3、M_4、M_5 患者以及所有初诊时外周血存在白血病细胞的患者应在 CR 后常规行腰穿做脑脊液检查,并预防性鞘内注释化疗药物。难治复发 ALL 患者,无论 Ph 染色体是否阳性,均需要进行鞘内化疗。

确诊为中枢神经系统白血病,治疗方法有以下几种:

1.糖皮质激素 主要控制中枢神经系统白血病的症状。地塞米松 10mg 静脉注射 2~3 天,可使头痛、呕吐等症状减轻,但脑脊液、脑神经瘫痪及神经乳头水肿无明显改善。

2.氨甲蝶呤鞘内注射　以 10~15mg,每周 2~3 次鞘内注射,直至脑脊液白血病细胞完全清除为止。本法能较快控制中枢神经系统白血病,但缓解期短,容易复发。所以中枢神经系统白血病缓解后应继续每周 1 次鞘内注射用氨甲蝶呤 5~10mg,连续 4~6 周。鉴于氨甲蝶呤经鞘内注射,在脑室内浓度常不易达到抗肿瘤作用,现设计有皮下脑脊液贮存器,将氨甲蝶呤直接注射至脑室。Bleyer 等将脑室和鞘内氨甲蝶呤注射作了比较,前者治疗效果较好。但脑脊液贮存器安装后约 18% 病例有出血、阻塞和继发感染等并发症。脑脊液贮存器用于中枢神经系统白血病为髓外复发的病例较为合适。

氨甲蝶呤鞘内注射后可引起急性化学性蛛网膜炎和亚急性脑和脊髓运动神经元功能不良等毒性作用。患者可有头痛、发热或呕吐,出现于第 1~10 次注射期间。如不停药,反应可逐渐加重。曾报道有 7 例 ALL 中枢神经系统白血病在治程中或停药后不久发生痴呆、神经错乱、易激惹、嗜睡、共济失调、癫痫发作,其中有 2 例昏迷,1 例死亡。另有报道在注射氨甲蝶呤后发生意外者共 7 例,表现有感觉障碍伴轻度运动功能减退,下肢或四肢瘫痪等,其中死亡者也有 2 例。意外反应常突然发生,或出现在鞘内注射 0.5~24 小时内。上述毒性反应可能与氨甲蝶呤的保存液羟基甲酸或稀释液甲醇有关,它们能阻断神经纤维传导,也可使神经纤维脱髓鞘。个别病例可能是机体对氨甲蝶呤产生急性变态反应。氨甲蝶呤可通过脑膜吸收而产生全身反应,应加注意。骨髓已受到抑制或肾功能不全更应慎用。鞘内注射药物容积一般为脑脊液的 10%,即 10~15mL。当脑脊液压力过高时,应酌情减量。注射应缓慢,有反应时随时停药。如有条件监测脑脊液内氨甲蝶呤浓度,可减少氨甲蝶呤神经毒性反应的发生率。

3.阿糖胞苷鞘内注射　氨甲蝶呤鞘内注射有抗药者,可用阿糖胞苷 $25mg/m^2$,每周 2~3 次,鞘内注射;也可采用 MTX、Ara-C 与地塞米松联合鞘内注射。

4.头颅与脊髓照射 仅用颅脑 ^{60}Co 或直线加速器照射(5~10Gy) 只能缓解症状,不能使脑脊液恢复正常,缓解率也低。如果加用脊髓照射 10Gy,效果较好,但对骨髓抑制作用比较明显。对于头颅 CT/MRI 检查发现肿块的 AML 患者,一般采用放疗后鞘内给药。ALL 患者确诊为中枢神经系统白血病[CNS-3 和(或)脑神经累及],建议接受剂量为 18Gy 的放疗。

(五)造血干细胞移植

1.异基因造血干细胞移植　AML 和 ALL 均为异基因造血干细胞移植的适应证。首次完全缓解期的 AML 患者,应当根据疾病细胞遗传学的特征来决定缓解后的继续治疗措施。预后好的患者可采用足够强度的化疗作为巩固治疗,5 年总生存率可达 50% 以上。也可考虑自体造血干细胞移植。风险更大的异基因造血干细胞移植一般不作为该组患者的首选,可作为复发早期或第二次缓解期的治疗策略。对预后中等的患者,如有 HLA 匹配的家庭成员供者进行移植,3 年无病生存率可达 65%,3 年复发率为 18%。预后差组如有 HLA 匹配的家庭成员供体,应当在完全缓解后尽快行造血干细胞移植。在经过选择的病例中,如果在第一次缓解期就接受非血缘关系的 HLA 相匹配供者或家庭成员供者移植,长期生存率仍可达到 40%~50%。

成人 ALL 复发率高,异基因造血干细胞移植在成人 ALL 的治疗中占据重要地位。2008 年报道的一项国际协作临床试验(MRC UKALL XII / ECOG E2993) 分析 1993 年至 2006 年 1913 例成人 ALL 的资料表明,Ph-ALL 患者采用异基因造血干细胞作为缓解后的治疗措施,其5年总存活为53%,明显高于自体移植和化疗患者的45%。2002年IBMTR报告接受移植的2820名ALL患者资料显示,在CR1期移植,年龄<20岁与年龄>20岁组3年无病生存率分别为61%±4%和48%±4%;在CR2以上缓解期移植,3年无病生存率在年龄<20岁与年龄>20岁组分别为47%±6%和30%±5%;无关供者的移植在CR1或以后的缓解期进行3年无病生存率分别为45%±3%和36%±8%;处于疾病进展期的患者无病生存率为10%~15%。法国的一项大型多中心临床试验(LALA87)的资料显示,257例随机抽样的ALL病例中,116例接受异基因造血干细胞移植,对照组114例接受化疗或自体造血干细胞移植,两组的5年生存率差异无统计学意义。但在高危病例,异基因造血干细胞移植组5年总生存率和5年无病生存率分别为44%和39%,明显高于对照组的20%和14%。另有一项关于Ph-ALL的研究结果显示,167例接受造血干细胞移植,其中49例为HLA相配的相关供体移植,23例为HLA相配的无关供体移植,7例为自体造血干细胞移植。77例接受持续化疗。5年的疾病复发危险性,异基因造血干细胞移植组为29%,明显低于自体造血干细胞移植/化疗组的81%。而5年生存率异基因造血干细胞移植组为43%,自体造血干细胞移植/化疗组为19%。因此,目前较为一致的观点是对于Ph-ALL患者,尽可能争取在首次缓解后实施异基因造血干细胞移植。

2.自体造血干细胞移植

(1) AML:2002年来自希腊的120例临床病例研究显示,年龄≤60岁的AML患者,自体造血干细胞移植的疗效明显不如异基因造血干细胞移植,3年无失败生存率(fAILURE FREE SURVIVAL,FFS)分别为42%和73%,与大剂量Ara-C巩固治疗比较也不能显示其优势。以往认为对于具有良好细胞遗传学预后因素的AML患者,自体造血干细胞移植的疗效优于单纯化疗,但近年来随着抗白血病新药的出现和化疗方案的改进,尤其是大剂量阿糖胞苷等在巩固强化治疗阶段中的应用,自体造血干细胞移植在该组AML中的地位受到质疑,目前国外一些临床研究中心有放弃将自体造血干细胞移植作为首次缓解后的一线治疗措施的趋势。对于具有中等细胞遗传学预后因素的AML患者,由于复发率较预后良好组患者显著为高,如无异基因造血干细胞移植的合适供体,可考虑行自体造血干细胞移植。国外的一项资料显示,该组患者5年生存率自体造血干细胞移植为56%,单纯化疗为48%。具有不良细胞遗传学预后因素的AML患者,自体造血干细胞移植疗效欠佳,5年生存率仅为15%,远低于异基因造血干细胞移植的疗效。对于60岁以上的老年AML患者,最近来自EORTC-Gimema AML-13临床试验的资料表明自体外周血干细胞移植亦不能改善其预后。不过也有持不同观点的研究结果。

(2) ALL:国外多项临床资料表明,成人ALL自体造血干细胞移植的疗效明显较异基因造血干细胞移植为差。法国的大型多中心临床试验(LALA87)数据表明,无论高危和标危ALL患者,自体造血干细胞移植与化疗比较都不能显示其优势。Anderson癌症中心的资料也持类似的观点。2008年报道的MRC UKALLXII/ECOG E2993临床试验甚至得出自体造血干细胞移植不如化疗的结论。欧洲骨髓移植组曾报道510例ALL患者行自体骨髓移植的疗效,CR1期和CR2期的7年无病生存分别为50%和20%,其中CR1期在诊断40天内达CR者其无病生存较40天以上达CR者显著增高,分别为60%和30%。从这项结果可以看出自体造血干细胞移植治疗ALL的时机应选择CR1期,其疗效与白血病细胞对化疗药物的敏感性相关。

第二节 慢性白血病

慢性白血病是一组异质性造血系统肿瘤,病程较缓慢,白血病细胞有一定的分化成熟能力,骨髓及周围血中以异常的较成熟细胞为主。临床上有两种类型:①慢性粒细胞白血病(chronic myelogenous leukemia,CML);②慢性淋巴细胞增生性疾病(chronic lymphoprolifera-tive disorders,CLPD),包括慢性淋巴细胞白血病、幼淋巴细胞白血病、毛细胞白血病、绒毛淋巴细胞脾淋巴瘤、大颗粒淋巴细胞白血病、成人T细胞白血病/淋巴瘤、Sézary综合征等。CLPD再根据免疫表型分成B细胞型、T细胞和NK细胞型。

慢性粒-单核细胞白血病、不典型慢性粒细胞白血病、幼年型粒-单核细胞白血病、慢性中性粒细胞白血病、慢性嗜酸性粒细胞白血病也均属于慢性白血病。WHO分型已将其分别归入骨髓增生异常/骨髓增生性肿瘤。

一、慢性粒细胞白血病

慢性粒细胞性白血病简称慢粒,是起源于多能造血干细胞的恶性克隆增生性疾病,表现为髓系各个阶段细胞的过度增生,以外周血中性粒细胞增多并出现幼稚粒细胞、嗜碱性粒细胞增多、贫血、血小板增多和脾大为特征,具有异常的Ph染色体t(9;22)(q34;q11.2)和BCR-ABL1融合基因,可从慢性期(chronic phase,CP)向加速期(accelerated phase,AP)、急变期(blastic phase,BP或blast crisis,BC)发展,一旦转变为急性白血病,预后较差。

慢粒约占全部白血病的15%,国内慢性白血病中90%为慢粒,发病年龄大多在20~60岁,发病率随年龄的增长逐步上升,45~50岁年龄组最高,5~20岁仅占慢粒的10%以下,男性略多于女性。我国慢粒的年发病率约为0.36/10万,患者确诊时中位年龄40.02(2.45~83.29)岁,男女比例约为1.78:1。

(一)病因与发病机制

大剂量的放射线照射是慢粒较明确的致病因素。日本广岛和长崎原子弹爆炸后幸存者、英国强直性脊柱炎患者接受放疗后以及宫颈癌放疗的患者中,慢粒的发病率明显高于普通人群。

慢粒是一种获得性、起源于单个干细胞的肿瘤性疾病。90%以上的慢粒患者中可发现有Ph染色体,即t(9;22)(q34;q11),9号染色体q34带上原癌基因c-abl的片段易位至22号染色体q11带上的断裂点簇集区bcr(break point cluster region),产生BCR-ABL融合基因,转录成融合mRNA,编码生成具有很强酪氨酸蛋白激酶活性的融合蛋白,参与细胞信号传导途径中的多种蛋白磷酸化,抑制细胞凋亡,削弱造血祖细胞与骨髓基质细胞的黏附,使细胞生长缺乏接触抑制而致增生过度。

22号染色体上的BCR位点主要有三种:M-bcr、m-bcr和μ-bcr,分别形成3种融合蛋白P210、P190和P230。大部分慢粒患者在e14a2或e13a2位点融合,表达P210融合蛋白。而P190(e1a2)和P230(e19a2)分别主要与Ph染色体阳性的急性淋巴细胞白血病和慢性中性粒细胞白血病的发生相关。

(二)临床表现

起病缓慢,症状多为非特异性,绝大多数患者起病时处于慢性期。患者可因造血过盛的症状和体征就诊,如易疲倦、乏力、食欲缺乏、低热、多汗、体重减轻、上腹部不适及脾大。大约 10%～30% 的患者在出现症状前因定期体检而发现,起病时即处于加速期或急变期的患者各占 10% 左右。

1.脾大 脾大程度不一,与外周血白细胞计数升高的水平有关,大约 50% 以上的患者确诊时脾可大至肋缘下 10cm 以上,质坚无压痛,患者常感上腹部饱胀不适。少数患者因发生脾梗死或脾周围炎而出现显著左上腹和左肩部疼痛,可有局部压痛和摩擦音,自发性脾破裂罕见。15%～20% 的患者有肝大,程度较轻。淋巴结肿大较少见,但可作为早期急变的首发症状。

2.发热、贫血和出血 由于肿瘤负荷增加,可出现典型的怕热、消瘦和盗汗等高代谢综合征。疾病早期甚少有感染,白细胞黏附、游走、吞噬等功能下降的缺陷可由于细胞数量增加而得到补偿。血小板聚集功能下降,但明显的贫血及出血多在急变期才出现。

3.白细胞淤滞综合征 较少见。当白细胞极度增高时,由于白细胞淤滞、循环受阻,可出现呼吸困难、发绀、脏器梗死、眼底静脉扩张、视盘水肿、眼底出血和阴茎异常勃起、耳鸣、神志改变,甚至中枢神经系统出血等表现。

4.其他 胸骨压痛较常见,多在胸骨下段。细胞破坏、血尿酸升高引起痛风性关节炎。嗜碱性粒细胞增多,组胺释放出现荨麻疹、皮肤瘙痒以及消化性溃疡。皮肤浸润较少见,偶有中性粒细胞浸润至真皮层而表现为急性发热性中性粒细胞皮病(Sweet 综合征)。

(三) 实验室检查

1.血常规 外周血中白细胞计数升高是主要的特征,通常 $>25\times10^9$/L,半数患者在 100×10^9/L 以上。分类可见各期粒细胞,中性晚幼及杆状核粒细胞的比例明显增多,原粒和早幼粒细胞较少,可见过度分叶核粒细胞。嗜酸及嗜碱性粒细胞绝对值均可增多,嗜碱性粒细胞的比例可以指导慢粒的分期诊断,慢性期多在 10%～15%。确诊时红细胞数大多正常或轻度变化,少数可出现红细胞形态异常,并可见到少量有核红细胞,网织红细胞计数正常或轻度增多。大约 50% 的患者确诊时血小板计数高于正常,在慢性期可逐渐升高。若血小板计数明显升高或降低,则预示着疾病向加速期或急变期进展。

2.骨髓象 有核细胞增生极度活跃,以粒系增生为主,造血组织占整个骨髓体积的 75%～90%,脂肪含量明显减少。红系增生受抑,粒/红比值可达(10～30):1,原粒和早幼粒细胞一般不超过 5%～10%,嗜酸及嗜碱性粒细胞比例增多。巨核细胞数量正常或增加,半数患者骨髓内Ⅲ型胶原(网状纤维)增生,部分可发生骨髓纤维化。

3.祖细胞集落培养 慢性期骨髓和外周血粒系、巨核系、嗜酸粒系集落形成增加,分别为正常的 20 倍和 500 倍左右。具有长期造血能力的原始祖细胞亦显著增加,所形成的集落较正常致密。进入加速期和急变期后祖细胞的增生和分化能力减弱,集簇增加,已成为慢粒的分期指标之一。

4.中性粒细胞碱性磷酸酶测定 90% 以上的患者成熟中性粒细胞碱性磷酸酶(NAP)积分降低或缺失,治疗后白细胞计数下降或接近正常,炎症感染时该酶活性可升高或接近正常。NAP 检测有助于与类白血病反应及其他骨髓增生性疾病相区别,也可作为预后指标。

5.细胞遗传学检测 90% 以上的慢粒患者可发现 Ph 染色体 t(9;22)(q34;q11),是慢粒的标记染色体。Ph 染色体存在于有核红细胞、粒细胞、单核细胞、巨核细胞以及 T、B 淋巴祖细胞中,但并不见于外周血 T、B 淋巴细胞中。 在慢粒慢性期,大约 70% 的患者为典型的 t(9;22)(q34;q11),另有 20% 的患者可表现为特殊的核型,如[t(Ph),22q-]、[t(Ph),-Y]、[t(Ph),+8] 等。 当进入加速期或急变期时,约 75% 的患者合并 Ph 染色体以外的染色体核型异常,大约 5%患者可出现累及三条染色体的复杂易位。

6.分子生物学检测　通过 FISH、RT-PCR、Southern blotting、Western blotting 等技术对 t(9;22) 分子序列的检测可以提供基因重排的依据,补充细胞遗传学在诊断上的不足,对 Ph 染色体阴性的慢粒有进一步确诊价值。 FISH 利用 5'-BCR 和 3'-ABL1 探针可以检测 BCR-ABL 融合,假阳性率在 1%~10%。 定量 PCR 技术可从 10^5~10^6 正常细胞中检测出一个融合基因阳性的肿瘤细胞,对于治疗后 Ph 染色体转阴患者进行微量残留病灶的检测有很大价值,也可用于明确患者有无分子水平复发。 实时定量 PCR 是国际上检测 BCR-ABL 转录本最常用的方法,但需注意假阳性的发生。

7.血清生化测定　由于粒细胞中有维生素 B_{12} 结合蛋白,慢粒时血清维生素 B_{12} 和维生素 B_{12} 结合力均显著增高,维生素 B_{12} 值可达正常的 10 倍以上,且与白细胞值呈正相关,缓解期血清维生素 B_{12} 浓度可下降但仍高于正常。 血清尿酸、乳酸脱氢酶浓度也均增高,化疗后因粒细胞破坏而更为明显。

(四)诊断与鉴别诊断

根据典型的外周血白细胞增高以及分类异常、嗜碱性粒细胞绝对计数增高、脾大伴有 Ph 染色体或其变异核型以及 22 号染色体上的 BCR-ABL 基因重排,诊断并不困难。

本病应与以下疾病鉴别:

1.反应性白细胞增多(类白血病反应)　多发生在严重感染、肿瘤或炎症性疾病的基础上,无 Ph 染色体和 BCR-ABL 融合基因,外周血白细胞可达(30~100)×10^9/L,以中性杆状核居多,可有少量晚幼粒细胞,原始及早幼粒细胞罕见,中性粒细胞 NAP 积分升高或正常。

2.其他慢性骨髓增生性肿瘤(cMPN)　慢粒可合并骨髓纤维化,也可同时有血小板和红细胞增多,因此需与其他骨髓增生性疾病,如真性红细胞增多症(真性红细胞增多症)、原发性血小板增多症(essential thrombocythemia,ET)、原发性骨髓纤维化(primary myelofibrosis, MF) 等鉴别。 一般来说,90%的慢粒患者白细胞计数持续在 30×10^9/L 以上,而其他 cMPN 常以某一系细胞异常增多为特征,白细胞一般在 30×10^9/L 以下,无 Ph 染色体和 BCR/ABL 融合基因,且有相应病变的表现。 真性红细胞增多症表现为红细胞的显著增高;ET 血小板计数在 450×10^9/L 以上,中性粒细胞仅轻中度增高(<20×10^9/L)。 MF 以外周血中出现泪滴样红细胞和有核红细胞为特征。 近来,cMPN 在分子生物学诊断方面有很大的进展。 95%的真性红细胞增多症患者和 40%~50%的 MF、ET 患者有 JAK2 基因突变,有助于和慢粒的鉴别。

3.其他类型慢性髓系白血病　随着对其他慢性髓系白血病的深入了解,原来对 Ph 阴性慢粒的诊断需要进一步修正。 ①慢性粒-单核细胞白血病(chronic myelomonocytic leukemia, CMML):CMML 属于 MDS/MPN 范畴,外周血单核细胞持续性增高>1×10^9/L,中性粒细胞碱性磷酸酶积分正常或增高,无 Ph 染色体和 BCR-ABL 融合基因;②不典型慢性粒细胞白血病(aC-ML):临床表现类似 Ph 染色体阳性 CML,但嗜碱性粒细胞无明显增多,骨髓血细胞可具有病态造血的形态学表现,无 Ph 染色体和 BCR-ABL 融合基因,对治疗 CML 的药物反应较差,病程进展快。

4.其他 慢粒有贫血及脾大时需与肝硬化、血吸虫病、淋巴瘤等鉴别,发生脾梗死及脾周围炎时应与急腹症相鉴别。

(五) 临床分期

慢粒可分为慢性期(CP)、加速期(AP)和急变期(BP)。各期的诊断标准如下:

1.慢性期 ①无症状或有低热、乏力、多汗、体重减轻等症状;②白细胞计数增高,主要为中性中、晚幼和杆状核粒细胞。原始粒细胞(Ⅰ型+Ⅱ型)<5%~10%,嗜酸性粒细胞和嗜碱性粒细胞增多,可有少量有核红细胞;③骨髓增生明显至极度活跃,以粒系增生为主,中、晚幼粒细胞和杆状核粒细胞增多,原始粒细胞<10%;④有Ph染色体或BCR-ABL融合基因;⑤CFU-GM培养集落和集簇较正常明显增加。

2.加速期 具有下列之一者可诊断为本期:①持续性的外周血白细胞增高>10×10^9/L或进行性脾大,治疗无效;②对治疗无反应的血小板持续增高(>1000×10^9/L);③与治疗无关的血小板进行性降低(<100×10^9/L);④出现克隆演变的遗传学证据(即慢粒初诊时没有的其他遗传学异常);⑤外周血嗜碱性粒细胞>20%;⑥外周血或骨髓中原始细胞占10%~19%。标准①~④常提示疾病从CP向AP的转变,标准⑤和⑥更多见于AP向BP的发展。

3.急变期 使用伊马替尼治疗慢粒后可以显著延缓疾病进展,延长患者的慢性期,但CML干细胞在酪氨酸激酶作用下并不产生凋亡,疾病因克隆演变向急性白血病转变的危险仍旧存在。具有下列之一者可诊断为本期:①外周血或骨髓中原始细胞>20%;②髓外原始细胞增生。慢粒急变通常为急粒变或急粒单变,约10%的患者可出现红白血病变,偶见巨核细胞白血病变、早幼粒变或嗜碱粒变,1/3的患者可急淋变,有些病例可呈粒-淋双表型。一旦急变后,往往在3~6个月内死于各种并发症。

(六) 治疗

对所有的CML初诊患者进行细胞遗传学或分子学检测,评估CML诊断时疾病分期对CML治疗选择非常重要。而对治疗选择的分层及基于规范监测的治疗方式的适时转化,对于改善慢粒患者的生存尤为重要。

1.慢性期治疗 治疗目的是促进正常造血干/祖细胞的生长和抑制白血病克隆增生,以期降低外周血白细胞计数,缓解脾大并控制高代谢综合征,达到分子生物学完全缓解。治疗后血液学完全缓解的标准包括外周血细胞计数正常,白细胞计数<10×10^9/L、血小板计数<450×10^9/L、外周血无幼稚细胞、无脾大的症状和体征。细胞遗传学缓解标准根据骨髓中细胞分裂中期Ph染色体的比例决定。分子生物学缓解标准根据骨髓或外周血中BCR-ABL1转录本下降的对数级来决定(表14-11)。

表14-11 慢粒治疗反应的标准和定义

反应类别	定义
完全血液学缓解(CHR)	正常白细胞计数和各期分化比例 66%~95% Ph分裂象
极小细胞遗传学反应	36%~65% Ph分裂象
少量细胞遗传学反应	

(续表)

反应类别	定义
部分细胞遗传学反应(PCyR)	1%~35% Ph⁺ 分裂象
主要细胞遗传学反应(MCyR)	0~35% Ph⁺ 分裂象
完全细胞遗传学反应(CCyR)	0% Ph⁺ 分裂象
主要分子生物学反应(MMR)	BCR-ABL mRNA 下降≥3 个对数级
完全分子生物学反应	RT-PCR 检测 BCR-ABL 阴性

(1) 药物治疗

1) 酪氨酸激酶抑制剂(TKI):酪氨酸激酶抑制剂可作为三磷酸腺苷(ATP)与酪氨酸激酶结合的竞争性抑制剂,也可作为酪氨酸的类似物,阻断酪氨酸激酶的活性,抑制细胞增生,进而达到治疗慢粒的目的。目前临床上最常用的针对 BCR-ABL 酪氨酸激酶小分子抑制剂(TKI)有甲磺酸伊马替尼、达沙替尼和尼罗替尼。

甲磺酸伊马替尼(格列卫,STI571)为 2-苯胺嘧啶衍生物,是 ABL1 特异性酪氨酸激酶的抑制剂,能特异性阻断 ATP 在 ABL 激酶上的结合位置,使酪氨酸残基不能磷酸化,从而抑制 BCR-ABL 阳性细胞的增生(图 14-1)。口服后生物利用度达 98%,半衰期 18 小时,属于慢粒诱导缓解类药物,是治疗慢粒的首选药物。

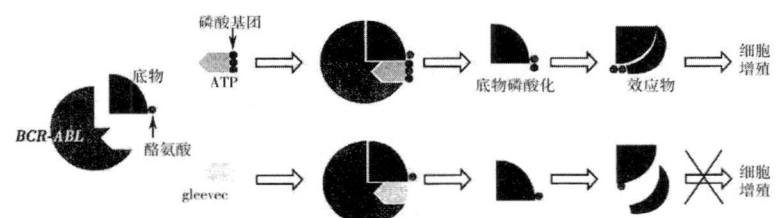

图 14-1 甲磺酸伊马替尼作用机制示意

伊马替尼具有较高的血液学完全缓解和细胞遗传学完全缓解率。慢性期口服用量 400mg/d,如果以常规剂量未能获得细胞遗传学和分子生物学缓解,或者疾病处于进展阶段可增至 600~800mg/d。以 400mg/d 治疗的患者中,>75%的患者可以获得主要细胞遗传学反应,50%以上的患者用药 6 个月内可以获得主要分子生物学反应,5 年总体生存率和无疾病进展生存率分别达 90%和 93%。

伊马替尼治疗后可出现恶心、呕吐、水肿、肌肉痉挛、皮疹、骨痛等不良反应,可适当应用镇吐、利尿剂或调整剂量。大约 30%的慢性期患者使用伊马替尼后可出现 3~4 级的骨髓抑制,在加速期或急变期的患者中更为多见。对于慢性期患者,若中性粒细胞<1×10⁹/L 或血小板低于 50×10⁹/L,建议短暂停用伊马替尼,待中性粒细胞达到 1.5×10⁹/L、血小板计数达到 100×10⁹/L 时再恢复伊马替尼治疗。这类患者可以 400mg/d 的剂量继续治疗,如果前次骨髓抑制的恢复时间>7 天,恢复起始剂量推荐为 300mg/d,可逐步调整至 400mg/d,但不推荐以低于 300mg/d 的剂量维持。大约 3%的患者在接受治疗的 6 个月内可出现肝脏损害,偶有脾破裂、脑水肿、视网膜水肿导致的视物模糊、严重水钠潴留、免疫性溶血性贫血、骨代谢异常等不良反应的报道。约 15% 的患者可出现皮肤过敏等反应,除了重症者(如剥脱性皮炎、多型红斑等)需要永久停药外,轻、中度皮疹患者仅需联用肾上腺糖皮质激素或短暂停药即可控制。

甲磺酸伊马替尼作为一线药物在治疗 CML 上取得了巨大成功,但仍有 15%～25% 的慢性期 CML 患者对伊马替尼耐药或不耐受,可使用第二代酪氨酸激酶抑制剂达沙替尼或尼洛替尼。目前 NCCN 指南中推荐将达沙替尼(慢性期 100mg 每天 1 次、进展期 140mg 每天 1 次)和尼洛替尼(慢性期 300mg 每天 2 次、进展期 400mg 每天 2 次)用于对伊马替尼耐药或不耐受的 CML 患者的一线和二线治疗。

根据 NCCN 指南,在 TKI 起始治疗后每 3 个月随访 1 次,满半年后每 6 个月随访 1 次。使用伊马替尼最初半年内 BCR-ABL1≤10%,继续同剂量 TKI 治疗;若 BCR-ABL1≥10% 或未达到细胞遗传学完全缓解率,3 个月内的患者可考虑换用其他 TKI 或增加伊马替尼剂量至 800mg/d,治疗满 6 个月的患者则需考虑换用其他 TKI。TKI 治疗 1 年以上的患者随访标准未满足细胞遗传学完全缓解率者,均需考虑增加剂量或者换用其他 TKI。

2) 干扰素-α(INF-α):干扰素-α 可以直接抑制 DNA 多聚酶活性,治疗有效率与 BCR-ABL 的转录本数量有关。起始剂量可以为 100 万～300 万 U/d,隔天皮下注射,以后增加至 500 万 U/d,每周 3 次,若能耐受,可增量至 500 万 U/m²,每天皮下或肌内注射 1 次,根据白细胞和血小板数量调节用量。使用干扰素-α 早期有头痛、肌肉酸痛等流感样症状,延迟反应包括重要脏器功能受损、免疫性贫血、脱发、失眠、血小板减少和神经毒性等,约 20% 的患者对干扰素-α 治疗不耐受。

3) 羟基脲(Hu):是细胞周期特异性 DNA 合成抑制剂,毒性低,可延缓疾病进程,在 TKI 前是慢粒慢性期治疗的主要药物。开始剂量为 1～3g/d,当白细胞降至 20×10^9/L 时应减量至 1～2g/d,此后随白细胞数量的变化调整剂量,维持量 0.5～1.0g/d。单用本药不能清除 Ph 阳性细胞,并可使红细胞出现巨幼样改变。

4) 阿那格雷:对血小板明显增高的慢粒患者可以使用阿那格雷,它可以减少巨核细胞数量降低血小板数量。对于以甲磺酸伊马替尼治疗后血小板仍持续在高水平的患者可以联用阿那格雷。

5) 其他药物:其他包括白消安(Bu)、高三尖杉酯碱、靛玉红、甲异靛、巯嘌呤(6-巯基嘌呤)、6-硫鸟嘌呤、苯丁酸氮芥、环磷酰胺等,都可在一定程度上缓解慢粒的临床症状。

(2) 造血干细胞移植:自伊马替尼成功应用在慢粒的治疗后,采用造血干细胞移植手段治疗慢粒的例数已明显减少。对 TKI 治疗达到完全细胞遗传学缓解的初治慢性期患者一般不再主张进行异基因造血干细胞移植。而对于 TKI 治疗后复发、耐药、疾病进展至加速期或急变的患者,可考虑进行同种异基因骨髓或外周造血干细胞移植(allo-HSCT)。尤其在中国,由于单倍型造血干细胞移植体系的建立和完善,以及 TKI 在进展期患者中的应用,CML 急变期行单倍型造血干细胞移植仍能获得良好疗效。在移植前是否应用 TKI 并不增加移植相关死亡率,但 TKI 疗效不理想常预示疾病进展。加速期或急变期患者进行 allo-HSCT 后使用伊马替尼 TKI 仍可获得细胞遗传学或分子生物学缓解。

(3) 白细胞单采:适用于白细胞数过高伴有白细胞淤滞综合征或妊娠患者,可缓解症状,降低化疗杀伤的白血病细胞数从而减少尿酸生成,但持续时间短、费用高。

(4) 放射治疗:脾区照射可用于化疗耐药、脾极度增大的患者,若有骨骼、软组织浸润也可采用局部放疗。

(5) 脾切除:适用于症状显著的巨脾或有脾功能亢进者,以提高输注血小板的疗效。但术后可能并发感染、栓塞或出血,甚至死亡。

2. 加速期和急变期治疗 对于加速期和急变期患者采用 TKI 单药或联合化疗,之后接受 allo-HSCT 已成为国内外推荐的标准治疗。未曾使用伊马替尼的患者可以选用伊马替尼桥接 allo-HSCT 治疗,而伊马替尼治疗过程中出现的疾病进展可以考虑达沙替尼、尼洛替尼和 allo-HSCT。化疗方案根据细胞类型而定,急非淋变时可选用急性非淋巴细胞白血病的联合化疗方案,如中剂量 Ara-C 加米托蒽醌、去甲氧柔红霉素或依托泊苷(VP16) 治疗;急淋变时按照急性淋巴细胞白血病的治疗方案。

3. 防止高尿酸血症的辅助治疗 慢粒确诊和复发时常伴有高尿酸血症,患者可出现痛风或肾脏损害,常随着治疗的开展而恶化。别嘌醇 300mg / d,注意补充水分、利尿和碱化尿液等措施可以降低血尿酸。别嘌醇容易出现皮肤过敏现象,一旦出现应立即停药。血尿酸水平达 9mg / dL 以上时可考虑使用拉布立酶,疗效比别嘌醇显著。

(七)病程与预后

在 TKI 广泛使用前,慢粒的中位数生存期为 39 ~ 47 个月,5 年存活率为 25% ~ 35%。TKI 的应用极大地延长了慢粒患者的无病生存时间。发病时外周血白细胞和血小板计数、原幼细胞比例、肝脾大小和嗜酸及嗜碱性粒细胞计数和慢性期长短与预后相关,通过这些预后指标预示治疗的反应性和生存时间。慢性期患者在 TKI 治疗过程中需通过染色体检查、FISH 和定量 PCR 进行微小残留病灶的监测。70% 的初发慢粒应用伊马替尼治疗 12 个月后可获得细胞遗传学缓解,使用 60 个月后这一比例可增至 90%,对伊马替尼耐药或不耐受者可换用其他 TKI。

二、慢性淋巴细胞白血病

慢性淋巴细胞白血病(chronic lymphocytic leukemia,CLL) 简称慢淋,是一种慢性淋巴细胞增生性疾病,以 CD5+ 单克隆性 B 淋巴细胞在外周血、骨髓、脾和淋巴结等淋巴组织中大量克隆性积蓄为特征,细胞形态接近成熟淋巴细胞。慢淋的肿瘤细胞来源于记忆性 B 淋巴细胞,表面标志多为 $CD19^+$ $CD5^+$ $CD23^+$,sIg、CD20、CD79b、FMC7 的表达相对较弱。

我国慢淋发病率低,为 0.05 / 10 万,而在西方国家慢淋是最常见的成人白血病,构成比占所有白血病的 20% ~ 30%。男性发病率约为女性的 2 倍,大部分患者发病时年龄在 50 岁以上,中位年龄为 65 岁,30 岁以下罕见。

(一)病因与发病机制

环境和职业因素在 B 细胞慢淋的发病中并不占主要地位,长期接触低频电磁场可能和慢淋的发病有关。淋巴增生性疾病家族史是慢淋的高危因素,发生率约占慢淋患者的 1 / 10,大部分慢淋细胞处于非增生期,细胞表达多种抗凋亡蛋白,具有较高的抗凋亡能力,细胞寿命较长而在外周血内聚积。

从细胞发生的角度可以将散发型 CLL 分为两种,一种高表达免疫球蛋白重链基因 (IGHV) 的突变,另一种则无 IGHV 突变。这两种慢淋的基因表达谱不同,其中 ZAP -70 的表达差异有助于两者鉴别。ZAP-70 是一分子量为 70×103 的 Zeta 相关蛋白,正常情况下表达在 NK 细胞或 T 细胞胞质内、与 T 细胞受体的 ζ 链结合而具有蛋白激酶的活性。不具有 IGHV 基因突变的 CLL 细胞 ZAP-70 的表达较高,而具有 IGHV 基因突变的 CLL 细胞 ZAP-70 水平较低。IGHV 基因突变和 ZAP-70 表达不同的慢淋,其细胞来源可能不同,来源于生发中心的慢淋,肿瘤细胞具有 IGHV 基因突变,ZAP-70 表达低;来源于生发中心前的慢淋细胞则无 IGHV 基因突变,ZAP-70 表达高。

(二) 临床表现

慢淋早期常无症状,患者常因发现无痛性淋巴结肿大或不明原因的淋巴细胞绝对值升高而就诊。患者有轻度乏力、易疲劳等非特异性表现,一旦进入进展期,除全身淋巴结和脾大外可表现为体重减轻、反复感染、出血和贫血症状。

1. 淋巴结肿大 80%的患者确诊对有无痛性淋巴结肿大,可为全身性,轻至中度,偶见巨块型肿大,常累及颈部、锁骨上、腋下及腹股沟等处,口咽、泌尿道、胆道等部位的淋巴结过度肿大时可导致局部压迫。扁桃体、泪腺、唾液腺累及时,可产生 Mikulicz 综合征。

2. 肝脾大 半数患者有轻至中度脾大,伴腹部饱胀感,晚期可达盆腔,可发生脾梗死或脾破裂。肿瘤细胞浸润引起的肝大少见。

3. 贫血和出血 病情进展时可导致贫血或血小板减少而产生相应的症状,多数情况下由于白血病细胞骨髓浸润或产生自身抗体所致,偶见因脾大引起的脾功能亢进。溶血性贫血多见于温抗体型,抗体多为多克隆性,说明自身抗体并非完全由肿瘤细胞分泌;少数患者可出现纯红细胞再生障碍性贫血。

4. 结外浸润 淋巴细胞可浸润至皮肤、结膜、肺、胸膜、胃肠道、骨骼、神经系统、肾脏、前列腺、性腺和眶后组织,但由浸润所致的症状并不多见。

5. 并发症 由于低免疫球蛋白血症、补体水平低、T 细胞功能缺陷以及免疫抑制剂的使用,患者的体液免疫和细胞免疫均受影响,而且慢淋白血病细胞可合成 TGF-β 等免疫抑制因子,因此大部分患者可合并免疫缺陷及免疫紊乱表现,如条件致病性病原体感染、自身免疫性疾病和第二肿瘤。

(三) 实验室检查

1. 血常规 白细胞持续增多 $\geq 10 \times 10^9$ / L,淋巴细胞比例 $\geq 50\%$,单克隆淋巴细胞绝对值 $\geq 5 \times 10^9$ / L,部分患者确诊时白细胞可达 100×10^9 / L。细胞形态接近正常的静止期淋巴细胞,胞质少、Wright-Giemsa 染色呈蓝色,细胞核形态正常,偶见少数带核仁的幼稚淋巴细胞或不典型细胞。肿瘤细胞骨髓浸润、治疗后骨髓抑制、免疫破坏或营养元素缺乏等情况下可出现贫血或血小板减少。有 20%的患者 Coombs 试验阳性,但仅有 8%的患者出现自身免疫性溶血性贫血。部分患者可伴免疫性血小板减少性紫癜。

2. 骨髓象 骨髓增生活跃,淋巴细胞显著增多,占 40%以上,形态与外周血基本一致,原始淋巴细胞少见,红、粒及巨核细胞系生成受抑,有时呈纯红细胞再生不良。FAB 依据形态将 CLL 分为三型: 典型 CLL (90% 为小淋巴细胞); 混合型(CLL / PL: 幼淋巴细胞 11% ~ 54%) ;不典型 CLL。典型 CLL 占 80%。骨髓活检可判断骨髓受累的程度,分为间质型(30%)、结节型(10%)、结节-间质混合型(25%)和弥漫型(25%),后者提示病情进展迅速,预后较差。

3.淋巴结活检 淋巴结病理可见典型的小淋巴细胞弥漫性浸润,细胞形态与血液中的淋巴细胞一致,病理与低度恶性"小淋巴细胞淋巴瘤"的淋巴结病理表现类似,现 WHO 分型将慢性淋巴细胞白血病和小淋巴细胞淋巴瘤归成一类,称之为慢性淋巴细胞白血病/小淋巴细胞淋巴瘤(chronic lymphocytic leukaemia / small lymphocytic lymphoma,CLL / SLL)。少数患者可有少量散在分布的 R-S 样细胞。CLL 向多形性大细胞淋巴瘤转化者称 Richter 综合征,发生率 3.5 ~ 15%。

4.免疫学检查 利用流式细胞仪可以检测细胞表面分化抗原、膜表面免疫球蛋白(SIg)和 κ、λ 轻链,以确定细胞是否是克隆性增生并提供进一步分型。典型的慢淋细胞表型为 CD5$^+$、CD10$^-$、CD19$^+$、CD20(dull)、CD23$^+$、CD103$^-$、FMC7$^-$,B 细胞慢淋膜表面的免疫球蛋白密度较低,但具有大量胞质免疫球蛋白,CD22、CD79b 的表达很弱或缺失。大约 50% CLL 患者表达 CD38(>30%),CD38$^+$ CLL 细胞无 IGHV 基因突变,与 ZAP-70 同为慢淋预后指标。

50% ~ 75%的患者有低 γ 球蛋白血症,以 IgM 减少为著,少数为无丙种球蛋白血症。5%的患者可出现单克隆免疫球蛋白血症,一旦 IgM 明显增高,则临床表现类似巨球蛋白血症。少数患者可出现 μ 重链病或轻链型蛋白尿。20% ~ 30%的患者直接 Coombs 试验阳性。

5.染色体和基因检查 大约 50%的患者有染色体数目及结构异常,多为 11、12、14 和 13 号染色体异常,常见的染色体畸变有 del(11q)、del(13q)、+12、del(17p) 等。基因突变可涉及 p53、NOTCH1、SF381、BIRC3、MYD88 等,其结果有助于治疗和预后分层。

(四)诊断与鉴别诊断

从年龄、临床表现、外周血白细胞>10 × 10^9 / L、淋巴细胞比例≥50%、淋巴细胞绝对值> 5×10^9 / L、骨髓象淋巴细胞>40%且以成熟淋巴细胞为主以及淋巴结肿大等典型表现,多数患者诊断并不难。持续性淋巴细胞增多最具诊断意义。有淋巴结肿大须与淋巴结结核、淋巴瘤及慢性炎症所致的淋巴结病变相鉴别。淋巴细胞增多者应区别于传染性单核细胞增多症、麻疹、水痘、巨细胞病毒感染等反应性淋巴细胞增多。其他慢性淋巴增生性疾病如幼淋巴细胞白血病、毛细胞白血病、各种类型淋巴瘤,如小淋巴细胞淋巴瘤、套细胞淋巴瘤、脾边缘区淋巴瘤、滤泡中心性淋巴瘤等,流式细胞仪检测细胞表面抗原有助于各种疾病之间的鉴别(图 14-2)。

一般慢淋细胞的免疫表型特征为:①表达 B 细胞分化抗原(CD19、CD20、CD23) 和 CD5,不表达 T 细胞相关抗原;②单克隆表达 κ 链或 γ 链;③低表达膜表面免疫球蛋白(smIg)。亦有用 CLL 诊断评分系统(表 14-12)与其他 B 淋巴细胞肿瘤进行鉴别。采用该评分系统,诊断 CLL 需 4 ~ 5 分,仅少部分 CLL 为 2 ~ 3 分,其他 B 细胞淋巴瘤多为 1 ~ 2 分。

2008 年 WHO 分型提出单克隆 B 淋巴细胞增多症的诊断(monoclonal B-Cell lymphocyto-sis,MBL),是指免疫表型同 CLL,但无淋巴结肿大,外周血淋巴细胞<5×10^9 / L,骨髓淋巴细胞浸润<30%。人群中调查发现>40 岁健康人群中 3.5%有 MBL。MBL 的意义不详,有文献称为意义未明单克隆 B 淋巴细胞增多症(monoclonal B-lymphocytosis of undetermined signifi-cance,MLUS),其中有少数 MBL 可转变为 CLL,在 CLL 家族中的 MBL 患者转变率可达 13% ~18%,但有的 MBL 患者不转变为 CLL。如有明显淋巴结肿大,外周血淋巴细胞<5×10^9 / L,免疫表型同 CLL,应诊断为 SLL。

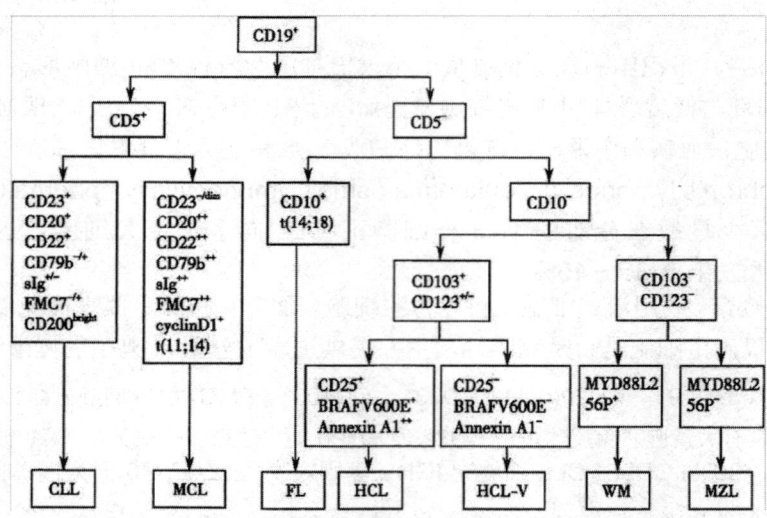

图 14-2 B 细胞慢性淋巴增生性疾病鉴别诊断流程

表 14-12 CLL 诊断评分系统

表面标记	分组	
	1	2
smIg	弱阳性	强阳性
CD5	+	-
CD23	+	-
CD22 / CD79b	弱阳性	强阳性
FMC7	-	+

(五) 临床分期

1978 年 Rai 提出的分期法将慢淋分为 0～Ⅳ期:0 期仅有淋巴细胞增多;Ⅰ期伴有淋巴结肿大;Ⅱ期伴有脾大;Ⅲ期伴有贫血($< 110g / L$);Ⅳ期伴有血小板减少($< 100 × 10^9 / L$)。1987 年,Rai 将其分期法补充为低危(0 期)、中危(Ⅰ、Ⅱ)和高危(Ⅲ、Ⅳ)三组。1981 年 Binet 等提出的分期法共分为 3 期:A 期无贫血($Hb > 100g / L$)或血小板减少($PLT > 100×10^9 / L$),肝、脾与颈、腋下、腹股沟淋巴共 5 个区域中累及 3 个以下;B 期无贫血或血小板减少,但累及区域≥3 个;C 期出现贫血和(或)血小板减少。

(六) 治疗

低危患者或 Binet A 期淋巴细胞轻度增多($<30×10^9 / L$),$Hb>120g / L$,血小板$>100×10^9 / L$,骨髓非弥漫性浸润者生存期长,病情稳定者可以定期观察、对症治疗为主。当患者出现发热、体重明显下降、乏力、贫血、血小板降低、巨脾或脾区疼痛、淋巴结肿大且伴有局部症状、白细胞增高且伴有淤滞症状、淋巴细胞倍增时间<6 个月、出现幼淋变或 Richter 变时,应予

积极治疗。治疗前应对患者的症状、体征和基因变化进行全面评估,有条件的单位应根据 FISH 检查[del(11q)、del(17p)]、患者的年龄和身体状态进行分层治疗。对体能状态好的患者宜选择一线标准治疗,其他患者则使用减低剂量化疗或支持治疗。

1. 化学治疗

(1) 烷化剂:苯丁酸氮芥为首选药物,完全缓解率为 15%,部分缓解率为 65%。口服给药剂量为 2~4mg/d,可增至 6~8mg/d,待淋巴细胞减少 50% 时减量,稳定后予维持量,也有主张间歇治疗,0.4~0.7mg/kg,第 1 天口服或分 4 天口服,每 2~4 周重复一次。苯丁酸氮芥无效者可用环磷酰胺(CTX),口服 50~100mg/d,或 0.50~0.75g/m² 静脉注射,每 3~4 周 1 次。

(2) 氟达拉滨:是单磷酸腺苷氟化物,干扰腺苷代谢,对慢淋有特效。静滴 25~30mg/(m²·d),维持 30 分钟,连用 5 天,每 4 周重复 1 个疗程,初治患者总有效率为 70%,完全缓解率达 38%,缓解后持续时间较长,近年来有逐渐取代苯丁酸氮芥的趋势。主要不良反应有骨髓抑制、免疫抑制持续时间长、神经毒性及易激发自身免疫性溶血性贫血。此外,克拉屈滨,2-氯脱氧腺苷、喷司他丁、糖皮质激素以及 COP、CHOP、VAD 等联合化疗方案等,对慢淋患者有一定疗效。

(3) 糖皮质激素:糖皮质激素单药治疗对慢淋也有一定疗效,尤其对伴有自身免疫性溶血性贫血或血小板减少的患者较为适用。泼尼松 40~60mg/d,连用 7 天,有效后减量并停药,每月重复 5 天,大约有 10% 的患者有效。大剂量甲泼尼龙冲击治疗可使部分患者达到部分缓解(PR)的标准,但感染发生的概率也将增大。

2. 放射治疗 有明显淋巴结肿大(包括纵隔或巨脾)、神经侵犯、重要脏器或骨骼浸润且有局部症状者可考虑放射治疗,包括全身放疗(TBI)、全淋巴照射(TNI)和局部照射。与其他方法一起进行序贯治疗可改善全身症状,但持续时间短。放射性核素淋巴结内照射和体外血细胞照射可在一定程度上减少淋巴细胞的数量,但并不延长患者的生存期。

3. 免疫治疗 干扰素-α 对早期病例有效,近 2/3 的患者可获得部分缓解,但对于进展期患者使用干扰素-α 可能加速疾病进程。人鼠嵌合的抗 CD20 单克隆抗体(rituximab,利妥昔单抗)对治疗 CD20 阳性的惰性淋巴肿瘤有特效。利妥昔单抗治疗最常见的不良反应是发热和寒战,少数患者可有溶瘤表现,此外还可能发生恶心、呕吐、高血压或呼吸困难。此外,人源抗 CD52 单抗 CAMPATH-1H 可以通过补体依赖细胞毒作用杀灭肿瘤细胞,具有直接抑制淋巴细胞生长的作用,静脉输注或皮下注射均有效。

4. 免疫化疗 联合治疗和传统的单药治疗相比,对 CLL 患者采用含氟达拉滨的联合治疗方案(FC 方案:氟达拉滨 20~30mg/m²×3 天、环磷酰胺 200~300mg/m²×3 天;FCR 方案:环磷酰胺 250mg/m²×3 天、利妥昔单抗 375~500mg/m²×1 天、氟达拉滨 25mg/m²×3 天,共治疗 6 个疗程),可以明显提高初治患者的完全缓解率,但可能增加骨髓抑制和感染等并发症的发生率。

5. 骨髓移植 对年轻、能耐受强烈治疗、具有高危因素(如无 IGHV 基因突变、11q22-q23 缺失或 17p13 缺失)的患者可考虑行骨髓移植。对这些患者主张在早期疾病无进展时进行移植。自体造血干细胞移植可改善患者的无进展生存,但并不延长总生存期,不推荐常规采用。异基因移植具有细胞免疫杀灭肿瘤细胞的优点,是 CLL 的唯一治愈手段,但移植相关死亡率高于自体移植。

6. 其他治疗 有严重贫血、血小板减少而药物或脾区放疗无效时,可考虑脾切除术;有低γ球蛋白血症、反复感染或自身免疫性疾病者,可定期静脉给予丙种球蛋白(MG);淋巴细胞单采可暂时性降低外周血淋巴细胞,减轻器官浸润,增加血红蛋白和血小板数量。

(七) 疗效与预后判断

患者的症状和体征消失、外周血中性粒细胞>$1.5×10^9$/L、血小板>$100×10^9$/L、淋巴细胞计数<$4×10^9$/L、血红蛋白>110g/L、骨髓中淋巴细胞比例低于30%,且持续2个月以上时认为处于缓解期。如果淋巴细胞绝对计数比起病时减少50%以上、肝脾、淋巴结比起病时缩小50%以上、外周血中性粒细胞>$1.5×10^9$/L或比起病时增加50%以上、血红蛋白>110g/L或比起病时增加50%以上、血小板>$100×10^9$/L或比起病时增加50%以上,且持续2个月以上,认为是部分缓解。一旦出现新发的淋巴结肿大、上述各项指标比起病时增加50%以上时,则认为疾病进展。

CLL虽发展缓慢,但难以治愈。根据患者性别、起病时的年龄、血清$β_2$-微球蛋白($β_2$-MG)、淋巴细胞绝对计数、病情分期、淋巴结区受侵犯的数量可以将患者分为低危(1～3分)、中危(4～7分)、高危(≥8分)三组。此外,淋巴细胞倍增时间、IGHV基因有无突变、ZAP-70、CD38的表达、骨髓病理分型、染色体核型和乳酸脱氢酶水平等都和预后有关。具有IGHV基因突变的CLL预后较好,缺乏IGHV基因突变的患者生存期短。由于IGHV基因测定有一定困难,但可用ZAP-70和CD38作为替代指标。CD38表达和(或)ZAP-70阳性者预后不佳。

患者可向幼淋巴细胞白血病、弥漫大B细胞淋巴瘤(称Richter综合征)、霍奇金淋巴瘤、急淋、多发性骨髓瘤等其他恶性淋巴增生性疾病转化。总之,有下列情况预后不佳:①无免疫球蛋白重链基因重排并表达CD38抗原;②Richter综合征;③幼淋变或混合慢淋/幼淋患者;④急淋变(甚罕见)。CLL中位生存期35～63个月,各期有明显差异,也有患者生存时间长达10年以上。

三、其他慢性淋巴增生性疾病

(一) 毛细胞白血病(hairy cell leukemia,HCL)

HCL是一种少见的成熟小B淋巴细胞的惰性肿瘤,诊断时中数年龄约55岁,男:女=4:1。几乎所有HCL患者都存在BRAF V600E突变,提示HCL中存在RAF-MEK-ERK这一丝裂原活化蛋白激酶(MAPK)通路的激活,是HCL的发病机制,也是HCL靶向治疗的基础。

经典型HCL的临床特征:全血细胞减少伴单核细胞减少,易发生感染,脾大显著而淋巴结肿大不显著,50%病例骨髓穿刺有干抽(骨髓纤维化)。肿瘤细胞常侵犯骨髓、外周血和脾,具有典型的毛细胞形态(周边有不规则的锯齿状伪足和细长毛发状突起,在电镜下尤为突出),酸性磷酸酶(ACP)阳性,不被酒石酸抑制(TRAP),透射电镜下在胞质内可见核糖体-板层复合物(RLC)。免疫表型具有成熟B细胞标记(CD19+,CD20+),sIg$^+$,毛细胞"特异性"标记:抗BRAFV600E抗体VE1检测阳性,以及CD103$^+$、CD11c$^+$、CD25$^+$、AnnexinA1$^-$。但HCL-V并不表达BRAF V600E。

HCL主要应和绒毛淋巴细胞脾淋巴瘤(splenic lymphoma with circulating villous lymphocytes, SLVL)鉴别,后者肿瘤细胞不表达BRAF V600E突变,在细胞两端有短绒毛,借免疫表型亦可鉴别,脾病理 HCL 主要侵犯红髓,SLVL 主要侵犯白髓。

HCL 对一般化疗不敏感,切脾仅能缓解脾功能亢进,减少肿瘤负荷。威罗菲尼可以抑制由 BRAF 基因激活而产生的 ERK 和 MEK 的磷酸化而使白血病细胞凋亡,在化疗无效的患者中日益得到广泛应用并取得良好的效果。HCL 对干扰素-α 和核苷类似物[喷司他丁(DCF)和克拉曲滨(2-CDA)]较敏感。复发、难治的患者可联用 CD20 单抗。病情进展较缓慢,总体 10 年生存率 90% 以上。

(二)幼淋巴细胞白血病(prolymphocytic leukernia,PLL)

根据细胞类型分为 B-PLL 和 T-PLL。B-PLL 是 B 幼淋巴细胞侵犯骨髓、外周血和脾所致的恶性肿瘤。诊断时的中数年龄为 70 岁,男:女= 4:1。常有巨脾,淋巴结肿大不明显,白细胞计数常 >$100×10^9$/L,外周血幼淋巴细胞常 >55%,有明显的核仁。肿瘤细胞表达较强的膜 IgM 或 IgD 以及其他 B 细胞抗原,表达 FMC-7,多数患者 CD5;50% 的患者有 Del(17p)染色体异常。治疗可选用 CHOP、氟达拉滨、克拉屈滨、CD20 单抗等,中位生存时间仅 30~50 个月。T-PLL 是具有成熟的胸腺后 T 淋巴细胞表型的幼淋巴增生所导致的一种侵袭性 T 淋巴细胞白血病,占 PLL 病例的 1/5,常累及外周血、淋巴结、肝脾和皮肤;表达 CD2、CD3 和 CD7,但不表达 TdT 和 CDla;t(14;14)(q11;q32)较多见;中位生存期少于 1 年。

(三)大颗粒淋巴细胞白血病(large granular lympho-cytic leukemia,LGLL)

LGLL 可根据细胞类型分为 T-LGLL 和 NK-LGLL。2008 年 WHO 分型将 T-LGLL 单独列出,NK-LGLL 归于 NK 细胞的慢性淋巴增生性疾病。T-LGLL 是一组异质性疾病,以不明原因的外周血大颗粒淋巴细胞持续(>6 个月)增高[绝对值(2~20)×10^9/L]为特征,常侵犯骨髓和外周血。大颗粒淋巴细胞体积较大(红细胞体积×2),胞质丰富,含较多嗜天青颗粒,可粗可细。典型的免疫表型为 $CD3^+$,$CD8^+$,$CD16^+$,$CD57^+$,$TCRαβ^+$。患者常出现严重的粒细胞缺乏和贫血,但血小板减少比较少见,严重者可出现纯红细胞再障,常伴有自身免疫性疾病。病情呈惰性,进展缓慢,可予环孢素、CTX、肾上腺糖皮质激素等治疗。

(四)成人 T 细胞白血病

成人 T 细胞白血病(adult T-cell leukemia/lymphoma,ATLL)是一种与人 T 细胞白血病病毒 I (HTLV-I)感染直接相关、发生于成人的淋巴系统恶性克隆增生性疾病。具有地域分布的特点,日本西南部、加勒比海地区和中非是高发地点。病变侵犯部位常比较广泛,临床表现多样,可表现为急性型(最常见,以白血病为主要表现,白细胞计数升高)、淋巴瘤型(以显著淋巴结肿大为特征,无外周血受累)、慢性型(常以皮肤肿瘤浸润为主要表现)和冒烟型。肿瘤细胞表达 T 细胞相关抗原,但 CD7 阴性,大部分为 $CD4^+$、$CD8^+$。国内诊断标准:①发病于成年人;②有浅表淋巴结肿大,无纵隔和胸腺肿瘤;③外周血白细胞数常增高,淋巴细胞高度多形性,多形核淋巴细胞呈分叶,花瓣样(花细胞)占 10% 以上,有成熟 T 细胞表面标志;④血清抗 HTLV-I 体阳性。

第十五章 类风湿关节炎

类风湿关节炎(rheumatoid arthritis,RA)是一常见的以关节慢性炎症性病变为主要表现的全身性自身免疫性疾病。RA主要侵犯外周关节,肺、心、神经系统、血液、眼等其他器官或组织亦可受累。主要病理变化为滑膜细胞增生,炎症细胞浸润,血管翳形成并侵蚀入软骨及骨组织,滑膜持续炎症导致关节结构的破坏、畸形和功能丧失。

一、流行病学

RA几乎见于全世界所有的地区和各个种族,各地成人年发病率为(2~4)/10 000,患病人数约占世界总人口的1.0%。在某些人群中如北美印第安披玛族人可高达5.0%,在我国为0.32%~0.36%。

RA可以发生在任何年龄,但更多见于30岁以后,女性高发年龄为45~54岁,男性随年龄增加而发病上升。女性易患本病,女性与男性罹患本病的比例为3:1。

二、病因

RA的病因尚未完全阐明。遗传、激素、环境等因素参与RA发病。

(一)遗传因素

RA一级亲属家族年发病率为10%,患病OR为4.4。同卵双生子皆患病的概率为21%~32%,高于异卵双生子(9%),提示遗传因素在RA发病中的作用。与RA易感性相关的DR4亚型有DRB1*0401、DRB1*0404、DRB1*0405、DRB1*0408和DRB1*0410。不同种族HLA-DRB1亚型存在差异。我国学者报道,汉族人RA患者HLA-DR4阳性率为43%~54%,HLA-DR4阳性者患RA的相对危险性是阴性者的5~7倍。目前认为与RA相关的DR4亚型β链第三高变区70~74位点氨基酸序列具有高度的保守型,称之为"易感基因"或"共同表位",参与致病抗原肽的递呈,且DR4阳性者关节破坏发生早,关节外表现多,预后较差。

DQ等位基因某些亚型增加了RA危险,且独立于DR;另一方面,与DR连锁增强RA易感性。国内研究提示RA的易感性DR4/DQA1*0301、DR4/DQB1*0401基因型是汉族人易感基因。

(二)感染因素

支原体、EB病毒、细小病毒B19、风疹病毒、结核杆菌、反转录病毒等病原体都被认为可能是RA的病因,但是迄今未能在滑膜组织或关节积液中获得单一的或甚至没有发现微生物。近期流行病学调查提示牙周炎与RA相关,牙龈卟啉单胞菌是牙周炎的常见致病菌,具有精氨酸脱亚胺酶活性,后者可以催化蛋白质分子中精氨酸残基脱亚氨基产生含瓜氨酸的蛋白质,而瓜氨酸化烯醇酶肽-1又是RA的抗原表位,因此,推测龈卟啉单胞菌感染触发RA发病。

(三)性激素

RA 的患病率存在性别差异,绝经期前妇女的发病率显著高于同龄期的男性;75% 患者妊娠期间病情缓解,尤其在妊娠最后三个月症状改善明显;上述征象说明了性激素在 RA 发病中的作用。

(四)吸烟

吸烟引发肺部慢性炎症与抗瓜氨酸肽自身抗体的产生、RA 疾病进展有关。

三、发病机制

RA 是在易感基因的基础上,由环境因素如感染、吸烟等启动了 T 细胞活化和自身免疫反应,致炎症细胞因子、自身抗体、氧自由基大量增多,导致了关节组织的炎症损伤、滑膜增生、骨和软骨的结构破坏。

RA 外来的抗原可能是某些病毒和细菌等微生物的致病性抗原蛋白或多肽,与 HLA-DRβ1*0401 及*0404 有共同的氨基酸序列,通过分子模拟机制诱发了自身免疫反应。机体潜在的自身抗原包括 HLA-DR(QKRAA)、热休克蛋白、免疫球蛋白(IgG)、Ⅱ型胶原、gp39 软骨抗原、蛋白多糖等,致病抗原被滑膜组织中的 A 型滑膜细胞、树突样细胞、巨噬细胞等吞噬、加工和处理,激活 T 细胞,并在局部释放足够量的白细胞介素-1(interleukin-1,IL-1)、粒-巨噬细胞集落刺激因子(granulocyte-macrophage colony-stimulating factor,GM-CSF)、肿瘤坏死因子(tumor necro-sis factor,TNF)、γ-干扰素(interferon-γ)等细胞因子,诱发了关节及关节外一系列炎症和损伤。入侵抗原同时被前 B 淋巴细胞吞噬并提呈给 T 细胞,在 Th2 细胞因子 IL-4、IL-5 等的促发下前 B 细胞增生分化,产生针对 IgG Fc 段的抗体类风湿因子(rheumatic factor,RF)。在关节腔内形成的免疫复合体沉积于关节软骨表面,通过经典途径激活补体,从而刺激促炎细胞因子的产生和免疫损伤。

四、病理

RA 的基本病变有 3 种:①关节滑膜炎:弥漫性或灶性淋巴细胞和浆细胞浸润,并伴有淋巴滤泡的形成;②类风湿血管炎:血管内皮细胞增生肿胀,血管壁纤维素变性或坏死,血管周围淋巴细胞及浆细胞浸润;③类风湿结节:结节中央为大片纤维素样坏死灶,坏死灶周围呈栅栏状或放射状排列的成纤维细胞(又称成纤维细胞),最外层为增生的毛细血管和聚集的单核细胞、浆细胞及淋巴细胞,纤维组织包绕外周。

(一)关节滑膜炎

早期滑膜充血、水肿,组织变得疏松。滑膜被覆细胞局部可脱落,表面滑膜组织可见坏死灶及纤维素渗出。毛细血管增生且通透性增高,故有较多浆液渗出到关节腔内。急性期可见中性粒细胞、淋巴细胞和单核细胞渗出。反复发作者转为慢性滑膜炎,此时滑膜细胞增生活跃,以 A 型滑膜细胞(巨噬细胞样细胞)增生较 B 型细胞(成纤维样细胞)明显,细胞层可增厚达 8~10 层。新生血管和纤维组织增生和机化,致滑膜不规则增厚,表面形成许多小绒毛突入关节腔内,尤以滑膜和软骨连接处为明显。大量增生的纤维组织、新生血管和炎症细胞形成血管翳,侵蚀性长入软骨或骨表面,致软骨表面糜烂和溃疡。增生的滑膜细胞、巨噬细胞及中性粒细胞等炎症细胞释放的蛋白多糖酶和胶原酶进一步降解软骨基质中的蛋白多糖和胶原。软骨下骨板破坏以及骨质疏松多在病变反复发作 1~2 年后明显可见,严重者可致病理性骨折。滑膜炎性纤维素性渗出、吸收和机化,造成关节面纤维素性强直,进一步骨质增生和钙盐沉着,关节呈骨性强直。关节囊纤维化,韧带、肌腱松弛,肌肉萎缩以及其他的机械作用,可导致挛缩、半脱位等关节畸形。

(二) 关节外表现

1. 呼吸系统 其中胸膜炎约占 38%,弥漫性间质性肺纤维化约占 41%。①类风湿结节:常见于胸膜下、肺实质、叶间隔等部位。多见于关节病变较严重、RF 滴度较高的患者。从事矿工业或吸入过多粉尘的 RA 患者肺内的类风湿结节称为类风湿尘肺,也称为 Caplan 综合征。结节中心区易有空洞形成;②肺间质病变:早期改变是以血管、细支气管周围和间质纤维素性渗出以及淋巴细胞浸润为特征性的间质性肺炎或非特异性的肺泡炎或细支气管炎。病变进一步发展可形成蜂窝肺;③胸膜炎:胸膜上可见类风湿肉芽肿。

2. 心血管系统 心脏损害发生率为 35%,其中心包炎占 30%~40%,心肌炎占 10%~20%,瓣膜病变占 3%~20%,冠状动脉病变占 15%。临床有明显症状的心包炎仅占 1%,心包液为渗出液,少数患者发生心脏压塞和心包缩窄。瓣膜病变表现为非特异的心瓣膜炎,在瓣膜环和基底部可有细小的类风湿肉芽肿侵犯,一般不影响瓣膜的功能。其中最受影响的部位是主动脉瓣,其次是二尖瓣。心肌病变多数是局灶性,结节性肉芽肿、血管炎病变参与心肌损害。

3. 神经系统 类风湿血管炎、滑膜肿胀增厚和肉芽肿病变是引发脑、脊髓、周围神经、自主神经等损害的主要病理基础。其中以周围神经病变和颈椎半脱位引起的压迫性脊髓病多见。

五、临床表现

60%~70% 的 RA 患者缓慢起病,在数周或数月内逐渐出现掌指关节、腕关节等四肢小关节肿痛、僵硬,发病时常伴乏力、食欲减退、体重减轻等全身不适,有些患者可伴有低热。除关节表现外,还可见肺、心、神经系统、血液、眼等内脏受累表现。

(一) 关节表现

典型患者表现为对称性、多关节和外周关节炎症。大小关节均可受到侵犯,但以近端指间关节、掌指关节、腕关节及跖趾关节最常见,其次为肘、肩、踝、膝、颈、颞颌及髋关节。病初可为单一关节或呈游走性多关节肿痛。受累关节因炎症所致充血水肿和渗液,呈梭形肿胀。当活动减少时,水肿液蓄积在炎症部位,故晨起或关节休息后僵硬和疼痛更为明显,称此现象为晨僵。晨僵是 RA 突出的临床表现,往往持续时间较长,超过 1 小时,活动后可减轻,晨僵时间长短是反映关节滑膜炎症严重程度的一个指标。常见关节畸形有尺侧腕伸肌萎缩,致手腕向桡侧旋转、偏移,手指向尺侧代偿性移位,形成指掌尺侧偏移;近端指间关节严重屈曲,远端指间关节过伸呈"纽扣花"样畸形;近端指间关节过伸,远端指关节屈曲畸形,形成鹅颈样畸形;掌指关节脱位;肘、膝、踝关节强直畸形等。

(二) 关节外表现

当病情严重或关节症状突出时易见。受累的脏器可以是某一器官,也可同时伴有多个内脏受累,受累程度也不同,故其临床表现不甚一致。

1.皮下结节 15%～25%患者伴有类风湿结节。大多见于病程的晚期,RF 持续阳性,有严重的全身症状者。结节易发生在关节隆突部以及经常受压部位,如肘关节鹰嘴突附近、足跟腱鞘、手掌屈肌腱鞘、膝关节周围等。结节直径 0.2～3cm,呈圆形或卵圆形,触之有坚韧感,按之无压痛。结节还常见于心包、胸膜、心、肺、脑等内脏。类风湿结节与病情发展和关节表现不一致。

2.肺部表现 包括间质性肺炎、肺间质纤维化、胸膜炎和类风湿尘肺等。胸膜炎常见于疾病活动期,广泛的胸膜病变可引起小至中等量胸腔积液,常为渗出液,RF 常阳性,补体水平降低,白细胞、蛋白、胆固醇和乳酸脱氢酶均可增高,但糖含量明显低下,应用糖皮质激素治疗可使疾病好转。并发间质性肺炎时,可表现为干咳、乏力、呼吸困难,严重者可出现弥漫性肺间质纤维化,致低氧血症和呼吸衰竭。类风湿尘肺发生于从事矿工职业患者。

3.心脏表现 RA 可伴心包炎、心肌炎、心内膜炎和心瓣膜炎。临床上有明显表现的心包炎很少,大多发生在 RA 病情活动时。心包积液量往往较少,渗出液特点与类风湿胸膜炎相同。3%～5%患者的心瓣膜上可见类风湿结节,超声心动图可以发现临床上无症状和体征的患者,其中二尖瓣最常见,造成瓣膜功能不全。冠状动脉病变是全身广泛血管炎的一部分,但冠状动脉炎并发心绞痛或急性心肌梗死罕见。

4.神经系统表现 神经系统损害临床表现多样。周围神经纤维病变可致感觉异常或减退,肌肉无力和萎缩,腕、足下垂,腕管综合征。脊髓病变主要是类风湿结节、血管炎、椎体半脱位等导致的脊髓和脊神经根受压表现。寰枢椎半脱位病变最常见,约占 36%,可见颈背部疼痛、四肢无力、瘫痪甚至突然死亡。椎基底动脉受压可引起眩晕、一过性脑缺血、四肢无力等不适。

5.其他 眼部损害常表现为干燥性角膜炎、巩膜炎、巩膜外层炎等;消化系统出现食管炎、胃炎、溃疡等,多与治疗药物有关。16%～65%患者可出现轻至中度贫血,与疾病持续活动所致慢性消耗、体内蛋白和铁的代谢障碍、治疗药物致食欲缺乏、消化道失血、炎症介质抑制红系生成等有关。

六、实验室检查

(一)血常规

病情较重或病程长者,红细胞和血红蛋白有轻至中度降低,贫血大多属正常细胞、正常色素型,约 25%为缺铁性贫血。Felty 综合征患者可见全血细胞减少。

(二)血沉和 C-反应蛋白

可作为判断疾病活动程度和病情缓解的指标。

(三)自身抗体

包括 RF、抗核周因子抗体(anti-perinuclear factor,APF)、抗角蛋白抗体(anti-keratin,antibody,AKA)、抗聚角蛋白微丝蛋白抗体,抗 Sa 抗体、抗 RA33 抗体、抗Ⅱ型胶原抗体、抗钙蛋白酶抑素抗体等自身抗体,新的抗体发现为研究 RA 的发病、预测预后和早期诊断提供了便捷。

1.RF 是抗人或动物 IgG 分子 Fc 片段上抗原决定簇的特异抗体。RF 可分为 IgM 型、IgG 型、IgA 型和 IgE 型。70%～80%的 RA 患者可检测到 RF 阳性,在血清中检测到的 RF 主要是 IgM 型 RF。除 RA 外,RF 阳性还见于干燥综合征、系统性红斑狼疮、混合性结缔组织病、多发性肌炎、Grave 病、病毒性肝炎、结核、麻风、亚急性感染性心内膜炎等疾病;此外,1%~5%的正常人也可阳性,但正常人以及非 RA 患者较 RA 患者的 RF 滴度低,且很少有 IgG-RF。

2.瓜氨酸相关蛋白抗体 包括抗 APF、AKA、filaggrin、CCP 等抗体。APF 抗体检测的底物为人颊黏膜上皮细胞,AKA 采用间接免疫荧光法以大鼠食管上皮为底物检测人体抗角蛋白抗体;filaggrin 是构成真核细胞骨架细胞细丝间的基质蛋白,从人体表皮中提取 filaggrin 抗原以此来检测 RA 患者血清中的 AFA 抗体。目前研究认为 APF、AKA、filaggrin 等共同的靶抗原作用位点主要为环瓜氨酸肽,故又称之为瓜氨酸相关蛋白抗体。荟萃分析显示抗 CCP 抗体诊断 RA 灵敏度 77.3%,特异度 93.85%。抗突变型瓜氨酸波形蛋白抗体(anti-mutated citrullinated vimentin antibody,MCV) 的抗原为波形蛋白经由肽酰基精氨酸脱亚胺酶催化形成瓜氨酸化,该蛋白结构变化增加了瓜氨酸潜在的蛋白决定簇,与抗 CCP 抗体相比较,特异度和敏感度均提高。

3.其他自身抗体 Sa 抗原存在于人体的正常组织如脾、胎盘和 RA 患者的血管滑膜翳中。抗 Sa 抗体主要为 IgG 型,可用于早期诊断。RA33 抗原是从 HeLa 细胞或腹腔积液 Ehr-lich 瘤细胞核中提取的,用来检测 RA 患者血清中的抗 Sa 抗体。

(四) 滑膜液检查

主要是大关节积液的检查,在与感染等疾病鉴别诊断,单一关节病变诊断不清时采用。RA 滑膜液的常规和生化检查表现为炎性,但非化脓性特征、病原学检查为阴性。

(五) 关节 X 线摄片

RA 以双手腕、足踝受累最常见,故临床 X 线检查首选常规双手(包括腕)或双手相加双足相进行检查。美国风湿病学会根据 X 线所见分为 4 期:

Ⅰ期:软组织肿胀,可见骨质疏松,但尚无骨质破坏。
Ⅱ期:关节端骨质疏松,偶有关节软骨下囊样破坏或骨侵蚀改变。
Ⅲ期:明显的关节软骨下囊性破坏,关节间隙狭窄,关节半脱位等畸形。
Ⅳ期:除Ⅱ、Ⅲ期改变外,并有纤维性或骨性强直。

(六) CT 和 MRI

对平片难以显示的病变可选用 CT 或 MRI。CT 有助于发现平片不宜显示的早期骨关节侵蚀、关节脱位,如齿状突骨侵蚀、脊柱受压、股骨头脱位等改变。MRI 能清晰地显示关节内透明软骨、肌腱、韧带、滑膜、骨髓等结构,能早期发现滑膜炎、骨髓水肿、骨侵蚀、血管翳、肌腱炎和断裂、关节腔积液、关节软骨破坏等改变,具有较常规 X 线早期发现病变的优势。上述改变不是 RA 特有的,但如果 MRI 在多个手关节发现明显炎性改变,结合新的 RA 分类标准,有助于早期诊断。

(七) 超声检查

近年来,关节超声检查在风湿性疾病中逐渐推广,由于关节超声可以清晰显示关节软组织与骨质解剖结构并能够显示炎症与血流,故可用于 RA 的诊断、疾病活动度评价。根据 2009 年新 RA 诊断分类标准,超声发现的关节炎症可用于诊断和病情随访。

七、诊断和鉴别诊断

(一)分类标准

1987 年美国风湿病学院(ACR)提出 RA 的修订标准,要求 7 项中符合 4 项则可诊断 RA。在国外该标准的灵敏度为 91%~94%,特异度为 89%。我国的临床试验证实灵敏度为 91%,特异度为 88%。

美国风湿病学会修订的 RA 分类标准(1987 年):

1. 晨僵至少 1 小时(≥6 周)。
2. 3 个或 3 个以上关节肿(≥6 周)。
3. 腕、掌指关节或近端指间关节肿(≥6 周)。
4. 对称性关节肿(≥6 周)。
5. 皮下结节。
6. 手 X 线片改变(至少有骨质疏松和关节间隙的狭窄)。
7. 类风湿因子阳性(滴度>1∶32)。

符合以上 4 项者可诊断。

2009 年美国风湿病学会(ACR)和欧洲抗风湿病联盟(EULAR)提出了新的 RA 分类标准。得分 6 分以上可诊断 RA。

(二)判断病期

以 X 线分期为准。

(三)RA 功能分级标准

Ⅰ级:胜任日常生活中各项活动(包括生活自理,职业和非职业活动)。
Ⅱ级:生活自理和工作,非职业活动受限。
Ⅲ级:生活自理和工作,职业和非职业活动受限。
Ⅳ级:生活不能自理,且丧失工作能力。

注:生活自理活动包括穿衣、进食、沐浴、整理和上厕所。非职业指娱乐和(或)休闲,职业指工作、上学、持家。

八、鉴别诊断

RA 在临床上需要与其他疾病相鉴别。

(一)其他弥漫性结缔组织病

系统性红斑狼疮(SLE)、系统性硬化症(systemic scleredema,SSc)、混合性结缔组织病 (mixed connective tissue disease,MCTD)等其他结缔组织病可以以对称性、多关节炎为首发症状,且 RF 可能阳性,早期难与 RA 相鉴别。SLE 多发生于育龄期妇女,一般无软骨和骨质破坏,全身症状明显,常有面部红斑及内脏损害,多数有肾脏损害和蛋白尿,血清抗 dsDNA 抗体、抗 Sm 抗体阳性。SSc 好发于 20~50 岁女性,手指呈腊肠样改变,伴有雷诺现象,可有张口困难、面具脸等特殊表现。MCTD 具有主要风湿病的某些临床表现,且有高滴度的抗 RNP 抗体阳性。

(二) 血清阴性脊柱关节病

多见于年轻男性,HLA-B27 阳性,以累及脊柱、骶髂关节为主,肌腱端炎为其病理特征。RF 往往阴性。血清阴性脊柱关节病(seronegative spondyloanthropathy,SpA) 包括强直性脊柱炎、赖特综合征、银屑病关节炎、肠病性关节炎、反应性关节炎等。

(三) 骨性关节炎

为关节退行性变。多发生于中年以后,随年龄增加患病率增加。主要累及远端指间关节和髋、膝等负重关节。活动时疼痛加重,常伴有"咔嚓"声。RF 一般阴性。关节 X 线检查可见到关节边缘呈唇样增生。

(四) 风湿热

由 A 族乙型溶血性链球菌引起。多见于 6~16 岁,发病前 1~2 周发热、咽痛,此后出现膝、肘、肩、髋等大关节游走性肿痛,血清抗链球菌溶血素"O"及抗链激酶阳性。一般无关节畸形,部分患者有心脏炎症和心瓣膜病变,可伴有环形红斑、皮下结节和舞蹈症。

(五) 痛风性关节炎

单关节或少关节炎的 RA 须与痛风性关节炎鉴别。痛风多为男性患者,呈急骤起病,好发部位为第一跖趾关节,炎症局部红、肿、热、痛明显,疼痛常剧烈不能触摸,常伴有血尿酸升高。慢性患者在受累关节附近或皮下组织如耳轮、尺骨鹰嘴、跖趾等部位有痛风石,如用偏振光显微镜检查痛风石内容物可发现单钠尿酸盐针形结晶。

(六) 成人斯蒂尔病

与成人 RA 临床表现相比,成人斯蒂尔病(adult onset Still disease,AOSD) 除有关节症状外,发热,反复发作一过性皮疹,肝、脾、淋巴结肿大等全身症状明显,白细胞一般高于 15.0×10^9/L,中性粒细胞增多伴核左移,但各种病原学检查阴性,抗感染治疗无效。ANA、RF 常为阴性,糖皮质激素治疗往往有效。

九、治疗

RA 治疗强调早期诊断、早期治疗、达标治疗和严密监测,治疗目的是获得临床缓解或低临床活动度,延缓病情进展,减少残疾发生,尽可能维护关节功能,以改善患者的生活质量。

"达标治疗"强调早期强化治疗、密切随访,并以疾病活动度[如疾病活动度评分(DAS28)]为依据及时调整治疗方案,以低疾病活动度或疾病缓解为目标,更有利于疾病控制及最大程度减慢关节破坏进展和功能丧失。RA 强调个体化治疗。

(一) 一般治疗

急性期全身症状严重,关节肿痛明显,此时应以卧床休息为主,并保持关节于功能位置。缓解期应尽早开始关节功能锻炼,运动量应量力而行、循序渐进,以避免长期卧床导致的肌肉萎缩、关节强直。应适当补充营养,增加优质蛋白和高纤维素食物。

(二) 药物治疗

1.非甾体抗炎药(NSAID) NSAID 通过抑制环氧化酶(cyclooxygenase,COX) 而抑制花生四烯酸代谢产生前列腺素,从而具有抗炎镇痛等作用。NSAID 的品种很多,RA 常用的有:

①吲哚衍生物:吲哚美辛 25mg,2~3 次/天;②丙酸衍生物:布洛芬 0.3~0.6g,3~4 次/天;洛索洛芬 60mg,3 次/天;③苯乙酸类:双氯芬酸 25~50mg,3 次/天;④昔康类:吡罗昔康 20mg,1 次/天;美洛昔康 7.5mg,1~2 次/天;⑤昔布类:塞来昔布 100~200mg,1~2 次/天;⑥非酸类:奈丁美酮 500mg,1~2 次/天;⑦磺酰苯胺类:尼美舒利 100~200mg,2 次/天。

NSAID 药物可同时抑制生理性前列腺素的合成,因此,常见的不良反应有恶心、呕吐、上腹疼痛、胃黏膜糜烂出血、消化性溃疡出血、穿孔,肾功能损害,血小板功能异常,血细胞减少,皮疹,转氨酶升高,哮喘,头晕、头痛等反应。对于肾功能减退、发生过心血管不良事件或高危人群,在选用 NSAID 时需谨慎,避免大剂量和长时间应用。

COX 存在不同的异构体,即 COX-1、COX-2 和 COX-3,COX-1 产生的花生四烯酸代谢产物在正常的状况下,参与调节多种生理功能,如促进胃黏膜合成和释放前列腺素,保护胃黏膜,增加肾血流灌注和血小板聚集。COX-2 选择性抑制剂(塞来昔布和艾瑞昔布)不影响 COX-1 的水平,在发挥抗炎镇痛作用时,胃肠道反应明显减少,适合于消化道不良事件发生的高危人群,如老年患者、以往有消化道溃疡史、合并应用糖皮质激素、凝血功能异常者。

NSAID 强调个体化选择药物,根据治疗目的选择用量,该类药物不能改变病程及关节破坏,应与改变病情药物(disease-modifying arthritis drug,DMARD)联合使用,不应联合口服两种及以上 NSAID。NSAID 的外用制剂(如双氯芬酸二乙胺乳胶剂,吡罗昔康贴剂等)对缓解关节肿痛有一定作用,不良反应较少。

2.糖皮质激素 可迅速减轻临床症状,但是长时间使用可引起水钠代谢和糖、脂肪、蛋白质代谢紊乱,严重感染、骨质疏松、白内障等不良反应。在发生下述情况时,如处于活动期应用 NSAID 无效者,伴有严重关节外表现(如血管炎、心包炎、胸膜炎、神经系统病变、重度巩膜炎、Felty 综合征等)可考虑用药。激素的用量可依据疾病的严重程度和病程而定。对于难以控制的 RA,宜用小剂量维持,一般泼尼松为 5~10mg/d。病情严重者短时间内可给予中等或大剂量,取得疗效后再调整剂量至最小。对全身症状已控制,仅留 1~2 个关节症状较重者,可行关节腔内注射治疗,常用制剂如曲安奈德 2.5~10mg 或乙酸倍他米松 1.5~6.0mg。一年内关节内用药一般不得超过 3~5 次。全身用药者建议每天服用钙剂 1500mg,维生素 D 400~800IU 以预防骨质疏松。低剂量糖皮质激素可作为初始治疗的一部分,与一种或多种 DMARD 联用,应小剂量和短时间应用。

3.化学合成类改变病情药物(DMARD) 这类药物起效时间较晚,需 3~6 个月。目前认为 DMARD 及早使用能延缓关节骨的破坏,因此 RA 确诊后应尽快加用 DMARD 治疗。

(1) 氨甲蝶呤(methotrexate,MTX):为二氢叶酸还原酶抑制剂,抑制淋巴细胞增生和炎症反应。在 RA 治疗中,首选推荐 MTX,可与其他多种 DMARD 联用,包括与生物制剂联用。常用剂量 7.5~25mg,每周 1 次,口服或注射。MTX 常见的不良反应包括恶心、食欲缺乏、口炎、脱发、骨髓抑制等,联合叶酸的补充疗法有助于减轻上述不良反应,剂量为 5mg,每周 1 次。MTX 严重的不良反应包括肝脏损害和肺部病变。因此有慢性活动性乙型病毒性肝炎、酒精性肝病等肝脏疾病者应慎用,对 MTX 用药总剂量超过 2.0g 后,应注意监测肝功能。肺部病变发生率很低,与使用剂量无关,一旦出现呼吸困难、低氧血症者应立即停药,对症处理和应用糖皮质激素。

(2) 柳氮磺胺吡啶(sulfasalazine,SSZ):能抑制白细胞移动,降低蛋白溶解酶活性;抑制多种细胞因子如 IL-6、IL-1α、IL-β、TNF 等,被证实可缓解 RA 患者症状并延缓骨侵蚀进展。推荐剂量1.5~3.0g/d。常见的不良反应为胃肠道和神经系统,如恶心、呕吐、腹泻、头痛、眩晕等,其他还有皮疹,男性精子数减少和骨髓抑制等。

(3) 抗疟药:通过改变细胞内酸性微环境稳定溶酶体的功能;抑制TNF-α、IFN-γ的合成,减少自身抗体的形成和淋巴细胞的增生,可减少炎症渗出,减轻关节症状,提高MTX血药浓度,对早期和轻度RA有良好疗效。常与MTX或SSZ联用。常用的抗疟药有硫酸羟基氯喹,常用剂量200~400mg/d。常见不良反应有恶心、呕吐,血细胞减少、神经肌肉症状、心脏毒性,长期使用可造成角膜损害、视网膜炎,严重的可引起视力减退甚至失明。因此,在服药期间,应定期进行眼科检查,一旦出现视网膜病变,应立即停药,并服用大量的维生素C、硫酸软骨素、氯化铵等促进氯喹排泄的药物。

(4) 来氟米特:噁唑类衍生物,作用机制包括以下几个方面:①通过竞争抑制二氢乳清酸脱氢酶活性,从而抑制嘧啶的生物合成;②抑制酪酸激酶的活性,从而抑制致炎细胞的信息传导;③抑制NF-κB的激活,阻止TNF-α、IL-1的表达。常见的不良反应包括腹泻、皮疹、白细胞减少,肝功能异常、高血压等。

(5) 环孢素A(cyclosporin A,CsA):作用于早期活化过程,抑制IL-2和其他细胞因子的分泌,阻止细胞免疫在RA的致病作用;还可抑制细胞因子诱发的B细胞活化。最突出的是肾毒性,常致血清肌酐升高和近端肾小管分泌功能障碍。其他还有肝损害、胃肠道不适、皮疹、高血压等。

(6) 青霉胺:可使RF所含的二硫键解聚,抑制胶原纤维的交联,抑制中性粒细胞及T细胞功能,从而发挥免疫抑制和阻止关节破坏作用。宜从小剂量开始治疗,缓慢加量至0.25~0.5g/d。不良反应有恶心、呕吐、口腔溃疡、味觉异常、血细胞计数下降、蛋白尿、血尿,重症肌无力,偶尔出现Goodpasture综合征。

(7) 托法替尼:新型口服小分子JAK激酶抑制剂,目前已被用于MTX等化学合成类改变病情药和TNF-α抑制剂反应不佳或不能耐受的中度至重度活动性RA。托法替尼可有效抑制JAK1和JAK3的活性,阻断多种炎症细胞因子的信号转导。推荐剂量为10mg/d。常见不良反应主要有头晕、头痛、胃肠道反应、感染(尤其是呼吸道和泌尿道感染)、血脂异常、肌酐和转氨酶升高、血红蛋白和白细胞减少。

(8) 雷公藤:在体外能减少外周血单核细胞产生IgM和IgM-RF。对病情轻、中度的患者治疗效果较好。雷公藤多苷片治疗剂量10~20mg,3次/天。主要不良反应包括皮疹、口炎、血细胞减低、腹泻、肝功能异常等,经减量或对症处理后可消失。雷公藤对男女生殖系统有影响,育龄妇女服药后出现月经紊乱,闭经;男性患者精子数目减少和活性降低,引起不育,故对未婚和生育需求者慎用。

(9) 其他植物药:青藤碱、白芍总苷等可单用或联合其他改变病情药物治疗。青藤碱可引起皮疹、皮肤瘙痒、血细胞减少等不良反应。有哮喘病史、再生障碍性贫血者慎用。

4.生物类改变病情药物 对于化学合成类DMARD疗效不佳的患者,生物制剂联合MTX是重要的治疗选择。此外,早期RA患者,如病情活动度高,并具有预后不良的特征,也可在起始治疗时使用MTX和生物制剂联合治疗。生物制剂包括肿瘤坏死因子(tumor necrosis factor,TNF) 拮抗剂和白介素-6受体阻滞剂(interleukin-6 receptor antagonist)。

(1) 抗炎症细胞因子的生物制剂

1) TNF拮抗剂:包括英夫利昔单抗、依那西普和阿达木单抗。英夫利昔单抗是人鼠嵌合的抗 TNF-α 单克隆抗体,能与可溶性和细胞膜表面的 TNF-α 高亲和力结合,从而使 TNF-α 丧失生物活性。用法:每次 3mg/kg,第 0、2、6 周以及以后每 8 周一次静脉应用。依那西普是一种完全人源化的重组可溶性 TNF-β75 受体二聚体融合蛋白,与人体内源性的可溶性受体相似,能与血浆中可溶性 TNF-α 和细胞膜表面的 TNF-α 高亲和力结合并中和其作用,且可以和 TNF-β 结合。用法:25mg,皮下注射,每周两次。阿达木单抗是完全人源化的单克隆 TNF 抗体,40mg,每 2 周 1 次。TNF 拮抗剂抑制滑膜细胞、内皮细胞、巨噬细胞释放前列腺素,阻止炎症细胞的移动和聚集,减少 IL-1、IL-6 和 IL-8 释放,能缓解炎症关节症状和防止关节破坏。TNF 拮抗剂与 MTX 合用较单独用 MTX 疗效好。目前推荐在化学合成类 DMARD(如 MTX)充分治疗后疗效不佳或不耐受的 RA 中使用。

TNF 拮抗剂最主要的不良反应为感染,包括结核杆菌感染、真菌感染、机会感染和细菌感染。因此,该类药不可应用于现时感染者,抗 TNF 拮抗剂均有增加结核杆菌感染的报道,在我国患者中应用需排除结核和潜在结核感染。筛查乙型肝炎病毒,若有感染者需抗病毒治疗。伴有充血性心力衰竭者和有神经脱髓鞘病史者不宜应用。部分患者注射局部可出现红斑、水肿或人鼠融合单抗引起全身过敏反应。

2) IL-6 受体阻滞剂:托珠单抗是一种人源性 IgG1 单抗,以高亲和力与 IL-6R 的可溶性和膜结合形式的 80kDa 组分结合,可在结构性表达 IL-6R 的细胞中抑制 IL-6 介导的相互作用。可用于对化学合成类治疗无效或疗效不佳的患者。不良反应包括血细胞减少、血胆固醇升高、易感染等。用法:8mg/kg,每 4 周 1 次。

(2) 去 B 细胞治疗:B 细胞在 RA 发病中起着重要作用,被活化合成类风湿因子等自身抗体直接致关节损伤和引起关节外表现;提呈抗原;参与激活 $CD4^+$ T 细胞克隆增生;分泌炎症细胞因子如 TNF-α,促进炎症反应。利妥昔单抗(美罗华)是人鼠嵌合的抗 CD20 单克隆抗体,能暂时性去除 $CD20^+$ B 细胞亚群。常见的不良反应包括血小板减少、发热、皮疹、轻度低血压、无症状室性期前收缩。

(3) 抑制 T 细胞活化生物制剂:阿巴西普为 CTLA4 (cytotoxic T-lymphocyte antigen-4) - 人 IgG1 的 Fc 段的融合蛋白,能抑制共刺激分子 CD28 和 B7-1/B7-2 活化 T 细胞的第二刺激信号,从而抑制 T 细胞活化。美国 FDA 于 2005 年批准阿巴西普用于 RA 的治疗,建议用于 DMARD 充分治疗后疗效不佳以及 TNF 抑制剂治疗失败后。用法:10mg/kg 静脉输注,每周 1 次。

(三)外科治疗

根据不同的病期施行不同的手术。单关节炎、大关节炎为主的可行病变滑膜切除术。对中、晚期患者由于关节骨受到破坏,在切除滑膜后,还需行关节清理术、骨矫正术、关节成形术、人工关节置换术、关节融合术等。

(四)辅助治疗

应用理疗(热浴、蒸汽浴、药浴等)、按摩、体疗、日常生活活动训练和职业技能培训等,改善血液循环、使肌肉放松,肿、痛消退,促进关节肌肉功能恢复。

(五)治疗策略

强调早期诊断、早期治疗,严密监测病情和达标治疗。临床上应全面评价和分析患者病情,根据疾病活动性、有无预后不良因素、脏器功能和合并症,个体化选择治疗方案。根据患者的病情采取不同的治疗策略。建议患者一旦确定诊断应积极应用 DMARD 治疗。单用药物治疗无效或未实现达标,应采用两种或两种以上 DMARD 联合治疗,常用的联合治疗方案包括氨甲蝶呤与羟氯喹、氨甲蝶呤与柳氮磺胺吡啶、氨甲蝶呤与来氟米特、氨甲蝶呤加生物制剂等。当病情处于活动期时,患者每 1~3 个月随访一次,当患者病情稳定时,每 3~6 月随访一次。

(六)RA 疗效评价和临床缓解标准

疗效评价通常采纳美国风湿病协会制订的 ACR20、ACR50 和 ACR70,28 关节计数法评价关节疾病活动性(DAS28 评分)。ACR20 定义为压痛及肿胀关节数有 20% 的改善以及下列 5 项中至少 3 项有 20% 的改善:疼痛 VAS 评分、医师对疾病总体状况评价、患者对疾病总体状况、HAQ 评分、CRP 或 ESR。ACR50 和 ACR70 采用相同的标准分别定义为 50% 及 70% 的改善。

DAS28 评分得分≤2.6 定义为疾病缓解,2.6~3.2 为轻微活动,3.2~5.1 为中度活动,>5.1 为疾病严重活动。

临床缓解标准:①晨僵时间小于 15 分钟;②无乏力;③无关节痛(通过问病史得知);④活动时无关节压痛或疼痛;⑤软组织或腱鞘无肿胀;⑥红细胞沉降率(魏氏法):女性<30mm/h,男性<20mm/h。至少达到以上 6 项中的 5 项,并持续至少两个月,且无血管炎、心包炎、胸膜炎或肌炎或无法解释的近期体重减轻或发热。

十、预后

10%~20% 的 RA 患者疾病快速进展,在 1~2 年内发展成严重残疾。还有 10% 患者病情较轻,能自行缓解。一般来说,类风湿因子阴性、起病时症状较轻、HLA-DR4 阴性的患者预后较好。RA 的主要结局是残疾,它严重影响患者生活质量,对家庭和社会造成严重的经济负担。在 RA 自然病程中,5~10 年致残率为 60%,病程 30 年的致残率为 90%。寿命缩短 10~15 年,而伴关节外表现者的 5 年生存率仅为 50%。RA 强调早期诊断,往往需要长期治疗。对 RA 病情发展规律的深入认识以及新的药物和治疗方法的出现,控制 RA 在萌芽状态,达到根治 RA 的目的将成为可能。新的生物标志物和影像学检测对 RA 的早期诊断和预后的判断有重要的参考价值。

第十六章 强直性脊柱炎

强直性脊柱炎(ankylosing spondylitis,AS)是一种原因不明的炎症性疾病,主要累及中轴和外周关节,关节外结构也可受累。起病年龄10~20岁,男女比例(2~3):1。

一、流行病学

不同人种AS发病率略有差别,国际上SpA发病率1%左右,欧洲AS发病率0.5%,东南亚发病率0.2%~1.6%不等。AS与人类组织相容性抗原B27(HLA-B27)显著相关,在世界范围内都以大致相似的比例发生在B27阳性人群中。北美白种人HLA-B27的阳性率为70/0,而在AS患者中B27的阳性率为90%。HLA-B27与疾病的严重程度无关。AS患者中10%左右HLA-B27阴性。HLA-B27阳性不一定都是AS,人群中HLA-B27阳性者仅50%~7%会患AS;反之,HLA-B27阴性也不能除外AS。

人群调查显示,1%~6%的遗传了HLA-B27的成年人会患有AS。在AS患者HLA-B27(+)的一级成年亲属中,AS的患病率是100%左右。同卵双胞胎中共同发病率为65%。AS的患病易感性在很大程度上是由遗传因素决定的,HLA-B27在遗传因素中占50%的分量。

与HLA相关联的其他基因也对AS发病的易感性起一定的作用。全基因组单核苷酸多态性分析已确定ERAPI(染色体Sq15)和IL-23R基因(染色体Ip31.3)上存在其他的AS易感的等位基因。TNFSF15、TNFSFIA、STAT3、ANTXR2和ILLR2基因和至少6个其他染色体区域也与AS发病的易感性相关。

二、病理

AS中轴骨的炎症位置是常规活检所不能达到的部位,因此很难通过外科手段来进行活检。因此,编者对中轴骨组织病理学的了解绝大多数来自较为晚期的患者。骶髂关节炎常是AS患者最早的病理表现,也可出现滑膜炎、血管翳、黏液状骨髓、软骨下肉芽组织形成、骨髓水肿、附着点炎、软骨分化。巨噬细胞、T细胞、破骨细胞广泛存在。最终被破坏的关节边缘逐渐被纤维软骨替代,然后发生骨化,关节间隙完全消失。

在脊柱的盘状软骨纤维环和椎骨缘连接处有炎性肉芽组织。外纤维环被侵蚀,最终被骨所替代,形成韧带骨赘的起始部位,然后骨赘持续地软骨内骨化,最终在相邻椎体间形成骨桥。这个过程的上行性进展导致放射学上的"竹节样脊柱"。脊柱的其他病变包括广泛的骨质疏松、椎间盘边缘的椎体侵蚀、"椎体方形变",椎间盘-骨边界的炎症和破坏。骨突关节的炎症性关节炎常见,伴血管翳导致的软骨侵蚀,随后常出现骨性强直。疾病早期脊柱和近端股骨骨密度减低。

AS患者的外周滑膜炎表现为明显的血管增多、滑膜衬里层增生、淋巴细胞浸润和血管翳形成。常见软骨下肉芽肿增生导致的中央软骨侵蚀。

AS和其他SpA的特征性损伤是发生在纤维软骨附着点处的炎症,这一区域是肌腱、韧带或关节囊附着于骨的地方,在中轴和外周关节都可出现这种炎症。附着点炎与相邻的骨髓出现的明显水肿相关,以最终发展为骨化的骨侵蚀为特征。

三、发病机制

尽管 AS 的发病机制被认为是免疫介导的,但没有自身免疫参与发病的直接证据。 疾病起始的主要部位尚不清楚。 目前的共识是 AS 的疾病过程开始于关节软骨、韧带和其他与骨相连的部位,尤其是肌腱韧带附着点部位。 起止点炎主要是肌腱、韧带附着部位及其邻近的肌腱、纤维软骨、脂肪垫、滑囊及滑膜的炎症。 这些部位炎症的发生主要是分散机械压力。尽管 AS 的炎症反应的触发因素尚不清楚,但有证据显示一些细胞及因在参与发病。 如 IL-23、IL-17。 在鼠模型中。 肌腱端定居的 CD4+及 CD8+T 细胞在 IL-23 作用下,产生 IL-17 及其他炎症因子,从而导致中轴及外周肌腱端炎,提示 IL-23-IL-17 通路在 SpA 发病中发挥重要作用。

疾病对肿瘤坏死因子 α 受体阻滞剂戏剧般的反应提示,TNF-α 在 AS 免疫发病机制中起重要作用。

发生炎症的骶髂关节被 CD4+、CD8+T 细胞和巨噬细胞所浸润,并显示有高水平的 TNF-α 表达,特别是在疾病的早期。 在更晚一些的病变中发现有大量的转化生长因子 β(TGF-β)。 AS 和其他 SpA 的外周滑膜炎以中性粒细胞、表达 CD68 和 CD163 的巨噬细胞、CD4+和 CD8+的 T 细胞和 B 细胞浸润为特征性表现。 细胞间黏附分子 1(ICAM-1)、血管细胞黏附分子 1(VCAM-1)、基质金属蛋白酶 3(MMP-3)和髓相关蛋白 8 和 14(MRP-8 和 MRP-14)染色很明显。 与类风湿关节炎的滑膜不同的是,没有发现瓜氨酸化的蛋白和软骨 gp39 肽主要组织相容性复合体(MHC3)的表达。 虽然与反应性关节炎和炎症性肠病的重叠提示肠道细菌可能在发病中起重要作用,但是目前还没有发现触发疾病的特殊事件或外源性物质。近来附着点的微损伤触发固有免疫受到广泛重视。

HLA-B27 是 MHC 上 B 位点表达分泌的 MHC I 类分子。 HLA-B27 阳性者患 SpA 的风险为 2%~1%,但如果一级亲属有 SpA,则风险显著升高。 目前发现 HLA-B27 有 140 个以上不同亚型,与 AS 强相关的是 B*7:02(地中海人),B*27:04(远东人),B*27:05(白种人及世界各种人种),及 B*27:07(南亚及中东)。 B*27:06(东南亚),B*27:09(意大利南部撒丁岛人)与 AS 不相关,其与 B*27:04 及 B*27:05 各有 2 个、1 个氨基酸不同,而影响其与肽结合、 生化及细胞内作用及 B27 重链的舒展性。 近来用单核苷酸多态性(SNPs)方法发现一些与 SpA 较弱相关的其他 HLA-I 及 II 类分子,相关风险为 1.06~2.35。

基因流行病学研究和 HLA-B27 转基因小鼠可以自发地出现关节炎和脊柱炎的研究发现.为 HLA-B27 在发病机制中起直接作用提供了有力证据。 但 HLA-B27 在发病中的作用仍未得到彻底揭示。 因为没有 CD8+T 细胞的 HLA-B27 小鼠仍可出现关节炎和脊柱炎,那么经典的将肽抗原提呈给 CD8+T 细胞就可能不是主要的疾病发病机制。 但是 AS 与强烈影响 MHC I 类分子表达的 ERAP1 的关联仅见于 HLA-B27+的患者,提示与 HLA-B27 发生相结合的肽段是非常重要的。 HLA-B27 重链有非常强的异常折叠倾向,这种异常折叠过程是致炎的。 人类的遗传和功能研究提示,自然杀伤细胞(NK)在 AS 的发病中起一定作用,可能是通过与 HLA-B27 发生相互作用来参与发病的。 研究一致发现,有发生 SpA 倾向的 HLA-B27 大鼠的树突状细胞功能是有缺陷的,但在人体是否是这样,还没有进行深入研究。

APC 细胞如树突状细胞(DC)及巨噬细胞(Mφ)功能异常与 SpA 及 AS 发病相关。 异常的 HLA-B27 可以错误折叠及形成二聚体,通过 $CD4^+$ T 上的杀伤免疫球蛋白样受体(killer immunoglobulin-like receptor 3DL2,KIR3DL2) 相互重用或者通过内质网应激反应导致 IL-23 过度产生而触发 IL-17 的产生。自身反应性 CD8+T 细胞可以识别 HLA-B27 提呈的致关节炎肽。此外 HLA-B27 可以触发增强对肠道微生态紊乱的免疫法应,导致炎症及进一步 IL-23 及其他炎症因子产生。这些细胞因子可以作用于 Th17 细胞、γβT 细胞,$CD4^+$ 或 $CD8^+$ T 细胞,肥大细胞,中性粒细胞及其他固有免疫细胞,诱导产生 IL-17、IL-22、TNF-α、TNF-γ 干扰素及其他细胞因子及趋化因子。其他一些等位基因可影响 IL-23 反应。IL-17、IL-23 参与肌腱端炎发生,IL-22 参与新骨形成,TNF-α、IL-17 参与滑膜炎,骨破坏及肠道炎症。

四、临床表现

AS 常在青少年后期或成年的早期首次出现能够引起注意的疾病症状;西方国家的平均发病年龄是 23 岁。5%的患者在 40 岁后出现症状。最初的症状常是隐匿出现的钝痛,感觉在下腰或臀区深部,伴随下背部持续数小时的下腰部晨僵,晨僵活动后改善,休息后再次出现僵硬。在起病的最初几个月内,疼痛常为双侧持续性疼痛。夜间疼痛加重常迫使患者起床活动即炎性腰背痛在一些患者中骨触痛(认为这是附着点炎或骨炎的反应)可伴有背痛或僵硬,而在另一些患者中,这可能是最突出的主诉。常见部位包括肋胸骨交界处、棘突、髂嵴、大转子、坐骨结节、胫骨粗隆及足跟。25%~35%的患者会出现髋和肩关节炎。严重的孤立性髋关节炎或胸骨痛也可以是一些患者的首发症状。除髋和肩关节炎的外周关节炎,通常表现为非对称性的,可发生在高达 30%的患者。由于颈椎受累造成的颈痛和僵硬常是相对晚期的表现,但有时也是最主要的症状。偶有患者,特别是年龄较大的患者,突出的表现是全身症状。

发展中国家 AS 常在幼年起病。这些患者的外周关节炎和附着点炎常很突出,在青少年后期才出现中轴症状。

最初的体格检查反映了炎症病变过程。最特征性的查体发现包括脊柱活动度消失、腰椎前屈、侧屈和伸展运动及胸廓扩张运动受限。运动受限常与骨强直的程度不成比例,反映了存在继发于疼痛和炎症的肌肉痉挛。可以在直接按压或挤压骶髂关节时引出该关节的疼痛。此外,在触诊有症状的骨压痛部位和痉挛的椎突旁肌时常会出现触痛。

改良的 Schober 试验对检查腰椎屈曲情况很有帮助。让患者挺直站立,足跟并拢,在腰骶交界处(在双侧髂后上棘之间水平线位置)和以上 10cm 处做标记。然后让患者膝盖伸直,向前最大限度地弯腰,测量两个标记之间的距离。两个标记之间的距离≥5cm 为活动度正常,两个标记之间的距离<4cm 为活动度减低。测量男性第 4 肋间隙或女性乳房下位置在最大吸气和最大用力呼气之间的差别来测量胸廓的扩张度,测量时患者手放于头上或头后。正常的胸廓扩张度为≥5cm。

髋或肩关节受累时常存在其活动受限或疼痛。在轻症患者的早期,症状可能很轻微且是非特异的,体格检查可能完全正常。

疾病的病情变异非常大,从轻度晨僵、放射学正常,到脊柱完全融合、严重的双髋关节炎,伴有严重外周关节炎和关节外表现不等。在疾病早期疼痛呈现持续存在的倾向,然后表现为间断出现疼痛,加重期和静止期交替出现。在典型的、严重的未治疗病例,脊柱炎可进展到骨赘形成,患者姿势发生特征性的改变,出现腰椎前突消失、臀肌萎缩及明显的胸脊后突。可能会出现颈部向前屈曲或髋部屈曲挛缩,伴膝关节代偿性屈曲。疾病的进展可以通过患者身高降低、胸廓扩张度和脊柱屈曲受限,以及枕墙距来做出临床估计。偶尔可以遇到已经出现严重畸形,但从来没有明显症状的患者。

预测疾病进展和功能预后的影响因素尚无共识。在一些研究中,青少年起病的AS和早期髋关节受累与预后差相关。女性的孤立的颈椎强直和外周关节炎发病率增加,但女性AS患者较少发展为全脊柱强直。

在工业化国家,外周关节炎(髋和肩的远端)见于约50%的AS患者,常为晚期表现。然而在发展中国家患病率要高得多,常常是疾病的早期的典型表现。妊娠对AS的影响不一致。各有约1/3的妊娠患者妊娠期间分别会出现症状改善、不变或加重。吸烟与不良预后相关。

SpA最严重的并发症是脊柱骨折,即使很轻的创伤也能使僵直的骨质疏松的脊柱发生骨折。最常发生骨折的部位是低位颈椎。这些骨折常导致脊柱错位引起脊髓损伤。最近的一项研究提示在患者的有生之年发生骨折的风险≥10%。偶尔骨折通过椎体和椎间盘连接处和邻近的神经弓,被称为假关节,最常出现在胸腰椎,引起不能确定来源的局部持续性疼痛和(或)神经功能异常。胸椎楔形变也很常见,与明显的脊柱后突相关。AS患者通常骨质疏松发生率高,且多为早发骨质疏松,也是易发生骨折的原因之一。

部分患者以关节外表现起病,如葡萄膜炎、皮疹、肠道病变等,应引起足够重视。

最常见的关节外表现是急性前葡萄膜炎,见于20%～40%的患者,可先于脊柱炎出现。典型发作是单侧,引起眼部疼痛、畏光、流泪及分泌增加。这些症状易复发,通常是在对侧眼复发。白内障和继发性青光眼是一种并非少见的后遗症。60%以上的患者有结肠或回肠炎症。结肠和回肠炎症通常无症状,但5%～10%的AS患者可出现完全的IBD。约10%满足AS分类标准的患者有银屑病。一小部分患者会出现主动脉瓣关闭不全,有时会引起充血性心力衰竭,偶尔发生在脊柱疾病的早期,但常出现在病程较长的患者中。Ⅲ度房室传导阻滞可单独或与主动脉瓣关闭不全同时发生。亚临床肺部损伤和心功能异常相对常见。马尾综合征和上肺叶纤维化是晚期的罕见并发症。腹膜后纤维化是罕见的伴发症。有报道AS患者中前列腺炎的患病率增加,淀粉样变罕见。

强直性脊柱炎疾病活动度评分(ankylosing spondylitis disease activity score, ASDAS)是目前国际公认的较好评估AS疾病活动度的评价指标,近年证据提示ASDAS反映炎症性疾病过程优于Bath强直性脊柱炎疾病活动度评分(bath ankylosing spondylitis disease activityindex,BASDAI),所以最新SpA治疗指南均采用ASDAS判断疾病活动度及疗效。其他一些传统评估方法也有临床价值,如BASDAI,Bath强直性脊柱炎功能指数(一种评估日常生活活动能力受限的指标),以及几个评估放射学改变的方法。有关AS患者存活的研究显示,与普通人群相比,AS患者的生存期是缩短的。AS的主要死亡原因在很大程度上是由于脊柱创伤、主动脉瓣关闭不全、呼吸衰竭、淀粉样肾病或治疗的并发症,如上消化道出血引起的。肿瘤坏死因子拮抗剂治疗对预后和死亡率的影响目前仍不清楚,但有证据表明肿瘤坏死因子拮抗剂治疗可显著提高工作能力。

五、实验室检查

AS没有特征性及诊断意义的实验室检查,80%～90%的AS患者HLA-B27阳性的。血沉(ESR)和 C-反应蛋白(CRP)是常用的反映 AS 炎症及病情活动的指标,但活动性 AS 患者 ESR、CRP 并不一定升高,可能会出现轻度贫血。病情严重的患者可能有碱性磷酸酶水平升高,血清 IgA 水平升高常见。除非合并有其他疾病,否则大部分患者的类风湿因子、抗瓜氨酸肽抗体(CCP)和抗核抗体都是阴性,但是在肿瘤坏死因子拮抗剂治疗过程中可以出现 ANA。AS 患者的外周关节的滑液是非特异性炎症性的。在胸廓运动受限的患者,肺活量减低和功能残气量增加常见,但气流是正常的,常能很好地维持通气功能。

六、影像学检查

X 线强直性脊柱炎的特征性放射学改变要经历很多年后才出现。主要见于中轴关节,尤其是骶髂关节、椎间盘椎体连接、骨突关节、肋椎关节和肋横突关节。

骶髂关节炎是最早和最持久的 X 线征象。通常一个简单的后前位 X 线足以判断有无病变。病变为双侧对称性,最早的改变是软骨下骨皮质边缘模糊,随后出现类似邮票的锯齿样破坏和邻近骨的硬化。侵蚀的进展导致关节间隙的"假性增宽";由于纤维化和接着发生的骨性强直占上风,造成关节间隙消失。病变的改变和进展通常是对称的。1966 年制订的强直性脊柱炎纽约诊断标准对骶髂关节 X 线改变作了如下分期:0 级,正常骶髂关节;1 级,可疑或极轻微的骶髂关节炎;2 级,轻度骶髂关节炎,局限性的侵蚀、硬化,关节边缘模糊,但关节间隙无改变;3 级,中度或进展性骶髂关节炎,伴有以下一项(或以上)变化:近关节区硬化、关节间隙变窄/增宽、骨质破坏或部分强直;4 级,严重异常,骶髂关节强直、融合,伴或不伴硬化。骶髂关节炎在 X 线下分为 4 级。

在腰椎,疾病的进展导致由于脊柱前突引起的腰椎变直及由于受侵蚀椎体前角的骨炎和随后发生的骨侵蚀引起的反应性硬化,导致一个或多个椎骨"方形变"或者"桶样变"。进行性骨化最终导致边缘韧带骨赘形成,在 X 线片中可见相邻椎体前侧连接而成的骨桥。CT,尤其是低能量 CT 可以较 X 线更清楚地观察到骶髂关节结构损伤,避免肠道干扰,但要考虑射线对人体影响。

很多患者是在数年后才出现 X 线上明显的骶髂关节炎,因此磁共振(MRI)在 AS 诊断上的应用越来越广泛。MRI 比传统放射技术在发现早期关节内炎症、软骨改变和骶髂关节炎骨髓水肿的敏感性更高,在评估急性和慢性脊柱改变方面也具有很高的敏感性。

股骨颈和腰椎的骨密度降低可以通过双能 X 线吸光测定法来检测。通过使用 L_3 椎体的外侧定位投射可以避免因脊柱骨化造成的假性数值增高。

七、诊断

早期诊断是改善 AS 预后、减少残疾及不可逆畸形的保障。要做到早期诊断,必须仔细甄别 AS 的临床特征,结合影像学发现及实验室检查才能实现早期诊断。早期诊断通常困难,面临以下挑战:①背痛非常常见,而 AS 并不常见;②早期的疑诊有赖于专业经验的临床判断;③早期 AS 的年轻患者常不愿意就医。广泛用于诊断的修订的纽约标准(1984 年)是基于出现明确的放射学骶髂关节炎的,对于早期或轻症患者敏感性低。2009 年,国际脊柱关节炎评估工作组(ASAS)提出了中轴型脊柱关节炎的新标准。这一标准适用于年龄<45 岁的、出现 3 个月以上背痛的患者。MRI 明确的骶髂关节炎活动性炎症与老标准中明确的放射学骶髂关节炎,对于诊断有同等重要的地位。

本病须与常见的能引起下背痛的疾病相鉴别。持续3个月以上的慢性背痛需要有以下4个方面或以上的特征:①起病年龄<40岁;②隐匿起病;③活动后改善;④休息后无改善;⑤夜间痛,起床活动后缓解。其他炎性背痛的常见特点还有晨僵>30分钟、后半夜背痛痛醒、交替性臀区痛。引起背痛最常见的原因除了AS外,主要是机械性或退行性原因,而这些非炎症性的腰背痛不具备上述这些特点。

其他导致背痛的较少见的代谢性、感染性和恶性原因也必须和AS相鉴别,包括感染性的脊柱炎、脊柱椎间盘炎、骶髂关节炎和原位或转移瘤。褐黄病能引起在临床和放射学上与AS相类似的表现。椎旁韧带的钙化和骨化见于弥漫性特发性骨肥厚(DISH),DISH见于中年和老年人,常没有症状。韧带钙化在椎体前部形成"流蜡形"表现。椎间盘间隙存在,骶髂关节和脊柱骨突关节正常,有助于鉴别DISH和脊柱炎和AS。

1984年纽约AS分类标准由临床指标和放射学标准两部分组成:

1.临床指标

(1) 下腰痛和晨僵大于3小时,运动后改善,但休息后不减轻。

(2) 腰椎在垂直和水平面的活动度受限。

(3) 胸廓扩展度较健康同龄人和同性别者减少。

2.放射学骶髂关节炎标准

(1) 单侧3～4级较显著X线骶髂关节炎。

(2) 双侧的1～2级X线骶髂关节炎。

根据上述标准,患者能分为"肯定AS"或"可能AS"。"肯定AS"患者符合上述一项放射学指标和至少一项临床指标。"可能AS"是患者只符合一项放射学指标,但无任何临床指标。

2009年,ASAS提出中轴型SpA分类诊断标准,其中放射学阳性SpA即为AS。

AS的鉴别诊断非常重要,尤其是炎性腰背痛并不一定特异,MRI骶髂关节骨髓水肿更不特异,剧烈运动、创伤、分娩后都可出现,很多病理条件下也可出现,如感染、结核、肿瘤、痛风等情况。

八、治疗

AS是一种慢性进展性疾病,治疗的原则是早期诊断,早期治疗,尽早实现达标治疗,长期维持缓解或低疾病活动度,改善患者生活质量及参与社会活动的能力,减少残疾。

AS的治疗包括功能锻炼及药物治疗两部分。患者教育、功能锻炼以保持姿势和关节活动度对AS治疗至关重要。非甾体抗炎药(NSAID)是AS药物治疗的一线用药,可以减轻AS患者的疼痛和压痛,增强活动能力。有证据证明,每天服用NSAID治疗可以减缓放射学进展。但是,很多AS患者即使使用了NSAID治疗也会持续存在症状,出现畸形。TNF-α拮抗剂对AS及其他SpA疗效较好。使用英夫利昔单抗(人/鼠嵌合抗TNF-α单克隆抗体),依那西普(可溶性TNF-α/β75受体-IgG融合蛋白)或阿达木单抗或戈利木单抗(人源抗TNF-α单克隆抗体)治疗的AS患者,临床和实验室活动度相关的指标都出现快速、显著、持续地降低。即使是在疾病病程长,甚至脊柱完全强直的患者,疾病活动性和功能的主观及客观指标都有显著改善,这些指标包括晨僵、疼痛、脊柱活动度、外周关节肿胀、CRP和ESR。MRI

研究显示,骨髓水肿、附着点炎和骶髂关节、脊柱和外周关节积液都明显吸收。在有关这四种药物的大规模的随机对照研究和许多开放标签的临床研究中都得到了相似的结果。约 50% 的患者可以达到 BASDAI 降低 50% 以上。这种治疗反应随着时间的推移也可保持稳定,部分或完全缓解非常常见。早在开始治疗 24 周后就可以检测到骨密度增加。随着对 AS 发病机制认识的加深,越来越多的新型生物制剂(如 IL-17A 抑制剂)的出现,给 AS 治疗带来新的希望。

由于这些生物制剂价格昂贵、有潜在的严重不良反应和长期影响的不确定性,这些药物的应用应该严格限制在诊断明确的,且疾病活动评分(BASDAI)>10 分中的 4 分和专家意见的患者,并且至少接受了两种不同的 NSAID 治疗仍不能获得充分缓解的患者。在开始 TNF-α 抑制剂治疗之前,所有患者都应行结核及乙肝的筛查。禁忌证包括活动性感染、感染风险高或恶性肿瘤;有系统性红斑狼疮、多发性硬化或相关自身免疫性疾病的病史。妊娠和哺乳是相对禁忌证。持续治疗 12 周以后是否需要继续治疗取决于 BASDAI 是否能够减少 50% 以上,或绝对值减少≥10 分中的 2 分,和专家的意见是否支持继续使用。每天 2~3g 柳氮磺吡啶对治疗以外周关节为主的 AS 患者的疗效一般。对于外周关节受累为主的 AS 患者,在使用任何一种 TNF-α 抑制剂之前都应该先使用柳氮磺吡啶治疗。氨甲蝶呤虽然被广泛应用,但是对治疗 AS 中轴关节炎无明显疗效,同样,金制剂或口服糖皮质激素的治疗作用也未得到证实。有报道沙利度胺治疗 AS 可能有效,每天剂量为 200mg,可能是通过抑制 TNF-α 起效的。部分髋关节严重受累及脊柱畸形者可考虑手术治疗。

葡萄膜炎发作常可通过局部糖皮质激素联合散瞳剂得到有效控制,但是一些患者可能需要全身使用糖皮质激素、免疫抑制药或 TNF-α 抑制剂治疗。TNF-α 抑制剂可减少 AS 患者葡萄膜炎的发作次数,但是一些患者在使用 TNF 抑制剂后仍会出现新的发作,特别是依那西普。

共存的心脏疾病可能需要置入起搏器和(或)置换主动脉瓣。目前中轴骨骨质疏松的处理同原发性骨质疏松,因为还没有专门针对 AS 的资料。

1.2016 年 ASAS-EULAR 提出了 axSpA 管理的推荐

(1) 总则

1) axSpA 是一种具有多种临床表现的潜在严重疾病,通常需要在风湿专科医师协调下进行多学科综合管理。

2) xSpA 主要治疗目的是通过控制症状和炎症反应、预防关节结构的进行性破坏、保持或恢复躯体功能和社会参与的正常,使健康相关的生活质量达到最佳。

3) 对 axSpA 的最佳管理方案需要采用药物和非药物联合治疗的方式。

4) 对 axSpA 患者的治疗应以最优疗法为目标,且必须由患者和风湿科医生协商制定。

5) axSpA 可带来较高的个人、社会和医疗负担,风湿科医师在制定治疗策略时应充分考虑上述因素。

(2) 13 条推荐

1) 一般治疗:应根据目前疾病症状(中轴、外周、关节外临床表现)、体征和包括合并症、心理因素等在内的患者特征,对 axSpA 患者进行个体化治疗。

2) 疾病监测:对 axSpA 患者的疾病监测应包括:患者报告的临床结局、临床表现、实验室和影像学检查结果,以上监测均应使用适当的检测工具且与患者的临床表现具有相关性。应根据症状、病情严重程度以及治疗情况,确定个体化监测频率。

3) 治疗目标:治疗应在事先制定的治疗目标的指导下进行。

4) 非药物治疗:应进行关于 axSpA 的患者教育,并鼓励他们进行有规律的体育锻炼和戒烟。物理治疗应纳入考量。

5) NSAID: NSAID 作为一线药物治疗疼痛和晨僵,直至其最大剂量,但应该考量其治疗风险和获益。对于 NSAID 应答良好的患者,首选持续用药,若症状改善不明显,则调整治疗。

6) 镇痛剂:对既往治疗无效、存在禁忌证和(或)治疗耐受性差的患者,可考虑使用对乙酰氨基酚、阿片(类)药物等镇痛药治疗。

7) 糖皮质激素:可局部直接注射糖皮质激素,不得对存在中轴病变的患者长期进行全身性糖皮质激素治疗。

8) DMARD:通常不应使用 DMARD 治疗单纯中轴病变;可考虑使用柳氮磺吡啶治疗外周关节炎患者。

9) 生物疗法:对接受常规治疗但仍存在持续性高疾病活动度的患者使用 DMARD 治疗,目前临床常以 TNF 抑制剂作为初始生物疗法。

10) TNF 抑制剂治疗失败:若 TNF 抑制剂治疗失败,则应考虑转换为另一种 TNF 抑制剂或使用 IL-17 抑制剂治疗。

11) DMARD 减量:若患者持续缓解,则可考虑进行 DMARD 减量。

12) 手术:对存在难治性疼痛或残疾及关节结构破坏影像学证据者,不论年龄大小,均应考虑施行全髋关节置换术;存在严重致残畸形者应考虑在专业治疗中心接受脊椎截骨矫正术。

13) 改变病程:若发病过程中出现显著改变,则应考虑脊柱骨折等炎症反应之外的病因,并进行包括影像学检查在内的适当的评估。

2.达标治疗是 AS 治疗的一个重要原则,2018 年 EULAR 更新了 SpA 达标治疗的推荐。

(1) 首要原则:①治疗目标必须由患者和风湿科医师共同确定;②通过计算患者的疾病活动度并依此调整达标治疗目标,可以改善预后;③SpA 和 PsA 均是临床表现多样的系统性疾病;治疗时应兼顾肌肉骨骼和关节外表现,必要时与其他专科医师协作,如皮肤科、消化科和眼科医师;④治疗中轴型 SpA 和 PsA 的终极目标是通过对症状和体征的控制,预防结构性损害,恢复和保留功能,避免不良反应及最小化并发症,从而达到健康相关生活质量和社会参与度的长期最优化;⑤消除炎症对达到这些目标至关重要。

(2) 11 条推荐

1) 治疗目标是肌肉骨骼和关节外表现(关节炎、指/趾炎、肌腱端炎、中轴病变)的临床缓解或疾病静止。

2) 应基于患者疾病的临床表现设定个体化的治疗目标;结合治疗方法考虑确定达到目标的时间。

3) 临床缓解或疾病静止的定义是无显著疾病活动的临床或实验室证据。

4) 低疾病活动度或最小疾病活动度(minimal disease activity,MDA) 可称为替代的治疗目标。

5) 疾病活动度应基于临床症状、体征和急性期反应物水平计算得出。

6) 在临床实践过程中应对肌肉骨骼系统的疾病活动度和皮肤及(或)其他相关的关节外表现进行有效的评估;评估的频率取决于疾病活动的程度。

7) 对于中轴型 SpA,推荐用强直性脊柱炎疾病活动度评分评估;对于 PsA,可用银屑病关节炎疾病活动度评分或最小疾病活动度来定义治疗目标。

8) 治疗目标的选择和疾病活动度的评价应将并发症、患者因素和药物相关风险纳入考量。

9) 除临床和实验室指标外,制定临床决策时应考虑影像学表现。

10) 一旦确立治疗目标,在整个治疗过程中都应该坚持该目标。

11) 在与患者的讨论过程中,应充分告知患者治疗目标、达标治疗策略的风险和获益。

3.明确 SpA 治疗药物

(1) 非甾类抗炎药(NSAID):是一线用药,用以减缓疼痛、僵硬感;对中轴及外周关节均有效。疾病活动期建议足量长期治疗,缓解后酌情使用有研究证实,足量长期使用 2 年较按需使用,可以抑制脊柱新骨形成,抑制反射学进展。该研究尚需大样本深入研究。常用 NSAID 有 COX2 非选择性抑制剂:双氯芬酸、醋氯芬酸、萘普生等;COX2 选择性抑制剂:塞来昔布、依托考昔、帕瑞考昔和艾瑞昔布等。COX2 选择性抑制剂胃肠道安全性稍高。该类药物常见不良反应是消化道损伤和心血管事件风险增加。需要根据患者全身情况进行选择。

(2) 糖皮质激素:不是本病的首选用药,一般不作为中轴关节及外周关节的常规口服全身使用。但对于难治性虹膜炎时可以在眼科医师指导下全身使用。一些肌腱端病、严重外周关节炎可以局部注射激素制剂。糖皮质激素不良反应大,不能阻止病程发展。

(3) 改善病情的抗风湿药物(DMARD):这类药物对外周关节、PsA 皮疹、IBD-SpA、葡萄膜炎等有治疗作用,对单纯的中轴关节受累无足够证据支持一有明确疗效。一般用柳氮磺吡啶(SASP)1.0g,2~3次/天、氨甲蝶呤(MTX)10~15mg/w、来氟米特 20mg/d 等治疗。沙利度胺有特异性免疫调节作用,小样本研究提示可改善 SpA 病情,常睡前使用 50~200mg,但须注意其可导致胚胎畸形,因此有生育要求的妇女应谨慎使用。

(4) 肿瘤坏死因子 α(tumor necrosis factor α,TNF-α) 抑制剂:TNF-α 是一种促炎症细胞因子,在 SpA 发病机制中具有重要作用。阻断 TNF-α 产生和作用,对 SpA 治疗非常有效。TNF-α 抑制剂分为可溶性受体融合蛋白及单克隆抗体 2 类。我国临床上应用的 TNF-α 抑制剂主要有:①受体类,依那西普;②单抗类,英利西单抗、阿达木单抗、戈利木单抗等。TNF-α 抑制剂作用强,起效快,可快速缓解病情。对 SpA 中轴关节、外周关节及关节外损害均有效。不同 TNF-α 抑制剂对中轴关节、外周关节炎的疗效相当,但对关节外损害,如葡萄膜炎、银屑病、炎症性肠病等,单抗类疗效好于受体类。TNF-α 抑制剂不良反应主要是:增加感染机会尤其是结核感染、乙型肝炎病毒激活、恶性肿瘤、出现自身抗体、注射/输注位点反应或过敏等。用药前一定要排查结核、乙型肝炎等危险。

(5) IL-17 拮抗剂(IL-17 inhibitors):IL-17 是 SpA 发病中除 TNF-α 外,另一个关键促炎因子,尤其在 PsA 中其关键作用。IL-17A 拮抗剂国外已批准治疗 PsA,对 AS 也有治疗作用。

(6) IL-12/23 抑制剂(IL-12/23 inhibitors) 优特克单抗:IL-12/23 在 SpA 尤其是银屑

病及 PsA、炎症性肠病发病中发挥重要作用,其拮抗剂经研究证实,对银屑病、PsA、IBD 均有治疗作用,国外已批准治疗银屑病及 PsA,我国已经于近期上市。

(7) JAK 抑制剂:JAK 分子是很多炎性因子信号传递的通路,在炎性关节发病中发挥作用,拮抗 JAK 通路已成为炎性关节病治疗的新突破。 JAK3 抑制剂(托法替布)已批准治疗类风湿关节炎,对银屑病及 PsA 也有治疗作用,对 TNF-α 抑制剂反应不佳者可以考虑使用。

第十七章 干燥综合征

干燥综合征(Sjögren syndrome,SS)是累及多种外分泌腺体为主的慢性炎症性自身免疫病。1933年瑞典眼科医师Sjögren首先报告。临床上常侵犯涎腺和泪腺,表现为口、眼干燥症,呼吸系统、消化系统、皮肤、阴道等外分泌腺功能亦常受损,还可出现腺体外的病变。SS分为原发性和继发性两种,前者指单纯性SS;后者指SS合并其他自身免疫性疾病。

一、病因与发病机制

AS发病机制至今未明。近年研究,SS患者主要组织相容性复合体基因频率增高,HLA-B8、DR3和DRw52基因阳性率显著高于正常人群,SS患者的亲属患该病的危险性高于正常人群。原发性和继发性SS患者的HLA抗原显示出不同频率,国内原发性SS患者多为HLA-DR3遗传素质,继发性患者与HLA-DR4密切相关。此外,EB病毒、反转录病毒和丙型肝炎病毒可能诱发SS。由于SS多发于女性,故雌激素水平高可能参与了SS的发生和病情进展。

AS的主要病理损伤是淋巴细胞浸润。唇腺、泪腺、唾液腺、胰腺、肾间质、肺间质、消化道黏膜、肝内胆管等均可出现淋巴细胞浸润,进而导致器官功能受损,其中以唇腺和泪腺最常受累。SS病理主要包括特征性淋巴细胞浸润,冷球蛋白血症、高球蛋白血症及免疫复合物沉积引起的众多并发症。

二、临床表现

起病多呈隐袭和慢性进行性,可累及全身多个系统。临床表现多样、症状轻重不一。40%~50%的SS患者发热,长期疲劳乏力是SS患者的主诉之一。

(一)外分泌腺病变

1.浅表外分泌腺

(1) 口腔:口干燥症轻者仅为唾液黏稠感,易被忽视。较重时唾液减少、自觉口干频频饮水。所谓阳性"饼干"试验,即指当吃一片咸饼干时,若不同时喝水便觉咀嚼和咽下困难。舌红、唇裂,口角干燥皲裂,口腔疼痛并影响味觉和嗅觉。由于缺乏唾液的冲洗,牙齿逐渐变黑,继而呈粉末状或小片破碎脱落,最终只留残根,称为"猖獗龋"。常并发口腔念珠菌感染。约半数患者反复发生两侧腮腺肿痛,应警惕淋巴瘤可能。

(2) 眼:常诉眼干涩、痒痛、灼热或砂粒摩擦感,尤以傍晚时重,甚至伤心无泪。因泪液减少而引致畏光、眼红、结膜充血、角膜混浊、糜烂或溃疡、视物模糊等,称干燥性角结膜炎。

(3) 其他:皮肤汗腺萎缩,表皮干燥无华,瘙痒,甚至萎缩;鼻黏膜腺体受累引起鼻腔干燥和嗅觉下降;咽鼓管干燥和脱屑可导致浆液性中耳炎;声带腺体分泌减少可出现声音嘶哑;SS主要见于40~60岁绝经期前后的女性,外阴和阴道干燥,萎缩,有时伴烧灼感,可有外阴溃疡,易继发阴道念珠菌病。

2.内脏外分泌腺

(1) 呼吸系统:可能并发支气管炎、气管炎。肺部X线异常见于20%~30%患者,CT片示肺间质纤维化或肺部浸润阴影,偶见胸膜炎,典型肺部病变为肺大疱。肺功能可有弥散功能障碍、限制性或阻塞性通气功能障碍。另有小部分患者出现肺动脉高压。

(2) 肾脏:见于30%~50%的SS患者,主要累及远端肾小管。病理改变多为慢性间质性肾炎。表现为Ⅰ型肾小管酸中毒而引起的低血钾性肌肉麻痹,严重者出现肾钙化、肾结石及肾性软骨病。亦可表现为多饮、多尿肾性尿崩症。

(3) 消化系统:消化道黏膜层外分泌腺体病变而出现胃酸减少、萎缩性胃炎、消化不良和吞咽困难等非特异症状。食管功能障碍和胃食管反流等。肝大(25%~28%)、约半数原发性胆汁性肝硬化患者有干燥症状,晚期尤为多见,其中10%的患者合并有典型SS。15%的SS患者可伴有胰腺外分泌功能低下,20%的患者有小肠吸收功能低下。

3.淋巴瘤 淋巴瘤是本病的特点之一。因多为外分泌腺器官的淋巴细胞病,所以归入外分泌病变表现。5%~10%的SS患者有淋巴结肿大,其中至少50%在病程中内脏大量淋巴细胞浸润。SS患者在出现淋巴瘤前可有巨球蛋白血症和单克隆高γ-球蛋白血症,当出现腮腺、脾脏、淋巴结的持续肿大,并有咳嗽、呼吸困难、单侧的肺部肿块以及持续性的雷诺现象时,须警惕淋巴瘤。

(二) 外分泌腺体外病变

1.皮肤血管炎 与混合性冷球蛋白血症相关。紫癜样皮疹最为常见,可见于至少1/3患者。紫癜大小不等,一般直径在1~4mm之间,散在性分布或融合成片,消退后有色素沉着。紫癜主要分布于下肢,重者可见于臀部、腹部及上肢。少数患者有结节红斑、反复发作的荨麻疹和皮肤溃疡。

2.关节肌肉病变 70%的SS患者有关节痛,但有关节炎者仅占10%,破坏性关节炎更少见。SS患者可出现肌无力,伴肌炎者少于10%。原发性SS患者可以出现纤维肌痛。多关节痛和短暂的关节炎并不排除患有SS的可能。

3.神经系统病变 见于10%的SS患者,周围神经病变主要累及感觉神经纤维,表现为对称性周围神经病和多发性单神经炎,常有下肢麻痹、疼痛。对称性周围神经病变常与高球蛋白血症相关。中枢神经的各个水平都可出现病变,并且可同时累及多个部位,因此临床表现多样,如单发或多发颅神经炎、偏瘫、偏盲、癫痫、精神意识障碍、多发性硬化样病变、严重的认知障碍和老年痴呆样病变等。

4.自身免疫性甲状腺炎 甲状腺功能减退见于10%~15%的SS患者。偶见甲状腺炎。约20%患者的抗甲状腺球蛋白和甲状腺微粒体抗原水平增高,说明亚临床的甲状腺功能受损较为普遍。

5.血细胞减少症 约1/4的SS患者有正细胞正色素性贫血。30%患者的白细胞低于正常值,25%患者的嗜酸性粒细胞或淋巴细胞增多,14%患者的血小板低于$70×10^9/L$。

三、实验室检查

(一) 自身抗体

即使在无关节症状者RF阳性率也可75%以上,多见于继发性者中。ANA阳性占50%~80%,常见核型为颗粒型,偶见核仁型;抗SS-A和抗SS-B抗体分别见于约80%和50%患者。由于抗SS-A抗体可出现于其他疾病,抗SS-B抗体对诊断更具意义。当二者均为阳性时,应首先考虑 SS 的可能。免疫球蛋白以 IgG 最明显,亦可有 IgA 和 IgM 增高。大部分患者血沉显著增快。抗胃壁细胞抗体 30%阳性;抗人球蛋白试验(Coombs 试验)10%阳性。多数患者血清循环免疫复合物增高,当发生淋巴瘤时,高球蛋白血症可转为正常或减低,多克隆性可转为单克隆性。

(二)泪腺功能检测

1.Schirmer 试验 以 5mm×35mm 滤纸在 5mm 处折弯成直角,高温消毒后放入结膜囊内观察泪液湿润滤纸的长度,≤5mm/5min 为阳性。

2.泪膜破碎时间(BUT 试验) <10 秒为不正常。

3.角膜染色指数 用 2%荧光素或 1%孟加拉红做角膜活体染色,可使无泪膜形成的角膜区着色,在裂隙灯下检查染色斑点的强度及形态,若≥4 为阳性。

(三)涎腺功能检测

1.唾液流率测定 用中空导管相连的小吸盘以负压吸附于单侧腮腺导管开口处,收集唾液分泌量,正常人>0.5 mL/min。若≤1.5mL/15min 为阳性。

2.腮腺造影 观察碘油的分布和停留时间,明确腮腺及其导管的形态。

3.涎腺同位素扫描 观察 ^{99m}锝化合物的摄取、浓缩和排泄能力。

(四)唇腺活检

唇腺组织中聚集的淋巴细胞 50 个以上为一个病灶,计数 $4mm^2$ 组织中的病灶数,若≥1 个病灶为阳性。是诊断本病的一种敏感而又特异的方法。

四、诊断与鉴别诊断

现多采用 2002 年干燥综合征国际分类(诊断)标准,见表 17-1。

表 17-1 干燥综合征分类标准的项目

Ⅰ	口腔症状:3 项中有 1 项或 1 项以上
	1.每天口干持续 3 个月以上
	2.成年后腮腺反复或持续肿大
	3.吞咽干性食物时需用水帮助
Ⅱ	眼部症状:3 项中有 1 项或 1 项以上
	1.每天感到不能忍受的眼干燥,持续 3 个月以上
	2.有反复砂子进眼或砂磨感觉
	3.每天需用人工泪液 3 次或 3 次以上
Ⅲ	眼部体征:下述检查任 1 项或 1 项以上阳性
	1.Schirmer 试验(+)(≤5mm/5 min)
	2.角膜染色(+)(≥4)

(续表)

Ⅳ 组织学检查:下唇腺病理活检示淋巴细胞灶≥1(指 4mm² 组织内至少有 50 个淋巴细胞聚集于唇腺间质者为 1 个灶)

Ⅴ 涎腺受损:下述检查任 1 项或 1 项以上阳性

1.唾液流率(+)(≤1.5mL / 15min)

2.腮腺造影(+)

3.涎腺同位素检查(+)

Ⅵ 自身抗体:抗 SSA 或抗 SSB(+)(双扩散法)

注:原发性 SS,无任何潜在疾病的情况下,符合下述 a 或 b 之一的则可诊断:a.符合表中 4 条或 4 条以上,但必须含有条目Ⅳ(组织学检查)和(或) 条目Ⅵ(自身抗体);b.条目Ⅲ、Ⅳ、Ⅴ、Ⅵ 4 条中任 3 条阳性。继发性 SS:患者有潜在的疾病(如任一结缔组织病),且符合表的Ⅰ和Ⅱ中任 1 条,同时符合条目Ⅲ、Ⅳ、Ⅴ中任 2 条。 必须除外:头颈面部放疗史、丙型肝炎病毒感染、艾滋病(AIDS)、淋巴瘤、结节病、移植物抗宿主(GVH)病,抗乙酰胆碱药的应用(如阿托品、莨菪碱、溴丙胺太林、颠茄等)

上述标准经我国验证,其特异性为 98%,敏感性为 87%。

鉴别诊断:本病易被误诊或漏诊,临床常需与其他自身免疫性疾病鉴别,例如,原发性胆汁性肝硬化大部分也有 SS 的口干、角结膜干燥症及血清学特征,但抗体滴度均较低,临床症状主要是皮肤瘙痒、黄疸、肝脾大及其他肝病表现。 抗线粒体抗体阳性,下唇腺活检不具有典型的灶性淋巴细胞浸润,肝脏组织学可有特异性可供鉴别。

五、治疗

目前尚无根治方法,主要目标是改善症状,控制和延缓因免疫反应引起的组织器官损害和防治继发感染。

(一) 局部治疗

1.口干燥症 减轻口干较为困难,人工涎液的效果不理想。 目前较为实用的是补充水分,使用含氟的漱口液,保持口腔清洁,减少龋齿和口腔继发感染的可能。

2.干燥性角结膜炎

(1) 人工泪液:人工泪液可以治疗眼干燥症,一种是 0.9%的生理盐水和其他电解质,代替泪液中的水分;另一种是具有固水作用的羧甲基纤维素或葡聚糖以增加人工泪液的黏性,可在眼球表层形成一层薄膜,延长人工泪液的保湿时间,从而减少人工泪液的使用次数,含有透明质酸钠的人工泪液可以改善眼干燥症,加速眼球表面的损伤修复。

(2) 增加空气湿度:使用加湿器增加空气湿度有助于保持眼睛湿润,最好使用蒸馏水。另有特制的含水眼罩可以减轻眼睛水分的蒸发。 另外,SS 患者应该避免使用抗胆碱能和抗组胺类药物。

(二) 全身治疗

1.非系统受累治疗 非系统受累包括关节痛、关节炎、皮疹、疲劳乏力、肌肉疼痛以及淋巴结病等,如此时患者血沉增快、免疫球蛋白升高,则上述症状多由炎症造成。 关节肌肉疼痛可以使用 NSAID,滑膜炎时加用羟氯喹,难治性关节炎可以考虑使用氨甲蝶呤、来氟米特。部分患者可能出现腮腺感染,常表现为单侧腮腺肥大,伴有局部的红、肿、热、痛。若腮腺质地变硬,需警惕腮腺肿瘤的可能。

2. 系统受累治疗 SS 病理基础是以淋巴细胞浸润为主的炎性病变,局部干燥症亦不例外。因此控制炎症反应是治疗的核心。

(1) 糖皮质激素:对合并有神经系统、肾小球肾炎、肺间质性病变、肝脏损害、血细胞减少尤其是血小板减低、肌炎等要给予糖皮质激素治疗,糖皮质激素剂量应根据病情轻重决定。肾小管酸中毒的患者首选替代疗法,但是如果是新发病例,或者是肾脏病理显示为小管及其周围以炎性病变为主的,也可以考虑激素或加免疫抑制剂治疗。

(2) 羟基氯喹:200～400mg/d[6～7mg/(kg·d)],可以降低 SS 患者免疫球蛋白水平。在一些研究中也可以改善涎腺功能。根据目前的临床资料,当患者除口、眼干的症状外,还出现关节肌肉疼痛、乏力以及低热等全身症状时,羟氯喹是一个合理的治疗选择。

(3) 其他免疫抑制剂:对于病情进展迅速者可激素合用免疫抑制剂如环磷酰胺、硫唑嘌呤等。出现恶性淋巴瘤者宜积极、及时地进行联合化疗。对于出现神经系统受累或血小板减少的患者应该采用大剂量糖皮质激素静脉冲击治疗,同时应用环磷酰胺。可静脉用大剂量免疫球蛋白冲击(IVIg)0.4g/(kg·d),连用 3～5 天,需要时可以重复使用,对于合并原发性胆汁性肝硬化者应使用熊去氧胆酸。

(4) 生物制剂:自身反应性 B 细胞的异常激活是 SS 发病的重要因素之一。利妥昔单抗(美罗华,抗 CD20 单克隆抗体)最早被用于 B 细胞淋巴瘤的治疗,进行 B 细胞清除治疗可以改善 SS 病情,对 SS 常规治疗效果不佳的患者,且对于有严重的关节炎、血细胞减少、周围神经病变以及相关的淋巴瘤者均有较好的疗效。

六、预后

本病慢性病程,口、眼干燥症状进展缓慢,预后较好。有内脏损害者经恰当治疗后大多可以控制病情达到缓解,但停止治疗又可复发。内脏损害中出现进行性肺纤维化、肺动脉高压、中枢神经病变、肾小管酸中毒、急性胰腺炎和淋巴瘤者则预后较差。

第十八章 自身免疫性肝病

自身免疫性肝病(autoimmune liver disease,AILD),是一组由于自身免疫异常导致的、以肝脏为特异性免疫病理损伤器官的自身免疫性疾病,主要包括了自身免疫性肝炎(autoim-mune hepatitis,AIH)、原发性胆汁性胆管炎(primary biliary cholangitis,PBC)、原发性硬化性胆管炎(primary sclerosing cholangitis,PSC),以及这三种疾病中任何两种之间的重叠综合征、其他自身免疫性疾病的肝脏受累等,是区别于病毒感染、酒精、药物、遗传等其他因素所致的一组肝病。 本章主要讲述自身免疫性肝炎及原发性胆汁性胆管炎。

AIH 是一种自身免疫反应介导的肝脏实质炎症,临床上以血清转氨酶增高、高免疫球蛋白 G(immunoglobulin G,IgG) 和(或)γ-球蛋白血症、自身抗体阳性为特点,肝组织学病理上以界面炎、汇管和汇管周围区淋巴细胞特别是浆细胞浸润为特点。 常伴发其他肝外自身免疫性疾病。 近年来,由于自身抗体检测和肝活检病理学检查的积极开展,AIH 检出率增加,已成为我国非病毒性肝病最常见的病因之一。

AIH 呈全球性分布,可发生于任何年龄段,峰值年龄为 51 岁,女性多发(男:女 = 1:4)。 北欧白种人群年发病率为 1.07~1.9/10 万,患病率为 16.9/10 万。 亚太地区人群的年发病率为 0.67~2/10 万,患病率为 4~24.5/10 万,我国尚缺乏翔实的流行病学数据。

PBC 是一种自身免疫反应介导的、非化脓性的肝内中小胆管炎症性疾病,临床上以乏力伴皮肤瘙痒、肝内胆汁淤积、自身抗体阳性为主要特征,肝组织学病理上为进行性、非化脓性、破坏性肝内小胆管炎为典型特征。

PBC 亦呈全球性分布,年发病率为 0.33~5.8/10 万、患病率 1.91~40.2/10 万,北美及北欧国家发病率最高,中老年女性多见。 我国 PBC 检出率逐年增加,2010 年报道患病率为 49.2/10 万,40 岁以上女性患病率为 155.8/10 万。

一、发病机制

自身免疫性肝病大多数隐匿起病,呈慢性病程、缓慢进展,不及时诊断与治疗可发展至肝硬化、肝功能失代偿、肝衰竭。 少数也可急性起病并导致急性肝衰竭,其自然发展过程可分为四个阶段。 ①临床前期:无临床症状,无生物化学指标异常,仅 ANA 阳性;②无症状期:主要表现为生物化学指标异常、ANA 阳性,但无明显临床症状;③症状期:出现疾病直接相关的临床症状和(或)体征,PBC 患者在 10 年内门静脉高压相关并发症的发生率为 10%~20%;④失代偿期:出现疾病所致肝硬化以及门静脉高压并发症的临床症状和(或)体征,包括食管胃底静脉曲张破裂所致消化道出血、腹腔积液、肝性脑病等。 实验室指标以胆红素进行性升高为主,其血清水平越高则提示生存时间越短、预后不佳。

二、临床表现

(一)自身免疫性肝炎

该病通常慢性起病、起病隐匿,10%~20%患者无明显症状和(或)体征,近 30%患者就诊时已出现肝硬化临床表现,主诉咯血、黑便、腹胀、发热等症状,查体发现肝脾大、移动性浊音阳性等。AIH 临床异质性大,最常见症状为嗜睡、乏力、全身不适。约 25% 患者为急性起病,可快速进展为急性肝衰竭。

AIH 常合并其他自身免疫性疾病,包括自身免疫性甲状腺炎、糖尿病、炎症性肠病、类风湿关节炎、干燥综合征、银屑病和系统性红斑狼疮等。

(二)原发性胆汁性胆管炎

最常见乏力和皮肤瘙痒,随着疾病进展可出现胆汁淤积症相关表现,以及自身免疫性疾病相关临床表现。

1. 乏力 见于 40%~80% 患者,具体可表现为倦怠、嗜睡、注意力不集中、社会兴趣缺乏、工作能力丧失等。可发生于任何阶段,与组织病理、肝损伤的程度无相关性,是死亡的独立预测因素。

2. 皮肤瘙痒 见于 20%~70% 患者,具体可表现为局部或者全身瘙痒,夜间加重。

3. 胆汁淤积症表现 ①骨病:骨代谢异常容易导致骨软化症、骨量减少(30%~50%)和骨质疏松(14%~52%);②脂溶性维生素缺乏:胆酸分泌减少可导致脂类吸收不良伴脂溶性维生素 A、D、E、K 等缺乏,从而出现夜盲、神经系统损害和凝血酶原活力降低等;③高脂血症:常伴高密度脂蛋白胆固醇、三酰甘油升高,可见皮肤黄色瘤等。

4. 自身免疫性疾病表现 常合并干燥综合征、自身免疫性甲状腺疾病、类风湿关节炎、硬皮病、系统性红斑狼疮、多发性肌炎、混合性结缔组织病、溶血性贫血、自身免疫性血小板减少症等自身免疫性疾病。

三、诊断及鉴别诊断

(一)生化检查

AIH 的主要病理生理改变是免疫介导的肝细胞损伤,因此以谷草转氨酶(aspartate aminotransferase,AST)和谷丙转氨酶(alanine aminotransferase,ALT)升高为主,而碱性磷酸酶(alkaline phosphatase,AKP)和 γ-谷氨酰转肽酶(gamma-glutamyl transpeptidase,GGT)正常或者轻度升高。病情严重时血清总胆红素可明显升高。IgG 和(或)γ-球蛋白显著升高,不仅作为诊断依据,而且与肝内炎症程度、治疗疗效均相关。

PBC 的主要病理生理改变是非化脓性胆管炎导致肝内胆汁淤积,因此以 AKP 明显升高(正常水平 2~10 倍)为突出生物学标志物,GGT 也可升高,转氨酶通常正常或者轻至中度升高(<5 倍正常值上限)。免疫球蛋白 M(immunoglobulin M,IgM)有 2~5 倍升高。

(二)免疫学检查

血清自身抗体阳性,是自身免疫性肝病的临床特征之一。

1. 自身免疫性肝炎 AIH 患者中可存在一种或者多种的高滴度自身抗体,但特异度不一、与疾病病情严重度不平行。具体包括抗核抗体(antinuclear antibody,ANA)、抗平滑肌抗体(anti-smooth muscle antibody,ASMA),以及抗可溶性肝抗原/肝胰抗原抗体(anti-soluble liver antigen/liver-pancreas antigen,anti-SLA/LP)、抗肝肾微粒体(anti-liver-kidney microsomal,anti-LKM)-1 型抗体以及抗肝细胞溶质抗原(anti-liver cytosol,anti-LC-1)-1 型抗体等。根据自身抗体不同进行 AIH 分型:

(1) 1型:以ANA和(或)ASMA阳性为特征,是AIH患者中最常见的自身抗体(约占80%)。但两者均非器官组织特异性抗体,因此高滴度时支持AIH诊断,而低滴度时可见于其他肝病甚至正常人。大部分为40岁以下的女性,多数患者对免疫抑制剂的治疗效果好。

(2) 2型:抗LKM-1型抗体和(或)抗LC-1型抗体阳性,前者仅见于3%~4%的AIH患者并常伴ANA和ASMA阴性,后者占AIH患者的10%,且与疾病活动度、疾病进展相关。该型可快速发展为肝硬化,对糖皮质激素治疗效果差。

(3) 3型:抗SLA/LP抗体阳性,该抗体对AIH诊断具有高度特异性,但临床检出率较低;该型患者往往炎症更重、进展更快、更易复发,激素反应与1型相似。

2.原发性胆汁性胆管炎 特异性自身抗体是抗线粒体抗体(anti-mitochondrial antibody, AMA),尤其是AMA-M2亚型。AMA阳性亦可见于其他疾病,包括慢性丙型肝炎、系统性硬化症、特发性血小板减少性紫癜、肺结核、麻风、淋巴瘤等。其次是ANA阳性,尤在AMA阴性时可作为PBC诊断依据之一,具体包括抗Sp-100、抗Gp120、抗P62、抗核板素β受体抗体。抗SOX13、抗SUMO-1、抗SUMO-2抗体亦有报道。

(三) 病理学检查

肝组织病理检查,对于自身免疫性肝病明确诊断、精确评价肝病分期、制定治疗策略以及判断疾病预后,均具有十分重要的价值。

1.自身免疫性肝炎 特征性表现,包括界面性肝炎、淋巴浆细胞浸润、肝细胞"玫瑰花"环样改变、淋巴细胞穿入现象和小叶中央坏死等。

(1) 界面性肝炎:曾称为"碎屑样坏死",指门管区炎症导致与门管区或纤维间隔相邻的肝细胞坏死,表现为界面处肝细胞呈单个或小簇状坏死脱落、小叶界面"虫蛀"状改变、炎症细胞沿破坏界面向小叶内延伸,严重时可形成桥接坏死。界面性肝炎是AIH的组织学特征之一,但特异度并不高。中度(<50%的门管区或纤维间隔破坏)或者重度(>50%的门管区或纤维间隔破坏)界面性肝炎更加支持AIH诊断,而轻度(局部或少数门管区破坏)界面性肝炎也可存在于病毒性肝炎、药物性肝损伤等其他慢性肝病。

(2) 淋巴浆细胞浸润:指淋巴细胞和浆细胞浸润门管区及界面处。浆细胞浸润是AIH另一特征性组织学改变,主要呈胞质IgG阳性,但约1/3的AIH患者可表现为浆细胞稀少,甚至缺如。

(3) 肝细胞"玫瑰花环"样改变:指由数个水样变性的肝细胞形成的假腺样结构,中心可见扩张的毛细胆管、周围淋巴细胞包绕,形似玫瑰花环。

(4) 淋巴细胞穿入现象:指淋巴细胞进入肝细胞胞质的组织学表现,多见于活动性界面炎区域。可见于65%的AIH患者,显著高于其他慢性肝病患者,并与肝内炎症、纤维化程度相关。

(5) 小叶中央坏死:见于17.5%的AIH患者,可能是AIH急性发作的表现之一。可单独出现,也可伴随界面性肝炎和较重的门管区炎症,及时免疫抑制治疗缓解后可完全消失。

2.原发性胆汁性胆管炎 基本病理改变具体分为四期:

Ⅰ期-胆管炎期:淋巴细胞及浆细胞浸润导致肝内直径<100μm的小胆管和叶间胆管破坏。胆管周围淋巴细胞浸润且形成肉芽肿者称为旺炽性胆管病变,是PBC的特征性病变。

Ⅱ期-汇管区周围炎期:小叶间胆管或被破坏,或被淋巴细胞及肉芽肿取代而数目减少,炎症细胞侵入邻近肝实质形成局灶性界面炎。同时,汇管区周围可出现细胆管反应性增生、中性粒细胞浸润伴间质细胞增生并侵入邻近肝实质形成细胆管性界面炎。

Ⅲ期-进行性纤维化期:汇管区及周围炎症及纤维化,逐渐形成纤维间隔并不断增宽。同时,汇管区及间隔周围干细胞呈现明显的胆盐淤积,肝实质呈现慢性淤胆加重。

Ⅳ期-肝硬化期:肝实质被纤维间隔分隔成拼图样结节。

(四)诊断标准

自身免疫性肝病诊断时,首先应重点询问肝脏系统表现,以及有无感染性疾病史、饮酒史、药物使用史、疫区接触史、化学毒物接触史、输血史、遗传疾病史等。其次,询问有无肝外系统表现,有无结缔组织疾病家族史。

体格检查:一方面,注意有无肝脏失代偿的体征,包括嗜睡、肝病面容、皮肤巩膜黄染、移动性浊音、皮肤出血点等;另一方面,注意皮肤、黏膜、关节、肌肉等阳性体征,有无甲状腺、心肺、消化、泌尿、神经、生殖等其他系统受累表现。

1. AIH 诊断标准 1993 年,国际自身免疫性肝炎小组(international autoimmune hepatitis group,IAIHG)制定了 AIH 描述性诊断标准和诊断积分系统,临床操作较复杂。

1999 年,IAIHG 进行了更新,根据患者是否接受糖皮质激素治疗而分为治疗前和治疗后进行评分。

2008 年,Hennes 等提出了 AIH 简化诊断积分系统(表 18-1),目前被广泛接受与应用。≥7 分确诊,≥6 分疑诊。自身抗体部分同时出现时最多得 2 分。肝组织学部分,典型 AIH 指同时存在:①界面性肝炎;②汇管区和小叶内淋巴细胞质细胞浸润;③肝细胞玫瑰花样改变。

表 18-1 2008 年 Hennes 简化诊断标准

项目	标准	得分
ANA 或 ASMA	≥1:40	1 分
	≥1:80	
或抗 LKM-1	≥1:40	2 分
或抗 SLA	阳性	
IgG	>正常值上限	1 分
	≥1.10 倍正常值上限	2 分
肝组织学	符合 AIH	1 分
	典型 AIH	2 分
排除病毒性肝炎	是	2 分

注:确诊≥7 分,疑诊≥6 分。自身抗体部分同时出现时最多得 2 分。肝组织学部分,典型 AIH 指同时存在:①界面性肝炎;②汇管区和小叶内淋巴细胞质细胞浸润。③肝细胞玫瑰花样改变。ANA:抗核抗体;ASMA:抗平滑肌抗体;抗 LKM-1:抗肝肾微粒体抗体-I 型抗体;抗 SLA:抗肝可溶性抗原抗体。

2. PBC 诊断标准诊断要点:①中年女性,临床表现以乏力和皮肤瘙痒为主,伴黄疸、骨质疏松和脂溶性维生素缺乏,以及多种自身免疫性疾病;②胆汁淤积的生化检查:AKP、GGT 明显升高;③免疫学检查:免疫球蛋白以 IgM 升高为主,AMA(尤其是 AMA-M2)阳性;④影像学检查:肝胆系统超声检查正常;⑤肝穿刺病理学检查:非化脓性、破坏性的小胆管炎(肝内直径<100μm)。

上述诊断要点②、③、⑤三项中,符合两项即刻诊断为 PBC。对病程早期的 PBC 诊断,患者可能无临床表现,因此更多地需要依据实验室生化和自身抗体结果。对于病程较晚的患者,结合临床表现和实验室检查结果,多数患者的诊断可以确立,少数患者可能还需要肝病理组织学检查的帮助。

四、治疗

总体治疗目标是获得生化指标缓解、肝组织学缓解,防止肝纤维化发展、肝衰竭发生,延长生存时间并提高生命质量。结合患者症状、疾病进展及潜在的药物不良反应,实施个体化治疗。

(一)AIH 治疗

中度以上炎症活动患者(ALT 或 AST 3 倍以上升高、IgG1.5 倍以上升高、出凝血异常等),和(或)中度以上界面性肝炎患者(包括桥接性坏死、多小叶坏死或塌陷性坏死、中央静脉周围炎等),均是重要的免疫抑制治疗指征。

目前标准一线治疗方案,优先推荐泼尼松(龙)联合硫唑嘌呤治疗,可快速诱导缓解、改善生化指标、减轻激素用量及不良反应,并且在维持治疗中亦优于激素单药治疗。其中,泼尼松(龙)初始剂量常为 30~40mg/d,4 周内逐渐减量至 10~15mg/d。硫唑嘌呤为 50mg/d,在以下情况时禁用:治疗前存在严重的血细胞减少(白细胞计数<$2.5×10^9$/L 或血小板计数<$50×10^9$/L),或已知有巯基嘌呤甲基转移酶活性完全缺乏者。泼尼松(龙)单药治疗:初始剂量常为 40~60mg/d,4 周内逐渐减量至 20mg/d。单药治疗适用于并发血细胞减少、巯基嘌呤甲基转移酶缺乏、妊娠、恶性肿瘤以及疗程短于 6 个月的 AIH 患者。布地奈德联合硫唑嘌呤治疗,也可作为 AIH 的一线治疗方案,较传统方案诱导缓解更快,激素相关不良反应更少,但有可能增加门静脉血栓形成风险,不宜在肝硬化患者中使用。

二线治疗方案,可选用吗替麦考酚酯、环孢素 A、他克莫司、氨甲蝶呤、肿瘤坏死因子拮抗剂等,适用于对一线治疗无效或不能耐受患者。其中,吗替麦考酚酯应用最多,尤对于不能耐受硫唑嘌呤患者具有补救治疗作用。

当 AIH 患者出现门静脉高压失代偿并发症经内科处理效果不佳、急性肝衰竭或者符合肝移植标准的肝细胞癌时,需考虑肝移植术。欧洲 AIH 行肝移植术患者的 1 年生存率为 88%、移植物存活率 84%,5 年患者生存率 80%、移植物存活率 72%。20%AIH 患者在肝移植后会再次发病,中位诊断时间为肝移植术后 26 个月,术前 IgG 高水平、术前未完全控制病情活动、移植肝中重度炎症等均与复发相关。

(二)PBC 治疗

熊去氧胆酸(ursodeoxycholic acid,UDCA)可显著改善 PBC 的自然病史,降低 PBC 的病死率或者肝移植需求。

PBC 的治疗分为特异性治疗和对症治疗:

1. 特异性治疗唯一获美国 FDA 批准的方案为 UDCA[13～15mg/(kg·d)]。其作用机制为促进胆汁分泌、抑制胆酸细胞毒及诱导凋亡作用,保护胆管细胞和肝细胞。该方案明显改善胆汁淤积生化指标(血清胆红素、AKP、转氨酶以及胆固醇水平),延缓门脉高压的发生,改善 PBC 疾病进展。其余如糖皮质激素、免疫抑制剂的确切治疗效果尚不肯定。

部分患者对于 UDCA 生物化学应答欠佳,临床症状出现后就诊、生化指标明显异常、自身免疫学明显异常均提示 UDCA 应答不佳可能。以下药物具有一定疗效:

(1) 布地奈德:第二代皮质类固醇激素,研究证实布地奈德联合 UDCA 治疗可以更好地改善生化指标以及组织学改变;对 Ⅰ～Ⅱ 期患者效果更佳,但对于 Ⅳ 期患者可能导致门静脉血栓而不推荐肝硬化或者门静脉高压患者使用。

(2) 贝特类:1 项荟萃分析提示,与 UDCA 单药治疗比较,联合非诺贝特可改善生化指标及血脂水平,但对病死率、皮肤瘙痒率无改善,需要监测其不良反应。

(3) 奥贝胆酸(OCA):是法尼酯 X 受体激动剂,有随机对照临床试验显示,UDCA 加用 OCA 治疗后生化指标显著下降,但可导致皮肤瘙痒、高密度脂蛋白下降等。

(4) 免疫抑制剂:包括糖皮质激素、硫唑嘌呤、氨甲蝶呤、环孢素 A 等,其对 PBC 治疗疗效不确定,可能存在药物相关不良反应。

(5) 肝移植:是治疗终末期 PBC 的唯一有效方式,术后预后较好、生存率高;其指征主要包括顽固性腹腔积液、自发性腹膜炎、食管胃底静脉曲张破裂导致反复消化道出血、肝性脑病、肝细胞癌,或者难以控制的乏力、瘙痒等造成生活质量严重下降等。

欧洲肝病学会建议总胆红素≥103mmol/L、Mayo 评分达到 7.8 分、终末期肝病模型(model for end-stage liver disease,MELD)评分>12 分时,适合行肝移植术前评估;Mayo 评分继续升高则提示术后生存率下降、长期存活时间下降、住院时间及费用增加。

Mayo 危险度评分:$R = 0.871\mathrm{loge}[胆红素(mg/dL)] - 2.53\mathrm{loge}[白蛋白(g/dL)] + 0.039 \times 年龄(岁) + 2.38\mathrm{loge}[凝血酶原时间(s)] + 0.859 \times 水肿评分$(0、0.5、1 分;无水肿者积分为 0,应用利尿剂后水肿缓解者积分为 0.5,不缓解者积分为 1)。

2. 对症治疗

(1) 皮肤瘙痒

一线药物:考来烯胺(又名消胆胺),推荐剂量 4～16g/d,有腹胀、便秘等不良反应。

二线药物:利福平,不能耐受或者效果不佳时使用,推荐剂量 150mg,2 次/天并逐渐增量至 600mg/d,不良反应包括药物性肝损、溶血性贫血、肾动能损害等。

三线药物:阿片类拮抗剂,静脉注射纳洛酮对顽固性皮肤瘙痒有效,小剂量起用、警惕成瘾。其他,还包括昂丹司琼、舍曲林等药物。

(2) 乏力:莫达非尼,被证实有效改善 PBC 患者乏力,不良反应包括失眠、头疼、神经紧张等。乏力尚无特异性治疗,其他多种药物被尝试应用,包括 UDCA、氟西汀、秋水仙碱、氨甲蝶呤等。

3. 合并症与并发症治疗

(1) 合并症治疗

1) 骨质疏松:每位 PBC 患者均需考虑骨质疏松的防治,完善骨密度的诊断与随访。如果没有肾脏结石的病史,建议每天补充钙(1000～1500mg/d)和维生素 D(600～1000IU/d)。

2) 脂溶性维生素缺乏:常见于进展期 PBC 患者,需要针对性进行检测与补充。

3) 干燥综合征:对口干眼干明显患者,可以使用人工唾液/泪液、环孢素 A 眼膏等。

(2) 并发症治疗:主要包括 β 受体阻滞剂降低门静脉压力,以及针对门静脉高压所致严重并发症进行针对性治疗。

五、预后

(一)AIH 的预后

AIH 是一种严重的进行性疾病,其病程及预后变异较大。绝大多数未经治疗可缓慢进展为肝硬化,或发展为急性、亚急性、暴发性肝病,最终因各种并发症而死亡。无症状者、携带 HLA-DR3 者预后相对较好。早期诊断并给予适当的治疗是改善预后的重要手段,在治疗后随访过程中需要定期评估肝纤维化的进程及并发症情况。

AIH 一般免疫抑制剂应治疗 2~4 年,泼尼松可继续缓慢减量直至停用。停药后 AIH 易复发,临床缓解至少 2 年的患者在停药 1 年后 59%的患者需要重新治疗、2 年后为 73%、3 年后高达 81%。复发的危险因素,包括需使用联合治疗方案才能获得血清生化指标缓解者,并发自身免疫性疾病和年龄较轻者,较高的血清 ALT 和 IgG 水平也与复发相关。

(二)PBC 的预后

约 1/3 的 PBC 患者可多年无症状,但其中 40%可在 5~7 年内出现症状。大部分 PBC 患者的病情是呈进展性,无症状 PBC 患者的预后优于有症状者。血清胆红素水平和 Mayo 危险度评分对判断 PBC 预后具有很好的价值。未经治疗的 PBC 患者可存活 15~20 年,但一旦血清胆红素>10mg/dL,平均预期生存期将减少到 2 年。早期即开始应用标准剂量 UDCA 可明显改善 PBC 患者生存率。

PBC 患者应长期随访监测,每 3~6 个月监测肝脏生化指标,每 1 年监测一次甲状腺状况。对于已知存在肝硬化,而 Mayo 危险度评分>4.1 的患者,应当每隔 2~3 年进行一次胃肠内镜检查来评估胃底食管静脉曲张。根据基线骨密度值以及胆汁淤积的严重程度,每隔 2~4 年评估一次骨骼矿物质密度。存在黄疸的患者每年监测一次脂溶性维生素水平。肝硬化及 PBC 老年患者每隔 6~12 个月进行一次超声断层成像以及甲胎蛋白水平检测,以针对肝细胞癌进行筛查。

欧洲肝移植注册网显示,PBC 患者肝移植术后 1、5、10 年生存率分别达到 86%、80%、72%。文献报道的肝移植术后 5、10 年 PBC 复发率分别为 18%、30%,发生在术后平均 3.0~5.5 年。

第十九章 系统性红斑狼疮

系统性红斑狼疮(systemic lupus erythematosus,SLE)是一种原因不明的慢性炎症性疾病,以产生多种抗细胞成分的自身抗体,多系统、多器官受累为特征。SLE临床表现多样,病情迁延反复,具有极高的异质性。

第一节 发病机制

SLE的病因和发病机制尚未明确。目前研究认为,遗传性、激素、免疫、环境、药物等多因素导致该病的发生。

一、遗传与免疫因素

SLE同卵双胎共患率为24%~57%;来自中国台湾的一项大型人群研究,参与者超过2300万,发现一级亲属的SLE风险比一般人群高17倍;SLE患者子女的发病率约5%;这提示SLE存在遗传的易感性。全基因组关联研究(GWAS)已经鉴定了超过50个基因位点,这些基因座多态性与SLE易感性相关(少部分与点突变或拷贝数变异相关)。SLE的发病是多基因相互作用的结果,这种遗传信息仅占SLE易感性的18%,表明环境或表观遗传影响占据剩余一大部分。人类系统性红斑狼疮发病的基因包括补体C1q、肿瘤坏死因子受体2、T细胞受体、IgG Fc受体Ⅲb、IgG Fc受体Ⅲa、FCGR2a、白介素-10、补体受体1、聚(ADP-核糖体)聚合酶、免疫球蛋白κ、MHCⅡ类基因(DRB,DQA)、MHCⅢ类基因、甘露糖结合凝集素(MBL)、白介素-4受体和干扰素受体等。

最常见的遗传易感性见于主要组织相容性(MHC)基因座。在HLA-DRB1基因座内,HLA-DRB1*0301和HLA-DRB1*1501易患SLE,而HLA-DRB1*1401降低风险。

SLE的致病基因还被定位于一些与先天免疫相关的基因(IRF5、STAT4、IRAK1、TNFAIP3,SPP1,TLR7),其中大多数与α干扰素(IFN-α)途径相关。接近一半与SLE相关的遗传易感位点与Ⅰ型IFN产生或下游信号转导有关。在60%~80% SLE患者的外周血中发现了IFN-α诱导的基因过度表达。大多数遗传影响是复杂的,并且依赖于基因多态性和基因表达,其受表观遗传修饰,短干扰(si)RNA和基因拷贝的影响。例如,TLR7蛋白的表达取决于遗传多态性,它们与至少一种microRNA(miRNA)的相互作用以及基因拷贝数相关。髓样树突样细胞是产生Ⅰ型干扰素(IFN-α/β)的主要抗原提呈细胞,该细胞可被内源性(含有核抗原成分的凋亡小体,双链DNA的抗原抗体复合物等)、外源性(如病毒双链RNA等)物质所诱导活化产生IFN-α/β。SLE患者血清中的IFN-α可以诱导正常的单核细胞使之分化为树突状细胞。被诱导的树突状细胞可捕获凋亡细胞和核小体,行使抗原提呈作用,而抗DNA/抗核小体的抗原抗体复合物本身又是IFN强有力的诱导物,从而构成了一个以抗原提呈细胞-IFN-核抗原为轴心的相互作用的正反馈环路,并可能是SLE发病通路中重要的一环。因此,SLE致病性的候选基因和潜在药物靶点很可能就存在于IFN相关通路,已成为研究的焦点。

除基因组编码的易感基因外,表观遗传修饰在 SLE 的发病机制中也很重要,包括 DNA 的低甲基化、基因转录缺陷、转录后调控、信使 RNA(mRNA)编辑、选择性剪接和蛋白质修饰等过程。

在遗传的背景下,其免疫表型可能导致 3 个不同层次的病理状态,具有致病效应:①对核抗原免疫耐受的丧失,参与基因(位点) 如 sle1(鼠)、Sap、C1q;②免疫调节紊乱,包括调控淋巴细胞免疫应答的多种基因(位点),如 sle2、sle3(鼠)、Fas、Lyn、SHP-1 等;③免疫效应阶段的终末器官损伤,主要涉及免疫复合物的形成和在特定组织的沉积,相关基因(位点) 如 sle6(鼠)、FcγRⅢ等。该假说较好地解释了 SLE 临床表现和免疫学表型的复杂多样性。

二、神经内分泌因素

神经内分泌因素是导致 SLE 发生的重要因素之一。SLE 患者体内雌性激素水平增高,雄性激素降低[如 DHEA(睾酮合成中的中间化合物)]。护士健康研究表明,初期月经初潮或接受含雌激素(如口服避孕药或绝经后激素替代疗法) 治疗的女性患 SLE 的风险显著增加(HR1.5~2.1)。SLE 中雌激素的致病作用可能与其对免疫反应的影响有关。研究表明雌激素可以刺激胸腺细胞以及多种免疫细胞,促进某些细胞因子(如 IL-1) 的释放,促进 HLA 和内皮细胞黏附分子(VCAM,ICAM) 的表达,从而更倾向于制造自身抗体,最终导致临床上明显的 SLE。相比之下,雄激素倾向于免疫抑制。催乳素水平增高亦可能对 SLE 的病情有影响,妊娠后期和产后哺乳期常出现病情加重可能与体内的雌激素和催乳素水平有关。甲状腺激素可能会影响 SLE,反之亦然。SLE 患者的甲状腺疾病发病率增加。此外 SLE 患者也可能存在下丘脑.垂体-肾上腺轴异常。

三、系统性红斑狼疮与环境因素相关

(一) 紫外线

光敏感现象是 SLE 患者的特征之一,可以使 SLE 皮疹加重和疾病活动。紫外线可以刺激角质形成细胞在其细胞表面表达更多的 snRNP 并分泌更多的 IL-1、IL-3、IL-6、粒细胞巨噬细胞集落刺激因子(GM-CSF) 和 TNF-α,从而刺激 B 细胞产生更多抗体。紫外线会降低 T 细胞 DNA 甲基化,这可能导致淋巴细胞功能相关抗原(LFA)-1 过度表达,然后这些 T 细胞可以变为自身反应性,导致自身抗体形成。SLE 患者对波长为 290~320nm 的紫外线 B 敏感,这种紫外线可以透过云雾层和玻璃。因此,即使夏季的阴天,SLE 患者户外活动时也需注意对紫外线的防护。

(二) 药物

一些含有芳香族胺基团或联胺基团的药物,如肼屈嗪、普鲁卡因胺胺等可诱发药物性狼疮。药物性狼疮的临床表现和部分血清学特征类似 SLE,但很少累及内脏,SLE 患者应慎用这类药物。此外,新诊断的 SLE 患者比健康对照组更易药物过敏,特别是抗生素。

(三) 其他

许多实验室依据提示 SLE 可能与某些感染因素有关,尤其是病毒感染,并可能通过分子模拟破坏自身免疫耐受。锥虫病、分枝杆菌或 EB 病毒(EBV) 感染可能诱发抗 DNA 抗体或甚至狼疮样症状。SLE 患者的 EBV 抗体滴度也较高,循环 EBV 病毒载量增加,并产生反转录病毒抗体,包括与核抗原同源的蛋白质区。各种器官中微生物组的平衡可能有助于自身免疫。另外,任何过敏均可能使 SLE 病情复发或加重。因此,SLE 患者必须注意避免各种过敏原,包括非计划免疫接种。SLE 与使用染发剂,职业溶剂暴露,使用杀虫剂或饮酒之间没有明显关联。

第二节 发生发展规律

一、分类标准的变迁

最早描述了 SLE 的医师可能是希波克拉底(公元前 460 年—前 370 年)。他描述了一种皮疹为 herpesesthiomenos(痛苦的皮炎)。从描述来看,疑似为红斑狼疮皮疹。公元 855 年,法国籍基督教巡回大主教 Hebernus 第一次用 lupus 描述了一种皮肤病:一位主教罹患了一种貌似被狼咬过的皮肤病。20 世纪 50 年代以前,临床医师主要将红斑狼疮作为皮肤病进行诊治,根据皮损特点将其分为局限性盘状红斑狼疮和播散性红斑狼疮两类。随着研究的深入,认识到红斑狼疮是一病谱性疾病,局限性盘状红斑狼疮(DLE)和系统性红斑狼疮(SLE)为其两极端类型,中间有亚急性皮肤型红斑狼疮和深部红斑狼疮等,有无系统性症状是影响患者预后的决定性因素。为将 SLE 患者从正常人群中区分出来,并将 SLE 患者与罹患相似临床表现的其他疾病患者分离出来加以研究,自 1948 年以来在美国、英国和日本等国家地区已有几十种 SLE 分类标准相继提出。美国风湿病协会于 1971 年制定的 SLE 诊断标准(ARA 诊断标准),在 1982 年、1997 年、2009 年(SLICC)分别对其进行修订,该标准包括 14 项指标:

1. 面部蝶形红斑。
2. 盘状红斑。
3. 雷诺现象。
4. 脱发。
5. 光敏感。
6. 口咽或鼻腔溃疡。
7. 非畸形性关节炎。
8. 狼疮细胞或抗非变性 DNA 抗体。
9. 持续性梅毒生物学假阳性反应。
10. 大量蛋白尿(每天排出大于 3.5g)。
11. 管型尿(任何管型)。
12. 胸膜炎或心包炎。
13. 发作性精神病或癫痫。
14. 溶血性贫血,或血小板减少(低于 $100 \times 10^9 / L$),或白细胞减少(两次测得低于 $4.0 \times 10_9 / L$)。

至少有以上指标 4 项出现始能确定诊断。该标准存在一些不足之处,如狼疮细胞或抗非变性 DNA 抗体意义与其他项相同,但将其作为一项独立的指标,又如将同为狼疮性肾炎表现的蛋白尿和管型尿各作为一个诊断指标等。

为进一步提高 SLE 诊断标准的灵敏度和特异度,1982 年美国风湿病协会 Tan 等就 SLE 标准作了大量的科学研究,将 1971 年的 SLE ARA 诊断标准修正为 11 项指标:

1. 颊部红斑。
2. 盘状狼疮。
3. 光敏感。
4. 口腔溃疡。
5. 关节炎。
6. 蛋白尿(>0.5g/d) 或尿细胞管型。
7. 抽搐或精神病。
8. 胸膜炎或心包炎。
9. 溶血性贫血或白细胞减少或淋巴细胞减少或血小板减少。
10. 抗 dsDNA 抗体或抗 Sm 抗体或狼疮细胞或梅毒血清反应假阳性。
11. 荧光抗核抗体阳性。

符合 4 项或 4 项以上始能确诊。该标准作为 SLE 的主要诊断依据,至今已被广泛用于 SLE 临床、血清学、细胞学或病理学分类研究。

1988 年,Edworthy 等对 1982 年的 SLE ARA 诊断标准又作了修正。他们通过重复分割衍生出两条分类树,制定了 SLE 简单分类法和详细分类法:简单分类法仅需要免疫学异常指标和颊部红斑两个变量。详细分类法在 1982 年 ARA 诊断标准基础上,引入血清低补体血征作为诊断指标之一(该指标未被包括在 ARA 诊断标准内)。对标化资料的分析结果表明,ARA 诊断标准和简单分类法在灵敏度、特异度和准确性方面相同,分别为 96%、92% 和 92%;随后,其他研究者应用受试者工作特性曲线和 Bayesian 定律,在选择性患者群体内进行个体标化相对值检验,结果也提示 ARA 诊断标准和简单分类法对于 SLE 流行病学研究在可靠性方面无明显差异。

在临床应用中,人们发现 1982 年和 1997 年 SLE 分类标准仍有不少不足之处。例如,包含太多的皮肤病学标准(4 条,包括颊部红斑、盘状红斑、光过敏、口腔溃疡),不利于 SLE 和皮肤型狼疮的区分;非侵蚀性关节炎是否需要影像学定义,加入影像学定义后敏感性可由 41% 增加至 83%;浆膜炎是否应该包括腹膜炎;24 小时尿蛋白定量和管型是否能用更为方便的检测如尿蛋白/肌酐、尿沉渣替代;标准不能体现肾活检的重要性;神经系统表现仅包括精神病和癫痫,而狼疮脑病可有 19 种不同表现;是否应该纳入临床采用的低补体血症,不能体现抗 dsDNA 检测方法的差异;白细胞降低和淋巴细胞降低均未除外药物影响。因此,系统性红斑狼疮国际协作组(SLICC) 在 2009 年 ACR 大会上公布了对 ACR SLE 分类标准的修订版。该分类标准包括 11 条临床标准和 6 条免疫学标准。

1. 临床标准

(1) 急性或亚急性皮肤狼疮。

(2) 慢性皮肤狼疮。

(3) 口腔或鼻咽部溃疡。

(4) 非瘢痕形成引起的脱发。

(5) 炎性滑膜炎医师观察到的两个或以上肿胀关节或者伴有晨僵的压痛关节。

(6) 浆膜炎。

(7) 肾脏:尿蛋白/肌酐异常(或 24 小时尿蛋白>0.5g) 或红细胞管型。

(8) 神经系统:癫痫发作,精神异常,多发性单神经炎,脊髓炎,外周或脑神经病,脑炎(急性精神错乱状态)。

(9) 溶血性贫血。

(10) 白细胞减少(<4×10^9/L,至少 1 次) 或淋巴细胞减少(<1×10^9/L 至少 1 次)。

(11) 血小板减少(<100×10^9/L,至少 1 次)。

2.免疫学标准

(1) ANA 高于实验室正常参考值范围。

(2) 抗 dsDNA 抗体高于实验室正常参考值范围(ELISA 方法则要两次均高于实验室正常参考值范围)。

(3) 抗 Sm 抗体。

(4) 抗磷脂抗体包括狼疮抗凝物(梅毒试验假阳性) 、抗心磷脂抗体(至少两次异常或中高滴度)、抗-P2GP1。

(5) 低补体包括低 C3、低 C4、低 CH50。

(6) 直接 Coombs 试验阳性(非溶血性贫血状态)。

确定 SLE 需符合:①肾活检证实为狼疮肾炎且 ANA 阳性或抗 dsDNA 阳性;②满足 4 条标准,包括至少 1 条临床标准和至少 1 条免疫学标准。 与 11 条 ACR 标准比较,其敏感性明显提高(94% vs. 86%),而特异性相当(92% vs. 93%),误判率显著减低(P = 0.008 2) 。 目前,这个标准尚需进一步接受广泛验证和评价。

迄今为止,国外制定的 SLE 诊断标准,均以从自身免疫性疾病病谱中将 SLE 分离出为主要目的,从而保证研究群体的均一性,便于病因的流行病学研究。 但这些标准不利于鉴别或发现轻型 SLE,也不能将一些已出现多系统损害,但未能满足诊断标准的患者列入研究范围内。 为了更早期诊断,为了更好地改善 SLE 患者的长期预后,2017 年 6 月份在西班牙马德里举行的欧洲抗风湿病联盟(EULAR)年会上发布了系统性红斑狼疮(SLE) 诊断的新分类标准(表 19-1),该分类标准由 EULAR 和美国风湿病学会(ACR) 共同推出。 该标准在制定过程中结合了专家意见和真实数据基础,有全球范围内超过 150 个中心的广泛参与,与 2012 SLICC 标准相比重要区别是增加了各项诊断要点的权重积分,有助于单脏器受累患者的诊断,在验证队列中的诊断敏感性和特异性分别达到 98%和 97%

表 19-1 2017EULAR / ACR SLE 分类标准

入围标准	ANA 阳性史(Hep2 免疫荧光法≥1∶80)	
临床领域及标准	定义	权重
全身状况:		
发热	无其他原因可解释的发热>38.3℃	2
皮肤病变:		
口腔溃疡	不需要一定是医师观察到的	2

(续表)

入围标准	ANA 阳性史(Hep2 免疫荧光法≥1：80)	
非瘢痕性脱发	不需要一定是医师观察到的	2
亚急性皮肤狼疮	环形或丘疹鳞屑性的皮疹(常分布在曝光部位)	4
急性皮肤狼疮	颊部红斑或斑丘疹,有或无光过敏	6
关节病变: ≥2 个关节滑膜炎或≥2 个关节压痛+≥30 分钟的晨僵	以关节肿胀和压痛为特征。如 X 线存在骨侵蚀或 CCP 抗体滴度超过 3 倍,则不计该项	6
神经系统病变: 谵妄	意识改变或唤醒水平下降,和症状发展时间数小时至 2 天内,和一天内症状起伏波动,和认知力急性或亚急性改变,或习惯、情绪改变	2
精神症状	无洞察力的妄想或幻觉,但没有精神错乱	3
癫痫	癫痫大发作或部分/病灶性发作	5
浆膜炎: 胸腔积液或心包积液	需影像学证据支持,如超声、X 线、CT、MRI	5
急性心包炎	多于以下两项:①心包胸痛(锐痛,吸气时加重,前倾位减轻);②心包摩擦音;③心电图广泛 ST 段抬高或 PR 段偏移;④影像学新发或加重的心包积液	6
血液系统损害: 白细胞减少	$<4\times10^9$ / L	3
血小板减少	$<100\times10^9$ / L	4
免疫性溶血	①存在溶血证据,网织红细胞计数升高,血红蛋白下降,间接胆红素升高,LDH 升高,以及② Coomb's 试验阳性	4
肾脏病变: 蛋白尿>0.5g / 24 小时	收集的 24 小时尿液蛋白定量>0.5g 或尿蛋白肌酐比值提示 24 小时尿蛋白>0.5g	4
肾穿病理符合狼疮肾炎	Ⅱ 或 Ⅴ 型狼疮肾炎 Ⅲ 或 Ⅳ 型狼疮肾炎	8 10
免疫学领域及标准		
抗磷脂抗体方面:	抗心磷脂抗体 IgG>40CPL 单位或抗 β2P1IgG>40 单位或狼疮抗凝物阳性	2

(续表)

入围标准	ANA 阳性史(Hep2 免疫荧光法≥1∶80)	
补体方面:		
低 C3 或低 C4		3
低 C3 和低 C4		4
高度特异抗体方面:	抗 dsDNA 阳性或抗 Sm 抗体阳性	6

注:对于每条标准,需排除感染、恶性肿瘤、药物等原因;既往符合某条标准可以计分;标准不必同时发生;至少符合一条临床标准;在每个方面,只有最高权重标准的得分计入总分。 总分≥10 分可以分类诊断 SLE。

二、流行病学

SLE 的患病率和发病率在文献中有很大差异。 报告的患病率为 20~150/10 万。 发病率为 1~25/10 万。 这种差异部分是由于研究之间的方法学差异(例如,SLE 的定义不同和研究方法不同)。 来自明尼苏达州罗切斯特的一项研究确定,在 1950—1979 年和 1980—1992 年期间,SLE 的发病率几乎增加了四倍。 发病率的增加可能反映了多种因素的综合作用,包括疾病的实际增加、人口的变化、人口统计学、筛查工作的推广以及更多早期病例的检出。

(1) 地理和种族分布:地理和种族都会影响 SLE 的患病率、临床表现及其严重程度,以及实验室指标的异常。 城市比农村地区更常见。 在美国,与高加索人相比,亚洲人、非洲裔美国人、非洲加勒比人和西班牙裔美国人的 SLE 患病率更高。 在欧洲国家,亚洲和非洲人后裔中 SLE 的患病率也较高。 相比之下,SLE 很少发生在非洲。 北欧血统患者比南欧血统患者更常出现光过敏和盘状皮肤狼疮;然而,北欧患者的抗心磷脂抗体和抗双链 DNA(抗 dsD-NA)抗体阳性率却低于南欧患者。

(2) 性别:SLE 以育龄期女性发病为主,发病率的性别倾向随年龄而变化,目前认为雌激素影响不同年龄组的 SLE 女性与男性发病比例:对于性激素效应可能很小的儿童,女性与男性的比例为 3∶1。 在成年人中,特别是在育龄妇女中,比例范围为 7∶1 至 15∶1。 在"老年人"中,特别是绝经后妇女,这个比例约为 8∶1。 X 染色体也与 SLE 易感性有关。 至少有三种易感基因变异位于 X 染色体上(IRAK1,MECP2,TLR7)。 同时,有实验证实 X 染色体的基因累积效应,与男性的一般人群相比,患有 SLE 的男性 XXY(Klinefelter 综合征)的患病率增加了 14 倍,而在 SLE 女性患者中 XO(特纳综合征)的患病率较低。 女性患病率高的其他可能原因还包括:X-失活,印记,X 或 Y 染色体遗传调节因子不同,DNA 的甲基化差异和与组蛋白乙酰化差异,宫内影响,时间生物学差异,妊娠,妊娠后的微嵌合体和月经。 值得注意的是,男性 SLE 患者在临床表现上与女性略有不同,男性往往会预后更差。

(2) 发病年龄:65%的 SLE 患者发病年龄介于 16~55 岁之间。 在剩余的病例中,20%在 16 岁之前出现,15%在 55 岁之后出现。 白种人女性在诊断时的中位年龄为 37~50 岁,白种人男性为 50~59 岁,黑种人女性为 15~44 岁,黑种人男性为 45~64 岁。

(3) 影响疾病结果的因素:不同的流行病学亚组(例如,种族/民族,性别和发病年龄)往往有不同程度的疾病活动,因此可能影响疾病的结果:美国的非洲裔美国人和墨西哥西班牙裔美国人的肾脏预后比白种人更差,这一发现并不完全独立于社会经济状况。非洲裔美国人更有可能出现抗 Sm 抗体阳性,抗 RNP 抗体阳性,盘状皮肤病变,蛋白尿,精神病和浆膜炎。患有狼疮性肾炎的非洲裔美国人和拉丁美洲人对环磷酰胺治疗的反应也低于高加索人。受教育程度较低的人的临床状况较差;这种影响可能反映出依从性差。在社会经济地位较低且获得医疗保健不足的人群中,临床状况也较差。

不同国家和不同民族的 SLE 活动程度和程度各不相同。与女性相比,患有狼疮的男性患者肾病、皮肤表现、血细胞减少、浆膜炎、神经系统受累、血栓形成、心血管疾病、高血压和血管炎的发病率更高。相比之下,雷诺现象、光敏性和黏膜溃疡在男性中的发病率低于女性。大多数但并非所有研究都表明男性的一年死亡率更高。

儿童 SLE 往往比成人症状更严重,颧部皮疹、肾炎、心包炎、肝脾大和血液学异常的发生率较高。狼疮往往在老年人中较为缓和,临床表现与药物性狼疮更相似。老年患者狼疮的临床特征包括:老年女性与男性患者的比例低于年轻患者;颧部皮疹、光过敏、紫癜、脱发、雷诺现象、肾脏、中枢神经系统和血液系统受累的发生率减低;抗 La/SSB 抗体,抗 Sm 抗体和抗 RNP 抗体以及低补体血症的阳性率较低;干燥症状、浆膜炎、肺部受累和肌肉骨骼表现的患病率更高;类风湿因子的阳性率更高。

第三节 治疗现状

系统性红斑狼疮(SLE)曾被认为是一种急性致死性疾病,在 20 世纪 50 年代,其 5 年生存率仅 25%,人们把 SLE 视为不治之症。但近 50 年来,随着对本病的发病机制认识的不断深化和诊治方法的不断提高,特别是免疫调节和免疫抑制疗法的发展,本病的预后有了显著的改善。PeterSchur 及美国风湿病学学院(ACR)关于 SLE 诊治指南(1999)中已明确提出 SLE 是一种慢性炎症性、多脏器累及的自身免疫性疾病,有时可危及生命。结合国内近 30 年的临床实践,编者提出 SLE 的疾病模式目前已转换为可治可控的炎症性自身免疫病。现今 SLE 10 年生存率已达到 85% 以上。这对编者治疗 SLE 这个顽症加强信心。

关于本病的死亡原因,Urowitz(1976) 最早提出 SLE 死亡率呈"双峰"模式,即早期死于感染和肾炎,晚期死于心、脑血管病变。在 18 年随访一文中分析了 SLE 致死原因,感染及肾炎并列第一(各占 33%)。复习近年文献报道,感染已成为 SLE 的主要致死原因,主要为肺部。且与大量应用糖皮质激素或(和)免疫抑制剂密切相关,因此防治感染特别是肺部感染,已成为进一步提高 SLE 生存率的重要目标。近年来也报道了 SLE 早发冠状动脉粥样硬化的临床研究,引起人们的广泛注意。

一、治疗的艺术性———效益和风险的权衡

SLE 的治疗应倡导个体化治疗以及治疗效益和风险的权衡,对每一个 SLE 患者在决定治疗方案前一定要准确判断疾病活动性及严重性。疾病活动性是指炎症的程度。要了解疾病的活动性一定要从了解发病机制入手,这主要涉及遗传基因、T/B 细胞相互作用、细胞因子和免疫复合物的沉积,并最终使黏附分子表达增高,内皮破坏引起血管炎症,导致各种器官损害。尽管 SLE 的免疫发病机制中有炎症性和非炎症性损伤两种,但对机体造成损害的,主要是炎症性损伤。当前编者所用的药物多数的作用是免疫调节和抑制炎症。在临床实践

中,如何估计炎症的程度显得尤为重要。 常结合以下几方面进行评估:①临床表现,例如关节炎、面部红斑、脱发、间质性肺炎、肾炎等均是血管炎症的表现;②实验室检查,例如补体降低、血沉(红细胞沉降率)增高、蛋白尿等;③疾病的活动性评分指数,如 SLEDAI、 SLAM、ECLAM、BILAG 及 OUT 等,这些常被用于临床药物试验中疗效的监测和评估。 实际上列各
种疾病的活动性评分指数主要亦由临床表现和实验室检查所组成。 而疾病严重性主要指器官结构和功能的损害,有关损害的程度可由"损伤指数"SLICC 评估。

SLE 诊治包括诊断和治疗方面的双重挑战。 SLE 是多系统疾病,有时也可仅限于少数或单个器官受累,除了依据特征性血清学异常(抗核和更具特异性的自身抗体),还需结合临床背景、排除其他疾病进行诊断。 建议通过经验证的疾病活动度和慢性指数监测 SLE,包括医师全球评估(physician global assessment,PGA)。 对于患有严重疾病的患者,需要在专门的狼疮诊治中心进行多学科护理。 免疫抑制(IS)治疗(用于诱导和维持缓解)用于有脏器损害的 SLE。

完全缓解[无临床活动度,无糖皮质激素(GC)和 IS]很少见,因此新定义的低疾病活动状态(基于抗疟药 SLEDAI 评分≤3,或者 SLEDAI≤4,PGA≤1,GC≤泼尼松 7.5mg 或等效剂量联合耐受性良好的 IS)已显示与完全缓解相似的预后,包括减少器官损伤(损伤指数增加 OR 0.5~0.7)和预防复发。 因此,SLE 中的治疗应该以缓解为目标,如不能达到,则以低疾病活动为目标。 在 LN 中,治疗应至少部分缓解[定义为蛋白尿(UPr)减少≥50%至亚临床肾病水平,血清肌酐(SCr)在基线下 10%内减少]6~12 个月;完全肾脏缓解(蛋白尿<500mg/24 小时,SCr 在距基线 10%以内),但可能需要更长的治疗时间,通常超过 12 个月至 24 个月。 在监测肾脏疗效期间,治疗后 UPr(低于 0.8g/d)的减少比残余血尿更重要。 患有严重蛋白尿和病程长的患者对治疗反应或延迟反应的概率较低。

二、治疗药物

(一)羟氯喹

所有 SLE 患者均推荐使用羟氯喹(HCQ)。 目前证据显示 SLE 患者使用抗疟药可有许多获益,但是药物依从性差也较常见。 药物血液水平可用于评估依从性,但目前数据不足以推荐血药浓度水平的作为常规监测。 长期 HCQ 治疗引起的视网膜毒性的关注提高了筛查的敏感性,连续使用 20 年后视网膜异常的患病率超过 10%。 视网膜病变的主要危险因素包括治疗持续时间(每 5 年使用 OR=4.71),剂量(每 100mg 每天剂量 OR 3.34),慢性肾病(调整 OR 8.56)和预先存在的视网膜或黄斑疾病。 现有证据表明,对于低于 5mg/kg 体重的剂量,毒性风险非常低,每天剂量不应超过此阈值。 值得注意的是,在规定剂量为 6.5mg/(kg·d)的研究中已经确定了 HCQ 在 SLE 中的功效,因此需确认较低剂量是否仍具有相当的临床效果。 长期缓解的患者可能会降低剂量,但没有研究证实该策略。 在皮肤表现和 HCQ 诱导的视网膜毒性患者中,可以考虑选择奎纳克林,一种替代抗疟药。

(二)糖皮质激素

GC 可以迅速缓解症状,但中长期目标应该是将日剂量最小化至≤泼尼松 7.5mg/d 的当量或停药,因为长期 GC 治疗可能会产生各种不利影响,包括不可逆的器官损害。 连续 GC 剂量高于 7.5mg/d 时风险显著增加,一些研究表明,低剂量也可能有害。 为此,可以考虑两

种方法:①使用不同剂量(取决于严重程度和体重)的静脉注射甲泼尼龙(MP)脉冲,利用GC的快速非基因组效应,序贯GC口服较低起始剂量和快速减量;②早期启动IS,促进逐渐减量并最终停用口服GC(见下文)。在排除感染后,高剂量静脉注射MP(通常为250～1000mg/d,持续3天)通常用于急性器官威胁性疾病。

(三) 免疫抑制剂

免疫抑制剂有助于更快速地GC逐渐减量并且可以预防疾病发作。药剂的选择取决于主要的疾病表现,患者年龄和生育潜力,安全问题和成本。尝试使用GC和HCQ,或者单独使用HCQ患者疗效不佳时,应考虑使用氨甲蝶呤(MTX)和硫唑嘌呤(AZA),因为他们使用的经验丰富且相对安全。MTX的证据强度高于AZA,但后者与可用于妊娠患者。吗替麦考酚酯(MMF)是一种有效的免疫抑制剂,对肾和非肾性狼疮有效(尽管不在神经精神狼疮中)。在最近一项关于肾外SLE的随机开放标签试验中,肠溶性霉酚酸钠(EC-MPS)在达到缓解和减少复发方面优于AZA。然而,与AZA或MTX相比,霉酚酸酯成本较高沿其潜在的
致畸(需要受孕之前停止至少6周),限制了育龄非肾外表现的女性的广泛使用。环磷酰胺(CTX)可被认为是器官威胁性疾病(尤其是肾脏,心肺或神经精神病),仅作为难治性非主要器官表现的挽救疗法;由于其性腺毒性作用,应该在育龄妇女和男性中谨慎使用。同时使用GnRH类似物减少了与CTX治疗相关的卵巢储备的消耗,并且推荐用于绝经前SLE患者。国外指南还建议,应在CTX治疗前提供有关卵巢冷冻保存可能性的信息。还应考虑CTX治疗的其他风险,如恶性肿瘤和感染。

(四) 生物制剂

有证据支持B细胞靶向剂在SLE中的有益作用。Belimumab应被视为肾外疾病,对一线治疗的控制不足(持续的疾病活动或频繁发作)(通常包括HCQ和泼尼松联合使用或不使用免疫抑制剂),并且无法将GC每天剂量逐渐减少至可接受水平(即最大7.5mg/d)。患有持续性疾病的患者可能受益于Belimumab;更有可能响应的是具有高疾病活动的患者(例如,SLEDAI>10),泼尼松剂量>7.5mg/d和血清学活动(低C3/C4,高抗dsDNA滴度),具有皮肤,肌肉骨骼和血清学表现的疗效最佳。

由于随机对照试验的阴性结果,RTX目前仅用于超适应证用药,用于其他免疫抑制剂和(或)Belimumab难以治疗的严重肾脏或肾外(主要是血液学和神经精神病学)疾病的患者,或这些药物的禁忌证。一般来说,在RTX给药前需尝试至少一种IS并证实失败,除非合并严重自身免疫性血小板减少症(ITP)和溶血性贫血患者,因为RTX在SLE或非SLE患者合并ITP或自身免疫性溶血性贫血中均证实有效。在LN中,RTX通常考虑为一线治疗失败(CTX、MMF)后或复发性患者的治疗。近期,一个事后多重比较研究对LUNAR试验的分析表明,LN中RTX治疗后完全B细胞耗竭与78周完全缓解的概率相关。

三、系统性红斑狼疮脏器受累的处理

(一) 皮肤受累

大量证据来源于皮肤红斑狼疮(CLE)患者的研究。该类患者应防止紫外线照射,使用广谱防晒霜和戒烟。对非典型或难治性病例,应考虑进行诊断性皮肤活检。皮肤病的一线

治疗包括局部药物[糖皮质激素和(或)钙调蛋白抑制剂(CNI)]和抗疟药,部分可联用全身糖皮质激素(后者以起始剂量取决于皮肤受累的严重程度)。羟氯喹具有多重有益作用,可能降低视网膜毒性风险,在对于药物反应不充分或有毒性视网膜病变证据的情况下,奎纳克林(米帕林)可分别作为附加或序贯疗法使用。尽管奎纳克林目前在全球多个国家都无法使用,但它是一种有用的替代品。根据目前的知识,视网膜病变不被认为是奎纳克林的不良反应。

相当大比例(几乎40%)的患者对一线治疗无效。在这种情况下,可以添加MTX。其他药物包括类维生素A,氨苯砜和MMF。贝利木单抗和RTX也对SLE的皮肤黏膜受累有效;RTX在慢性皮肤狼疮中可能效果较差。沙利度胺可用于各种皮肤疾病亚型。由于沙利度胺其在妊娠期间属于绝对禁忌证,并存在不可逆性多发性神经病的风险以及药物停药后复发率较高,因此应将其视为多次治疗失败的患者的"抢救"治疗。目前欧洲皮肤病学论坛与欧洲皮肤病学和性病学研究所合作指导的欧洲皮肤病学家小组发表了针对各种狼疮皮肤病亚型的治疗策略。

(二)血液系统受累

SLE引起的血液系统异常主要表现为贫血、血小板减少及白细胞减少。一般随疾病活动的控制而很快缓解。在SLE患者中经常需要药物治疗的血液学表现包括血小板减少症和自身免疫性溶血性贫血(AIHA)。自身免疫性白细胞减少症在SLE中很常见,但很少需要治疗;建议仔细检查以排除其他原因引起的白细胞减少症(尤其是药物引起的)。

溶血性贫血往往对大剂量激素(泼尼松1mg/d或相当剂量)反应较好。一旦血红蛋白升高、网织红细胞降低,激素可减量。如治疗无效,可考虑激素冲击。免疫抑制剂如硫唑嘌呤[1~2mg/(kg·d)]、环磷酰胺[2mg/(kg·d)]也有效,但存在骨髓抑制的风险。

SLE相关血小板减少性紫癜(LTP)中约有5%为难治性,如血小板数量能维持在50×10^9/L以上无生命危险可不予特殊处理;低于50×10^9/L伴有出血症状,或重型血小板迅速降至30×10^9/L以下则需积极治疗。重症狼疮血小板减少症(血小板计数低于30×10^9/L)的一线治疗包括中/高剂量的糖皮质激素联合免疫抑制剂(AZA,MMF或环孢素;后者具有最小的骨髓毒性可能)以促进糖皮质激素减量。建议使用1~3天激素冲击治疗。静脉注射免疫球蛋白(IVIg)可考虑应用在急性期、对高剂量糖皮质激素反应不足或避免激素相关感染并发症的情况下。血小板减少症的治疗通常很长并且通常以糖皮质激素逐渐减量期间的复发为特征。在患者对激素没有响应(即未能达成血小板计数>50×10^9/L)或复发,可考虑使用利妥昔单抗(RTX)或使用环磷酰胺。同时应保留血小板生成素激动剂(TPO)或脾切除术作为最后选择。

但应注意:①许多药物如异烟肼、利福平、双氯芬酸、氢氯噻嗪、西咪替丁、柳氮磺胺吡啶、两性霉素B及万古霉素等;②多种病毒,如人类免疫缺陷病毒(HIV)、丙种肝炎病毒(HCV)及巨细胞病毒(CMV)等皆可引起血小板减少症,故在诊断狼疮性血小板减少性紫癜时应考虑排除药物及病毒所致的可能性。

血栓性血小板减少性紫癜,初期症状类似狼疮活动。治疗上,血浆置换最为重要,对激素或其他免疫抑制剂通常无反应。

(三) 心脏受累

SLE 是心血管疾病(CVD) 的独立危险因素,持续的疾病活动、狼疮肾炎、抗磷脂抗体存在和激素的使用均是心血管疾病的危险因素。动脉粥样硬化的替代指标,如颈动脉斑块、颈动脉内膜中层厚度(cIMT) 和冠状动脉钙化积分,常被用于鉴别 SLE 中的亚临床 CVD。据一组 SLE 病例的长期随访证实,冠状动脉病(CAD) 约占 SLE 死因的 30%,其中以冠脉粥样硬化最为常见。Manzi 等(1997) 的研究表明绝经前女性 SLE 患者心梗的相对危险度是同年龄组正常女性的 52.3 倍。低剂量阿司匹林可考虑用于 CVD 的一级预防,因为它可降低 SLE 中发生 CVD 的风险(一项回顾性研究中 HR 0.24),但是值得注意的是最近对于糖尿病患者和老年人的大型流行病学研究发现阿司匹林对初级心血管疾病一级预防的益处与较大的出血危害相抵消。CAD 的发生可能与疾病本身免疫紊乱及长期糖皮质激素影响有关。长期泼尼松治疗史、高脂血症、高血压和糖尿病等危险因素的存在可能预示 SLE 发生 CAD 和 ACS 的高危性。Shoenfeld 等分别采用热休克蛋白、P2GP I 和 ox-LDL 免疫动物,发现前两者可诱发动物的早发动脉粥样硬化,从而提出"动脉粥样硬化是一种自身免疫病"的推断,这有助于诠释 SLE 患者动脉粥样硬化的高发率。

症状性冠状动脉性疾病应该像非狼疮的患者一样进行评估和处理。激素可以影响高血压和糖尿病,应尽可能减少剂量。积极治疗高血压,将舒张压降到 85mmHg 以下和抗血小板积聚(如阿司匹林)。

心脏累及很常见,包括瓣膜、心包膜、心肌及冠状动脉等均可累及。近年来,随着 SLE 诊治水平的提高,目前有明显临床表现的瓣膜病变者,已很少见,但超声心动图所能探及的亚临床型瓣膜病变者达 33%。这类患者通常不需要特殊治疗,如有发生菌血症的风险,则要考虑应用抗生素。超声心动图可用来监测瓣膜病变。

心包炎常常会有心包累及,一般症状较轻,有大量渗出、心脏压塞者在 SLE 较少见。可用 NSAID 治疗。如无效,可给予激素[泼尼松 0.5~1mg/(kg·d)]。偶有致命性的心脏压塞时可做心包穿刺。

心肌炎虽然不常见,但在患者表现心律失常、EKG 异常(如 ST、T 波异常)、心肌肥厚、充血性心力衰竭症状时,应该高度怀疑。急性心肌炎,应用泼尼松治疗[0.5~1mg/(kg·d)]。必要时可辅以环磷酰胺或硫唑嘌呤。

(四) 肺部受累

SLE 较常见的肺部表现有胸膜炎、间质性肺炎及肺动脉高压等。

SLE 的胸膜炎可引起胸膜炎性胸痛,伴有或不伴有胸腔积液的影像学证据,一般是少到中等量,很少出现大量胸腔积液。胸壁疼痛也是 SLE 胸膜炎型疼痛的常见原因,并且源于肌肉、结缔组织或肋软骨关节的炎症。轻者可使用非甾体抗炎药(NSAID),如无效可使用 10~30mg/d 剂量糖皮质激素,通常可迅速见效。

SLE 间质性肺炎可以分为急性间质性肺炎和慢性弥漫性间质性肺炎两种类型。

急性间质性肺炎起病急骤,临床表现为发热、咳嗽少痰、呼吸困难、胸膜炎、低氧血症,并常伴有肺外表现。HRCT 检查可以见到毛玻璃影及肺泡实变影,其程度与炎症反应的强弱相关,而实变影常提示更重的炎症。由于许多肺部感染的表现与急性间质性肺炎类似,有时间质性肺炎同时伴有肺部感染,因此鉴别诊断非常重要。在治疗开始时就应该以可靠的方法(必要时纤维支气管镜检查以及支气管肺泡灌洗)尽可能排除包括结核、耶氏肺孢子虫和巨细胞病毒在内的各种感染。注意排除心力衰竭、组织性肺炎、肺栓塞、药物毒性、弥漫性肺泡出血和恶性肿瘤。如为单纯的急性间质性肺炎,治疗可给予泼尼松 1~1.5mg/(kg·d)。若在 72 小时内无效而又找不到明显的感染依据,应考虑使用甲泼尼龙 500~1000mg/d 静脉冲击治疗,必要时辅以静脉环磷酰胺。急性狼疮性间质性肺炎的死亡率很高,治疗的成功关键在于:①密切观察病情,根据情况随时调整方案;②严格注意消毒隔离,预防继发性感染;③一旦发现有感染,应及时给予足量强有力的抗生素治疗。

慢性间质性肺炎的特征是活动后呼吸困难、干咳、限制性和弥散性肺通气功能障碍,部分患者是由于急性期治疗不彻底。但常常 HRCT 检查多见网状条索影、蜂窝影以及牵拉性支气管扩张,同时伴有渗出性炎症性病变。治疗的关键在于正确地评估炎症反应的性质和程度,除定期做 HRCT、肺功能外,必要时应做肺活检。

治疗:①单纯弥漫性间质纤维化病变,主要以保护残余肺功能为主;如有肺外 SLE 活动表现,治疗肺外病变;激素和免疫抑制剂对于纤维化疾病效果不佳;②如同时伴有渗出性间质性炎症,仍应适量应用激素[如 0.5~1mg/(kg·d)]和(或)免疫抑制剂治疗渗出性病变;③如伴有感染,则应及时控制。

继发于 SLE 的肺动脉高压发病率为 5%~14%,其中严重的症状型肺动脉高压虽然少见,但预后极差。SLE 患者可发生多种类型的肺动脉高压,包括肺动脉高血压(PAH)、严重的间质性肺疾病(ILD)导致低氧血症、血栓栓塞性疾病、肺静脉闭塞性疾病(PVOD)和左心室功能障碍。世界卫生组织(WHO)根据潜在原因将肺动脉高压的各种原因分为五组。SLE 肺动脉高压的治疗要着眼于:①对轻、中度肺动脉高压的早期发现,这方面心脏彩色多普勒超声是十分有益的检查手段;②通过右心导管检查鉴别肺动脉病变是活动性炎症、血栓形成(除外抗磷脂综合征)还是纤维化,WHO 分类归属,这对于治疗和判断预后极为重要。其治疗与原发性肺动脉高压相似,包括氧疗、抗凝和血管扩张药(如钙通道阻滞剂);③作为 WHO 功能性Ⅱ级和Ⅲ级患者的初始步骤,使用针对内皮素和一氧化氮-环鸟苷酸(cGMP)途径的
口服药物联合治疗。安立生坦和他达拉非的组合是优选的;④如为纤维化病变,则对各种治疗反应差。如为活动性血管炎症,则糖皮质激素[一般 1~2mg/(kg·d)]起始静脉滴注,有效者 2~3 周后见效,根据情况逐步减量维持,必要时调整剂量。和细胞毒药物(如环磷酰胺、环孢素)联用有效,部分患者的肺动脉压力可以恢复正常;⑤难治性肺动脉高压最终会发生心力衰竭和猝死,心肺移植曾经是唯一的选择,近年来前列环素类似药物曲前列尼尔(连续皮下注射)的临床应用可能会有帮助。

肺泡出血是 SLE 比较少见,危及生命的并发症。患者急性起病,常常抱怨呼吸困难、咳嗽和咯血。出血可能足以诱发贫血;也可能存在狼疮性肾炎。胸部 X 线片和 CT 上常见双侧弥漫性或斑片状影。使用柔性支气管镜检查行支气管肺泡灌洗(BAL)是确认诊断并排除其他诊断(如感染)的优选诊断方式。大量的血性灌洗物支持该诊断。但有时,只能通过肺活检进行明确诊断。在排除感染后需积极治疗,联合使用糖皮质激素和其他免疫抑制剂(如环磷酰胺,霉酚酸酯或利妥昔单抗),若效果不好可考虑做静脉注射免疫球蛋白(IVIg)、血浆置换或免疫吸附治疗。

皱缩肺综合征:少数 SLE 患者发现有皱缩肺综合征,该综合征的特征是呼吸困难,持续的胸膜性胸痛发作,进行性肺容量减少,在肺 CT 上没有明显的肺间质纤维化或有意义的胸

膜病变。糖皮质激素的疗效常有争议。

肺部感染虽然极少由 SLE 本身所引起,但却是 SLE 最常见的肺部表现。大多由于糖皮质激素和免疫抑制剂的过度使用,患者出现机会性感染(如病毒、真菌及原虫)的可能性越来越大。这方面应引起足够的重视。

(五) 肾炎受累

长期以来激素一直是治疗狼疮性肾炎(LN)的主要药物,但从 1986 年美国 NIH 的 Austin 等报道的 10 年长期随访数据来看,激素对控制 LN 患者临床活动有很好的效果,但不能防止 90%以上 LN 患者进展至肾衰竭,这可能是因为皮质激素能引起高血脂及高血压导致肾损伤,从而加速肾小球硬化。而应用 CTX 加小剂量泼尼松治疗狼疮性肾炎,则 10 年后仅 10%的患者发生肾衰竭,至今仍为治疗狼疮性肾炎的"金标准"。近年来,随着肾移植的进展和免疫抑制剂的不断发展,许多有效的免疫抑制剂如环孢素、霉酚酸酯、FK506 等从肾移植治疗中引入 SLE 的治疗,显著提高了 LN 的疗效。

LN 的治疗应结合 WHO 病理分型和临床表现的严重程度给予不同治疗。治疗的目的在于控制活动性肾炎和防止肾功能减退。2011 年美国风湿病学会(ACR)、欧洲抗风湿联盟(EULAR)及改善全球肾脏病预后组织(KDIGO)同时推出了狼疮性肾炎的治疗指南,这些指南建议在根据病理指导治疗决策时应对所有患者进行活检,并根据国际肾病学会/肾脏病理学学会分类系统对疾病进行分期,这为统一治疗方案提供了可能。

考虑到有数据表明羟氯喹可减少远期肾脏损害,这些指南强调了在无特殊禁忌证情况下,让所有患者接受羟氯喹治疗的重要性。除了羟氯喹,指南还建议所有蛋白尿≥0.5g/d 或蛋白/肌酐比例相当的患者接受血管紧张素转换酶抑制剂或血管紧张素 II 受体阻滞剂治疗。

对于 WHO 肾活检属 I 型或 II 型,即单纯系膜改变,包括有轻度系膜增生,一般预后较好,常于活动性 SLE 治疗控制后上述肾炎临床表现亦可被控制,很少需要特殊治疗。对蛋白尿>3g/d 且病理表现为轻微病变或局灶增生硬化的 II 型 LN 患者,建议使用糖皮质激素或钙调神经磷酸酶抑制剂(CNI)。

对 III 型特别是局灶型肾炎伴有相对弥漫的局灶增生(40%~50%的肾小球受累)和 IV 型弥漫增生型肾炎,因可导致进行性肾衰竭,皆主张积极有力的治疗。治疗包括诱导缓解和维持治疗两阶段。初始诱导治疗疗程为 3~6 个月,若病情稳定且达到部分缓解(PR)或完全缓解(CR),则进入维持治疗;若治疗反应差,则选择其他初始诱导治疗的替代方案。维持治疗疗程为 6~24 个月,对于 CR 患者可逐渐在 1 年内减少甚至停止治疗,而 PR 患者须继续维持治疗。根据 2012 年 EULAR 对 LN 的建议,已经发表了一些关于使用 CNI 治疗增生性 LN 的研究,单独或以"多靶点治疗"(他克莫司与 MMF 的组合)的形式。目前,CNI 可视为诱导或维持治疗的二线药物,主要用于膜性 LN、足细胞病或在 3~6 个月内进行了标准治疗难治性肾病综合征的增生性疾病。

初始诱导治疗推荐联合应用糖皮质激素和免疫抑制剂[如环磷酰胺(CTX)、霉酚酸酯(MMF)]。对于严重增生性肾小球肾炎,考虑采用足量间断 CTX 静脉冲击治疗;欧洲低剂量 CTX 方案适用于罹患轻、中度 LN 的白种人患者;MMF(2~3g/d,治疗 6 个月)在黑种人和西班牙裔患者中优于环磷酰胺;对既往曾接受 CTX 治疗且累积剂量接近或超过 36g 者,考虑使用 MMF。维持治疗推荐将小剂量糖皮质激素(≤10mg/d 泼尼松或其他等量糖皮质激素)与

MMF(1～3g/d)、硫唑嘌呤[AZA,1.5～2.5mg/(kg·d)]或CNI(当不能耐受AZA及MMF时)联合使用。维持治疗的疗程为:①在CR后,建议维持治疗至少持续1年以上,而后考虑减少免疫抑制剂剂量;②若在维持治疗减量时出现肾功能恶化和(或)蛋白尿增多,建议将免疫抑制治疗剂量增加至初始控制LN的剂量。

对于蛋白尿属非肾病综合征范围且肾功能稳定的单纯V型LN患者,推荐使用羟氯喹、肾脏保护及控制肾外狼疮治疗。对于持续存在肾病综合征范围蛋白尿的单纯V型LN患者,建议除肾脏保护治疗外,加用适量糖皮质激素及以下任意一种免疫抑制剂治疗,即MMF、AZA、CTX或CNI。对于经肾活检确定为V+Ⅲ及V+Ⅳ型的LN患者,推荐治疗方案分别同Ⅲ和Ⅳ型LN患者。

对于LN复发患者,建议使用原治疗方案诱导缓解治疗。若重复使用原治疗方案将导致CTX过量,推荐使用不含CTX的初始治疗方案。若怀疑患者的肾脏病理分型发生了变化或不能确定肾脏病变的程度,可考虑重复肾活检。对于经1个疗程的初始方案治疗后血肌酐和(或)尿蛋白水平仍继续升高者,可考虑重复肾活检,以鉴别病因为活动性病变还是瘢痕等慢性病变;若为活动性LN,换用其他初始治疗方案重新治疗。经多种常规方案治疗后仍无效的LN患者,可考虑使用生物制剂,尽管该类药物(利妥昔单抗)目前还未被批准用于该用途。最近一项针对265名活动性LN患者的Ⅱ期随机试验评估了新型CNI Voclosporin联合霉酚酸酯和低剂量快速递减泼尼松作为诱导治疗的疗效和安全性。在治疗24周和48周时,与安慰剂相比,低剂量或高剂量Voclosporin治疗的患者完全肾脏缓解率更高。接受Voclosporin的患者中更严重的不良事件,尤其是感染,更为常见。

妊娠期不能使用CTX、MMF、ACEI和ARB,可继续使用羟氯喹。使用MMF治疗者妊娠前要改用AZA治疗。妊娠期出现LN复发,可用糖皮质激素治疗,并根据病情严重程度决定是否加用AZA。妊娠期加用低剂量阿司匹林可减少胎儿死亡或流产。

(六)胃肠道受累

SLE的基本病变是血管炎,故可以影响整个胃肠道,包括食管、胃、十二指肠、胰腺、腹膜和下消化道。此外,还应警惕药物引起的胃肠道并发症,尤其是NSAID和糖皮质激素。

肠系膜血管炎和梗死并非罕见。有时隐袭起病,有时呈急腹症样发作,按炎症的程度不同可以发生恶心、呕吐、腹泻、腹痛、出血和发热等表现,应及时明确诊断。如无急性穿孔,除广谱抗生素外可用泼尼松1～2mg/(kg·d)治疗。必要时大剂量激素冲击治疗(300～500mg/d)或加用1次静脉环磷酰胺(600～1000mg),以后视情况而定。如由抗磷脂综合征引起,则参阅抗磷脂综合征治疗一节。如出现肠道穿孔、坏死或内科治疗无效,则外科手术。

如发生胰腺炎并有SLE活动证据,除内科常规处理以外,应予泼尼松治疗[1mg/(kg·d)],直至胰腺炎好转。

蛋白丢失性肠病也是肠道慢性血管炎的一种表现,典型患者可发生慢性腹泻,逐渐出现高度水肿和低蛋白血症,激素治疗有良效,必要时加用免疫抑制剂。

(七)神经精神狼疮

神经精神狼疮(NPSLE)见于10%～80%的SLE患者,曾被认为是中枢神经系统的不可逆严重病变,一经明确诊断,应立即给予大剂量激素冲击治疗,目前认为这样的治疗并非必要。1999年美国风湿学院(ACR)提出了19种神经精神狼疮综合征的名称和定义。

神经系统最常见的表现有脑卒中、癫痫、头痛和周围神经病。治疗方案因临床表现而异。一般可分为①栓塞、血栓形成或缺血性卒中:如果脑卒中是 SLE 的唯一表现,尤其抗磷脂抗体综合征时,则应首先考虑抗凝治疗,如无出血倾向可采用华法林;②炎症性改变:应首选免疫抑制剂,如泼尼松[1~2mg/(kg·d)]或合用环磷酰胺等免疫抑制剂。两种病理生理过程之间在临床实践中很难区别,并且可能在同一患者中共存,这类患者可以考虑免疫抑制联合抗凝/抗栓治疗。

1.癫痫 SLE 患者可发生各种类型的癫痫,可以是大发作,也可以是局限性发作。如无其他系统狼疮活动表现,抗癫痫药可能是最合适的选择。大发作常用苯妥英钠和巴比妥酸盐治疗。如果考虑与急性炎症反应有关的新发癫痫或者伴狼疮活动,应给予短程激素[泼尼松龙 1mg/(kg·d)]以防止产生永久的癫痫病灶。但应注意排除药物、外伤、感染等其他原因引起癫痫的可能性。

2.头痛 偏头痛和紧张性头痛常见,一般对非甾体抗炎药或对乙酰氨基酚有效,也可使用三环类抗抑郁药,如阿米替林 5~100mg/d,除非有其他中枢受累的表现,头痛无特殊处理。

3.周围神经病可表现为多发性单周围神经病,或多发性神经炎。一般激素治疗剂量为 0.5~1mg/(kg·d),恢复较慢。

4.横贯性脊髓炎 常在 SLE 活动时发生,可表现为突然发生的下肢无力和(或)感觉缺失,直肠和膀胱括约肌障碍。其病理基础为脊髓血管炎。必须尽快积极治疗,可联用泼尼松 1~2mg/(kg·d)和环磷酰胺,必要时可使用静脉甲泼尼松龙冲击和血浆置换。存活患者完全恢复的很少。

5.精神病 SLE 活动引起的精神病对激素有效[泼尼松 1~2mg/(kg·d)],应尽早治疗以阻止发生永久损伤,如果 2~3 周内未见改善,可加用环磷酰胺冲击治疗。同时应用抗精神病药及时控制精神症状。

6.认知障碍 认知障碍是活动性中枢狼疮的另一种器质性表现。短程的激素[0.5mg/(kg·d)]可能有效,如与抗磷脂抗体相关,则予以抗凝治疗。

7.痴呆 痴呆是一种严重的认知障碍的表现。应与精神科医师协同治疗。

四、狼疮治疗新思路———靶向治疗

近年来,随着免疫学、细胞生物学、遗传学以及分子生物学的突飞猛进,对疾病发病机制中免疫性和炎症性的级联环节日益明确,使生物制剂的特异性、靶向性治疗风湿性疾病成为可能,并期望能获得比传统的治疗更好的疗效且不良反应小。20 世纪 90 年代第一个生物制剂 TNF-α 受体阻滞剂治疗类风湿关节炎取得了十分显著的效果,激励了这方面研究的迅速发展。目前在狼疮鼠模型和临床试验中,亦正在研究运用各种生物制剂靶向性治疗 SLE。这些制品可特异地作用于下列免疫过程:B 细胞的活化、抗 ds-DNA 抗体的产生 T/B 细胞之间的相互作用、细胞因子的激活与调节和补体的激活及沉积。

(一) 靶向 B 细胞治疗

1.抗 CD20 单抗阻断 B 细胞信号通路 CD20 是 33~37kD 非糖基化的四次跨膜磷酸化蛋白,其天然配体和生理功能不明,CD20 的表达限制在 B 细胞,转化成为浆细胞后消失。抗 CD20 单抗(利妥昔单抗)是一种人鼠嵌合抗体,可以通过以下几种机制清除 B 细胞:①抗体依赖的细胞介导的细胞毒作用(ADCC);②补体介导的细胞毒;③抑制 B 细胞增生和诱导 B

细胞凋亡。临床研究表明,利妥昔单抗对难治性 SLE 如中枢神经系统、肾脏、血液系统受累及血管炎有效。在 2003 年,Albert 等应用利妥昔单抗治疗 9 例至少对一种免疫抑制剂耐药的活动性 SLE 患者,其中 6 例临床症状有改善,3 例达到持续临床缓解,2 例发生 HACA。在 2004 年,Looney 等采用利妥昔单抗治疗 19 例难治性 SLE 患者,其中 16 例完成全部治疗,10 例疾病活动度明显改善,1 例Ⅳ型狼疮肾炎患者经 1 年治疗后尿蛋白完全消失,两次肾活检提示肾脏病理明显改善,并且抗磷脂抗体滴度也有所下降。

2.抗 BlyS 抗体抑制 B 细胞存活 B 淋巴细胞刺激因子(B lymphocyte stimulator,BlyS)还包括 BAFF、TALL-1、THANK、TNFSF13B 和 zTNF4,是一个 285 氨基酸的肿瘤坏死因子(TNF)家族,表达在 B 细胞上。SLE 患者中,有 500/0 高表达 BlyS,在基因敲除的狼疮鼠中出现了病情的好转,过表达显著增加狼疮样表现,其人源化单克隆抗 BlyS(B 淋巴细胞刺激剂)抗体———贝利单抗可以抑制 B 细胞存活,Ⅰ~Ⅲ期临床试验均已完成,参加Ⅲ期临床试验的 SLE 患者达 1684 人,结果显示,贝利单抗与目前的标准药联用之后,能够抑制病情的发展,并且还能防止疾病的突然发作。在临床研究期间,接受贝利单抗的患者比对照组报道了更多的死亡和严重感染病例。最常见的不良反应包括恶心、腹泻、发热。目前,贝利单抗正式获 FDA 批准,用于治疗活动期、自身抗体阳性的 SLE,贝利单抗成为 56 年以来首个获批的 SLE 新药。此外,BAFFR-Ig 已经进入临床试验阶段,TACI-Ig 正在进行Ⅰ期临床试验。

3.抗 CD22 抗体诱导 B 细胞凋亡 CD22 是 B 细胞的抑制性受体,而抗 CD22 抗体则不但可以抑制 B 细胞的功能,而且可以诱导 B 细胞凋亡。在一个开放的研究中,14 例狼疮患者使用了抗 CD22 抗体治疗,疗效与 B 细胞清除有关,且耐受性好。

4.B 细胞耐受原使 B 细胞失能 B 细胞耐受原(LJP-394)为人工合成分子,可交联 B 细胞表面的抗 dsDNA 抗体,诱导免疫耐受。延迟肾炎的发作,降低抗 dsDNA 抗体的滴度,且无明显不良反应。

(二)CTLA-4-Ig 抑制 T 细胞的共刺激信号

CTLA-4(cytotoxic T-lymphocyte antigen-4) 是表达在 T 细胞表面的信号分子。CTLA-4-Ig 是人 IgG1 的 Fc 段与 T 细胞上 CTLA-4 分子的融合蛋白,能抑制共刺激分子 CD28 和 B7-1/B7-2 活化 T 细胞的第二刺激信号,从而抑制 T 细胞活化。主要机制是诱导 IDO(indoleamine 2,3-dioxygenase) 的表达,CTLA-4-Ig 也能改变炎症细胞的迁移。CTLA-4-Ig 联合使用 CTX 等药物可以使狼疮鼠病情缓解减少尿蛋白,延长生存期。已用于类风湿关节炎患者,长期随访显示其疗效明显高于安慰剂,治疗 SLE 患者的Ⅱ期临床试验正在进行中。

(三)细胞因子抗体

1.抗 IL-1 治疗 抗 dsDNA 抗体和 TNF-α 都能在体内增加 IL-1 的表达,在狼疮性肾炎组织中可以明显检测到 IL-1,狼疮鼠 MRLflpr 和 NZB 的肾组织也过表达 IL-1,小剂量的 IL-1 可以加速肾脏病变,在体外试验中使用重组的 IL-1 受体阻滞剂可以明显降低狼疮鼠 MRL/lpr 的 B 细胞分泌自身抗体,在体内却不能改善狼疮肾炎,但使用可溶性 IL-1 受体则显示了疗效。在对 4 例严重的狼疮肾炎治疗的开放研究中,Anakinra(IL-1 受体阻滞剂) 显示了安全性,并改善关节炎,但 2 例在 6 周后疗效停止,2 例在 8 个月后出现同样现象,继续治疗也没有观察到对狼疮肾炎的疗效。

2.抗 IL-6 抗体 IL-6 是强烈的致炎症因子,在 SLE 患者和狼疮鼠的血清中的浓度显著升高,它有广泛的生物学活性,包括促进末期 B 细胞分化为浆细胞、T 细胞分化为效应细胞的作用,阻断 IL-6 可以改善狼疮鼠的症状。 抗 IL-6 受体抗体 MRA 是人源化的单抗,在治疗类风湿关节炎的临床试验中发现 MRA 相对安全有效,有轻度而短暂的白细胞减少和腹泻。MRA 在 I 期临床研究中,发现治疗中度活动的狼疮的患者是安全有效的。

3.抗 IL-10 抗体 IL-10 在 SLE 患者中显著升高,且与疾病活动相关。 动物模型显示连续给予 IL-10 可以引起狼疮肾炎的发生,而使用抗 IL-10 抗体则能阻断肾炎的发生。 在一个开放的研究中,使用 IgG1 型抗 IL-10 抗体可以改善皮损、关节症状、SLEDAI 积分并减少泼尼松用量,6 位用药的患者在 6 个月以内有 5 位保持病情稳定。

4.IL-15 拮抗剂 IL-15 拮抗剂最近在其他自身免疫病中被用来治疗自身免疫性疾病,IL-15 在狼疮患者的血清中明显增加,可导致免疫异常,但在 IL-15 敲除的小鼠中发现血清有显著的肾脏毒性,可能增加了使用 IL-15 拮抗剂治疗狼疮的风险。

5.抗 IL-18 治疗 IL-18 是致炎症细胞因子, 与 IL-1 相关, 被 IL-1β 转化酶活化(ICE),多个研究小组都发现了 IL-18 在 SLE 患者血清中升高,且与病情活动度相关,在类风湿关节炎中,IL-18 的作用弱于 TNF。 狼疮鼠(MRL/lpr)的肾组织过表达 IL-18,编者在狼疮肾炎的肾组织中也发现类似的现象,但目前 IL-18 的拮抗治疗狼疮还没有报道。

6.干扰素拮抗剂 最近的研究发现,IFN-α 在狼疮鼠和 SLE 患者的发病中均起了重要作用,因此 IFN-α 拮抗剂也可能成为潜在的治疗靶点。 IFN-α 有很多生物学活性,如增强 T 细胞的活化、分化和 IL-10 的产生,接着再活化 B 细胞并促使 B 细胞分泌抗体。 尽管是潜在的靶点,由于 IFN-α 的亚型众多,因此需进一步了解 SLE 患者体内的对发病有作用的 IFN-α 亚型,以免影响抗病毒免疫反应。

7.肿瘤坏死因子 α 抑制剂 使用肿瘤坏死因子 α 抑制剂在治疗 RA 和克罗恩病发现,患者出现了狼疮样综合征,并可以检测到抗核抗体和抗 ds-DNA 抗体,相反在治疗狼疮鼠时,却显示了治疗效果。 最近在一个开放的试验中,使用英利单抗治疗 6 例难治性狼疮性肾炎并伴有关节炎的患者,发现 60% 的患者蛋白尿减少,疾病活动度降低和关节炎缓解。 但在 SLE 患者中不推荐广泛使用这类药物,使用该药物同时可能增加感染机会。

8.Janus 激酶/信号转导和转录激活因子(JAK-STAT)信号通路抑制剂 Janus 激酶(JAK)和信号转导和转录激活因子(STAT)蛋白是干扰素(IFN)依赖性基因表达的主要成分,并负责 50 种细胞因子,激素和调节关键细胞过程(如生存)的生长因子的信号转导。JAK-STAT 信号通路参与自身免疫疾病的发病机制,包括系统性红斑狼疮(SLE)。 已有病例报道和病例系列报道 JAK 抑制剂在 SLE 患者中的有效性,有研究结果表明氨甲蝶呤(MTX)等药物也可能是由于它们抑制 STAT 蛋白磷酸化的能力,因而证明该药在 SLE 治疗中的可行性,目前 JAK 抑制剂治疗 SLE 的临床研究正在进行中。

(四) 补体抗体

在 SLE 患者中同时存在经典途径的补体活化和替代途径的补体活化,C5 活化产生的 C5a 结合免疫细胞的 C5a 受体后有强烈的趋化炎症细胞和致炎效应,也可以形成 C5a-9 膜攻击复合体,导致细胞的损伤。 在狼疮肾炎的患者和使用抗 ds-DNA 抗体诱导的狼疮肾炎的小鼠模型中,人源化的抗 C5b 抗体能阻断补体的活化,并可以显著降低蛋白尿,已有的临床结果同时显示了良好的安全性和耐受性。

随着生物靶向性治疗的兴起,使 SLE 的治疗策略进入一个新时代,但有关长期安全性以及有效性的问题,尚待进一步的研究。

第二十章 风湿免疫系统疾病常用药物

风湿免疫病的常用药物包括非甾体抗炎药(non - steroidal anti - inflammatory drug, NSAID)、糖皮质激素、改变病情抗风湿药(disease-modifying antirheumatic drug,DMARD)、静脉注射免疫球蛋白(intravenous immune globulin,IVIg)等。现将风湿免疫病常用药物、作用机制和应用原则加以叙述。

第一节 非甾体抗炎药

非甾体抗炎药是指一类具有解热、镇痛、抗炎等作用的药物。其化学结构与糖皮质激素的甾体结构不同,抗炎作用特点也不同,因此被称为非甾体抗炎药。NSAID 在风湿性疾病中用途广泛,适用于各种急慢性关节炎、各种软组织风湿病,能有效缓解肌肉、关节及软组织的局部疼痛、肿胀等,且无成瘾性和依赖性的特点。

一、作用机制

NSAID 在化学结构上虽属不同类别,但都有以下 3 种作用:

(一) 抗炎作用

其作用机制是通过抑制体内环加氧酶(COX)活性而减少炎症介质前列腺素的生成。环加氧酶有两种类型,COX-1 和 COX-2。COX-1 在生理状态下表达于胃肠道、肾脏等部位,其功能是促进生理性前列腺素的合成。前列腺素参与保护胃肠黏膜、调节血小板聚集、调节外周血管阻力和调节肾血流量分布,对维持机体自身稳态有重要作用。COX-2 在正常组织细胞内活性很低,当细胞受到炎症等刺激时,COX - 2 表达增加,合成与炎症相关的前列腺素。在炎症反应过程中,前列腺素可致血管扩张和组织水肿,与缓激肽等协同产生致炎作用。

NSAID 对 COX-2 的抑制是其发挥药效作用的基础,对 COX-1 的抑制构成了此类药物不良反应的毒理学基础。寻找抑制 COX-2 而不抑制或少抑制 COX-1 的药物是治疗炎症的新途径。

(二) 镇痛作用

NSAID 对于炎症和组织损伤引起的疼痛尤为有效,通过抑制前列腺素的合成,使局部痛觉感受器对缓激肽等致痛物质引起的痛觉敏感性降低。部分 NSAID 能在中枢神经系统产生镇痛作用,主要作用于脊髓,可能与其阻碍中枢神经系统前列腺素的合成或干扰伤害感受系统的介质和调质的产生及释放有关。

(三) 解热作用

在炎症反应中,细菌内毒性可引起巨噬细胞释放白介素-6、肿瘤坏死因子-α 等细胞因子,这些细胞因子又促使下丘脑合成前列腺素 E_2,通过环腺苷酸(cAMP)触发下丘脑的体温调节中枢使体温调定点上调,增加产热,使体温升高。NSAID 主要通过抑制下丘脑前列腺素的生成而发挥解热作用,当体温升高时,NSAID 能促使升高的体温恢复到正常水平,而对正常的体温不会产生影响。

二、适应证

适用于各种急慢性关节炎、各种软组织风湿病,也用于各种疾病所致的疼痛、运动性损伤以及退热等。NSAID 能迅速减轻病变局部的红肿热痛,从而改善肌肉骨骼关节的功能,但不能阻止病情进展,停用药物后症状会有反复。

三、临床常用非甾体抗炎药

目前临床应用的 NSAID 有 100 余种。根据 NSAID 化学结构不同,通常可分为水杨酸类、苯胺类、吲哚类、芳基乙酸类、芳基丙酸类、烯醇酸类、吡唑酮类、烷酮类等。根据 COX 选择性不同,分为以下几类:COX-1 特异性抑制剂,如小剂量阿司匹林;非选择性 COX 抑制剂,如萘普生、布洛芬、吲哚美辛、大剂量阿司匹林等;COX-2 选择性抑制剂,如美洛昔康、尼美舒利等;COX-2 特异性抑制剂,如塞来昔布、依托考昔。风湿免疫科常用非甾体抗炎药及用法见表 20-1。

表 20-1 治疗风湿免疫病常用的非甾体抗炎药

分类	英文名	非选择性 COX 抑制剂		每次剂量/mg	次/天
		半衰期/h	最大剂量/(mg·d-1)		
双氯芬酸	Diclofenac	2	150	25~50	3
吲哚美辛	Indometacin	4.5	150	25~50	3
舒琳酸	Sulindac	18	400	200	2
布洛芬	Ibuprofen	1.8	3200	400~600	3
洛索洛芬	Loxoprofen	1.2	180	60	3
氟比洛芬	Flurhiprofen	3	300	50~75	3
萘普生	Naproxen	13	1500	250~500	2
酮洛芬	Ketoprofen	3	200	50	3
吡罗昔康	Piroxicam	50	20	20	1
美洛昔康	Meloxicam	20	15	7.5~15	1
依托度酚	Etodolac	6	1200	200~400	3
萘丁美酮	Nabumetone	24	2000	1000	1
COX-2 特异性抑制剂					
塞来昔布	Celecoxib	11	400	100~200	2
依托考昔	Etoricoxib	22	120	120	1

四、不良反应

NSAID 在发挥治疗效果的同时,也会产生一些药物不良反应。NSAID 的毒性与其药理学特点和生物利用度、半衰期以及对 COX-1、COX-2 的抑制程度相关。

(一) 胃肠道不良反应

胃肠道反应是 NSAID 最常见的不良反应,包括消化性溃疡、胃炎、食管炎等。选择性 COX-2 抑制剂与非选择性 COX 抑制剂相比,较少产生上消化道黏膜刺激以及对血小板活性的影响。服用 NSAID 患者上消化道出血风险较安慰剂对照组增加 4.3 倍(95% 置信区间 3.7~5.0),上消化道出血的致死率为 5%。多种因素均可影响服用 NSAID 患者胃肠道不良反应的发生,包括女性、老年人(年龄>75 岁)、既往有胃肠道不良反应病史、明显的心血管疾病、类风湿关节炎、同时接受抗凝或糖皮质激素治疗。

(二) 皮肤不良反应

皮肤反应是 NSAID 的第二大常见不良反应,NSAID 几乎可以引起各种药物相关皮损,包括麻疹样皮疹、固定性药疹、多形性红斑、假卟啉症、光敏感等。

(三) 心血管不良反应

长期使用 NSAID 可导致心血管不良反应的风险增加,包括心律不齐、血压升高、心悸等。选择性 COX-2 抑制剂胃肠道不良反应明显减小,但心血管不良反应增加。NSIADs 导致心血管风险的机制包括抑制前列环素 2(PGI_2) 的产生、内皮功能受损、一氧化氮(NO) 减少等。鉴于所有的 NSAID 均有潜在的心血管风险,美国食品药品监督管理局(FDA) 已要求药品生产厂家在其说明书中注明黑框警示。对有心血管疾病危险因素的患者,建议避免使用 NSAID 或间歇性使用低剂量、半衰期短的药物。

(四) 肾脏不良反应

健康个体使用治疗剂量的 NSAID 一般很少引起肾功能损伤,在某些病理情况或合并其他肾脏危险因素时,如充血性心力衰竭、肝硬化、高血压、糖尿病等已有肾功能下降,合并利尿剂等情况时,更易发生肾损害。表现为尿蛋白、管型及镜下红、白细胞,并可发生急性间质性肾炎,极少数患者出现急性肾衰、氮质血症及肾乳头坏死。

(五) 肝脏不良反应

肝毒性是 NSAID 的少见不良反应,发生率约为 1/10 000。轻者表现为转氨酶升高,重者表现为肝细胞变性坏死。老年人、肾功能损害、长期大剂量应用者可增加肝损害发生。

(六) 血液系统不良反应

NSAID 可引起多种血液系统损害,包括各种血细胞减少和凝血系统障碍。非选择性 NSAID 抑制血小板的 COX-1,减少血栓素 A2(TXA2) 释放,从而抑制血小板聚集,延长出血时间。选择性 NSIADs 不影响血小板功能,可用于禁用非选择性 NSAID 的患者。再生障碍性贫血、粒细胞缺乏症、血小板减少性紫癜等其他血液病均有少数报道。

(七) 神经系统不良反应

大多数 NSAID 可产生神经系统不良反应。其发生率因药而异,阿司匹林不超过 5%,吲吲哚美辛可达 10%~25%。常见症状有头痛、头晕、耳鸣、耳聋、弱视、嗜睡、失眠、感觉异常、麻木等，偶见多动、兴奋、肌阵挛、震颤、共济失调、帕金森步态、幻觉等。中毒时可出现谵妄、惊厥、木僵、昏迷、反射消失等。

五、注意事项

根据现有的循证医学证据和专家共识，NSAID 使用中应注意以下几点：①注重 NSAID 的种类、剂量和剂型的个体化；②尽可能用最低的有效剂量、最短的疗程；一般先选用一种 NSAID，如足量服用 3~4 周后仍无效，则应考虑换药；③NSAID 不主张联合应用，因其疗效并不优于单用，反而增加不良反应；④对有消化性溃疡病史者，宜用选择性 COX-2 抑制剂或其他 NSAID 加质子泵抑制剂；⑤老年人可选用半衰期短或较小剂量的 NSAID；⑥心血管高危人群应谨慎选用 NSAID，如需使用建议选择对乙酰氨基酚或萘普生；⑦肾功能不全者应慎用 NSAID；⑧用药期间应定期检查血尿常规和肝肾功能。

六、妊娠期与哺乳期用药

怀孕的前三个月服用 NSAID 可能会增加自然流产的风险。怀孕困难和反复早期流产的妇女避免使用 NSAID。妊娠晚期使用 NSAID 有动脉导管早闭的风险，应避免使用。小剂量阿司匹林在妊娠期应用是安全的。大多数 NSAID 哺乳期安全性信息有限，布洛芬分泌至母乳中的量非常少，安全性较高，可作为首选。

第二节 糖皮质激素

糖皮质激素（以下简称激素）是肾上腺皮质激素的一种，属类固醇类化合物，分泌受下丘脑-垂体-肾上腺皮质(HPA)轴调节。激素作用广泛而复杂，生理状态下激素主要影响正常物质代谢，应激状态下，机体通过分泌大量激素以适应内外环境变化所产生的强烈刺激。超生理剂量时，激素还具有抗炎、抗过敏和抑制免疫反应等多种药理作用，临床上已被广泛用于风湿免疫病的治疗，成为许多风湿免疫病治疗的基础。

一、作用机制

(一)基因效应

激素随血液循环达到靶器官，通过弥散方式进入靶细胞，与胞质内的糖皮质激素受体(GR)结合后迅速进入细胞核内，与特异基因的激素反应元件相结合，促进或抑制靶基因的转录，通过调控基因产物产生生理学效应或毒性反应。任何治疗剂量的激素均可通过基因组效应来发挥药理作用，这个过程至少需要 30 分钟。

(二)非基因组效应

大剂量激素冲击治疗时，激素可通过非特异性膜介导的生化反应或特异性膜受体介导机制等非基因组效应在几分钟甚至几秒钟内发挥作用。

二、药理作用

临床上主要利用激素的抗炎和免疫抑制作用治疗风湿免疫病，其药理作用主要包括抗炎、免疫抑制与抗过敏、抗毒素和抗休克作用。

(一) 抗炎作用

激素具有强大的抗炎作用,能抑制多种原因造成的炎症反应,包括物理、化学、免疫及病原微生物所致炎症。在炎症初期,激素能抑制毛细血管扩张,降低毛细血管通透性从而减轻渗出和水肿,同时抑制白细胞浸润及吞噬反应,减少炎症因子释放,从而减轻红、肿、热、痛等症状。在炎症后期,糖皮质激素通过抑制毛细血管和成纤维细胞的增生,抑制胶原蛋白、糖胺聚糖的合成及肉芽组织增生,防止粘连及瘢痕形成。

(二) 免疫抑制与抗过敏作用

激素对免疫过程的许多环节均有抑制作用:抑制巨噬细胞吞噬和处理抗原的作用;改变淋巴细胞数量和分布,减少参加免疫过程的淋巴细胞;阻碍一种或多种补体成分附着于细胞表面;干扰和阻断淋巴细胞的识别;抑制炎症因子生成如巨噬细胞和淋巴细胞生成的白介素-1(IL-1)、白介素-2(IL-2)及γ干扰素等。

抗过敏作用:在免疫过程中,由于抗原-抗体反应引起肥大细胞脱颗粒而释放组胺、5-羟色胺、过敏性慢反应物质和缓激肽等,从而引起一系列过敏性反应症状。激素被认为能减少上述过敏介质的产生,抑制因过敏反应而产生的病理变化,从而减轻过敏性症状。

(三) 抗毒素作用

激素能够减轻细菌内毒素对机体的损害,缓解毒血症状,也能减少内源性致热原的释放,有较好的退热作用,能够明显改善中毒症状。

(四) 抗休克作用

激素可抑制某些炎性因子的产生,减轻全身炎症反应综合征及组织损伤,改善循环灌注不良,稳定溶酶体酶,扩张痉挛收缩的血管,加强心脏收缩力,发挥抗休克作用。

三、常用激素的种类

临床上常用的激素如表 20-2 所示。按激素作用的时效分类:短效的包括可的松、氢化可的松;中效的包括泼尼松、泼尼松龙、甲泼尼龙、曲安西龙等;长效的包括地塞米松、倍他米松等。其中氢化可的松、泼尼松龙和甲泼尼龙为 11 位羟基化合物,可不经过肝脏代谢,可的松与泼尼松需在肝脏中转化生成氢化可的松和泼尼松龙方有活性,因此,严重肝功能不全的患者宜用氢化可的松和泼尼松龙。风湿免疫病患者以应用中效激素为主,短效制剂多为静脉短期应用,长效制剂多为临时肌注或关节腔内注射,很少较长时间静脉或口服应用。

表 20-2 常用激素类药物比较药

药物	理活性			等效剂量/ mg	半衰期/ min	作用持续时间/ h
	水盐代谢(比值)	糖代谢(比值)	抗炎作用(比值)			
短效						
氢化可的松	1.0	1.0	1.0	20	90	8~12
可的松	0.8	0.8	0.8	25	30	8~12

(续表)

药物	药理活性			等效剂量/mg	半衰期/min	作用持续时间/h
	水盐代谢(比值)	糖代谢(比值)	抗炎作用(比值)			
中效						
泼尼松	0.8	4.0	3.5	5	60	12~36
泼尼松龙	0.8	4.0	4.0	5	200	12~36
甲泼尼龙	0.5	5.0	4.5	4	180	12~36
曲安西龙	0	5.0	5.0	4	>200	12~36
长效						
地塞米松	0	20~30	30	0.75	100~300	36~54
倍他米松	0	20~30	25~35	0.60	100~300	36~54

注：表中水盐代谢、糖代谢、抗炎作用的比值均以氢化可的松为1计；等效剂量以氢化可的松为标准计。

四、适应证与禁忌证

(一)适应证

所有自身免疫性疾病和炎性疾病均可用激素来控制疾病活动,常见的有系统性红斑狼疮、系统性血管炎、多发性肌炎/皮肌炎、类风湿关节炎及其他风湿免疫病。

(二)禁忌证

曾患或现患严重精神病和癫痫,活动性消化性溃疡,新近胃肠吻合术,严重高血压、糖尿病,抗菌药物不能控制的感染如水痘、麻疹、真菌感染等。

五、临床应用

(一)常用剂量

欧洲风湿病学会临床研究工作组(EULAR standing committee on international clinical studies including therapeutic trials,ESCISIT)于2002年制定了激素在风湿免疫病领域的应用规范,推荐激素剂量分类如下：

小剂量：≤7.5mg/d泼尼松或等效剂量激素。

中等剂量：7.5~30mg/d泼尼松或等效剂量激素。

大剂量：30~100mg/d泼尼松或等效剂量激素。

极大剂量：>100mg/d泼尼松或等效剂量激素。

冲击量：≥250mg/d泼尼松或等效剂量激素,连续1天或数天。

目前临床上治疗风湿免疫病常用给药剂量(以泼尼松为例)可分为以下几种情况：

长期维持剂量：2.5~15.0mg/d,常用药有泼尼松(龙)、甲泼尼龙、曲安西龙等,口服。用于许多风湿免疫病病情控制后的维持治疗,防止疾病复发。

小剂量:<0.5mg/(kg·d),常用药有泼尼松(龙)、甲泼尼龙、曲安西龙等,口服为主,用于慢性风湿免疫病的初始治疗。

中等剂量:0.5~1.0mg/(kg·d),主要为泼尼松(龙)、甲泼尼龙、曲安西龙、琥珀酸氢化可的松,静脉或口服应用,用于亚急性风湿免疫病的初始治疗。

大剂量:大于1.0mg/(kg·d),主要为泼尼松(龙)、甲泼尼龙、曲安西龙,静脉或口服应用。用于急性和(或)有可能威胁生命的病情恶化的风湿免疫病的初始治疗。

冲击剂量:(以甲泼尼龙为例)7.5~30.0mg/(kg·d),维持1天或数天。主要为甲泼尼龙静脉制剂,用于特别危重和(或)可能有生命危险的风湿免疫病。

(二) 给药及减量方法

激素分泌具有昼夜节律性,每天上午8~10点为分泌高峰,随后逐渐下降,午夜12点降至最低。临床可随这种节律给药,尽可能减少对下丘脑.垂体一肾上腺轴的抑制作用。

1.每天给药法 每天上午7~8点1次给药,是最常见的用法。在疾病活动期,可将每天剂量分次给药,病情稳定后改为晨起顿服,较每天分次给药能明显减少对下丘脑、垂体.肾上腺轴的抑制作用。等效剂量的长效制剂如地塞米松、倍他米松,血浆半衰期较长,不适宜每天给药。

2.隔天给药法 每隔1天,上午7~8点给药1次。隔天给药能更有效地减少激素的不良反应,减轻对下丘脑-垂体,肾上腺轴的抑制。系统性红斑狼疮、多发性肌炎等疾病很难做到完全停药,待疾病控制后可隔天给药,但在某些患者中如类风湿关节炎,隔天给药方法不合适。

3.减量方法 激素潜在不良反应较多,疾病控制后需逐渐减量。减量速度需谨慎以避免疾病复发且防止长期慢性下丘脑一垂体.肾上腺轴抑制所致皮质醇缺乏。如果泼尼松剂量大于40mg/d,应每1~2周减少5~10mg;剂量为20~40mg/d时,每1~2周减少5mg;剂量小于20mg/d时,每2~3周减少1~2.5mg。减药速度应根据疾病、疾病活动度、药物剂量、疗效及个体对激素的敏感性进行调整。

4.局部给药 激素可进行关节腔内注射,主要为复方倍他米松注射液及曲安奈德,以前者最为常用,是治疗关节炎症及减少全身用药所致不良反应的手段之一,对缓解关节的严重疼痛,保持关节的生理功能,缓解关节的早期挛缩,减少关节腔积液有一定的帮助。

六、常见不良反应及防治措施

(一) 常见不良反应

激素的不良反应与用药品种、剂量、疗程、剂型及用法等明显相关。常见不良反应有如下几类。

1.皮肤系统表现为皮肤菲薄、痤疮、多毛、紫纹、伤口不愈合。

2.骨骼肌肉系统 引起骨质疏松、肌肉萎缩、伤口愈合延迟。长期使用激素引起高脂血症,来源于中性脂肪的栓子易黏附于血管壁上,阻塞软骨下的骨终末动脉,使血管栓塞造成股骨头无菌性缺血坏死。

3.消化系统 可诱发或加剧胃、十二指肠溃疡,甚至造成消化道出血或穿孔,对少数患者可诱发脂肪肝或胰腺炎。

4.心血管系统 由于钠、水潴留和血脂升高可引起高血压和动脉粥样硬化。

5.神经系统 可诱发行为与精神异常。

6.内分泌与代谢系统 长期大量激素可引起医源性肾上腺皮质功能亢进,这是脂质代谢和水盐代谢紊乱的结果,表现为满月脸、水牛背、多毛、水肿、糖尿病、高血压、电解质紊乱等。

7.免疫系统 长期应用激素抑制机体防御功能,可诱发和加重感染,还可使原来静止的结核病灶扩散、恶化。对于存在陈旧性结核病变的患者,在使用大剂量激素时可预防性抗结核治疗。

8.眼可引起白内障、青光眼、葡萄膜炎、乳头水肿等。

9.生殖系统可引起月经不调、流产、阳痿等。

(二)防治措施

激素在风湿免疫病的应用中应遵循个体化原则,起始剂量、减量速度及长期维持量取决于风湿病的种类、疾病活动度、出现不良反应的危险因素及患者的个体反应。风湿免疫病患者病情控制平稳后应逐渐减药,防止反跳,需要长期激素治疗的患者应寻找最低的维持量,避免医源性肾上腺皮质功能亢进或不全。激素用量过大,不宜减药时应及早联合免疫抑制剂。开始应用激素时,应做好以下几个方面的防治工作:

1.治疗前评估 治疗前评估与治疗不良反应有关的合并症和危险因素,包括高血压、糖尿病、消化性溃疡、近期骨折、白内障、青光眼、慢性感染、血脂异常以及合用 NSAID。

2.定期监测 激素应用期间给予低钠高钾高蛋白饮食;在使用中应密切监测不良反应,如感染、代谢紊乱(水电解质、血糖、血脂)、体重增加、出血倾向、血压异常、骨质疏松、股骨头坏死等。

3.感染防治 全身性激素治疗会使感染风险呈剂量依赖性增加,尤其是常见细菌、病毒和真菌性病原体感染。在接受其他免疫抑制药物的基础上长期使用激素的患者或存在基础免疫抑制疾病的患者更易发生机会性感染。应根据激素治疗的剂量、持续时间、联用药物以及所治疗的基础疾病,采取措施预防卡氏肺孢子菌肺炎(pneumocystis carinii pneumonia, PCP)等机会性感染的发生。

4.骨质疏松防治 2013 年中华医学会风湿病学分会制定的糖皮质激素诱导的骨质疏松症(glucocorticoid induced osteoporosis,GIOP) 诊治共识建议如下:①长期使用激素治疗的患者,在使用激素前及治疗过程中,建议定期行骨密度检测;定期行骨质疏松和骨折的风险评估;②激素无安全剂量,任何剂量的激素都可能诱导骨质疏松,建议在尽量控制病情的前提下,尽可能减少激素使用剂量和时间;③预期使用激素超过 3 个月的患者,无论使用激素量的多少,建议予以生活方式的干预,包括戒烟、避免过量饮酒、适当接受阳光照射、适量运动和防止跌倒;④预期使用激素超过 3 个月的患者,无论使用激素量的多少,建议开始同时给予补充钙剂和普通或活性维生素 D;⑤对于服用激素前无骨质疏松的患者,若存在任一项骨折风险因素或用骨折预测简单工具(FRAX) 评估为低骨折风险,使用激素量≥7.5mg/d 且超过 3 个月,推荐给予调整生活方式、补充钙剂和普通/活性维生素 D 以及加用双磷酸盐治疗;

⑥对于服用激素前无骨质疏松的患者,若存在 2 项或 2 项以上骨折风险因素(如用 FRAX 评估为中或高骨折风险)的无论激素使用任何剂量及时间,建议调整生活方式、补充钙剂和普通/活性维生素 D 及加用双磷酸盐治疗;⑦使用激素前已有骨量减少、骨质疏松和(或)脆性

骨折的患者在排除继发因素后,建议按原发性骨质疏松的治疗原则进行规范治疗;⑧ 在GIOP治疗用药过程中,除定期监测骨密度外,推荐监测药物可能出现的不良反应并作相应处理。

5.胃肠道不良反应防治　同时使用激素和NSAID可增加胃肠道不良反应的风险,此时使用胃肠道保护药,如质子泵抑制剂、米索前列醇或选择性COX-2抑制剂(如昔布类)。质子泵抑制剂、米索前列醇可降低使用传统NSAID患者发生胃和十二指肠溃疡的危险性。

6.肾上腺危象防治　长期使用激素,减量过快或突然停药时,可引起肾上腺皮质功能不全。研究表明,单日剂量≥7.5mg泼尼松维持超过3周,立即停药可能导致肾上腺功能减退。长期服用小剂量激素的患者在服药过程中及停药1年内如遇到感染、创伤、手术等严重应激情况,可发生肾上腺危象,表现为恶心、呕吐、乏力、低血压和休克,应及时给予足量的激素。

七、特殊人群用药

(一) 手术患者用药

长期应用激素治疗的患者在围手术期需足够的激素替代以预防肾上腺皮质功能不全。激素补充量根据外科手术类型和时间、围手术期激素用药剂量和对下丘脑.垂体.肾上腺皮质轴的抑制情况而定。2017年中华医学会麻醉学分会制定了《肾上腺糖皮质激素在围手术期应用的专家共识》,推荐如下:对于小手术如腹股沟疝修补术、肠镜检查,仅在手术当天静脉给予25mg氢化可的松或5mg甲泼尼龙,对于中型手术,如开腹胆囊切除术、关节置换术,手术当天静脉给予50mg氢化可的松或10~15mg甲泼尼龙,1~2天后快速阶段性撤药至常规剂量;对于大型手术,如体外循环手术、肝叶切除术,手术当天静脉给予100~150mg氢化可的松,2~3天后每天减50%,直至术前状态。

(二) 妊娠期与哺乳期用药

妊娠期激素治疗可能会增加胎膜早破和胎儿宫内生长受限的风险,并增加孕妇妊娠高血压、妊娠糖尿病、骨质疏松和感染的风险。建议妊娠期间应尽可能使用最低剂量的激素来控制疾病活动。

一般来讲,服用小剂量激素治疗的妇女哺乳是安全的。激素可微量分泌至乳汁中,乳汁浓度是血浆浓度的5%~25%,经乳汁摄入的药量<0.1%的母体剂量,不足婴儿内源性激素分泌量的10%。服用激素4小时后哺乳,可使婴儿摄入乳汁中激素含量降至最低,减少婴儿激素摄入量。

(三) 儿童用药

激素可导致儿童生长发育迟缓。激素对生长的影响与所用药物的类型、剂量和疗程有关。每天疗法时影响最明显,隔天疗法时可能相对较轻。停药后,儿童通常会出现一定程度的追赶生长。

糖皮质激素的临床使用,挽救了大量重症风湿免疫病患者的生命,但同时也存在很多不良反应。糖皮质激素对风湿免疫病的治疗是把双刃剑,风湿免疫专科医师应恰当应用糖皮质激素治疗,在最大限度发挥治疗作用的同时尽可能避免其不良反应。

第三节 改变病情抗风湿药

风湿免疫病的常用药物包括非甾体抗炎药(non-steroidal anti-inflammatory drug, NSAID)、糖皮质激素、改变病情抗风湿药(disease-modifying antirheumatic drug, DMARD)、静脉注射免疫球蛋白(intravenous immune globulin, IVIg)等。现将改变病情抗风湿药的常用药物、作用机制和应用原则加以叙述。

改变病情抗风湿药(disease-modifying antirheumatic drug, DMARD)是指能够改善病情和延缓病情进展的一类药物,可以防止和缓解特别是类风湿关节炎的关节骨结构破坏。DMARD分为传统合成改变病情抗风湿药(conventional synthetic disease-modifying antirheu-matic drug, csDMARD)、生物改变病情抗风湿药(biological disease-modifying antirheumatic drug, bDMARD)、靶向合成改变病情抗风湿药(targeted synthetic disease-modifying antirheu-matic drug, tsDMARD)。

一、传统合成改变病情抗风湿药/免疫抑制剂

传统合成改变病情抗风湿药,以前称为慢作用药物(slow-acting antirheumatic drug, SAARD),该类药物是化学合成的药物,应用于类风湿关节炎治疗之初,其共同特点是不具备即刻的抗炎和镇痛作用,能够改善病情和延缓病情进展,但起效较慢,通常要在治疗2~4个月后才显效,病情缓解后宜长期维持治疗。该类药物大多具有免疫抑制或免疫调节作用,也被广泛应用于治疗各种风湿免疫病,作为诱导缓解和(或)维持治疗药物,在一定程度上能够改变病程,阻止或延缓病变组织器官的破坏。

(一)氨甲蝶呤

氨甲蝶呤(Methotrexate, MTX)是一种叶酸拮抗剂,可竞争性地与二氢叶酸还原酶结合阻止二氢叶酸向四氢叶酸转化,使嘌呤核苷酸和嘧啶核苷酸的生物合成过程中一碳基团的转移作用受阻,导致DNA合成受到抑制,从而发挥抗细胞增生作用。

1. 作用机制 除抑制叶酸代谢,MTX的作用机制还包括:增加内源性腺苷释放;改变黏附分子表达;使可溶性IL-2受体产生减少;抑制病变部位的细胞增生如类风湿关节炎的滑膜细胞,银屑病的上皮细胞;抑制炎症部位的单个核细胞功能而起到抗炎和免疫抑制作用。

2. 适应证 MTX为治疗类风湿关节炎的"金标准"药物。2018年中国类风湿关节炎诊疗指南推荐,患者一经确诊即应尽早开始csDMARD治疗,推荐首选MTX单用以及作为联合治疗的"锚定药物"。此外,MTX也可用于治疗系统性红斑狼疮、血管炎、皮肌炎/多肌炎、风湿性多肌痛、银屑病关节炎等其他风湿免疫病。

3. 剂量与用法 风湿免疫病治疗中多采用每周1次给药,口服、肌注或静脉注射均有效。常用口服剂量为7.5~20mg/周,口服不耐受者,可改为胃肠外途径给药。用药期间适当补充叶酸可减少胃肠道不良反应。

4. 不良反应 MTX的相关不良反应以胃肠道不适、转氨酶轻度升高和胃炎较常见,与剂量和使用频率相关,在减量或中止治疗后往往可逆。肝酶升高常呈一过性,MTX相关的肝纤维化/肝硬化罕见。少数患者可出现骨髓抑制。当出现MTX中毒症状时,可以用四氢叶酸拮抗,以克服MTX诱导的叶酸代谢阻断及骨髓毒性。应用MTX治疗前应进行血常规、肝功

能、肾功能、乙型肝炎/丙型肝炎病毒及肺部影像学(X线或CT)等检查。对严重肝肾功能受损、酗酒或药物滥用者、已有骨髓抑制、乙型肝炎或丙型肝炎病毒感染活动期的患者,应避免使用MTX。治疗开始时可每1~1.5个月监测血常规、肝功能、肾功能,用药剂量稳定后可逐渐延长监测时间至每3个月1次。

5.妊娠期及哺乳期用药 MTX具有明确的致畸性,妊娠期应避免任何剂量的MTX,并在受孕前3个月停用,受孕前3个月接受低剂量MTX治疗的女性应在整个妊娠期补充叶酸5mg/d。MTX可通过乳汁分泌,哺乳期也应避免使用。

(二)来氟米特

1.作用机制 来氟米特(leflunomide, LEF)经口服吸收后迅速转变为活性代谢产物A771726。A771726抑制二氢乳清酶(DHODH)的活性,阻断嘧啶的从头合成途径,影响DNA和RNA的合成,使活化的淋巴细胞处于G1/S交界处或S期休眠。高浓度情况下,A771726还能抑制酪氨酸激酶,干扰细胞信号转导。LEF选择性抑制活化T细胞的功能,阻断活化的B细胞增生,减少抗体生成,并减轻病灶局部炎症反应。

2.适应证 用于治疗类风湿关节炎、银屑病关节炎、系统性红斑狼疮、幼年特发关节炎、ANCA相关血管炎、巨细胞动脉炎/风湿性多肌痛等疾病。

3。用法与用量 LEF半衰期较长,建议间隔24小时给药。开始治疗的最初3天给予负荷剂量50mg/d可快速达到稳态血药浓度,但胃肠道不良反应较大,目前较少采用。常用剂量:治疗类风湿关节炎、银屑病关节炎10~20mg/d;治疗狼疮肾炎、ANCA相关血管炎诱导缓解20~40mg/d,维持10~20mg/d。起效时间1~2个月。

4.不良反应 常见不良反应有腹泻、瘙痒、高血压、肝酶升高、皮疹、脱发、白细胞计数下降等。腹泻为最常见不良反应,肝毒性较少见,高血压发生率增加,部分患者血脂升高,皮疹多发生于用药2~5个月后,需及时停药。有报道LEF可导致体重下降,肺间质纤维化和血液系统损害少见。

5.妊娠期及哺乳期用药 LEF有明显致畸作用,孕妇及哺乳期妇女禁用。LEF可经肝肠循环,完全从体内清除约需2年,如计划怀孕,停药后应服用考来烯胺(消胆胺)洗脱,每天3次,每次8g,连用11天,洗脱后停药半年方可备孕。

(三)柳氮磺吡啶

柳氮磺吡啶(sulfasalazine,SSZ)是具有抗炎作用的5-氨基水杨酸和具有抗菌作用的磺胺嘧啶的共轭化合物。

1.作用机制 SSZ具有多重抗炎及免疫调节作用:SSZ能轻度抑制花生四烯酸级联反应,抑制前列腺素E2合成酶活性和脂氧合酶产物;可抑制中性粒细胞活化,增加腺苷释放来调节炎症;SSZ在体外可抑制T细胞增生和自然杀伤细胞及B细胞活化,从而导致免疫球蛋白和类风湿因子的合成降低;可抑制参与类风湿关节炎滑膜炎的内皮细胞增生和血管形成过程。

2.适应证 用于类风湿关节炎、强直性脊柱炎、银屑病关节炎、反应性关节炎、炎症性肠病性关节炎、幼年特发关节炎等疾病的治疗。

3.用法用量 口服给药。从250~500mg/d开始逐渐加量,每周增加500mg,直到总量2g/d,如效果不明显可增至3g/d。

4.不良反应 SSZ 不良反应多发生于用药头几个月,并随着继续用药而消失。常见不良反应包括恶心、呕吐、腹痛、腹泻、厌食、消化不良及转氨酶升高,偶有白细胞、血小板减少、皮疹、轻度光过敏。对磺胺过敏者慎用。

5.妊娠期及哺乳期用药 SSZ 对女性生殖能力无影响,可引起男性可逆性精子减少,停药 3 个月后可恢复。妊娠期应用 SSZ 风险相对较低,建议同时补充叶酸,SSZ 剂量不超过 2g/d。SSZ 分泌至母乳中的浓度较低,不影响健康、足月儿哺乳,但不宜给早产儿、患高胆红素血症或葡萄糖 6-磷酸脱氢酶(G-6-PD)缺乏症的婴儿哺乳。

(四)抗疟药

氯喹和羟氯喹是治疗风湿性疾病最常用的抗疟药。

1.作用机制 抗疟药具有免疫调节和抗炎作用:羟氯喹能够浓集在溶酶体中,上调溶酶体内 pH,稳定溶酶体膜、弱化抗原表达和递呈,抑制细胞介导的细胞毒作用;调节促炎细胞因子的释放,抑制 IL-2、IL-1、IL-6 和 TNF 的产生;抑制多形核细胞的趋化;阻断前列腺素的生物合成;诱导细胞凋亡,抑制淋巴细胞的增生反应及自然杀伤细胞的活性;此外,还具有光保护、抗氧化、抗血小板黏附聚集,调节脂代谢及保护软骨的作用。

2.适应证 临床上主要用于类风湿关节炎、系统性红斑狼疮、盘状狼疮、抗磷脂抗体综合征、干燥综合征等疾病。

3.用法用量 包括羟氯喹和氯喹两种。该类药起效缓慢,服用后 2~3 个月见效。常用剂量:羟氯喹 200~400mg/d,剂量一般不超过 6.5mg/kg 体重;氯喹,250mg/d,剂量一般不超过 3mg/kg 体重。

4.不良反应 本药有蓄积作用,易沉积于视网膜的色素上皮细胞,引起视网膜病变。正常剂量及合理监测下很少发生。氯喹不良反应风险要高于羟氯喹。视网膜病变的危险因素包括高剂量、用药时间(超过 5 年)、肝肾疾病以及年龄大于 60 岁。用药前及治疗期间应每年检查一次眼底。其他不良反应有胃肠道反应、皮疹、头痛、失眠、耳鸣、心肌损害等。

5.妊娠期及哺乳期用药 羟氯喹可以在妊娠期和哺乳期继续使用。

(五)金制剂

金制剂以往用于治疗类风湿关节炎,后来也被应用于银屑病关节炎和幼年特发关节炎。由于其他一些 csDMARD 与金制剂相比持续性疗效更好、风险更低,用药经济方便,金制剂的应用逐渐减少。

1.作用机制 金制剂在类风湿关节炎和其他疾病中的作用机制尚不明确。有资料显示金制剂可在滑膜组织内浓缩并作用于单核.巨噬细胞及内皮细胞,减轻炎症反应,抑制血管增生,抑制中性粒细胞的功能,抑制 T 细胞和 B 细胞的活性。

2.适应证 主要用于活动性类风湿关节炎,常见适应证包括 MTX 和其他 csDMARD 的疗效未达到最佳、可选择的 csDMARD 有限、以前使用金制剂获益史及不适合使用生物制剂者。

3.用法用量 临床上使用的金制剂分为两大类:一类为注射用金制剂,如硫代苹果酸金钠;另一类为口服金制剂,如金诺芬。临床上常用的是金诺芬。金诺芬初始剂量 3mg/d,2 周后增至 6mg/d,如果治疗 4 个月后疗效不显著,剂量可增加至 9mg/d,连服 2 个月效果仍不显著,应停止用药。

4.不良反应 多发生在用药后的 3 个月内。常见的不良反应有腹泻、稀便、偶伴有腹痛、恶心或其他胃肠道不适,通常较轻微短暂,无须停药,必要时可对症治疗。其他较常见的不良反应有皮疹、瘙痒,一般不需停药,但严重的皮疹需停药。口腔炎、结膜炎亦偶见。国外资料报道少数患者服药期间可出现白细胞和血小板数下降、紫癜、单纯红细胞发育不全、暂时性蛋白尿或血尿、肾小球肾炎和肾病综合征、间质性肺炎和角膜、晶状体金盐沉积,肝功能偶有轻微及短暂的异常。

5.妊娠期及哺乳期用药 金制剂可透过胎盘并在胎盘和胎儿中检测到,但尚未发现有害作用,母乳中可以检测到少量金制剂。应充分评估妊娠期间继续使用金制剂的风险与获益后决定是否用药。

(六) 青霉胺

青霉胺是青霉素的代谢产物,为含有巯基的氨基酸,原用于治疗肝豆状核变性及汞、铅等多种金属中毒,现用于治疗类风湿关节炎、系统性硬化症等多种自身免疫性疾病。

1.作用机制 青霉胺可以解聚免疫复合物,提高网状内皮细胞的吞噬功能,使血液循环中的免疫复合物水平下降,减轻免疫病理过程;抑制胶原纤维的合成与成熟;抑制中性粒细胞趋化,减轻病变区域炎症细胞浸润,稳定细胞膜,阻止介质释放,从而减轻炎症。

2.适应证 用于治疗其他药物治疗无效的严重活动性类风湿关节炎,以及系统性硬化症、原发性胆汁性肝硬化、肺纤维化、慢性肝炎等疾病。

3.用法用量 用法 250mg/d,饭前 1.5 小时口服,2 个月后如无效,可加至 500mg/d,3~4 个月后可再增至 750mg/d。一般 6 个月左右可见效,显效后可逐渐减至维持量 125~500mg/d。青霉胺起效慢,无论增量或减量均需 8~12 周才能看到效果。

4.不良反应 青霉胺不良反应发生率较高,20%发生于服药后 12 个月内。最初的不良反应多为胃肠道功能紊乱、味觉减退、口腔溃疡、舌炎等。长期大剂量服用,可导致皮肤脆性增加,有时出现穿孔性组织瘤和皮肤松弛;部分患者出现蛋白尿,少数可出现肾病综合征;可见眼睑下垂、动眼神经麻痹、视神经炎、周围神经病变;还可有骨髓抑制,主要表现为白细胞减少、粒细胞缺乏。大多数不良反应可在停药后自行缓解和消失。

5.妊娠期及哺乳期用药 本药可影响胚胎发育,妊娠期妇女禁用。尚不明确本药是否随乳汁排泄,哺乳期妇女禁用本药。

(七) 艾拉莫德

艾拉莫德是一种新型的改善病情抗风湿药,是我国自主研发的一类新药,于 2011 年获批用于治疗成人活动性类风湿关节炎。与现有的 csDMARD 相比,艾拉莫德起效迅速且不良反应较小,具有较好的应用前景。

1.作用机制 艾拉莫德具有免疫调节作用:抑制 NF-κB 的表达;抑制 B 淋巴细胞产生免疫球蛋白;抑制炎症因子 IL-1、IL-6、IL-8、TNF-α 等的产生;对 COX-1 和 COX-2 有微弱的抑制作用;独特的骨保护作用:促进成骨细胞分化,抑制破骨细胞生成,抑制金属蛋白酶 MMP-1、MMP-3,保护关节软骨。

2.适应证 适用于活动性类风湿关节炎的症状治疗。

3.用法用量 口服给药,早晚各 25mg,饭后服用。

4.不良反应 常见不良反应有上腹部不适、食欲缺乏、恶心、呕吐、肝酶升高、失眠、嗜睡、四肢水肿、皮疹等。

5.妊娠期及哺乳期用药　妊娠期、哺乳期妇女以及有生育要求的妇女禁用。

(八)雷公藤多苷

雷公藤多苷是从卫矛科植物雷公藤去皮的根部提取的一种极性较大的脂溶性成分混合物,其生理活性是由多种成分(二萜内酯、生物碱、三萜等)协同产生,既保留了雷公藤生药的免疫抑制作用,又去除了许多毒性成分。

1.作用机制　研究发现雷公藤有抗炎和免疫抑制作用,可使免疫球蛋白及自身抗体效价下降。动物实验证明它通过直接抑制外周 T 淋巴细胞及胸腺功能来抑制细胞免疫,通过抑制辅助 T 细胞来抑制体液免疫。

2.适应证　临床用于类风湿关节炎、狼疮肾炎、紫癜性肾炎、肾病综合征、皮肌炎、干燥综合征、血管炎、盘状红斑及多种皮肤病如银屑病和带状疱疹等。

3.用法用量　30~60mg/d,分 3 次饭后服用。一般用药 1~2 周后开始起效,首次宜足量,病情控制后可逐渐减量至停药。

4.不良反应　主要是性腺抑制,导致男性不育和女性闭经。其他包括皮疹、色素沉着、指甲变软、脱发、头痛、食欲缺乏、恶心、呕吐、腹痛、腹泻、骨髓抑制、肝酶升高和肌酐升高等。

5.妊娠期及哺乳期用药　孕妇和哺乳期妇女禁用。

(九)白芍总苷

白芍总苷是从中药白芍干燥根中提取的有效成分。动物实验发现白芍总苷可以显著降低关节炎大鼠的 IL-1、PGE_2 和 TNF-α 等炎症细胞因子的生成,同时还可抑制成纤维样滑膜细胞丝裂原活化蛋白激酶的磷酸化和细胞分化过程,继而下调滑膜成纤维细胞的增生,具有抗炎和双向免疫调节等药理作用。临床上主要用于类风湿关节炎的治疗,常用剂量为 600mg,每天 2~3 次。常见不良反应有腹痛、腹泻、纳差等。

(十)环磷酰胺

环磷酰胺(cyclophosphamide,CTX)属于氮芥类烷化剂,是最强有力的免疫抑制剂之一。1958 年首次合成,最早被用作抗肿瘤药物。20 世纪 50 年代后应用于风湿免疫病的治疗,并逐渐成为基本治疗药物之一。CTX 是一种前体药物,口服可快速被吸收,经肝脏代谢后转化为活性代谢产物磷酰胺氮芥和具有膀胱毒性的代谢产物丙烯醛。

1.作用机制　CTX 是细胞周期非特异性药物,作用于细胞各个周期。它主要通过磷酰胺氮芥及少量其他代谢产物发挥 DNA 烷化作用,使 DNA 发生交联、断裂、合成减少,引起 T 淋巴细胞和 B 淋巴细胞数目减少,抑制细胞免疫和体液免疫反应。

2.适应证　广泛用于治疗具有严重临床表现的各种自身免疫性和炎症性疾病:系统性红斑狼疮如狼疮肾炎、神经精神狼疮;系统性血管炎如 ANCA 相关血管炎、白塞病、大动脉炎、风湿性多肌痛/巨细胞动脉炎;系统性硬化症、多发性肌炎/皮肌炎及相关的间质性肺炎,其他难治性类风湿关节炎、干燥综合征等疾病。

3.用法用量　可口服或静脉给药。常用口服剂量为 1~2mg/(kg·d)。静脉常间歇给药,0.4g 每周 1 次,或 0.5~1.0g/m^2 体表面积,每 3~4 周 1 次。与每天口服相比,静脉给药 CTX 的累积剂量更低。

4.不良反应

(1) 胃肠道反应:恶心、呕吐常见,多在注射 3~4 小时后发生,一般可耐受。

(2) 骨髓抑制:表现为白细胞减少和中性粒细胞减少,呈剂量依赖性。单次静脉用药后,第 3 天白细胞开始下降,7~14 天降至低谷,之后白细胞逐渐上升,至 21 天左右恢复正常。CTX 开始治疗时应每 1~2 周监测血常规,之后每月监测 1 次。

(3) 恶性肿瘤:使用 CTX 的风湿病患者恶性肿瘤总体风险为对照组的 1.5~4.1 倍。尤需警惕膀胱癌,大剂量长疗程及吸烟患者风险更高。

(4) 膀胱毒性:出血性膀胱炎和膀胱癌,与给药途径、疗程以及 CTX 的累积剂量有关。在使用 CTX 期间应大量补液以预防出血性膀胱炎。有数据表明美司钠可预防膀胱毒性,但证据不够充分。

(5) 诱发感染:CTX 可使患者易发生细菌感染、机会性感染和病毒感染。在中性粒细胞减少的患者及同时接受大剂量糖皮质激素治疗的患者感染风险尤其高。大剂量使用 CTX 和糖皮质激素时,常需使用预防卡氏肺孢子虫肺炎的药物。

(6) 性腺毒性:CTX 可导致女性卵巢早衰。25 岁之前接受 CTX 治疗的女性发生不孕的风险较 30 岁之后接受治疗的女性低。CTX 的总累积量是卵巢毒性的独立危险因素。CTX 可导致男性精子计数减少。

5.妊娠期及哺乳期用药 本药及代谢产物可通过胎盘屏障,导致胎儿死亡或畸形,妊娠期不使用 CTX,除非无替代方案且病情危及生命。CTX 在母乳中排泄,哺乳期禁用。

(十一) 硫唑嘌呤

1.作用机制硫唑嘌呤(azathioprine,AZA)是一种前体药物,在体内转换为 6-巯基嘌呤(6-MP)。6-MP 在细胞内由次黄嘌呤.鸟嘌呤磷酸核糖转移酶(HGPRT) 代谢产生硫代肌苷酸和硫鸟嘌呤酸。这些化合物可以抑制细胞内的肌苷酸合成,从而干扰腺嘌呤和鸟嘌呤核糖核苷酸的生成。细胞内嘌呤合成的减少导致循环 B 和 T 淋巴细胞数量减少、免疫球蛋白合成减少,以及 IL-2 分泌减少,并抑制涉及 CD28 通路的 T 细胞内共刺激信号下游传导。

2.适应证用途广泛,多用于弥漫性结缔组织病,如系统性红斑狼疮、多发性肌炎/皮肌炎、成人 Still 病、系统性血管炎以及类风湿关节炎等。

3.用法用量 AZA 起始治疗剂量为 1mg/(kg·d),如能耐受,2~4 周后将剂量增加至 2~2.5mg/(kg·d)。剂量增加期间,应每 2 周监测 1 次血常规,达到稳定剂量后每 4~6 周监测 1 次。

4.不良反应 常见的不良反应有胃肠道反应、骨髓抑制和感染。可逆的骨髓抑制与剂量有关,个体差异大。严重骨髓抑制少见,通常为巯基嘌呤甲基转移酶(TPMT)活性低或无活性所致。TPMT 和黄嘌呤氧化酶将 6-MP 转化成相对无活性的代谢产物。TPMT 活性降低或黄嘌呤氧化酶活性被某些药物如别嘌醇抑制时,其解毒作用减弱而细胞毒代谢产物生成增加。TPMT 低活性或无活性的患者发生严重骨髓抑制的风险大,最常于 AZA 治疗开始后 4~10 周内突然出现。然而,在所有接受 AZA 治疗后出现白细胞减少的患者中,半数以上具有正常的基因型和表型。美国 FDA 推荐在应用 AZA 前进行 TPMT 基因型或表型检测,但专家们持不同意见。在使用别嘌醇治疗的患者中,应显著减少 AZA 的剂量(减少 50%~75%)。

5.妊娠期及哺乳期用药 妊娠期间可以使用 AZA。 AZA 似乎不会增加致畸的风险,但其他妊娠并发症(低出生体重、早产和黄疸)的发生率更高。 AZA 在怀妊娠期间比许多其他免疫抑制剂更安全。 哺乳期可继续应用 AZA。

(十二)环孢素

环孢素 A(cyclosporine A,CsA)是从真菌中提取的一种亲脂性中性环多肽,最初用于器官移植的抗排异反应,现应用于风湿免疫病的治疗。

1.作用机制 CsA 能与亲环蛋白结合形成复合物,形成的复合物可与钙调磷酸酶(一种丝氨酸—苏氨酸磷酸酶)结合并抑制其活性,阻止 T 淋巴细胞活化,阻止 IL-2 和其他细胞因子的产生,从而减少淋巴细胞增生。

2.适应证 CsA 优点是起效快,对骨髓无抑制作用。 对系统性红斑狼疮、类风湿关节炎、多发性肌炎/皮肌炎、系统性硬化症、干燥综合征及白塞病等多种风湿性疾病具有明显疗效。

3.用法用量 常用剂量 3~5mg/(kg·d),维持剂量 2~3mg/(kg·d),通常分 2~3 次口服。 用药 4~8 周开始起效,12 周或更长时间达到最佳疗效。 口服 CsA 仅有部分吸收,且存在明显的个体差异。

4.不良反应 CsA 不良反应发生率较高。 常见不良反应有肾毒性、血压升高、神经毒性、代谢异常(高钾血症、高尿酸血症、糖尿病、高脂血症、低镁血症)、继发感染、恶性肿瘤、胃肠道反应及多毛症、齿龈增生等。 用药期间需监测血常规、肝肾功能、血压。 CsA 通过肝脏细胞色素 P450 3A 酶代谢,临床上多种药物可与其发生相互作用。

5.妊娠期及哺乳期用药 如怀妊娠期间需要使用 CsA,应使用最低剂量,并密切监测孕妇血压和肾功能。 大多数证据表明哺乳期妇女可以服用 CsA。

(十三)他克莫司

他克莫司也称为 FK506,是从放线菌中提取的大环内酯类药物。 他克莫司也是一种钙调磷酸酶抑制剂,作用比环孢素强 100 倍。

1.作用机制 他克莫司与细胞内结核蛋白(FK 蛋白)结合形成复合物,这种药物.亲免素复合物能与钙调磷酸酶结合,抑制细胞因子(如 IL-2)的转录,从而抑制 T 淋巴细胞活化的早期阶段。

2.适应证 口服给药,用于治疗狼疮肾炎、多发性肌炎/皮肌炎、免疫性血小板减少性紫癜、间质性肺炎、难治性类风湿关节炎等疾病。 外用他克莫司可用于治疗系统性红斑狼疮、亚急性皮肤性红斑狼疮以及盘状红斑狼疮的皮肤病变。

3.用法用量 最好空腹或进食后 2~3 小时服用。 常用剂量 2~4mg/d,分 2~3 次服用。

4.不良反应 与环孢素相同,包括肾毒性、高血压、高钾血症、震颤、高血糖、胃肠道反应、肾功能不全、QT 间期延长等。

5.妊娠期及哺乳期用药 他克莫司可透过胎盘屏障,妊娠期用药可导致早产及新生儿高钾血症和肾功能不全,妊娠期妇女用药前应权衡利弊。 本药可随乳汁排泄,哺乳期妇女用药期间不应哺乳。

(十四)吗替麦考酚酯

1.作用机制 吗替麦考酚酯(mycophenolatedmofetill,MMF)是一种前体物质,在体内可迅速水解为麦考酚酸(MPA)。MPA能够可逆性抑制黄嘌呤核苷酸脱氢酶,阻断鸟嘌呤的从头合成途径,导致鸟苷酸合成减少,从而减少DNA的合成,进而减少淋巴细胞增生和抗体产生。淋巴细胞与其他细胞不同,主要依赖于嘌呤的从头合成途径,所以MPA相对选择性的作用于淋巴细胞,可逆性抑制T和B淋巴细胞增生而没有骨髓抑制作用。

2.适应证 用于狼疮肾炎的诱导缓解及维持治疗,也用于治疗ANCA相关血管炎、炎性肌病、自身免疫性肝炎、系统性硬化症等疾病。

3.用法用量 MMF治疗风湿病目标剂量通常为1.5~3.0g/d,分次使用。在慢性肾衰竭患者中,MMF最大剂量不应超过2g/d。

4.不良反应 MMF耐受性良好,常见的不良反应为消化道症状,如恶心、呕吐、腹泻和腹痛,偶有感染、白细胞减少、淋巴细胞减少和肝酶升高。

5.妊娠期及哺乳期用药 MMF可增加早期妊娠丢失率和先天畸形,妊娠期和哺乳期禁用。

(十五) 沙利度胺

沙利度胺是外旋谷氨酸的类似物,曾被用于镇静和止吐,1961年因发现其可致胎儿先天性畸形而撤市,后发现沙利度胺有免疫调节作用。

1.作用机制 沙利度胺的主要作用包括免疫调节、抗炎和抗血管生成。可能的作用机制有:抑制新生血管形成;促进mRNA降解,激活单核细胞和巨噬细胞,减少肿瘤坏死因子产生;下调细胞黏附因子,减少中性粒细胞外渗、移行和黏附,从而减轻炎症反应。

2.适应证 美国FDA批准沙利度胺仅用于麻风结节性红斑的治疗。研究显示沙利度胺对系统性红斑狼疮的皮肤病变、白塞病的皮肤黏膜病变、强直性脊柱炎、干燥综合征、结节病、幼年特发关节炎及坏疽性脓皮病有效。

3.用法用量 剂量范围25~200mg/d.每晚口服。

4.不良反应 常见不良反应包括新生儿先天畸形、周围神经病变、嗜睡、皮疹、四肢肿胀、便秘等。

5.妊娠期及哺乳期用药 妊娠期妇女用药可导致严重和危及生命的出生缺陷,如无肢、外耳畸形、面瘫、眼畸形、先天性心脏缺损,以及消化道、泌尿道和生殖器官畸形,妊娠期及哺乳期禁用。

二、生物改变病情抗风湿药

通过基因工程制造的单克隆抗体,称为生物制剂,该类药物通常特异地针对细胞外或胞膜上某个分子来发挥作用。近年来,随着风湿免疫病理生理学的深入研究,越来越多的生物制剂不断涌现,用于类风湿关节炎、脊柱关节炎、系统性红斑狼疮等疾病的治疗,取得了良好的效果。与csDMARD相比,生物制剂同样具有阻止和延缓疾病进展的作用,然而起效快、药力强、对代谢的影响小、肝肾毒性少,被人们称为生物改变病情抗风湿药(bDMARD)。生物改变病情抗风湿药又分为生物原研改变病情抗风湿药(boDMARD)和生物仿制改变病情抗风湿药(bsDMARD)。生物仿制改变病情抗风湿药是原研生物制剂专利保护到期后,参考原研生物制剂生产的蛋白质空间结构甚至翻译后修饰都非常相似并表现为相似疗效和安全性的药物。生物仿制改变病情抗风湿药价格明显低于原研药,使更多的风湿病患者能够得到生物制剂的治疗。生物制剂的发展开启了风湿免疫病治疗的新时代。目前在风湿免疫病领域应用的生物制剂主要针对:① 参与免疫炎症反应的重要致炎因子,如肿瘤坏死因子-α(TNF-α)、白介素-1(IL-1)、白介素-6(IL-6)等;②参与免疫应答的信号分子,如调控淋巴细胞活化的共刺激分子细胞毒性T淋巴细胞抗原4(CTLA-4);③参与自身免疫的重要免疫效应细胞,如B细胞。现将风湿免疫病常用生物制剂加以叙述。

(一)TNF-α受体阻滞剂

TNF-α在类风湿关节炎及其他炎症性疾病的发病机制中起重要作用。TNF-α可通过多种机制促成类风湿关节炎发病,包括诱导其他促炎因子(如IL-1、IL-6)和趋化因子(如IL-8),通过增加内皮层的通透性和黏附分子的表达来促进白细胞迁移,诱导急性期反应物和其他蛋白的合成,包括由滑膜细胞或软骨细胞产生的组织降解酶(基质金属蛋白酶)。TNF-α受体阻滞剂通过阻断TNF-α发挥抗炎及免疫抑制作用,对诸多风湿免疫性疾病具有良好的治疗效果。

1.作用机制　TNF-α受体阻滞剂通过多种机制在类风湿关节炎和其他疾病中发挥疗效:下调局部和全身促炎因子,减少淋巴细胞活化及其向关节部位转移,减少内皮黏附分子表达,抑制新生血管形成等。

2.常用药物及用法用量　目前应用较为广泛的TNF-α拮抗剂主要包括依那西普(etanercept,ETA)、英夫利昔单抗(infliximab,IFX)、阿达木单抗(adalimumab,ADA)、戈利木单抗(golimumab,GOL)和赛妥珠单抗(certolizumabpegol,CZP)。

(1) 依那西普:重组人Ⅱ型TNF受体。抗体融合蛋白,是全人源化TNFⅡ型受体与IgG1的Fc部分组成的完全二聚体。使用方法为皮下注射给药,推荐剂量25mg/次,每周2次,或50mg/次,每周1次。

(2) 英夫利昔单抗:是一种人鼠嵌合的抗TNF-α单克隆抗体,其Fab段具有鼠源系列。常用剂量为每次3~5mg/kg,2小时内缓慢静脉滴注,第0、2、6周各1次,之后每8周1次。

(3) 阿达木单抗:全人源化的抗TNF-α单克隆抗体。使用方法为40mg/次,皮下注射,每2周1次。

(4) 戈利木单抗:一种新的全人源化抗TNF-α单克隆抗体。皮下注射给药,50mg/次,每月1次。

(5) 赛妥珠单抗:聚乙二醇耦合的人源化TNF-α单克隆抗体的抗原结合片段(Fab)。推荐在首次、第2周、第4周400mg皮下注射,以后每隔1周200mg。维持剂量为每4周400mg。

3.TNF-α受体阻滞剂仿制药　目前我国TNF-α受体阻滞剂仿制药主要为依那西普的仿制药,其他生物仿制药也在研究或上市阶段。

4.适应证　TNF-α受体阻滞剂被批准用于治疗类风湿关节炎、强直性脊柱炎、银屑病关节炎,目前也用于反应性关节炎、白塞病、大动脉炎等适应证以外的风湿免疫病的治疗。5.不良反应

(1) 输液反应和注射部位反应:英夫利昔单抗可引起输液反应,主要表现为头痛、恶心,一般不严重,可通过减慢输液速度或使用抗组胺药和对乙酰氨基酚改善。皮肤注射部位反应是皮下注射药物(依那西普、阿达木单抗、戈利木单抗、赛妥珠单抗)常见的不良反应,主要表现为局部皮肤红斑和荨麻疹,通常发生于治疗的第1个月,持续3~5日,很少导致停药。

(2) 免疫原性:少数患者产生针对药物蛋白成分的抗体或中和性抗体,导致药物在使用一段时间后疗效降低。

(3) 感染风险:TNF-α 受体阻滞剂可增加严重感染风险,包括细菌感染、带状疱疹、结核病和机会性感染。研究表明,TNF-α 受体阻滞剂的应用可增加患者发生结核病的风险。我国《肿瘤坏死因子拮抗剂应用中结核病预防与管理专家共识》建议:每位准备接受 TNF-α 受体阻滞剂治疗的患者都应在用药前进行结核筛查。结核潜伏感染以及陈旧性结核病患者在接受 TNF-α 受体阻滞剂治疗前,需给予预防性抗结核治疗。活动性结核病与结核感染状态的患者不推荐 TNF-α 受体阻滞剂治疗,需请专科医师给予标准抗结核治疗。在接受预防性抗结核治疗至少 4 周后,可开始使用 TNF-α 受体阻滞剂。对于具有结核高危因素、经病情评估后需使用 TNF-α 受体阻滞剂治疗的患者,推荐使用融合蛋白类 TNF-α 受体阻滞剂,如依那西普,其次考虑单克隆抗体类 TNF-α 受体阻滞剂,如英夫利昔单抗、阿达木单抗。

(4) 恶性肿瘤:有研究表明 TNF-α 受体阻滞剂可增加恶性肿瘤风险,包括淋巴瘤和皮肤癌,但尚未得出一致结论。

(5) 诱导自身免疫疾病:10% ~ 15%的患者在接受 TNF-α 受体阻滞剂治疗后产生抗双链 DNA(dsDNA) 抗体,但只有 0.2% ~ 0.4%的患者发生药物性狼疮样症状,停药后可逐渐消失。

(6) 心力衰竭:TNF-α 受体阻滞剂的使用可能与心力衰竭风险增加有关,建议对有症状的心力衰竭患者,采用除 TNF-α 受体阻滞剂之外的治疗方法。

6.妊娠期及哺乳期用药 英夫利昔单抗和阿达木单抗应在妊娠 16 ~ 20 周停用,依那西普应在 32 周停用,但如病情需要,这些药物可以在必要时延长到更晚的孕周。赛妥珠单抗适用于整个妊娠期。戈利木单抗信息非常有限。TNF-α 受体阻滞剂分子较大,很少药物被运输至乳汁,哺乳期可继续使用。

(二) 白介素-6(IL-6) 受体阻滞剂

研究表明,IL-6 及 IL-6 细胞因子家族成员在炎症和免疫反应中发挥着重要作用。IL-6 是一种小型的多肽,由多种细胞分泌,包括单核细胞、T 淋巴细胞、B 淋巴细胞和成纤维细胞。IL-6 可与膜结合受体和可溶性受体结合而发挥作用。IL-6 促进 B 细胞活化和分化,影响 T 细胞发育,激活 T 辅助细胞(Th)17 生成,Th17 可产生 IL-12、IL-17 和 IL-22,在自身免疫性疾病的发病中起重要作用。IL-6 参与破骨细胞介导的骨质吸收过程及血管的形成,同时也是一种促炎介质,诱导产生急性期反应蛋白,引起全身表现如贫血、乏力、骨质疏松等。在炎症性关节炎患者的血清和滑液中可检测到高水平 IL-6。因此,阻断 IL-6 成为治疗类风湿关节炎及其他自身免疫性疾病的一种有前景的生物靶向治疗方法。

托珠单抗(tocilizumab) 是一种重组人源化抗 IL-6 受体的单克隆抗体,可有效抑制 IL-6 介导的一系列反应。用于治疗对 DMARD 应答不足的中到重度活动性类风湿关节炎的成年患者,可与 MTX 或其他 DMARD 联用。托珠单抗对幼年特发关节炎具有显著疗效,美国 FDA 批准其用于全身型/多关节型幼年特发关节炎的治疗。2017 年 5 月,美国 FDA 扩展批准托珠单抗皮下注射剂用于治疗巨细胞动脉炎成年患者。此外,有研究报道托珠单抗对大动脉炎、白塞病等疾病也具有一定疗效。

1.用法用量

(1) 静脉滴注:成人推荐剂量是 8mg / kg,0.9%的生理盐水稀释至 100mL,每 4 周静脉滴注 1 次,滴注时间在 1 小时以上。出现肝酶异常、中性粒细胞计数降低、血小板降低时,可将剂量减至 4mg/kg。

(2) 皮下注射:体重小于 100kg 者,1 次 162mg,每 2 周 1 次,体重大于或等于 100kg 者,1 次 162mg,1 周 1 次。

2.不良反应

(1) 输液相关不良反应:最常见不良反应是输液过程中高血压及输液后 24 小时之内出现头痛和皮肤反应。

(2) 感染风险:接受托珠单抗治疗的患者发生严重感染的风险升高,发生感染的患者大都合并使用糖皮质激素或免疫抑制剂。如发生严重感染,应中断托珠单抗治疗,直至感染得到控制。

(3) 转氨酶异常:在临床试验中,接受托珠单抗治疗的患者可出现肝脏丙氨酸氨基转移酶(ALT)和天冬氨酸氨基转氨酶(AST)水平轻度和中度升高,但未进展至肝功能损伤。

(4) 血脂异常:与对照组相比,接受托珠单抗治疗的患者总胆固醇、低密度脂蛋白、高密度脂蛋白、三酰甘油升高,但心血管事件未增加。

(5) 血液系统:应用托珠单抗治疗可出现中性粒细胞减少和血小板计数减少。

3.用药监测使用前和治疗期间应进行结核筛查,活动性结核患者应在开始托珠单抗治疗前进行抗结核治疗。治疗期间,每 4~8 周监测肝功能,若 ALT 和 AST 值高出正常水平 1~3 倍时,适当调整联用的 DMARD 的剂量,如果转氨酶在此范围内持续增加,剂量可减至 4mg/kg 或中止用药,直至转氨酶恢复正常;若 ALT 和 AST 值高出正常水平 3~5 倍时,应暂停应用托珠单抗,直至恢复到正常水平的 3 倍以下;若 ALT 和 AST 值高出正常水平 5 倍以上时,应停止应用托珠单抗。接受托珠单抗治疗的患者,应每 4~8 周监测一次血常规,当中性粒细胞绝对计数低于 0.5×10^9/L 或血小板低于 50×10^9/L 时,应停止用药。

(三)白介素-1(IL-1) 受体阻滞剂

IL-1 家族成员包括 IL-1α、IL-1β 与 IL-1 受体阻滞剂(IL-1Ra)。IL-1α、IL-1β 可激活 IL-1 介导的细胞活性,主要由活化的单核细胞和巨噬细胞产生。IL-1Ra 是有着与 IL-1α、IL-1β 同源氨基酸序列的天然拮抗蛋白。IL-1 是免疫调控中的重要因子之一,发挥始动促炎作用。类风湿关节炎患者关节滑膜中 IL-1 水平升高。在类风湿关节炎患者中,IL-1 促进炎症细胞迁移和增强内皮细胞黏附分子的表达,导致滑膜细胞增生、滑膜微血管新生和特征性血管翳的形成,并刺激滑膜细胞和中性粒细胞产生炎症介质,诱导胶原酶产生,导致软骨基质崩解、软骨吸收和骨破坏。

阿那白滞素是重组人 IL-1 受体阻滞剂,与 IL-1Ra 具有相似性,可竞争性的抑制 IL-1α、IL-1β 与 IL-1 受体结合,阻断 IL-1 的信号转导,从而抑制 IL-1 的促炎反应。阿那白滞素可改善类风湿关节炎患者 ACR20、ACR50 及 ACR70,降低其疼痛评分指数,并未增加严重不良反应的风险。2001 年阿那白滞素先后在美国和欧洲获得批准上市,用于治疗对抗风湿药物无效的中、重度的活动期成人类风湿关节炎患者。阿那白滞素对大部分类风湿关节炎患者的有效性显著弱于 TNF-α 受体阻滞剂。尽管理论上抗 IL-1 可与抗 TNF 在治疗类风湿关节炎中起到协同作用,但实践证明两类药物合用会导致感染风险增加,因此不推荐将阿那白滞素与 TNF-α 受体阻滞剂或其他生物药物合用。阿那白滞素还能有效治疗自身炎症性疾病,如隐热蛋白相关周期性综合征(CAPS)、TNF 受体-1 相关周期性综合征(TRAPS)和家族性地中海热,也用于治疗全身型幼年特发关节炎和成人 Still 病,以及部分复发性心包炎患者。目前在我国阿那白滞素尚未被批准正式应用于临床。

(四) 白介素-17(IL-17) 受体阻滞剂

IL-17 由 Th17 细胞产生,可促进多种细胞因子的产生,并可刺激角质形成细胞、滑膜细胞、巨噬细胞、成纤维细胞和中性粒细胞。IL-17 是参与银屑病、银屑病关节炎和强直性脊柱炎炎症产生及疾病进展的核心致病因子,在发病机制中起基石作用。司库奇尤单抗是针对 IL-17 的全人源化生物制剂,用于治疗银屑病、银屑病关节炎和强直性脊柱炎。用法用量:皮下注射给药。治疗银屑病关节炎:在 0、1、2、3 和 4 周时给予负荷剂量 150mg,然后每 4 周给予 150mg;治疗银屑病:在第 0、1、2、3 和 4 周每周皮下注射 300mg,然后每 4 周给予 300mg。

(五) 白介素-12 / 23(IL-12 / 23) 受体阻滞剂

乌司奴单抗是一种针对 IL-12 和 IL-23 的共同 p40 亚单位的人单克隆抗体,该抗体能干扰促炎细胞因子(IL-12 和 IL-23) 与其细胞表面受体结合。IL-23 对触发 IL-17 的产生很重要,IL-17 在免疫调节和介导关节损伤过程中发挥一定作用。IL-23 也能触发 IL-22 的释放,IL-22 在附着点炎的动物模型中与角质形成细胞增生和新骨形成有关。乌司奴单抗可用于治疗中重度银屑病,也可以单药或联合 MTX 治疗活动性银屑病关节炎及中重度活动性克罗恩病。该药在 0 和 4 周皮下注射给药 45mg,之后每 12 周给药 1 次。

(六) 抗 CD20 单克隆抗体

B 细胞除产生抗体的主要作用之外,B 细胞还可以呈递抗原给 T 细胞、活化 T 细胞和促进促炎因子的产生,包括 IL-1、IL-4、IL-6、IL-8、IL-10、IL-12、TNF-α、VEGF 等。利妥昔单抗(Rituximab) 是嵌合型 IgG 单克隆抗体,该药可消耗 CD20 +的 B 细胞,诱导补体介导的细胞毒作用,并刺激细胞凋亡,但对自身抗体的滴度只有很小或非特异性的影响。FDA 批准利妥昔单抗与 MTX 联用,治疗对一种或多种 TNF-α 受体阻滞剂无充分应答的中至重度活动性类风湿关节炎。临床研究已证实,利妥昔单抗能显著改善类风湿关节炎患者症状、体征和(或) 实验室指标。血清阳性类风湿关节炎患者(类风湿因子或抗环瓜氨酸多肽抗体) 比血清阴性患者治疗反应更好。利妥昔单抗疗效最优、性价比最高的治疗方式仍存在争议,目前推荐剂量为一次 1000mg,静脉输注 2 次,间隔 2 周。现有数据显示使用利妥昔单抗最佳的间隔为 6~12 个月,重复应用产生的临床效应等同,甚至高于首次应用,作用持续时间相当。

除类风湿关节炎外,FDA 批准利妥昔单抗与糖皮质激素联用,治疗肉芽肿性多血管炎和显微镜下多血管炎。具体用量为一次 $375mg/m^2$,1 周 1 次,持续 4 周,也有专家选用一次 1000mg,静脉输注 2 次,间隔 2 周。该药还用于治疗多种自身免疫性疾病,包括特发性血小板减少性紫癜、自身免疫性溶血性贫血、系统性红斑狼疮、皮肌炎、系统性硬化和其他形式的血管炎,但尚未被批准用药。

利妥昔单抗最常见的不良反应为输液反应,一般在首次给药的最初 30~120 分钟内出现症状。常见的症状包括头痛、发热、寒战、发汗、皮疹、呼吸困难、轻度低血压、恶心、鼻炎、瘙痒、无力、背痛及轻度舌和喉肿胀感。严重者可出现支气管痉挛或重度低血压,甚至全身过敏反应。在每次输注利妥昔单抗前 30 分钟,联合给予口服对乙酰氨基酚(1000mg)以及静脉给予氯苯那敏(10mg)和甲强龙(100mg)可降低输液反应的发生率和(或)严重程度。大多数输液反应可暂停利妥昔单抗输注,等待症状完全消退,再以初始速度的一半继续输注。在出现支气管痉挛、低血压或其他提示全身性过敏反应的体征和症状的情况下,需要采取其他治疗措施,包括盐水输注、吸入支气管扩张药、肾上腺素或糖皮质激素。在关于类风湿关节炎患者的临床试验中,机会性感染发生率的增加不明显。然而,在类风湿关节炎和其他风湿性疾病患者中,有病例报告显示利妥昔单抗的使用和严重的卡氏肺孢子菌感染、隐球菌脑膜炎、巨细胞病毒性结肠炎以及进行性多灶性白质脑病有关。乙型肝炎表面抗原(HBsAg)或乙型肝炎核心抗体(anti-HBc)阳性患者应用利妥昔单抗有乙型肝炎感染再激活的风险。所有患者在开始治疗前均应筛查 HBsAg 和 anti-HBc。

参考文献

[1] 陈灏珠.Braunwald 心脏病学心内科.第 9 版[M].北京:人民卫生出版社,2019.
[2] 陈灏珠,林果为,王吉耀.实用内科学.第 15 版[M] .北京:人民卫生出版社,2021.
[3] 程丰清,曾凡叶,赵素斌主编.内科学[M].北京:中国医药科技出版社,2020.
[4] 杜建玲.内分泌学[M] .北京:中国协和医科大学出版社,2019.
[5] 付斌.再生障碍性贫血临床医师诊疗手册[M] .上海:上海世界图书出版公司,2018.
[6] 葛均波,徐永健,王辰,等.内科学.第 9 版[M].北京:人民卫生出版社,2018.
[7] 黄晓军.临床路径释义血液内科分册[M] .北京:中国协和医科大学出版社,2016.
[8] 蒋明.图解风湿病学[M] .北京:中国协和医科大学出版社,2017.
[9] 杨立明,李秀霞,汤之明.内科学[M] .武汉:华中科技大学出版社,2019.
[10] 余振球.高血压分级诊疗实践[M] .北京:科学出版社,2021.
[11] 王福军.心血管内科查房思维[M] .长沙:中南大学出版社,2021.
[12] 张文曦,朱欣佚.贫血治疗与调养[M] .北京:人民军医出版社,2014.